实用牙髓病诊疗学

Diagnostics and Treatment of Practical Endodontics

（第4版）

主　编　陈乃焰

副主编　汪晓华

编　者（按姓氏笔画排序）

王炳贤　吴昭君　余　磊

汪晓华　张　莹　陈乃焰

周宗雄

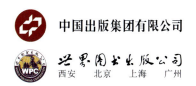

中国出版集团有限公司

世界图书出版公司

西安　北京　上海　广州

图书在版编目（CIP）数据

实用牙髓病诊疗学 / 陈乃焰主编 . —4 版 . —西安：世界图书出版
西安有限公司 , 2024.4
ISBN 978-7-5232-1260-8

Ⅰ . ①实…　Ⅱ . ①陈…　Ⅲ . ①牙髓病—诊疗　Ⅳ . ① R781.3

中国国家版本馆 CIP 数据核字〔2024〕第 073381 号

书　　名	实用牙髓病诊疗学（第 4 版）
	SHIYONG YASUIBING ZHENLIAOXUE
主　　编	陈乃焰
责任编辑	马元怡
装帧设计	新纪元文化传播
出版发行	世界图书出版西安有限公司
地　　址	西安市雁塔区曲江新区汇新路 355 号
邮　　编	710061
电　　话	029-87214941　029-87233647（市场营销部）
	029-87234767（总编室）
网　　址	http://www.wpcxa.com
邮　　箱	xast@wpcxa.com
经　　销	新华书店
印　　刷	陕西金和印务有限公司
开　　本	889mm×1194mm　1/16
印　　张	27.25
字　　数	900 千字
版　　次	2005 年 7 月第 1 版　2012 年 3 月第 2 版
	2017 年 10 月第 3 版　2024 年 4 月第 4 版
印　　次	2024 年 4 月第 1 次印刷　累计第 4 次印刷
国际书号	ISBN 978-7-5232-1260-8
定　　价	386.00 元

医学投稿　xastyx@163.com ‖ 029-87279745　029-87285296

☆如有印装错误，请寄回本公司更换☆

作者简介

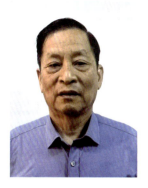

　　陈乃焰，男，1949 年 9 月出生于福建省平潭县。1969 年应征加入中国人民解放军，在某部医院先后任卫生员、卫生排长、助理军医、军医、门诊所长、副院长、院长等职。1994 年转业至福建省泉州市中医院，任口腔科主任、副主任医师，并曾兼任门诊部主任（现已退休）；泉州医学高等学校教学改革委员会委员、兼职教师；泉州市口腔医学会副会长、顾问等职。

　　1977 年毕业于原福州军区军医学校。1972—1973 年在厦门原向阳区医院口腔科学习。长期坚持自学口腔基础理论及本专业文献，长期在基层口腔科工作，研究牙髓病与根尖周病诊疗及相关的牙体修复。曾在专业刊物及全国性学术会议发表论文 20 篇，编著牙髓病专著《实用牙髓病诊疗学》（第 1 版、第 2 版、第 3 版），获军队级科技进步四等奖一项，泉州市科技进步三等奖一项。

　　汪晓华，男，1965 年 1 月出生于安徽蚌埠。1987 年本科毕业于第四军医大学，先后在解放军某师医院及原解放军第 180 医院口腔科工作。1998 年转业至泉州市东南医院任科主任，现为泉州市丰泽区雅好口腔专科门诊部主任。主任医师。中华口腔医学会理事、中国医师协会口腔分会委员，中华口腔医学会民营医疗分会副主任委员，福建省口腔医学会民营医疗分会名誉主任委员，泉州市牙医师协会创会会长，泉州市牙医师协会名誉会长，漳州市口腔医师协会名誉会长。

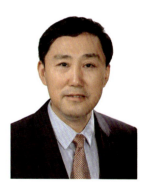

　　长期在基层口腔科工作，对牙髓病与根尖周疾病的治疗及相关的牙体修复有较多的研究，培养许多基层牙医。发表论文 4 篇，参编口腔专业书籍 4 部。

4 版前言

《实用牙髓病诊疗学》虽然已经出了 3 版，但由于过去的设备条件所限，许多方面仍然满足不了同行的需求，书中的某些创新技术也还不够成熟。

近几年来，笔者阅读大量国内外牙髓病及根尖周病的相关文献，吸收专家学者的许多理论精华，获取较多的有关信息，了解近年来牙髓病与根尖周病诊疗的最新进展，并在临床上积累了不少新的资料，也听取许多同行所反映的问题，故萌生再版之念，意在有生之年将自己行医 50 余年的经验教训完整地奉献给同行，为读者提供有益的参考资料，以造福于广大牙病患者。

本版的重要更新在于与时俱进，对现代根管治疗的新理念作出较全面的介绍，尤其是当前盛行的大锥度根管预备、显微根管治疗、成年人炎症牙髓的保存治疗、牙髓血运重建术等涉及前沿科技的问题，都单独列出章节并进行比较详细的叙述，还提出一些独到的见解和创新方法。

本版增加了许多重要的内容，充实了过去未能认识的一些问题，如 3 版介绍的根尖周囊肿负压抽液注药术，由于过去治疗的病例少经验不够，对某些性质囊液治疗可能发生炎症反应认识不足，本版予以补充叙述。对某些无法进行根管再治疗（桩钉难以取出）的患牙，过去采用根尖切除逆充填，近几年笔者将其改为根尖开槽填埋术，不需切除根尖部分，使患牙能保留原有牙根长度；对器械分离超出根尖孔，采用意向再植术取针效果也不错，避免拔除患牙，可以起到亡羊补牢的作用。对去髓术与根管治疗期间与治疗后出现的各种问题，本版的解答更加详尽，使临床医生能较好地认识与解决；对过去提出疑难复杂病例检查的 5 个程序也进行适当的更改，去除个别病例需要的"排除影响诊断的因素"，改为普遍适用的"叩诊"，使检查的 5 个程序成为牙髓病诊断更加科学的手段；在目前备受推崇的纤维桩应用方面，过去仅认识其非金属性质，弹性模量小而不易发生根折，而对其强度不足易发生挠曲或折断认识不足，经过近年来的临床观察及文献资料证实，书中对其进行更全面的叙述，使之更加符合临床实际。

本版不但强调牙病治疗的艺术性，更体现诊疗中的科学性，使各种创新方法能够建立在解剖、生理、病理、药理基础之上；不但注重口腔与牙齿的局部，也关注人体的系统疾病与牙病诊疗的关系。在保存天然牙的大前提下，着重于如何及时有效地祛病除疾。本书不但在诊断及治疗方面有较多的创新与突破，在与之相关的牙体修复、残冠残根修复利用、并发症防治、药物应用等方面亦有许多独到的见解，并提出一些与传统观点不同的新理念、新方法，从而更符合临床实际，也能解决更多的问题。本版增加许多质量较好的实例图片，使同行能够更直观地理解新理论和新方法，也能够更好地处理牙病诊疗中的各种问题。

　　为了博采众长，使本书内容更加丰富、治疗方法更加完整，特邀请数名临床经验丰富的医生参加部分章节编写，使本书能成为口腔全科医生良好的参考书籍。本版承蒙福建省泉州市超维医疗科技有限公司黄高明总经理的无私赞助，陈彦华与张明杰先生协助图片修改，特此致谢！

陈乃焰

2024 年 3 月

3 版前言

《实用牙髓病诊疗学》出版以来，得到广大基层牙医的厚爱，也得到一些著名专家学者的充分肯定，这对笔者是莫大的鼓舞与鞭策。

经验是长期临床实践累积的结果，点点滴滴都显得弥足珍贵；教训是用许多代价换来的，一丝一毫都要引以为戒。把经验教训传授给热心口腔事业的后来者，是我们这一代老牙医责无旁贷的义务。拙作从第 1 版的班门弄斧到第 2 版的草率更新，虽然带给同行许多新理论、新概念和新技术，但仍然没有跳出基层草根牙医的圈子，书中瑕疵甚多。另一方面，通过近几年在网络及各种场所一百多场授课，我与同行广泛交流，了解了基层牙医的需求。在设备仪器更新之后，我又探索出一些新技术，积累的资料也更加全面，因而萌生第 3 版之念。本着增加精华、删除糟粕和吸收国内外专家经验的初衷，经过两年多时间，我对原稿件逐句逐字地推敲修改，不但增加了部分实用的新技术和新观点，还对许多章节进行有益的调整，力求能够更加全面、实用，并能充分体现牙体、牙髓、牙周三位一体的综合诊疗模式，提高牙髓病与根尖周病的防治水平。

但是，个人的能力与水平毕竟是有限的，很需要集思广益，本次修改也参照和吸收同行的宝贵意见，使某些内容更符合临床实际。例如，前两版的"逐步去腐消毒法"改为"分段去腐消毒法"，虽然只有两字之差，但与临床实际操作更贴切了。鉴于检查诊断方面内容较多及牙体修复在根管治疗中的重要意义，本次再版将"临床典型病例分析"及"牙体缺损的桩核冠修复"单独列章，并增加一些新的内容和观点，使其更加完善。

根据我国目前仍处于发展中国家的实情，广大农村及偏远地区多数也还不富裕的现状，并考虑当前基层牙医的实际情况，第 3 版的内容和创新技术，本着以保存患牙为中心，以解决问题为重点，增加的多数内容是建立在传统的牙髓病与根尖周病诊疗之上，使诊疗方法更加丰富和切实可行，尽可能造福于广大的牙病患者。当然，书中也有一些创新技术属于当前的突破性创新，处于领先水平。例如，牙髓病与根尖周病检查诊断的一些新概念、口腔局麻晕厥原因探讨与解决方法、常用混合麻醉剂的合理调配、死髓牙（慢性根尖周炎）治疗炎症反应的防治、根尖周囊肿的分型及无创和微创治疗、后牙纵折保存的隧道式固定、牙髓牙周联合病变的正确诊断及综合治疗、残冠残根的修复利用等。这些内容可以补充目前教科书上的某些不足之处，为同行提供有益的借鉴，也为研究牙髓病与根尖周病的学者提供参考。

由于本人才疏学浅、工作粗疏，书中难免存在纰漏瑕疵，希望专家学者及同行能继续不吝赐教。

　　本版承蒙我国著名的牙体牙髓病专家、广州中山医科大学口腔医学院名誉院长、全国牙体牙髓病专业委员会前任主任委员凌均棨教授的关怀与帮助，在百忙中为本稿审阅指正并作序；还得到中华口腔医学会理事、中华口腔医学会民营分会副主任委员、福建省口腔医学会民营专委会主任委员、泉州市牙医师协会会长汪晓华主任医师的指点，并赐文"大锥度镍钛器械根管预备及热牙胶充填"一节；第四军医大学口腔医学院张莹教授也为本书稿中的某些谬误进行更正；武警泉州支队卫生队长余磊军医提供并撰写部分典型病例；陈彦华先生协助图片修改，特此一并致谢！

陈乃焰

2017 年 2 月 13 日

再版前言

本书自 2005 年 7 月出版发行以来,得到广大口腔同仁的厚爱,书中的一些新观点得到认可,新技术得以推广应用,为解除广大牙病患者的痛苦产生积极的作用。6 年过去了,在这期间,国内外牙髓病学的研究和临床有了长足的发展,一些新技术、新器材应运而生,过去的一些旧方法、旧药材逐渐被淘汰,这是口腔医学发展之必然。

"位卑不敢忘科技,势弱也要破难题"。笔者才疏学浅,又身处基层医院,科研水平及科研条件均较差。然而,凭着对牙髓病研究执着的精神,拙作出版 6 年来,我继续探索许多临床上尚未发现和解决的问题,对牙髓病的发病规律、临床表现及诊疗方法有了进一步的认识,尤其在牙髓病及根尖周病诊疗方面又取得一些新的突破,对牙髓病及根尖周病的诊断与鉴别诊断有了相对清晰的认识。因而萌生再版之念,我根据新发现的问题,在再版中提出一些新理论、新概念、新名词,拾遗补漏,希望能对广大同行有所帮助。

根据有关专家的意见,将原版广义的牙髓病分为牙髓病及根尖周病分别叙述。鉴于治疗后无髓牙修复的某些技术已渐淘汰,故在再版时亦相应去除;增加一些新技术及与牙髓病密切相关的内容,并予以详细叙述。对牙髓病及根尖周病诊断方面做了较大幅度的修改,增加许多新观点、新内容,使其更趋完善;对其他章节也做了相应的调整;还增加一些比较有意义的插图。总之,新版使牙髓及根尖周病诊疗方面的内容更全面,涉及的问题更多,也更适合基层全科牙医参考。

本着"增加方法、扩大范围、提高疗效、减少失误、解决问题"的编写理念,将自己几十年工作经验奉献给同行,尤其是刚踏上工作岗位的新手,这也是本书编写的初衷。但由于笔者水平及条件所限,尤其是对当今牙髓病及根尖周病诊疗技术发展的前沿科学学习不够,应用不多,许多方面还不能满足广大牙医的需求,书中的错误缺点也在所难免,希望广大同行能予以帮助指正。

本书再版得到我国著名的口腔医学专家梁景平教授的关怀和帮助,不但在百忙中审阅全稿并指正,并作序鼓励,这对本书再版起到关键作用。第四军医大学张莹教授也对书稿修改中存在的问题予以更正,并赐《纤维根管桩的临床应用》一文;南安市水头镇华星口腔门诊部李江星先生,泉州市超维义齿有限公司总经理黄金治女士,平潭综合实验区陈乃秀、陈鹏程医师对本书出版予以无私的帮助,特此致谢!

陈乃焰

2011 年 7 月

1 版前言

　　牙髓病及根尖周病是一种常见病、多发病，也是造成患者痛苦较大的疾病，在口腔门诊中所占比例也较大。做好牙髓病及根尖周病的诊断和治疗是基层牙医的一项重要工作。

　　作者虽未经过口腔医学的系统教育，但从国内外专家学者的著述中学习了许多知识，并在 30 多年临床工作中不断探索，终有些许收获。为了促进学习和临床研究，同时将自己的一些浅见与同行交流，我萌生编写牙髓病专著之念，经过 4 年的努力，终于完成初稿。

　　本书紧密联系临床实际，有我多年的临床经验教训。并综合吸收国内外专家学者近几十年来新的研究成果及论点，对牙髓病诊疗方法进行详细的叙述。全书以牙髓病的诊断方法与去髓术、根管治疗作为全书的重点，并对相关的解剖、生理、病理、临床表现、术中的某些并发症、治疗预后及常用药物等亦做了一定的介绍，内容涵盖牙髓病诊疗的方方面面。牙体修复是去髓术及根管治疗术的重要步骤，也是提高治疗效果的重要保证。因此，本书用了相当的篇幅，对治疗后无髓牙的各种修复方法，以及残冠残根在牙列缺损修复中的保留利用，也做了较详细的叙述。此外，还根据基层特点，在书中介绍了与牙髓病相关的某些口腔颌面部疾病的诊疗，各种牙折的诊断与处理，乳牙牙髓病的诊疗等。为了精简用语，除具体的章节外，书中多数章节将牙髓病及根尖周病缩略为广义的牙髓病描述，特此说明。

　　本书适用于基层综合性口腔科医师、个体诊所牙医及进修生、实习生参考。由于编写水平所限，书中难免存在错误，真诚希望广大同仁指正，不胜感激。

　　本书在编写过程中得到我国著名的牙髓病专家史俊南教授的支持、关怀和帮助，不但从精神上给我以激励，还寄来许多宝贵的资料。书稿初成之后，史教授在百忙之中予以审阅，对存在问题一一指点，并赐序言褒奖，不胜感激。此外，本书还得到第四军医大学张莹博士的指正，余磊军医协助电脑打字及校对，陈彦华协助部分绘图及修改，在此一并致谢。

　　本书的出版得到我院李启元书记、刘宪俊院长等院领导的大力支持；石狮市振狮医院刘海瑞董事长为本书的出版提供无私的帮助，在此谨致衷心的感谢！

陈乃焰

2004 年 9 月 30 日

目 录
Contents

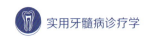

第1章

牙髓病与根尖周病诊疗历史概述

"民以食为天"，这是古代劳动人民对食粮重要性的认识。当人类进入文明时代，人们辛勤劳作，图的是养家糊口，传宗接代而繁衍不息。

食以牙为先，牙齿是人类消化系统的重要器官之一。不论任何种族、任何阶层的人；也不论是享用美味佳肴，抑或用粗粮野菜填饱肚腹，都需要牙齿这个重要的咀嚼器官，以完成对食物的粗加工。除此之外，牙齿还具有辅助发音和协调面部表情等功能，并维持面容美观。

同人体其他器官一样，牙齿在为人类服务的同时，其自身的疾患有时也会给人们带来痛苦。尤其是感染严重的牙髓病或根尖周病，不但会产生剧烈的疼痛，有的还会危及全身其他组织器官，极个别的甚至还会造成生命危险。和其他医学学科一样，对牙髓病及根尖周病的认识和治疗，也是随着历史的文明进步和科技的发展而不断深化的。

第1节
古代对牙髓病与根尖周病的认识

从有文字的人类文明开始，人们就对牙髓病与根尖周病就有所认识，并予以简单的记载。随着社会的发展与进步，人类的探索与认识逐渐加深，并开始探讨各种防治方法，期望能够维护牙齿长期的健康，使其能够拥有良好的功能。

一、"虫牙"与"恶液"之说

龋病是导致牙髓病与根尖周病的主要原因之一，对其病因的认识也有一个漫长的过程。早在公元前14世纪，我国殷墟的甲骨文就出现了虫与齿拼起来的文字，道出了当时人们对龋病病因的认识。成书于公元前的《巢氏病源论》中，也有"虫食于齿，则齿根有孔，虫居其间"的详细论述。在古代，由于人们对牙体的内部结构未能全面了解，将牙髓组织误认为是蛀虫钻进牙齿而产生龋齿，因而有"虫牙"（蛀牙）之说，千百年来代代相传。"虫牙"之说在世界其他一些国家或地区也广为流传。

"虫牙"之说，为历代医学家采用药物毒杀具有生物活性的牙髓提供依据。但也被江湖游医施展骗术所利用，如以捉牙虫为幌子骗取钱财，使不少人上当受骗。值得一提的是，在科学技术高度发达的今天，一些缺乏医学知识的人仍然信以为真，因此，需要口腔医务工作者加强对牙病知识的宣传，以提高广大群众防治牙病的自觉性，抵制迷信和不文明行为，以科学的态度做好牙病防治工作。

与"虫牙"一样流行的还有公元前450年Hippocrates提出的恶液学说，认为龋齿是由体内储积的恶液引发的，相当于现在含有细菌及其毒素的液体。此学说在一些国家和地区也占主导地位。恶液学说虽然不能与现代的细菌感染学说相提并论，但对牙髓病与根尖周病病因的认识已有了较大的提高。

二、"虫牙"理论的摒弃

18世纪中叶，法国医生Fanchard经过研究摒弃了龋齿有"牙虫"的理论，并首先提出去除病变牙髓以治疗牙髓病。因此，他也成为牙髓病学

1

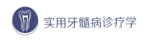

的先驱。

1889 年，Miller 提出了龋齿的化学细菌病因学说，从而彻底否定了"虫牙"理论，使人们对牙髓病与根尖周病的病因有了崭新的认识。

近现代医学的迅速发展，解剖学、生理学、病理学及微生物学的崛起，才真正地认识了牙髓组织是人体的固有组织，而龋病是由细菌、牙体结构及食物酵解等原因发生的。龋病只是牙髓及根尖周病变的感染途径之一，还有其他的原因，如外伤牙折、楔状缺损、磨损、牙隐裂、畸形中央尖折断、畸形舌侧窝（沟）、牙周病、根裂等，亦可成为细菌感染牙髓与根尖周组织的途径。

第 2 节
古代对牙髓病与根尖周病的治疗

疼痛和化脓性病变引起的肿胀，是牙髓病与根尖周病临床的两大主要症状，也是牙髓病与根尖周病治疗中需要解决的两大难题，广大劳动人民在与疾病长期斗争中积累了非常丰富的经验。在古代，虽然对牙髓病与根尖周病的病因有误解，更谈不上有病理方面的认识，但所应用的药物及采用的其他治疗手段，也都是围绕着消灭生物活性或消炎、解毒、镇痛等方面的原理进行的，这与现代的治疗理念有许多类似之处。

一、中医药及民间对牙髓病与根尖周病的治疗

据有关史料考证，早在公元前数百年，我国就有关于牙病治疗的记载。湖南马王堆三号汉墓出土的手抄本《五十二病方》记载了用榆皮、美桂等中药缚孔（填入龋洞），其目的是充填龋洞以恢复牙齿外形，或是为治疗牙病填入药物以消炎止痛，因残缺不全无法考证。这是迄今为止发现的最早治疗牙病的书籍。历代的医学书籍也都有治疗牙病的论述，例如，成书于公元 2 世纪的《金匮要略》，就有用雄黄治疗小儿虫齿的论述；在此后的医书中，又有用砒霜等毒杀"虫牙"的记载。这与现代用砷剂失活牙髓的方法基本相同，比国外早1500 多年。除此之外，为了达到对牙髓与根尖周病消炎止痛的目的，我国古代用来治疗牙髓病与根尖周病的方法较多，比较有代表性的有以下几种。

1. **药物含漱** 汉代初期的《史记·苍公传》中记载使用苦参汤含漱以治疗牙痛；唐代孟诜著《必效方》则用桃、李、槐树皮等煮酒含漱。

2. **针灸穴位镇痛** 公元前 3 世纪成书的《黄帝内经》就有用针灸治牙痛的记载；《史记·苍公传》中亦有叙述，并配合汤药含漱。针灸穴位镇痛经历代医学家的探索研究，已形成了比较完整的体系，对不同的牙位进行镇痛，通过不同的经络采用不同的穴位进行针灸，但治疗各牙的配合穴位则基本相同。

3. **熏牙** 唐代即有用莨菪子煎煮产生蒸气对着口熏牙；孙思邈著《外玄秘要》中也详细叙述。此后代代相传，至清代朝廷的太医院中还有银质熏牙器及调节管，现仍保存于故宫博物院。

4. **龋洞置药** 用各种中草药捣烂，或用成药填入龋洞，以达到消炎止痛或失活的目的。现民间仍在使用的有六神丸、正露丸等。此外，一些患者在牙痛时亦有采用各种动植物制剂填入龋洞，以求消炎止痛，这方面的方法颇多，不胜枚举。

5. **中草药外敷** 采用具有托毒作用的中草药，捣烂后敷在肿胀的颜面部，力求消炎散肿，或使脓液趋向表面破溃，以防止感染扩散。

6. **物理降温止痛** 这是民间使用最广而又最简便的方法。在牙髓炎晚期，患牙有热痛冷缓解的规律，含漱冷水或酒确实能有一定的止痛作用。目前，在一些医疗条件差的地方仍采用此法，有的牙髓炎晚期，患者甚至带整塑料桶凉水候诊。

7. **口服中草药煎剂** 祖国医学根据牙髓病与根尖周病不同发展阶段出现的不同的症状，采用辨证施治的方法，配用各种中草药煎汤口服，经消化道吸收，通过血液循环产生药效，以达到消炎镇痛的目的。中药煎剂对急性牙槽脓肿的辅助治疗，具有降解毒素、消炎止痛、促进肿胀消退等功效。目前仍然是口腔疾病中西医结合最常用且有效的方法。

此外，我国古代还有用各种中草药及动植物制剂置放患牙，并采用咬、嚼、熨、烙、涂、塞、封等方法治疗，以求消炎镇痛或失活牙髓。

二、古代外国对牙髓病与根尖周病的治疗

在希腊、埃及、印度等文明古国，也很早有关于治疗牙髓病与根尖周病的记载，主要是采用

具有麻醉作用的植物热敷，或采用器具破坏牙髓的活性，以达到镇痛的目的。如古埃及就有用乳香、薄荷治疗牙痛。

公元前 6 世纪，印度的 Susruta 就有牙痛病理及治疗的论述。

公元 1 世纪末期，罗马的 Alchigenes 设计并制作一种环钻，通过钻通髓腔以缓解牙痛，这种方法与现代牙科对急性牙髓炎的开髓减压和急性根尖周炎的开髓引流相接近。

在中世纪，Abulcasis 则用烧红的细铁针套在套管上插入牙髓，以达到破坏牙髓生物活性的目的，这种烧烙止痛法在没有麻醉（anaesthesia）的条件下施行，对患者造成的痛苦是难以言状的，但人们为求长久安宁，只好忍一时之痛。

著名外科医生 Chauliac 则用樟脑、硫黄和一种叫阿魏的药混合敷于龋洞，以治疗牙痛。

1602 年，Foreest 提出对患牙开髓，并采用解毒剂充填以治疗牙髓病，这是根管治疗思想和方法的最早萌芽。

1630 年，Strapebergen 用硫酸混合液杀"牙虫"。此后又有人提出用烧红的金属器具烧灼牙髓，用金箔充填根管。但由于在镇痛、消毒及器械等方面均未解决，其治疗的范围有限，治疗效果也难以肯定。

第 3 节
近现代牙髓病与根尖周病诊疗发展概况

随着社会的文明与进步，近现代是牙髓病与根尖周病诊疗发展突飞猛进的时期，许多诊疗仪器、器械、材料及药物都是在这一时期发明与发展的，包括牙髓病学的基础理论与实践，使牙髓病与根尖周病朝着医学科学的道路不断发展与完善。

一、近代牙髓病与根尖周病诊疗进展

19 世纪是牙髓病与根尖周病诊疗发展较快的时期，随着科学技术的进步，许多牙髓病与根尖周病诊疗用的药物、器械及材料相继出现，也推动了诊疗方法的更新与发展。

Rivierre 首先提出用丁香油治疗牙痛，后来又

提出用樟脑油代替。

1838 年，机械师出身的 Maynard 发明了带有倒钩的拔髓针（barbed broach），此后，他还用钢琴弦制作出 3 刃或 4 刃的扩大针，为牙髓摘除术及根管治疗提供具有划时代意义的器械，上述两种器械延续使用至今，虽然在材质结构及制作方法上有许多改进，但目前尚无其他器械能取而代之。

1862 年，Brannm 发明用橡皮障（rubber dam）隔湿，以解决牙病治疗中唾液影响操作及污染根管的问题。此后，经其他人的不断改进，才形成带有金属夹的橡皮障，使其更适合临床使用。橡皮障已成为现代牙体、牙髓病治疗的重要器材。

1864 年，英国人发明用脚踏机械和牙钻制洞治疗牙病、备牙及制作假牙，直到 20 世纪 40 年代才逐渐被电动机械所取代。

1884 年，可卡因（cocaine）开始用于拔髓治疗，初步解决了活髓牙治疗的麻醉问题。

1895 年，法国牙医 Walkhoff 博士拍摄了第一张 X 线牙片。此后，牙髓失活剂、牙胶尖、根管消毒药物、氧化锌及磷酸锌粘接粉等相继发明应用。上述各种发明使牙病治疗朝着现代科学的方向发展，成为现代口腔医学的重要组成部分。

与此同时，牙科理论和教育亦得到相应的发展。1728 年，Fauchard 编写了第一本牙科专著《牙体外科学》，论述了牙齿的解剖、生理、病理及治疗方法。此后，美国建立了世界上第一所牙医学院，即巴尔的摩牙医学院，并发行了第一本牙科刊物。一些发达国家也相继办起以牙齿为主要内容的口腔医学教育，培养了许多优秀的牙医，并对牙髓病与根尖周病的诊疗进行深入的研究探讨，使其成为现代医学的重要组成部分。

19 世纪后期，在牙髓与根尖周病的发病机制及诊断上也取得突破。1883 年，英国的 Baldwill 认识到死髓牙之所以产生疼痛，是由于髓腔中充满细菌和腐败液体，在充填窝洞后，这些液体流向根尖形成脓肿而引起疼痛。同年，Harding 则提出应对龋性露髓和意外露髓加以区别，以决定能否采用盖髓术治疗。

二、现代牙髓病与根尖周病诊疗发展概况

（一）20 世纪初期牙髓病与根尖周病诊疗的发展

20 世纪是牙髓病与根尖周病诊疗水平突飞猛

进的时期。在此期间，牙髓病与根尖周病诊疗在理论及临床研究上都有一个崭新的发展，形成了根管治疗的"根管预备、根管消毒及根管充填"三大步骤的基本理论，这一理论为现代根管治疗学奠定了基础。在此后的时间里，许多根管治疗理论、操作技术和科研工作也都紧紧围绕这三大步骤而展开。

1905年，普鲁卡因（procaine）出现，取代可卡因用于牙科临床，此后又有利多卡因（lidocainum）等新的局部麻醉剂用于临床。1906年，法国医生Noguie提出神经干阻滞麻醉术，以解决磨牙浸润麻醉不易奏效的问题。Daris博士则建议在局麻剂中加入肾上腺素收缩血管，这不但可使拔髓时减少出血，而且使麻醉效果大大增强，麻醉时间也成倍延长。

牙髓病与根尖周病诊疗也是伴随着现代医学的发展而进步的。微生物学的崛起和抗生素的出现，为牙病治疗提供了强有力的武器。抗生素和糖皮质激素联合应用，不但在治疗牙源性颌面部感染中发挥重要作用，也使某些根尖周病治疗效果得到很大的提高。

细菌培养和药敏试验结果为临床抗生素的选择提供了依据，使抗生素使用做到有的放矢，但应用到根管治疗上却造成某些不必要的治疗程序。例如，有些国家和地区过分强调根管充填需在根管渗出液细菌培养阴性后才能进行。为此，将根管治疗的疗程延长，并把在细菌培养操作过程中可能发生的污染，也归咎于治疗效果不佳，使一些已经治疗成功的病例归于失败而放弃治疗。

现代牙科器材的出现，尤其是电动牙钻机及其后出现的气动高速涡轮牙钻机，大大减轻了患者的痛苦和医生的劳动强度，也提高了治疗质量，为广泛开展牙病治疗创造良好的条件（图1-1）。

在牙髓病与根尖周病的病理与诊断学方面，随着现代医学技术的进步，许多学者将牙髓病与根尖周病系统的分类诊断，并阐明了牙体病同牙髓病与根尖周病的关系；牙周病同牙髓病的相互关系；各种不同的牙髓病与根尖周病之间的发展规律；病理与临床诊断的一致性和差异等。尽管各学者有不同的见解，但在主要方面基本上是一致的。牙髓病与根尖周病的诊断与分类，不但揭示了各种牙病的病因、病理、临床表现、检查结果及相互之间的演变规律，也为临床合理选择治疗方法打下良好的基础。

（二）20世纪中后期牙髓病与根尖周病诊疗的发展

在20世纪初期，牙髓病与根尖周病诊疗方面也经历了一些波折。从1912年起的几十年里，由于受"病灶感染"（focal infection）学说的影响，口腔医学界出现一种极不正确的认识，认为牙髓炎或根尖周炎也是一种病灶，会成为风湿性心脏

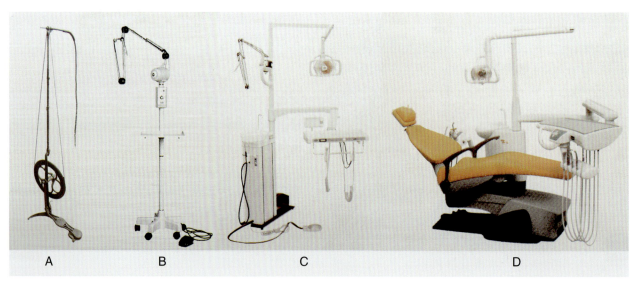

图1-1 牙科治疗设备的发展
A.脚踏牙钻机。B.立式电动牙钻机。C.综合治疗机。D.连体式牙科治疗设备

病、风湿性关节炎、慢性肾炎等与链球菌感染有关疾病的原发病灶。因此，大量本可以修复的残冠残根都被列为病灶而拔除，代之以各种义齿修复。"病灶感染"学说把医学上的个别现象与普遍规律相提并论，使牙髓病学的研究和发展、以及广大牙病患者都蒙受了不可估量的损失。

然而，历史的发展总是不断向前的，在20世纪最后的几十年里，牙髓病与根尖周病的研究和治疗也进入一个崭新的阶段，取得了长足的进步，主要有以下几个方面的进展。

1. 诊疗器材的改进与发展

（1）牙科综合治疗机（dental unit）及气动滚珠轴承涡轮手机的应用　该配套设备除利用压缩气体带动手机、干燥及吸唾作用外，配有的电源还有照明、看片、加热漱口水等。电子操控系统更为医患提供方便的操作平台。该综合配套机械取代了过去的电动牙钻机甚至更原始的钻牙机械，大大提高了工作效率，缩短了诊疗时间，减轻了术者的劳动强度，并使患者的不适感大为减少。

（2）根管预备器械与牙胶尖号码的统一　过去各厂商生产的根管扩大针、根管锉及牙胶尖没有统一的规格与号码，用于临床需要反复试尖或凭医生的指感判断是否适填。1955年，Lngle博士建议对根管器械及牙胶尖进行标准化统一型号，要求制造商提供标准的产品，其后被第二届国际牙髓病学会议采纳。1975年，国际标准组织（international standard orgnize，ISO）建议用不同颜色和编号统一标记不同规格的根管器械和牙胶尖。根管扩大针、根管锉及牙胶尖的直径、锥度、号码得到统一，使根管扩大针与牙胶尖大小相适应，可提高根管恰填率，尤其适用于直径呈圆形的根管，用单根牙胶尖即能充填紧密者。

此外，近年来根管器械在形态设计及材料更新等方面也取得新进展，如新型根管扩大针及镍钛根管锉的产生，使根管预备的质量提高，断针率减少，并可延长器械使用寿命。

（3）电子根管测定仪（electronic canal measuring device）　该仪器可以为临床上确定根尖孔的位置提供帮助，使根管预备的深度更加精确，也减少这方面对X线片的依赖。虽然在某些方面还有欠缺，临床应用也未普及，但在今后通

过科技的不断发展，一定能够使之更加完善。

（4）超声器械（ultrasonic instrument）用于根管预备　超声波（ultrasonic wave）是一种频率超过人耳可闻范围的声波，声波传到器械上，使之产生振动。超声器械用于洁治牙石牙垢可获得比手工更好的效果，更换转换头并装上根管锉用于根管清理，可显著提高效率并减少并发症，同时也减轻了医务人员手工操作的疲劳，具有较好的应用前景。此外，超声器械还可用于桩钉及根管异物的去除，协助旧冠拆除等。

（5）激光及微波在根管消毒中的应用　近几十年来，激光（laser）用于根管治疗的研究已经取得较大的进展。用脉冲型氩氖（Nd：YAG）激光照射根管，可起到清理消毒及扩大根管的作用。在牙髓摘除术中使用激光可去除残髓，溶解并封闭根管壁牙本质小管。对根尖周病变的治疗具有镇痛、消炎和杀菌作用，同时能较好地封闭根尖孔。激光以其准确与高效率显示出良好的应用前景。

此外，激光还可用于窝洞预备、盖髓术及牙髓切断术等手术。

微波是一种波长在1mm～1m，频率为300～300 000MHz的电磁波，医学常用频率为2 450 MHz。微波辐射时，物质内杂乱无章的极性分子按频率往返运动，相互冲撞、摩擦产生的热效应，使组织细胞内的水分子气化，导致细胞膜破裂或细胞壁破坏、组织凝固而失去活性。在根管治疗中，微波的这种效能可起到良好的杀菌作用，且具有杀菌能力强、消毒时间短、操作简便等优点，对根尖周组织有消炎止痛、促进愈合的作用，是一种比激光更具优越的仪器。

但是，由于根管解剖形态的复杂性及感染根管生物状态的多样性，上述两种仪器在根管治疗的使用时，也存在着如何掌握最合适的功率及照射深度，以避免对非治疗组织的损伤，以及防止根管壁断裂等安全问题，有待今后深入的研究解决。

（6）根管显微镜与内窥镜的应用　根管显微镜（operating microscope，OM）系采用放大2.2～30倍的光学显微镜，并附加分光透视镜、摄像机、图像打印机或摄像记录仪等。牙科内窥镜较根管显微镜体积小巧，主要由摄像的望远镜、光源、摄像机、监视器等组成，亦可附图像打印机或摄像记录仪。

上述两种仪器均可用于牙髓病与根尖周病的诊疗，内镜可以提供肉眼难以观察到的根管口分布情况；根管显微镜则可以观察到纵深根管系统的微细结构，尤其对根管细小弯曲、钙化、结石阻塞、器械折断、根管穿孔、根管欠填或超填的诊断与治疗，具有其他仪器所不可比拟的优越性。此外，还可用于隐裂的诊断及根尖切除倒充填等牙体手术，有助于提高操作的精确性，从而提高手术的成功率。

（7）机用大锥度镍钛根管预备系统及热牙胶充填技术　近二十多年来开展的机用大锥度镍钛根管预备系统，可使预备后的根管呈漏斗状，便于根管冲洗及其他操作，也能更彻底的清除根管壁的腐质及钙化的牙本质，对根管的成形能力强，工作效率高，从而减少术者的疲劳。镍钛扩大针装在专用的回旋手机上，用微型马达驱动，深入根尖方向不易被卡住，遇较大阻力能自行停机，可有效防止针折；镍钛扩大针比不锈钢柔软，在弯曲根管中不易改变根管曲径，尤其是镍钛软锉对预备后牙弯曲根管具有更大的优越性。现在，微型马达已由过去的台式连接改为单一的电子手柄，使用更加简便。

热牙胶充填由于流动性好，能进入根管系统的微细结构，使充填更加严密，可较好地防止微渗漏，提高根管治疗的成功率。

（8）锥形束CT在牙病诊疗中的应用　锥形束CT（cone beam computed tomography，CBCT）是最近十多年发展起来的一种新型仪器，它是包括3D影像、全景、测颅功能的大视野，可以为临床医生提供精确的三维影像，无间隙采集容积数据，便于各种方式、各个角度的影像重建，且可以任意地、回顾性重建。它可以根据不同部位、病变和临床要求，选择不同的重建方法，获得颌－口腔全景图像和各方位断层图像，且清晰直观，可用于种植牙术前牙槽骨测量、口腔炎症、肿瘤和口腔上颌窦瘘等多种疾病的诊断。

CBCT广泛应用于口腔颌面外科、正畸及口腔内科，更是现代根管治疗必不可少的先进仪器，它可以发现更细微的病变，它的三微重建效果能对颌骨、颞颌关节、上颌窦等组织器官进行准确评价，协助医生进行手术前方案设计，术后科学评价等。CBCT具有扫描速度快、覆盖面广、精确度高、可往返观测等特点。

CBCT可以展现上下牙列清晰的影像，在牙髓病与根尖周疾病检查、诊断与治疗上，可广泛应用在以下几个方面：①协助口腔疑难复杂病例的诊断与鉴别诊断，如颌骨肿瘤、上颌窦病变、牙冠隐裂、牙根折裂、牙周及根尖周病变等，尤其是对根裂的诊断率比X线片高；②观察髓腔形态，确定牙根及根管数目与形态；③测量牙齿长度，为根管治疗提供精准的信息；④能准确观察分离器械的位置，以及根管壁的接触状况，为器械分离的处理提供良好的参考资料；⑤评估根管治疗质量，对根管充填的质量，根尖周病变的变化可提供清晰的图像。

但是，CBCT也存在着辐射剂量相对较大的缺点，拍一张CBCT片相当于4张X线片的辐射量。因此，不能作为根管治疗常规的术前检查项目，儿童、孕妇等特殊群体非必须不用。

总之，上述新型的牙科设备和优质的器械材料，为临床治疗提供了可靠的保障，也使牙髓病临床治疗朝着规范化、机械化、现代化的方向发展。

2. 厌氧菌群检出及新药的应用

现代生物免疫学的研究成果，促进了医学的发展，也为牙髓病与根尖周病治疗提供了可靠的科学依据。20世纪70年代以后，随着细菌检测技术的不断提高，口腔中厌氧菌的分离和培养结果使人们进一步认识到：导致口腔组织感染的细菌，尤其是牙髓、牙周及根尖周组织感染的细菌主要是厌氧菌，包括专性厌氧菌及兼性厌氧菌。并初步证实某些菌属同牙髓及根尖周感染的症状之间的关系，为临床抗生素的合理应用提供可靠的依据。

此后，有人在用甲硝唑治疗妇科疾病时，偶然发现其对牙周病的显著疗效，从而使其成为治疗口腔感染的主要药物；也更进一步证实了厌氧菌在牙髓、根尖周及牙周组织中的致病作用。目前，甲硝唑及其同类抗厌氧菌新药，在治疗根尖周病及颌面部感染中发挥了重要的作用，配合其他抗生素的使用，使治疗效果得到较大的提高。

在根管冲洗和消毒药物的应用上，近年来也有新的进展，使用乙二胺四乙酸（ethylene diamine tetra-acetic acid，EDTA）冲洗根管，具有化学预备和根管消毒的双重作用。过去最常用的根管消毒药物甲醛甲酚（formocresol, FC）具有半抗原的致敏作用，动物试验甚至认为有致癌的可能，欧美国家已不再用于根管封药，代之以氢氧化钙、戊二醛（glutaraldehyde）、抗生素加糖皮质激素等作为根管治疗用药。

在炎症牙髓去髓前的镇痛方面，一些国家和地区已淘汰具有一定毒性的砷剂作失活剂，而改用局麻去髓或用多聚甲醛失活剂杀髓。

3. 治疗方法的改进

长期以来，一些学者围绕着根管预备时怎样才能彻底去除感染源、减少治疗并发症做了大量的研究，除了较直的根管外，对弯曲细小的根管也试图改变其形态。于是，一些方法相应提出，如平衡力法、逐步深入法、逐步后退法等应运而生。从理论上分析，这些方法对完善根管治疗不失为良好的手段，对扩大治疗适应证、提高治疗效果及防止并发症等，都具有积极的意义。

近年来在根管预备上更加强调扩大根管的重要性，一改过去使用的标准型器械及传统牙胶尖，采用大锥度根管预备器械，可以更彻底地清除牙本质小管中的细菌，并使根管形成上粗下细的漏斗形，即所谓的理想形态，以便于冲洗、封药及充填。

在根管消毒方面，过去曾强调细菌培养的重要性，认为根管渗出物细菌培养必须达到阴性才能充填根管。结果使根管治疗的程序增加，疗程延长，患者的费用也增加，从某种意义上限制了根管治疗的广泛开展。但后来已有学者研究认为，细菌培养结果阴性与阳性根充后的疗效基本相同，因而认为：在根管治疗中普遍行细菌培养无实际意义。

4. 根管治疗辅助手术及其他保存术的开展

现代根管治疗术的适应证已不断扩大，使一些过去无法治疗的患牙得到治疗与保存。但仍有一部分病例由于种种原因仅用根管治疗难以治愈，需要辅助手术配合治疗才能成功。因此，近几十年来一些新的方法应运而生，主要有以下几种。

（1）根尖诱导成形术；

（2）髓腔修补术；

（3）根尖刮治术；

（4）根尖切除倒充填术；

（5）意向再植术；

（6）多根牙断根术（某一牙根）；

（7）牙冠分瓣术及半切术；

（8）根尖周囊肿保存治疗手术。

上述手术的开展，扩大了牙髓病与根尖周病的治疗范围，使许多本应拔除的牙齿得以保存，使残冠残根的保留修复跃上新的台阶，极大提高了牙髓病与根尖周病的治疗水平。

此外，对过去不能保留的纵折后牙，外伤脱位牙或根折牙，经过广大口腔医务工作者的努力，通过大量临床病例的治疗，也已取得较好的效果，拓宽了创伤牙折保存治疗的范围。

5. 牙体修复材料的发展及修复水平的提高

牙病治疗与牙体修复是互为关联的两大技术课题。毫无疑问，成功的根管治疗技术可以为牙体修复打下良好的基础；而牙体修复技术水平的提高，除了能达到恢复牙齿功能的目的外，其良好的封闭作用，也可以防止由冠向渗漏造成的二次感染，保证根管治疗后的长期效果。近几十年来，修复材料的发展与修复技术水平的提高也扩大了根管治疗的适应证，使许多过去认为需要拔除的患牙得以保存。例如，20 世纪 50 年代之后发展起来的各种类型的复合树脂、玻璃离子水门汀、聚羧酸水门汀、高铜银汞合金等，这些材料经过不断的改进更新，使之更适合临床需求，提高修复的质量，也扩大了修复范围。

在新材料发展的基础上，一些新的修复方法也应运而生，如酸蚀技术用于复合树脂修复，不但能减少对健康牙体的磨除，且增加了修复体与牙体的粘接强度，提高了修复质量。前牙塑胶或瓷贴面、塑胶冠、金属烤瓷冠、全瓷冠及各种桩核冠等在临床上的应用，使修复后的效果类似天然牙，从而使更多的残冠残根得以保留。近数十年来，桩核冠修复已扩大到后牙的保存。

6. 牙髓病与根尖周病治疗适应证的扩大

过去的去髓术及根管治疗，大都限于根管粗大容易操作的前牙，对于根管复杂的后牙，尤其是位置不便操作的磨牙，活髓多采用干尸术，死髓牙则大多拔除，使许多牙根稳固、牙冠缺损并不很严重的磨牙过早丧失。

对于有根尖周囊肿或并发颌面部皮肤窦道的牙，过去多采用外科手术并拔除患牙。在一些基层医疗单位，甚至将有黏膜窦道的患牙亦列为治疗的禁忌证，往往采用拔牙来消除病灶。但在近几十年来，这种状况得到根本的扭转，不但去髓术及根管治疗已基本上没有牙位的限制，绝大多数根尖周囊肿及各种牙髓源性窦道，包括颌面部皮肤窦道，都可以通过根管治疗或配合一些辅助手术得以治愈。

现代牙髓病治疗的基本原则是尽可能保留活髓及保存患牙。由于受到牙髓组织存在于髓腔这一特殊环境的限制，过去除部分可复性牙髓炎可以保髓外，对急慢性牙髓炎基本上都要去髓。近年来已有报道用 MTA 等生物材料直接盖髓或牙髓切断术，对各种年龄段的急慢性牙髓炎均有良好的效果，这无疑是牙髓病治疗的一个重大突破。但由于各种原因的制约，目前还未能全面普及。

随着修复技术的提高和材料的发展，保存患牙也有长足的进步，牙体严重缺损的残冠残根可以采用桩核冠修复，许多残冠残根不但可以修复，而且还可以作为固定桥和可摘局部义齿的基牙。这不但扩大了牙髓病治疗及保存患牙的适应证，也扩大了固定桥及可摘局部义齿修复的范围。但由于种植牙的高成功率，保留患牙的理念也受到严重的冲击。

7. 提出根管治疗新理论

1988 年，我国著名的牙髓病专家史俊南教授等提出根管治疗新理论，阐明了以下观点。

（1）根管治疗术的三个步骤：即根管预备、根管消毒、根管充填，是一个连续的治疗过程，既有内在的联系，也可以相互补偿。

（2）这三个步骤不是某一步骤达不到要求就必然失败。

（3）这三个步骤不是缺一不可。

（4）这三个步骤缺掉一个不一定就不是根管治疗术。

新理论肯定过去根管治疗的三个步骤，但又不墨守成规，而是具体问题具体分析。新理论对常规根管治疗三个步骤相互关系的阐述，并不否定根管治疗中各步骤需要精细操作，而是针对临床中不同形态的根管系统，不同程度的病变，不同个体及其他不同的情况区别对待。在治疗中各步骤可有所侧重，相互补偿，灵活掌握，使根管治疗在疗程上可以有一次疗程，也可以有两次或两次以上疗程。对复杂的根管系统或张口度难以达到操作要求的磨牙，可以用扩大根管清除病原刺激物，也可以不扩大根管，代之以药物消毒，或两者兼用；可以用传统的根管充填方法封闭细菌的繁殖场所，也可以用有持续杀菌作用的药物置根管中，而不用牙胶尖充填的空管疗法。总之，应以能扩大治疗范围，简化操作程序，而又不影响治疗效果为目的，使根管治疗能为更多的牙医所掌握，为更多的患者所接受，使更多的患牙能得到良好的治疗与修复。

（三）根管治疗朝着现代化发展

20 世纪末到 21 世纪初，牙髓与根尖周病的治疗逐渐朝着现代化方向发展。锥形束 CT、口腔全景 X 线机、数码摄像机及成像感应器、根管显微镜、根管内窥镜、电子根测仪、超声根管锉荡洗、大锥度机扩、热牙胶根管充填等设备与技术，目前已被冠之以现代根管治疗的必备条件。这些设备材料及技术的推广应用，对提高牙髓与根尖周病的诊疗效果，减少牙医的劳动强度，都具有划时代的意义。但是，目前在我国的基层单位尚不能普遍应用，许多牙病患者的经济水平也还不能完全承受，只能根据具体情况逐步推广，顺序渐进地赶超国际先进水平。

目前，尽管牙髓病与根尖周病诊疗技术水平已经有很大的提高，器械设备、药物材料在不断更新发展，但在许多方面仍不能满足牙病患者的需求。在医学科学不断发展的今天，许多问题还有待牙髓病学者及临床医生的深入研究与提高，以使牙髓病与根尖周病诊疗能与科技进步并驾齐驱、日新月异。

（陈乃焰　汪晓华）

参考文献

[1] 周大成.我国最早的齿牙充填术.口腔医学纵横,1990, 6(2):60

[2] 郑麟蕃.口齿疾病.北京:人民卫生出版社,1957

[3] 史俊南.现代口腔内科学.北京:高等教育出版社, 2000

[4] 凌均棨.牙髓病学.北京:人民卫生出版社,1998

[5] 史俊南,肖明振.根管治疗术新理论.实用口腔医学杂志,1987,3(4):229-232

[6] 周大成,马世莹.唐.王焘在《外台秘要》中的口腔医学论述(上),临床口腔医学杂志,1986,2(2):166-168

[7] 黄力子.根管长度电测法及其原理.中华口腔医学杂志，1988, 23(6):297-300

[8] 周大成，马世莹.唐.王焘在《外台秘要》中的口腔医学论述 (下)，临床口腔医学杂志，1986, 2(3):229-231

[9] 周大成.我国熏牙考.中华口腔医学杂志，1980, 15(2):87

[10] 史俊南.建国 40 年来我国牙髓病学的发展概况.临床口腔医学杂志，1991, 7(4):245-247

[11] 李若兰综述.激光在根管治疗和根尖手术中的研究和应用进展.国外医学口腔医学分册，1996, 23(1):21-24

[12] 张凌琳综述.微波在根管治疗中作用的研究.国外医学口腔医学分册，2002, 29(3):169-171

[13] 王巧琳综述.内窥镜与显微镜在牙体病治疗中的应用.国外医学口腔医学分册，2001, 28(3):148-150

[14] 王嘉德，王满思.牙髓病治疗的现代进展.现代口腔医学杂志，1988, 2(1):42-43

[15] 韦曦，凌均棨.镍钛机动器械预备弯曲根管的研究进展.上海口腔医学，2002, 11(2):158-160

[16] 韦曦，凌均棨.直接盖髓术的现代理念与临床进展.中华口腔医学杂志，2019, 54(9):577-583

[17] 岳林.当根管治疗遇到牙种植—保存还是拔除患牙.中华口腔医学杂志，2015, 50(6):321-324

第 2 章

口腔局部应用解剖与生理

深入了解牙体、牙髓、牙周及周围相关组织的解剖与生理，是牙髓病与根尖周病诊疗工作的基础，否则，将无从了解牙髓病与根尖周病的发病机制，难以掌握牙髓病与根尖周病的诊断和治疗方法。

临床医生不但要熟悉牙体、牙髓、牙周的正常解剖与生理，而且还要对解剖中可能出现的变异现象有所了解，才能对临床上出现的各种复杂情况应对自如。

第 1 节
临床牙位及缺损记录法

在牙髓病与根尖周病基础理论的学习及临床病历书写中，都会涉及牙位的问题，为了简化用语且能准确表述，需要用一种符号来代表，以便于病历记录。目前有多种记录方法，但最常用的有以下 2 种。

一、部位记录法

部位记录法以"十"符号代表上、下、左、右的 4 个区。符号的水平线区分上下颌，垂直线区分左右侧。"十"符号的一个角代表一个区，如以"└"代表左上区；"┐"代表右下区。也可用 A、B、C、D 分别代表右上、左上、右下、左下。乳牙和恒牙分别用罗马数字和阿拉伯数字书写，列举如下：

1. 乳牙牙位书写

$$\begin{array}{c} 上\ 颌 \\ 右侧\ \dfrac{\text{V IV III II I} \mid \text{I II III IV V}}{\text{V IV III II I} \mid \text{I II III IV V}}\ 左侧 \\ 下\ 颌 \end{array}$$

例如：左上第一乳磨牙可书写为 ⌞IV 或 BⅣ。

2. 恒牙牙位书写

$$\begin{array}{c} 上\ 颌 \\ 右侧\ \dfrac{8\ 7\ 6\ 5\ 4\ 3\ 2\ 1 \mid 1\ 2\ 3\ 4\ 5\ 6\ 7\ 8}{8\ 7\ 6\ 5\ 4\ 3\ 2\ 1 \mid 1\ 2\ 3\ 4\ 5\ 6\ 7\ 8}\ 左侧 \\ 下\ 颌 \end{array}$$

例如：右下恒第二前磨牙可书写为 ⌐5 或 C5。

二、国际牙科联合会公式记录法

国际牙科联合会（Fédération Dentaire International，FDI）记录法将每个牙位由 2 个数字代表，十位数代表区域，个位数代表牙位。1 代表恒牙右上区，2 代表恒牙左上区，3 代表恒牙左下区，4 代表恒牙右下区；5 代表乳牙右上区，6 代表乳牙左上区，7 代表乳牙左下区，8 代表乳牙右下区。

1. 恒牙牙位书写

$$\begin{array}{c} 上\ 颌 \\ 右侧\ \dfrac{18\ 17\ 16\ 15\ 14\ 13\ 12\ 11 \mid 21\ 22\ 23\ 24\ 25\ 26\ 27\ 28}{48\ 47\ 46\ 45\ 44\ 43\ 42\ 41 \mid 31\ 32\ 33\ 34\ 35\ 36\ 37\ 38}\ 左侧 \\ 下\ 颌 \end{array}$$

例如：左下恒尖牙可书写为 33。

2.乳牙牙位书写

上　颌

右侧 $\dfrac{55\ 54\ 53\ 52\ 51\ |\ 61\ 62\ 63\ 64\ 65}{85\ 84\ 83\ 82\ 81\ |\ 71\ 72\ 73\ 74\ 75}$ 左侧

下　颌

例如：右上乳侧切牙书写为52。

三、牙体缺损分类与简易记录法

众所周知，龋及外伤形成的缺损并非都是窝洞，过去的窝洞分类法只能代表一部分，如Ⅰ类、Ⅱ类、Ⅲ类、Ⅴ类用窝洞叙述名副其实，而四类洞则不然，它并没有窝洞。又如，龋后期形成残冠残根；外伤引起的牙冠折断等，均不能用窝洞描述。用缺损一词描述可以完全囊括牙体缺损状况，包括窝洞和非窝洞，使描述更为恰当。

在牙髓病与根尖周病的病历书写方面，需要一种既能描述牙体缺损部位，又能描述缺损程度的简明记录方法，以减少医生的书写时间。在Black及史俊南牙齿窝洞分类法的基础上，笔者曾在20世纪90年代初提出一种牙体缺损分类法，可以较好地解决这一问题，即把缺损涉及的牙面数作为分类的基础，记录用罗马数字表示，缺损部位及缺损程度用阿拉伯数字表示，分述如下。

（一）缺损分类与记录

Ⅰ类缺损：各牙面上的单面洞，包括牙颈部，记录为Ⅰ（图2-1）。

Ⅱ类缺损：缺损涉及相邻的两个牙面，如近中或远中𬌗缺损、颊或舌𬌗缺损等，记录为Ⅱ（图2-2）。

Ⅲ类缺损：缺损涉及3个牙面，如前牙近（远）中包括唇舌壁缺损，但未涉及切缘，后牙的近（远）中𬌗包括颊（舌）壁缺损，即磨牙牙冠的某一个尖缺失。也可以是近远中𬌗或颊合𬌗的贯通缺损，仅有两个洞壁存在，记录为Ⅲ（图2-3）。

Ⅳ类缺损：缺损涉及4个牙面，即前牙的一个角缺损，或后牙的一半牙冠缺损，记录为Ⅳ（图2-4）。

Ⅴ类缺损：缺损涉及5个牙面，即整个𬌗面或切缘缺失。例如前牙的冠横折，或前后牙仅剩少量残冠或残根，记录为Ⅴ（图2-5）。

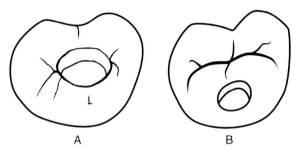

图 2-1　Ⅰ类缺损
A.𬌗面Ⅰ类缺损。B.颊面Ⅰ类缺损

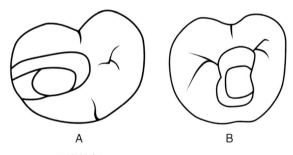

图 2-2　Ⅱ类缺损
A.磨牙邻𬌗面Ⅱ类缺损。B.磨牙颊𬌗面Ⅱ类缺损

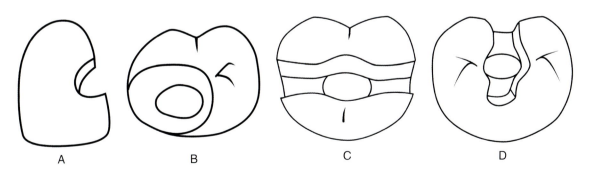

图 2-3　Ⅲ类缺损
A.前牙Ⅲ类缺损。B.磨牙单尖Ⅲ类缺损。C.近远中面相连的Ⅲ类缺损。D.颊舌面相连的Ⅲ类缺损

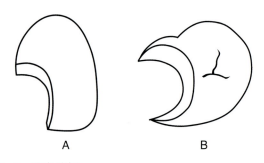

图 2-4　Ⅳ类缺损
A. 前牙Ⅳ类缺损。B. 磨牙Ⅳ类缺损

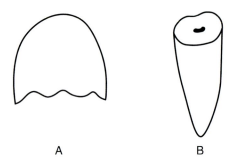

图 2-5　Ⅴ类缺损
A. 牙冠Ⅴ类缺损。B. 仅剩残根的Ⅴ类缺损

（二）缺损深度划分与记录

深度用阿拉伯小数字表示，记录于分类数字的右上角，相当于浅龋记录为1，相当于中龋记录为2，相当于深龋但没有牙髓病变的记录为3，已并发牙髓病与根尖周病的深龋记录为4，缺损成残冠残根，记录为5。

（三）牙面代号与记录

牙齿的各个面用阿拉伯数字代表，记录在分类后面，并用括号表示。例如: 近中面记录为"（1）"，远中面记录为"（2）"，唇（颊）面记录为"（3）"，舌（腭）面记录为"（4）"，𬌗（切）面记录为"（5）"，颈部记录为"（6）"。缺损部位单面洞用1个数字，复面洞用两个数字记录。例如，𬌗面缺损记录为"（5）"，远中𬌗缺损记录为"（25）"。3面缺损记录3个数字，如近中切角缺损记录为"（134）"。4面缺损仅记录1个主要牙面即可。如右下第一磨牙近中一半缺损涉及4个牙面，因有前面Ⅳ的记录，仅记为 36^4（1）即可，"（1）"代表主要牙面而不必罗列4个数字。

将缺损类型、深度及部位综合起来用数字记录。例如，𬌗面深龋未伤及牙髓记录为 $Ⅰ^3$（5）；远中𬌗缺损已合并牙髓病变记录为 $Ⅱ^4$（25）；后

牙近中缺损涉及4个牙面，并有牙髓病变记录为 $Ⅳ^4$（1）；缺损仅剩残根仅记录为 $Ⅴ^5$ 即可，不必记录各个牙面。

第2节
牙齿的发生、钙化与萌出

牙齿的生长过程可分为发生（development）、钙化（calcification）和萌出（eruption）三个阶段。乳牙与恒牙在不同时期发生、钙化与萌出。

一、乳牙的发生、钙化与萌出

乳牙（deciduous teeth）从胚胎的第二个月开始形成牙胚（tooth germ乳中切牙），经过蕾状期（bud stage）、帽状期（cap stage）、钟状期（bell stage）的发育过程，逐渐成为牙的形状，并逐渐钙化成为坚硬的牙体组织。在出生后6~8个月下颌乳中切牙开始萌出，约1岁半左右牙根完全形成（图2-6）。乳中切牙萌出后，乳侧切牙、第一乳磨牙、乳尖牙、第二乳磨牙依序萌出，通常情况下，下颌同名牙先于上颌牙萌出，至2岁左右全口20个乳牙全部长齐，建立乳牙𬌗，担负幼儿时期的各种功能。到6岁左右第一恒磨牙萌出，乳牙逐渐脱落被恒牙所替换。因此，2~6岁这一时期的牙列称乳牙列。

佝偻病（rachitis）、克汀病（congenital hypothyroidism）、甲状腺功能低下等全身性疾病可引起乳牙推迟萌出，最晚可在出生后15个月左右。因此，对出生后10个月以上乳牙仍未萌出的个体，应注意检查有无上述全身性疾病影响乳牙的发育。某一个乳牙未能按时萌出，则可能存在萌牙期囊肿或先天无牙胚等局部因素，前者通过手术摘除即可帮助乳牙自行萌出。

乳牙除了担负乳牙期的咀嚼（mastication）功能外，对引导恒牙的正常萌出也有一定的作用，尤其是下颌磨牙，如过早缺失将引起恒牙错𬌗的可能；严重的根尖周病变还可能影响恒牙的发育。因此，对乳牙龋坏、牙髓病与根尖周病应积极治疗。

二、恒牙的发生、钙化与萌出

人类恒牙列（permanent teeth）从发生、发育到牙根完全形成，需10~15年的漫长过程。如下

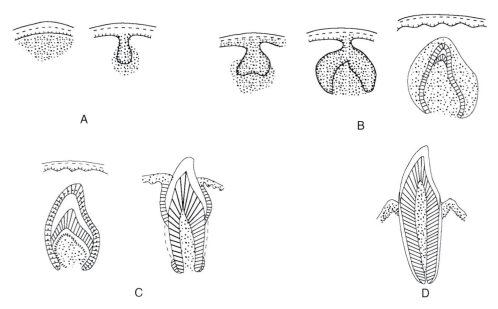

A　　　　　　　　　　　　B

C　　　　　　　　　　　　D

图 2-6　牙齿的发生、发育与萌出

A. 牙齿的发生。B. 牙齿的发育。C. 牙齿的萌出。D. 发育完成的牙齿

颌第一磨牙，在胚胎的第 4 个月就已发生，新生儿时开始钙化，6 岁萌出，9~10 岁根尖才能完全形成。各牙的发生、萌出及根尖完全形成的时间见表 2-1。

从表中可以看出，每个牙从萌出到牙根发育完成，需要 2~3 年。了解牙根发育时间，有助于临床上遇到年轻恒牙因外伤牙折、畸形中央尖折断、治疗深龋意外穿髓、龋并发牙髓病或根尖周

表 2-1　恒牙形成及发育时间

牙齿名称		硬组织开始形成年龄	萌出（岁）		牙根发育完成年龄（岁）
			男	女	
上颌	1	3~4 月	7.83	7.82	10
	2	10~12 月	9.02	8.56	11
	3	4~5 月	11.21	10.44	13~15
	4	18~21 月	10.51	9.97	12~13
	5	24~27 月	10.98	10.61	12~14
	6	出生时	7.58	7.42	9~10
	7	30~36 月	12.29	11.99	14~16
	8	7~9 年	18.38	18.71	18~25
下颌	1	3~4 月	7.16	6.94	9
	2	3~4 月	7.96	7.68	10
	3	4~5 月	10.92	9.97	12~14
	4	21~24 月	10.87	10.32	12~13
	5	27~30 月	11.02	10.62	13~14
	6	出生时	7.39	7.22	9~10
	7	30~36 月	11.94	11.55	14~15
	8	8~10 年	18.73	19.14	18~25

病等选择不同的治疗方法。

恒牙在发育钙化过程中，如果使用能与钙结合的药物将影响其钙化。例如，使用四环素可在体内与钙结合成螯生物，沉积在发育中的牙本质上，使牙齿的硬度及颜色发生改变，严重者使牙体钙化不全乃至表面缺损，临床上称四环素牙（tetracycline pigmentation teeth）。轻度四环素牙可见牙齿颜色变黄，或呈灰褐色，严重四环素牙则呈黑褐色。釉质缺损易继发龋病，磨牙还会发生殆面较严重的不均匀磨损，这也是导致牙髓病与根尖周病的原因之一。因此，儿童在 8 岁前不能使用四环素类药物。

饮水中含氟量超过 1 PPM（1mg/L），也可影响釉质的钙化。即牙釉质表面出现白垩色或黄褐色斑点，称斑釉或氟斑牙，为高氟地区人群氟中毒在牙齿上的表现。轻度氟斑牙仅为颜色改变，严重者亦可出现釉质发育不全，牙齿表面部分缺损，影响牙齿的美观。

此外，婴幼儿期如患佝偻病、手足搐搦症、某些传染病、维生素 A 缺乏等都会影响釉质的发育。

三、牙齿的替换

乳牙在 6~7 岁之后逐渐被恒牙所替换，12 岁左右完成，这一时期称替牙期。因牙列中有乳牙、恒牙共同存在，故又称混合牙列。恒前牙、恒前磨牙分别替代乳前牙及乳磨牙，故称其为继承牙（successor）；恒磨牙在乳牙列后面萌出，故又称增生牙。

乳、恒牙的替换过程：当恒牙萌出到一定程度，乳牙根因受到恒牙萌出的压力而逐渐吸收，牙根变短仅剩残余与牙龈相连，牙齿逐渐松动直至脱落，被萌出的恒牙取而代之。一般情况下，乳牙脱落的顺序为Ⅰ、Ⅱ、Ⅳ、Ⅲ、Ⅴ或Ⅰ、Ⅱ、Ⅳ、Ⅴ、Ⅲ，但有的可因龋病等原因早脱落，个别乳牙也可由某种原因不脱落，称乳牙滞留，多见于乳磨牙，有的可维持到中青年时期。

通常情况下，恒牙萌出的顺序为：第一磨牙、中切牙、侧切牙、第一前磨牙、尖牙、第二前磨牙、第二磨牙，个别可因乳牙早脱等原因使尖牙早于前磨牙萌出，一般情况下，同类牙下颌早于上颌萌出。

第三磨牙（智齿）在 20 岁左右萌出。由于人类颌骨的退化，智齿的位置不足，因此，相当部分出现阻生，尤以近中倾斜及水平阻生为多，个别还会长期埋伏阻生。

第 3 节
恒牙表面解剖名称

牙齿由牙冠（crown）及牙根（root）两部分组成，牙冠与牙根之间的缩窄部分称牙颈部。此外，多根牙根与根之间的延续部分称根分叉（root furcation）或根分叉。

一、牙冠

在解剖学上，釉质覆盖的部分称牙冠。正常萌出的牙齿，牙冠暴露在口腔，又称临床冠（clinical crown），其直接发挥牙齿的功能。临床冠长短受年龄及牙周组织健康的影响，年龄小临床冠较短，此后，大多数人可随年龄增长及其他原因使牙龈逐渐退缩，临床冠逐渐变长。中老年人若殆面或切缘严重磨损，也可使临床冠变短。慢性殆创伤或牙周病可导致牙周组织退缩，使临床冠变长，甚至使牙颈部乃至牙根暴露，可影响牙齿的稳固性，从而影响咀嚼功能及美观。

牙冠有 5 个面，即唇（颊）、舌（腭）、近中、远中及殆面（occlusion）或切缘（cutting edge）。

各牙面有尖、嵴、窝、沟、裂、点隙等名称。

1. 尖（cusp） 为牙冠外形显著隆起的部分，有尖锥形或圆锥形。尖牙、上颌前磨牙及上颌磨牙的颊尖，下颌前磨牙及下颌磨牙的舌尖，多为较锐的角形隆起；上颌前磨牙及上颌磨牙的舌尖，下颌前磨牙及下颌磨牙的颊尖，则为圆钝的角形隆起。后牙有功能尖与辅助尖之分，功能尖多呈圆锥形，辅助尖则呈尖锥形。在牙列正常的情况下，功能尖与殆面上的窝构成"杵"与"臼"的关系，称咬合（occlusion）关系。上下牙齿必须要有良好的咬合关系，并在神经、肌肉及关节的协调下，才能担负咀嚼功能。

2. 嵴（ridge） 为牙体表面的线角形隆起，如后牙殆面的边缘嵴（marginal ridge）、三角嵴（triangular ridge）、横嵴（transverse ridge）、斜嵴（oblique ridge）、颊舌面的轴嵴（axial ridge）等。

位于前牙舌面颈 1/3 处的半月形隆起又称舌隆突（cingulum）。

3. 窝（fossa）　位于后牙殆面、前牙舌面不规则的凹陷。

4. 沟（groove）　位于牙冠轴面及殆面，介于尖嵴之间的线形凹陷，为牙齿生长发育时两个生长叶融合时遗留的痕迹，故称发育沟及副沟。

5. 裂（fissure）　发育时钙化融合不全的深沟称裂，容易积聚食物残渣及细菌，可成为龋病的发源部位。深的裂隙也可成为牙体隐裂乃至纵折的基础。

6. 点隙（pit）　为三条或三条以上发育沟相交构成的点形凹陷，点隙处釉质未能完全融合，故也是龋病的好发部位。

牙齿的上述名称依其所在的不同部位而定，从而也构成牙冠表面的某一个部位，如近中边缘嵴、远中尖、舌窝等。各类牙因功能不同其表面的结构也不同。

牙齿发育后形成较深的窝沟点隙是龋病的易感部位，采用适当的材料封闭是预防龋的重要措施，也是牙髓病与根尖周病的预防方法之一。

二、牙根

包埋在牙槽骨中由牙骨质覆盖的部分牙体称牙根。各类牙的功能不同，牙根的数目及形态也不同。

1. 上颌前牙组　上颌前牙包括中切牙、侧切牙及尖牙，为恒定的单根牙（极个别畸形发育例外）。

上颌中切牙（maxillary central incisor）：俗称门牙，牙根粗大且较直，根尖很少有弯曲。牙根横径呈卵圆形，唇侧径较舌侧略大，向根尖逐渐移行为圆形，在近根尖 1/3 以下横径逐渐缩小成尖。

上颌侧切牙（maxillary lateral incisor）：牙根形态基本上同中切牙，但较中切牙短小，有的在近根尖处可略向远中弯曲。

上颌尖牙（maxillary canine）：牙根长度为所有牙之最，亦较粗大，牙根横径呈卵圆三角形，唇舌径大于近远中径，牙根在近根尖 1/4 处缩小最明显，有的近根尖处稍向唇侧或远中弯曲。

2. 上颌前磨牙组　包括上颌第一、第二前磨牙。上颌第一前磨牙（maxillary first premolar）：

牙根数目不定，约 80% 为融合的单根，20% 为双根，有的在近根尖 1/3 处分叉，有的在根中部分叉，在近颈部完全分叉者较少。

单根为扁圆形横径，颊舌径大于近远中径，近远中面中间略凹陷。双根者近颈部横径亦与单根同。

上颌第二前磨牙（maxillary second premolar）：绝大多数为融合的单根，双根者很少，牙根形态基本上同上颌第一前磨牙。

3. 上颌磨牙组　包括上颌第一、二、三磨牙，除上颌第一磨牙常见为三个牙根外，上颌第二、三磨牙牙根数目及形态变异较大。

上颌第一磨牙（maxillary first molar）：有三个牙根，颊侧近、远中各一个，腭侧一个。颊根较细，腭根较粗且略长，三根之间分叉较大。牙根横径基本上呈圆形或圆三角形，舌根一般较直，有的颊根近尖 1/3 稍弯曲，多呈互弯状态。

上颌第二磨牙（maxillary second molar）：牙根形态基本上同上颌第一磨牙，但略短小，其分叉亦小，部分牙根有合并现象，甚至呈融合的单根状，仅近根尖有分叉或分叉痕迹，称合抱根或融合根。

上颌第三磨牙（maxillary third molar）：牙根形态基本上与上颌第二磨牙相同，但合抱根及融合根较第二磨牙多，有的甚至呈锥形的融合根，且牙根较第二磨牙更短小，根尖弯曲的比例也较第二磨牙多。

4. 下颌前牙组　下前牙包括中切牙、侧切牙及尖牙，亦为恒定的单根牙。

下颌中切牙（mandibular central incisor）牙冠是全口牙中最小的，牙根体积亦较小，牙根整体呈扁形，唇舌径大于近远中径，中间略凹陷，远中面凹陷比近中面略深，可作为鉴别左右侧时参考。根尖近远中锥度在根长 1/2 以下逐渐缩小，至近根尖缩小明显，但唇舌锥度在颈 1/3 以下即明显缩小。

下颌侧切牙（mandibular lateral incisor）：牙冠较中切牙稍大，牙根形状基本上与中切牙相同，但略长、粗些。

下颌尖牙（mandibular canine）：牙冠与牙根形态基本上同上颌尖牙，但较之扁短些。

5. 下颌前磨牙组　下颌前磨牙包括第一、二前磨牙，通常为单根牙。

下颌第一前磨牙（mandibular first premolar）：通常为较直的单根，横径亦为扁圆形，但较上前磨牙略圆，近中面有分叉的凹陷痕迹。少数根尖略向远中弯曲。

下颌第二前磨牙（mandibular second premolar）：牙根外形基本上同下颌第一前磨牙，但近中面无凹陷痕迹。

6. 下颌磨牙组 包括下颌第一、二、三磨牙。牙根数目多数为 2 个，少数亦有 3 个牙根。

下颌第一磨牙（mandibular first molar）：大多数为 2 个牙根，呈近、远中分布，但有的在远中舌侧另有一个短小根，且较弯曲，极少数远中有 2 个相同的分叉根，近中则未见有 2 个牙根。牙根的横径均呈扁圆形，远中根较直，横径比近中根略圆些，其近中面有长形凹陷状。近中根的近远中面均有长形融合的凹陷状，根尖多数向远中稍弯曲。下颌第二磨牙（mandibular second molar）牙根形态基本上同第一磨牙，但较并拢，少数呈合抱或锥形融合根，极少数远中有舌侧根。

下颌第三磨牙（mandibular third molar）：牙根的数目、形态变异均较大，分叉根较第二磨牙更少，合抱根及融合锥形根较多，且较短小。因其萌出位置不足，近中倾斜或水平阻生发生率较高，有的则出现颊舌向错位，牙根根尖弯曲方向也不一致。

磨牙两根之间形成根分叉，以下第一磨牙最明显，部分牙髓室底存在副根管，使牙髓与根分叉下方的牙周组织相连接，根分叉下方病变会通过副根管感染牙髓。

了解各类牙牙根数目与形态，对临床牙髓病与根尖周病治疗后的牙体修复具有重要意义。例如，在进行桩核冠修复时，可根据各类牙牙根的不同形态，尤其是横径及根尖聚拢情况，决定能否单独进行桩核冠修复；修复时桩道扩大的形态、方向及深度等，应与残根的形态相适应。在牙列缺失的情况下，还可根据各类牙牙根形态决定能否选作基牙。例如，牙根粗大的尖牙，可设置较粗的桩钉，固位力强、抗力作用好，扩大桩道不易侧穿。相反，上前磨牙、下切牙、上第一磨牙近中颊根、下磨牙近中根等呈薄扁形，桩道设计只能随之呈薄扁形或细圆形，且不能太长。

三、牙颈部

牙颈部（neck）为牙冠与牙根交界部分。

牙冠表面的釉质与牙根表面的牙骨质亦在此处相衔接，不同的个体或不同的牙，衔接的形式亦不相同，有钝性相接、被覆相接及互不相接等三种形式（图 2-7）。第三种相接在牙颈部暴露时容易出现牙本质过敏症状。正常萌出的牙齿，牙颈部埋藏在牙龈及牙周膜组织中，牙周病及部分中老年人牙周组织退缩，可使牙颈部暴露在口腔。唇颊面牙颈部暴露容易发生牙本质过敏、楔状缺损等。而邻面牙颈部暴露则容易嵌塞食物并导致龋病。

牙颈部离牙髓较近，邻面颈部龋较浅即可使牙髓反应敏感，患龋病治疗时备洞困难且容易穿髓。邻面颈部龋因不易发现而得不到及时治疗，患者多在并发牙髓病或根尖周病时就诊。邻面颈部龋在检查、治疗及修复方面难度亦较大。

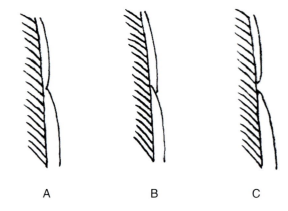

图 2-7　牙釉质与牙骨质衔接方式
A. 钝性相接。B. 被覆相接。C. 互不相接

第 4 节
牙体、牙髓的结构与生理

牙齿由牙釉质、牙本质、牙骨质和牙髓构成（图 2-8）。前三种为高度钙化的硬组织，后者由多种细胞构成的结缔组织。

一、牙釉质

牙釉质（enamel）是被覆在牙冠部牙本质上的硬组织，并构成牙冠的外形，是人体中最坚硬的组织。牙齿萌出后釉质便暴露在口腔中，是牙

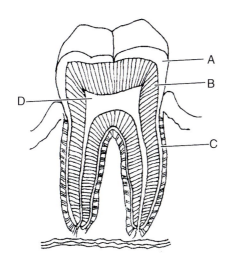

图 2-8　牙体的结构
A. 牙釉质。B. 牙本质。C. 牙骨质。D. 牙髓

齿担负咀嚼功能的主要部位。釉质呈白色半透明状，无机物占 96%，主要是磷酸钙等构成的羟基磷灰石（hydroxyapatite），水分和 4% 有机物，釉质中没有神经细胞分布。氟斑牙釉质呈白垩色，重度氟斑牙或四环素牙可使釉质残缺不全。釉质在牙冠的不同部位厚度也不同，以牙尖及切缘处最厚，2~2.5 mm，近颈缘最薄。釉质与牙本质的交界处称釉牙本质界（enamel-dentinal junction），可作为判断龋病或缺损深度的标志。

二、牙本质

牙本质（dentin）是构成牙齿的主体，含无机物约 70%，有机物 30%，其硬度仅次于牙釉质。

牙本质是由无数的小管及基质构成。基质主要由羟基磷灰石等无基物和胶原蛋白（collagen）等有机物构成。

牙本质小管直径 1~3μm，近釉质侧细，近髓腔侧粗。因此，在接近髓腔处细菌可以通过牙本质小管进入牙髓。牙本质小管中没有细胞，但充满了牙髓中成牙本质细胞的胞浆突，又称童氏纤维（Tong's fiber）。牙本质小管是供应牙本质营养和代谢的通道，部分牙本质小管中有感觉神经末梢进入，因而具有传导感觉及新陈代谢的作用。牙本质外层在冠部由牙釉质被覆并得到保护，在根部由牙骨质被覆，牙本质内层构成牙髓腔的基本轮廓。

年轻人牙本质小管较粗，一旦牙体缺损牙本

质小管暴露，微生物及有害物质容易通过小管使牙髓发生病变。

牙齿在发育过程中形成的牙本质称原发性牙本质（primary dentin），牙齿发育完成后形成的牙本质称继发性牙本质（secondary dentin）；而由病理刺激及治疗形成的牙本质分别称反应性牙本质（reaction dentin）及修复性牙本质（reparative dentin）。后者仅为钙化物附着，而无牙本质小管形成。牙本质的结构随年龄增大而发生变化，如童氏纤维及神经纤维退缩，小管渐细甚至阻塞封闭。因此，有的老年人会出现牙本质感觉迟钝。随着年龄的增大，基质中无机物逐渐增多，有机物逐渐减少，牙体的脆性也逐渐增大。

三、牙骨质

牙骨质（cementum）为被覆在牙根表面的组织，其密度及硬度与骨组织相似，无机物占 55%，其余为有机物和水分。牙骨质大部分为无细胞的透明组织（transparent tissue），近根尖及后牙根分叉处有含细胞的牙骨质。

牙骨质的主要作用有两个：一是借它与牙周膜纤维相连，将牙齿固定在牙槽骨上；二是有修复功能。根管治疗或去髓术就是依靠牙骨质封闭根尖孔。根管内长期存在酚、醛等药物可刺激根尖周组织，使根尖处牙骨质逐渐增生膨大，有的牙周膜消失，出现根骨粘连。因此，经过根管治疗的牙有的会变得非常牢固，若拔除患牙难度较大。利用这一原理，对中晚期牙周病患牙做去髓术，可以使原本松动的牙变得牢固。

四、牙髓

牙髓（dental pulp）是存在于髓腔中的一种疏松结缔组织，其间有血管、神经、淋巴等组织，并有多种细胞及胶原纤维等构成。牙髓存在于髓腔之中，牙髓中的血管、神经、淋巴通过根尖孔与牙周组织相连接。

位于牙冠部分的牙髓称冠髓（coronal pulp），位于牙根部分的牙髓称根髓（root pulp）。前牙及单根的前磨牙，冠髓与根髓之间没有明显的分界；多根牙冠髓存在于髓室之中，根髓则通过根管口进入根管，出根尖孔与根尖周组织相连。

（一）牙髓的结构

牙髓中的细胞有多种，各具不同的功能。成纤维细胞（fibroblast）是构成牙髓的主要细胞，故又称牙髓细胞或成纤维细胞，存在于整个牙髓中，其分布较均匀。牙髓中最重要的细胞是成牙本质细胞（odontoblast），呈柱状分布于表层与牙本质连接，其胞浆突起伸入到牙本质小管中，成牙本质细胞对牙本质的形成与钙化，具有重要的作用。牙髓中分布最广的是未分化间充质细胞（undefferentiate mesenchymal cell），存在于牙髓的各个部位。未分化间充质细胞是成纤维细胞及成牙本质细胞的后备力量，当牙髓受到强烈刺激后，未分化间充质细胞可分化成上述两种细胞，在根尖形成之后，未分化间充质细胞逐渐减少。此外，牙髓中还有许多防御细胞，如淋巴细胞（lymphocyte）、肥大细胞（mast cell），巨噬细胞（macrophage）等，这些细胞有的参与免疫反应，有的与炎症反应有关。

牙髓细胞间的基质由胶原纤维构成，胶原纤维为一种液态的胶体，其作用是协助各种细胞的附着、运动、生长、分化、营养及代谢，并参与牙本质的矿化过程。

牙髓中的血液循环来自上、下牙槽的血管，主要是通过根尖孔出入，有的小血管还可通过侧副根管出入。血管在牙髓中构成毛细血管网，为牙髓提供营养及代谢。不同年龄牙齿的根尖孔大小不同，因而血运相差较大。年龄小者根尖孔粗大，牙髓中血运丰富；年龄大者根尖孔细小，牙髓中血运也差，因而容易发生牙髓变性。

牙髓中的神经由三叉神经（trigeminal nerve）的第二支（上颌支）及第三支（下颌支）支配，牙髓神经以成束的方式与血管伴行，经根尖孔进入牙髓，其成分主要有感觉神经（sensory nerve）及调节血管收缩与舒张的自主神经（plant nerve）。感觉神经不但分布在牙髓中，其末梢纤维伸入到部分牙本质小管。因此，在牙本质暴露后，牙齿受某些物质的刺激可出现酸痛感。

（二）牙髓的生理性变化

牙髓在人的生命周期中可出现增龄变化。即随着年龄的增大，牙髓体积渐小，容纳牙髓的髓腔因继发性牙本质的形成而相应变小。具体表现为髓腔向心性缩小，使髓角渐钝，根管渐细。这种继发性牙本质形成，在磨牙的髓室顶及前牙近切缘的髓顶处最显著。

此外，牙髓的增龄性变化还体现在组织结构方面，即随着年龄增大，牙髓中的细胞成分逐渐减少，胶原纤维数量渐增多，牙髓中的血管、神经细胞也逐渐减少，因而牙髓产生退行性变（牙髓变性），牙髓变性可使敏感性降低。与此相对应的变化是牙体中的牙本质小管变细，数目减少，通透性降低，甚至钙化阻塞成死区。上述生理性变化，有的还可伴随牙体磨损、缺损等出现病理性改变。相反，有病理性缺损的牙，在外界某些刺激因素作用下，使上述生理性变化加快。因此，在不同个体及不同牙位之间差别较大，临床上在进行牙体预备及牙髓治疗时，应结合实际情况区别对待。

第5节 髓腔与根管系统

一、髓腔

牙体中心处容纳牙髓的空腔称髓腔（pulp cavity），其形态与牙齿外形基本相似。

髓腔包括髓室及根管两部分。髓腔在牙冠部分称髓室（pulp chamber），在牙根呈细长的部分称根管（root canal）。髓室与根管在单根牙没有明显的分界，多根牙则有明显的分界。

多根牙髓室有6个面，分别是髓室顶（roof of pulp chamber）、髓室底（floor of pulp chamber）、近中髓壁（near inside pulp wall）、远中髓壁（far inside pulp wall）、颊侧髓壁（cheek side pulp wall）以及舌腭侧髓壁（tongue side pulp wall）。髓室向牙尖突起的最高点称髓角（pulp horn）。髓角的形态与牙冠外形大体上相同，年轻人髓角高，此后，随着年龄增长，由于继发性牙本质的形成而逐渐变平，髓室亦变的低矮。

髓腔增龄改变的程度是由牙齿的不同状况及个体不同而异，但老年人大都有髓室变矮、根管变细、根尖孔变小等增龄性变化。因此，老年人在牙髓病及根尖周病治疗中较年轻人难度大，尤其是根管口寻找及根管扩大相对较难。

临床上深龋治疗时如备洞不当，易造成髓角暴露，而严重龋常由髓角处先暴露导致牙髓感染。

多根牙由髓室向根管延续的开口称根管口（canal orifice）。根管口多位于相应的髓室壁与髓底交角处，少数根管数目变异的根管口可出现在髓室底的其他部位。

根管在根尖部的出口称根尖孔（apical foramen），根尖孔有的在根尖顶，有的在根尖旁侧。有人统计，根尖孔在根尖顶占 56.53%，在根尖旁侧占 43.47%。在距根尖孔 0.5~1mm 处为根管的最细部分，称根尖狭窄区（apical constriction），是髓腔内血管、淋巴管及神经纤维（nerve fiber）至根尖周组织移行的通道，也是根管内牙本质与根尖牙骨质的衔接处，故又称此处为牙本质牙骨质界（dentin-cemental junction）。根尖狭窄区是在牙根完全发育后形成的，不但在解剖学上有重要意义，而且在临床牙髓病及根尖周病治疗上也具有非常重要的意义。

二、根管系统

根管系统（root canal system）是指髓腔及其细小结构（图 2-9）。除髓室及主根管外，许多根管还有管间交通支、根管侧支、根尖分歧及副根管等。各牙的长度及根管系统情况见表 2-2。

（一）主根管

各个牙主根管的数目与牙根数目不完全一致，

较圆的牙根一般只有一个根管；较扁的牙根多数有 2 个根管，也有仅一个根管，偶可见三个根管。

就各组牙来说，除上前牙为比较恒定的单根管外，其余各组牙均有两个以上根管的可能，且根管的分布、形态、变异的情况各不相同。为了便于叙述，一些学者曾将其分型。Vertucci 将根管形态分为 8 种类型，但有的类型大同小异，无实际意义。Weine 则分成 4 型，较简单易记。

Ⅰ 型　根管口至根尖孔始终为单根管。

Ⅱ 型　有 2 个根管口，至一定深处合并成 1 个根管直至根尖孔。

Ⅲ 型　有 2 个独立的根管口及根尖孔。

Ⅳ 型　1 个根管口，但在一定深处分成 2 个根管及 2 个根尖孔。

岳保利、吴友农则将根管形态分成 7 种类型（图 2-10）。即在 Weine 分型的基础上增加了 3 个分型。

1.1—1 型：1 个根管口，1 个根尖孔。

2.1—2—1 型：1 个根管口，1 个根尖孔，但中途有分成 2 个根管者。

3.2—1 型：2 个根管口，1 个根尖孔。

4.2—2 型：2 个根管口，2 个根尖孔。

5.1—2 型：1 个根管口，2 个根尖孔，根管分叉部位在牙根中 1/3 或根尖 1/3。

6.2—1—2 型：2 个根管口，2 个根尖孔，但在中途融合为一个根管。

7. 其他：根管形态不能按以上标准分类者。

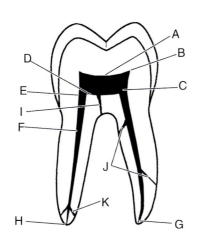
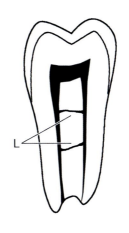

图 2-9　根管系统解剖名称
A.髓顶。B.髓角。C.髓室。D.髓底。E.根管口。F.根管。G.根尖狭窄处。H.根尖孔。I.副根管。J.侧支根管。K.根尖分歧。L.管间交通支

表 2-2　恒牙的长度及根管系统情况

牙位		牙齿全长（平均值mm）	根管数目（%）				侧支根管（%）	副根管（%）	根尖分叉（%）	管间交通支（%）
			1	2	3	4				
上颌	1	22.8	100.00	0	0	0	21.30	2.78	3.7	0
	2	21.5	99.00	1.00	0	0	10.00	0	6.37	0
	3	25.2	100.00	0	0	0	21.10	0	11.92	0
	4	20.5	13.00	87.00	0	0	9.00	1.00	0	16.00
	5	20.5	54.00	46.00	0	0	19.13	0	3.48	16.52
	6	19.3	0	0	66.00	34.00	28.57	2.86	9.52	24.76
	7	19.3	0	11.00	86.00	3.00	30.48	0.95	13.33	10.48
下颌	1	19.9	77.00	23.00	0	0	4.63	0	5.55	0
	2	21.0	73.00	27.00	0	0	5.61	0	4.67	5.61
	3	24.6	100.00	0	0	0	5.61	0	10.58	0.96
	4	20.9	95.00	5.00	0	0	22.12	0.94	9.43	0
	5	20.5	97.00	3.00	0	0	26.42	0	6.66	0
	6	20.5	0	2.00	54.00	44.00	32.38	13.10	11.73	45.52
	7	19.1	0	11.00	86.00	3.00	23.08	0	3.74	21.15

注：本表综合王惠芸、Thesis、岳保利、吴友农资料

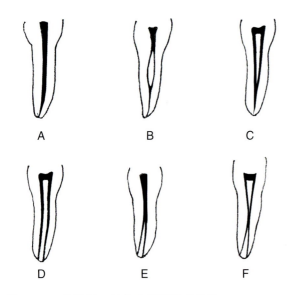

图 2-10　岳保利、吴友农根管形态分类
A.1-1 型。B.1-2-1 型。C.2-1 型。D.2-2 型。E.1-2 型。F.2-1-2 型

（二）侧支根管

侧支根管（lateral canal），为发自主根管的小分支，其走向多与主根管呈现近直角，且多分布于根尖 1/3 至根中 1/3 处。

（三）副根管

副根管（accessory canal），为多根牙髓室底至根分叉表面的根管，其走向与主根管几乎平行。

（四）根尖分歧

根尖分歧（divergence of root apex），为根尖部的细小分支根管，常有数个，其分叉角度较侧支根管小，多见于前磨牙及磨牙。

（五）管间交通支

管间交通支（connection of inter-root canal）为相邻两个根管间的交通支，有 1 至数支，有的甚至呈网状结构。

三、恒牙根管的数目与形态

（一）上颌前牙组

上颌前牙组包括上颌中切牙、侧切牙及尖牙。该组通常为单根管且较粗大，根管形态也比较恒定，仅少数近根尖处有侧支根管（图 2-11）。其特点为：近冠部 2/3 为唇舌径大于近远中径，髓室顶位于牙冠 1/3 与颈 1/3 交界处，髓室与根管

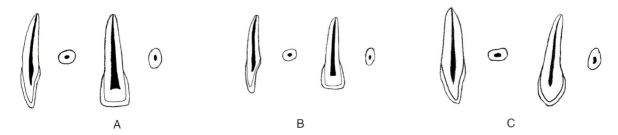

图 2-11　上前牙髓腔解剖
A.上中切牙髓腔解剖。B.上侧切牙髓腔解剖。C.上尖牙髓腔解剖

无明显的分界,根管横径呈椭圆形或圆三角形(马蹄形),至近根尖 1/3 渐成圆形,并逐渐变细。根管大都较直,部分根管在近根尖处稍弯曲,但对根管治疗过程中的操作影响较小。

上颌前牙龋患率高,也是外伤折断的好发部位,对面容的影响较大,无论牙体缺损或牙列缺失修复率均高于后牙。因此,了解其根管形态,对做好牙髓病及根尖周病的治疗工作具有重要的意义。

(二)上颌前磨牙组

上颌前磨牙牙根及根管数目变异较大。上颌第一前磨牙单根管仅有 10% 左右,双根管占 90% 左右,大都呈 2-2 型(岳保利、吴友农分类,下同);少数呈 1-2 型或 2-1 型,偶有三根管者,即颊侧 2 个,舌侧 1 个。根管在近根尖处较直或稍弯曲,单根管横径为颊舌径宽,近远中径窄的椭圆形;双根管为圆形或圆三角形,有的呈中间有峡部相连的哑铃形(图 2-12)。

上颌第二前磨牙 60% 左右为单根管,40% 左右为双根管,根管形态基本上与第一前磨牙相同。

上颌前磨牙多数牙根横截面呈扁圆形,近远中根管壁牙本质较薄,临床上不利于较粗桩钉的设计。

(三)上颌磨牙组

上颌磨牙为全口牙中牙根数目最多的一组牙,根管系统也较其他牙复杂,所处的位置又不利于器械操作,尤其是第二、三磨牙,是牙髓病及根尖周病治疗中最困难的牙位之一(图 2-13)。

上颌第一磨牙通常为三个根管,舌根为恒定的单根管,且较粗直,较少有侧支根管,根管的横径呈圆形或圆三角形。颊侧通常为近、远中双根管,近中根管在近根尖 1/3 处弯曲度较大,且

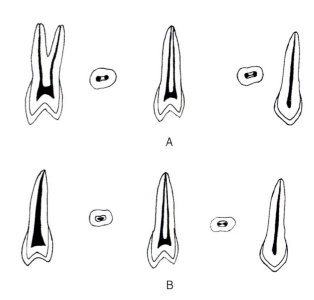

图 2-12　上前磨牙髓腔解剖
A.上第一前磨牙髓腔解剖。B.上第二前磨牙髓腔解剖

较细小,临床上可造成根管扩大困难及容易使器械折断。

根据一些学者的研究表明,上颌第一磨牙近中颊根 60%~80% 为双根管,另一根管称近中颊根第二根管(the second mesiobuccal canal,MB2)。其中一部分为两个完全独立的双根管及双根尖孔,另一部分为 II-I 型根管,还有的为其他型双根管。但在临床上较少找到双根管,这可能与另一根管细小,且位置不易寻找有关。

高燕、凌均棨对 550 颗离体上颌第一、二磨牙研究发现:MB2 的位置大多数在近中颊主根管口与舌根管口连线近颊 1~2mm,并凸向近中舌 0.5~1mm 处,极少数在连线上。MB2 根管口较小,需用小号扩大针探查;远中颊根亦有双根管,但较少。临床上如不注意寻找第二根管,有的可成为治疗失败的原因。

上颌第二磨牙根管形态基本上同第一磨牙,

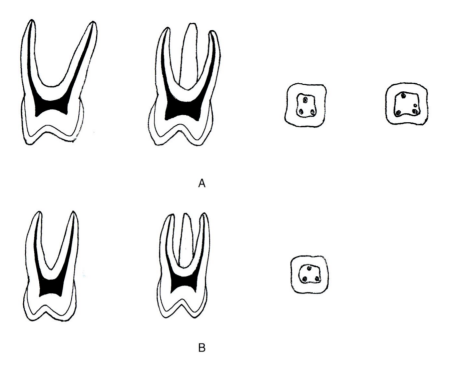

A

B

图 2-13　上颌磨牙髓腔解剖
A.上颌第一磨牙髓腔解剖。B.上颌第二磨牙髓腔解剖

但较短，根管数目、形态及走向变化不定，个别因牙根融合呈颊、舌二根管，偶见融合成单根管的。近中颊根亦有各种分型的双根管出现，但较第一磨牙少。

上颌第三磨牙大部分为三根管，但因融合根及合抱根占的比例较大，故根管方向与分叉根相反，各根管在根尖处向同一方向聚拢，少数分叉与第二磨牙相同。双根管及单根管的比例较第二磨牙多。

（四）下颌前牙组

除下颌尖牙外，下颌切牙的体积与根管均较其他牙小（图2-14）。下颌切牙根管数目变异较大，70% 左右为单根管，其他的为唇舌侧双根管，有Ⅱ-Ⅱ、Ⅱ-Ⅰ、Ⅰ-Ⅱ等分型。同牙根形态一样，单根管横径多为唇舌径宽、近远中径窄的椭圆形，至根尖处渐变圆或圆三角形。双根管多呈圆或圆三角形，有的横切面为哑铃形，中间有细小的峡部。下切牙因牙根无弯曲，故根管亦较直。下颌尖牙的根管形态与上尖牙相似，但较之窄小，少数有唇舌向二根管。

与上颌前磨牙一样，下颌切牙牙根亦为唇舌径宽、近远中径窄的椭圆形，临床上也不利于桩

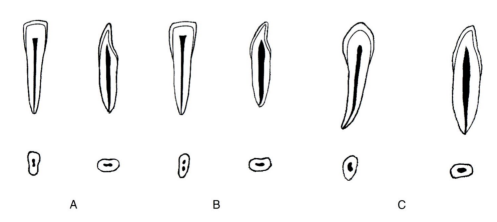

A　　　　　　　　B　　　　　　　　C

图 2-14　下前牙髓腔解剖
A.下中切牙髓腔解剖。B.下侧切牙髓腔解剖。C.下尖牙髓腔解剖

钉的设计。

（五）下颌前磨牙组

下颌第一前磨牙大都是单根管，少数呈Ⅰ–Ⅱ型双根管，但多在根管中份以下呈颊舌分叉，有的在根尖处又合二为一，其他型根管则极少见（图2-15）。根管横径形态基本上同尖牙，根管直而粗，根尖弯曲度小，临床上有利于牙髓病与根尖周病

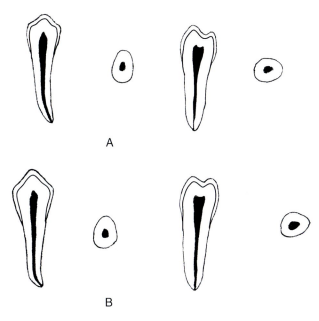

图 2-15　下前磨牙髓腔解剖
A. 下第一前磨牙髓腔解剖。B. 下第二前磨牙髓腔解剖

治疗及桩核冠修复。

下颌第二前磨牙根管形态基本上同第一前磨牙，但双根管率较第一前磨牙少。

下颌前磨牙龋患率较上前磨牙少，但畸形中央尖导致牙髓病及根尖周病变发生率最高。此外，下颌第一前磨牙楔状缺损的发生率较高，因此，牙髓病及根尖周病的罹患率亦较高。

（六）下颌磨牙组

下颌磨牙为全口中龋发生率最高的一组牙，其牙髓病及根尖周病发生率亦最高。下颌磨牙根管数目变异较大，某些牙根管口位置亦不固定，根管的特点为远中较粗，近中较细（图2-16）。

下颌第一磨牙通常为3根管，近中两个呈颊、舌侧分布，根管口间距相对固定，有两个根尖孔通向牙周，亦有在近根尖处合二为一，偶可见近中3根管。远中多数为1个根管，且根管口多数偏颊侧，即颊侧髓壁与远中髓壁交界处下方，少数居中于远中壁的颊、舌侧之间。相当部分为4根管，即远中也有颊舌两个根管，根管口形态、位置均不一致。例如，远中有单独分叉的副根，其根管多较细短弯曲，且与颊侧根管口相距较远，根管走向也可因牙根分叉大小而不同。若为扁形单根出现的双根管，根管口相距较近，甚至呈哑

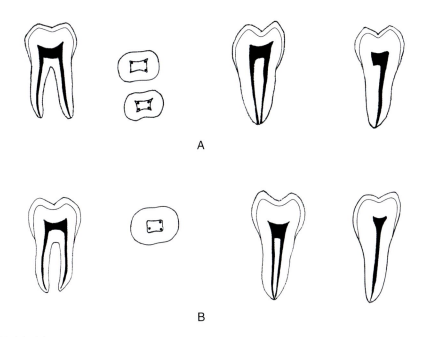

图 2-16　下磨牙髓腔解剖
A. 下第一磨牙髓腔解剖。B. 下第二磨牙髓腔解剖

铃状的单一根管口。极少数下第一磨牙仅2根管，即近、远中各一，近中根管相对较粗，但仍比远中细。偶可见远中双根管，近中单根管者。

下颌第一磨牙近中根尖多有弯曲，远中根弯曲度较小，多为互弯，根尖及根分叉处侧副根管的出现率较高。由于该牙为咀嚼坚硬食物的主要担当者，同时对一般食物的咀嚼使用频率高、𬌗力大，易发生根分叉处病变，并导致逆行性牙髓炎；在慢性根尖周炎病例根分叉处病变发生率亦较高。该牙近中根形态多呈扁形略弯，其根裂的发生率亦较高。

下颌第二磨牙根管的数目、形态、根管口位置变异均较大，其多数根管分布与第一磨牙相同，但近中单根管出现率较第一磨牙高，远中双根管出现率较第一磨牙低，偶可见融合的单根管。少数远中根管可因牙根融合而成"C"型，由远中根管与近中颊根管融合而成。有的双根管口不在髓室壁与髓底交界处，而在髓室底偏中央位置，容易误认为单根管或髓室底穿。

下第三磨牙髓腔解剖与第二磨牙基本相同，但因融合根及合抱根出现率较高，故根管数目、形态、位置的变异更大，2个根管及单根管的出现率较第二磨牙高。

各牙的长度、根管数目及侧副根管等情况见表2-2。

第6节
牙周组织

牙齿周围的组织称牙周组织（periodontium），包括牙骨质、牙周膜、牙槽骨和牙龈。

一、牙骨质

为覆盖在牙根表面的组织，近牙颈部较薄，根尖及磨牙根分叉处较厚。牙骨质的硬度与骨组织相似，含无机盐45%~50%（重量），有机物和水占50%~55%。主要成分为钙、磷组成的羟基磷灰石，另有多种微量元素，其中氟含量较其他矿化组织多。有机物主要为胶原和蛋白多糖。

牙骨质的组织学结构与密质骨相似，由细胞和矿化的细胞间质组成，细胞间质有成牙骨质细胞产生的胶原纤维。

牙根的近颈2/3为无细胞牙骨质，紧贴在牙本质表面；根尖1/3全部为有细胞牙骨质，在无细胞牙骨质交界处呈不规则交替排列，并被覆在无细胞牙骨质表面。牙骨质在生理状态下只有新生而无吸收，但在根尖周组织发生炎症、创伤或即将替换的乳牙根尖，才会发生吸收现象。

由于根尖为有细胞牙骨质，临床上行去髓术或根管治疗后，牙骨质能新生并封闭根尖孔；根管中长时间存在某些化学药物，也可刺激牙骨质增生，使根尖变得肥大。

二、牙周膜

牙周膜（periodontal membrance）是介于牙齿与牙槽骨之间的结缔组织（connective tissue），它能使牙齿牢固的植于牙槽骨之中并相互联结。由于牙周膜有较好的弹性，能使牙齿维持一定的生理动度，可避免𬌗力直接对颌骨造成的撞击，减轻咬合时对颅脑造成的震荡。

（一）牙周膜的结构

牙周膜由主纤维及疏松的间隙组织构成（图2-17）。

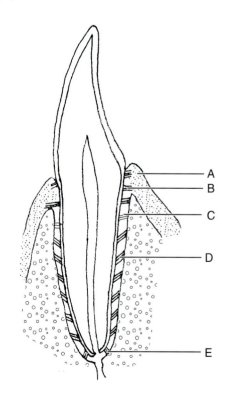

图2-17 牙周膜主纤维束分布
A.游离龈纤维。B.牙槽脊顶纤维。C.横纤维。D.斜纤维。E.根尖纤维

1. 主纤维　主纤维（principle fiber）根据排列的方向、所处的部位及功能不同可分为 6 组。

（1）游离龈纤维　从近颈部釉质至牙龈中，与游离龈（free gingiva）及龈沟底的附着龈相连，但对牙齿与牙槽骨的连接无关。

（2）越隔纤维　是连接相邻两牙之间的纤维，位于牙槽间隔之上，从某一牙的牙骨质起，止于相邻的另一牙牙骨质，呈水平方向排列。

（3）牙槽顶纤维　起自牙槽脊顶的骨膜，止于牙骨质中。

（4）牙槽横纤维　是牙槽嵴顶纤维及越隔纤维根方的部分纤维，分布较广，环绕整个牙根，一端附在牙骨质，另一端附在牙槽骨中，呈水平方向排列。

（5）牙槽斜纤维　牙周膜中分布最多的纤维，也是牙齿承受𬌗力的主要纤维。其高的一端附在牙槽骨上，低的一端附在牙骨质上，与牙长轴呈 45°左右斜行分布。

（6）根尖纤维　较细小，分布于根尖较小的范围，有稳定根尖的作用，以避免通过根尖孔的血管、神经受压迫。

越隔纤维、牙槽顶纤维及牙槽横纤维都有防止牙齿侧向移动的作用，其附着位置受牙槽骨高度影响，牙槽骨吸收萎缩者上述纤维便随着向根方移动。

2. 间隙组织　牙周膜间隙组织中含有丰富的血管、神经、淋巴管及多种细胞，如成纤维细胞、成牙骨质细胞、成骨细胞及未分化的间充质细胞。此外，成年人牙周膜中还有少量上皮根鞘缩余的细胞，又称马拉塞斯细胞。上述细胞对牙骨质及牙槽骨的修复具有重要的作用。

（二）牙周膜的功能

牙周膜具有下列主要功能。

1. 形成及营养作用　牙周膜的血管为牙骨质及牙槽骨的内壁提供营养，在病理情况下，牙周膜的间叶组织分化破骨细胞（osteoclast），使牙槽骨或牙骨质吸收；但在病变痊愈时，其分化的成骨细胞（osteoblast）又能重建牙槽骨和牙骨质。

2. 支持及缓冲作用　牙周膜联结牙齿与牙槽骨，并在两者之间起缓冲作用，抵抗𬌗力及外来压力，使牙根不会直接撞击牙槽骨。对不同方向的力量牙周膜有不同的反应，如垂直压力可均匀分布在全部牙周膜上，水平或侧向压力使对侧纤维受牵拉过度紧张，受压侧松弛。因此，侧向𬌗力最容易使牙周组织受创伤。牙周膜是维系牙齿稳固的纽带，牙周膜一旦损伤，再完整的牙体也无法发挥功能。

牙周膜随着年龄的增长而发生变化，年龄越大，牙周膜中的胶原纤维越多，直径也越大。但细胞成分减少，厚度也变薄。

3. 感觉作用　牙周膜中有丰富的痛觉和本体觉神经纤维，对刺激反应敏锐，定位准确。因此，当牙髓病变波及根尖周时不会出现错位痛，患者可指出患牙。在通常的咬合过程中，牙周膜能将压力传递到中枢，反射性的调整𬌗力，以避免创伤。

三、牙槽骨

牙槽骨（alveolar process）亦称牙槽突，是颌骨包绕牙根的部分骨突。其突起的部分称牙槽嵴，容纳牙根的凹陷部分称牙槽窝。牙槽嵴的游离顶端称牙槽嵴顶，两牙之间的牙槽骨称牙槽间隔（interdental septum）；多根牙两根之间的牙槽骨称根间骨隔。

牙槽骨的内、外壁均由骨密质构成，故又称硬骨板；中间为疏松的骨质，称骨髓腔。内壁有许多小孔，牙周膜的血管、神经借此与骨髓腔相连。内壁的硬骨板在 X 线片上形成环绕牙根的连续白线，在牙周膜发生炎症或创伤时，硬骨板因吸收而消失。牙槽骨的外板又称筛状板（cribriform plate）或固有牙槽骨。其厚度在上下颌及前后牙区均不同，前牙区较薄；后牙区较厚。上颌较薄且有小孔通向骨松质，故上颌浸润麻醉易奏效；下颌除前牙区外，骨皮质较厚而致密，且无小孔通向骨松质，因而一般的浸润麻醉对牙髓难以奏效。

四、牙龈

牙龈（gums）是口腔黏膜的组成部分，包绕着牙槽骨及部分牙齿。在上颌腭侧，牙龈与软腭（soft palate）黏膜相连；下颌舌侧与舌下区黏膜相连；上、下唇颊侧与口腔前庭（oral vestibule）黏膜相连。

牙龈为高度角化的上皮组织，无黏膜下层，其基底突入结缔组织中联结紧密，因而能抵抗咀嚼时食物摩擦，缺牙后行义齿修复也能承受压力。

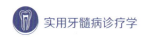

牙龈的表面由三个部分组成，各有其特点。

1. 游离龈（free gingiva） 亦称边缘龈，为离开牙齿的边缘部分。其边缘卷入与附着龈相连，形成一道环绕牙齿的沟，又称龈沟（gingival sulcus）。

2. 附着龈（attached gingiva） 为牙龈的大部分，由结缔组织纤维与牙槽骨紧密附着。早期附着龈在牙冠釉质处，以后随着年龄或牙槽脊的退缩逐渐向根方移动。附着龈表面较光亮，呈粉红色的点彩（stippling）。但由于个体差异，正常的牙龈颜色深浅亦不同，牙龈有炎症可使点彩消失。

慢性根尖周炎所致的龈窦，有的也可出现在附着龈上。

3. 龈乳头 又称牙间乳头（interdental papilla），为突入两牙间的部分牙龈，又是唇（颊）舌侧牙龈相连的部分。青少年龈乳头充满牙间隙，牙周炎导致牙槽脊顶破坏吸收，可使龈乳头退缩，牙间隙暴露，容易发生颈部龋；也容易并发牙髓病。龈乳头若发生炎症，出现疼痛会与急性牙髓炎的症状相混淆。

正常的龈沟深 1~2mm，在牙龈有炎症时，龈缘增厚使龈沟变深，形成假性牙周袋，又称龈袋（gingival pocket）；若炎症使附着龈破坏，龈袋加深超过 2mm 则为牙周袋（periodontal pocket）。某一面窄而深的牙周袋，多为根裂后牙髓坏死分解产物排出形成的通道，亦可为根尖周病变从牙周引流的通道，广泛的牙周袋多见于牙周炎。

第 7 节
口腔局部应用解剖

一、口腔前庭

口腔前庭（vestibule of mouth）位于唇、颊与牙列、牙龈及牙槽骨弓之间，是一个呈弓形或铁蹄形的潜在间隙。在张口时，它与固有口腔（oral cavity proper）相通，而在正中咬合时，仅在最后磨牙远中面与翼下颌韧带之间有腔隙与固有口腔相通；严重牙周病患者因牙龈退缩，其牙间隙可与固有口腔相通；牙列缺损者两者亦相通。

位于口腔前庭的唇、颊黏膜，在越过前庭沟后与牙龈相连，并覆盖部分牙槽骨。口腔前庭黏膜下层为疏松的结缔组织，深层为致密坚韧的骨膜。此处在牙髓病与根尖周病具有重要的临床意义，如急性牙槽脓肿在穿破骨膜后常在此处积聚，形成黏膜下脓肿；因而，此处又成为脓肿切开的部位。慢性牙槽脓肿也常在此处形成窦道口；此处又是浸润麻醉的进针点。

口腔前庭在没有牵拉的情况下，唇颊黏膜与牙齿、牙龈的唇颊面呈松散的贴合，咀嚼时唇颊组织活动，容易积存食物残渣而不易自洁。

在治疗牙髓病与根尖周病或粘固各种固定修复体时，为防止唾液影响，需在口腔前庭置棉卷，以隔开唇颊组织与牙齿的接触。

二、颊脂垫尖

在大张口时，颊黏膜后方有一稍膨起的三角区，称颊垫。由于该处黏膜下脂肪层较多，故又称其为颊脂垫（buccal pad）。三角区的上缘与翼颌韧带交界，下缘与下颌磨牙后垫交界，上下线由黏膜皱襞形成，并汇合成尖形，称颊脂垫尖（buccal pad tine）。此尖相当于下颌磨牙牙合平面与下颌孔连线之间上 1cm 处，因而成为下牙槽神经麻醉进针点的重要标志。但不同的个体颊脂垫尖的形态及位置也不相同，可向上、下偏移，有的因颊脂垫膨出致黏膜皱襞不清晰，颊脂垫尖亦不明显。

三、牙齿及牙周的神经支配

口腔黏膜、牙龈、牙髓及牙周膜的感觉神经为三叉神经（trigeminal nerve）的第二、三支，即上颌神经与下颌神经（图 2-18）。三叉神经为传入神经（感觉神经），担负着口内（包括牙髓及牙周组织）及颌面部组织的痛觉，由第 5 对脑神经核向大脑皮层传送。

（一）上颌神经

上颌神经（maxillary nerve）起于颞骨岩部尖端半月神经节前缘的中部，向前循海绵窦（cavernous sinus）外侧壁下方，经圆孔达翼腭窝、眶下沟、眶下管，出眶下孔后形成眶下神经（infraorbital nerve），沿途分出颧神经（zygomatic nerve）、蝶腭神经（sphenopalatine nerve）及上牙槽前、中、后神经。颧神经与蝶腭神经分

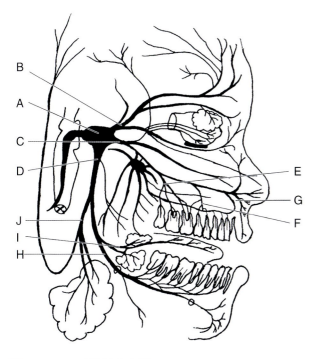

图 2-18　三叉神经分布图
A. 三叉神经半月节。B. 三叉神经眼支。C. 三叉神经上颌支。D. 三叉神经下颌支。E. 上牙槽后神经。F. 上牙槽中神经。G. 上牙槽前神经。H. 下牙槽神经。I. 舌神经。J. 耳颞神经

布于眼裂以下、口裂以上的颌面部皮肤、鼻腔、上颌腭侧牙龈、黏膜、骨膜、悬雍垂及扁桃体等组织。与牙髓病临床相关的是上牙槽前、中、后神经。

1. **上牙槽前神经（anterior superior alveolar nerve）**　上颌神经在距眶下孔 5~10mm 处的眶下神经发出分支，经上颌窦前外壁的牙槽管下行，分布于上前牙的牙髓及其牙周膜、牙槽骨、唇侧牙龈及上颌窦黏膜。

2. **上牙槽中神经（middle superior alveolar nerve）**　上颌神经在进入眶下管后改称眶下神经，在眶下管后段分出上牙槽中神经，沿上颌窦外后壁下行入牙槽管，分布于上颌前磨牙及第一磨牙近中颊根牙髓、牙周膜、牙槽骨、颊侧牙龈及上颌窦的部分黏膜，并与上牙槽前、后神经相吻合，组成上牙槽神经丛。但是，40% 左右的人无上牙槽中神经，其纤维可能并入上牙槽后神经或上牙槽前神经。因此，部分患者在上牙槽神经麻醉时，可同时麻醉前磨牙。

3. **上牙槽后神经（posterior superior alveolar nerve）**　为上颌神经在未进入眶下管之

前发出的分支，在上颌结节处进入上颌骨下行，沿上颌窦外后壁入牙槽管，分布于上颌第一、第二、第三磨牙腭根、颊根牙髓、牙周膜、牙槽骨、颊侧牙龈及上颌窦后外壁的黏膜；第一磨牙近中颊根牙髓神经与上牙槽中神经相吻合。

上颌神经的分布与上颌窦紧密相连，有的上颌窦病变引起的疼痛，患者自觉不在上颌窦，而是上颌后牙痛，在牙列中如未检出有导致牙髓病的感染途径，温度测试亦未有牙髓病的阳性体征，应考虑有上颌窦病变的可能。

（二）下颌神经

下颌神经（mandibular nerve）为混合性神经，也是三叉神经中最大的分支，由感觉和运动根合并而成。下颌神经出卵圆孔后分前后两股，前股较小，多为运动神经；后股较粗，多为感觉神经。与牙髓病有关的神经主要有以下几个分支。

1. **下牙槽神经（inferior alveolar nerve）**　下颌神经后股的分支，在翼外肌深面下行至翼内肌与下颌支之间，沿下颌神经沟入下颌孔，在下颌管吻合成下牙槽神经丛，沿途发出分支分布于下颌各牙的牙髓、牙周膜及牙槽骨；约在第一前磨牙下方发出分支从颏孔穿出，称颏神经（mental nerve）。颏神经又分为三支：分别分布于下中切牙至第一前磨牙唇颊侧牙龈、黏膜和皮肤，并与对侧同名神经吻合。因此，在下牙槽神经传导麻醉成功后，患者会出现同侧的口唇麻木感。

2. **舌神经（lingual nerve）**　与下牙槽神经共同发自下颌神经后股，经翼外肌深面至其下缘，在翼内肌外侧与下颌枝内侧之间两神经分开，舌神经稍往前下方，向前穿越下第三磨牙舌侧黏膜继续下行，经舌骨肌与茎突舌骨肌、舌骨舌肌之间进入舌下区，并绕过颌下腺管进入舌尖。沿途发出分支分布于同侧舌下区黏膜、舌下腺、舌侧牙龈及舌前 2/3 区域黏膜。下牙槽神经麻醉有的可同时麻醉舌神经，患者出现同侧舌尖麻木感。舌神经在牙髓病诊疗中虽无直接关系，但在去髓术中如舌神经麻醉，患者一侧舌根部黏膜无感觉，扩大针脱落很容易被误咽误吸，酿成较大的医疗过错。

3. **颊神经（buccal nerve）**　颊神经又称颊长神经。自下颌神经的前股发出，向前外走行，经翼外肌两头之间穿出，在喙突内侧沿下颌支前

缘下行，穿过颊脂垫，分布于下中切牙及磨牙颊侧牙龈、颊部的黏膜和皮肤。颊神经是下颌神经前股唯一的感觉神经，有研究认为：部分人群颊神经接受下第一磨牙及前磨牙部分牙髓神经纤维。据此推断：这可能会成为下牙槽神经麻醉镇痛不全的原因之一。因此，在第一磨牙与前磨牙去髓术行下牙槽神经麻醉时，需同时麻醉颊神经，才能取得完全镇痛的效果。

（陈乃焰）

参考文献

[1] 北京医学院口腔医学系.口腔病防治学.北京：人民卫生出版社，1974

[2] 凌均棨.牙髓病学.北京：人民卫生出版社，1998

[3] 皮昕.口腔解剖生理学.3版.北京：人民卫生出版社，1999

[4] 吴奇光.口腔组织病理学.3版.北京：人民卫生出版社，1998

[5] 陈乃焰.牙体缺损分类及简易记录法.华西口腔医学杂志，1991，10(4):302

[6] 史俊南.一种新的牙齿窝洞分类法.中华口腔医学杂志，1979，14(3):150

[7] 史俊南，赵皿，蔡绍敏等.1400个恒牙根尖解剖的初步研究.中华口腔医学杂志，1964，10(2):320-322

[8] 奚浩生，王紫英，蒋维中.第一、二磨牙侧支根管的研究.中华口腔医学杂志，1985，20(2):88-90

[9] 郑麟蕃.口齿疾病.北京：人民卫生出版社，1957

[10] 葛久禹，王铁梅.根管治疗学.南京：江苏科学技术出版社，1997

[11] 岳保利，吴友农.中国人恒牙及根管形态图谱.北京：世界图书出版公司，1995

[12] 吴友农.根管形态的复杂性及其临床意义.国外医学口腔医学分册，1990，17(1):11-14

[13] 张启奎.牙齿的神经支配和口腔局部麻醉.国外医学口腔医学分册，1982，9(6)321-325

[14] 解危.人类牙根及根管系统的变异形态.国外医学口腔医学分册，1988，15(4):209-214

[15] 王惠芸.牙体解剖生理学.北京：人民卫生出版社，1958

[16] 高燕，凌均棨.上颌磨牙近中颊根第二根管口的解剖定位.口腔医学，2004，3(24):135-136

第3章

牙髓病与根尖周病的病因及分类

牙髓存在于牙本质及牙釉质（或牙骨质）双层包裹的髓腔中，正常情况下，它为牙本质提供营养代谢，并形成继发性牙本质。

健康的牙体能使牙髓维持自己的机能而不受外界的影响，当牙体硬组织缺损使髓腔暴露或接近暴露时，牙髓就会受到细菌感染或理化因素的刺激，从而产生各种病理变化。在牙髓发生炎症（inflammation）或坏死之后，细菌又会通过根尖孔进入根尖周组织，使根尖周组织产生急、慢性炎症的病理改变。了解牙髓及根尖周病的发病原因，对掌握这两种疾病的诊断与治疗都具有重要意义。

第1节
牙髓病与根尖周病的病因

牙髓病与根尖周病的病因有细菌感染、物理化学刺激、创伤及医源性损伤等。其中以细菌感染占绝大多数，物理化学刺激多为医源性因素所致，如充填材料使用方法不当及活髓牙使用刺激性大的粘固剂等；自然的理化因素，包括摄食等口腔活动对牙髓的影响较小，仅有牙髓受刺激的短暂过程，造成牙髓病理性损害的可能性较小。近年来，随着烤瓷冠及全瓷冠修复的普遍开展，由备牙不当导致的牙髓病变也相应增多，医源性损伤正成为牙髓病变的病因之一。

一、细菌感染

口腔内存在多达数百种细菌，正常情况下这些细菌对口腔组织并不构成威胁，许多细菌相互制约，从而维持菌群的平衡。但当机体的防御系统遭受破坏时，有些细菌便会乘虚而入，导致相关组织发生炎症乃至坏死。

牙髓病与根尖周病大多为多种细菌的混合感染。过去普遍认为，导致牙髓病与根尖周病的细菌主要为葡萄球菌、梭形杆菌及其他微生物。20世纪70年代以来，随着医学研究技术水平的

提高，一些学者先后发现：厌氧菌（*anaerobic bacteria*）和兼性厌氧菌（*facultative anaerobic bacteria*）才是导致牙髓感染的优势菌。其主要有牙髓卟啉菌（*porphyromonas endodontalis*）、牙龈卟啉菌（*porphyromonas gingiralis*）、产黑色素的中间普氏菌（*prevotella intermedills*）、小韦荣球菌（*V.parvula*）、梭形杆菌（*fusobacterium*）等革兰氏染色阴性厌氧菌；还有链球菌（*streptococcus*）、消化链球菌（*peptostreptococcus*）、乳酸杆菌（*lactobacilli*）、真杆菌（*eubacterium*）、放线菌（*actinomyces*）等革兰氏阳性厌氧菌。近年来的研究认为，粪肠球菌及白色念珠菌可导致根管感染持续存在，并成为根尖周脓肿的主要原因。

牙髓病与根尖周病的病情严重程度除了机体的反应能力外，还与感染细菌的种类及数量有关，混合细菌感染比单一细菌感染症状严重。

有研究认为：卟啉菌属是牙髓感染的特有病原菌，而卟啉菌和普氏菌、消化链球菌、真杆菌等与根尖周出现的疼痛、肿胀、叩痛及窦道形成等有关；其中产黑色素普氏菌、牙髓卟啉菌和牙龈卟啉菌等与急性根尖周炎的症状和根管内恶臭关系最密切；而顽固性根尖周病变和窦道经久不愈可能与放线菌感染有关。

在大多数情况下，细菌直接通过暴露的牙髓

或通过暴露的牙本质小管感染；少数情况下细菌可从牙周感染灶经根尖周的侧副根管或根尖孔逆行感染。细菌的代谢产物，如内毒素及各种酶类可作为免疫源引起机体的免疫反应，其结果除产生对机体有益的抗体外，更重要的是造成组织的损害，如临床上出现的疼痛、肿胀及化脓性病变等。因此，可以这样认为：细菌的代谢产物是炎症反应的重要物质，牙髓炎和根尖周炎出现的各种症状，都是机体免疫反应的结果。

二、化学刺激

某些牙体充填修复材料对牙髓有一定的刺激作用，原因是材料成分中的某些物质对牙髓的毒性作用，或由于凝固时化学反应产生较高的温度有关。

在目前使用的牙科充填修复材料中，刺激性最大的是光固化树脂（light cure resin）及化学固化树脂（chemic cure resin），往下依次为银汞合金（dental amalgam）、玻璃离子水门汀（glass ionomer cement, GIC）磷酸锌水门汀（zinc phosphate cement）。聚羧酸锌水门汀（zinc polycarboxylate cement）、氧化锌丁香油（zinc oxide eugenol cement）、氢氧化钙（calcium hydroxide, CH）等对牙髓有较好的生物相容性，后两种材料还有一定的抑菌作用。因此，在深龋洞或可复性牙髓炎的治疗时，应根据情况选择无刺激性或刺激性小的材料衬底，以保护尚未发生病变的牙髓。

充填材料对牙髓造成的刺激，可依刺激性大小及窝洞深浅等因素，在充填后的不同时间发生牙髓病变，少则数天或数周后出现症状，多则数月乃至数年时间。充填后数天出现症状可能为备洞露髓未发现，或牙髓已有炎症漏诊所致；充填后数周至数月引起牙髓病变，多为充填料的化学刺激，但也不排除原有牙髓慢性炎症漏诊的可能；而更长时间引发牙髓或根尖周病变，则可能为各种材料的微渗漏或继发龋（secondary caries）所致。

充填材料对牙髓造成的刺激，除了窝洞深浅因素外，与患者年龄也有一定的关系。临床上所见：年轻患者前牙中龋备洞后采用复合树脂修复未衬底，导致牙髓病变者不在少数（图3-1）；而年龄大者则相对较少引起牙髓病变，这可能同年轻

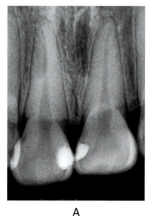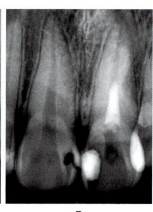

A	B

图 3-1　复合树脂刺激导致牙髓病变
A. 女性，20岁，11中龋复合树脂充填，2个月后出现牙髓坏死症状及体征。B. 女性，26岁，21中龋复合树脂充填，4个月左右出现急性牙髓炎症状

患牙继发性牙本质形成少，牙髓腔距窝洞较近有关；也可能与牙本质小管较粗渗透性大有关。因此，对年轻患者前牙中深龋，应使用无刺激性材料垫底后才能行复合树脂修复，以避免刺激牙髓。

使用高浓度磷酸酸蚀洞缘，如不严格掌握酸蚀范围，酸蚀剂渗入牙本质小管并进入牙髓，也可导致牙髓充血、水肿、炎症乃至坏死。

某些窝洞消毒剂如应用不当也可刺激牙髓，尤其是具有渗透作用的酚类消毒剂，可通过牙本质小管进入牙髓，这些药物具有细胞毒性，如进入牙髓组织的量较多即可导致牙髓坏死。

活髓牙烤瓷冠桥修复牙体磨除较多，使用某些品牌的玻璃离子水门汀粘接后，亦可产生刺激导致牙髓病变。

此外，封失活剂（砷剂）超过期限或封FC方法不当引起的化学性根尖周炎，亦属化学刺激之列。

三、创伤

牙齿遭受暴力创伤后，多种情况均可使牙髓发生病变：①冠折露髓后细菌直接感染；②冠折近髓未行保护性修复，牙髓在短期内难以形成防御机制，细菌或有害物质从牙本质小管感染牙髓；③牙体虽损伤较轻或无损伤，但创伤后根尖移位压迫血管或血管破裂出血，造成牙髓血供障碍，经过一定时间后使牙髓坏死；④半脱位的外伤牙，固定治疗时如过度挤压亦可使牙髓血供障碍；⑤完全脱位牙行再植术，部分病例亦可出

现牙髓坏死。

殆创伤（trauma from occlusion）导致牙尖崩折，断面涉及牙本质浅、中层一般不会引起牙髓感染，但若涉及牙本质深层，牙髓在短时间内难以形成防御机制，经过一定时间后，细菌或有害物质也会从牙本质小管感染牙髓。

此外，牙周病患牙长期殆创伤未消除，亦可导致牙髓坏死。

各种理化因素及创伤因素造成的牙髓无菌性坏死，不会引起根尖周化脓性病变，在此基础上如继发细菌感染就会出现化脓性病变。

四、医源性损伤

严格来说，口腔中一般的物理因素不会引起牙髓病变，许多物理性牙髓病变都与牙医操作不当有关，其原因主要是缺乏经验或工作粗疏，可见于下列情况。

1. 备牙损伤牙体过多　烤瓷冠桥修复需磨除较多的牙体组织，如对牙体解剖不熟悉或工作粗疏，备牙时某一牙面磨除过多，就可能导致牙髓暴露或接近暴露，在冠桥粘固后即可引起牙髓病变，有的在短时间内发生急性牙髓炎症状，有的在数月之后发生牙髓坏死，并逐渐发展为慢性根尖周炎。备牙时手机喷水不足，产生高温也可对牙髓造成损害，其症状多出现在粘固后至数月内。此外，备牙后如果未做临时冠保护或临时冠破损，近髓腔的牙本质小管裸露在口腔中，数天后亦可发生牙髓感染。

2. 正畸治疗（orthodontic treatment）加力不当　多见于不正规的矫治方法或活动矫治器加力过大。例如，使用橡皮筋矫治加力过大使牙齿移动过快，极易导致牙髓缺血坏死；采用外科正畸也可导致牙髓缺血坏死，在此基础上细菌感染，即可产生牙髓或根尖周急慢性炎症。

3. 深龋备洞方法不当　使用无喷水冷却装置的慢速机备洞或高速机喷水不足，如持续钻磨可产生较高的温度，严重者可造成牙髓损伤；过度去龋造成意外露髓未发现，充填后亦难免会出现牙髓病变。

4. 去髓术或根管治疗操作不当　在牙髓病与根尖周病治疗中，以下几个问题属于操作不当，极易发生感染性或化学性根尖周炎：①去髓术根

管工作长度估计不准确，器械超出根尖孔导致根尖周组织创伤，在此基础上封入有刺激性的化学药物；②无窦道的慢性根尖周炎根管治疗时，根管工作长度估计不准确，将带有细菌的器械超出根尖孔；③冲洗方法不当，冲洗液及污染物刺激根尖周组织；④根尖狭窄处破坏，根充时垂直加压过度，致牙胶尖及根充糊剂严重超充等。

5. 其他治疗方法不当　不正确的牙周刮治，使根面牙骨质损伤牙本质暴露；使用激光治疗牙体病等，如操作方法不当亦可引起牙髓病变。

第2节
牙髓对病因刺激的反应

健康的牙体、牙周可以保护牙髓免遭各种病因的刺激，但当牙体因龋病等原因出现缺损，正常的组织结构遭到破坏，或牙周组织严重病变等，处于牙体内部的牙髓组织便会产生各种生理性或病理性反应。

一、牙本质硬化

牙本质硬化（dentin sclerosis）是牙髓受病因刺激最早发生的一种防御性反应，它是由进入牙本质小管中的成牙本质细胞突分泌产生的磷灰石（apatite）和白磷钙石（whitlockite）所形成的晶体，硬化的结果使牙本质小管管腔变小，通透性降低甚至钙化阻塞，从而阻止微生物的侵入及某些有害物质的渗透，起到保护牙髓的作用（图 3-2）。

牙本质硬化在磨片上呈透明状，因此，又称其为透明牙本质（transparent dentin）。

牙本质硬化的前提是牙本质小管内必须有活的成牙本质细胞突存在，并且需要长时间外界理化因素对牙髓的刺激才会形成。有研究认为，牙体缺损离髓腔 < 0.2mm 细菌就会感染牙髓。但不同原因的缺损可出现不同的后果。临床所见龋、磨损、楔状缺损等牙体慢性损伤，虽然缺损面离髓腔较近，但牙髓仍然不会遭受感染。而外伤、殆创伤牙折、医源性损伤（过度备牙）等牙体急性损伤则不同，缺损面与髓腔虽有一定距离，但却在较短时间内发生感染，这与牙本质在短时间内难以产生硬化有关。了解牙髓的这一防御机制，对牙髓病与根尖周病的检查诊断具有重要意义。

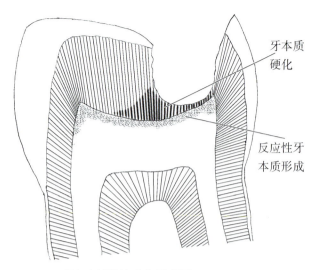

牙本质硬化

反应性牙本质形成

图 3-2　牙髓对刺激的反应示意图

二、反应性牙本质与修复性牙本质形成

牙本质有多种不同的名称，除了胚胎形成固有的原发性牙本质（第一期牙本质）和牙齿发育后形成的继发性牙本质（第二期牙本质）外，当牙体缺损至一定程度时，牙髓受外界刺激还可产生反应性牙本质（reactionary dentin）和修复性牙本质（reparative dentin），亦称第三期牙本质（tertiary dentin）。Smith 等提出反应性牙本质与修复性牙本质成因不同的新概念：反应性牙本质是在刺激相对温和条件下形成的牙本质，它是由有丝分裂的原生代成牙本质细胞分泌的基质形成；修复性牙本质是在刺激强烈条件下，导致牙髓中原有的成牙本质细胞死亡，牙髓中储备的未分化的间充质细胞（mesenchymal cell）分化为第二代成牙本质细胞，其所形成的牙本质称修复性牙本质。例如，牙髓切断术或直接盖髓术形成的牙本质桥，就是由修复性牙本质形成的。

第三期牙本质的结构与原发性牙本质及继发性牙本质有明显的区别，其组织学观察表现为规则的管状基质与不规则的、无定形、无管状的基质混合，有人称之为"瑞士奶酪样"结构，但反应性牙本质与修复性牙本质没有结构上的明显区别。

反应性牙本质的形成是牙髓组织最重要的防御机能之一，需要长时间外界理化因素对牙髓的刺激过程，其所形成的防御屏障，在某种情况下可以有效抵抗病因的刺激。例如，长期磨损使后

牙殆面暴露出原有的髓角轮廓，但由于有继发性牙本质及反应性牙本质形成，使髓周牙本质增厚、髓腔变小，牙髓仍能健康的生活在髓腔中；某些进展缓慢的龋病，龋蚀下方髓腔内的反应性牙本质形成，也可使牙髓在较长时间内免遭感染。但是，反应性牙本质形成对牙髓病的治疗也可产生不利的影响，如有的患牙在龋等原因刺激下，根管钙化变细甚至阻塞不通，对去髓术或根管清理、根管扩大等操作都会造成困难。

利用修复性牙本质形成机制，临床上采用活髓保存治疗，可以使一些外伤露髓或发生轻度炎症的年轻恒牙牙髓得以保留，功能得以利用。近年来，随着生物材料的发展，成年人牙髓炎症采用直接盖髓术或部分牙髓切除术，亦可获得良好的效果。

三、牙髓充血

当牙体缺损接近牙髓时，温度或某些化学物质刺激可引起牙髓的暂时性充血，表现为血管扩张，血流加快，髓腔内压力急骤升高压迫神经纤维，传入大脑皮层使患者出现牙痛，当刺激去除后充血消退压力减轻，疼痛亦随之消失。患牙接触冷、热、酸、甜食物或吸入冷空气时反应最为敏感。

牙髓充血是一过性的可逆症状，故又称之为可复性牙髓炎（reversible pulpitis）。常发生在深龋、较深的楔状缺损、严重磨损、牙根外露、外伤牙折及牙体手术（活髓牙烤瓷冠修复备牙后）等。个别情况下邻近组织有病变也可引起牙髓充血，如上颌窦各种病变导致上后牙牙髓充血，根尖周急性炎症导致邻牙充血等（详见第 8 章病例 16、36）。

牙髓充血亦可见于高空飞行时气压变化所致，过去称之为航空性牙髓炎。牙髓充血偶可发生在个别女性的月经期、妊娠期等生理情况。

充血的牙髓肉眼观察呈红色，显微镜下可见扩张的血管呈树枝状分布，在近缺损处相应的部位最明显，与感染性牙髓炎不同的是没有明显的炎症细胞浸润。

对牙体严重缺损所致的牙髓充血，临床上如能采用盖髓术或其他保护牙髓的措施，可使症状逆转，牙髓恢复正常状态。但如未能得到及时有效的治疗，则可能发展为不可复性牙髓炎乃至牙髓坏死。

四、牙髓炎症与坏死

当牙体出现缺损、牙周病变等时，细菌或有害物质进入牙髓，此时牙髓的防御功能不再是依靠成牙本质细胞产生反应性牙本质，而是动员免疫系统参与消灭入侵的细菌，其结果使牙髓发生炎症乃至坏死。由于病原体、感染途径、患牙的状况及患者机体的免疫功能等各异，牙髓所形成的病变也不同，其病理改变及症状也呈不同的表现形式（详见第 4 章）。

中、深龋预备窝洞若充填修复方法不当，亦可导致牙髓炎症或坏死。例如，采用复合树脂充填，未使用保护牙髓的材料衬底或使用洞漆剂，无论是材料的毒性作用还是微渗漏，最终都有可能使牙髓发生炎症乃至坏死。冠桥修复备牙不当露髓未发现，或使用有一定刺激性的材料粘固，在经过一定时间后，也可导致牙髓坏死，坏死后牙髓分解产物外排，会形成慢性根尖周炎。因此，在冠桥基牙预备时要注意保护牙髓，不能单纯讲究外观漂亮磨除过多的牙体，使修复反而成为牙髓的"杀手"。

外伤或正畸加力不当，根尖移动使供应牙髓的血管挤压或破裂，牙髓可发生无菌性坏死，如继发感染就会发生根尖周病变。

第 3 节
牙髓病与根尖周病的感染途径

临床观察表明，绝大多数牙髓病与根尖周病是由细菌感染所致。那么，细菌是通过什么途径感染牙髓？深入了解能构成感染途径的牙体、牙周疾病，对掌握牙髓病的发病机制、检查及诊断都具有重要意义。

牙髓是存在于髓腔中的结缔组织，除根尖孔与牙周组织相通外，髓腔的四周有坚固的牙本质、牙釉质或牙骨质的双重保护，使其不受外界的影响。当牙体硬组织由某种原因导致缺损或牙周组织有严重病变，细菌就会通过暴露在口腔中的牙本质小管、露髓孔及接近根尖孔或侧副根管的牙周袋感染牙髓。

一、通过暴露于口腔环境的露髓孔感染

当牙体缺损缓慢时，口腔中理化因素的刺激使牙髓产生防御机制，如牙本质硬化，或反应性牙本质形成，以抵御病原微生物的损害。当牙体缺损速度较快，即使牙髓有形成反应性牙本质的能力，也难以避免髓腔暴露，细菌可直接从暴露的髓腔进入牙髓，使牙髓组织发生炎症、坏死；感染进一步发展可扩散到根尖周组织，导致急、慢性根尖周炎。

导致牙髓腔暴露成为感染途径的主要原因有下列几种。

（一）龋病

导致牙髓病变的病因绝大多数是细菌感染，细菌可以通过多种途径感染牙髓，但龋病（dental caries）是最多见的一种感染途径。

龋病是一种常见病多发病，是导致牙体缺损、牙列缺损甚至缺失的主要原因之一。据有关资料表明，在我国平均患龋率在 40% 以上，个别地区高达 90%。龋病是以细菌侵害为主的受多因素影响的牙体疾病，牙体硬组织呈慢性进行性破坏。但在龋病的早、中期，由于没有症状，患者往往疏于就诊治疗，发展至晚期则成为牙髓病的感染途径。

龋病在青少年好发于𬌗面或颊舌面的窝、沟、点、隙；中老年人由于牙龈退缩，牙颈部暴露，其邻间隙容易积存食物残渣，因而易形成菌斑继之产生邻面颈部龋；又由于位置隐蔽而不易发现，大多在出现症状时方就诊，此时多已并发牙髓病或根尖周病。

牙体缺损采用各种材料充填修复，若操作技术失误可导致继发性龋，严重者亦可并发牙髓病。

各种冠桥修复体若与牙体不密合、固位不良、唾液污染等使粘固剂溶解脱落，粘固剂质量差或调制不当等原因，均可导致基牙龋坏继发牙髓感染；与邻牙接触不良或备牙时损伤邻牙，在若干年后亦可导致邻牙龋坏。此外，冠固位体久用破裂后亦可导致基牙龋坏，尤其是各种较薄的锤造冠最容易发生。

龋病与楔状缺损是一种长期的慢性破坏过程，由于有牙髓防御机制的保护作用，细菌难以通过牙本质小管感染牙髓，只有在髓腔暴露时牙髓才会感染。

从牙髓对病因刺激的反应，也可以解释为什么深龋在露髓后才会感染。一般来说，龋破坏牙

体浅层时，外界的各种刺激对牙髓没有明显的影响，当达到牙本质的中深层时，冷热、酸甜等理化因素刺激牙髓感觉神经，促使牙髓产生防御性反应，成牙本质细胞分泌的无机物使牙本质管腔变小甚至封闭，以阻止微生物的侵入；同时，髓顶还可产生无规则管腔的反应性牙本质，增加髓腔与缺损的距离。但是，龋及楔状缺损对牙体破坏的进展快于反应性牙本质，一旦髓角暴露，细菌就会乘虚而入。因此，轻、中度龋构不成感染途径，也绝对不会发生牙髓病变，深龋也只有在露髓之后才会导致牙髓病变，明确这一点对临床诊断非常重要。

临床观察也证实，几乎所有的龋源性不可复性牙髓炎髓腔均已暴露，只是露髓孔大小不一而已。有一部分在检查时可能未探到露髓孔，但实际上露髓孔已经暴露在软化的牙本质下方，因较小不易探到，麻醉去除软龋后均可探到。真正无露髓孔的一般是深龋所致的可复性牙髓炎。因此，露髓孔可作为诊断龋源性牙髓病变的一个重要依据。

（二）楔状缺损

楔状缺损（wedge-shaped defect）是由长期不良刷牙习惯所致，多发生在牙齿唇（颊）面的颈部，尤以前磨牙及尖牙好发；城市居民比农村居民多发；刷牙次数多及横刷法多发；中老年比年轻者多发，患牙大都伴有牙龈退缩及牙颈部暴露。

牙齿近颈部之所以容易发生楔状缺损，有两个因素影响较大，一是唇（颊）面近颈部牙体表面形态与牙龈之间构成凹陷，横刷形成的惯性作用使力容易集中在该处；二是近颈部牙釉质薄弱，易于被突破，一旦牙本质暴露就容易被磨损而形成楔状缺损（图3-3）。

有人认为，牙齿殆面磨损是导致楔状缺损的另一个原因，这是因为磨损严重的牙多存在牙周萎缩，临床冠的外形凹处在牙颈部更明显，刷牙时更容易使牙刷的力集中在近牙颈部，使釉质薄弱处形成缺损，磨损并不是楔状缺损的直接原因。

楔状缺损的形成是一个长期的过程，对牙髓的刺激也有与龋病类似的机制。楔状缺损在牙髓腔未暴露时，虽然对冷热刺激较敏感，但牙髓仍未发生病变，只有在有露髓孔时才会成为感染途

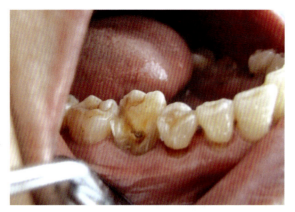

图3-3 楔状缺损
46已并发冠崩折

径。在某些洞底狭小（V形洞）的患牙，充填前如不注意检查，露髓孔小未能发现，又未做叩诊及温度测试，已有的牙髓病漏诊，充填后就会出现急性牙髓炎的症状。

（三）牙隐裂

牙隐裂（cracked tooth）又称牙微裂或不全牙裂，是发生在牙体的不完全性断裂，治疗不及时可发展成牙纵折或牙冠纵斜折。

隐裂多发生在多尖的后牙，尤以上下颌第一、二磨牙多见；也可见于对刃殆的前牙，因经常咬瓶盖等硬物导致隐裂。隐裂好发在中老年人的后牙，尤以尖窝关系紧密且牙尖陡峭者为著，亦可见于个别年轻人发育沟较深的后牙。上后牙的裂纹多呈近远中走向，颊舌走向少见；下磨牙多呈颊舌向裂，近远中向少见，上下磨牙裂纹亦可仅环绕某一牙尖（图3-4）。

隐裂牙的裂隙深度不同，决定其是否对牙髓造成影响。早期的牙本质浅层裂隙一般无症状，当裂隙延伸至近牙髓时，细菌在裂隙中生长繁殖，可通过近髓的牙本质小管进入牙髓；后期裂隙延伸至髓腔可直接感染牙髓，产生急、慢性牙髓炎的症状，如未及时治疗，则进一步发展为牙髓坏死乃至根尖周病变。

（四）外伤牙折

意外的外力撞击或咀嚼时意外咬到硬物，使牙冠横折或斜折，严重者可使牙髓腔暴露，细菌直接感染使牙髓出现炎症或坏死。

（五）医源性露髓

现代烤瓷冠桥修复技术为严重牙体缺损或牙

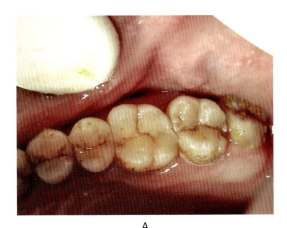

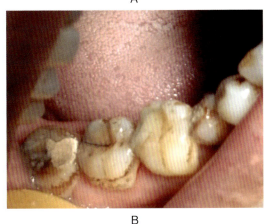

图 3-4　牙隐裂

A.17 远中中龋并隐裂。B.46 环远中舌尖隐裂（17 有急性牙髓炎症状和体征，46 有慢性牙髓炎症状和体征）

列缺损的修复提供良好的条件，可以使修复后的假牙与天然牙相媲美，但也存在着磨除牙体组织过多，容易损伤牙髓等问题。有的患者在修复后短时间内出现牙髓炎症状，大都由于磨除牙体过多致髓角暴露，在冠、桥粘固前未发现露髓；有的近期无明显症状，若干年后才出现急、慢性根尖周炎症状。此外，深龋备洞方法不当亦可导致露髓，如未发现，充填后材料刺激或细菌感染，均可使牙髓发生病变。

二、通过牙本质小管感染

在某些特定条件下，细菌及有害物质可通过牙本质小管进入牙髓，这些条件也就成为病因基础并构成感染途径。

牙本质是由无数的牙本质小管和基质构成。牙本质小管近釉质处细，有的仅 1μm，近髓腔处较粗，2.5~4μm。当牙体缺损离髓腔较近，细菌及有害物质就会通过牙本质小管进入牙髓，通过牙

本质途径感染的有以下几种牙体缺损。

（一）外伤（包括𬌗力创伤）牙折

前已述及，已露髓的外伤牙细菌可以直接感染牙髓，但有些外伤牙折虽未露髓也会发生牙髓及根尖周病变，这是由于近髓腔的牙本质小管突然暴露，牙髓在短期内难以形成防御机制，在外伤后若干时间，细菌可通过牙本质小管感染牙髓（图 3-5）。

𬌗力导致的牙尖折裂与外伤不同，折裂在牙本质浅层不会引起牙髓病变，只有断面接近髓腔，并经过一定时间，细菌及有害物质也可通过牙本质小管侵入，使牙髓出现急、慢性炎症或渐进性坏死，最终发展为急、慢性根尖周炎。

（二）磨损

多见于中老年人，前后牙均可发生，轻中度磨损构不成感染途径，重度磨损常成为牙髓病的感染途径之一，临床上所见仅次于龋病及楔状缺

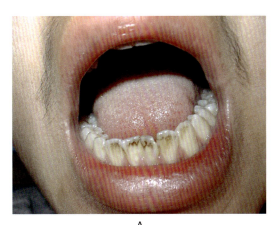

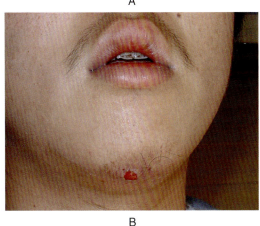

图 3-5　外伤折断

A.31 外伤折断。B.并发额部皮肤窦道口（本例远中切角折断未露髓，半年后出现额部皮肤窦道）

损（图3-6）。值得一提的是：年轻人的下前牙切缘磨损不太严重，也可发生牙髓病变，这可能与其髓腔大、髓角高及牙本质小管粗等有关。年轻人下前牙磨损发生的牙髓或根尖周病变多无明显症状，多数是在出现窦道时始发觉。

此外，年轻人磨牙殆面釉质发育缺陷，亦可发生不均匀磨损，并导致牙髓感染，常见于下第一磨牙。

（三）畸形中央尖磨损或折断

畸形中央尖（abnormal central cusp）好发于下颌第一、二前磨牙，亦可发生在上颌前磨牙，但较下前磨牙少，且发生的部位不同，有在颊舌尖中间的，也有在颊嵴中央的，到中年发生牙髓病变时畸形尖多已磨损殆尽，只能根据其他检查结果作出诊断。

此类牙因髓腔形态与牙尖外形一致甚至更尖锐，有的因折断导致牙髓感染，有的仅为磨损使牙本质暴露即会导致牙髓感染（图3-7）。畸形中央尖导致的牙髓感染，常在根尖尚未形成时发生（13岁之前），此时根管呈喇叭口或平行状，是临床上行根尖诱导成形术的主要对象。畸形中央尖导致的牙髓及根尖周病亦可见于成年人，多为窦道型的慢性根尖周炎或因急性发作而就诊。

极个别上颌磨牙颊侧根分叉上方也可发生畸形尖，如尖端磨损亦可成为感染途径（图3-8）。

（四）畸形舌侧窝

畸形舌侧窝（沟）（lingual fossa deformity）因发育缺陷致牙本质直接暴露在窝或沟中，细菌也可通过这一途径使牙髓感染。畸形舌侧窝（沟）多发生在上侧切牙（图3-9），中切牙偶见。因此，

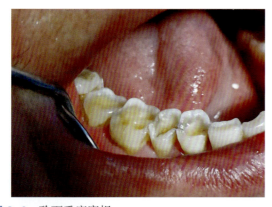

图3-6　殆面重度磨损
45已并发急性牙髓炎

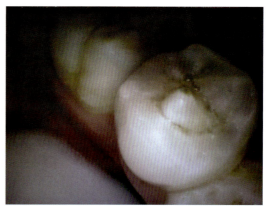

图3-7　畸形中央尖

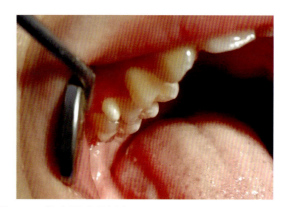

图3-8　前磨牙畸形颊尖

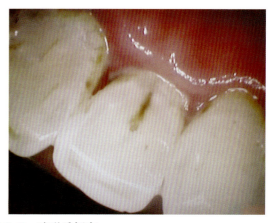

图3-9　畸形舌侧窝

对上侧切牙或中切牙有牙髓病或根尖周病症状，如找不到其他感染途径，应仔细检查是否存在上述情况。

（五）微渗漏

近年来一些学者注意到，除了充填材料的化学刺激外，充填材料与洞壁不密合形成的微渗漏（microleakage，亦称渗漏或微裂隙），也会成为牙髓病变的一个感染途径（图3-10）。常见于银

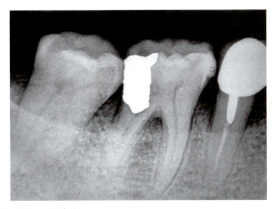

图 3-10　微渗漏
46深龋洞银汞合金充填未衬底，4年多后出现急性牙髓炎症状

汞合金、复合树脂、玻璃离子等充填深窝洞，因修复体材料颗粒粗或老化收缩，在经过数月至数年时间后，修复体与窝洞之间形成微缝隙，细菌乘虚而入，在无氧环境中生长繁殖，细菌及其代谢产物可通过牙本质小管进入牙髓组织，从而发生炎症、坏死等病变。

微渗漏还可由其他多种因素所致。

1. 洞壁上的玷污层　备洞时产生的牙本质碎屑（dentin chip）、唾液、血液及食物残渣等黏附洞壁未发现或未清除，尤其是各轴面近颈部洞最容易污染。

2. 充填料与洞壁不密合　可由充填料的颗粒及充填时的操作失误所致，包括调拌材料的失误。如银汞合金、玻璃离子颗粒较大，充填时密合性低于其他材料。各种水门汀调制太稠流动性差，充填时难以与洞壁密合；调制太稀时，材料凝固后体积收缩。此外，黏性大的材料如不注意填压，也容易滞留空气，从而形成大的缝隙。

3. 材料热膨胀系数大　材料热膨胀系数大可产生体积收缩，即老化现象。这在某些树脂类修复体较明显，未加有机填料的单一树脂比加有机填料的复合树脂更明显。聚羧酸及玻璃离子水门汀固化后的体积收缩较其他材料大，产生微渗漏的可能性亦较大。

4. 殆力对充填体的影响　有人研究认为：有功能殆的充填体裂隙发生率比无功能殆的充填体明显增多，尤其是固位差的充填体更多，说明殆力对充填体的作用导致微渗漏的可能。

微渗漏致牙髓病短则数月，长的可在数年后才发生。为了克服充填体与洞壁间的微渗漏，除了提高充填材料的性能及操作技术外，近年来国外提倡使用有封闭牙本质小管作用的洞衬剂（cavity liner）或洞漆（cavity varnish），以增强充填体与洞壁的密合性，减少微渗漏造成的牙髓感染。

三、通过根尖孔或侧副根管逆行感染

部分中晚期牙周病患牙，某一侧存在深牙周袋，细菌在牙周袋中生长繁殖，并从根尖孔或侧支根管侵入牙髓，导致牙髓发生各种病变，如未经治疗继续发展，则导致牙髓坏死及至根尖周急、慢性炎症。这种因牙周病逆行感染（retrograde infection）引起的牙髓炎又称逆行性牙髓炎（retrograde pulpitis）。由于患牙存在着牙周及牙髓的双重病变，故又称之为牙周-牙髓联合病变或牙周牙髓病（详见第18章）。

磨牙根分叉暴露也可导致牙周-牙髓联合病变，有人认为是由于龈下菌斑作用于根分叉处暴露的牙本质所致，但更大可能是通过髓室底的副根管而感染的（图3-11）。

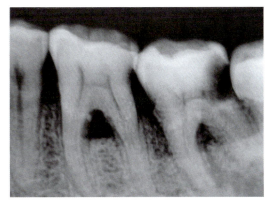

图 3-11　根分叉病变
36已并发急性逆行性牙髓炎

四、特殊形式的感染

有的外伤牙虽然没有缺损或缺损很小，但因根尖移位使血管受到挤压或破裂，由于血供障碍使牙髓坏死并形成腐败的分解产物，如有继发感染，就会发生急慢性根尖周炎。

后牙殆力作用导致牙根折裂，患侧牙髓就会逐渐坏死，其产生的分解产物从裂隙侧牙周排出，形成狭窄的牙周袋，并成为细菌的感染途径，导致健侧根髓发生炎症。牙根折裂多见于磨牙的近中根或上前磨牙，以某一根尖纵折为多，少数为横折或斜折。牙根折裂可见于活髓牙，亦可见于死髓牙（nonvital tooth）或已行根管治疗的牙（详见第 26 章）。

此外，细菌通过血液循环从根尖孔或侧支根管的血运逆行感染至牙髓，又称为血源性感染（hematogenic infection）。血源性感染可由拔牙、牙周洁治或邻牙根尖周炎等原因所致，但此种情况临床上罕见。

第 4 节
牙髓及根尖周病的分类

牙髓病与根尖周病从 19 世纪初有人提出分类以来，经过学者们长期的研究和探索，基本上有了比较清晰明了而又大体相同的分类，并有明确的诊断依据。但对有些细节上的问题，国内外学者仍未能统一认识。

从各种分类方法来看，有根据病理改变的组织学分类法，也有按临床症状及检查结果分类，还有将上述二者结合起来分类。但有的分类过于复杂，临床诊断与组织学诊断符合率相差较大，因而不适合临床的实际情况。

我国在 20 世纪 80 年代以后出版的许多教科书，大都对传统的分类法作一定的改进，但各学者的分类在许多方面仍不尽相同。

一、岳松龄主编《口腔内科学》（1987）的分类

（一）可复性牙髓炎

（二）不可复性牙髓炎

  1. 有症状不可复性牙髓炎

  2. 逆行性牙髓炎

  3. 残髓炎

  4. 无症状不可复性牙髓炎

  （1）增生性牙髓炎

  （2）牙内吸收

（三）牙髓变性

  1. 纤维性变

  2. 钙化

（四）牙髓坏死

（五）急性根尖周炎

（六）急性根尖周脓肿

（七）慢性根尖周炎

二、郑麟蕃、张震康主编《实用口腔内科学》（1993）的分类

（一）牙髓充血

（二）急性牙髓炎

（三）慢性闭锁性牙髓炎

（四）慢性溃疡性牙髓炎

（五）慢性增生性牙髓炎

（六）逆行性牙髓炎

（七）残髓炎

（八）髓石

（九）牙内吸收

（十）牙髓坏死

（十一）急性根尖周炎

  1. 急性浆液期

  2. 急性化脓期

  （1）急性根尖脓肿

  （2）骨膜下脓肿

  （3）黏膜下脓肿

（十二）慢性根尖周炎

  1. 根尖肉芽肿

  2. 慢性根尖脓肿

  3. 根尖囊肿

  4. 致密性骨炎

三、凌均棨主编《牙髓病学》（1998）的分类

（一）正常牙髓

（二）可复性牙髓炎

（三）不可复性牙髓炎

  1. 有症状不可复性牙髓炎

  2. 无症状不可复性牙髓炎

  （1）增生性牙髓炎

  （2）牙内吸收

  （3）牙髓变性

（四）牙髓坏死

（五）急性根尖周炎

（六）急性根尖周脓肿

1. 根尖脓肿阶段

2. 骨膜下脓肿阶段

3. 黏膜下脓肿阶段

（七）慢性根尖周炎

1. 慢性根尖周肉芽肿

2. 慢性根尖周脓肿

3. 慢性根尖周囊肿

4. 慢性根尖周致密性骨炎

四、张举之主编《口腔内科学》（1999）的分类（临床分类）

（一）可复性牙髓炎

（二）不可复性牙髓炎

1. 急性牙髓炎

2. 慢性牙髓炎

（1）慢性溃疡性牙髓炎

（2）慢性增生性牙髓炎

（3）慢性闭锁性牙髓炎

3. 逆行性牙髓炎

（三）牙髓坏死

（四）牙髓变性

1. 钙化变性

2. 牙内吸收

（五）急性根尖周炎

1. 急性浆液性根尖周炎

2. 急性化脓性根尖周炎

（1）根尖脓肿阶段

（2）骨膜下脓肿阶段

（3）黏膜下或皮下脓肿阶段

（六）慢性根尖周炎

1. 慢性根尖周肉芽肿

2. 慢性根尖周脓肿

3. 慢性根尖周囊肿

4. 慢性根尖周致密性骨炎

五、樊明文主编《牙体牙髓病学》（2000）的分类（临床分类）

（一）可复性牙髓炎

（二）不可复性牙髓炎

1. 急性牙髓炎（包括慢性牙髓炎急性发作）

2. 慢性牙髓炎

（1）慢性闭锁型牙髓炎

（2）慢性溃疡型牙髓炎

（3）慢性增生性牙髓炎

3. 残髓炎

4. 逆行性牙髓炎

（三）牙髓坏死

（四）牙髓钙化

（五）牙内吸收

（六）急性根尖周炎

1. 急性浆液性根尖周炎

2. 急性化脓性根尖周炎

（1）根尖脓肿

（2）骨膜下脓肿

（3）黏膜下脓肿

（七）慢性根尖周炎

1. 根尖周肉芽肿

2. 慢性根尖周脓肿

3. 根尖周囊肿

4. 根尖周致密性骨炎

六、史俊南主编《现代口腔内科学》（2000）的分类

（一）慢性牙髓炎

1. 慢性闭锁性牙髓炎

2. 慢性开放性牙髓炎

（1）慢性溃疡性牙髓炎

（2）慢性增生性牙髓炎

（二）慢性牙髓炎急性发作

（三）急性牙髓炎

（四）牙髓坏死

（五）牙髓退变

1. 牙髓变性

2. 牙髓钙变

（六）特发性吸收

1. 内吸收

2. 外吸收

（七）牙周牙髓病

（八）急性尖周炎

1. 浆液期

2. 化脓期

（1）尖周脓肿

（2）骨内期

（3）骨膜下脓肿

（4）黏膜下脓肿

（九）慢性尖周炎

1. 尖周肉芽肿

2. 慢性尖周脓肿

3. 尖周囊肿

从临床实际情况来看，牙髓病应以常见的症状与检查结果做出分类，使临床诊断更加简单明了，也才能有可操作性的诊断及鉴别诊断的界限。例如：在急性牙髓炎的传统分类中有浆液性及化脓性之分；又有全部性与局限性之分。这些只能经组织学检查才能确定的病变，在临床上根据症状及检查结果是难以作出正确诊断的，在治疗上也没有实际意义，因此，在临床分类中应予摒弃。对慢性闭锁型与溃疡型牙髓炎，临床上难以区分，也没有治疗上的意义。因此，将二者合称为慢性牙髓炎更符合临床实际，也使医生更加容易掌握。

对于牙髓变性（pulp degeneration）、牙髓钙化（pulp calcification）、髓石（pulp stone）等没有自觉症状及检查结果的病变，作为临床分类没有实际意义，只能作为科研中的组织学检查结果分类。当然，也可作为临床上的一种并发症或检查结果描述。因为，上述情况都是在检查或治疗各种牙髓病中发现的，在牙体牙髓完全健康的情况下，是极少能发现上述情况的，除髓石外，上述病变很少单独出现症状，因而临床分类意义不大。

此外，在慢性根尖周炎的分类中，有的提出致密性骨炎（condensing osteitis）的诊断，临床上无症状，也没有治疗上的特殊意义，故亦不列入临床诊断为妥。

综合国内外学者对牙髓病的分类，并结合临床实际情况，笔者认为以下临床分类较合理。

1. 可复性牙髓炎

2. 不可复性牙髓炎

（1）急性牙髓炎（包括慢性牙髓炎急性发作）

（2）慢性牙髓炎（包括闭锁性与溃疡性）

（3）增生性牙髓炎

（4）逆行性牙髓炎

（5）残髓炎

3. 牙髓坏死

（1）牙髓部分坏死

（2）牙髓坏死

4. 急性根尖周炎

（1）浆液期

（2）化脓期

1）根尖周脓肿

2）骨膜下脓肿

3）黏膜下脓肿

5. 慢性根尖周炎

（1）慢性根尖周脓肿

（2）根尖周肉芽肿

（3）根尖周囊肿

1）周围型

2）中心型

6. 牙周牙髓联合病变

（1）牙髓病继发牙周病

（2）牙周病继发牙髓病

（3）牙髓牙周合并性病变

7. 髓腔内吸收（internal root resorption）

（陈乃焰）

参考文献

[1] 高志荣. 牙髓病与牙周病的相互关系. 国外医学口腔医学分册, 1983, 10(1):3-7

[2] 高志荣, 史俊南, 肖明振.132 例牙髓—牙周综合征的临床分析. 华西口腔医学杂志, 1983, 1:16-19

[3] 庄姬综述. 充填体边缘微渗漏的影响因素. 国外医学口腔医学分册, 2001, 28(5):294-297

[4] 黄群华综述. 牙髓病和牙周病的相互关系. 国外医学口腔医学分册, 1979, 6(3):149-151

[5] 张蕴惠综述. 关于根分叉部病变. 国外医学口腔医学分册, 1983, 10(1):7-10

[6] 高志荣综述. 牙髓微循环. 国外医学口腔医学分册, 1984, 11(6):328-332

[7] 张光诚节译. 健康与患病牙髓的微循环. 国外医学口腔医学分册, 1986, 13(6):365-368

[8] 黄群华综述. 牙髓病的临床诊断、分类及治疗原则. 国外医学口腔医学分册, 1978, 5(2):49-54

[9] 梁景平, 刘正, 张国驰. 感染根管厌氧菌的初步研究. 中华口腔医学杂志, 1991, 26(1):28-31

[10] 王存玉综述. 牙髓根尖周感染的细菌学研究进展. 国外医学口腔医学分册, 1988, 1(1):19-23

[11] 赵雪梅, 邓惠姝. 感染根管暴发疼痛者根管内厌氧菌的培养研究. 牙体牙髓牙周病学杂志, 1991, 1(1):18-21

[12] 朱镇综述．修复体边缘微漏的影响及控制办法．国外医学口腔医学分册，2002, 29(3):181–183

[13] 陈乃焰．露髓孔在诊断龋源性牙髓病中的意义．口腔医学，2007, 27(9):485–486

[14] 吴奇光．口腔组织病理学．3 版．北京：人民卫生出版社，1998

[15] 王忠东综述．牙髓自身修复潜能的研究进展．国外医学口腔医学分册，1996, 23(2):65–69

[16] 刘天佳主编．口腔疾病的微生物学基础．北京：人民卫生出版社，1999

[17] 唐安尧，史俊南，何道生，等．感染根管内厌氧菌的研究——厌氧菌的分离率及其优势菌．内部资料

[18] 李佐元．25 例气压性牙痛报告．华西口腔医学杂志，1986, 4(1):71

[19] 陈晖，苏宗辙，杨圣辉，等．产黑色素类杆菌群与根尖周炎的关系．中华口腔医学杂志，1991, 26(2):70–72

[20] 岳松龄．口腔内科学．2 版．北京：人民卫生出版社，1987

[21] 张举之，樊明文．口腔内科学．3 版．北京：人民卫生出版社，1999

[22] 史俊南．现代口腔内科学．北京：高等教育出版社，2000

[23] 凌均棨．牙髓病学．北京：人民卫生出版社，1998

[24] 樊明文．牙体牙髓病学．北京：人民卫生出版社，2000

[25] 樊明文．根管治疗的技术要点及失败原因与对策．中华口腔医学杂志，2016, 51:(8):451–454

第4章

牙髓病的发病机制及临床表现

牙髓病分为可复性牙髓炎与不可复性牙髓炎，后者包括急性牙髓炎、慢性牙髓炎、逆行性牙髓炎、残髓炎等。

牙髓病的发生与发展有一定的规律性，即生活牙髓发生急性或慢性炎症在一定的条件下可互相转化。例如：急性牙髓炎在感染不很严重或患者机体免疫力强的情况下，急性期过后可转为慢性牙髓炎；某些慢性牙髓炎，在继发感染或机体免疫力低下时，又可出现急性牙髓炎的症状；急、慢性牙髓炎发展至一定程度后，最终产生牙髓坏死乃至根尖周炎（periapical periodontitis）。急、慢性根尖周炎在一定条件下也可相互转化（图4-1）。但是，健康牙髓→发生炎症→牙髓坏死→根尖周炎，这个规律是不可逆转的。

了解以上特点及规律，就能对牙髓病与根尖周病的诊断及预后有一个基本的认识。

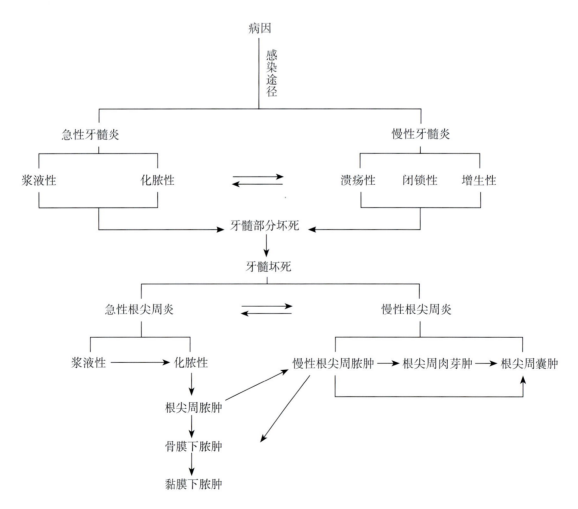

图4-1 牙髓病与根尖周病发生、发展及转归

第 1 节
可复性牙髓炎

当牙体硬组织缺损或牙周组织萎缩，牙髓在某些理化因素的刺激下，可出现血管扩张充血为主的，类似炎症的组织学改变及临床症状，过去称之为"牙髓充血"。经过消除病因或治疗后症状便随之消失，牙髓组织也就恢复正常，是可以逆转的，故现又称其为可复性牙髓炎。由 Morse 等（1977）首先提出，此后，这一观点被许多学者所采用。目前，国内大多数教科书亦采用这一诊断名词；但也有不赞同的，认为牙髓充血很少能在组织学检查中得以证实，因而不支持其作为一种独立的疾病诊断。

一、发病机制

可复性牙髓炎是介于正常牙髓与病变牙髓之间的过渡性症状，虽然这种症状为被动的，但它有一定的病因基础，如深龋、较严重的牙体缺损及牙周组织萎缩致根面暴露等。这些能使外界环境与牙髓更接近的因素，使牙髓容易受理化刺激而出现症状。但是，当病因去除后牙髓即可恢复正常，症状也随之消失，因而称之为可复性牙髓炎。

健康牙髓、可复性牙髓炎与不可复性牙髓炎的鉴别虽然只能根据临床症状及各种检查结果判断，但它们之间却有比较明确的界限，即健康牙髓无严重的牙体牙周病变；可复性牙髓炎患牙有较严重的牙体牙周病变，但尚未达到能构成感染途径的程度；不可复性牙髓炎的患牙，有能构成感染途径的各种牙体、牙周病变。

在病理检查方面，可复性牙髓炎组织中没有炎症细胞出现，不可复性牙髓炎则有各种炎症细胞渗出血管。

牙体手术后、深龋、牙周病及其他牙体缺损出现的症状，需要与不可复性牙髓炎做鉴别诊断，以决定保髓或去髓治疗，这在临床上具有重要意义。可复性牙髓炎的症状如不注意检查鉴别，也容易与其他牙髓病变相混淆。但是，就牙体缺损而言，目前还没有一种仪器能够准确判断缺损面与髓腔之间的距离，更无法在直视下观察牙髓组织微细结构的变化，因而也无法对牙髓是否有病

变作出很准确的诊断，只能根据患者自觉症状及检查结果综合判断。可复性牙髓炎如不治疗或治疗不当，也可发展为不可复性牙髓炎。

二、临床表现

可复性牙髓炎的临床症状相当于过去的牙髓充血，即患牙接触到明显高于或低于体温的温度刺激时，可产生一过性的较明显的疼痛，当刺激移去后疼痛立即消失；接触酸、甜食物及冷空气刺激亦可产生相同的症状，但无自发性疼痛史；牙齿虽有缺损但未露髓；牙周组织退缩而无深牙周袋或明显的根分叉病变；垂直叩诊无疼痛。

可复性牙髓炎检查多见于以下病因基础。

1. 牙体严重缺损 未治疗的深龋或中、深龋治疗不当（采用银汞合金充填未衬底），外伤或𬌗创伤牙折近髓、深楔状缺损、重度磨损等。

2. 牙体手术 活髓牙作固定桥基牙或冠修复备牙后，牙体组织磨除较多未做临时冠保护，或临时冠不密合、破损等；冠桥粘接后边缘不密合的基牙，尤其多见于各种烤瓷冠或全瓷冠修复。

3. 近期有牙周病治疗史 如牙周刮治、根面平整等手术，术后牙龈退缩牙根暴露。

4. 牙周组织退缩 中老年人牙周组织退缩使牙颈部或牙根暴露，多见于𬌗面严重磨损的患牙；也可见于刷牙不当致牙周创伤者。

诊断可复性牙髓炎必须具备以下条件。

1. 有冷热刺激痛史，但无自发性疼痛及夜间痛史；

2. 温度测试冷热刺激痛，但刺激移去后疼痛立即消失；

3. 牙体虽有严重缺损，但未探到露髓孔；

4. 垂直叩诊无疼痛。

三、鉴别诊断

需要与可复性牙髓炎鉴别的是不可复性牙髓病变，前者是适合保髓治疗的，后者除极少数根尖未发育的年轻患牙外，成年人往往都是需要去髓治疗的。因此，有学者又将其称为保髓性牙髓炎和去髓性牙髓炎。可复性牙髓炎在检查诊断时，需要与以下几种牙髓病变鉴别。

1. 牙髓部分坏死 多发生在急、慢性牙髓炎的后期，检查有明确的感染途径及不同程度的叩

痛，温度测试类似可复性牙髓炎的结果，但刺激痛较轻是其特点，如不注意询问病史，很容易与可复性牙髓炎混淆（详见第3节）。

2. 露髓孔大的牙髓炎 深龋露髓孔大小与温度测试结果有较大的关系，检查时利用温度刺激使血管扩张压迫牙髓激发疼痛，露髓孔大压力缓冲快，因而疼痛消失也较快。露髓孔大的不可复性牙髓炎多见于深龋及深楔状缺损，一般探诊即可获得诊断依据，且患牙大都有不同程度的叩痛。

3. 感染较轻的牙髓炎 少数感染较轻的患牙，温度测试也可出现类似可复性牙髓炎相同的结果，这可能与炎症轻充血不明显有关。感染轻的牙髓炎多见于微生物或有害物质从牙本质小管进入牙髓，如外伤或𬌗创伤性牙折断面近髓、畸形尖折或磨损、咬合面或切缘重度磨损等。患牙温度测试刺激痛不明显，但有自发痛或冷热刺激痛史，有一定程度的叩痛是诊断的主要依据。此外，少数根尖发育未完成的年轻患牙如发生牙髓病变，即使露髓孔小，温度测试也会出现与上述相同的结果，这可能同根尖孔粗大血运丰富，压力容易向根尖周缓冲有关。

对烤瓷牙备牙后及中晚期牙周病出现的冷热刺激痛，判断是可复性牙髓炎还是不可复性牙髓炎非常重要，这关系到是否需要去髓。在这方面，不能仅凭温度测试刺激痛敏感程度判定牙髓有无病变，尤其是水温较低的冬天，前者需根据有无露髓孔，后者要注意检查牙周袋深度，此外，还要注意有无叩痛，通过上述几个方面作综合分析才能作出正确的诊断。

对深龋所致的可复性牙髓炎，临床上诊断应慎重，个别病例可能因患者对疼痛耐受性强，对温度测试及叩诊反应不准确，就会把不可复性牙髓病变误为可复性。此外，视野差或洞底软龋未去净，小的露髓孔亦难发现，有的牙髓可能已部分坏死，温度测试结果与可复性牙髓炎类似。即使能确定为可复性牙髓炎，也要用与牙髓亲和性好的氧化锌丁香油酚或聚羧酸锌水门汀暂充观察，并向患者做必要的说明。

有的文献试图将深龋与可复性牙髓炎进行鉴别诊断。笔者认为：这是两种不同性质、不同概念的病变，虽然同处于一个共同体，但前者指的

是牙体病变（缺损）程度；后者指的是牙髓病变性质。深龋可能无牙髓病变，也可能有牙髓病变，牙髓病变是深龋发展的结果，应该鉴别的是牙髓有无病变及病变的程度。

第2节
不可复性牙髓炎

不可复性牙髓炎（irreversible pulpitis）是可复性牙髓炎病情继续发展的结果。

随着龋病的发展或楔缺的加深，细菌通过暴露的露髓孔进入牙髓，导致牙髓产生各种炎症性病理改变，即不可复性牙髓炎的发生。此外，𬌗（切）面磨损、隐裂、根裂及牙周病变等发展到一定程度；畸形尖折、外伤牙折、医源性牙体损伤、有刺激性的材料及能产生微渗漏的充填体经过一定时间，细菌感染牙髓或有害物质侵入，也可发生不可复性牙髓炎。

一、急性牙髓炎

急性牙髓炎是各种牙髓病中症状最严重的一种病变，患者疼痛剧烈，对治疗要求迫切。但部分患牙存在较复杂的因素，检查者如不具备一定的基础知识和正确的检查方法，就很容易误诊误治。

（一）发病机制

急性牙髓炎（acute pulpitis）的早期，牙髓组织表现为浆液性改变：如血管扩张血流加快，血管壁通透性增强，中性粒细胞从毛细血管壁渗出并在组织中积聚，纤维蛋白亦渗出并潴留于组织中，使组织出现水肿。由于牙髓处在密闭的髓腔，组织水肿可压迫痛觉神经，加上炎症因子的作用，传导至大脑皮层（pallium）产生疼痛。这种炎症早期的病理改变，过去又称其为浆液性牙髓炎（serous pulpitis）。

随着病变的发展，髓腔内的压力增大，牙髓局部出现循环障碍，组织缺血缺氧乃至变性坏死。坏死组织可释放组胺、5—羟色胺（5-hydroxytryptamine）、激肽（kinin）、缓激肽（bradykinin）等血管活性物质，使血管扩张及通透性加剧。大量白细胞尤其是中性粒细胞逸出，并聚积在病变区，在吞噬细菌及坏死组织后，溶

酶体破裂释放出蛋白溶解酶，结果使白细胞自身死亡及周围组织溶解，液化后即成脓液，白细胞亦转变为脓细胞。上述病理改变即临床上的急性化脓性牙髓炎（acute suppurative pulpitis）。

在急性牙髓炎的病理机制中，具有致痛作用的前列腺素（prostaglandin）、激肽等刺激痛觉神经，在神经肽（neuropeptides）中的 P 物质（substance P）参与下，传导至大脑皮层可产生剧烈的疼痛。神经肽是神经纤维损伤时释放的多肽物质，其中的 P 物质具有参与炎症反应及传导疼痛等作用，是炎症病理改变中的重要物质。

急性牙髓炎的组织学检查可见坏死及退行性变的细胞，崩解的成纤维细胞和炎性细胞的碎片。此外，还可观察到支离破碎的神经组织。

上述病理改变在临床上属化脓性牙髓炎。但病变的范围可存在较大的差异，有的仅局限在某一部位，有的为大部分乃至全部牙髓组织发生炎症。

牙髓借根尖孔与根尖周组织相连，尤其与牙周膜关系更为密切，在牙髓发生炎症时，感染虽未完全进入根尖周组织，但牙髓血管扩张仍可波及根尖周，尤其是近根尖处的牙周膜，可同时出现血管扩张充血，以沟通牙髓的血液循环，加快代谢产物的排除。因此，在牙髓炎的各个阶段，患牙可有不同程度的叩痛。而在牙髓炎的后期，极少数感染扩散可合并根尖周炎，此时可出现根尖周炎的病理改变。

急性牙髓炎指牙髓初次感染产生的症状，多见于外伤折断、医源性损伤及中、深龋治疗不当等。例如，外伤（包括𬌗创伤）折断露髓或接近露髓、使用刺激性大的材料修复未衬底、深龋备洞时未采取降温措施、使用刺激性大的药物消毒等。组织学研究证明：龋齿、楔状缺损、磨损、隐裂、牙周病等感染途径所致的多为慢性牙髓炎急性发作（exacerbation of chronic pulpitis），但由于临床症状与急性牙髓炎相同，治疗方法上亦无差别，故仍习惯地称其为急性牙髓炎。

（二）临床表现

急性牙髓炎受病变程度、髓腔暴露大小、患者对疼痛的耐受性等因素影响，其临床症状及检查结果亦不相同，典型的急性牙髓炎具有以下特点。

1. 自发性疼痛　急性牙髓炎在无刺激因素情况下可出现自发性疼痛，呈剧烈或较重的阵发性发作。疼痛持续时间依炎症程度不同而长短不一，一般是每次持续数分钟至十多分钟，早期疼痛时间短而间歇时间长；随着炎症的进一步发展，疼痛时间渐长间歇期渐短；至后期仅有短暂的缓解期，如有较长时间的持续性疼痛，说明病变已发展到牙髓部分坏死乃至全部坏死。疼痛发作的频率也可因炎症程度不同而异，有的每天仅发作一两次，有的可能发作多次。

疼痛程度也因炎症轻重而不同，可有较重的锐痛；亦可表现为难以忍受的剧痛；化脓性牙髓炎多有剧烈的跳痛，且持续时间较长。

口服镇痛药能使自发痛得到缓解或暂时消失，但严重者服一般止痛药无效。

2. 放散痛（牵涉痛）或错位痛　一般是沿三叉神经分布区放散痛，即患者自觉除了患牙疼痛外，在与患牙相邻的前牙或后牙、对颌牙及同侧颌面组织亦感疼痛，这种情况即为放散痛或牵涉痛（radiating pain）。有的患者体会不到是哪一颗牙痛，就诊时误将疼痛指定在患牙的前或后牙位，或指向对颌的某一颗牙；极少数患者还会自觉为口腔颌面部其他组织疼痛，包括三叉神经支配区的口唇、舌、颊黏膜、咽部、牙龈、拔牙创、耳颞部、眶下区及颌骨等，甚至是一侧头痛，此即与放散痛不同的错位痛（dislocation pain）。

以口颌面部组织疼痛为主诉的病例，主诉自发痛、冷热刺激痛或进食时疼痛都有发现，急性者居多，慢性的较少，且更容易被忽视。从年龄组来看，以老年患者为多，亦可见于个别乳牙（表4-1）。这种不觉牙痛的牙病，主诉虽为上述部位疼痛，但其疼痛规律符合急、慢性牙髓炎。因此，在主诉疼痛部位未发现病变时，应重视对牙列的详细检查，才不会发生牙髓病的误、漏诊。以颌面部组织疼痛为主诉的急慢性牙髓炎病例详见第 8 章。

临床上错位痛比牵涉痛更多见，此种情况在一侧有数个牙龋或其他感染途径时常给诊断造成困难，尤其是感染途径隐蔽的情况下，如不认真检查就会造成误诊误治。另一方面，患者所指的牙可能有龋洞，检查者应详细检查其是否能构成感染途径，有无其他阳性体征，再把同侧上下牙

表 4-1　44 例主诉口颌面部疼痛部位与确诊牙位

主诉疼痛部位	例数	确诊牙位
拔牙创	10	同颌牙 8 例，对颌牙 2 例，拔牙后 1 天 ~20 多天多为拔牙时就已误诊
牙龈	9	同颌牙 8 例，对颌牙 1 例
牙槽嵴	8	同颌牙 4 例，对颌牙 4 例，均为缺牙后
颌骨	3	2 例为同颌磨牙，1 例为对颌前磨牙
耳颞部	6	上颌牙 4 例，下颌牙 2 例（1 例为外耳道，1 例为耳前骨痛）
眶下区	1	左上尖牙
颊、舌部	4	乳牙 1 例、恒牙 3 例，均为下磨牙
下唇	2	均为乳第二磨牙
鼻腔	1	右门牙
合计	44	

注：诊断为急性牙髓炎 38 例（10 例已发展为牙髓部分坏死），慢性牙髓炎 6 例，病史最长 3 个多月，最短 1 天

都检查一遍，最后才能诊断，千万不要轻易相信患者指定的牙，否则就会误诊误治。

产生放散痛或错位痛的原因可能同牙髓的神经缺乏本体感受器有关，亦可能为各牙的感觉神经共同汇集到三叉神经，其中有神经纤维交叉和重叠的可能，因而导致疼痛定位不准确，但放散痛的范围除个别下前牙外，不会放散到患牙的对侧区域。放散痛一般多见于炎症的早中期，至后期炎症波及根尖周多能指出患牙。

3. 夜间痛或夜间加重　急性牙髓炎疼痛可随体位改变而加重，如平卧或低头都可使疼痛加重，这是因为头部位置低时，牙髓内压力增高压迫神经有关。因此，大多数患者有夜间或午睡时疼痛加重的现象，有的甚至疼痛首发于夜间睡眠时，这可能同睡眠时温度高及头部位置低造成髓腔压力高有关。剧烈的疼痛往往使一些患者寝食难安，以至于就诊时要求拔牙以解除痛苦。

4. 温度激发痛　急性牙髓炎的发作期，口内温度的骤然改变可使疼痛加重；而在间歇期，较大的温差可激发疼痛，这种疼痛在温度恢复正常后仍可持续数秒至十多秒钟。这可能是温度刺激使血管扩张，压迫牙髓组织中的神经有关。因此，临床上可用冷、热水作为检查的一种方法，以判断牙髓活力（vitality of pulp）及确定患牙。

牙髓病变所处不同阶段对温度刺激的反应也不同：在急性牙髓炎的初、中期，冷热刺激均可激发痛，且冷刺激比热刺激更敏感；但在急性牙

髓炎的后期可出现"热痛冷缓解"现象，即患牙对热刺激比冷刺激更敏感，有的冷刺激不但反应轻微或无反应，甚至反可使疼痛缓解。因此，部分患者常借助凉水止痛，检查时用热水测试也比冷水更准确。

5. 探诊痛　大部分急性牙髓炎均发生于龋等牙体严重缺损，且有露髓孔，即使在检查时未探到露髓孔，在龋洞的洞底探诊亦较敏感。但在后期冠髓坏死则探诊不敏感，可在开髓后探查根管或试拔髓时有探痛，即牙髓已坏死或部分坏死，这也是牙髓炎发展的必然结果。了解这一点有助于对临床症状与检查结果不相符时的分析判断。

需要指出的是：无论患者有急性或慢性牙髓炎症状，探诊只能作为辅助检查手段，主要探查有无龋洞及酸痛反应，而不能去探查有无露髓孔，否则将会给患者带来极大的痛苦。

由隐裂、重度磨损、畸形尖或窝、外伤牙折、牙周病或根裂逆行感染的患牙则无探诊痛，只能根据病史、冷热测试及叩诊等检查结果而获得诊断依据。

6. 叩痛　绝大部分急性牙髓炎检查都有不同程度的垂直叩痛，尤其是慢性牙髓炎急性发作叩痛较明显，这可能与牙髓炎性充血波及根尖周的牙周膜，造成牙周膜血管扩张充血有关。个别病例在后期可并发根尖周炎，除叩痛更明显外，还可伴有轻度的松动。牙髓炎合并根尖周炎临床上较少见，叩痛明显而无松动者不是合并根尖周炎

的表现。

7. X 线检查　部分病例有牙周膜增宽，但骨质无改变。

（三）诊断与鉴别诊断

急性牙髓炎的诊断除了应具备上述症状及检查的异常体征外，确定患牙还必须要有能构成感染途径的牙体缺损、隐裂、发育畸形、牙周病等。此外，有的可能有外伤史、牙体手术、不合理的充填修复及不良修复体等；温度测试刺激痛，刺激除去后疼痛仍持续一段时间；绝大多数患牙有不同程度的垂直叩痛。

急性牙髓炎应与以下疾病鉴别。

1. 三叉神经痛　本病的症状为：沿三叉神经分布区的阵发性电击样或撕裂样剧痛，每次疼痛仅数秒至数十秒，很少有超过数分钟的，可放射到一侧上下牙列及颌面部的皮肤与黏膜，因而容易与急性牙髓炎混淆，对于缺乏经验者或检查不仔细时最容易误诊误治。例如：将感染途径隐蔽且已发展至后期的牙髓炎误诊为三叉神经痛；或将三叉神经痛误诊为急性牙髓炎。但若能详细询问病史及认真检查，亦不难鉴别（详见第 7 章）。洗脸、说话等颌面部肌肉牵拉激发痛是三叉神经痛最典型的症状，三叉神经痛检查时大都有"扳机点（trigger point）"，即用棉球轻触口腔或颌面部的某一部位可激发剧烈疼痛，包括轻触同侧的某一颗牙，但有的患者在就诊前口服卡马西平等镇痛药则触不到"扳机点"。因此，扳机点不是诊断三叉神经痛的唯一依据。三叉神经痛除非合并有某一牙的牙髓炎，否则冷热试验无反应。急性牙髓炎除非已发展到牙髓坏死或部分坏死，否则温度测试都有不可复性牙髓炎的反应。

2. 拔牙术后反应性疼痛与干槽症　拔牙术后，尤其是手术困难的下颌第三磨牙拔除，创伤大及牙槽骨挤挫伤，术后易发生反应性疼痛或干槽症（dry socket），其症状也容易与急性牙髓炎混淆。反应性疼痛一般发生在拔牙的当天，呈持续性痛，1~2d 后症状逐渐减轻或消失。干槽症也可出现剧烈的持续性疼痛，有的甚至放射到耳颞部，以下颌第三磨牙拔除发生率最高，其他牙较少发生。但干槽症疼痛多出现在拔牙术后的 1 周前后，检查可见拔牙创空虚。干槽症有腐败型及非腐败型之分，腐败型用棉球擦拭牙槽窝有腐臭，同侧牙

列冷热测试无反应。

拔除第三磨牙后出现疼痛，应注意检查第二磨牙远中是否有颈部龋，以防遗漏牙髓病的诊断。因为，有些第二磨牙颈部常与倾斜的第三磨牙发生不良接触而致龋，发生急性牙髓炎时疼痛又可放散至第三磨牙，若检查不细常会先拔除第三磨牙，导致误诊误治。

3. 上颌窦病变　包括上颌窦炎症、囊肿及上颌窦癌等。从解剖上来分析，支配上颌后牙的牙髓神经从上颌窦外壁穿过，上颌窦病变也可引起牙痛。因此，对主诉上颌牙痛者应注意与上颌窦病变鉴别。例如，急性上颌窦炎多为持续性胀痛，且伴有鼻塞、流脓鼻涕等症状。上颌窦癌压迫邻近根尖神经，有的也可出现邻近牙与急性牙髓炎类似的疼痛规律，但上颌窦癌有鼻塞、鼻衄、张口受限等症状，晚期还可能有上后牙松动，相应的颌骨肿胀等体征。上颌窦囊肿及个别慢性上颌窦炎也可出现较重的上后牙疼痛，但疼痛规律始终为持续性。上颌窦病变检查多有鼻旁侧轻度压痛，有的外观鼻旁侧稍肿胀，但同侧牙齿检查无阳性体征。

4. 龈乳头炎或牙周脓肿　急性龈乳头炎或牙周脓肿，早期也可有较重的疼痛，但这两种疾病的疼痛规律也都是持续性的，而非急性牙髓炎的阵发性发作，疼痛程度也没有急性牙髓炎剧烈。详细检查诊断并不难，前者有龈乳头红肿；后者可见近龈缘组织隆起，压之有波动感。

5. 心源性牙痛　冠心病患者在心肌供血不足时发生的心绞痛（angina），大多主诉为心前区或胸骨后疼痛，极少数患者主诉症状为牙痛或颌骨疼痛。心绞痛多发生在 40 岁以上的患者，发作前多有体力活动、情绪激动、饱餐或寒冷等诱因。心肌梗死发作时可伴有呼吸困难或窒息感，极个别患者第一感觉是牙痛，脸色苍白、出冷汗是心源性休克的前兆，临床医生应高度重视这种病的罕见症状，正确诊断，使患者能及时得到救治。

二、慢性牙髓炎

慢性牙髓炎（chronic pulpitis）包括过去分类的慢性闭锁性牙髓炎及溃疡性牙髓炎，大多数为龋病所致，亦可见于楔状缺损、牙体磨损、牙周病、隐裂、根裂及充填体微渗漏等感染途径所致。

（一）发病机制

以龋病为例，在龋病进展较慢的情况下，牙髓受到外界理化因素的长期刺激，促使防御机制发生作用，牙本质小管硬化及髓腔顶部产生反应性牙本质，部分患牙可出现不规则的钙化不全的牙本质桥，完全或部分覆盖牙髓的表面；在龋病进展较快时，龋洞出现露髓孔并逐渐增大，牙髓发生溃疡面并逐渐向深层扩展，最终导致牙髓坏死。

在露髓孔小或细菌毒力弱的情况下，牙髓的病理改变为毛细血管扩张，或有小脓肿形成，成牙本质细胞层有淋巴细胞、浆细胞浸润；病变延续较长时间则有成纤维细胞及胶原纤维增生，形成炎性肉芽组织。

慢性溃疡性牙髓炎多发生在严重龋病的患牙，龋蚀已伤及髓腔且露髓孔较大，牙髓在露髓孔处呈溃疡状态，溃疡下方有成纤维细胞和胶原纤维增生，并有以淋巴细胞为主的白细胞浸润。

上述两种牙髓病变因机体免疫力低下或其他原因使细菌加快繁殖，即可出现急性牙髓炎的病理改变，临床上称慢性牙髓炎急性发作。

（二）临床表现

本病大部分无明显的自发痛，部分病例偶有较轻的自发性疼痛。有的近期有冷、热刺激痛或酸甜食物接触激发痛。部分患牙亦可无症状，多为要求修复牙体缺损而就诊，但在检查时有冷热刺激痛，这可能同患者的饮食习惯及缺损的部位有关。

慢性牙髓炎亦可有急性发作史，但未经过正规的治疗，在患者机体免疫力强或经过某种简易治疗后症状缓解，此后演变成慢性病变。

临床检查大多为深龋，包括有充填物的继发性龋或微渗漏，有的有各种充填体或冠桥修复体，还有的为其他牙体缺损，如严重磨损、隐裂、根裂等。如为深龋探诊有痛感，由于露髓孔小且被软龋覆盖，故较难探到，但在去除软化牙本质后均可探到露髓孔。温度试验大部分冷热均较敏感，有的冷试不敏感热试敏感，刺激移去后疼痛仍持续，但逐渐减轻，延续数秒钟至十数秒钟后消失。露髓孔大的病例，刺激移去后疼痛可立即消失，应注意与可复性牙髓炎及牙髓部分坏死鉴别，前者无露髓孔及叩痛，后者有不同程度叩痛。慢性牙髓炎除极少数非常稳固的多根牙外，绝大多数患牙均有不同程度的叩痛。

三、增生性牙髓炎

（一）发病机制

年轻恒磨牙根尖孔较粗，牙髓血运丰富，在龋损至髓室顶已完全破坏的情况下，冠髓坏死并分解脱落，根髓中成纤维细胞、淋巴细胞、浆细胞等炎性细胞积聚，并使毛细血管新生；唾液中游离的口腔黏膜上皮细胞亦定植覆盖其表面，使成为富含血管的新生结缔组织，即慢性增生性牙髓炎，又称牙髓息肉（pulp polypus）。随着息肉的不断增长，呈蘑菇状突出于髓室中（图4-2）。息肉组织中神经纤维较少，因而对各种刺激不如牙髓组织敏感，可长期无症状，也不会急性发作。但根髓组织中仍存在原有的神经纤维，故在去髓术时仍需要用常规的镇痛方法。

（二）临床表现

本病好发于年轻患者的下第一恒磨牙，一般无自觉症状，多为要求修复残冠而就诊，少数有食物掉入时压迫痛及出血。检查可见牙体龋坏严重，且髓腔完全暴露，髓室底有鲜红的息肉样组织，蒂部在根管口位置，探之有轻微疼痛且易出血，探查洞壁及髓室底无穿孔。

本病应注意与牙龈息肉及牙周膜息肉鉴别，前者多见于邻面洞或残冠，锐利的洞缘刺激使牙龈呈息肉样增生并突入龋洞；后者为磨牙残冠髓室底穿通，牙周膜细胞增生长入龋洞（图4-3）。

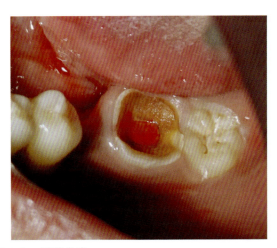

图4-2　牙髓息肉

牙龈息肉用探针将息肉推向一边可见蒂部在牙龈上，牙周膜息肉因位于洞底，且容易出血而不易

探查到蒂部，但若用探针沿蒂部向颊舌方向探查，可见探针穿出髓底直至牙龈。

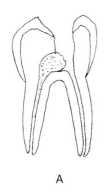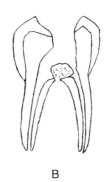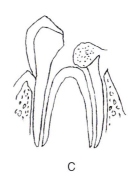

A　　　　　　　　B　　　　　　　　C

图 4-3　牙髓息肉鉴别示意图
A. 牙髓息肉。B. 牙周膜息肉。C. 牙龈息肉

四、逆行性牙髓炎

（一）发病机制

逆行性牙髓炎是牙周牙髓联合病变（periodontic endodontic lesion）的一个类型，多发生在中晚期牙周病的患牙，深牙周袋中的细菌通过侧支根管或根尖孔感染牙髓，导致牙髓发生急、慢性炎症。本病好发于磨牙，由于磨牙不但在根尖 1/3 处有侧支根管，在根中 1/3 及根颈 1/3 均有可能存在。因此，牙周袋不需到达根尖即可引起牙髓感染。部分磨牙髓室底还有副根管通向根分叉处，如果根分叉暴露较多，下方的牙周组织一旦发生病变，细菌就会通过副根管感染牙髓，以下颌第一磨牙多见。

磨牙根裂可使患侧根髓及冠髓坏死，其分解产物从牙周排出形成牙周袋，细菌从牙周袋逆行感染可导致健侧牙髓慢性炎症。

上述两种感染途径发生的牙髓炎称逆行性牙髓炎。

（二）临床表现

逆行性牙髓炎临床上大多数以急性牙髓炎症状就诊，此前可能有可复性牙髓炎的症状，也可能为慢性牙髓炎的症状。慢性逆行性牙髓炎由于症状不明显，往往不引起患者及临床医生的重视，一些以咬合不适或咬合无力为主诉的患牙，往往仅用洁牙或口服药物打发患者，而疏于对患牙进行温度测试及叩诊，结果造成漏诊使病变继续发展（详见第 18 章）。

逆行性牙髓炎多见于磨牙，急性的有阵发性的自发痛、夜间痛，慢性的多为冷热刺激痛，咬合不适或咬合无力为主诉，患牙多有 II 度以上松动，某一侧可探及深牙周袋，其他检查体征与急、慢性牙髓炎相同。

磨牙根分叉病变所致的逆行性牙髓炎则探不到深的牙周袋，除非牙周萎缩严重，松动大都不明显，探针在根分叉下方某一侧可探入较深，有的甚至可穿出对侧，X 线检查可见根分叉下方有阴影。

由根裂所致的逆行性牙髓炎此前多有咬合无力、咬合不适、冷热刺激痛等症状，检查患牙有 I 度以上松动，根裂侧可探及深而窄的牙周袋，温度测试有不可复性牙髓炎或类似可复性牙髓炎的结果，但没有能导致牙髓病变的其他感染途径，个别根裂时间长的磨牙还会出现患侧窦道，X 线片可见根管下段增宽影（图 4-4）。

多数牙周病患者有一组多个牙的松动，牙周萎缩或牙根暴露，温度测试容易出现激发痛，确定哪个牙为逆行性牙髓炎，应详细检查认真分析，以防误诊。

逆行性牙髓炎如未及时治疗，病程多持续较长时间，这可能同细菌感染较轻，或由于患牙的松动缓冲使牙髓不易坏死有关。如发展至牙髓坏死，患者因无症状未及时就诊治疗，感染向根尖周扩散，可发生急、慢性根尖周炎，使原有牙周病加重。

五、残髓炎

干髓术或去髓术拔髓不彻底、拔髓遗漏根管

等原因导致部分牙髓残留，如发生炎症称残髓炎（retrograde pulpitis）。

残髓炎在牙髓病不规范治疗后的近、远期均可发生，依牙髓残留的数量及感染程度不同，临床上症状轻重不一。例如，原有急性牙髓炎患牙遗漏根管，使某一有炎症的根管完全存在，其症状就重；而根髓去除不彻底或侧副根管中的残髓未能去除，则症状较轻，且多在原去髓术后数月至数年发生。在检查时也是一样，遗漏根管者对温度测试较敏感，而根尖处残髓炎则反应迟钝，需用相差悬殊的温度测试才能有反应，以热水测试较敏感，但会出现延时反应。

除近期去髓术遗漏根管外，残髓炎较少有自发性疼痛，主要根据有牙髓治疗史及冷热刺激痛、咬合痛或咬合不适的病史；温度测试有冷热刺激痛，但多数为迟缓的较轻的热刺激痛，刺激除去后疼痛即消失，叩诊有轻微痛，在去除窝洞及根管充填物后，用扩大针探及残髓有痛感而做出诊断（图4-5）。如为侧支根管或根尖分叉的残髓，主根管探痛往往不明显，诊断主要依靠病史、温度测试及叩诊。

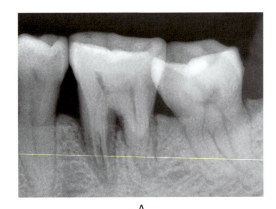

A

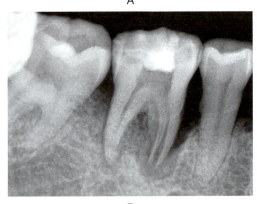

B

图4-4　根裂并发牙髓病变
A.36近中根裂，出现牙髓部分坏死症状及体征。B.46近中根裂，出现慢性牙髓炎症状及体征，且有近中舌侧有结节状窦口（同一患者）

第3节 牙髓坏死

牙髓坏死（pulp necrosis）大都由急性或慢性牙髓炎演变而成，也可由充填物的化学刺激引起，正畸过度牵拉或外伤也可导致牙髓坏死。

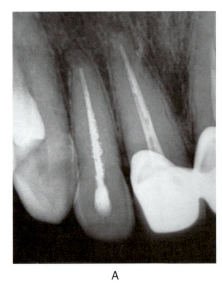
A

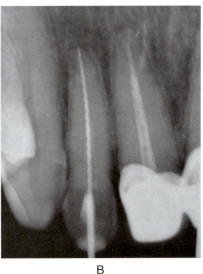
B

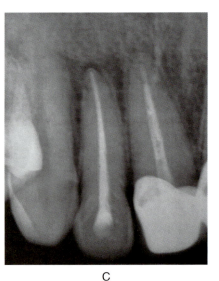
C

图4-5　残髓炎
A.12术前X线片。B.重新去髓。C.根管充填后。27岁男性，他院去髓术后4个月出现轻度热刺激痛，检查：12热水测试（＋），叩痛（±），拍片发现12根充欠填3mm，去除根充物后近根尖探痛，重新治疗后症状消失

一、发病机制

在牙髓炎后期，牙髓组织出现血运障碍，小血管麻痹而丧失功能，牙髓组织缺血缺氧渐成退行性变或液化坏死。

充填较深的窝洞未垫底，材料中的化学刺激也可导致牙髓坏死，尤其是光固化复合树脂充填较多见。

外伤、正畸加力不当或长期的创伤殆，牙周膜受到过度牵拉或压迫，血液循环受到一定的影响（血管破裂或挤压），血供障碍可使牙周组织发生退行性变，同时也影响到牙髓的血液供应，最终使牙髓组织发生退行性变或坏死。

活髓牙行烤瓷冠或全瓷冠修复，磨除较多的牙本质，有的甚至接近髓腔，在此基础上使用刺激性较大的粘接剂粘接，在经过一定时间后也会导致牙髓坏死。

根据病变发展的程度不同，牙髓组织可出现部分坏死或全部坏死。临床上以部分坏死多见，有的冠髓坏死，根髓在根尖以上的任何部位仍有活力；个别多根牙某一根髓全部坏死，且已并发慢性根尖周炎，但另一根管牙髓仍存活，常见于磨牙根裂，裂隙侧根髓及冠髓坏死并出现窦道，但健侧牙髓仍存活。慢性牙髓炎如无急性发作，则呈渐进性坏死。

牙髓坏死在显微镜下可见组织细胞核固缩、碎裂及溶解，胞浆和间质崩溃成颗粒状，形成一片模糊的无结构物。牙髓坏死的范围大小不同，在坏死组织与正常组织间有炎症浸润带，此种情况即为牙髓部分坏死。随着病变的继续，则发展为全部坏死。

过去曾将外伤或正畸等导致的血运障碍定义为牙髓坏死（无细菌感染）；将有龋等感染途径所致的称牙髓坏疽（pulp gangrene）；亦有将腐败性细菌感染所致称牙髓坏疽，临床上无特殊意义。因此，现在的教科书大都统称为牙髓坏死，不质细分。

有的学者认为：充填修复后导致牙髓坏死的原因不是材料的刺激性，而是由于充填料与洞壁产生的微渗漏导致细菌在缺氧环境下生长繁殖，并从洞底的牙本质小管进入髓腔使牙髓发生病变。此观点对深龋近髓的患牙有一定的说服力，但对中龋洞修复后出现的牙髓病变则难以解释，其原因很可能是材料中的化学成分的刺激。

刺激性大的材料在充填后数周即可导致牙髓坏死，如各种复合树脂。刺激性小的材料在充填后数月至数年才导致牙髓病变，这可能与微渗漏有关。能导致微渗漏的充填材料有银汞合金、玻璃离子水门汀、磷酸锌水门汀（充填技术失误）等。

二、临床表现

（一）牙髓部分坏死

牙髓部分坏死是介于牙髓炎与牙髓坏死之间的病理阶段，由急、慢性牙髓炎发展演变而来。

过去诊断牙髓部分坏死需要依靠病理检查，实践证明，临床上只要详细询问病史，综合分析症状与检查结果，诊断并不困难。例如，急性牙髓炎演变而来的牙髓部分坏死在近期有阵发性疼痛史，最后一次有超过半小时以上的持续性痛；慢性牙髓炎演变而来的则多有较长时间冷热刺激痛，近期出现刺激痛缓解，但有咬合无力或轻微咬合痛。检查患牙多数有不同程度的叩痛，温度测试多为类似可复性牙髓炎的结果，但刺激痛较轻是其特点，根髓大部分坏死患牙温度测试有的无反应。

龋源性牙髓部分坏死探诊及开髓均不痛，仅在拔髓针或扩大针伸入根管的某一节段时有痛感。多根牙由牙周病或根裂所致的逆行感染，患侧根髓及冠髓坏死，其他根髓仍可存活，温度测试均为类似可复性牙髓炎的结果。但牙周病患牙患侧可探到深而宽的牙周袋，根裂牙在患侧可探到深而窄的牙周袋，热试验（热器械）患侧无反应，健侧可有不同程度的刺激痛，研磨试验乃至开髓均无反应，患牙多有Ⅰ度~Ⅱ度松动，开髓后扩大针探查患侧根管无感觉，其他根管在不同的节段有探痛。

牙髓部分坏死温度测试的结果，应注意与深龋引起的可复性牙髓炎或单纯的牙周病鉴别，前者在软龋去除后未能探到露髓孔，亦无叩痛；后者虽有明显松动及附着丧失，如未并发牙髓病变则无叩痛及深牙周袋。

（二）牙髓坏死

牙髓坏死有以下症状及体征。

1. 由急性牙髓炎演变而来的多有阵发性疼痛转为持续性疼痛史。由慢性牙髓炎演变而来的牙髓坏死此前多有冷热刺激痛的症状，近期刺激痛减轻或消失；部分病例有牙体修复史、外伤或正畸史。

2.感染性坏死者检查可及牙体缺损、发育畸形、牙周病等感染途径；化学刺激引起的多有近期充填修复史。

3.牙冠变色。对比邻牙可见患牙色泽较晦暗，如为腐败性细菌感染牙冠呈灰褐色，充血性坏死的为红褐色。

4.龋源性患牙探诊无痛感，有不同程度的叩痛，个别很稳固的后牙也可能无叩痛，原有牙周病或合并根尖周炎者患牙可有不同程度的松动。

5.温度（热器械）或电活力测试无反应。

6.拔髓时可及苍白或灰褐色的死髓，腐败性细菌感染者可闻及腐臭味。如无死髓，近期亦无疼痛史，则可能为陈旧性坏死，其腐质中含有大量细菌，多并发根尖周慢性炎症，应注意 X 线片上根尖周骨质的改变。

（陈乃焰）

参考文献

[1] 史俊南.现代口腔内科学.北京：高等教育出版社,2000
[2] 凌均棨.牙髓病学.北京：人民卫生出版社,1998
[3] 李秉琦,温玉明.口腔疾病治疗学.天津：天津科学技术出版社,1998
[4] 黄群华.牙髓病的临床诊断、分类及治疗原则.国外医学口腔医学分册,1978, 5(2):49-54
[5] 陈乃焰.露髓孔在龋源性牙髓病诊断中的意义.口腔医学,2007, 27(9):485-486
[6] 黄群华.牙髓病和牙周病的相互关系.国外医学参考资料口腔医学分册,1979, 6(3):149-151
[7] 高志荣.牙髓病与牙周病的相互关系.国外医学口腔医学分册,1983, 10(1):3-7
[8] 王嘉德.牙髓病分类与临床诊断中的问题.国外医学口腔医学分册,1984, 11(2):74-78
[9] 张蕴惠.关于根分叉部病变.国外医学口腔医学分册,1983, 10(1):7-10
[10] 肖明振.541 例牙髓病临床与病理诊断统计分析.中华口腔医学杂志,1983, 18(1):12-14
[11] 汪一鸣.牙髓病临床诊断的可靠性分析.实用口腔科杂志,1990, 6:182-184
[12] 郝子明.牙髓病对叩诊反应的探讨.口腔医学纵横,1987, 3:173-175

第5章

根尖周病发病机制及临床表现

根尖周病（periapical disease）是牙髓病变继续发展的结果，其主要病因是细菌感染和化学刺激。

牙髓发生炎症坏死后，在根管系统中形成腐败物质，大量的微生物生长繁殖，在机体免疫机能低下时，细菌及其代谢产物就会通过根尖孔侵入根尖周组织，导致根尖周组织病变；根管治疗中器械抵近或超出根尖孔，把根管中含有微生物的腐质挤出或带到根尖周组织，也会导致急性炎症反应，两者同属感染性根尖周炎（infectious periapical periodontitis），后者又称诊疗间炎症反应或根管治疗期间的急症。根管治疗中不正确的封药，某些具有强刺激性或细胞毒性的药物渗入根尖周组织，产生局部炎症性充血，严重者也会引起组织细胞变性坏死的病理改变，临床上称化学性根尖周炎（chemical periapical periodontitis）。

第1节
根尖周组织对刺激的反应

根尖周组织包括牙周膜、牙槽骨和牙骨质。牙槽骨和牙周膜是牙髓血液循环的必经之道。当牙髓发生病变后，如果髓腔未暴露，或已暴露又被异物阻塞，细菌及炎性坏死产物只能向根尖周组织扩散。刺激的原因及机体的防御机制不同，根尖周组织可出现不同的病理改变。

一、牙周膜充血水肿

急性根尖周炎症组织发生充血水肿乃至化脓，炎症波及部分乃至全部牙周膜，加上根尖周内压增高，使牙齿出现松动，患牙有浮起感及咬合痛。此时如能进行合理有效的治疗，病原刺激物得以清除，根尖周组织病变就会逐渐消失，牙周膜充血水肿也会随之消退。如未能及时得到有效治疗，患牙根管系统中的腐败物质及滋生的微生物持续存在，根尖周组织受到长期持续的刺激，就会形成慢性病变。

牙髓病变也可波及根尖周组织，导致局部血管扩张，牙周膜充血水肿；急性创伤造成的牙震荡，牙周膜损伤后也可产生充血水肿的炎症反应，临床上称牙周膜炎。上述两种病理改变检查时患牙都会出现不同程度的叩痛，但不会有明显的松动。

二、牙骨质及牙槽骨增生

长时间轻度刺激可使根尖处成牙骨质细胞活跃，其结果使根尖牙骨质增厚；同时也使牙槽骨中的成骨细胞活跃，牙槽骨增生，牙周膜变窄甚至消失，出现根骨粘连现象。

生理性刺激引起的增生速度较慢，增生的量亦少；病理性刺激增生较快，量也较多。例如，根管治疗中药物长时间刺激，可使根尖牙骨质增生肥大，根尖呈鼓槌样，同时也使牙槽骨增生产生致密性骨炎，出现根骨粘连现象（图5-1）。若干年后如果发生冠折，因牙周缺乏可供牙挺插入的间隙，会造成挺拔非常困难的情况。利用这个原理，对中晚期牙周病患牙采用去髓术，适当封入化学性药物，治疗后可使松动牙变得牢固。

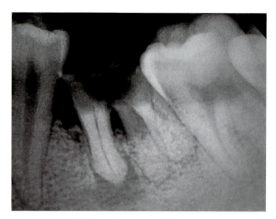

图 5-1　根尖牙骨质增生肥大

三、牙骨质及牙槽骨破坏

急性根尖周化脓性病变，脓液向周围牙槽骨扩展，破坏部分牙槽骨后向骨膜下集聚，然后再穿破骨膜至黏膜下；长时间的慢性炎症刺激，牙槽骨中的破骨细胞分化，使周围牙槽骨及根尖牙骨质细胞坏死。例如，慢性根尖周脓肿，根尖处牙骨质失去营养来源产生坏死，牙槽骨亦部分缺损，严重者牙齿失去部分支持而松动。慢性根尖周炎导致的牙槽骨吸收，可因细菌感染程度及患者机体状况而异，感染严重者破骨细胞活跃，牙骨质及牙槽骨吸收破坏就多，反之则少。感染源及患牙状况不同，产生根尖周病变的性质也不同，如慢性根尖周炎根尖周组织可发生脓肿、肉芽肿、囊肿及致密性骨炎等不同性质的病理改变。

第 2 节
急性根尖周炎

急性根尖周炎（acute apical periodontitis）是牙髓源性最严重的疾患，典型的急性根尖周炎有浆液性及化脓性这两种病理改变，临床上根据病情发展又分为浆液期与化脓期。化脓期又分三个阶段，即根尖脓肿、骨膜下脓肿和黏膜下脓肿阶段，其中尤以骨膜下脓肿对患者造成的痛苦最大，有严重并发症的也常在此阶段发生。

由牙髓坏死引起的原发性急性根尖周炎所占比例较少，多数是由各型慢性根尖周炎转化而来，称慢性根尖周炎急性发作。

一、发病机制

急性根尖周炎常发生在牙髓炎症坏死而髓腔尚未开放的患牙，或有露髓孔但被食物残渣堵塞，髓腔中的微生物及坏死组织分解产物从根尖孔进入根尖周组织，使其产生炎症反应，从而出现一系列症状。

根尖周组织分布有传入神经的触觉感受器，刺激传导到大脑有本体感受功能，对疼痛定位准确。因此，发生急性根尖周炎时，患者对任何牙齿的疼痛均能明确定位。

（一）浆液期

在急性根尖周炎的初始阶段，病原微生物侵入到根尖周组织，在趋化因子的作用下，白细胞向病变区域积聚，根尖周及部分牙周膜产生炎症反应，包括血管扩张血流加快，血管壁通透性增强，中性粒细胞从毛细血管壁渗出并在组织中积聚，血浆中纤维蛋白亦渗出并潴留于组织中，使受侵的组织出现水肿。此时患牙会出现自发性疼痛，并有浮起感及咬合痛，初始轻咬合疼痛，用力咬合反使疼痛减轻，这可能与咬合时牙周膜中的血液被挤出，减轻炎症物质对痛觉神经的刺激有关。此后，随着病情的发展，重咬合不但不能使疼痛减轻，反而引发更严重的疼痛，此即急性浆液性根尖周炎（acute serous apical periodontitis）。

在急性浆液性根尖周炎阶段，充血的根尖周组织尚未化脓，如患者能及时就诊，对患牙开髓并贯通根管，根尖周血液即可通过根尖孔从根管排出，病原刺激物大部分也可随血液排出，从而阻断病情的发展，使根尖周的病变发生逆转，症状在短时间内得以改善乃至消失；反之，病变继续发展则进入化脓期。

（二）化脓期

在急性根尖周炎的浆液期，患牙如得不到有效的治疗，根尖周组织可出现与机体其他组织感染同样的病理改变。白细胞在吞噬大量的病原菌之后，溶酶体破裂释放纤维蛋白溶解酶，企图溶解入侵的细菌，但白细胞在消灭细菌的同时也使自己"同归于尽"，白细胞变性成脓细胞，并使周围包括牙槽骨在内的组织溶解液化形成脓液，此时即为化脓性根尖周炎（acute suppurative apical periodontitis）。

早期化脓性病变局限在根尖周牙周膜及部分牙槽骨，随着病情的发展，局部压力渐增大，脓液常沿阻力小的部位排出，穿过牙槽骨形成骨膜下及黏膜下脓肿，少数病例则向其他部位排出。

典型的化脓性根尖周炎在脓液趋向体表过程中有三个阶段，即根尖周脓肿（apical abscess）、骨膜下脓肿（subperiosteal abscess）和黏膜下脓肿（submucous abscess）。

1. 根尖周脓肿　脓液形成后向邻近的骨髓腔扩散，产生局限性的牙槽骨骨髓炎，称急性牙槽脓肿（acute alveolar abscess）。在脓肿的初期仅局限于根尖周的牙槽骨，故又称根尖周脓肿。

根尖周脓肿形成后，由于感染程度及机体免疫力等不同情况，脓肿有各种不同的转归：①在转移中继续发展，破坏临近骨组织及骨膜，形成骨膜下及黏膜下脓肿；②向组织薄弱处转移，但没有发展也没有消退；③转化为各种慢性病变，如慢性根尖周脓肿、根尖肉芽肿、根尖周囊肿等；④特殊形式转移，较少见，但对患者危害性较大。例如，个别病例脓肿向骨髓腔扩散，形成中央型颌骨骨髓炎。

2. 骨膜下脓肿　较重的感染在根尖周脓肿形成后很快就向骨质薄弱处转移，绝大部分是向唇颊侧转移，小部分向舌腭侧转移。脓肿穿破骨皮质后积聚于骨膜下，由于骨膜为致密坚韧的结缔组织，神经分布丰富，且与牙槽骨附着紧密，张力大而不易被穿破。因此，随着脓液积聚增多，局部压力亦增大，此时，局部肿胀虽不很严重，但患者疼痛剧烈，这一病理过程即骨膜下脓肿（subperiosteal abscess）。患牙根尖周组织可出现红、肿、热、痛、功能障碍等典型的炎症特征。

此外，在骨膜下脓肿期间，有的细菌及毒素还会进入血液循环，使机体产生严重的免疫反应，可引起不同程度的畏冷、发烧、头痛、全身疲乏等中毒症状，周围血液中的白细胞总数增多，中性粒细胞比例增大，临床上称菌血症（bacteremia）。严重者如未进行及时有效的抗菌治疗，细菌还会在血液循环中繁殖，出现比菌血症更严重的症状，临床上称败血症（septicemia）。极个别病例还会发生脓毒血症，即脓液进入血液循环在胸腔组织形成纵隔脓肿；脓液进入颅脑血液循环，可发生颅内海绵窦血栓性静脉炎等（详见第 6 章）。

3. 黏膜下脓肿　在炎症破坏骨膜之后，脓液向疏松的黏膜下组织转移，即黏膜下脓肿（submucous abscess）。此时局部肿胀更明显，但患者感觉疼痛缓解。如未切开排脓，在维持一定时间后脓液亦可自行破溃在口腔中排出，如患牙未治疗则形成窦道（sinus tract），窦道口在牙龈或口腔黏膜长期存在。

（三）急性牙槽脓肿的其他排脓通道

急性牙槽脓肿脓液除了上述形式排出外，有的还可从以下几个途径扩散或排出（图 5-2）。

1. 经根尖孔由髓腔排出　脓液自然从髓腔排

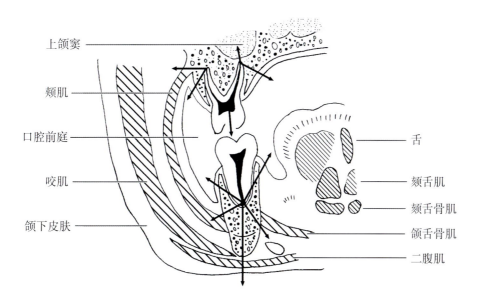

图 5-2　牙槽脓肿排出途径

出多见于根尖孔粗大、根管通畅、牙体缺损已破坏髓腔者，但具备这种条件的较少；只有在根尖脓肿阶段患者就诊时打开髓腔，清除根管中的腐质并贯通根尖孔，脓液才能得以从髓腔排出。

2. 从龈沟或牙周袋排出　多见于有牙周病的患牙或牙周膜较宽而结构疏松者，脓液破坏牙周膜后向牙周袋排放，形成牙周窦道；亦可在龈缘形成小脓腔或窦道，临床上多见于乳牙，恒牙无牙周病而由牙周膜排脓者较少。

3. 向邻近组织器官排脓　个别的上颌切牙根尖脓肿突破骨壁可向鼻腔排脓，形成鼻前庭脓肿或窦口；上颌磨牙或前磨牙根尖脓肿，突破上颌窦壁向邻近的上颌窦排脓，可出现上颌窦炎的一系列症状。

4. 穿过邻近组织从皮肤排脓　有时脓液不在骨质薄弱的根尖处排出，而是向邻近的肌肉间隙扩散，导致肌肉间隙感染形成脓肿（详见第6章），破溃或切开后从皮肤排出，如患牙得不到治疗，可形成颌面部皮肤窦道。

二、急性根尖周炎的临床表现

典型的急性根尖周炎可出现以下几种症状及检查结果。

（一）急性浆液性根尖周炎

急性根尖周炎初期，患牙有轻度的钝痛，伴浮起感及咬合痛，轻触患牙疼痛明显，而用力咬紧反可使疼痛减轻。随着病变的发展，自发痛及咬合痛加重，浮起感亦渐明显，患者怕触及患牙而不敢用病侧咀嚼。

检查可见患牙有明显的叩痛及轻度松动，较重者根尖部可有压痛，但局部无肿胀，有的可伴有牙龈充血及水肿，开髓并贯通根管后可见血液自根管口溢出，但尚无脓液，此现象即为急性根尖周炎的浆液期。

（二）急性化脓性根尖周炎

急性化脓性根尖周炎由浆液性根尖周炎发展而来，但临床所见多数是慢性根尖周炎急性发作。

早期化脓性病变局限在根尖部牙周膜及部分牙槽骨，随着病情的发展，局部压力渐增大，脓液常沿阻力小的部位排出，穿过牙槽骨形成骨膜下及黏膜下脓肿，少数病例则向其他部位排出。典型的化脓性根尖周炎病程有三个阶段，分述如下。

1. **根尖脓肿阶段**　在浆液性根尖周炎发展为化脓性时，患牙除疼痛加重外，有的还会有持续性跳痛，浮起感及咬合痛更加明显，口腔软组织活动都会有加重的感受，因而影响患者的咀嚼功能，口腔活动的减少又会使细菌大量繁殖。因此，部分患者可伴有明显的口臭。

检查患牙情况基本上同浆液性根尖周炎，但叩痛及松动更明显。有的可见患牙区软组织轻度反应性水肿，但无明显的肿胀，根尖处有不同程度的压痛，开髓贯通根管后可见脓液或脓血液自根管口溢出。

2. **骨膜下脓肿阶段**　此阶段是急性根尖周炎症状最严重的时期，出现严重并发症也常在此期间。根尖周脓肿形成之后，局部的压力使脓液向牙槽骨之外扩散，在穿过骨皮质后进入骨膜下。由于骨膜为致密坚韧的结缔组织，与骨皮质附着紧密，脓血液的积聚使局部张力增大，从而产生剧烈的疼痛。同急性牙髓炎一样，剧烈的疼痛常使患者寝食难安。重症病例在这一阶段症状最严重，部分患者可出现畏冷、发热、全身疲乏不适等菌血症症状，体温可达38℃以上，血液常规检查可见白细胞总数显著增多，中性粒细胞比例升高。

检查可见患者表情痛苦，颜面部轻度或中度肿胀，患牙区前庭沟变平，黏膜充血，根尖区压痛，但无明显波动感，局部皮肤温度较高，所属颌下或颏下淋巴结肿大并触痛，肿胀处穿刺至骨膜下可抽出脓血液，其中血液成分较多脓液较少；如为上前牙，有的还可出现上唇反应性水肿，痛重肿轻是本阶段牙槽脓肿的主要特点。

3. **黏膜下脓肿阶段**　脓液在穿破骨膜后进入疏松的黏膜下组织，与骨膜下脓肿相反，此时局部肿胀更加明显，但患者自觉疼痛缓解或消失。检查时可见唇颊沟变平甚至隆起，触之有波动感，相应的颜面部肿胀明显。黏膜下脓肿脓腔距黏膜较近，用手术刀尖很容易捅破排脓，有的甚至已破溃，轻触即有脓液溢出。与骨膜下脓肿相反，痛轻肿重是本阶段牙槽脓肿的主要特点。

原发性的急性化脓性根尖周炎，X线检查可

见局部有较广泛的淡稀疏影，但骨小梁仍存在（图5-3），牙周膜可增宽；若为慢性根尖周炎急性发作，可见根尖区有骨质破坏的阴影。

急性根尖周炎的症状可因感染程度及机体的反应不同而异。感染轻者患牙仅有轻度钝痛及轻度的松动，根尖周组织无明显的肿胀。有的仅在牙龈上出现疱状脓肿（经牙周膜排脓）。重者初期即可出现较剧烈的疼痛，且病情发展迅速，此时若未能开髓引流，很快即发展成根尖周脓肿、骨膜下及黏膜下脓肿，有的甚至并发肌肉间隙感染等严重颅颌面部感染症状。

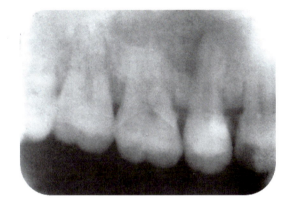

图 5-3　急性牙槽脓肿 X 线片

三、牙槽脓肿的特殊转归

急性根尖周炎经过治疗后症状消失，患牙如经完善根管治疗则感染源被消灭，根尖周病灶也随之消失。如未经治疗或不正规治疗，多数患牙转为各种类型的慢性根尖周炎。值得一提的是：少数患牙黏膜下脓肿期未行切开排脓，或不适当的使用抗生素，患牙又未做正规治疗，有的脓液被周围组织吸收形成硬结状肿块；极个别根尖脓肿未穿出牙槽骨，导致低毒性骨髓炎，出现根尖处骨质隆起，并随机体免疫力状况长大或缩小。上述两种症状虽然较少见，如经验不足很容易误诊为肿瘤。但是，患牙有牙髓病的感染途径，且近期有牙痛及肿胀史，可作为鉴别要点。

第 3 节
慢性根尖周炎

慢性根尖周炎（chronic periapical periodontitis）是由牙髓炎、牙髓坏死或急性根尖周炎未得到治疗发展而成，也可由某些不完善或不合理的治疗演变而来。有的有反复疼痛及肿胀史，但也可无急性根尖周炎史。临床上一般无明显症状，有的因肌体抵抗力下降而出现咬合痛；有的因发现窦道而就诊；更多的是在修复残冠残根或拔牙时发现。患牙多为末期龋的残冠残根，或有其他感染途径存在，需要摄 X 线片才能获得正确诊断。

慢性根尖周炎包括慢性根尖周脓肿、根尖肉芽肿及根尖周囊肿。此外，有些学者把致密性骨炎亦列入慢性根尖周炎，但因其无临床症状，故不单独叙述。

一、慢性根尖周脓肿

（一）发病机制

慢性根尖周脓肿（chronic periapical abscess）多由急性牙槽脓肿未获治疗或治疗不当演变而来，亦可由根尖肉芽肿或根尖周囊肿转化而成。

慢性根尖周脓肿可分为窦道型及无窦道型。窦道型可发生在急性牙槽脓肿溃破或切开引流后形成的窦口，但更多的是没有典型的急性牙槽脓肿史，而是在牙髓感染坏死后，病原微生物及坏死组织刺激根尖周组织，局部液化形成脓液，并逐渐向牙槽骨及颌面部软组织潜行，最终在口腔或颌面部形成窦道口。

牙髓源性窦道过去亦称瘘管，因在未开髓之前大多数只有一个出口而改称窦道；而瘘管的定义为脏器中有两个口相通的管道。

同急性根尖周脓肿一样，慢性根尖周脓肿根据牙齿的位置不同，可在以下几个部位穿破排脓并形成窦口：①向唇（颊）侧牙龈或口腔前庭近根尖处黏膜排脓；②向舌腭侧牙龈或黏膜排脓；③向颌面部皮肤排脓；④经牙周膜在龈沟或龈缘处排脓；⑤向邻近器官或组织排脓，如上颌窦、鼻腔等；⑥向骨髓腔扩散，导致颌骨慢性骨髓炎。

在机体免疫力增强时，细菌活动相对静止，无明显脓液排出时窦道口闭合，但在黏膜表面仍可见各种形状由上皮组织覆盖的窦口；在机体免疫力低下时，细菌繁殖活跃，根尖周脓液增多则向窦口排出。

个别患牙根尖长期浸泡在脓腔中，脓液形成的钙化物附着根尖表面，会加重病变的发展，形成恶性循环，即脓液加快钙化物形成，钙化物增多又加重病变发展,脓液长期存在并从窦口排出,单纯的根管治疗难以治愈。

无窦道型慢性根尖周脓肿,可能是患者机体免疫力强或化脓病变较小,脓腔被周围纤维组织包绕,因而未出现窦道。

慢性根尖周脓肿组织学检查可见以下改变:脓肿区细胞坏死液化,脓腔周围有大量的中性粒细胞和巨噬细胞存在,外围有淋巴细胞及浆细胞浸润,窦道壁为复层鳞状上皮组织。

(二)临床表现

慢性根尖周脓肿有两种临床表现:一种是无窦道型,一般无症状,大都在要求修复牙体缺损或急性发作时就诊,经摄 X 线片而确诊。另一种为窦道型,患者多因发现窦道口或窦道口溢脓而就诊。窦道多出现在患牙近龈缘 3~4mm 处的黏膜上,少数也可出现在近龈缘或牙龈上,唇颊侧多见,舌腭侧少见。

窦道口一般在患牙相应的根尖处,但也有的并不在根尖位置,而是出现在患牙牙龈附近,与牙周脓肿形成的窦口不易鉴别;有的窦口可移行在两牙之间或邻牙近根尖处;多根牙某一根管形成的窦口也会出现在其他根尖处;个别窦口甚至在远离患牙数个牙位的黏膜上,称远距离窦口(图5-4)。因此,对不易鉴别牙周或根尖周病形成的窦口,或多个牙有感染途径时,应注意检查窦道的来源,可采用牙胶尖作示踪摄片,或采用通瘘术确定(详见第19章)。

大多数窦道口都有上皮覆盖,需挑破后才能使窦道与口腔相通。口内窦道口的形状可因根尖脓肿大小及牙根的不同情况而异,临床上有下列

几种类型(图5-5)。

1. 结节状 为最常见的一种,窦口大都呈小圆形状隆起,稍大者亦有呈蘑菇状或不规则的赘生物状,颜色多为紫红或花斑色,直径在 1~3mm 不等,挑破多数无脓液,或仅有少量脓血液,少数有少量白色脓液(图5-6)。

2. 鸡舌状 窦口上皮增生,呈红色鸡舌状的赘生物,挑破无脓液(图5-7)。

3. 小红晕状 较少见,多位于牙龈上,中心呈针帽状,突起不明显,周围有环状充血点。

4. 小疱状 为稍突起的疱状,直径约数毫米,压之较松软,挑破有脓血液(图5-8)。

5. 脓性针眼状 亦较少见,窦口较小,周围不突起也无充血,压之有一定量的白色脓液溢出,擦去脓液仅见针眼大小窦口,周围黏膜未见异常改变,若无脓液溢出较难发现(图5-9)。

6. 瘢痕状 多为原有窦道口经治疗后获得愈

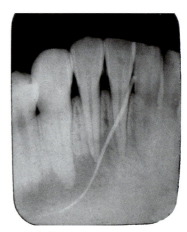

图 5-4 远距离窦道
44畸形中央尖折断,慢性根尖周炎,窦道口出现在 41 唇侧黏膜,曾被误诊开髓

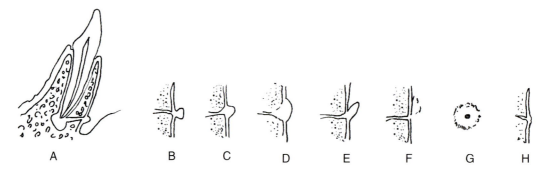

图 5-5 窦道与窦道口形态示意图
A.慢性根尖周脓肿形成窦道。B、C.结节状窦口。D.疱状窦口。E.鸡舌状窦口。F.脓性针眼状窦口。G.红晕状窦口。H.瘢痕状窦口

合的瘢痕，或因部分感染源经排除后窦口呈假性愈合状态，较坚韧而不易挑破。

从窦道口的形状大致可以判断根尖周病变严重程度及治疗的预后。一般情况下，结节状、鸡舌状窦口在完善的根管治疗后均可在1周左右消失；小红晕状窦口多发生在感染较轻的患牙，最容易治愈；小疱状窦口多为慢性基础上的急性感染，且感染程度较轻，多见于乳牙的急性牙槽脓肿，亦见于牙周牙髓联合病变从牙周排脓，还可见于

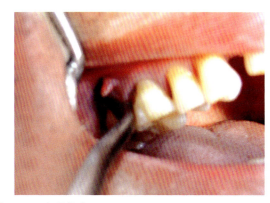

图5-7 鸡舌状窦口

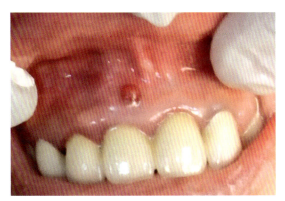

图5-6 结节状窦口

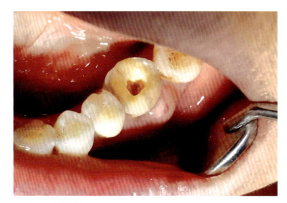

图5-8 疱状窦口
36慢性根尖周炎急性发作

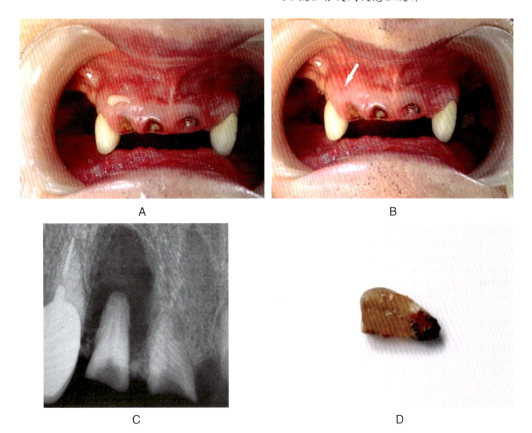

图5-9 脓性针眼状窦口
A.压之有脓液溢出。B.拭去后仅见针眼大小窦口。C.X线片所见。D.拔除后见根尖结石样钙化物

金属桩钉修复致牙根上段折裂，其位置多在近龈缘处；脓性针眼状窦口提示根尖周感染严重且病因复杂，多为根管外原因，单纯的根管治疗难以治愈，属于真正的难治性慢性根尖周炎（详见第27章）。

个别患牙窦口还可出现在相应的颌面部，称皮肤窦道（cutaneous sinus），窦口大多出现在患牙根尖相应的面部。例如，上中切牙引起的出现在鼻前庭黏膜；上尖牙引起的出现在鼻唇沟；上后牙引起的出现在颧骨下方；上第二前磨牙或第一磨牙引起的还可出现在上颌窦；下前牙引起的出现在颏部；下后牙引起的出现在相应的颌骨表面。但是，有的窦道需要穿过面部肌肉间隙，窦口会出现在偏离根尖处的颌面部，如下前牙窦口出现在颏下；下磨牙窦口出现在颊部或颌下区；极个别的甚至出现在远离口颌面部的身体其他部位。

颌面部皮肤窦口的形状也有多种，根据病程不同而异，感染较轻的初发窦道，窦口尚未穿破皮肤仅见圆形隆起；发生不久的窦口附有黑褐色结痂，很像一般的皮肤感染；长期误诊未获治疗者，可因反复排脓及愈合使周围瘢痕组织形成，中间有粉红色的乳头状肉芽突起，周围呈凹陷状；有的表面皮肤暂时愈合看不到窦口，似乎为皮肤破溃结痂或疖肿（图5-10）。

牙髓源性皮肤窦道应与口腔其他原因所致的窦道鉴别，如下阻生智齿慢性冠周炎引起的皮肤窦道，后者有智齿冠周炎史，口内检查可见智齿有龈瓣覆盖。

慢性根尖周脓肿在X线片上表现为：环绕根尖周呈云雾状的稀疏影（阴影），其大小不一，形状亦不规则，周围骨质边界不整齐（图5-11）。

二、根尖周肉芽肿

（一）发病机制

根尖周肉芽肿（periapical granuloma）多见于牙体破坏严重的残冠残根，这可能与髓腔开放引流相对通畅有关。根尖周脓肿初始，牙槽骨破坏，病灶中炎性细胞浸润；随着牙体的逐渐龋坏，髓腔完全开放，脓液向髓腔引流；但由于根管内感染源未能消除，对根尖周组织仍可造成刺激，

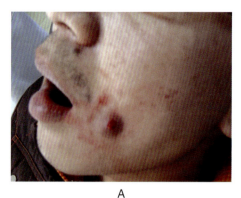

A

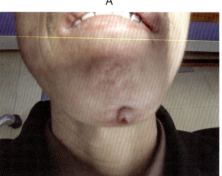

B

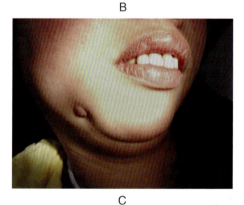

C

图 5-10 颌面部皮肤窦道
A. 近期发生的窦道口。B. 长期不愈的窦道口。C. 暂时愈合的窦道口

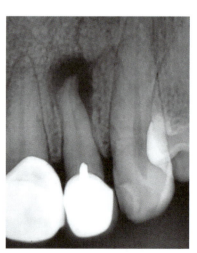

图 5-11 慢性根尖周脓肿 X 线片

在机体免疫力较强的情况下，炎性细胞与纤维细胞一起形成肉芽组织及包膜，包膜的上皮来自马拉塞氏上皮或窦道的上皮长入。

根尖周肉芽肿的组织学观察为炎性肉芽组织，新生的毛细血管及炎性渗出物，周围有吞噬细胞、浆细胞、淋巴细胞及中性粒细胞等。

（二）临床表现

根尖周肉芽肿是由根管中的感染物质刺激产生的炎性肉芽组织，多发生在根尖处，磨牙也可发生在根分叉处。临床上一般无症状，牙冠缺损不严重者可出现咀嚼不适、咬合无力等症状。因其与根尖牙骨质附着紧密，与牙槽骨有上皮相隔，故大多在拔牙时随牙根拔出，少数可因蒂部狭小被嵌塞在牙槽骨中，需在拔牙后搔刮方能取出。

根尖周肉芽肿主要依靠 X 线片诊断，片上可见围绕根尖处有一圆形或椭圆形的透射区，范围较小，一般仅数毫米，边界清楚而无白线，此点可与小囊肿鉴别（图 5-12）。透射区周围骨质正常或稍致密，这一特征可与慢性根尖脓肿鉴别。

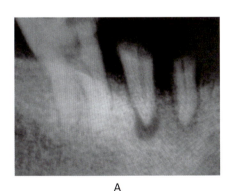

A

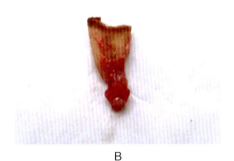

B

图 5-12　根尖周肉芽肿
A.X 线片。B.残根拔除后

三、根尖周囊肿

（一）发病机制

根尖周囊肿（periapical cyst）是慢性根尖周炎中较少见的一种特殊病变，可由根尖周肉芽肿或根尖周脓肿演变而来，病程长而无自觉症状。

组织学检查可见囊腔中的囊液为棕黄色的透明液体，也有呈淡绿色或红色血性液体，还有呈乳白色脓液状。囊液内含胆固醇结晶、变性坏死的上皮细胞及蛋白质等。囊壁为三层的组织结构，内层为上皮组织，外层为致密的结缔组织，中间为淋巴细胞、浆细胞、泡沫细胞等慢性炎性细胞构成的结缔组织。

（二）临床表现

根尖周囊肿生长缓慢，多无自觉症状，少数有胀痛不适感，继发感染则有咬合痛。临床所见根尖周囊肿有周围型与中央型之分，周围型某一侧骨壁基本破坏，由囊壁及牙龈（上腭侧）或口腔黏膜被覆，外观可见圆形隆起，触之有乒乓球样感觉（图 5-13）；中央型以根尖周为中心的牙槽骨破坏，但颊舌侧骨壁未完全破坏，根尖处外观无异常体征，需借助 X 线片诊断（图 5-14）。

根尖周囊肿 X 线片可见患牙根尖周有较大的圆形透射区，边界清楚，周围有白线围绕。这是由于囊肿周围的骨壁受炎症刺激，骨小梁增生形成致密的硬骨板在 X 线片上的表现。这一征象可与根尖脓肿及颌骨肿瘤鉴别。有的囊肿可能因继

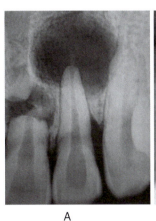

A

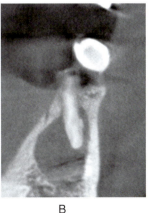

B

图 5-13　中央型根尖周囊肿
A.22 中央型根尖周囊肿 X 线片。B.34 中央型根尖周囊肿锥形束 CT 影像。本例治疗及预后请参阅第 19 章图19-13

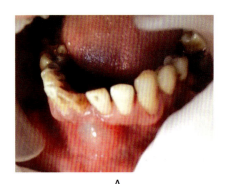

A

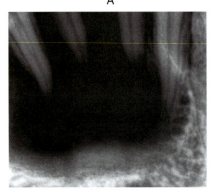

B

图 5-14　周围型根尖周囊肿

A. 口内观。B.41 根尖周囊肿局部 X 线片。本例 31、32、42 牙髓测试正常，均未做去髓术，治疗及预后详见第 20 章图 20-5

发感染的原因，边界看不到白线，但仍可见其整齐的边缘及较大的囊腔。口腔锥形束 CT 检查能准确反映囊腔情况，尤其是中央型囊肿。

　　根尖周囊肿大小不等，小囊肿有时不易与根尖肉芽肿鉴别，有的囊肿增大可压迫邻牙，导致邻牙移位或根尖吸收。由于 X 线片二维成像的局限性，较大的囊肿片上显示邻牙似乎也在囊腔中，

但真实的情况并不一定如此，因为周围型囊肿仅破坏颊侧或舌侧的骨皮质，大部分牙槽骨依然存在。用活力测试仪或热器械对邻牙进行测试，可确定牙髓是否受影响而坏死，否则就会误诊误治。

　　各型慢性根尖周炎在一定条件下可互相转化，如慢性根尖周脓肿除可以急性发作外，在机体免疫力强的情况下脓液被吸收，取而代之的是肉芽组织，成纤维细胞形成纤维被膜，成为根尖周肉芽肿。根尖周脓肿也可转化成根尖周囊肿，即上皮细胞沿脓腔周围生长，形成囊肿的衬里，脓液则转化成为囊液。根尖周肉芽肿及根尖周囊肿（较小的）除可相互转化外，亦可因感染加重成为脓肿急性发作。

（陈乃焰）

参考文献

[1] 北京医学院口腔医学系. 口腔病防治学. 北京：人民卫生出版社, 1974

[2] 张举之. 口腔内科学. 3 版. 北京：人民卫生出版社, 1999

[3] 樊明文. 牙体牙髓病学. 北京：人民卫生出版社, 2000

[4] 凌俊荣. 根尖周病治疗学. 北京：人民卫生出版社, 2005

[5] 边专, 樊明文. 现代牙髓病学. 北京：人民卫生出版社, 2008

[6] 王晓仪, 孙佩蓉, 徐欣等. 慢性根尖周炎窦道的病理学观察. 中华口腔医学杂志, 1987, 22(1):31-32

[7] 王晓仪, 等. 影响根尖区 X 线影像可靠性的分析. 实用口腔科杂志, 1990, 6:173-175

[8] 王植三, 刘书魁. 下颌骨增生性骨髓炎的探讨. 现代口腔医学杂志, 1988, 2:151-153

第6章

牙髓源性颅颌面部感染的诊治

牙齿生长于口腔之中，颌骨之上，牙齿与颌骨及周围肌肉等组织器官关系密切。

牙齿从牙体缺损到出现牙髓及根尖周病变，绝大多数都表现为局部症状和体征，少数病例可因感染严重、局部解剖因素、患者的体质、就诊不及时或医疗条件差等原因，炎症可扩散到邻近组织器官及至远离口腔的其他部位。有的因感染较重，机体出现较强烈的反应，如畏冷、高烧等全身中毒症状，极个别患者还会危及生命。

牙髓源性颅颌面部感染是急性根尖周炎最严重的并发症，随着国民身体素质的提高及医疗保健条件的改善，虽然现在已较少见，但因其对患者的健康危害较大，故仍需高度重视。

第1节
牙髓源性颌面部肌肉间隙感染

在口腔周围的颌面部组织结构中，各组肌肉之间，肌肉与皮肤、黏膜之间，肌肉与颌骨之间，是由脂肪、筋膜等疏松结缔组织充满、形成潜在的间隙，其中还有神经、血管、淋巴、涎腺等组织通过。牙源性感染扩散至上述组织后，随着脂肪等疏松结缔组织被破坏及脓液的积聚，便形成间隙，故又称肌肉间隙感染（muscle clearance of infection）。颌面部弥漫性感染又称蜂窝组织炎（cellulitis），局限性感染则称脓肿（abscess）。

发生于颌面部肌肉间隙感染，大部分为牙源性，小部分为腺源性。牙源性感染有两种情况，一种是由牙周组织感染引起的，如智齿冠周炎所致；另一种为牙槽脓肿所致的肌肉间隙感染，即牙髓源性肌肉间隙感染。本节仅就牙髓源性颌面部肌肉间隙感染进行讨论，对智齿冠周炎等其他原因所致的间隙感染不在此讨论。

典型的牙槽脓肿，一般都要经过根尖脓肿、骨膜下脓肿、黏膜下脓肿等三个阶段，脓液积聚在相应的口腔黏膜下，而后自行破溃或切开排出。根尖脓肿形成后，脓肿在穿破骨膜后一般都向根尖的上外侧方向扩散；但在个别病例，脓肿则向根尖的水平方向或前外侧排出，导致颌面部肌肉间隙感染，出现颌面部红、肿、热、痛及功能障碍等严重的炎症征象。

一、颌面部肌肉间隙感染的临床表现

（一）眶下间隙感染

眶下间隙位于眼眶下方，上颌骨前壁与面部各表情肌之间。除了有眶下神经穿行其间，更重要的是面部的一些重要静脉也分布于此，如内眦静脉及面前静脉。此两组静脉与眼静脉、眶下静脉及面深静脉相交通。

前牙牙槽脓肿易并发眶下间隙感染，可出现鼻旁侧、内眦、颧部及眼睑皮下组织水肿，鼻唇沟消失，眼裂明显变小。感染的中心区有明显触痛，如果化脓灶趋向表面则可触及波动感。

眶下间隙的内眦静脉有交通支经眼上静脉入海绵窦，眶下间隙感染如处理不当或患者抵抗力低下，很容易扩散至颅内，导致海绵窦血栓性静脉炎。此外，还可能导致上颌骨骨髓炎或化脓性上颌窦炎的可能。

（二）颊间隙感染

颊间隙位于颊部皮肤与黏膜之间，颊肌与颧

弓下缘咬肌的始端至下颌骨下缘、咬肌及下颌支前缘之间的范围，其间有颌外动脉、面前静脉、腮腺导管及面神经颊支等重要组织通过。并与眶下间隙、咬肌间隙、翼颌间隙、颞下间隙等相连或毗邻，化脓性感染容易彼此扩散。

上下颌磨牙及前磨牙的牙槽脓肿可直接扩散进入颊间隙。临床可见颊部肿胀明显，表面皮肤光亮，抓之无皱褶，此点可与单纯的牙槽脓肿引起的颌面部肿胀相鉴别。后期脓肿形成依其所在的中心位置不同，可触及皮下或黏膜下的波动感。

（三）咬肌间隙感染

咬肌间隙位于咬肌与下颌支外侧骨壁之间。除了下第三磨牙冠周炎导致该间隙感染外，下颌磨牙牙槽脓肿也是引起该间隙感染的主要原因。

临床上可见以下颌角上前方为中心的肿胀，根据病变程度不同，肿胀的范围也不同，严重者可波及整个腮腺咬肌区，因咬肌受到炎症的刺激可引起显著的张口困难，但无吞咽疼痛。后期局部压痛明显而无波动感，这是因为脓肿被表面坚实的咬肌所覆盖。脓肿是否形成，可借助穿刺检查以证实。

咬肌间隙感染如治疗不及时，脓肿积聚于咬肌与下颌升支之间，容易并发下颌支或下颌角边缘性骨髓炎，在切开引流后，脓液仍持续不消者，应考虑骨髓炎的可能。

咬肌间隙感染应同腮腺炎鉴别，后者仅有单纯的肿大，无压痛及牙痛史。

（四）颌下间隙感染

颌下间隙为颌下腺所在的颌下三角区后部分。

下颌磨牙牙槽脓肿向舌侧骨板穿破，可扩散至颌下间隙。临床上可见颌下区明显的肿胀，皮肤皱纹消失。如脓肿形成，除局部压痛外并可触及波动感。如感染波及翼颌间隙，患者可有吞咽困难等症状。

颌下间隙感染应同颌下淋巴结炎鉴别，后者可触及质地较硬的圆形小肿块，且外观无明显肿胀。

（五）舌下间隙感染

舌下间隙位于舌体与口底黏膜、下颌舌骨肌、舌骨舌肌之间。下颌磨牙牙槽脓肿可穿破舌侧骨板进入该间隙。尤其是第三磨牙，其舌侧骨板较薄而颊侧相对较厚，牙槽脓肿更易穿破舌侧骨板。

临床上可见一侧舌下区黏膜隆起充血，舌体被推向健侧或抬高，舌运动受限，说话发音不清，

可有不同程度的吞咽疼痛及张口受限。触诊有明显压痛，穿刺可抽出脓液。

二、颌面部肌肉间隙感染的治疗

颌面部肌肉间隙感染是急性牙槽脓肿的严重并发症之一，若处理不及时或处理不当，使感染进一步扩散，可引发更加严重的全身器官感染，如面部广泛性蜂窝组织炎、化脓性上颌窦炎、颌骨骨髓炎（osteomylitis of the jaws）、海绵窦血栓性静脉炎、脓毒血症（sepsis）等。虽然上述病症已较少见，但一旦发生对患者的健康危害极大，治疗难度亦较大。因此，在确诊颌面部肌肉间隙感染之后，应结合检查结果，采取积极有效的措施，尽快控制感染，消除症状，使患者尽早康复。

颌面部肌肉间隙感染的治疗措施包括以下几个方面。

（一）切开引流

颌面部肌肉间隙感染大都有较多的脓液。由于各间隙所处位置不同，因此，切开引流的位置、切口大小、切开方法等亦不同。

眶下间隙感染一般应将切口选择在口内，在波动感或压痛最明显处沿口腔前庭做横行切口（图6-1）。

颊间隙感染可选择在口内沿腮腺导管下方做平行切口，如脓肿位于颊部皮下，亦可选择口外切口，可在下颌骨下缘1~2cm处做平行切口，再用血管钳分离皮下组织，并使血管钳向上潜行至脓腔（图6-2）。

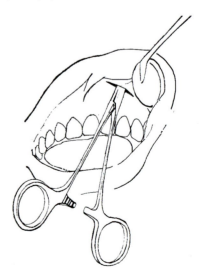

图6-1　眶下脓肿切开引流示意图

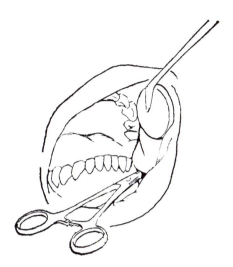

图 6-2　颊间隙脓肿切开引流示意图

咬肌下间隙感染须在口外切开，切口选择在下颌角下缘 1~2cm 处，与下颌角平行切开约 4~5cm。在切开皮肤及皮下组织后，用血管钳向上作钝性分离暴露咬肌，并在下颌角附着处切断部分咬肌与骨膜，然后再用大弯钳向上分离直至脓腔。

颌下间隙感染的切口可选在下颌骨后部下缘 2cm 处，切口与下颌骨平行，长 3~5cm，切开皮肤及皮下组织后，显露出部分颈阔肌，用血管钳分离至下颌骨内侧即可引出脓液。注意勿损及颌外动脉及面神经下颌缘分支。

舌下间隙感染如选择口内引流，切口可选在肿胀最明显处沿下颌体内侧做平行的切口，但应避开舌下皱襞，以防损伤舌下腺小管、舌神经及舌动脉，在切开黏膜及黏膜下组织，用血管钳分离直至脓腔。

各间隙切开引流的方法步骤如下。

1. 在术区以 2% 碘酊或碘附消毒。

2. 在切口处注射 2% 普鲁卡因或 2% 利多卡因 2~3mL，注射的深度包括皮下组织及肌肉层，但应注意避开脓腔。

3. 切开皮肤（黏膜）及皮下组织，压迫或钳夹止血，显露肌肉后用血管钳做钝性分离，进入脓腔引出脓液，用含 0.2% 庆大霉素的生理盐水冲洗脓腔。

4. 放置引流条，可用油纱条或碘仿纱条填入脓腔，纱条的一端露出切口，再覆盖敷料并用胶布固定。

5. 根据情况每日或隔日换引流条。

对于较小的脓肿或患者不愿做颌面部皮肤切口者，可考虑用穿刺抽脓的方法，并结合抗生素治疗。此法对减轻患者恐惧心理，避免损伤颌面部血管、神经及涎腺组织，避免颌面部遗留瘢痕等都有一定的意义。

穿刺抽脓的方法是：在脓肿表面软组织注射麻醉剂后，换用大号针头抽取脓液，直至抽干净或有血性液体抽出为止。此后可视情况每日抽一次，直至穿刺抽不出脓液为止。若抽取 2~3 次后脓液不见减少，则应考虑切开引流，或找出其他原因，如是否有骨髓炎存在的可能等。

脓肿切开后的 2~3d 内，为防止感染扩散，脓腔周围可用冰袋等冷敷。在恢复期，亦可用超短波、红外线等帮助杀菌消炎，促进局部血液循环，加快创口愈合。

（二）药物治疗

颌面部肌肉间隙感染在切开引流之后，虽然在一定程度上减轻了症状，但作为感染源的患牙髓腔内及脓腔中仍有大量细菌。因此，应使用一定量的抗生素治疗，以消灭细菌或抑制细菌的繁殖。

导致颌面部化脓性感染的细菌主要有葡萄球菌、链球菌、肺炎双球菌、奈氏球菌等革兰氏阳性菌；有大肠杆菌、绿脓杆菌和变形杆菌等革兰氏阴性菌；此外，还有厌氧的各种类杆菌、梭形杆菌、消化球菌和消化链球菌等菌属。在多数情况下，颌面部牙髓源性化脓性感染是由上述菌属的混合感染。因此，临床上在药敏试验结果未出来之前，或无条件做药敏试验的情况下，应联合使用 2~3 种抗菌作用不同的抗生素。如常用的抗革兰氏阳性菌的青霉素类、头孢类及林可霉素等抗生素；配合使用抗革兰氏阴性菌的氯霉素、链霉素、阿米卡星（丁胺卡那霉素）、庆大霉素、妥布霉素、多黏菌素等。使用有抗厌氧菌作用的甲硝唑、替硝唑等药物静脉滴注。

对于高烧不退、全身中毒症状明显的病例，可适当地应用肾上腺皮质激素，如氢化可的松或地塞米松等，以减少炎症反应，减轻毒素对机体的影响。在症状得到缓解后立即停用，以避免激素对创口愈合的影响。

此外应注意水电解质的平衡，适当补充维生素类药物，以提高机体的免疫力，促进炎症消退，

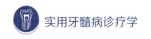

使患者尽早康复。

颌面部炎症可影响患者口腔卫生，加快口腔细菌的生长繁殖，对切口存在于口腔者还有再感染的可能。可使用 1.5% 过氧化氢或 0.1% 依沙吖啶液、0.05% 氯己定（洗必泰）等含漱，每日数次。

（三）清除感染源

在切开引流之后，虽然脓液得到排除，症状有所缓解。但作为感染源的患牙根管内腐质及细菌仍存在，患牙开髓清腐对阻断病情发展有一定的作用，应使用锋利的钻头，以轻柔的动作完成开髓、清除腐质、贯通根管及冲洗等步骤（详见第 14 章）。

在急性炎症期过后，为避免病情复发，可根据情况进一步治疗或拔除患牙。

第 2 节
牙髓源性颌骨骨髓炎

死髓牙或急性根尖周炎患者，若大量的细菌形成菌栓进入血液循环，可在颌骨的终末血管形成栓塞，导致骨组织化脓性炎症、营养障碍及至坏死。尤其是患者在过度疲劳、营养不良、免疫力低下及糖尿病等情况下更易发生颌骨骨髓炎。

一、临床表现

牙髓源性颌骨骨髓炎依病变部位不同分为中央型与边缘型两类。根据病程长短又有急性与慢性之分。

（一）中央型颌骨骨髓炎

此型骨髓炎的特点是：感染由颌骨骨髓中央向周围扩散。

1. **急性期**　中央型化脓性颌骨骨髓炎发病急骤，初起有急性根尖周炎症状，患者有牙痛及颌骨剧痛，伴随的全身症状有畏冷、发热、头痛及全身不适等。随着病情的发展，患者可出现相邻两个以上牙齿松动，龈沟溢脓，但面部肿胀不明显。若发生在上颌，脓液可向上颌窦、鼻腔、眶下区等处扩散。若发生在下颌，可因下牙槽神经受压出现下唇麻木症状。脓液若穿破骨皮质可扩散到颌周肌肉间隙，形成蜂窝组织炎或间隙脓肿。

急性期体温高达 39℃ 以上，白细胞总数显著升高，中性粒细胞比例增多，可有核左移现象。

在有效的抗感染治疗之后，脓液自行破溃或切开引流等情况下，全身症状可得到缓解，局部炎症也可转为亚急性期。

2. **慢性期**　化脓性颌骨骨髓炎如未能得到及时有效的治疗，感染源亦未清除，经过一段时间之后便转为慢性期。病程可迁延数周至数年之久，症状可反复发作，可见相关的数牙松动溢脓，或在口腔颌面部形成窦道，窦道口流白色脓液，时愈时发。如窦道口在面部的皮肤，因反复流脓可出现发硬的炎性浸润块，日久因瘢痕收缩使局部组织塌陷，但中心仍可见乳头状突起及溢脓的窦口。有的 X 线片可见死骨形成，在死骨周围可见致密的反应性骨质增生现象，下颌骨严重骨缺损者也可导致病理性骨折。

（二）边缘型颌骨骨髓炎

边缘型颌骨骨髓炎是从骨皮质向骨髓质扩展的炎症过程，多发生在下颌骨，尤其是下颌支及下颌角部，并可波及切迹及髁突颈部。病因多源自颌面部间隙感染，亦可继发于中央型骨髓炎的扩散，在急性期其症状容易与颌面部间隙感染相混淆，而在脓肿切开后炎症无明显消退，或探查发现骨面有粗糙不平的破坏区才能得以确诊。

慢性期则可在患区出现肿胀、窦道及张口受限等症状，局部可触及硬的炎性浸润块，并有一定程度的压痛，如患者抵抗力下降亦可急性发作。

边缘型颌骨骨髓炎偶可发生在急性牙槽脓肿之后，骨皮质呈圆形隆起，大小可随机体在不同时期的免疫力而有所变化，临床上应与颌骨肿瘤鉴别。前者有急性牙槽脓肿史，检查可见相应部位有导致根尖周病变的患牙；后者呈无痛的渐进性肿大，无牙齿肿痛史，相应部位亦无根尖周病变。X 线片有助于两者的鉴别诊断。

二、诊断与鉴别诊断

急性化脓性颌骨骨髓炎应与牙槽脓肿鉴别，前者除有牙痛外还有颌骨疼痛及多个牙松动、溢脓，如下颌骨可有口唇麻木等症。边缘性骨髓炎早期易与颌面部间隙感染相混淆，只有在切开脓肿发现骨面粗糙时方可确诊。

X 线检查对发病两周内的颌骨骨髓炎无诊断价值。

慢性中央型颌骨骨髓炎早期可见骨小梁脱钙破坏，骨膜增厚，继之可见明显的破坏灶，有的还可见死骨形成；后期则死骨分离移位，周围骨小梁增多变粗，骨皮质外有增生迹象。

慢性边缘性颌骨骨髓炎多发生在下颌升支及下颌角，X 线特征为骨质破坏少而增生明显，增生的新骨在皮质以外，而病源牙周围无异常改变。

三、治疗

牙髓源性颌骨骨髓炎在急性期的治疗原则主要是控制感染，缓解或消除症状，消除感染源等。

（一）抗生素的使用

化脓性颌骨骨髓炎主要是革兰氏阳性菌为主的混合感染，因此，在治疗中要以抗革兰氏阳性菌的青霉素或头孢类为主，并酌情使用抗厌氧菌药物。依病情轻重，可用青霉素 G 钾 300 万 ~800 万 U 或氨苄西林 4~6g/d 静脉滴注；对青霉素过敏者可选用林可霉素 1.8g/d，配合使用甲硝唑或替硝唑静滴；也可选用丁胺卡那霉素、氯霉素等抗革兰氏阴性菌药物。此外，重症患者还应注意水电解质平衡及全身营养药补充，以提高机体免疫力，促进炎症消退，使患者早日康复。

（二）清除感染源

急性中央型化脓性颌骨骨髓炎一经确诊即应拔除患牙，使脓液能从拔牙创引流，解除其颌骨内的压力，防止脓液继续在颌骨内扩散，同时也使感染源能彻底清除，使病灶能得到有效的控制，患者可以早日康复。

如为边缘性颌骨骨髓炎应及时切开软组织引流，可以防止脓液穿过皮质向骨髓内扩散，并可缓解症状，减少全身并发症的发生，此型颌骨骨髓炎拔牙无实际意义。

慢性边缘型颌骨骨髓炎的治疗在于感染源的清除，要根据患牙牙体情况而定，牙体有修复价值的仅根管治疗即可；无修复价值的应及时拔除。感染源清除后，隆起的骨皮质就会逐渐消退。

（三）死骨清除

骨髓炎在急性期过后两个月左右，死骨已经形成，药物治疗已无效果，此时应考虑手术摘除死骨并刮除病灶。

在手术前后应配合抗生素等辅助治疗。

第 3 节　牙髓源性上颌窦炎

上颌磨牙与前磨牙的根尖距上颌窦（maxillary sinus）较近，尤其是上第一磨牙，根尖距上颌窦仅数毫米，有的甚至仅覆盖一层黏膜；上颌第二磨牙根尖距上颌窦亦较近，第二前磨牙及第三磨牙稍远。上述牙齿若发生根尖周炎，有的可扩散到上颌窦，故称其为牙髓源性上颌窦炎。

一、牙髓源性急性上颌窦炎

（一）临床表现

渐进性加重的头痛、鼻塞及流脓鼻涕，是急性上颌窦炎的主要症状。头痛多局限在患侧，晨起较轻，午后加重，如为急性根尖周炎感染近期多有牙痛史，或同时合并牙痛。此外，急性上颌窦炎有的还可伴有畏冷、发热、疲乏等全身中毒症状。

检查可见患侧尖牙凹处有压痛，鼻甲黏膜充血水肿，并有较多的脓性分泌物，眶下部可见轻度水肿并压痛。口内检查同侧可见病源牙，如深龋、残冠残根或其他牙髓病的感染途径，并有明显的叩痛。X 线检查可见患侧上颌窦密度增高边缘模糊的阴影，如窦内脓液较多，坐位投照可见液平面。

（二）治疗方法

1. 1% 麻黄素溶液侧卧位滴鼻腔，以收缩血管消除肿胀，使分泌物能得到引流。

2. 局部热敷，可配合使用超短波透热、红外线理疗等，以改善血液循环，促进炎症消退，并能减轻症状。

3. 药物治疗，肌注或静滴抗生素，如青霉素类、头孢类或广谱抗生素等。亦可联用抗厌氧菌的硝基咪唑类或抗革兰阴性菌的氨基糖苷类抗生素。

4. 穿刺冲洗，可在全身症状消退及局部炎症基本控制后进行。穿刺冲洗后窦腔可适当注入抗生素溶液，以彻底杀灭病原微生物。

5. 治疗或拔除病源牙。

二、牙髓源性慢性上颌窦炎

多为牙源性炎症渐进式感染所致，此前不一定有急性牙痛史；亦可为急性炎症未彻底治愈演变而来。

（一）临床表现

患侧头部周期性疼痛，上颌部有沉重压迫感，流脓性鼻涕并有恶臭。检查可见患侧鼻黏膜充血肿胀或肥厚，中鼻道有脓性分泌物，亦可有中鼻甲肥大。X线检查（华氏位）可见患侧窦腔密度增高影像。

（二）治疗方法

1. 使用血管收缩剂，方法同急性上颌窦炎。
2. 穿刺冲洗同上述。
3. 去除病因治疗或拔除病源牙。

第4节
牙髓源性其他感染

口腔及颌面部有丰富的血液循环和淋巴系统，这对于创伤的愈合及感染的抵御是非常有利的。

一般情况下，牙髓源性感染均局限在根尖周形成牙槽脓肿，少数可扩散到颌面部肌肉间隙。但在个别情况下，由于患者机体免疫力低下，或病原菌数量多、毒力强等原因，细菌可进入血液循环并生长繁殖，导致患者重症感染。例如，艾滋病、糖尿病、妇女分娩后及严重的系统性疾病患者，发生牙槽脓肿后感染较正常人更容易扩散，甚至危及生命。由于解剖的原因，位于危险三角区患牙急性根尖周炎，如处理不及时或处理不当，极个别患者也会并发重症感染。牙髓源性重症感染有颅内海绵窦血栓性静脉炎、败血症或脓毒血症、化脓性纵隔炎等，分述如下。

一、海绵窦血栓性静脉炎

面部以口裂为底线，两侧口角至鼻根部连线内区域，医学上称之为危险三角区。在这一区域发生的感染很容易循静脉进入颅内，引发海绵窦血栓性静脉炎或脑脓肿（brain abscess）。这是因为该区软组织及上颌骨静脉中的血液，除一部分经面前静脉汇入面总静脉（common facial vein）外，还有一部分回流至面深静脉（deep facial vein）、翼静脉丛（pterygoid venous plexus）、内眦静脉（vena angularis）等进入颅内的海绵窦（静脉窦）。因此，上颌牙的尖周感染，亦可向海绵窦扩散，形成海绵窦血栓性静脉炎（thrombophlebitis）。

海绵窦静脉炎的临床表现为突发的高热，剧烈的头痛、喷射性呕吐、眼球突出、眼球运动障碍、眼睑浮肿及球结膜充血等颅内高压（intracranial hypertension）症状，严重者很快出现昏迷。

二、败血症或脓毒血症

急性根尖周炎骨膜下脓肿阶段，部分患者会出现畏冷、发烧、全身疲乏无力等症状，产生这些症状的原因是细菌侵入血液循环系统，产生的毒素对人体造成的影响。但细菌尚未在血液中繁殖，临床上称其为菌血症。菌血症在体内出现的时间较短，经过治疗或自身免疫力的作用，症状很快就会消失。如果细菌侵入血液循环系统并在其中生长繁殖，其产生的大量毒素可引发严重的全身中毒症状，称败血症。患者可出现寒战、高热、肝脾大、皮下瘀血等症状，后期可出现弥散性血管内凝血（disseminated intravascular coagulation，DIC）。败血症比菌血症严重，治疗不及时或治疗方法不妥，严重的可危及患者生命。

化脓性细菌通过血流在机体的其他组织器官形成多发性的脓肿，称脓毒血症（pyemia）。牙髓源性感染发展成脓毒血症较罕见。

三、化脓性纵隔炎

口腔颌面部肌肉间隙可经颈部肌肉间隙与纵隔相通，颌面部肌肉间隙感染处置不当，可扩展到纵隔，导致化脓性纵隔炎。患者除高热不退外，还可出现咳嗽、胸痛及呼吸困难等症状，X线片可见纵隔移位。

上述重症感染均可出现白细胞总数及中性粒细胞显著升高，核左移现象。

四、治疗原则

牙髓源性重症感染是一种危重的急症，涉及内、外、神经等多学科，一旦诊断或疑似诊断，应请相关学科医生会诊，共同制订抢救措施。

上述重症感染的主要治疗方法如下。

1. 抗生素的使用 可联合选用抗革兰氏阳性

菌的青霉素类、头孢类抗生素，抗革兰氏阴性菌的氯霉素、丁胺卡那、妥布霉素，抗厌氧菌的硝基咪唑类药物静脉滴注。海绵窦血栓性静脉炎可首选容易进入血脑屏障的青霉素钠，每日1000 万 ~2000 万 U。

2. 激素的使用　肾上腺皮质激素具有抗炎、抗毒素、抗过敏、抗休克及退烧等作用。在重症感染治疗中能减轻炎症反应，增强机体抵抗力，抵抗革兰氏阴性菌产生的内毒素对机体的影响。可使用地塞米松每日 10~20mg 或氢化可的松200~300mg。

3. 其他药物的使用　海绵窦血栓性静脉炎应使用具有脱水降颅压作用的药物，如甘露醇与高渗葡萄糖交替使用，并适当使用快速利尿剂。此外，对各种重症感染都应注意水电解质平衡，并适当补充能量合剂、维生素及其他营养药物。对晚期

可能发生弥漫性血管内凝血者，应使用抗凝药物。

（陈乃焰）

参考文献

[1] 上海第二医学院 . 口腔颌面外科学 . 北京 : 人民卫生出版社 , 1980

[2] 北京口腔医学院口腔医学系 . 口腔病防治学 . 北京 : 人民卫生出版社 , 1974

[3] 王植三 , 刘书魁 . 下颌骨增生性骨髓炎的探讨 . 现代口腔医学杂志 , 1988, 2(3)151-153

[4] 张晓声 . 各种下颌骨骨髓炎的特点及其治疗原则 . 国外医学口腔医学分册 , 1985, 6(6):340-343

[5] 姜孟修 , 259 例颌面部间隙感染保守治疗总结 . 口腔医学 , 1985, 5(3):151-152

[6] 魏子程 , 董煜 , 居国平 . 口底多间隙感染致纵隔脓胸一例 . 中华口腔医学杂志 , 2016, 51(1):51-52

第7章

牙髓病与根尖周病的检查及诊断

牙髓病与根尖周病在治疗前应详细询问病史，认真进行各项检查，并根据病史和检查结果进行综合分析，才能正确诊断，选择合理的治疗方法。为此，需要临床医生掌握检查和诊断的基本知识，以便在实践中不断积累经验，提高检查和诊断水平，避免误诊、漏诊给患者造成不必要的痛苦和损失。

本章在传统的检查方法基础上，根据笔者长期临床工作经验，介绍一些新发现、新方法、新观点、新理论，力求弥补目前教科书上在这方面的某些不足，使之更加全面，也更符合临床实际。

第1节
牙髓病与根尖周病的一般检查

牙髓病与根尖周病的一般检查包括问（病史采集）、视、探、叩、触诊等方面内容。

一、问诊

问诊就是详细了解现病史，通过询问的方式了解患者发病的时间、牙位、有无治疗史及治疗效果如何，本次就诊的目的等。问诊（interrogation）应力求简明扼要，有的问题可结合检查时的情况再行追问，以节约时间。但应避免过于简单化，以免遗漏重要病史导致误、漏诊。问诊用语应通俗易懂，避免使用患者难以理解的医学术语。

对于以牙痛为主诉的患者，主要应询问发病时间、牙位、疼痛的规律、持续时间、疼痛的性质（锐痛、钝痛、刺痛、胀痛）、痛的程度（轻、中、重）、自发痛或激发痛；哪些因素能诱发疼痛或使原有的疼痛加重；有无放散痛及咬合痛；有无使用药物或其他治疗；效果如何等。对患牙有牙体、牙髓病治疗或义齿修复史，应追问何时进行上述治疗或修复，并了解术后情况，必要时应向患者索取病历资料。

对疼痛伴有颌面部肿胀的患者，还应询问是否有畏冷、发热等全身中毒症状。

对于近期无疼痛的患者要了解就诊的主要目的，同时要了解既往是否有疼痛、肿胀或溢脓等病史。

对主诉为上颌牙痛者，必要时还应详细询问有无出现与鼻腔、上颌窦病变有关的症状，如鼻塞、鼻衄、流脓鼻涕史等。

中老年患者应重点询问有无高血压、心脏病、糖尿病等病史，成年女性患者必要时应询问有无妊娠、哺乳等情况。

此外，某些病例还应了解患者的系统疾病史，如传染性疾病、心血管疾病、糖尿病、甲状腺功能亢进、血液病、风湿病、肿瘤、癫痫及有无药物过敏史等。

上述问诊内容对正确诊断及制定治疗方案，防止医疗纠纷等都具有重要的意义。

问诊结果及分析对牙髓病诊断与鉴别诊断的意义请参阅第三节。

二、视诊

可在直接视线或借助口镜反光下进行。

视诊（inspection）应特别注意主诉侧上下颌牙齿的情况，注意观察牙齿的形状、色泽及缺损情况：如龋、楔状缺损、磨损、隐裂、畸形尖折断、外伤（包括殆力创伤）折断；有无充填或冠修复体及修复情况；牙齿的排列及咬合关系；有无异常的窝沟裂隙；牙龈、黏膜及邻近组织器官的情况；特别要注意有无窦道、溃疡、溢脓等。有窦道者还应注意窦道口的形状，并观察溢出液体的性质及数量。

对有变色的牙应注意与邻牙对比。牙髓坏死或使用砷性失活剂后，多为单颗牙变色，牙冠呈晦暗色或灰褐色；重度四环素牙或食物着色牙亦呈灰褐色，但多为一组乃至全口多数牙变色。故应重视结合病史及其他检查结果的验证，尤其是有无外伤、牙痛及牙髓病和根尖周病治疗史。

视诊还应注意患者的口腔卫生情况，包括有无牙石、牙垢及食物残渣等，必要时应予清除冲洗，以免影响检查。对有唾液影响检查的窝洞或修复体，应用气枪吹干，以便获得更清晰的视野。

患者口腔内有活动义齿、活动矫治器等应暂予取下，以免影响诊疗。对于需要去除才能准确诊察的固定修复体，应取得患者同意之后方能去除。

对需要治疗的患牙，还要注意检查患者的张口度及殆间距离是否便于器械操作。

视诊应在光线充足的条件下进行，必要时可与探诊相结合，以获得最佳的效果。

三、探诊

探诊（exploration）是用探针对被检查的牙齿、牙龈、龈沟或牙周袋，以及黏膜上出现的异常变化进行探查，以协助诊断。

对牙齿龋洞主要探查其深度、范围、质地及有无酸痛感（探针刮擦）等。中老年患者要注意邻面颈部龋的探查，可使用探针三弯的小曲端，并注意探诊的方法，根据不同情况选择唇（颊）或舌侧探入，在被探区域反复滑动，如有龋洞，探针末端可被钩住而不易滑动，但应注意与牙颈部生理性凹陷及牙结石鉴别。

对探针不易探入的殆面潜行性龋，必要时可先将洞口扩大，然后再仔细探查其深度及有无露髓孔。

对活髓牙探查时动作应轻巧，并注意观察患者的表情反应，可能有露髓孔的部位探查应谨慎，

防止探针突然插入露髓孔，使患者产生极大的痛苦；要注意部分患者存在过度敏感反应，避免把患者对探痛的反应视为露髓，必要时可反复进行，以获得准确的探查结果。

对近龈缘及拔牙创邻面牙颈部的探查，应注意有无血凝块或食物残渣遮盖洞口；对唇颊侧、近缺牙区颈部及冠修复体边缘，还应注意有无增生的牙龈遮盖洞口，以避免缺损被遗漏。

对龋洞内的息肉样组织应注意探明其来源，以判明其性质。个别病例可能存在邻面颈部龋与殆面龋并存的情况，不要把从邻面洞突入的牙龈息肉误认为露髓探痛或牙髓息肉；也不要把从磨牙髓底缺损突入的牙周膜息肉误认为牙髓息肉。息肉探查容易出血，必要时可先注射含肾上腺素的麻药，待止血后再行探查。

此外，还要注意探查有无牙周袋及其深度，有窦道者应探明深度及方向，以初步判断窦道来源。

牙周袋探查应使用牙周探针（图 7-1），每个牙都应探查唇（颊）、舌侧中点、近远中的颊舌侧龈乳头共 6 个位点。下磨牙如有根分叉暴露，还应探查其下方的颊舌侧深度，根分叉病变可分为Ⅳ度。

Ⅰ度：可及牙根暴露，但探针未能深入根分叉下方，X 线片根分叉处无阴影。

Ⅱ度：探针可探入根分叉下方，但未到达颊舌中线，X 线片可见根分叉处有较小的阴影。

Ⅲ度：探针探入超过中线，但未贯通对侧，

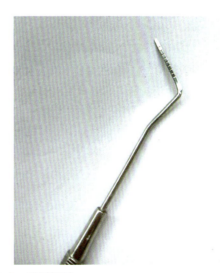

图 7-1　牙周探针

X 线片可见根分叉处有较大的阴影。

Ⅳ度：探针探入颊舌侧完全贯通，X 线片可见根分叉处有较大的阴影。

四、叩诊

利用镊子或口镜柄末端叩击牙冠某一部位，根据患者的表情反应或询问患者对叩击的感受，以判断患牙的根尖周及牙周的健康状况，这种检查方法称叩诊（percussion）。

（一）叩诊的方法

叩诊分垂直叩诊和水平叩诊两种方法。垂直叩诊是指叩击方向与牙长轴一致，通过叩击牙切缘或𬌗面，根据患者的反应判断根尖周充血或炎症的程度；水平叩诊是叩击牙齿的侧面，以判断患牙是否有牙周膜创伤或炎症。

叩诊时对各牙施力应均匀，个体对叩诊的反应不同，施力大小应有所差别，宜从最轻的力量开始，如无疼痛反应再逐渐加力。对诊疗有恐惧心理者的表情反应敏感，叩痛结果可能与客观情况不符，应采用各种方式缓解紧张心理，先以轻微的力量开始叩诊，然后再逐渐加力，并与邻牙对比，这样才能获得准确的诊断依据。

（二）叩诊的判定与记录

叩诊可记录为（－）、（±）、（＋）、（＋＋）。

（－）：叩诊时患者无痛感。

（±）：叩诊时患者有微痛，或用较重的力叩诊患者才有痛感，但无痛苦的表情反应。

（＋）：叩诊时患者有较明显的疼痛，并有轻微的表情反应。

（＋＋）：叩诊时患者有很明显的疼痛，并有明显的表情反应。

（三）叩诊的临床意义

叩诊对诊断牙震荡、根尖周炎、牙髓病变、牙周病等都具有重要的意义。

某一牙叩痛，说明该牙牙周组织可能存在炎症或充血，牙齿有急性根尖周炎或牙周膜创伤时可出现明显的垂直叩痛。但在牙髓炎、牙髓坏死病例绝大部分亦可出现不同程度的垂直叩痛，这可能同牙髓充血波及根尖周组织有关，各种牙髓病的叩诊情况见表 7-1。牙髓病患牙是否有叩痛以及叩痛程度与急性或慢性、病程处于早期或晚期关系不大，病变的范围（局部或全部）、牙髓炎症程度以及患者对疼痛的耐受性等是影响叩诊结果的因素。

牙周脓肿、龈乳头炎等可有侧向叩痛，有的也可合并有轻度的垂直叩痛。牙周 – 牙髓联合病变部分患牙可出现双向叩痛。

健康的牙齿或牙病治疗成功的牙叩诊为（－），大多数慢性根尖周炎患牙叩诊亦可为（－），少数有牙髓病但很稳固的多根牙叩诊也可能为（－）。叩诊（±）可见于感染较轻的急、慢性牙髓炎、牙髓坏死、根裂及部分慢性根尖周炎患牙；也可见于食物嵌塞及龈乳头炎患牙。叩诊（＋）至（＋＋）多见于急性根尖周炎、牙震荡或感染较重的急、慢性牙髓炎患牙。

在某些情况下叩诊还可作为检查的先行手段，在视诊未发现明显牙体缺损者，可先采用逐牙叩诊，以获得初步的印象，然后对叩诊异常的牙进行重点探查及其他测试，这样可以节约检查时间，也容易作出正确的诊断。

五、触诊

触诊（palpation）是用手指（戴手套或指套）

表 7-1 764 例牙髓病叩诊情况

诊断	例数	叩诊结果			
		（－）	（±）	（＋）	（＋＋）
急性牙髓炎	283	10	53	192	28
慢性牙髓炎	360	34	121	197	8
逆行性牙髓炎	33	5	10	12	6
牙髓部分坏死	88	3	14	49	22
合计	764	52	198	450	64

或用镊子夹棉花按压患者口腔颌面部的某一部位，根据检查者指感及患者的反应，判断有无病变及病变性质。

对肿胀的软组织，可触及其范围大小、有无波动感、皮肤紧张度、有无浸润块（硬结），还可触摸相应颌面部淋巴结是否肿大及压痛，活动度如何等。

对某些病例还应触摸是否有颌骨异常隆起。

急性化脓性根尖周炎根尖脓肿期，患牙唇颊侧根尖处可有压痛，发展至黏膜下脓肿时可触及波动感；个别病例在使用抗生素后脓液被吸收，局部软组织触诊呈较硬的浸润块。有的经过一定时间后，可在相应根尖处触及骨质突起，易被误诊为其他病变，应注意病史和牙体检查情况作综合分析。根尖处牙龈触摸有乒乓球样感觉，提示患牙有根尖周囊肿的可能。

用棉签或镊子夹小棉球轻触口腔颌面部（包括牙齿）的某一部位，可引起相应神经支配（innervation）区域的电击样剧烈疼痛，称三叉神经痛的"扳机点"，对三叉神经痛与牙髓炎的鉴别诊断有重要意义。

用镊子夹住牙齿摇动，是观察牙齿松动度（tooth mobility）的主要方法。牙齿的松动度可分为Ⅰ度~Ⅲ度。

Ⅰ度松动：仅有唇（颊）舌向松动，松动度＜1mm。

Ⅱ度松动：不但有唇（颊）舌向松动，且有近远中向松动，松动度为1~2mm。

Ⅲ度松动：唇（颊）舌向松动度＞2mm，且有垂直向松动。

牙齿急性松动常见于外伤或急性根尖周炎，慢性松动多见于牙周病、严重的根尖周病变、颌骨慢性骨髓炎或肿瘤等。以往某一牙有疼痛肿胀史，此后出现相邻数牙松动，肿胀消失后松动度仍无改变者，应考虑有骨髓炎的可能。

第 2 节
选择性检查

大部分牙髓病与根尖周病通过了解病史及牙体检查都能正确诊断，但在某些情况下，需要采用特殊检查方法及借助医疗仪器检查，以获得肉眼无法识别的诊断资料，提供一般检查不能获取的信息，有的甚至可作为诊断的主要依据。这些检查项目并非每个病例都需要，只是根据病情需要选择，因而称选择性检查，常用的有以下几种方法可供选择。

一、温度敏感测试

采用明显高于或低于体温的水、化学品、加热的器械材料等接触牙冠以刺激牙髓神经，根据患者的反应判断牙髓所处的状态称温度敏感测试，包括冷诊法和热诊法。目前，在尚无仪器能对牙髓状况进行直接观察的情况下，冷热诊仍然是判断牙髓有无病变的主要手段。牙髓对冷热水测试反应灵敏，有炎症的牙髓，高于或低于体温数度的水测试，就会引起疼痛反应。

（一）冷诊法

冷诊法（cold test）采用无水酒精、氯乙烷冰晶等测试，但临床上最常用的是冷水或冰水（夏天用）。冷诊的最佳水温为10℃~20℃。在室温与体温相差悬殊时，用水枪或注射器注水即可获得良好的检查结果。夏天的水温与体温相差不大，可带气喷注以增强对牙髓的刺激；亦可用小冰棒或冰块测试，即固体冷测试，但仅在个别情况下使用。

（二）热诊法

热诊法（heat test）也有液体测试及固体测试两种方法，液体测试采用注射器装钝针头抽取热水，水温为50℃~60℃，不可过高，以防烫伤黏膜。固体测试可用热牙胶或烤热的器械测试，热牙胶是用暂封条在酒精灯上烤至接近流动；热器械可用一次性探针烤热，热牙胶或热器械应置放在患牙唇颊侧近颈1/3处，以提高测试的敏感性。

固体试验对照性强，对相邻两牙均有缺损时最适用。但热器械对炎症不明显的患牙大都出现延时反应，且由于难以控制温度，对其出现的刺激痛判断并不准确，因而只能用于鉴别活髓或死髓牙时使用，对判断可复性与不可复性牙髓炎的意义不大，有的甚至还会误导。热牙胶在气温低的环境下散热快，热度不够对炎症轻或牙髓部分坏死的患牙反应不灵敏；烤得太热流动性增大难以操作，因而适用性也受到一定的限制。例如，前牙牙面距牙髓腔较近，测试时反应较敏感，后牙牙面距髓腔远（牙本质厚），测试不如热水准确。牙髓炎无论是急性或慢性的晚期，都存在着热痛冷缓解现象，在冷测试不敏感或为类似可复性牙髓炎的结果时，采用热水测试更加准确。

（三）测试方法

冷、热水能保持温度相对恒定，取材方便、传导快、反应灵敏、对人体无损害，可在短时间内对一侧牙列逐个测试，测试有炎症的牙髓反应灵敏度比固体测试高，是临床上测试牙髓状况的首选方法。但由于水的流动性大，对照性差一些。因此，测试时应注意以下几个问题。

1. 测试时要先下颌后上颌、从低往高、逐牙喷注，必要时还应改变患者头部位置，如取坐位前倾、后仰或歪向一侧，以防止水流动造成反应不准确。

2. 喷水时不能移动过快，尤其是某些存在迟缓反应的因素，移动过快就会造成患者误判。

3. 对𬌗间距离小的患者卧位就诊时，测试下牙若水太多会淹没上后牙，如果上后牙有牙髓病变就会出现激发痛，从而影响判断的准确性，尤其是有错位痛的患者。

4. 对相邻两牙均有缺损，液体测试不易区分时，可改用固体温度测试加以验证。冷水测试刺激移去后疼痛仍持续一段时间，说明牙髓有炎症，不需再做热测试；冷水测试刺激移去后疼痛立即消失，必须再用热水测试，以防牙髓炎晚期对冷刺激不敏感造成误判。

（四）测试结果判断

用液体测试时，当水喷注到某颗牙患者有疼痛反应，可嘱其立即吐去液体，此后问其是否还有疼痛（整个过程控制在 8s 左右），若无疼痛即可视为"刺激移去后疼痛立即消失"；若仍有疼痛，无论疼痛轻重都应视为"刺激移去后疼痛仍持续一段时间"或"较长时间"。部分患者对疼痛耐受性强，对轻微疼痛不以为然，在回答不痛时还要再追问其有无轻微痛，若有即可视为疼痛还持续一段时间。

被试牙在接触冷热水后，患者马上有疼痛反应，称即时反应。若在接触冷热水数秒钟之后才出现疼痛，称之为延时反应或迟缓反应。延时反

应应考虑病变在邻牙或远离的其他牙，水流动到该牙才发生刺激痛。此外，患牙有非导电充填体、冠修复体、残髓炎等，也可发生延时反应，且修复体的厚度与延长时间呈正比，即修复体越厚出现刺激痛越慢。此种现象需要临床医生有足够的重视，以避免对检查结果的误判。

极少数患者对温度刺激还会出现错位反应（displacement response），即用冷热水刺激后，患者感觉不是被试牙疼痛，而错觉为其他牙或其他组织痛。以口腔颌面部组织疼痛为主诉的患牙较常出现这种情况，但根据被试牙有刺激后疼痛的应答关系（reply relationship），就可排除其他牙或其他组织病变。当然，还应根据被试牙及反应部位的全面检查结果做综合分析，最后才能作出诊断。

（五）测试结果记录

为省略用语，温度测试结果也可记录为：（－）、（±）、（＋）、（＋＋）。

（－）温度刺激无反应。

（±）温度刺激仅有轻微的酸痛感，且很快消失。

（＋）温度刺激有不同程度的疼痛，但刺激移去后疼痛立即消失。

（＋＋）温度刺激有较重的疼痛，且刺激移去后疼痛仍持续数秒钟以上。

（六）测试原理及临床意义

一般情况下，临床冠正常或轻度缺损，牙髓无炎症，即使受到明显高于或低于体温的温度刺激，牙髓在牙本质及牙釉质的保护下，不会出现明显的疼痛反应，除非是差距过大的温度刺激，如烧得很烫的热器械、冰块等。当牙体出现较重缺损或牙周组织萎缩使牙根部分暴露时，对较悬殊的温度刺激可出现不同程度的疼痛反应，这是因为缺损或牙根暴露使温度容易传导到牙髓，牙髓因充血压迫神经而出现疼痛。刺激除去后（移去试验物体或吐出温度悬殊的水），牙髓充血消退疼痛即消失。牙髓若有炎症存在，刺激除去后疼痛仍可持续一段时间，这可能与炎症使血管舒缩功能降低及炎性渗出物刺激神经有关。

牙髓炎症的不同阶段对冷或热刺激反应也不同。无论急性或慢性牙髓炎，初期对冷热刺激均

敏感，且冷比热刺激痛更敏感；发展到晚期可出现"热痛冷缓解"现象，即对热刺激敏感，冷刺激不敏感，有的甚至在冷刺激下反而使疼痛缓解。因此，临床上对冷诊不敏感的病例，应改为热水测试，这样才能避免对测试结果的误判。

刺激去除后疼痛仍持续一段时间，提示牙髓已发生不可复性炎症，这一点是可以肯定的。可复性牙髓炎刺激去除后疼痛立即消失，但刺激去除后疼痛立即消失并非是可复性牙髓炎的特有表现，明确这一点对提高临床诊断准确率有重要意义。因为，刺激去除后疼痛立即消失，只能提示牙髓充血反应消失快，不能否定牙髓病变的存在，下列情况亦可出现类似可复性牙髓炎的测试结果。

1.**露髓孔较大的慢性牙髓炎**　深龋露髓孔较大（麻醉去腐质后探针在露髓孔探查有活动空间），对刺激引起的髓腔内压变化的缓冲能力较强，因而刺激痛容易消失；特大的露髓孔有的甚至对刺激无反应。

2.**牙髓部分坏死**　无论是急性牙髓炎还是慢性牙髓炎，部分患牙病变会发展成部分坏死，即冠髓坏死根髓仍存活或小部分坏死，这种情况下，温度不易传导到仍存活的根髓，对温度测试反应相对较轻，且刺激过后疼痛立即消失。个别根髓坏死较多的患牙对温度刺激甚至无反应，仅在拔髓时才有痛感。

3.**感染较轻的牙髓炎**　多见于经牙本质小管感染的患牙，如外伤牙折近髓，但无露髓孔，也包括后牙殆创伤导致某一牙尖折断，经过一定的时间后，微生物或有害物质通过牙本质小管进入髓腔，导致牙髓急、慢性炎症。这可能与感染的微生物数量有限，炎症相对较局限有关，故刺激痛也容易消失。

4.**根尖孔未形成的年轻恒牙发生不可复性牙髓炎**　年轻恒牙急性龋发生牙髓炎，患牙根尖尚未发育完整，根尖孔粗大血运丰富，温度测试时髓压容易得到缓冲，因而刺激痛也会在短时间内消失。

5.**近期外伤牙震荡导致的"牙髓休克"**　外伤牙根尖发生移位，导致血管挤压或破裂，牙髓因血供障碍感觉迟钝，称"牙髓休克"，可持续一至数月，在此期间如发生炎症，温度测试也会出现刺激移去后疼痛立即消失。

6.**残髓炎**　去髓术拔髓不彻底，干髓术杀髓不完整，根尖处部分残髓存在，经过一定时间后若发生炎症即为残髓炎，炎症多较轻微。由于残髓处于牙根深部，温度传导较慢，冷测试多不敏感，热测试有较轻且迟缓的反应，刺激除去后疼痛立即消失。

综上所述，温度测试"刺激除去后疼痛立即消失"这一征象，并不是可复性牙髓炎的特有表现，除了其他检查都符合可复性牙髓炎之外，其余的只能作为类似可复性牙髓炎的反应来看待。温度测试结果还应结合病史及其他检查结果，才能准确判断牙髓所处的状态，从而避免误、漏诊。

无论急性牙髓炎还是慢性牙髓炎，温度测试的敏感性都是一样的，不存在急性敏感慢性迟钝的问题，敏感或者迟钝是牙髓炎症轻重、发展阶段及牙体缺损不同状况的表现。牙髓炎症的初、中期刺激痛较重，发展至牙髓部分坏死时刺激痛就逐渐减弱，直至无反应。

温度刺激反应较轻，还可见于牙体中度缺损或牙根暴露者。

牙髓坏死、老年人牙体过度钙化或牙髓变性，牙体即使有严重缺损，对温度刺激也可无反应或反应较轻。

二、牙髓电活力测试

牙髓电活力测试（electric pulp test）是利用测试仪上产生的电流刺激被试牙神经，并观察患者对电流的反应，以协助判断患牙牙髓的状态。但该实验只能用于确定牙髓是否坏死，对牙髓是否有炎症及炎症程度无法确定。

（一）测试方法

1.将测试牙隔湿并吹干牙面，测试区选在唇（颊）面近龈 1/2~1/3 处，可先涂上少许牙膏等不流动的导电介质。

2.将电流开关调到最低位置，让患者握住连接测量仪上的电极棒，嘱其有麻刺感时举手示意。

3.将探头放到测试区，从小到大调节电流，并观察患者的反应；亦可采用间断放置探头，询问患者对测试的反应。

4.测试时如有疑问，可测试对侧同名牙做对照。

5. 多根牙有时需同时测试舌面，以判断不同根髓的活力状态。

（二）注意事项

1. 有冠修复体的患牙不适宜测试，也不能将探头放置在各种修复体上。

2. 根尖未形成的年轻恒牙及近期有外伤的牙测试结果不准确，可能出现假阴性。例如：儿童根尖孔未发育完全，根管呈喇叭状或平行状，对电测试可无反应或反应较弱，不要误认为牙髓坏死或部分坏死。

3. 隔湿应彻底，导电介质不能接触牙龈，否则易出现假阳性。

4. 带有心脏起搏器的患者禁止测试，防止电干扰危及心脏。

（三）临床意义

电活力测试可作为判断牙髓是否存活的一种手段，但无法判断牙髓是否有炎症及牙髓病变的程度。一般来说，电流读数越大牙髓的活力越差，但其准确性受多种因素影响，可出现假阳性或假阴性。因此，对测试结果应结合病史及其他检查作综合分析，才能作出正确的诊断。

三、麻醉试验

急性牙痛一般情况下诊断并不难，但在个别情况下患者一侧存在多颗可疑牙，或多种疑似感染途径并存，可因检查结果相同或分析判断上有矛盾难以鉴别，尤其是极个别有错位痛及温度测试错位反应的病例，采用麻醉试验可获得诊断的重要依据。

麻醉试验可根据情况选择阻滞麻醉、浸润麻醉及牙周韧带麻醉（参见第13章）。各种麻醉方法可因操作者的技术、麻药性能及解剖的差异而出现不同的结果。因此，选择此方法必须是具有一定经验的操作者，且应注意以下几个问题：

1. 浸润麻醉试验必须是相隔一颗以上的可疑牙才有鉴别意义，如为两牙相邻可因麻药的扩散而受影响；但如严格掌握麻醉剂量及注射后1~2分钟内（麻药未扩散前）立即测试也有鉴别意义。对反应阳性应注意麻药是否起作用，例如，麻药未注射到骨膜下或阻滞麻醉注射位置不准确等。

2. 行阻滞麻醉应考虑到牙髓炎阵发性疼痛和错位疼痛的规律，不能因麻醉后患者自发痛消失就认为是阻滞区患牙的可能，必须在确定麻醉效果后，将阻滞区外的可疑牙再行温度测试，确定无激发痛才能确诊。不能因为患者自觉疼痛未消失而认为麻醉未起效，如为对颌患牙错位痛，疼痛并不会因麻醉而消失。例如，下颌牙急性牙髓炎患者感觉痛在上牙，上颌结节麻醉后仍然还会自觉上牙痛，只有做下牙槽神经麻醉后疼痛才会消失。

3. 有的支配患牙的神经可出现变异。例如，有的上后牙槽神经可延伸分布至前磨牙乃至尖牙区，上牙槽前神经可延伸至前磨牙或第一磨牙区。上述情况若行麻醉试验可能发生判断失误，反会造成误诊。

四、制洞（研磨）试验

制洞试验（cavity test）是用牙钻（不喷水）钻磨牙本质，通过产热刺激牙神经的方法判断牙髓是否有活力。本试验需破坏健康牙体，故临床上较少用，只有在基本上确定患牙无活力，或其他检查均无法判断牙髓是否坏死时才使用。制洞试验钻磨到牙本质层时应采用低速不喷水的方法，以增加对牙本质的热刺激；同时也可避免快速穿髓造成误诊。对于部分年龄较大的患者，有的可因牙髓退行性变对钻磨刺激敏感度降低，在钻磨至近髓腔时应暂停，用热器械或小冰棒直接置于窝洞，以观察其反应。

五、染色试验

染色试验（stain test）主要用于确定隐裂牙。可用碘酊等深色、无毒、无腐蚀性药液涂于牙面，再用棉球将其擦拭，如有隐裂可见染色痕迹。

六、X 线检查

X 线检查（radiographic examination）是利用仪器发出的 X 射线，穿透人体不同密度的组织，反应在感光的胶片上，从而了解人体某些组织器官结构及病变，提供肉眼及一般检查无法发现的资料。

X 线检查是现代牙髓病与根尖周病诊断治疗的重要手段之一，一张投照准确、清晰度好的照片，可获得与解剖学形态基本相同的二维影像，对协助诊断和评判治疗效果具有重要意义。随着现代科学技术的发展，X 线用于牙髓与根尖周病诊断的方法也越来越多，由过去常用的牙科 X 线机，发展到现在的口腔曲面体层层 X 线机、数字化口内成像系统（图 7-2）等。

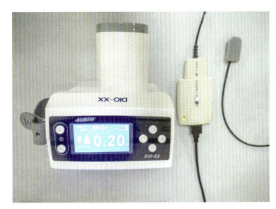

图 7-2　数字化成像系统

口腔曲面体层 X 线机拍摄出来的片称口腔全景片，一张片即能了解全口牙齿、牙槽骨及颌骨的全貌，在多个牙需要拍片时可减少麻烦，但也存在着显影不够清晰和辐射量比拍局部片大的问题。就牙髓与根尖周疾病的诊疗来说，局部拍片要比全景片清晰，尤其是椅旁数码片，不但准确清晰，对人体的 X 线辐射量也较少，且较方便快捷。

据有关资料显示，拍一次数字化 X 线片辐射量，约为人体 1 天接受紫外线的辐射量，而拍 1 张全景片则相当于 21 天的辐射量，在牙髓与根尖周疾病的检查与诊断中，一般情况下，使用局部片就能完成诊断所需，不必摄全景片，以尽量减少 X 线辐射对患者的损害，尤其是对孕妇及儿童应尽量拍局部片，不拍全景片。

数字化口内成像系统包括主机、成像感应器及电脑显示器等，患者可以在治疗椅上直接拍摄，其感应器的安放位置与普通胶片基本相同。成像感应器还可以与普通拍片机及电脑组合，影像显示在电脑上而不需胶片，可以取得比胶片更清晰的影像。本节重点介绍牙髓病与根尖周病诊断常用的牙科 X 线机摄片及读片方法。

（一）X 线检查在牙髓病与根尖周病诊疗中的作用

1. 了解临床冠以外牙体的概貌　包括埋藏在牙周组织的部分牙冠、牙颈部、牙根的形态。观察某些视、探诊难以发现的缺损（X 线片上表现为透射影），如邻面接触点龋、洞口狭小的潜行性龋及其与牙髓腔的关系；观察牙根的数目、形态、位置及有无折裂线；观察根尖有无吸收及与邻近组织的关系；多根牙还可观察根分叉情况及各牙根的分布方向。

2. 了解髓腔的形态　可了解根管的数目、形态、弯曲度，根尖是否形成、有无喇叭状根管或内吸收、有无钙化或充填物（可显影的）、有无根折裂等。但由于 X 线片二维影像的重叠关系，某些细小根管在片上难以显示，片上似乎为完全钙化的根管，但实际上并未完全钙化。

3. 了解牙周情况

（1）了解牙周间隙是否增宽或消失　牙髓炎晚期、外伤牙震荡、长期殆创伤等可出现牙周膜增宽；根管治疗或某些原因刺激可使牙骨质及牙槽骨增生，根骨粘连，X 线可观察到牙周间隙消失，并可见骨小梁消失的致密性骨炎征象。

（2）了解牙槽骨吸收情况　可借助 X 线片上显示的硬骨板与骨小梁的状况，判断牙周是否健康。硬骨板是牙槽骨表面的皮质在 X 线片上的反映，因其钙化度高，呈阻射的白色不规则线条状，其完整存在是牙槽骨健康的标志。骨小梁则是牙槽骨的骨髓质，X 线片呈网状结构。慢性创伤殆可导致硬骨板消失，牙槽骨呈垂直吸收；牙槽骨水平吸收提示患牙有牙周病变；严重的牙周病可能出现两种并存的混合型吸收。

（3）了解牙结石情况　观察牙体近远中面是否有不易发现及刮除的牙结石，尤其是龈下结石（近远中面）。

4. 了解根尖周是否有病变　慢性根尖周炎 X 线片可出现围绕根尖周的不同透射影（亦称稀疏影或阴影），从而协助确定病变的性质。

根管侧穿亦可导致牙根侧方周围慢性炎症，常见于前牙桩冠修复桩道偏离根管，X 线透射影位于根侧而没有环绕根尖周（图 7-3）。由于 X 线片只有二维投影，对于唇（颊）舌侧侧穿则难以显示。

5. 观察修复体与牙体、髓腔的关系　各种材料的充填体、嵌体、桩核、金属冠等，大多数为阻射影，只有玻璃离子及单一树脂修复体在 X 线片上不显影，但可显示窝洞的透射影，增强型玻璃离子修复体可显影。借助上述特点，观察修复

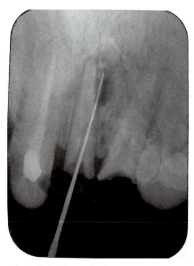

图 7-3　原有根管侧穿 X 线片

体与牙体及髓腔的关系，并可了解患牙是否做过根管治疗或其他治疗。此外，还可了解桩钉在根管中的形状及位置，对重新治疗与修复关系较大，这也是临床上常见的摄片原因之一。

6. 帮助确定根管工作长度　借助 X 线片确定根管的工作长度，是去髓术及根管治疗前的重要准备工作，在扩根前插入扩大针带针摄片，观察扩大针在根管中的深度，能准确地确定工作长度。

7. 协助判断是否存在髓室底穿通或根管侧穿　对髓腔解剖不熟悉的初学者，开髓时容易发生髓室底穿通；对根管弯曲细小的多根牙，根管预备时容易出现根管壁侧穿，带针摄片可协助判断(图 7-4)。

8. 协助判断窦道产生的根源　一般的窦道起源不难诊断，个别远离病源牙的窦道，或由于患牙感染途径不明显难以确定，用牙胶尖（亦称诊断丝）插入做示踪摄片可协助诊断。

9. 协助了解根管内异物情况　根管治疗中扩大针、根管锉、拔髓针等器械折断，借助 X 线片

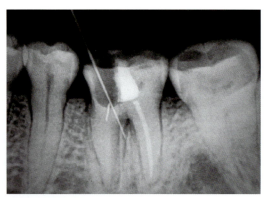

图 7-4　带针拍片判断髓室底穿

可明确折断器械的深度及位置，为下一步治疗方案设计提供依据。

10. 评判牙髓病与根尖周病治疗的质量及效果　如盖髓术观察髓腔内是否有牙本质桥形成；根尖诱导成形术观察根尖是否形成；去髓术及根管治疗术观察根充后的状况（适填、欠填或超填）；各种治疗后若干时间的复查，了解根尖周病变愈合情况或是否发生新的病变等。

11. 观察患牙与邻牙的关系　了解患牙周围是否有埋伏牙、阻生牙、尚未萌出的牙，及其所处的位置、形态、与邻牙的关系等情况。

（二）X 线检查的方法步骤

1. 胶片预备　成人选用 3cm×4cm 胶片，儿童选用 2cm×3cm 胶片。

2. X 线机预备　打开电源开关通电，检查电流的最大电压是否在 220V，过高或不足时应调整。根据上下颌不同的牙位，调整好曝光时间及球管的倾斜度。儿童的曝光时间应比成人少 1~2s（表 7-2）。目前生产的牙科 X 线机曝光时间都已设定好，只需根据不同牙位按压显示按钮即可；数码机则根据牙位设定曝光时间。

3. 患者头位调整　患者取坐位，头部靠在头托上，矢状面与地面呈垂直关系。投照上前牙时头稍往前低，使牙列唇面与地面呈垂直关系；投照上后牙时取外耳道与鼻翼连线与地面平行；投照下前牙时头稍后仰，张口时使唇面与地面呈垂直关系；

表 7-2　X 线倾斜角度及曝光时间

部位	X 线管角度	曝光时间（s）	
		成人	儿童
上切牙	+42°	0.5	0.4
上尖牙	+45°	0.5	0.4
上前磨牙	+30°	0.8	0.6
上磨牙	+28°	1.2	1.0
下切牙	-15°	0.4	0.3
下尖牙	-18°	0.4	0.3
下前磨牙	-10°	0.7	0.5
下磨牙	-5°	1.0	0.8

注：本表引自原北京医学院口腔医学系主编《口腔疾病防治学》。曝光条件为 55kV。"+"为向足侧，"-"为向头侧

投照下后牙，张大口时取外耳道与口裂连线与地面平行，调整后嘱患者固定头位（图 7-5）。

4. 安放胶片　将胶片放入口内相应牙位，胶片的凸面应朝着被检查牙的舌面。投照前牙时胶片直放，一端露出切缘 7mm 左右；投照后牙时胶片横放，侧面露出牙面 10mm 左右。胶片的中心点可根据牙位不同做相应的调整，除切牙应在两侧牙之间外，其余牙位应尽可能以患牙为中心。位置调整合适后，嘱患者用手指贴紧牙的舌面并固定好。上前牙用拇指将胶片压紧，其余四指伸出靠在面颊部，其他牙均可用对侧食指压胶片上，拇指靠在颏部，以增强固定作用，其余三指握紧并摆向非检查侧（图 7-6）。

数码机感光片置放深度：上颌后牙露出殆面 2mm 左右，下颌后牙露出殆面 5mm 左右，上下颌前牙露出殆面 10mm 左右。

5. 调整好 X 线管方向　根据牙位及分角线将 X 线管调整好。X 线管架上有垂直方向倾斜的固定标记，分别标示着正负角度的标记，正数表示向足侧倾斜角度；负数表示向头侧倾斜角度。正常情况下各牙位的 X 线管倾斜角度见表 7-2。但

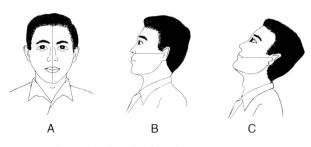

图 7-5　摄根尖片患者头部位置
A. 矢状面与地面垂直。B. 投照上颌牙头部位置。C. 投照下颌牙头部位置

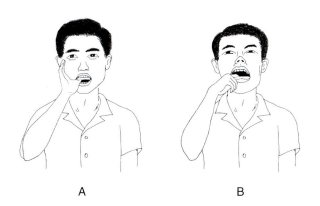

图 7-6　根尖片的安放和固定
A. 上前牙根尖片安放。B. 下前牙根尖片安放

是，X 线球管方向调整还要注意以下问题。

（1）X 线中心射线必须与牙长轴和胶片之间的分角线呈垂直关系　X 线中心射线是由球管射出的，一般情况下，如胶片与牙长轴平行，X 线投照即可取得与真实牙齿一样长度的照片。但由于口腔内的解剖关系及各牙在牙槽骨上的倾斜扭转角度不同，除下颌部分后牙基本上可以获得平行外，其余牙长轴与胶片之间都存在较大的差距。因此，要根据不同情况调节 X 线中心射线与牙长轴及胶片的角度：首先设一条牙长轴与胶片之间的虚线，称其为分角线，X 线中心射线与分角线必须呈垂直关系（90° 角），投照的照片才能与真实牙齿一样的长度。这种方法摄像，又称其为"分角投照技术（bisecting angle technigues）"。分角线与 X 线中心射线的夹角过大，将使牙齿影像变长；夹角过小则变短（图 7-7）。表 7-2 所列角度仅供牙长轴正常情况下作为参考，只有掌握了分角线的原理，才能根据个体的口腔解剖情况和牙长轴调整好 X 线管的角度，否则将会使拍摄的影像失真。

（2）X 线中心射线与牙齿的邻面必须呈平行关系　X 线片显示的只是二维影像，因此，投照前除了注意调整中心射线与牙长轴和胶片的分角线外，还要注意中心射线与牙邻面保持平行的方向，即球管的水平方向，否则投照的牙齿将会与邻牙重叠，甚至会影响诊断。例如，将本已侧穿的扩大针显像在根管内。但是，在某些情况下，为了解某一牙根颊舌两个根管的情况，可有意调整方向，使其能分别显示，否则将会重叠在一起（图 7-8）。

6. 拍摄　嘱患者固定好头部位置及胶片，按压按钮，摄片即告完成，然后将片送暗室冲洗。

（三）X 线片阅读方法

牙科 X 线片是对牙体内部及牙周结构比较客观的记录，拍摄准确清晰的胶片，能使肉眼无法看到的内部结构得以显现。但 X 线片也有一定的局限性，不同的医生，或在不同的阶段对一张照片都可能有不同的认识。因此，应对 X 线片阅读的方法有一个基本的概念，才能正确理解 X 线片上所反映的影像。

1. 顺序读片　读片必须掌握方式方法，才能

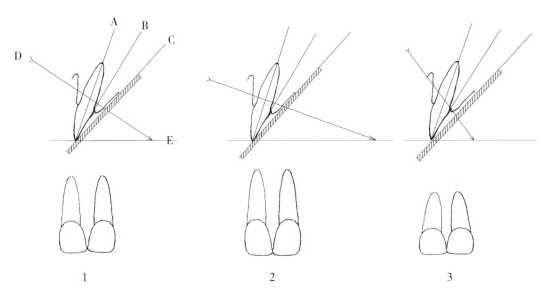

图 7-7 X 线投照分角线

1.X 线中心射线与分角线呈垂直投照效果。2.X 线中心射线与分角线呈钝角投照效果。3.X 线中心射线与分角线呈锐角投照效果。A. 牙长轴。B. 分角线。C. 胶片。D. 球管角度。E. 投照效果

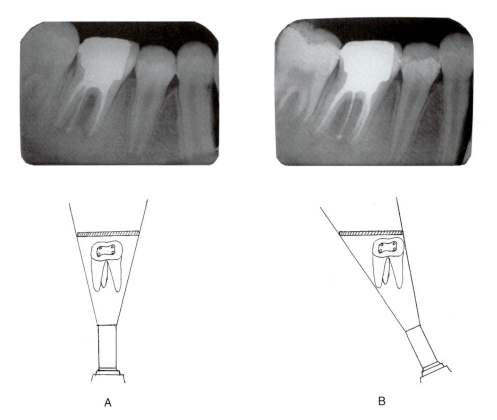

图 7-8 X 线球管不同水平方向投照效果

A. 球管与胶片呈直角投照效果。B. 改变球管方向投照效果

防止遗漏重要信息。看片前首先应判断 X 线片显示的影像是否符合要求，然后按片上显示每个牙的牙冠、牙根、髓腔、牙周膜、硬骨板及骨小梁等顺序察看，应避免首先即把注意力集中在病变或异常影像上，而忽视了对其他结构的阅读。当发现某一部位有异常影像时，除了解其性质外，还需注意观察其与周边组织结构的关系。

2. **正确理解二维结构的图像** X 线片显示的是物体的二维图像，被投照直线方向的物体容易产生重叠现象。例如，颊向投照的 X 线片能准确反映近、远中根的分布情况，但不能显示同一方向颊舌根分布情况；同理，当某一牙根有颊、舌两个根管时，X 线片上只能反映出一个，另一个则容易被重叠。因此，如需要了解两个不同的牙根或根管时，需改变 X 线片投照的角度，否则，这种重叠现象就会造成错误的判断。

3. **了解某些解剖结构在 X 线片上的位置** 某些正常的解剖结构在不同角度拍摄的 X 线片亦有不同的反映，如不加以认识，很容易被误认为是病理性改变。如与上颌牙相邻的切牙孔、鼻腭管、上颌窦、鼻腔；与下颌前磨牙相邻的颏孔等。这些结构若与牙根接近或重叠，很容易误认为根尖脓肿或囊肿（图 7-9）。有些如不易鉴别，可通过改变投照角度的方法加以区别。

4. **对物体阻射、透射显示影像的认识** X 线片是通过对物体透射或阻射的差别来显示物体的概貌，空气和炎症组织可显示出强的透射影，薄的软组织及一些折射率低的物体在 X 线片上不显影，如充填修复体中的玻璃离子水门汀及单一树脂、根管治疗用的棉捻、纸尖、氢氧化钙及某些液体、药物等。而金属类器械材料、银汞合金、增强型玻璃离子、复合树脂、碘制剂、钡剂、磷酸锌水门汀、氧化锌丁香油酚及聚羧酸水门汀等则有很强的阻射能力，在影像上与正常组织区别明显。

5. **影像失真的原因及鉴别** 影像失真反映在 X 线片主要表现为体积大小的改变，以及出现不应有的透、阻射影像，前者主要是投照距离与角度上的失误；后者多见于胶片质量问题，如划痕、刮伤及接触某些化学物质等。如在某一牙根上的划痕显示的阴影，很容易误诊为牙体折断线；投照角度过大或过小显示的影像，则不能客观反应牙的长度和体积。

6. **注意区别正反面片** 后牙区 X 线片根据牙位形态不难区分正反面。但在前牙区，若患牙没有缺损及阻射的充填修复体等特征，或两侧同名牙齿缺损程度相同（磨损），有时则难以区分正反面。摄片前最好在可疑牙上放置一个阻射的物体，以作为标记。例如：下颌两中切牙之间检查有一窦道口，切缘磨损程度相当，为区分左右牙病变而摄片，可在一侧牙的唇侧或舌侧贴敷一小块暂封条（烫软），然后再摄片，就不会因无法区分正反面而误诊。

第 3 节
牙髓病与根尖周病疑难复杂病例诊断方法

通过对病史的了解及各种检查结果的判断，多数牙髓与根尖周病是不难诊断的，但少数病例可因情况复杂，容易发生误、漏诊，可视其为疑难复杂病例。常见的有以下几种情况。

1. 主诉有急性或慢性牙髓炎症状，但检查未发现阳性体征，或发现的体征似是而非。例如，温度测试结果临界、叩痛不明显、牙体缺损及牙周病变是否构成感染途径难以界定。

2. 主诉有较长的牙痛史，但未能作出明确的诊断，或按原有诊断进行治疗效果不佳，有误诊

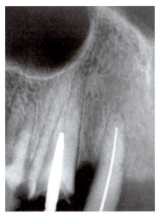 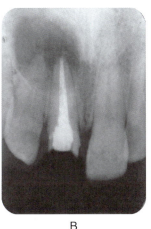

A   B

图 7-9 上颌窦影与根尖周囊肿的鉴别
A. 上颌窦影像。B. 根尖周囊肿影像。左图上 13 未经根管治疗，虽然也有发生根尖周囊肿的可能，但稀疏影仅抵近根尖，没有围绕根尖周，此现象为拍片角度不当显示的上颌窦影像

3. 有急性牙髓炎症状，检查多牙有疑似感染途径或多种缺损并存，其他检查结果基本相同，难以确定那一颗为病变牙。

4. 检查发现窦道口，但邻近的牙找不到感染途径，窦道是否为牙髓源性难以确定。

5. 主诉为口腔颌面部组织疼痛，但该部位找不到能引起疼痛的病变。

6. 有类似牙髓病的疼痛规律，但诊断牙髓病的证据不足，且伴有与牙髓病无关的其他症状，有非牙髓病的可能。

7. 发生在口、颌面部组织的肿胀或硬结，难以鉴别是否为牙髓源性。

8. 患者自觉有疼痛的牙又有疑似感染途径存在，但温度测试患者自觉疼痛不在该牙，难以做出诊断。

疑难复杂病例的诊断，检查者需要具备以下条件：①全面掌握牙髓与根尖周病的发病规律；②准确实施各种检查手段；③正确判断检查结果。此外，还需要熟悉某些与牙髓病症状相关的组织器官和某些系统疾病的症状和体征，以便于鉴别诊断，如上颌窦的各种病变、三叉神经痛以及心血管的某些疾病等。

临床实践证明：大多数误、漏诊都与某些相关的概念不清、工作粗疏或主观臆断有关。因此，在牙病疑难复杂病例诊断中应养成良好的工作习惯，按以下程序及方法进行检查。

第一个程序：病史询问与分析

患者从出现症状到就诊这一时间段的经历称病史，包括自我感觉的全部症状及变化，有的也包括曾用过药或经过某种治疗及其效果等。现病史是第一手资料，检查者通过问诊获取患者的病情，结合自己所掌握的医学知识进行分析，对患者可能患的某种疾病有一个初步的印象，然后再根据情况做其他检查。某些情况下，还要结合检查中发现的问题，再追问与检查体征相关的问题，使病史能够更加准确完整。

牙病的急症主要是疼痛及肿胀两大症状，以疼痛为例，对疑难复杂病例，询问病史必须抓住以下几个问题并进行分析。

1. 自发痛还是激发痛 自发痛与激发痛是两种不同概念的症状，也是诊断可复性牙髓炎与不可复性牙髓炎的重要依据。患者主诉牙齿或口颌面部疼痛，必须明确是自发痛还是某种原因激发痛。在牙髓病诊断中，自发痛或冷热刺激痛不但是区分急、慢性牙髓炎的主要依据，有时甚至是鉴别可复性与不可复性牙髓炎的重要依据，在病史询问及分析中都要加以区分。例如，烤瓷冠桥修复基牙预备后，如未戴临时冠保护或临时冠脱落，在冬季气温较低的环境下，患者张口说话气流影响，都会出现短暂的痛感，有的患者还会描述成自发痛。故应详细询问疼痛发生的时机，并做相应的检查，以证实是否为不可复性牙髓炎，尤其是该牙原有深龋或牙体预备接近露髓（参见第 8 章病例 2）。

患者主诉有自发痛史，疼痛规律又与牙髓炎相符合，即使检查体征不明显，也不应否定牙髓病变的可能，应反复详细检查，才能防止误、漏诊。

2. 阵发痛还是持续痛 无论患者主诉牙痛或口颌面部任何一个部位疼痛，最重要的是询问疼痛规律，即阵发痛还是持续痛？这一句话的询问，对诊断与鉴别诊断可以起到关键的作用。因为，这是区别牙髓炎与口颌面部其他病变的重要指征。除三叉神经痛外，无论是上颌窦病变还是口腔其他组织的炎症、拔牙后的并发症，其疼痛规律都是持续性的，只有急性牙髓炎和三叉神经痛才会出现阵发性疼痛，了解这一点再做其他检查就不难鉴别了（表 7-3）。

有的牙髓炎（急、慢性均有）患者会产生以口腔颌面部其他组织疼痛的错位感觉，范围包括三叉神经支配区的任何部位。对此类病例的诊断与鉴别诊断，首先要询问并分析其疼痛特点是否符合牙髓炎的规律，即是否为阵发性疼痛？有无冷热刺激痛？然后再对同侧牙列进行检查，即可做出正确的诊断。例如，患者主诉拔牙后拔牙创疼痛，无论拔牙后多长时间，都要问清楚是阵发性痛还是持续性痛，否则，就事论事的处理拔牙创就会导致误诊误治（参见第 8 章病例 8）。如果患者回答是阵发性痛，就应否定拔牙创病变，而要从牙髓病变考虑，因为拔牙创反应性疼痛或感染引起的疼痛都是持续性的。

某一患牙经局麻去髓后疼痛不消失，患者自觉疼痛仍在该牙，如不问清楚是阵发性痛还是持续性痛，轻率地处理该牙，就可能重复原有的误

表 7-3　口颌面部疾病疼痛规律分析

疾病	疼痛规律	检查结果
急性牙髓炎	阵发性	有感染途径，温度测试（++）
三叉神经痛	阵发性	持续时间短，部分病例有扳机点。
口腔炎症性疾病	持续性	有尖周炎、冠周炎、龈乳头炎、牙周脓肿体征
拔牙后反应性疼痛	持续性	有拔牙后牙槽窝存在
干槽症	持续性	牙槽窝空虚，棉拭子搽有腐臭味
上颌窦病变	持续性	鼻唇沟轻度压痛，CT 检查可确定病变性质

诊误治。因为，局麻去髓后的反应性疼痛或拔髓不彻底，都不会出现阵发性疼痛，而最有可能是原有其他牙错位痛误诊。

三叉神经分布区的阵发性疼痛，是口腔疾病中急性牙髓炎与三叉神经痛（trigeminal neuralgia）的共有症状，但两者在痛的时间、性质、频率、诱发因素等均有不同的特点。急性牙髓炎多在夜间疼痛频繁或加重，三叉神经痛白天比夜间更频繁；急性牙髓炎疼痛呈阵发性的锐痛或跳痛，发作时间可依炎症所处的阶段持续数分钟至十数分钟，至牙髓坏死前呈持续性疼痛；三叉神经痛则呈一过性的针刺样或电击样剧痛，一般仅持续数秒至数十秒，很少有超过数分钟的；冷热刺激或体位改变使疼痛加重是急性牙髓炎的主要特征；而洗脸、刷牙、张口等面部肌肉活动可诱发三叉神经痛发作；进食时激发痛是两者共有的特征，但急性牙髓炎是在进食冷热、酸甜食物或食物嵌入龋洞时激发的。而三叉神经痛则由张闭口面部肌肉活动激发的，说话与进食两者均会激发痛；若进食痛说话不痛，就可以排除三叉神经痛。

三叉神经痛除部分患者可触及扳机点外，检查没有其他阳性体征，只能通过了解病史并加以分析才能做出诊断。在急性牙髓炎与三叉神经痛的鉴别诊断中，病史询问应抓住以下问题并进行分析：①白天还是晚上疼痛更为剧烈？夜间入睡后有无疼痛？②每次痛持续多长时间？③洗脸是否会激发痛？通过了解并分析这几个问题，就能够对上述两种疾病的鉴别诊断初步得出结论。

拔牙术后的反应性疼痛，最容易与原有牙髓炎误诊相混淆，尤其是下第三磨牙倾斜阻生拔除术，大都由于手术时间长、创伤重，在麻药消退后可出现较剧烈的疼痛。但是，反应性疼痛多呈持续性痛，且都发生在拔牙的当天，少数创伤大的可持续 2~3d。此外，持续性疼痛还可见于拔牙创感染，多发生在拔牙数天后，局部牙龈红肿，可伴有畏冷、发烧及颌下淋巴结肿大、触痛等症状。如果患者拔除的是有一定松动度的牙或容易挺拔的残根，术后出现较剧烈的阵发性痛及夜间痛，拔牙创周围又没有明显炎症，就有可能为其他牙牙髓炎引起的错位痛。

拔牙后发生的干槽症，也可出现与急性牙髓炎相同的放散痛。但干槽症多发生在术后一周左右，多见于下磨牙拔除，尤其是下第三磨牙的拔除。疼痛规律也是持续性的，检查可见拔牙创空虚，用棉球擦拭多数可闻及腐臭味。应注意与邻牙急性牙髓炎相鉴别，后者有冷热刺激痛等体征（参见第 8 章病例 21）。

3. 每次疼痛持续多长时间　了解每一次疼痛持续多长时间，对诊断口腔颌面部疾病也有重要意义，有时甚至可以作为诊断与鉴别诊断的主要依据，尤其是急性牙髓炎与三叉神经痛的鉴别。如前所述，三叉神经痛每次仅持续几秒至几十秒，最长不超过几分钟。如果患者主诉每次有超过几分钟以上的疼痛，不管发病多长时间，都不能诊断为三叉神经痛（参见第 8 章病例 4）。

了解疼痛持续时间，对急性牙髓炎晚期转变为牙髓部分坏死的诊断也有很大的帮助。典型的急性牙髓炎疼痛规律是：炎症初期疼痛持续时间短、间歇时间长；随着炎症加重，疼痛持续时间渐长、间歇时间渐短，但每次发作疼痛持续时间都在半小时之内，超过半小时的持续疼痛表明牙髓已开始坏死，此时温度测试可能不明显，而持续痛的时间就成为诊断的主要依据（参见第 8 章病例 32）。

夜间痛虽然是急性牙髓炎的一个特点，但口腔颌面部其他疾病也可出现夜间痛，应追问其是阵发性或持续性疼痛。如果一开始就是持续性痛，则可排除急性牙髓炎的可能；而夜间偶而出现的刺痛也不是急性牙髓炎的症状。

4. 有无伴随的症状 分析病史，还应注意伴随症状同主诉的关系，尤其是主诉为上颌牙痛者。上颌第一、二磨牙及第二前磨牙根尖距上颌窦壁较近，分布到上颌牙的神经穿行其间，上颌窦病变可波及神经，出现类似牙痛的感觉，并可放射到头颞部。但是，上颌窦病变出现的疼痛一开始即为持续性胀痛，无阵发性发作史，如上颌窦炎可伴有鼻塞、流脓鼻涕等症，而无冷热刺激痛的主诉。有的上颌窦癌亦可表现为牙痛、放射痛（同侧颞部及头部），且在午睡及夜间体位改变时可使疼痛加重。但上颌窦癌多有鼻腔出血史，有的还有张口受限及上颌牙松动，检查鼻旁相应部位有轻度肿胀及压痛。上颌窦囊肿或慢性上颌窦炎亦可表现为上后牙持续性疼痛，且病史多较长，口外检查结果与上颌窦癌基本相同，相关病例请参见第 8 章病例 14、15、16。

上述上颌窦病变出现牙痛的症状，在排除牙齿病变之后，均要行 CT 检查或请相关科室会诊，以便及时明确诊断。

持续性胀痛是急性根尖周炎、牙周脓肿、龈乳头炎、智齿冠周炎等共有的症状，但急性根尖周炎多伴有明显的浮起感及咬合痛，此点可与牙周脓肿、龈乳头炎及智齿冠周炎鉴别。而张口受限及吞咽疼痛则是智齿冠周炎常见的伴随症状。当然，确切的诊断依据还需进行详细的检查。

主诉牙痛合并有呼吸急促及心跳加快，应高度怀疑心绞痛或心肌梗死的可能，尤其在寒冷气候及患者情绪激动、精神紧张、剧烈运动等情况下易诱发，必要时应行心电图检查或请相关科室会诊。脸色苍白、大汗淋漓是心源性休克的重要体征，虽然本病以牙痛就诊罕见，但需引起临床医生的高度警觉。

第二个程序：感染途径寻找与界定

除少数其他原因导致牙髓病变外，绝大多数牙髓病是细菌感染所致，那么，细菌是通过什么途径进入牙髓并导致牙髓病变的？这在牙髓病检查与诊断中显得非常重要。

感染途径是牙髓病与根尖周病的病因基础，也是诊断牙髓病与根尖周病的重要依据。临床上寻找并确定患牙，该牙必须要有明确的感染途径存在，这在疑难复杂病例诊断时尤为重要。感染途径的成因及细菌通过感染途径导致牙髓病变的机制已在第 3 章叙述，下面介绍感染途径的寻找与界定。

1. 龋病 龋病是牙髓病最多见的感染途径，大多数龋病容易发现，少数因发生部位隐蔽而不易发现，了解龋病的发病特点，有助于龋源性患牙的发现。例如，潜行性龋多见于青少年的磨牙及前磨牙（图 7-10），中老年人少见；邻面颈部龋则多见于中老年人，尤以上颌磨牙邻面颈部龋居多，应作为寻找感染途径的重点牙位探查；青少年患者若牙龈无退缩，一般不会发生邻面颈部龋，因而也就没有必要探查每个牙的邻面颈部；中青年患者下第三磨牙倾斜阻生，容易导致第二磨牙远中颈部龋，有的被第三磨牙近中尖嵌入不易探查；重叠错位牙之间容易积存食物残渣，往往会出现相邻两个乃至三个牙同时患颈部龋，在探查时应予重视，并应根据龋洞深浅及其他检查

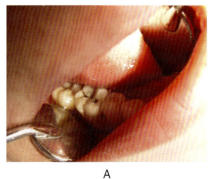 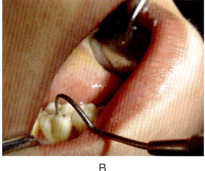 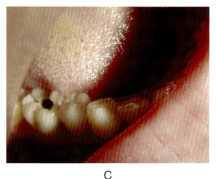

| A | B | C |

图 7-10 潜行性龋
A. 未开髓情况。B. 探针可探入较深。C. 龋洞开扩后

结果确定患牙。有的颈部龋边缘锐利，会被增生的牙龈所覆盖，不注意探查就会遗漏。

露髓孔是界定龋源性牙髓病的主要依据。必须明确这样一个概念：中龋构不成感染途径，深龋也必须要有露髓孔才能构成感染途径。无论急性或慢性牙髓炎，去除龋洞中软化牙本质后均可探到露髓孔，这一点在诊断中具有非常重要的意义。初诊为牙髓病的患牙去除软龋后未探到露髓孔，应重复检查有无其他感染途径存在，如果没有就要暂时否定原先的诊断，并重新检查其他牙有无隐蔽的感染途径。

2. 楔状缺损　楔状缺损大都在暴露的唇颊面，因而容易发现。但少数因洞缘锐利刺激牙龈增生而被遮盖，检查时应予注意。楔状缺损是牙齿的一种慢性损伤，导致牙髓病的病理机制与龋病类似，即缺损在没有露髓孔之前牙髓不易被感染。因此，检查时要注意探查有无露髓孔，从而确定是否能成为感染途径。有的呈"V"形的楔状缺损，底部纤细探针不易探到露髓孔，需用小号扩大针方能探及。

3. 磨损　多见于中老年人的后牙𬌗面及下前牙切端重度磨损。由于个体不同，磨损程度与牙髓病变并不一定成正比。因此，对于磨损到什么程度才能构成感染途径没有明确的界限，只能根据温度测试及叩诊综合考虑。后牙轻中度磨损一般不会导致牙髓病，除非伴有隐裂或牙周病。青少年下前牙不大严重的磨损即可导致牙髓或根尖周病变，这可能与青少年髓角高，牙本质小管粗有关。

4. 畸形中央尖与畸形舌侧窝（沟）　前磨牙畸形中央尖多在青少年时期折断或磨损，从而导致牙髓病，因无明显症状或症状轻微不引起重视，多在出现窦道时就诊，少数会在成年甚至是中年时出现症状后才就诊。畸形中央尖折断时大都有明显的痕迹，但磨损者有的几乎看不到痕迹，需用碘酊等涂擦方能识别。上前磨牙畸形中央尖有的出现在颊尖的中段，且较细小，如有𬌗面磨损者则不易发现。畸形舌侧窝呈沟状，多发生在上侧切牙，中切牙偶见。检查时可见舌侧窝近舌隆突处有一纵形沟，有的贯穿舌隆突，中老年人舌面磨损严重者则不易辨认，可结合其他检查结果诊断。

5. 隐裂　多见于牙面有不同程度的磨损者，亦可见于牙面无磨损，但有较深的发育沟或陡峭的牙尖，中老年人多发。较长时间的隐裂有色素沉着容易发现，裂隙小且无色素沉着者不易发现，用小棉球蘸碘酊涂擦即可显现。隐裂在磨牙的表现有多种形式，有颊舌向的，也有近远中向的；还有环绕某一牙尖的。隐裂应注意与正常的发育沟鉴别，后者碘酊显色不会跨越发育沟，开髓时可见沟隙止于釉牙本质界。隐裂也可发生在对刃𬌗的上前牙或常用前牙咬瓶盖等硬物者。前牙隐裂应与单纯的釉质裂鉴别，后者裂痕较细，一般无色素沉着。

6. 外伤牙折（包括𬌗创伤）　牙齿有遭受外力创伤史，有的因根尖移位使血管挤压或破裂，牙髓因血供障碍而坏死，此后若继发细菌感染就会发生根尖周病变。因此，外伤牙无论牙体有无折断或折断多少，都有发生牙髓或根尖周病变的可能。𬌗创伤牙折则不同，牙本质浅、中层暴露不会导致牙髓感染，只有折断面接近髓腔并经过一定时间后（数月）才会感染。

7. 牙根折裂　好发于40~60岁的中年人，以下第一磨牙多见，磨牙又好发于近中根，活髓牙及死髓牙均可发生。根折后患侧根髓及冠髓首先坏死，坏死牙髓的分解产物从裂隙侧牙周排出，形成深而窄的牙周袋，成为细菌逆行感染的通道，此后可导致健侧根髓炎症。患牙有慢性牙髓炎、牙髓部分坏死或慢性根尖周炎的症状及体征，但无其他能导致牙髓病的感染途径，除X线片可见根管下段增宽影外，患侧可探及深而窄的牙周袋（详见第26章）。

8. 牙周病　多见于中老年人的磨牙或前磨牙，患牙有Ⅱ度以上松动，某一侧有较深的牙周袋或严重的附着丧失，细菌从深牙周袋通过根尖孔或侧支根管逆行感染，导致牙周－牙髓联合病变。

牙周病中另一种能构成感染途径的是根分叉病变，牙周萎缩使根分叉暴露在口腔中，其下方病变中的细菌从髓底副根管感染牙髓，好发于下颌第一磨牙。除非牙槽骨水平吸收较多并发根尖周炎，患牙一般无松动或仅轻度松动，近颈部部分牙根暴露，探针从根分叉处可探入数毫米，有的甚至颊舌侧完全贯通，X线片可见根分叉阴影。

9. 充填体微渗漏　患牙有复合树脂、银汞合金、玻璃离子水门汀等材料较长时间的修复史，充填体下方形成微缝隙，成为厌氧菌生长繁殖的场所，细菌及其毒素从牙本质小管感染牙髓。去除充填物后可及深窝洞，且未用与牙髓亲和性好或封闭性好的材料衬底。

10. 医源性因素 某些治疗修复操作不当可导致细菌感染：①活髓牙烤瓷冠桥备牙不当导致髓角暴露未发现；②牙体损伤过多未行临时冠保护（包括备牙后），亦未采用其他保护措施；③深龋备洞意外露髓未发现；④去髓术拔髓不彻底、遗漏根管或干尸术操作方法不当；⑤正畸加力不当致牙髓坏死，可继发感染发生根尖周病。

以上是细菌感染常见途径，是牙髓病的病因基础，也是诊断牙髓病的重要依据之一。此外，极个别病例可因邻牙或邻近组织炎症，引菌作用导致牙髓病变（详见第 8 章病例 30）。

中、深龋备洞后行复合树脂充填修复，如果没有用封闭性能好的材料衬底，材料的毒性作用在短期内即可导致牙髓病变，此种现象虽不属于细菌感染，但在检查中也应把它作为病因基础对待。

在寻找感染途径时还应注意到，少数患牙有两种缺损并存的情况，视诊看到的缺损不足以构成感染途径，但该牙其他检查又有明确的阳性体征，这种情况应详细检查，尤其是隐蔽和可疑部位的探查，这样才能使诊断准确无误。例如，某一颗牙温度试验有不可复性牙髓炎的表现，但检查所见的缺损不足以构成感染途径，这种情况除了重复或改变测试方法外，还要详细检查该牙是否存在隐蔽的感染途径，如邻面颈部龋、牙龈覆盖的楔状缺损、不明显的隐裂、根折、牙色充填体、畸形尖（窝）、牙周病或根分叉病变等（详见第 8 章病例 34）。不易界定的感染途径，有时需结合其他检查结果综合分析，必要时可摄 X 线片协助诊断。

在找到某一患牙有感染途径并经其他检查证实有牙髓病变之后，仍不应匆忙的下结论，应对同侧所有可疑的牙做排除性检查，尤其是多颗牙有疑似感染途径或多种缺损并存的情况下，更应认真检查分析，只有排除其他牙存在对诊断有意义的检查结果，最终才能确定患牙。

第三个程序：选择性检查的应用

在某颗牙检查有感染途径之后，就使牙髓病的诊断有了一定的依据，可初步确定。但这还不够，还应结合各种检查方法进一步验证，并判断病情所处的阶段；同时还要对其他牙进行排除性检查，与初步确定的患牙进行对比分析，必要时应反复检查，以防遗漏重要的诊断资料，避免主观臆断造成误诊误治。

为节省时间、简化操作程序，选择性检查应首选冷水。冷水刺激除去后疼痛仍持续一段时间，对诊断不可复性牙髓炎具有决定性意义，无须再用热试；冷水测试无反应或为类似可复性牙髓炎反应，必须再用热水测试，以避免单一测试对某些复杂病例的误判。例如，牙髓炎后期（急、慢性均同），冷测试往往出现刺激除去后疼痛轻微且立即消失，有的甚至无反应，如果感染途径不易界定或叩痛不明显，就会误认为是正常牙或可复性牙髓炎，此时用热水测试就会出现不同的结果。

发现某一颗牙有感染途径，但冷、热水测试无反应，要确定患牙牙髓是否坏死，可选用热器械、电活力测试或研磨试验。

极少数有错位痛的患者，对温度测试也可能存在错位反应，如果不能确定患牙，还可选用麻醉试验及其他检查，以验证判断的准确性。

上颌磨牙慢性逆行性牙髓病变，感染从靠近牙周袋的某一根髓开始，逐渐发展到冠髓，然后再进入其他根髓，有的患牙先感染的根髓及冠髓已经坏死，其他根髓仍处于炎症阶段，此时不同牙根的温度测试可出现不同的结果。例如，上颌磨牙牙周袋位于近舌根发生的牙髓部分坏死，用热器械在舌侧测试无反应，再放到颊侧测试就可能有反应。

麻醉试验对鉴别上下颌牙有较好的作用，尤其是感染途径不明确的错位痛患牙；而相邻的两颗牙作浸润麻醉则不准确，其受麻药量及注射技术影响较大。

X 线检查对诊断慢性根尖周炎、根管侧穿、根折裂、牙周病等都具有重要意义，某些情况下甚至是诊断的主要依据。但对诊断急、慢性牙髓炎则仅有参考意义。

第四个程序：叩诊

叩痛不但是急性根尖周炎的主要体征，也是绝大部分牙髓病患牙都可能存在的客观体征，但牙髓病变程度不同及患者对疼痛的敏感性差异，因而会出现不同程度的叩痛，少数情况下还会受到龈乳头炎及牙周健康状况的影响。因此，对不很明显的叩痛，应结合其他检查结果作综合分析。

对某些疑难复杂病例的诊断，有时轻微的叩痛对诊断都具有重要意义，尤其是在温度测试接近正常，感染途径不易界定的患牙，叩痛对诊断就显得尤为重要。例如，某患者有牙髓炎症状，相邻两牙有差别不大的缺损或牙周病，温度测试结果也基本相同，这种情况下，叩诊结果对两牙的鉴别诊断就显得非常重要。

牙髓有病变而无叩痛的，多见于很稳固的多根牙且对疼痛耐受性较强的患者，此类牙虽有明显炎症，但却无叩痛，其他检查有阳性体征即可明确诊断。

对于叩痛不明显的牙应与同类的邻牙叩诊结果对比，必要时可反复进行，以确定叩诊结果是否有临床意义。多根牙还应分别叩击各牙尖，因为，有的牙髓病变在各个根髓感染程度可能不同，各牙尖也会出现不同的叩痛反应。例如，上颌磨牙逆行性牙髓病变，感染源存在于某一根侧的牙周袋，感染首先从该侧根髓开始，再向冠髓及其他根髓发展，当病变局限于先发病的根髓及冠髓时（炎症或坏死），其他根髓可能正常或仅轻微炎症，这种情况就可能出现患侧牙尖叩痛，其他牙尖无叩痛。

第五个程序：综合分析

牙髓病与根尖周病的错误诊断往往发生于对病史了解不全面、检查不仔细及对掌握的情况做片面的臆断。绝大多数牙髓病通过了解病史、感染途径寻找与界定、温度测试及叩诊即可做出正确的诊断，但少数病例由于存在着错位痛，甚至对温度测试有错位反应；有的在病情发展过程中可出现不同的检查结果，即症状与检查结果相左。因此，对少数复杂病例，应将问、视、探、叩、触诊及选择性检查等获取的资料，结合所掌握的医学知识进行综合分析，才能正确诊断。

牙髓病从可复性牙髓炎发展到不可复性牙髓炎、牙髓坏死乃至根尖周炎，整个过程可由于病因、感染途径、感染程度、患者及患牙的个体差异、是否经过治疗（包括全身用药）等影响，其所表现的症状轻重、病程长短都有较大的差异。某些

病例可在较短时间里从牙髓炎发展到牙髓坏死乃至急性根尖周炎；有的则可能病情反复迁延较长时间。上述特点可使部分病例主诉与检查结果有较大的差异。例如，某一患者主诉后牙疼痛月余，初步检查未获牙髓病的阳性体征，不能因为病程较长而否定牙髓病的可能。实际上有些慢性牙髓炎急性发作时，因医疗条件或其他原因未获正确诊断及有效治疗，疼痛反复发作长达两周以上乃至数月亦不少见。当然，其间并不一定是每天都痛，有的有天数不等的间歇期，属于病情反复迁延；有的还会把激发痛与自发痛混合叙述；有的即使已经过正规治疗，但也还存在诊断是否正确及治疗效果的问题。就目前急性牙髓炎的镇痛方法来说，还没有哪一种方法能达到百分百成功的疗效；有的原本就是误诊误治，复诊时若再按照患者主诉的牙治疗，就会错上加错。因此，对复诊疗效不佳的病例，应追问疼痛规律并改变检查方法，避免把原有检查不细误、漏诊，或治疗效果不佳造成的病程长，臆断为三叉神经痛等非牙髓源性疾病；反之，也不要把病程短的非牙髓源性疾病导致的疼痛误诊为牙病，尤其是"扳机点"出现在某颗牙上的三叉神经痛，更应注意分析并加以鉴别。

大多数情况下温度测试敏感者为病变牙，但有的时候不能仅凭温度测试结果判断，尤其是一侧有两颗以上牙有牙体缺损或牙周病，温度测试结果相差不大，甚至有可能病变牙比非病变牙更不敏感，这种情况就要从病史、感染途径及叩诊情况，结合温度测试进行综合分析，才能准确确定病变牙。

以下列举 2 例综合分析典型病例，以供参考。

实例 1　女性，38 岁。自述右侧磨牙阵发性疼痛 1 周，昨晚持续疼痛近 1 小时，口服芬必得后缓解入睡。检查见 47 深龋已露髓；探诊（－）；叩诊（±）；冷试（－）、热试（＋），且刺激痛较轻。18 亦为深龋；探痛；叩诊（±）；冷热试（＋＋），且刺激痛较重。

诊断　①47 慢性牙髓炎急性发作（牙髓部分坏死）、②18 慢性牙髓炎。

分析　如果单纯从检查结果来看，18 比 47 严重，但从病史及检查结果的综合分析，应是 47 急性牙髓炎发展成牙髓部分坏死；18 为慢性牙髓

炎。病史中有阵发性疼痛的急性牙髓炎症状，最后阶段有超过半小时以上的持续性疼痛，说明牙髓炎已发展为牙髓部分坏死的可能，检查又有部分坏死的体征，说明本次疼痛是 47 牙髓病变引起的。后经开髓探查结果得到证实，治疗后症状亦消失，复诊时 47 根充后，患者接受拔除 18 的建议。

实例 2 男性，47 岁。自述右侧磨牙冷热刺激痛月余，伴咬合不适一周。检查见 16、17、18 舌侧牙周萎缩严重，舌根外露 3~4mm，16、17、18 叩诊均为（-）；冷热试均为（+），但 17 刺激痛较 16 明显。17、18 松动 I 度；16 松动 II 度，近中舌侧有深牙周袋。舌尖叩诊（±）；热器械舌侧（-），颊侧（+），试探性开髓探查结果证实：16 冠髓及舌根髓已坏死，两颊根髓探至根管口即有痛感。

诊断 16 慢性逆行性牙髓炎（牙髓部分坏死）。

处理 ①局麻去髓及根管治疗，②牙齿形态磨改及口服消炎药。一周后复诊症状消失，一个月后复诊患牙稳固，咀嚼功能恢复。

分析 本例如果仅从刺激痛的程度来判断，很容易误认为 17 慢性牙髓炎。但综合分析应为 16 慢性牙髓炎并牙髓部分坏死。因为，16 虽然刺激痛虽不如 17 明显，但其近中舌有深牙周袋，舌尖叩诊（±）。牙周病晚期发生的慢性逆行性牙髓炎，先有冷热刺激痛，如未治疗就会逐渐坏死，此时刺激痛可能渐轻，但有咬合无力或轻度咬合痛。本例冷热刺激痛 1 个多月，符合慢性逆行性牙髓炎的症状，16 近中舌侧有深牙周袋，逆行感染首先从舌根髓开始，逐渐扩展到冠髓，舌根髓及冠髓也会首先坏死，而颊根为另一动脉供血，在感染不重的情况下仍可存活，因而温度测试有类似可复性牙髓炎的表现。

对于发生在颌面部组织的慢性肿块或硬结，要了解发生时是否伴有疼痛及畏冷发热等症状，肿块或硬结的大小是否随机体的健康状况变化而变化。例如，部分牙槽脓肿在使用抗生素后如未切开，脓肿吸收后成为硬结。有的呈类似骨突状隆起或较硬的肿块，应与颌骨肿瘤鉴别。前者多有牙痛及肿胀史或伴有畏冷发热史，出现硬结或肿块的时间较短，检查患牙有缺损及其他感染途径；后者多为无痛的渐进性肿大，病变上方牙齿不一定有缺损。

患者主诉有较重的牙痛史，但检查找不到感染途径，选择性检查又没有牙髓病的征象，疼痛特点也与牙髓病有异，这种情况就要从非牙髓源性疾病考虑，如三叉神经痛、上颌窦病变、颌骨及颅面部肿瘤、心源性牙痛等。必要时应行其他项目的辅助检查，或请有关专科会诊，以做出正确的诊断。

有明确的感染途径，温度试验有不可复性牙髓炎的表现，有一定程度的叩痛（近期无外伤史），这三个方面是诊断牙髓病的最主要也是最客观的依据，但在有急、慢性牙髓炎症状的前提下，只要具备任何一项，牙髓病的诊断可基本成立；具备两项以上即可确诊无疑。

以上五个检查程序是牙髓与根尖周病疑难复杂病例诊断方法的总体而言，临床上可根据不同情况选择应用，而对一般的牙髓病或根尖周病检查，前 4 个程序的应用也是最基本的和完全必要的，综合各个程序检查的结果，才能对诊断有充分的依据。

在疑难复杂病例诊断中，如果对患者的某些主客观因素认识不足，用"可能是"或"应该是"主导思维，就会导致检查者的主观臆断，这也是临床上误漏诊最主要的原因之一，不但是初学者，甚至一些高年资医生若掉以轻心也会犯此错误，以下几种情况可能影响诊断，需要引起重视。

1. 错位痛 大多数急性牙髓炎都存在错位痛，检查者若不认识牙髓炎有错位痛的特点，容易将注意力放在患者主诉的牙或其他疼痛的部位，尤其是该牙有龋或其他疑似感染途径，就容易被患者主诉所误导。

2. 多颗牙有缺损或疑似感染途径并存 一侧上下颌有 2 颗以上的牙存在着相同或不同的疑似感染途径，在温度测试及叩痛区别不明显时，难以确定哪一颗为病变牙，需要排除某些影响诊断的主客观因素，认真细致地检查并对比分析，才能避免误诊误治。

3. 感染途径隐蔽 患者主诉有明显的阵发性疼痛，检查时同侧牙未发现明显缺损，叩痛也不明显，温度测试亦不敏感，这种情况就会给诊断造成困难，在排除非牙髓病之后，需要全力寻找隐蔽的感染途径，如邻面颈部龋或楔状缺损被牙龈覆盖、牙色充填体、根裂等。

4.患者对症状夸大其词或对各种刺激反应过敏　前者多见于说话喜爱夸张者，对所述症状的严重性不切实际；后者则多见于对疼痛高度敏感者或拒绝接受治疗的儿童，以及个别处于更年期的女性患者。例如，对于疼痛高度敏感者，对某一牙用常规的叩诊力量即可产生明显的表情反应，如不改变叩诊力度并与邻牙对比，就会误判为该牙有病变。

5.言语表达不准确的患者　如精神病、脑卒中失语、老年痴呆症、聋哑、智障智等，对症状的叙述及检查的反应不能用准确的语言表达，常会给诊断带来极大的困难，需要排除主诉及表情上某些非真实性的反应，并根据检查结果来判断病情的真实性。此外，个别文盲患者对时间的描述也可能不准确，在一定程度上也会影响诊断。

6.有各种修复体存在　修复体若未去除或患者不愿去除，将会影响检查的准确性，必要时在征得患者同意下予以拆除，以了解修复体覆盖下的牙体缺损情况及对各种选择性检查的反应。

综上所述，牙髓病和根尖周病诊断与鉴别诊断，必须要有多方面的真凭实据，只有这样才能真正做到精准诊断，才能及时有效地解除患者的痛苦。

近年来国外有报道使用激光多普勒流量计（laser doppler flowmetry，LDF），可以直接观察牙髓血流状况，以判断牙髓是否有炎症，但因价格昂贵难以普及，目前只能供科研之用。随着医疗科技的不断发展，相信在不久的将来有牙髓病检查诊断新的仪器出现，能够更方便、更直接的了解牙髓状况，从而能够更准确地诊断牙髓病。

（陈乃焰　余　磊）

参考文献

[1] 郑麟蕃,张震康.实用口腔科学.北京:人民卫生出版社,1993

[2] 张举之.口腔内科学.3 版.北京:人民卫生出版社,1999

[3] 凌均棨.牙髓病学.北京:人民卫生出版社,1998

[4] 樊明文.牙体牙髓病学.北京:人民卫生出版社,2000

[5] 史俊南.现代口腔内科学.北京:高等教育出版社,2000

[6] 黄群华.牙髓病的临床诊断、分类及治疗原则.国外医学口腔医学分册,1978,5(2):49-54

[7] 郝子明.牙髓病对叩诊反应的探讨.口腔医学纵横,1987,3(3):171-172

[8] 郑弟泽,牟雁东.冠修复牙体预备对髓腔温度影响的实验研究.华西口腔医学杂志,1998,16(3):270-273

[9] 李雨琴,钱慧娟.残髓炎的诊断与病因分析.中华口腔医学杂志,1987,22(2):106-107

[10] 谢立信.诊疗常规.北京:人民卫生出版社,1995

[11] 王晓仪,徐欣,张慧玲,等.几种牙髓活力测试法临床应用的评价.中华口腔医学杂志,1989,24(5):280-282

[12] 汪一鸣.牙髓病临床诊断的可靠性分析.实用口腔医学杂志,1990,6(3):182

[13] 王晓仪,郭莲,束蓉,等.影响根尖区 X 线影像可靠性的分析.实用口腔医学杂志,1990,6(3):173

[14] 史久成.牙髓兴奋性的临床检测.口腔医学,1989,9(2):103-104

[15] 陈瑞梅,费勤梅,李久铮,等.心源性牙痛2例报告.口腔医学,1984,4(1):32-33

[16] 文玲英,方军,邢向辉.儿童恒前牙电活力测试观察.牙体牙髓牙周病杂志,2005,15(2):98-100

[17] 陈乃焰,露髓孔在诊断龋源性牙髓病中的意义.口腔医学 2007,27(9):485-486

[18] 高原,薛晶,译.牙髓病诊疗原理与实践.5 版.沈阳:辽宁科学技术出版社,2017

[19] 姜葳,梁景平.牙髓根尖周病的诊断技术进展概述.中华口腔医学杂志,2022,57(3):227-232

第8章

临床典型病例分析

对牙髓病与根尖周病的正确诊断是做好治疗工作的前提。从临床实际情况来看，大部分病例是容易诊断的，少数病例诊断较难，稍有不慎就会造成误、漏诊。

口腔诊断中的误诊是指把 A 牙病变误诊为 B 牙，把没有病变的牙误诊为有病变，把牙髓病误诊为非牙髓病，把非牙髓病误诊为牙髓病。漏诊则是把有牙髓病变的患牙看成是正常牙。在诊疗过程中，临床经验固然重要，但更重要的是对检查诊断中的某些概念要明确，检查要认真细致，诊断要有确凿的依据，不能单凭粗浅的印象，更不能把似是而非的现象作为诊断依据，否则，即使高年资医生也会犯错。

本章列举临床工作积累的部分典型病例，并对误、漏诊原因进行分析，供临床医生学习参考。

第1节
概念不清导致的误诊、漏诊

检查诊断概念不清是指医生对某些对诊断具有重要意义的症状与体征认识不清，或把不具备诊断条件的因素纳入诊断依据，因而导致误、漏诊。

概念不清就会是非不明，以下几个方面问题最具代表性：①对诊断与鉴别诊断具有重要意义的症状与体征认识不清；②温度测试刺激除去后疼痛立即消失，就认为是可复性牙髓炎，对其他会出现类似结果的牙髓病认识不清；③检查发现多颗牙有疑似牙髓炎体征，某牙对温度测试最敏感，就认为病变在该牙；④对牙髓炎可发生错位痛及温度测试错位反应的表现认识不清，尤其是患者主诉颌面部某一组织疼痛；⑤对某些修复体可造成温度测试延时反应认识不清；⑥对无露髓孔的中深龋、楔缺，以及中度磨损构不成牙髓病的感染途径认识不清；⑦对不同程度的外伤与𬌗力创伤牙折，感染牙髓既有相同又有不同的病理机制认识不清；⑧对某些特殊的感染途径认识不清；⑨对牙髓源性窦口可在远距离出现认识不清；

⑩对某些非牙髓病的症状与体征认识不清，导致鉴别诊断困难等。

本节对概念不清导致误、漏诊仅列举部分典型病例进行分析，其他病例请参阅第2、第3节。

一、温度测试判断失误

自 20 世纪 90 年代以来，国内大多数新编教科书陆续引用国外学者的牙髓病分类，采用可复性牙髓炎替代过去的牙髓充血，不可复性牙髓炎概括各种炎症牙髓病变。对可复性牙髓炎与不可复性牙髓炎温度测试的结果，虽然也有比较详细的叙述，但有些方面描述的不够准确，有的观点显得比较抽象，有的甚至与临床实际不符，使诊断难以获得准确的依据。因此，临床医生难以掌握应用，导致一些牙髓病变被误诊、漏诊。

▶ **病例 1** 男性，72 岁。

主诉 左下磨牙冷热刺激痛 1 月余。

现病史 患者自述近一个多月来进食冷热食物时，就会出现左下磨牙短暂的疼痛，因而影响饮食，夜间睡眠偶有短暂的隐痛，曾到多家医疗机构就诊，诊断为"单纯牙周病"，予以"洗牙"或"药物治疗"未能消除症状。

检查　36 牙周部分萎缩，松动Ⅱ度，近中颊可探及 4mm 深牙周袋，叩诊（±），冷测试（＋），热测试（＋＋）。X 线片显示：近中牙槽骨水平吸收至根尖 1/3，双根均有牙周膜增宽影。

诊断　36 牙周牙髓联合病变（慢性逆行性牙髓炎）。

处理及结果　局麻去髓，牙周刮治，牙体调磨及口服药物等综合治疗，术后症状消失；经换药两次后根充。术后半年复诊：患牙无明显松动，咀嚼功能正常。

病例分析　患者以冷热刺激痛就诊，且偶有夜间隐痛，检查有牙周萎缩、深牙周袋及明显松动等中晚期牙周病及牙髓炎体征。对此类病例，一些牙医往往不做详细检查，以洁牙及服药打发患者。本例患者在多家医疗机构未做出牙髓病诊断，可能与慢性逆行性牙髓炎的诊断依据认识不足有关。牙周病晚期患牙多合并有逆行性牙髓病变，有急性牙髓炎症状容易引起牙医的重视。慢性逆行性牙髓炎如不认识其临床症状与体征，也就不懂得作详细检查，往往会当作一般牙周病处理，发展下去还会引起牙髓部分坏死、完全坏死乃至急、慢性根尖周炎。

病史中有冷热刺激痛、温度测试刺激去除后疼痛仍持续一段时间，探诊有深牙周袋，垂直叩诊有不同程度疼痛，这些症状及体征可作为诊断慢性逆行性牙髓炎的主要依据。

▶ **病例 2**　女性，27 岁。

主诉　右上后牙备牙后疼痛 1 天。

现病史　自述 16 缺失已半年多，昨天在某医院口腔科就诊，局麻后备牙拟烤瓷冠桥修复，麻药消退后张口即出现疼痛，尤以睡前为甚，但入睡后无疼痛。今上午前往该科复诊，经治医生认为牙髓炎需要局麻去髓，患者未能采纳而转诊本科。

检查　15 塑胶临时冠𬌗面部分破损，取下临时冠见备牙后状态，未探及露髓孔，冷水测试剧痛，但吐去后疼痛立即消失，叩诊（－）。

诊断　可复性牙髓炎（备牙后）。

处理及结果　建议重新制作临时冠获得患者同意，观察 1 周，观察期间无明显症状，完成冠桥修复。一个月后电话随访未出现症状，咀嚼功能良好。

病例分析　本例误诊原因是对可复性牙髓炎与不可复性牙髓炎的诊断标准概念不清，对病史中自发痛与刺激痛询问不细，对温度测试结果如何界定缺乏基本概念。此外，对诊断牙髓炎具有重要意义的露髓孔及叩痛亦缺乏认识。本例患者为备牙后临时冠破折引起的疼痛，时值气温较低的冬令时节，患者张口出现疼痛为冷空气刺激所致，并非是自发痛，因夜间气温比白天低，入睡前张口说话易诱发痛，入睡后无疼痛说明非自发性夜间痛。本例检查刺激痛剧烈为水温低引起的，只要刺激除去后疼痛立即消失，且无露髓孔及叩痛，即可诊断为可复性牙髓炎，可避免做去髓术。

烤瓷冠修复体基牙磨除较多，离髓腔大都较近，如未做临时冠或临时冠破折，牙体裸露口腔数天后，细菌即可通过牙本质小管感染牙髓。因此，如在数天之后出现的自发痛症状，即使未露髓，也要考虑牙髓炎的可能。本例备牙后不到 1 天，因而感染的可能性较小。

▶ **病例 3**　女性，82 岁。

主诉　右下磨牙咀嚼酸痛无力两周。

现病史　自述右下磨牙冷热饮时有一过性疼痛已月余，近两周来疼痛有所减轻，但出现咬合酸痛无力，因而不敢用右侧牙咀嚼，近几天晚上偶有轻度隐痛，曾到个体诊所及某医院口腔科就诊，涂擦脱敏药无效转诊本科。

检查　全口牙大部分有不同程度磨损，46、47 重度磨损。46 叩诊（±），冷水测试（－），热水测试刺激痛较轻，吐去后疼痛即消失，研磨试验无反应。47 叩诊（－），冷热试（±）。

诊断　46 慢性牙髓炎（牙髓部分坏死）。

处理及结果　46 开髓，冠髓无痛觉，远中根近根管口 1/3 处有痛感，近中根近根尖 1/3 有痛感，局麻去髓后氢氧化钙糊剂暂封。术后 1 周复诊患者述症状明显改善，根管充填两周后电话随访：症状消失，咀嚼功能恢复。

病例分析　本例以患牙冷热刺激痛月余、咀嚼酸痛无力两周为主诉，检查多颗牙有重度磨损，原接诊医生可能片面考虑𬌗面磨损会出现牙本质过敏症状，仅做脱敏治疗，对重度磨损导致的感染途径而引起牙髓病变未引起重视，对慢性牙髓炎发展为部分坏死的检查结果更是认识不足，因而未能准确诊断及合理治疗。虽然重度磨损容易出现牙本质过敏，但需先排除牙髓病变。本例咬合酸痛无力可能为牙周膜充血引起，并非是接触牙面引起酸痛，仔细询问病史及详细检查就不会误诊、漏诊。

二、口颌面部组织疼痛为主诉的错位痛

以口腔颌面部组织疼痛为主诉的牙髓病，目前尚未见有文献报道，笔者在近十多年已发现40多例，主诉疼痛遍布三叉神经支配的各个部位，以拔牙创及牙槽嵴疼痛最多（请参阅第4章表4-1）。60岁以上老年人多见，亦有个别儿童乳牙。多数为急性牙髓炎，少数为慢性牙髓炎，缺乏这方面的知识极易误诊误治。

▶**病例4** 男性，72岁。

主诉 三叉神经痛复发2天。

现病史 自述患三叉神经痛4年多，在多家医院予以口服药片及针灸治疗，症状时愈时发。去年同期在本科采用链霉素加利多卡因注射等治疗症状消失。但于两天前复发，自觉疼痛部位与过去无异，均为右颊部阵发性剧痛，前天持续疼痛半小时，昨晚疼痛40多分钟，今前来求治。

检查 右颊部黏膜无异常，未触及扳机点，46远中𬌗面重度磨损，牙冠颜色与邻牙对比略显晦暗，叩痛（－），冷、热测试（－），研磨试验无反应。47缺失，同侧余牙未见异常体征。

追问病史 此前曾有右下磨牙冷热刺激痛，但未诊疗过，洗脸不会激发痛。

诊断 46牙髓坏死。

处理及结果 根管治疗。开髓无痛感，远中根管探查至近根尖处有轻度痛感，其余根管探查均无痛感，按常规扩根封药，术后1周复诊症状消失。

病例分析 本例4年前始出现右颊部软组织阵发性疼痛，经多家医院检查确诊为三叉神经痛，经口服药片及针灸治疗症状时愈时发，后在本科治疗症状消失已1年。本次患者自觉疼痛部位如前，自认为是三叉神经痛复发求治。经详细询问病史发现疼痛规律及持续时间与原症状不同，且洗脸时无激发痛，疼痛规律不符合三叉神经痛，检查也无扳机点。

本例诊断的难点在于46温度测试无冷热刺激痛及叩痛，但46远中𬌗面重度磨损，符合牙髓病的感染途径，此前有冷热刺激痛史，且最后两天

发作时自发痛持续超过半小时，符合牙髓炎发展成牙髓坏死的疼痛规律；牙色晦暗，研磨试验无反应，综合分析得出牙髓坏死的诊断。后开髓探查远中根管近根尖处仅有轻度痛感，牙髓组织已不成形，其余根管均无探痛，治疗后症状亦消失，证实牙髓坏死的诊断正确。

患者主诉口颌面部组织疼痛（自发痛或冷热刺激痛），无论在哪个部位（三叉神经支配区），只要疼痛规律符合牙髓病，就要认真检查同侧牙齿，如有感染途径、叩痛及温度测试有不可复性牙髓炎的表现这三项中的1~2项相符即可考虑牙髓病的诊断。

▶**病例5** 女性，43岁。

主诉 左下颌骨阵发性疼痛2个月。

现病史 自述于两个月前始出现左下颌骨疼痛，呈阵发性痛，尤以夜间为甚，每次痛数分钟至十数分钟，曾在县市多家医院五官科就诊，均拟为三叉神经痛，予以卡马西平等药口服稍缓解，但近期越来越无效，且有较重的副作用（头晕、全身无力），近十多天夜间疼痛加重，严重影响睡眠，故前来本科三叉神经痛专病就诊。

检查 颜面部对称无畸形，左下颌骨未扪及肿块及压痛，亦未触及扳机点。左侧上下牙均未见龋及其他感染途径，25舌尖斜折已近髓（开髓后观察离髓角约1.5mm），但未探及露髓孔。叩诊（±），冷试（±），热试（＋），研磨试验有痛觉。

追问病史 患牙于四个月前咬硬物斜折，此后有轻度冷热刺激痛，洗脸无激发痛。

诊断 25急性牙髓炎。

处理及结果 局麻去髓术，术后症状消失，1个月后复诊未再复发。

病例分析 本例患者自觉下颌骨阵发性疼痛，曾在县市多家医院五官科就诊，均拟为三叉神经痛，予以口服卡马西平前期疼痛稍缓解，后期不但无显效，又出现以夜间为甚的阵发性剧痛。虽然三叉神经痛也有夜间痛，但以白天为甚，疼痛每次仅持续数秒至数分钟，洗脸及张闭口可激发，本例痛数分钟至十多分钟，洗脸和说话无激发，显然与三叉神经痛的规律不符，而更符合牙髓病疼痛的规律。本例始终未觉牙痛，属于典型的错位痛。

本例检查仅25舌尖斜折且未露髓，冷热水测

试又是可复性牙髓炎的表现，叩痛亦轻微，很容易误为正常牙或可复性牙髓炎。但经追问病史，患牙于四个月前咬硬物斜折，此后有轻度冷热刺激痛，可作为牙髓炎诊断的重要依据。因为该牙骀创伤牙体崩折，髓腔离断面虽有一定距离，但牙髓在短期内难以形成有效的防御机制，细菌或有害物质可通过暴露的牙本质小管进入牙髓，可能是感染较轻，病程迁延较长时间牙髓仍未坏死。温度测试虽类似可复性，但感染较轻的患牙也会有此结果，综合分析得以确诊。

▶**病例 6**　女性，78 岁。

主诉　左下牙槽嵴疼痛 5 天。

现病史　患者因牙列大部分缺损于 3 年前在本科行 34-37、44-47 可摘义齿修复。近 5 天来自觉左下牙槽嵴顶黏膜进食时疼痛，因而不敢用患侧咀嚼。2 天前曾在他院口腔科就诊，涂碘甘油等处理无效，今就诊要求修改义齿。

检查　左下牙槽嵴较低平，无明显压迹及溃疡，患者自己触摸为 34 义齿下方牙龈痛，但触摸处仅见牙龈稍充血。

追问疼痛规律　时有自发性痛，夜间睡眠时亦痛，每次痛数分钟。

检查同侧牙齿　冷试下颌余留牙无明显痛觉，亦无叩痛；上颌亦为可摘义齿（修复近 10 年），仅 28 为孤立基牙，冷测试（++），仔细探查见近中颈部深龋并探痛，叩诊（±）。

诊断　28 急性牙髓炎。

处理及结果　28 局麻去髓术，术后 2 天复诊症状已消失，根充后 1 周电话随访未再复发。

▶**病例 7**　男性，69 岁。

主诉　进食时牙槽嵴疼痛十余天。

现病史　患者因可摘义齿左侧基牙松动拔除后前来修复，义齿修复完又诉：近十多天进食时右上颌牙槽嵴疼痛。

检查　右上牙槽嵴未见异常，义齿组织面亦无瑕疵。追问进食冷热是否激发痛，得到肯定回答。再次检查牙齿：14（非基牙但基托边缘接触）舌侧有深龋，探痛，叩诊（+），冷测试（++）。

诊断　14 慢性牙髓炎。

处理及结果　局麻去髓，术后 2 天复诊症状消失，根充后 1 周电话随访未再复发。本例半年后 25 近中颈部深龋，亦出现同样的症状及体征，

经去髓术治疗后症状消失。

病例分析　例 6、例 7 患者主诉均为牙槽嵴黏膜疼痛，检查未见引起疼痛的病因，详细追问病史并分析疼痛规律，再认真检查余留牙得以正确诊断。

一般来说，义齿在修复后短时间内可发生义齿边缘黏膜压痛，在使用数年后很少再发生。但是，修复多年的可摘义齿如不注意清洁卫生，很容易发生基牙及基托接触牙龋，初期无症状或症状较轻，患者很少能主动就诊，至深龋并发牙髓病变出现症状方就诊，例 6、7 均为典型的口颌面部组织疼痛为主诉的错位痛，为慢性牙髓炎所致。

慢性牙髓病变一般定位准确，出现牙槽嵴错位痛较少见，牙医如不掌握错位痛的概念就会误诊，故应重视病史询问及牙齿的检查。

▶**病例 8**　女性，57 岁。

主诉　左下磨牙拔牙创疼痛 20 多天。

现病史　自述 4 年前因 36 缺失在某个体牙医诊所行 35-37 烤瓷桥修复，20 多天前出现 36 根部疼痛，在某市口腔医院就诊，经拆除固定桥后拔除 36 残根，但术后自觉拔牙创疼痛，先后多次复诊，均以清洗拔牙创及口服消炎止痛药等处理，因症状无明显改善，后又就诊于某医院口腔科，处理方法基本上相同，昨晚疼痛加剧前来本科求治。

检查　36 拔牙创用吸收性明胶海绵填塞，取出海绵可见拔牙创空虚，底部有碘仿铺垫，周围牙龈无明显炎症。35 远中骀面深龋有探痛，叩诊（+），冷测试（++）（图 8-1）。

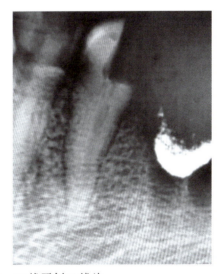

图 8-1　36 拔牙创 X 线片
拔牙创底部为碘仿显影

追问病史 疼痛为阵发性发作，每次疼痛数分钟至十多分钟不等，夜间疼痛加重。

诊断 35急性牙髓炎。

处理及结果 局麻去髓，术后2天复诊症状已完全消失，根充后3个月前来冠桥修复，自述未再疼痛过。

病例分析 在牙髓病的诊断与鉴别诊断中，有时一句话的问诊技巧可以决定诊断准确或失误。本例患者以冠桥修复体下方残根疼痛为主诉就诊，接诊医生没有询问疼痛是阵发性还是持续性，发现桥体下方有残根存在，就拆除固定桥后拔除，术后复诊患者诉拔牙创痛，不但没有询问疼痛规律，对35深龋亦未详细检查，就事论事的处理拔牙创。当然，以牙外组织疼痛为主诉的牙髓病变，目前文献尚未见有报道，这也是众多牙医对此类牙髓病误、漏诊的主要原因。本例经两个医疗单位均未能正确诊断，使患者疼痛达20多天之久，其教训之深刻，类似误诊的病例近年来笔者已纠正诊断多例，应引起广大同行高度重视。前文已述：其他组织炎症性疼痛都是持续性的，只有急性牙髓炎和三叉神经痛才是阵发性的，而三叉神经痛疼痛持续时间仅数秒至数分钟，与本例疼痛持续时间相差甚远。因此，无论患者主诉口颌面部任何组织疼痛，问诊必须要了解是阵发性痛还是持续性痛，只要是阵发性痛就要重视牙齿的检查，这样就不会被患者的错位痛觉所迷惑，才能做到精准诊断，合理施治。

三、温度测试错位反应

温度测试错位反应在第7章中已详细叙述，这是笔者在临床工作中的又一新发现，近20年来已发现十余例，以口腔颌面部组织疼痛为主诉的病例较多，其他急、慢性牙髓炎亦有个别病例，了解这一现象对牙髓病及时而又正确的诊断具有重要意义。

▶ **病例9** 女性，46岁。

主诉 左下前磨牙根部阵发性疼痛2天。

现病史 自述36缺失。于4年前行铸造合金桥修复。前天晚上始出现桥体前面基牙根部疼痛，呈阵发性痛，每次痛数分钟，昨天到某口腔科就诊，经拍片等检查疑为34牙髓炎，予以局麻去髓、封药（药名不详）。但昨晚疼痛反加重，疼痛规律

如前，今转诊本科。

检查 5-37固定桥无松动，叩诊（－），X线片示基牙根尖周正常；34𬌗面已开髓，叩诊（±），与33叩诊对比相同，去除暂封物扩大针探无痛感，同侧下牙及上后牙冷热试（－）。11、21金属烤瓷冠修复，21叩诊（±），热水测试数秒后，患者自诉左下前磨牙根部剧痛，且持续十多秒，改变体位测试亦同，再行根尖浸润麻醉试验，5分钟后再次热试已无痛感（图8-2）。

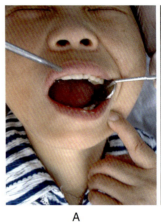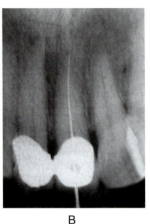

A   B

图8-2 双错位痛病例
A. 患者指定疼痛及温度测试痛部位。B. 21扩大针拔髓X线片

追问病史 患牙因龋坏于4个月前在他院行烤瓷冠修复。

诊断 21急性牙髓炎。

处理及结果 带冠去髓术，FC双导、小棉球空封。术后2天复诊症状已消失，根充后1周复诊未见异常。

病例分析 本例为典型的急性牙髓炎，因患者自觉错位痛误导他院医生误诊误治。本例最特殊的是温度测试也出现错位反应，且病变牙为烤瓷冠覆盖下隐蔽的感染途径，这需要检查者具备丰富的临床经验及细致的工作作风。本例反复温度测试患者有迟缓但较剧烈的刺激痛，虽然自觉为左下前磨牙根部，但温度测试21时出现疼痛，证明21对温度刺激有应答关系，发生牙髓病变的可能性较大，追问病史又有近期修复史，最后用麻醉试验得以进一步验证。

本例误诊的原因是检查者的主观臆断及对检查诊断概念不清，因患者对疼痛高度敏感，34可

能存在轻度叩痛，但没有感染途径；温度测试也不可能有阳性的结果；轻度叩痛可能是过度敏感引起的，没有诊断意义，只要与邻牙叩诊对比就可否定，这已在后来检查时得到证实。

前牙烤瓷冠修复多为龋坏或外伤缺损严重的牙，潜藏着术前诊断不明及备牙过度的可能。本例在未拆除烤瓷冠情况下，检查只能根据叩诊及温度测试，由于烤瓷冠、粘接剂及缺损填补料等多因素影响，温度测试会出现较长时间的迟缓反应，这会给准确判断造成困难。但对疼痛规律、温度测试、麻醉实验、叩诊等多方面资料综合分析，诊断即可成立。

▶ **病例 10**　男性，56 岁。

主诉　左耳前骨疼痛 5 天。

现病史　自述于 5 天前始出现左侧耳前骨组织疼痛，呈阵发性痛，白天晚上均有发作，每次痛数分钟，经当地医生诊治无显效，就诊我科。

检查　左侧耳前软组织未及异常，亦无压痛，左侧牙齿完好无缺，36 颊侧牙龈稍退缩，但无明显松动，根分叉探诊颊侧探入 4mm。冷热水刺激痛，热水痛更甚，且患者仍诉为耳前区痛，刺激

除去后疼痛仍持续十余秒，叩诊（±）。X 线片示：36 根分叉下方有阴影。

诊断　36 急性牙髓炎（根分叉病变逆行感染）。

处理及结果　局麻去髓。开髓至髓腔患者仍诉耳前轻微痛，去髓后可见较多血液溢出。FC 双导空封，隔日复诊症状消失，予以根管充填。术后两周电话随访未再疼痛（图 8-3）。

病例分析　本例又是一例典型的双错位痛病例，且左侧牙齿无缺损，若不采用温度测试很难发现病变牙。本例感染途径为根分叉病变，临床上相对少见，但只要认真分析病史中的疼痛规律及对同侧牙列做全面检查，就能作出正确的诊断。与前述错位痛一样，以口腔颌面部组织疼痛为主诉的牙髓炎并非少见，而出现温度测试错位反应则较少，但只要认识到温度测试结果与牙髓病的关系，就不会被错位反应所迷惑。

▶ **病例 11**　女性，60 岁。

主诉　右上磨牙阵发性疼痛 2 天。

现病史　自述于前天始出现右上磨牙阵发性疼痛，每次痛数分钟至 10 多分钟，尤以夜间为甚。自用中药丸"双飞人"填塞牙缝及楔缺处可缓解，

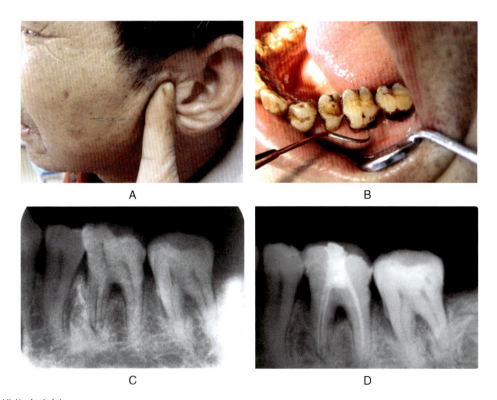

A

B

C

D

图 8-3　双错位痛病例
A. 患者指定疼痛及温度测试痛部位。B. 口内检查所见。C. 术前 X 线片。D. 去髓术后 X 线片

今前来求治。

检查 16深楔状缺损近髓，可见反应性牙本质迹象，但小号扩大针未能探入；𬌗面中度磨损；叩诊（±），热水测试出现迟缓性反应（++）。46金属烤瓷冠修复，热水测试（−），叩诊（−），余牙未见异常。

诊断 16急性牙髓炎。

处理及结果 上颌结节麻醉，去髓术后暂封。次日患者再次就诊，自述昨晚16仍然剧烈疼痛。检查16各根管无探痛，热器械测试（−），下牙列热水测试患者仍觉上后牙痛，且呈迟缓性反应，追问病史：46烤瓷冠为6年前修复。X线片示：46未行根管治疗，近中根牙周膜增宽，去除46烤瓷冠检查见远中𬌗磷酸锌水门汀修复体，探诊可及继发龋，有探痛，下牙槽神经麻醉后热水测试无反应。

修正诊断及处理结果 46急性牙髓炎。行局麻去髓术，2天后复诊症状已消失。

病例分析 本例是一例非常复杂的急性牙髓炎，不但有典型的错位痛，而且还有温度测试错位反应及迟缓反应。此外，本例误诊原因还包括3个方面的问题：①对感染途径的界定原则产生动摇，没有坚持楔缺必须要有露髓孔才会构成感染途径的概念，在其他牙找不到感染途径的情况下，片面认为楔缺近髓可能会从牙本质小管感染；②热水测试移动过快，对46有烤瓷冠及充填体双重覆盖，温度测试可能出现的迟缓反应认识不足；③首诊对46冠修复臆断为无髓牙，因而没有拍X线片检查，其他检查也没有作为重点对象来对待。

▶ **病例12** 男性，66岁。

主诉 左上磨牙冷热刺激痛近4年，阵发性疼痛14小时。

现病史 自述26、27缺失于4年前行24、25−28金属烤瓷冠桥修复，此后28常有冷热刺激痛，前些时候偶有轻度自发痛；昨晚12点30分就寝时突然出现28疼痛，呈阵发性发作，每次痛约十多分钟，经服芬必得1片于凌晨3点左右入睡。今上午前往某医院口腔科就诊，经检查疑为28牙髓炎，拆除固定桥，局麻去髓、根管空封观察。但在午睡麻药消退后又出现较剧烈疼痛，自觉仍然为28根部痛。

检查 28备牙去髓后状态，松动Ⅰ度，叩痛

（±），冷热测试疼痛无变化；X线显示为单一融合根管，去除暂封物扩大针探查无痛感。38颊侧似为根分叉暴露，但仅能探入少许，松动Ⅱ度，远中牙周袋深5mm，叩痛（±），热水测试轻度刺激痛，吐去后疼痛即消失。稍过片刻患者又诉28疼痛加重，且持续不消，左侧其他牙齿未检出阳性体征。再次探28根管某一侧患者诉有轻度刺痛，行上颌结节麻醉试验仍未止痛；疑为注射部位失准，10几分钟后再注射1次，患者自觉左上面部完全麻木，但疼痛仍未消失；再行下牙槽神经麻醉试验，约3分钟后疼痛完全消失。

诊断 38逆行性牙髓炎。

处理及结果 建议拔除得以采纳，拔除后见颊侧根分叉上方有一深龋，已露髓（图8-4）。

修正诊断 38龋源性牙髓炎，术后1周随访症状已完全消失。

病例分析 本例又是一例典型的双错位痛病例，首诊医生误诊误治，二次就诊亦未准确诊断。其误诊原因有以下几点：①对错位痛认识不足，单纯考虑28有长期冷热刺激痛，本次疼痛又在该牙。②对温度测试错位反应亦缺乏认识。复诊检查时，38温度测试虽为一过性痛，但此后患者觉

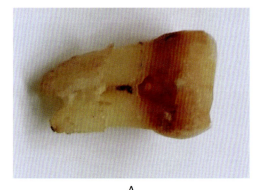

A

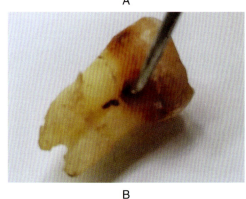

B

图8-4 龈下龋误为根分叉暴露
A.38拔除后所见。B.探针可探入髓腔

28 持续性痛，此时 28 已去髓并做上颌结节麻醉试验，说明痛为下牙温度激发所致。③检查不够细致，对被牙龈部分覆盖的深龋洞未发现，误为根分叉暴露，如首诊能检查到 38 深龋则不至于误诊。当然，本例属于较复杂的诊断疑难病例，复诊温度测试时正处于疼痛发作期，对温度刺激症状变化不明显，将 38 刺激后错位反应引起的 28 根部疼痛误判。本例平时冷热刺激痛是否为 38 引起的错位痛，由于 28 已去髓无法证实。

四、非牙髓源性牙痛

口腔中的感觉神经为三叉神经的第二、三支，不但牙髓炎症疼痛会放散到口颌面部组织，三叉神经痛及临近组织器官的病变，疼痛也会放射到牙列，缺乏这方面的知识，往往导致误诊误治。除三叉神经痛外，对上颌牙痛需要与上颌窦病变鉴别，目前教科书及文献在这方面亦未见有叙述，本节介绍几例典型病例供参考。

▶ **病例 13**　女性，67 岁。

主诉　右下牙阵发性疼痛 2 个月。

现病史　缘于 2 个月前始出现右下牙疼痛，每次疼痛 10 多秒至数分钟不等，洗脸、刷牙、进食均可诱发痛，但夜间入睡后未发生过疼痛。在当地私人诊所就诊多次，疑为 44、45 牙痛，经治疗及服药无明显疗效，于 2 周前拔除。但术后疼痛未减轻故前来本科就诊。

检查　全口牙龋缺较多，15-17 固定桥修复，叩诊（－），冷热试验（－）。44-48 缺失，43 远中颈部中龋，无明显松动，探诊（－），叩诊（＋＋），但轻触亦有较剧烈疼痛，温度试验（－）。对颌牙未见龋及缺损，冷热试验（－）。

诊断　三叉神经痛（右Ⅲ）。

处理及结果　经用链霉素加 2% 利多卡因作神经干注射，一个疗程后症状逐渐消失，随访 1 年未再发作。

病例分析　本例为典型的原发性三叉神经痛，因个体牙医缺乏三叉神经痛诊疗知识，将其误诊为牙痛。本例虽自觉牙痛，且 43 有龋，但有与牙髓病明显不符合之处。例如，患者虽在刷牙、进食时激发痛，但洗脸时也痛，激发疼痛显然与面部软组织活动有关。牙髓病激发痛主要是与温度刺激或食物掉入龋洞引起，急性牙髓炎疼痛多在

夜间加重，白天减轻，本例则与之相反。急性牙髓炎疼痛发作每次一般在数分钟到十几分钟不等，晚期甚至是持续性疼痛（牙髓部分坏死或坏死），本例病史已较长时间，但仅有持续较短时间的阵发痛。

本例误诊误治的另一原因可能为"扳机点"出现在牙齿上，把"扳机点"出现类似的叩痛，误认为根尖周炎。但根尖周炎叩痛明显的病例会有咬合痛及松动，若没有上述症状，可轻轻触及患牙，如患者仍觉剧痛，即为三叉神经痛的"扳机点"。

▶ **病例 14**　男性，61 岁。

主诉　右上牙阵发性疼痛 20 余天。

现病史　自述于 20 余天前出现右上牙疼痛，呈阵发性发作，每次疼痛 10 多分钟至数十分钟不等，向颞部放射，有时觉右侧头痛，尤以午睡及夜间疼痛较甚。自服索米痛片或芬必得疼痛可缓解，痛与进食及温度无明显关系。曾在当地医院就诊，疑为 15 牙髓病变，予以开髓治疗多次未奏效而于 2 周前拔除，但术后症状反加剧，以三叉神经痛转诊本科。

检查　患者一般情况良好，右侧大部分后牙牙周组织轻度退缩，15 呈术后缺失状态，拔牙创已基本闭合。上颌磨牙无龋坏缺损及叩痛，冷热诊亦无反应。16 根分叉暴露，远中根外露 1/3，冷热诊轻度酸痛感，叩痛（－）。47 远中邻𬌗面洞已行银汞合金充填，叩诊（±），去除充填物见有干尸剂置髓室，探查根管无痛感，余牙叩诊及冷热诊（－）。右面颊部稍肿胀，鼻旁轻度压痛。

追问病史　患者诉 1 个多月前曾有鼻衄数次，且有鼻塞及张口受限，经就诊服用中西药后好转；否认有流脓鼻涕史及近期发烧史。疑为上颌窦病变，行 CT 检查报告为上颌窦癌，后转某上级医院手术并经病理检查证实。

病例分析　上牙槽神经穿行于上颌窦后壁及前外壁的牙槽管，发出分支分布于上颌各牙的牙髓中。上颌窦炎症可刺激上牙槽神经引发牙痛，但多为持续性胀痛，相邻的上后牙可有叩痛，此种情况并非罕见，有的教科书亦提及应与急性牙髓炎鉴别诊断。本例有阵发性牙痛，午睡及夜间加重等急性牙髓炎症状，且 15 术前可能有一定的叩痛，因找不到其他牙的感染途径及其他检查结

果，故诊断 15 为牙髓病变并误治，最后因症状不减被拔除。但离体牙仅有轻度楔状缺损，构不成感染途径。当然，有的上前磨牙畸形尖可发生在颊三角嵴，折断或磨损后痕迹不明显难以确定，发生牙髓病变可根据温度测试及叩痛获得依据。

本例误诊误治的原因有 3 个。①病史询问不详细，对鼻塞、鼻衄、张口受限的病史未了解。②对颌面部疾病的知识欠缺，对上颌窦病变可引起上后牙疼痛未能认识。③对牙髓病的检查诊断知识亦欠缺。如患者虽有急性牙髓炎的症状，但无明显的感染途径，温度测试也不可能有牙髓炎的反应，可能仅凭症状及轻度楔缺，其他牙未查到缺损就认为是 15 牙髓炎。

上颌窦癌除上述症状外，有的还可有上后牙松动及叩痛，上颌骨肿胀膨隆等表现，头颅 X 线片或 CT 检查一般较易确诊。

▶ **病例 15**　女性，51 岁。

主诉　左上磨牙持续性疼痛 10 多天。

现病史　10 多天前始出现左上磨牙疼痛，呈较重的持续性痛，痛与饮食、说话、洗脸等口颌面部活动无关，夜间睡眠亦不会加重，自服芬必得等止痛药仅稍缓解，否认鼻塞、鼻衄及流脓鼻涕史。

检查　左侧上下牙列未发现缺损及牙周病变，温度测试反应正常，亦无叩痛。左鼻旁微肿并有轻度压痛，张口度正常，颞颌关节无压痛。疑为上颌窦病变，建议患者行 CT 检查，报告为慢性上颌窦炎，五官科会诊建议手术治疗，患者不接受。后因疼痛难忍前往某三甲医院口腔科就诊，诊断为三叉神经痛，予以卡马西平等药口服症状明显缓解。但在服药十余天后渐感无效，再次前往某医院五官科找专家就诊，诊断为上颌窦多发性小囊肿，经治疗后症状消失。

病例分析　本例为较重的持续性上后牙疼痛，同侧牙列检查未见牙髓与根尖周病变体征，在他院口腔科误诊为三叉神经痛，说明接诊医生对三叉神经痛的症状缺乏认识，对疼痛规律不懂得分析，仅凭病史长就臆断为三叉神经痛。

上牙槽中神经、上牙槽后神经穿过上颌窦壁再分布于上后牙牙髓，上颌窦病变引起的疼痛，部分患者首先感觉不是上颌窦，而是上后牙疼痛，这种情况需要检查者有足够的认识，在排除牙髓病变之后，应及时做相应的检查或转诊，以免贻误治疗。本例初始口服卡马西平有一定镇痛效果，该药不但对三叉神经痛有一定的镇痛作用，对上颌窦其他病变及牙髓炎也有镇痛作用，但服用时间长产生耐药性效果就会逐渐变差，且副作用较大。

▶ **病例 16**　男性，56 岁。

主诉　右上牙持续性疼痛 3 天。

现病史　自述右上磨牙近期遇冷水有轻度痛感。3 天前始出现自发性疼痛，呈持续性痛，尤以每天下午为甚，有时疼痛放散到右侧头部及腭侧牙龈，自服牛黄解毒片、甲硝唑等药无显效就诊本科。

检查　右侧牙列未见龋和严重牙周病变，16、18 中度磨损，17 烤瓷冠修复，14-16 颊侧牙周轻度萎缩并轻度楔缺。叩诊：16（+）、17、18（±）。16 冷测试（++），热测试（+），18 冷热测试（+），X 线示 17 根充基本完好，根尖周无阴影。

诊断　16 急性牙髓炎。

处理及结果　局麻去髓，FC 处理后小棉球暂封。隔日复诊患者诉麻药退后疼痛稍减轻，但未消失，且腭侧牙龈亦痛。温度测试 16 无反应，18 牙冠牙周未见异常体征，冷测试（++），热试（+），叩（+）。追问病史：此前上后牙有轻度冷热刺激痛，热饮或剧烈运动后会流清鼻涕。建议患者行上颌窦 CT 检查，报告为：右侧慢性上颌窦炎，转五官科就诊，经服药治疗 1 周后症状消失。再次复诊本科充填 16，18 冷热测试（±），叩（-）；半年后电话随访未再出现症状。

病例分析　本例以急性牙痛就诊本科，病史中有放散痛特点，检查 16 又有明显的不可复性牙髓炎体征，按理说诊断牙髓炎证据还比较充分。但仔细分析也有不符之处，如先前虽有轻度冷刺激痛，但时值冬令时节水温较低，加上牙周组织有轻度萎缩，且𬌗面中度磨损，冷刺激痛无诊断意义；本次疼痛虽有急性牙髓炎放散痛的特点，但疼痛规律非阵发性发作，且中度磨损达不到感染途径。从 16 去髓术后症状无明显改善及上颌窦炎治疗后的效果，以及 18 在上颌窦炎治疗前后检查体征变化来分析，患者牙痛及检查结果可能为上颌窦炎致窦壁血管扩张充血，同时也引起上颌磨牙牙髓充血反应。因此，上后牙会出现类似牙髓炎的症状与体征，此种情况虽较罕见，但应予以重视，以避免误诊造成患者不必要的痛苦。

第 2 节
检查失误导致的误诊、漏诊

牙髓病是口腔科的常见病、多发病，以深龋导致牙髓感染居多，大多数容易诊断，少数患者由于牙列情况复杂，加上牙髓炎症有放散痛、错位痛及疼痛规律变化等特点，检查中稍有不慎就会导致误诊、漏诊。

一、检查方法不当

前已述及，大多数急性牙髓炎与极个别慢性牙髓炎均会出现错位痛，有的甚至是口颌面部组织疼痛，即不觉牙痛的牙病。检查者如认识不足或检查方法不当就会发生误诊、漏诊，有高年资医生也难避免。

▶ **病例 17** 女性，65 岁。

主诉 左下磨牙及前磨牙区黏膜进食时疼痛 20 多天。

现病史 患者自述于 20 多天前始，每当进食时就会出现左下磨牙及前磨牙颊侧牙龈疼痛，每次持续数秒至十多秒。有时刷牙亦痛，尤以冷热水为著。曾在某医院口腔科就诊，拍口腔全景片未发现问题；后又到多家个体诊所亦未诊断清楚，其中有一牙医认为是严重的口腔黏膜病，需到外省请顶级专家诊治。为此，近几天思想包袱较重，夜间影响睡眠。

检查 左侧上下牙龈及黏膜未见明显异常，牙周基本正常，视诊未见牙体缺损。仔细探查 27 远中似有龋洞，叩诊（±），冷水测试（++），X 线片证实 27 远中龋洞（图 8-5）。

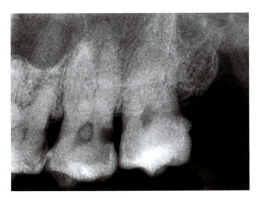

图 8-5 27 远中颈部龋 X 线片

诊断 27 慢性牙髓炎。

处理及结果 上颌结节麻醉，𬌗面钻磨见远中深龋，去腐质后可及露髓孔，开髓后扩根，CP 棉捻暂封。3 天后复诊症状已完全消失，根充后 1 周复诊未再出现症状。

病例分析 本例以进食时牙龈疼痛为主诉，先后经过包括高年资医生在内的多位医生就诊，由于对表现在颌面部组织疼痛的牙病认识不足，检查方法又欠妥，多位医生均未获得正确诊断。本例亦为不觉牙痛的牙病，而且是慢性牙髓炎，虽然比较少见，但只要能严格遵守接诊流程，对主诉一侧牙列按常规进行检查，诊断并不困难。本例几位接诊医生除了缺乏认识之外，很大程度是检查不细。

病史中有明显的冷热刺激痛，只要用水枪注水即可发现 27 牙髓炎的结果，但数位医生可能都没进行测试。中老年人上颌磨牙易发生邻面颈部龋，本例 27 远中龋洞虽然较隐蔽，但用探针小弯还是能够探到的，这些都是牙医常规的检查手段，可惜都没有实行，使患者的牙髓病未能及时诊治，还蒙受不必要的精神负担，这个教训应该是很深刻的。

▶ **病例 18** 男性，61 岁。

主诉 右上前磨牙阵发性疼痛 5 天。

现病史 患者因 16 缺失，1 周前行 15、17（已行去髓术）、18 牙体预备冠桥修复。备牙后因故未做临时冠，次日晚吹电扇时诱发 15 隐痛，至第 3 天出现阵发性剧痛，吹风及冷热水激发痛，并放散到前牙及颞部。前往某口腔诊所就诊，诊断为 15 急性牙髓炎，经局麻后 1 分钟左右疼痛即消失，去髓后木榴油暂封。但于次日又出现 15 根部阵发性疼痛，经两家医疗单位多名资深医生诊疗，予以重新扩根，封氢氧化钙、FC；开放并口服消炎药等治疗症状未能消失，昨晚疼痛持续 3 个多小时才缓解，后于就寝时又出现疼痛，口服芬必得半小时后缓解入睡。

检查 16 缺失，15、17、18 烤瓷冠牙体预备后状态，但未做临时冠。15 开髓后状态，取出棉捻根管无探痛，仅吸出少量血性渗出液，冷热试（-）。17 已行根管治疗，冷热试（-）。18 未见露髓孔，叩诊（±），冷水试（±），热水试（++）。

诊断 18 急性牙髓炎。

处理及结果 局麻去髓，术后症状消失，固定桥按时装戴，2个月后随访未出现症状。

病例分析 本例烤瓷冠桥备牙后未做临时冠保护，两天后出现阵发性疼痛，先为15痛，经局麻去髓后症状消失，证明首次诊断正确。但在治疗2天后患者仍自觉15疼痛，虽经多位资深医生诊治，但都未做详细检查，就认为是15根管复杂导致残髓炎或扩根过度导致牙周膜炎，对18急性牙髓炎未能及时诊治。其误诊原因主要为：①对去髓后仍然疼痛的病例复诊时病史询问不详细，对疼痛规律未了解亦不懂得分析；②轻信患者主诉的牙，对18牙髓炎可引起错位痛缺乏认识；③检查不够细致，温度测试用冷不用热，因而导致误诊误治。

对去髓后仍有剧痛的病例，复诊时分析疼痛规律及详细检查同侧牙列是非常重要的。临床上除非是遗漏有炎症的根管，否则就不会出现阵发性疼痛，而15冷热测试无反应就可以排除遗漏根管。如果是残髓炎或牙周膜炎则不会出现较重的阵发性痛，前者只有轻度隐痛或咬合不适，后者为持续性隐痛或咬合痛。

本例备牙后在短时间内出现自发性疼痛，检查虽未发现露髓孔，但烤瓷基牙磨除牙体组织较多，如未做临时冠保护，细菌从牙本质小管感染的可能性较大。本例初诊在局麻后疼痛即消失，且去髓后2天无症状，可以排除首次为18的错位痛。18最后检查冷试仅有轻度疼痛反应，热试才出现不可复性牙髓炎的结果，证明牙髓炎晚期热痛冷缓解的规律。因此，对主诉有牙髓炎症状的病例，无论急性或慢性，除非冷测试为不可复性牙髓炎的结果，热水测试应作为常规的检查手段。此外，本例也不排除备牙时手机喷水不足导致物理性牙髓炎的可能。

▶**病例19** 女性，32岁。

主诉 右下牙阵发性疼痛2天。

现病史 自述于前天晚上始，无明显诱因出现右下牙疼痛，呈阵发性发作，每次痛数分钟至十多分钟不等，并放散到耳颞部，服止痛片无显效前来求治。

检查 右上颌牙未见各种缺损及畸形，牙周情况良好。43远中邻面深龋并探痛，叩诊（±），冷水测试（++）。

诊断 43慢性牙髓炎急性发作。

处理及结果 经根尖浸润麻醉去龋后未及露髓点，疑为细菌经牙本质小管感染牙髓，行去髓术即时根管充填。术毕患者即将离开诊室时又出现剧痛，但指不出患牙。经详细检查，发现44近中颈部有一深龋已被牙龈覆盖，探痛明显，且可探及露髓孔，冷水测试（++）。

修正诊断 44慢性牙髓炎急性发作。经下牙槽神经麻醉后疼痛消失，予以开髓、拔髓，即时根管充填，术后随访未再疼痛。

病例分析 本例出现右下牙疼痛症状，患者虽指不出患牙，但检查发现43有深龋洞，且冷测试（++），牙髓炎的诊断似乎已很明确。但在去龋后未见露髓孔，本应对其他牙再做检查，但却未实行，直到去髓术后仍出现自发痛才发现误诊。导致本例误诊的主要原因是未采用固体温度测试，冷水测试时可能头位后仰不够或移动过快，抑或未采取先低后高逐牙喷注的原则，混淆两牙间的测试结果。另一个原因是检查不够细致，对44的颈部深龋未能发现，在浸润麻醉后，又未再对其他牙作温度测试，因此造成误判。

露髓孔是界定龋源性牙髓炎感染途径的重要依据，这一观点是不可动摇的。本例去龋后未见露髓孔即做牙髓炎诊断，显然是错误的。

▶**病例20** 女性，52岁。

主诉 左上前磨牙深龋要求治疗修复。

现病史 患者左上前磨牙有一深龋，常因食物嵌塞影响咀嚼，要求治疗修复。无自发痛及冷热刺激痛史。

检查 25𬌗面深龋但洞口较小，探痛明显，叩诊（±），冷热试验（-）。

诊断 25慢性牙髓炎。

处理 浸润麻醉后去龋开髓，并用扩大针拔髓，但未见有残髓，出血较多，且扩大针上似有腐质。后经详细探查发现远中颈部龋，并有牙龈息肉突入龋洞。X线片示：根尖周有0.5cm大小阴影，边界模糊。

修正诊断 25慢性根尖周炎、牙龈息肉。

处理及结果 将龋洞扩成邻𬌗面洞，切除牙龈息肉，清洗根管。CP碘仿棉捻置入，窝洞置棉球开放。

次日，患者复诊诉昨晚疼痛剧烈，检查见左

侧颜面部轻度肿胀，25 叩痛（＋＋），松动Ⅰ度，牙龈充血，根尖处肿胀明显。

诊断　25 诊疗间炎症反应（骨膜下脓肿），经切开引流、口服抗菌消炎药后症状消失。

病例分析　本例为𬌗面龋与邻面颈部龋并存的患牙，当探针从𬌗面洞探入时，因患者对疼痛高度敏感，将牙龈息肉所致的探痛误为慢性牙髓炎。又因根管较细，在用扩大针拔髓并扩大根管时，可能超出根尖孔将感染物质带出，引发诊疗间较严重的炎症反应。𬌗面及邻面颈部龋并存的情况虽不多见，但若详细检查不难诊断。本例冷热试验（－），应有所怀疑，虽然在某些露髓孔大的溃疡性牙髓炎或牙髓部分坏死，对温度测试不敏感，但在探痛敏感的患牙，温度试验都会有不同程度的反应。

此外，本例在扩大针伸入到根管深处已发现有腐质，修正诊断后应预防性使用抗生素、硝基咪唑类药物及糖皮质激素，可有效预防诊疗间炎症反应，至少可以减轻反应程度，但本例未使用，从而导致较严重的炎症反应，应引以为戒。

▶ **病例 21**　女性，36 岁。

主诉　拔牙后创口剧烈疼痛 3 天。

现病史　缘于 3 天前在当地牙医拔除 38，术程 1 小时多，麻药退后疼痛剧烈，经服索米痛片及到当地卫生院处理均未奏效。

检查　全口牙完好无龋，38 拔牙创有食物残渣积存，去除后见拔牙创空虚，可探及牙槽骨，但无腐臭味。

诊断　38 干槽症。

处理及结果　经过氧化氢溶液、生理盐水清洗后，碘仿置牙槽窝，吸收性明胶海绵填塞，患者自觉疼痛缓解。但次日患者复诊仍诉昨晚拔牙创疼痛剧烈，放射至前牙及耳颞部，并觉左侧头痛。再次详细检查左侧上下牙，未发现感染途径，冷水试验（－）。同上处理及口服安定、索米痛片等药。第 3 天患者再次就诊，诉昨晚疼痛时间更长，也更剧烈。经详细检查发现 37 远中颈部深龋被食物残渣填塞，探痛，热水测试（＋＋）。

修正诊断　37 慢性牙髓炎急性发作。

处理及结果　局麻下去髓即时根充。3 天后复诊，患者诉疼痛未再发作。

病例分析　造成本例误诊的原因主要有以下几点：①对病史了解不够详细，如疼痛规律是否与拔牙前相同未详细了解。②片面考虑拔牙创的主诉和处理后的效果，未能意识到疼痛缓解是急性牙髓炎的间歇期。③忽视了 38 倾斜阻生有发生 37 颈部龋的可能，没有对其进行认真探查。④对干槽症的症状认识不足，干槽症多发生在拔牙后 1 周前后，一般为持续性痛，不会出现阵发性疼痛，更不会出现夜间痛加重。本例拔牙后即有剧烈疼痛，显然与干槽症疼痛出现的时期不符。⑤检查不够详细，虽然对其他牙也做了检查，但只作冷测试未做热测试，因而造成误诊误治。

此外，拔牙后也可出现反应性疼痛，尤其是复杂阻生牙拔除后疼痛较重，但一般多在拔牙后的第 1 天，且疼痛规律为持续性痛，第 2、3 天大都可以缓解，本例在拔牙创处理后仍出现夜间痛加重，显然与拔牙后反应性疼痛不符。

本例误诊原因除不认识干槽症的症状外，最大的原因是对牙髓炎错位痛认识不足，对牙列检查不细，采用冷水而未用热水测试，导致误诊误治。

二、感染途径隐蔽

感染途径是牙髓病的病因基础，也是诊断牙髓病的重要依据。感染途径隐蔽是指某些视诊不易发现的感染途径，在其他体征不明显的情况下，如不注意检查也会影响资料收集，从而导致误诊、漏诊。

▶ **病例 22**　女性，42 岁。

主诉　右上后牙阵发性疼痛 2 天。

现病史　缘于前天晚上入睡时，突然出现右上后牙疼痛。此后又发作多次，自用"正露丸"填塞龋洞疼痛稍缓解。但昨晚疼痛剧烈，且持续时间较长，今求诊本科。

检查　16 𬌗面深龋，探痛，叩痛（±），冷热水测试（＋），余牙未见缺损及叩痛。

诊断　16 慢性牙髓炎急性发作。

处理　行上牙槽神经麻醉后拟行去髓术，但在去除软龋后未见露髓孔，此时患者仍觉上牙疼痛。经详细检查发现 15 远中颈部龋，已行玻璃离子水门汀充填（2 年前），充填体与牙齿颜色相近，冷热试验（＋），叩痛（±）。

修正诊断　15 牙髓部分坏死。

处理及结果 15开髓无痛感，扩大针探入近根管口有痛感；行浸润麻醉拔髓，FC处理后干棉球放在髓室暂封。16氧化锌丁香油酚暂充填，2天后复诊症状已消失。

病例分析 本例有急性牙髓炎的典型症状，患者自觉是16痛，检查16又有深龋洞，且冷热测试（+），似乎是病变牙无误，欲行局麻去髓术。但在去龋后发现无露髓孔，且麻醉后自发痛未消失，有错位痛的可能。仔细检查才发现15牙色充填体，及时修正诊断从而避免误治。16深龋虽然也会发生牙髓病变，但在去龋后应有露髓孔，本例没有露髓孔，且冷热测试为可复性牙髓炎反应。本例后期有较长时间的持续性痛，符合牙髓炎发展到部分坏死的规律，若考虑为16牙髓部分坏死，探诊应不敏感，但本例探诊较敏感。本例诊断的难点在于16有深龋，15感染途径隐蔽，且温度测试及叩痛均不明显。

病史中有急性牙髓炎阵发性疼痛的规律，在确定引起疼痛的病变牙时，寻找并界定感染途径是非常重要的，露髓孔是界定龋源性牙髓炎的重要依据，中、深龋没有露髓孔是构不成感染途径的。如果不懂得上述概念就容易误诊误治。本例15颈部洞行玻璃离子水门汀充填已2年，很容易发生微渗漏或继发龋，从而导致牙髓病变。本例通过综合分析，最终确定为15牙髓部分坏死，经开髓后探查根管得以证实。

▶ **病例23** 男性，48岁。

主诉 左下磨牙阵发性疼痛3天。

现病史 缘于3天前始自觉左下磨牙阵发性疼痛，并放散到上牙。前往某医院口腔科检查并拍片，疑为36根分叉病变，但因诊断依据不够充分而未治疗。昨晚疼痛加重今转诊本科。

检查 左侧前后牙均未见明显缺损，36轻度磨损，牙龈轻度萎缩，叩诊（-），冷热测试（±），X线片示：36根分叉有范围较小的阴影。进一步检查发现33深楔状缺损，大部分被牙龈覆盖，可探及露髓孔，叩痛（+），冷热测试（++）。

诊断 33慢性牙髓炎急性发作。

处理 局麻去髓术，术后3天复诊，症状已消失。

病例分析 本例为早期牙髓炎症状，因错位痛，首诊医生检查不详细，对隐蔽的感染途径未

发现，因而出现漏诊。本例从病史分析，急性牙髓炎是可以肯定的，从检查结果来看，36根分叉病变虽然也可引起牙髓炎，但X线检查病变应较明显，临床检查也应有明显的根分叉暴露、冷热刺激痛及叩痛等，但本例没有上述检查结果。本例楔状缺损被增生的龈缘所遮盖，因检查不仔细未能发现。另一方面，检查时如能用冷热水上下颌逐牙测试或叩诊，诊断并不困难。

▶ **病例24** 男性，57岁。

主诉 左下磨牙咬合无力月余。

现病史 自述近一个多月来出现左下磨牙咬合不适，喝冷热水亦有疼痛，经过多家医疗单位检查均未发现问题，今前来求诊。

检查 左侧上下牙未发现龋坏及牙周病变，37叩痛（±），冷试验（-），热试验（+），仔细探查牙体未发现有缺损，牙周探诊近中舌侧有较窄的深达根尖的牙周袋，松动Ⅰ度，X线片示近中根管下段增宽影。

诊断 37根裂并牙髓部分坏死。

处理及结果 局麻分冠术拔除近中根；远中根去髓术，术后症状消失。

病例分析 本例以咬合无力为主诉就诊，视诊、探诊未见牙体异常，37叩诊虽有轻微痛却未见感染途径，似乎是正常牙，但经过温度测试及牙周探查，发现有正常牙不应有的体征，再结合有轻度松动的情况，符合活髓牙根折的诊断，最后经拍片证实。需要指出的是，活髓牙根折裂有的松动可达Ⅱ度，应注意与单纯的牙周病鉴别，尤其是早期根管下段增宽影不很明显，经验不足者即使拍片也容易疏漏。磨牙有两个以上牙根，根裂侧牙髓及冠髓首先坏死，另一侧牙髓正常或慢性炎症，温度测试及叩诊大都呈牙髓部分坏死的结果。临床经验证明：拔髓后换药两次以上仍有不易吸净的新鲜血液，加上以上检查结果就可确定为根裂（鉴别诊断详见第26章）。

三、多牙有疑似感染途径

在诊断急性牙髓炎时，患者一侧有多颗牙存在疑似感染途径及阳性体征，要确定病变牙有时显得较困难，需要通过仔细检查，把各个牙的资料进行综合分析，最后才能准确认定病变牙并做出正确诊断。

▶ **病例 25**　女性，38 岁。

主诉　左上磨牙阵发性疼痛 10 小时。

现病史　自述因左上磨牙深龋于 1 周前在私人诊所就诊，2 天前行第三次根管换药，诊疗期间无疼痛。昨晚约 12 点左右突然痛醒，自觉为治疗的牙根部痛。此后又疼痛 2 次，均较剧烈，今上午前来求治。

检查　26 殆面深龋已开髓封药，去除暂封剂舌侧根管可及棉捻，根管探查无痛感，冷热测试及叩诊均（－）。24 近中殆面洞已行磷酸锌水门汀充填，冷水测试（＋＋）；去除充填物后，见干髓剂充填，进一步探查根管无痛感。再详细检查发现 23 远中颈部有玻璃离子充填体，热牙胶测试（＋＋），叩痛（＋），追问病史，23 因龋于一个多月前曾在私人诊所充填修复。

诊断　23 急性牙髓炎

处理及结果　局麻去髓术，术后 2 天复诊症状已消失。

病例分析　本例患者自觉疼痛在 26，且 26 有近期根管治疗史，似为治疗期间根尖周炎症反应疼痛或残髓炎。但患者为夜间剧痛，且其后有阵发性发作，与炎症反应的持续性疼痛显然不符。如果是残髓炎，一般不会有剧痛，冷热水测试也不可能无反应，故应考虑到其他牙有急性牙髓炎的可能，24 冷测试（＋＋），且有深窝洞充填史，容易怀疑病变在 24，但在去除充填物后发现为死髓牙，刺激痛为水流到相邻的 23 引起。23 有近期牙体修复史，不排除原有慢性牙髓炎漏诊的可能，固体热试验有不可复性牙髓炎的反应，符合急性牙髓炎的诊断。

本例为多牙存在疑似感染途径，起初根据病史分析诊断为牙髓炎是正确的，但问题是对 24 的温度测试采用可流动的液体导致判断错误，最后详细检查才发现 23 有感染途径，并用固体热测试得以证实。这说明在多牙有多种疑似感染途径并存的情况下，如有诊断上的疑问最好采用固体测试；如采用液体测试应加大牙列倾斜度，或将头部歪向一边并逐牙喷注，才能避免液体流动造成的误诊；对有修复体存在的牙，必要时应拍 X 线片协助诊断。

▶ **病例 26**　女性，56 岁。

主诉　左下磨牙阵发性疼痛十多天，持续性疼痛约 1 小时。

现病史　自述近 1 个多月来进食时左侧上下后牙均会有痛感，十多天前始出现左下磨牙阵发性疼痛，每次痛几分钟至十多分钟不等，尤以夜间为甚。曾到个体诊所就诊，用药棉填塞龋洞效果不佳，昨晚入睡后痛醒，持续剧痛约 1 小时，今上午仍有隐痛。

检查　36 近中殆面深龋，探痛，叩（－），冷热试敏感，但刺激除去后疼痛即消失。28 松动Ⅱ度，近中颊侧探有深牙周袋，叩诊（±），冷试（－）、热试（＋），且刺激痛较轻，热器械测试颊侧无痛感，舌侧轻度疼痛。

进修医生诊断　36 急性牙髓炎。

带教医生修正诊断　28 牙周牙髓联合病变（牙髓部分坏死），36 深龋（可复性牙髓炎）。

处理及结果　28 无麻醉下试验性开髓，患者无痛感，扩大针探远中颊根管中段及舌根管有痛感，近中根管无痛感，建议患者拔除 28 得到采纳。36 去龋备洞未探到露髓孔，氧化锌丁香油酚暂充填。术后两周复诊症状未再复发，行永久修复。

病例分析　本例患者自觉左下磨牙疼痛，检查 36 为深龋，温度测试刺激痛较 28 严重，如按常规理解很容易误判 36 为患牙。但患者病史中阵发痛已十多天，最后一次剧烈疼痛持续约 1 小时，说明牙髓炎已发展到晚期，有部分坏死或完全坏死的可能，且 28 有晚期牙周病症状及检查结果，温度测试冷水无反应，热水有较轻的类似可复性牙髓炎反应，符合逆行性牙髓部分坏死的诊断。在牙髓病检查诊断中，不能轻信患者主诉的牙，尤其不能被有龋洞的牙所迷惑。本例 36 虽有深龋，温度测试敏感，但刺激除去后疼痛立即消失，且无露髓孔及叩痛，为深龋出现的可复性牙髓炎表现，28 开髓探查及 36 暂充填后的效果得以证实。

▶ **病例 27**　男性，65 岁。

主诉　右下磨牙阵发性疼痛 3 天。

现病史　自述 3 天前出现右下磨牙疼痛，呈阵发性发作，每次痛数分钟至十多分钟不等，放射至右颞部及半边头痛，昨晚疼痛剧烈故前来就诊。

检查　43 残根，44 近中殆面水门汀充填体。46 近中深龋并探痛，叩（±），冷测试（＋），热测试（＋＋），去除软龋似有露髓孔，但探针未能探入。47 殆面大面积充填体，近中薄壁已折断裸露龈壁，冷热水测试无反应，叩（±）。上颌牙列检查未见异常体征。

诊断 46急性牙髓炎。

处理及结果 局麻去髓，FC双导干棉球置髓室空封。患者麻药退后自觉仍有疼痛，且热饮痛加重，故再次就诊。检查46轻度叩痛，热测试无反应。47热水测试有迟缓的剧痛，去除玻璃离子水门汀充填体（已充填3年多）见该牙为深龋窝洞预备后，部分龋未去净，但未探及露髓孔。

修正诊断 47急性牙髓炎。牙周韧带麻醉下去髓，根管及窝洞处理同上。3天后复诊症状已消失。

病例分析 本例有急性牙髓炎的典型症状，检查多牙有龋及充填体，但由于检查时存在失误，导致误诊误治，其主要原因有：①主观臆断，对47大面积充填体误为死髓牙，温度测试没有作为重点对待；②对非导电充填体温度测试可出现迟缓反应未能认识；③温度测试可能移动过快，因47玻璃离子充填体较厚传导温度慢，出现刺激痛反应时水已注到46，加上46有深龋反应灵敏，因而导致误判。

对一侧有多颗牙存在疑似感染途径或有修复体的情况下，应常规拍片了解牙体内部情况。本例为深龋玻璃离子水门汀充填3年多，去除后未见明显继发龋，符合微渗漏引起的牙髓感染。

四、感染途径特殊

感染途径特殊是指目前文献中尚未提及的、少见的、检查者难以确定的感染途径。本文介绍3例，以供同行参考。

▶ **病例28** 女性，16岁。

主诉 左上牙阵发性疼痛2天，持续性疼痛3小时。

现病史 自述前天下午始出现左上牙阵发性疼痛，每次痛数分钟至十多分钟，进热食可诱发痛。昨上午前往某医院口腔科就诊，告知牙齿正常继续观察，昨晚疼痛加重，难以入眠，自服"芬必得"一粒稍好转。今晨起出现持续性疼痛，上午前来就诊。

检查 全口牙完好无龋，24颊尖中央嵴中点可见一直径约1.5mm的环形痕迹，中心有一针眼大小黑点，器械未能刮除。叩痛（±），冷试验（−），热试验（±），余牙未见异常。

诊断 24畸形中央尖折并牙髓部分坏死。

处理及结果 予以开髓，冠髓无痛觉亦无出血，拔髓针伸至舌根管1/2处有痛感，改为局麻拔髓，牙髓呈灰褐色且不成形。常规冲洗根管，FC处理后小棉球置髓室暂封。2天后复诊症状消失，予以根充。

▶ **病例29** 女性，23岁。

主诉 右上磨牙阵发性疼痛1天。

现病史 患者自述近一周来右上磨牙进冷热食时疼痛，刺激除去后疼痛立即消失。昨晚11点许睡眠中痛醒，此后阵发性发作，每次痛十多分钟，自服"去痛片"1片无显效，今上午前来就诊。

检查 16𬌗面洞已行银汞合金充填，叩痛（−），冷热试验（−）。右侧余牙未见缺损，17颊面龈缘处可见一米粒大小突起，叩痛（±），冷热试验（＋），因感染途径不明显，予以消炎止痛药物口服，嘱患者继续观察。

2天后患者再次就诊，诉有浮起感及咬合痛。

检查 17松动Ⅰ度，叩痛（＋＋）。

诊断 17畸形尖合并牙髓坏死、根尖周炎。

处理及结果 经根管治疗后症状消失，咀嚼功能恢复。

病例分析 病例15、16为少见的畸形尖导致牙髓感染，按照常规的感染途径很难解释牙髓炎的症状。诊断除了根据病史外，主要应注重患牙的检查结果，如冷热试验及叩痛等，并结合患牙出现的异常解剖结构进行分析，即可做出诊断。此外，还应注意排除其他牙痛的可能，尤其是邻牙，使用固体冷热测试较为准确。此外，上述两例均为上颌牙，诊断思路除了牙髓病外，还要注意有无上颌窦病变的可能，必要时应行CT、X线摄片检查，或请相关科室会诊。

▶ **病例30** 男性，42岁。

主诉 右下磨牙阵发性疼痛10小时。

现病史 患者因45残根4年前在某诊所行46-44烤瓷冠桥修复。近期因牙槽脓肿前来本科就诊，经拆除固定桥，45扩通根管引流，44、46行塑胶暂时冠修复，氧化锌丁香油酚粘接，此后症状消失。患者因故中断治疗，5个多月后复诊要求快速完成治疗修复，经对45清理扩根及超声荡洗，FC双导后即时根充，螺纹根管桩加复合树脂核，44、46局麻下作颈部肩台少量修改，原临时冠氧化锌丁香油酚粘接，并预防性使用抗菌消炎药。次日，患者复诊诉昨晚 10 点开始出现右下磨牙阵发性疼痛，持续 5 个多小时。口服止痛片无效，要求诊治。

检查　44、45 无明显松动，叩痛（－）。46 冷测试（＋＋），叩痛（＋），余牙未检出阳性体征。

诊断　46 急性牙髓炎。

处理及结果　局麻下去髓，FC 处理根管后棉球置于髓室空封。5 天后复诊，患者诉治疗后症状即消失。

病例分析　本例原为不良修复引起 45 牙槽脓肿就诊，45 经清理扩根等治疗后症状消失，但因故中断治疗。本次即时完成治疗及备牙，并采取抗菌消炎药预防感染，也取得预期效果。在当晚出现邻牙急性牙髓炎症状，从病因分析：46 烤瓷冠修复已 4 年，基牙未出现症状，拆除后即行暂时冠修复近半年，其间亦未出现症状，本次仅作颊舌侧少量磨改，并即时用丁氧水门汀粘暂时冠，因此，可以排除冠向感染。45 慢性根尖周炎即时根充，有可能是 45 尖周感染灶在根充封闭后，细菌经牙槽骨扩散导致 46 逆行感染发生急性牙髓炎，即文献上描述的引菌作用（anachoresis），否则难以解释 46 牙髓炎的病因。

第 3 节
主观臆断导致的误诊、漏诊

主观臆断是指在没有确切的证据时凭印象就草率做出诊断，把检查中似是而非、模棱两可的结果当作事实，结果造成误诊、漏诊。主观臆断不是单纯的工作经验不足，而是典型的工作作风粗疏在检查诊断方面的表现，突出存在的问题有：①对疼痛过度敏感的患者检查结果不做分析，往往有探痛就认为已露髓，有叩痛就认为是病变牙；②对缺损大或冷热刺激痛明显就认为是病变牙，不看缺损是否能构成感染途径，刺激痛是否为不可复性的；③过分相信患者主诉的牙，对主诉以外的牙不再做详细检查；④找不到有感染途径的牙，把疑似当当病变牙；⑤对疼痛时间长的病例，没有详细询问病史及分析疼痛规律，甚至连自发痛还是冷热刺激痛都没问清楚，就认为是三叉神经痛；⑥主诉有夜间痛或放散痛就认为是牙髓炎；⑦有冠修复体或𬌗面大面积充填体就认为是死髓

牙，小面积就认为是活髓牙。

克服检查诊断上的主观臆断，必须要从思想上破除一些模棱两可的意识，避免用"应该"、"可能"等观念看待检查中的问题，诊断牙髓病一定要有明证、实证。

一、病史询问不详细

病史询问是牙病检查中的重要环节，根据患者的主诉内容，有针对性的询问病情，对后续的检查诊断都具有重要意义，有的问题甚至还是诊断和鉴别诊断的主要依据。以疼痛为例，有的医生往往只问哪颗牙痛，不问怎么痛，即使问了也没有详细问，对诊断中具有重要意义的疼痛规律和持续时间不细究，以至于在其他检查阳性体征不明显时做出错误诊断。

▶ **病例 31**　女性，43 岁，

主诉　左下磨牙疼痛 5 个多月。

现病史　患者自述左下磨牙疼痛 5 个多月，两周前到某医院口腔科就诊，诊断为三叉神经痛。予以卡马西平等药口服，但服药后发生严重过敏症状，全身皮肤出现大疱，经当地医院抢救及治疗后痊愈。因牙痛症状不能消除，现求治我科三叉神经专病门诊。

检查　左侧牙体似乎无龋、缺，36、37 热水测试（＋＋），叩痛（＋），仔细检查发现有牙色充填体。追问病史：患牙 4 年前因龋行复合树脂充填修复，近半年来疼痛为进食时痛，偶有夜间隐痛。去除充填体后见 36 𬌗面洞、37 远中𬌗洞，两窝洞均为深龋备洞后状态，但未探及露髓孔，亦未见有其他非牙色材料垫底。

诊断　36、37 慢性牙髓炎（微渗漏感染）。

处理及结果　因患者疑似过敏体质不能注射麻药，予以失活法去髓术，封失活剂 1 天多后症状消失。在当地行去髓术，术后 1 个月复诊未再复发。

病例分析　本例为冷热刺激痛 5 个多月就诊，患者为农村文盲女性，不善言语，首诊医生显然未问清是自发痛还是冷热刺激痛，更没有对患侧牙列详细检查，仅凭病史长就臆断为"三叉神经痛"，导致误诊误治，此种情况并不少见。牙髓病与三叉神经痛鉴别诊断，不能以病程长短作为诊断依据，疼痛规律、每次痛持续时间多长及有无洗脸激发痛是问诊的关键。对于以疼痛为主诉

的病例，即使是有较明显的三叉神经痛症状，也要对患侧牙列详细检查，排除牙髓病的可能，以防因患者叙述不当导致误诊，本例显然未对患牙作详细检查。

本例中两颗牙冷热刺激痛5个多月，很可能是先后发病，但无从考证。深龋采用复合树脂修复未垫底，有的数月后就会出现牙髓炎症状，这可能与树脂的毒性有关，而数年后出现症状则是微渗漏，细菌从充填体与洞壁之间的微缝隙进入洞底，然后又通过牙本质小管感染牙髓，可能毒性不如直接从露髓孔感染严重，故病程较长而牙髓仍不会坏死。

▶ **病例 32** 男性，24 岁。

主诉 左下牙阵发性疼痛2天，持续性疼痛6小时。

现病史 患者自述于2天前出现左下后牙疼痛，呈阵发性发作，每次痛十多分钟至数十分钟不等。今凌晨起呈持续性剧痛，曾在某医院就诊拟为："龈乳头炎"，予以冲洗及口服消炎药物等处理无显效，转诊我科。

检查 左侧上下牙无明显龋坏及缺损，左下磨牙区轻度龈炎，无松动及叩痛，冷热试验（－）。25 中央沟似有浅龋，探针末端可探入约1mm，叩诊（±），冷测试（－），热测试（＋）且痛较轻微。予以扩大窝沟，发现为深潜行性龋，已露髓，探诊（－），开髓后扩大针深入根髓有痛感。

诊断 25 牙髓部分坏死。

处理及结果 予以骨膜下麻醉拔髓，FC 处理后髓室置放小棉球暂封，两天后复诊症状已消失。

病例分析 本例为潜行性龋所致的牙髓炎，有明显的牙髓炎症状，且为错位痛，初诊医生可能检查不细，未能发现感染途径及阳性体征，误诊为"龈乳头炎"。虽然有的教科书把龈乳头炎列为急性牙髓炎的鉴别诊断之一，但龈乳头炎多为持续性隐痛。本例就诊时虽为持续性疼痛，但在此前有阵发性疼痛史，为典型的急性牙髓炎症状。阵发性疼痛之后出现持续性疼痛为牙髓炎的末期症状，此时牙髓组织多已部分坏死或坏死，血管舒缩功能差，对冷热刺激不很敏感，容易导致误诊、漏诊。潜行性龋多发生在青少年的后牙，因洞口狭小，很容易误认为初期龋，仔细探查探针可嵌入较深，必要时应先车针开扩，以探明龋蚀程度。

二、病史分析失误

现病史是反映疾病的基本概况，利用已掌握的牙髓病及相关组织器官疾病的知识，分析患者现病史中的主要症状，可以了解本次症状的大概病种，然后再进行各种检查就能取得诊断的依据。在牙髓病与非牙髓病鉴别诊断时，对疼痛规律的分析是非常重要的，根据疼痛规律就能大致判断病种。但是，一些牙医对病史不分析或不会分析，就必然会发生误、漏诊。

▶ **病例 33** 女性，64 岁。

主诉 右下无牙区牙槽嵴疼痛反复发作20余天。

现病史 缘于20多天前始出现右下无牙区牙槽嵴疼痛，呈阵发性发作，每次痛数分钟至数十分钟不等，刷牙及进食时可激痛，但洗脸说话无明显影响；有时夜间亦有较重的疼痛，并觉右侧头痛。曾在某医院就诊，诊断为"三叉神经痛"，予以卡马西平等药口服2周无显效，转诊本科三叉神经专病门诊。

检查 45-48 缺失，牙槽嵴未见异常，轻触缺牙区牙龈及颊、舌侧黏膜，未发现"扳机点"。44 楔状缺损已露髓，但无探痛，叩痛（±），冷、热测试患者诉缺牙区牙槽嵴有痛感，刺激移去后疼痛立即消失；余牙未及缺损，叩诊及冷热试验亦无异常反应。

初诊 44 牙髓部分坏死。

处理及结果 予以开髓无疼痛反应，但扩大针伸入根管2/3处有较明显的痛感。为防止误诊，征得患者同意，在无麻醉下用扩大针快速捻转拔髓，再用冷、热水测试无疼痛反应。FC 处理根管后即时做根管充填，术后3天电话随访未再出现疼痛。

病例分析 本例主诉为阵发性的无牙区牙槽嵴黏膜疼痛及进食、刷牙诱发痛，且病史已20余天，冷热测试亦无牙痛反应，容易臆断为三叉神经痛。但认真分析疼痛规律及详细检查，不难排除三叉神经痛的诊断。①三叉神经痛一般仅持续数秒至数十秒，最长亦不超过数分钟，本例每次疼痛在数分钟至数十分钟。②三叉神经痛虽在进食时可诱发，但在说话、洗脸等面部肌肉活动时亦可诱发。本例在进食及刷牙时诱发痛，可能与温度刺激及牙刷触及露髓孔有关。③三叉神经痛温度试验应无疼痛反应，本例在冷热试验时虽觉无牙区牙槽嵴痛，但44对温度刺激有应答关系。④本例有明显的牙髓病疼痛规律、明确的感染途径及轻度叩痛。因而仍支持牙髓病的诊断，最后经开髓探查及治疗后的效果得以证实。

一些牙医常将三叉神经痛误诊为牙痛，错误地拔除牙齿；而将牙髓病误诊为三叉神经痛者亦不少见，尤其是对病史较长的病例，其主要原因是对三叉神经痛的临床表现认识不足，或对病史的了解分析错误，检查时亦不够仔细，因而造成误诊误治。当然，本例为典型的口颌面部疼痛为主诉的错位痛及温度测试错位反应，教科书及其他文献均未有叙述，导致医生误诊也是情有可原。

▶ **病例 34**　男性，46 岁。

主诉　左右后牙阵发性疼痛反复发作近半年，加重十多天。

现病史　自述于 5 个多月前始出现左上磨牙阵发性疼痛，每次痛数分钟至十几分钟不等，疼痛以进食及夜间为甚，但洗脸说话不会诱发痛。曾在多家诊所诊治未奏效，近十多天疼痛反复发作影响进食及睡眠，在某县医院口腔科就诊，拟"三叉神经痛"，转内科针灸及口服药片数天无显效，求诊本科三叉神经痛专病门诊。

检查　37 缺失，27 𬌗向伸长约 2mm，但无明显松动，远中𬌗中龋已基本去龋备洞，探针滑动有酸感，冷热测试（＋），叩痛（±）；其他牙未及阳性体征。再仔细探查 27 近中颈部，发现深龋已被牙龈覆盖且有探痛，余牙未及缺损及阳性体征。

诊断　27 慢性牙髓炎急性发作。

处理及结果　因患者住远郊县就诊不便，加上 37 已缺失，因而接受拔除患牙的建议，术后 2 天电话随访症状消失。

病例分析　本例以左侧牙痛近半年为主诉，经多家医疗单位诊疗无显效，近期症状加重，某县医院口腔科误诊为三叉神经痛。分析误诊原因有以下几点：①对病史中疼痛规律不懂得分析，把典型的急性牙髓炎症状误为三叉神经痛；②检查不细，未发现 27 近中颈部深龋这个感染途径；③单纯把病程长臆断为三叉神经痛，对该病的其他特点认识不清。

在急性牙髓炎与三叉神经痛及上颌窦病变鉴别诊断中，病史长短不能作为鉴别这些疾病的主要

依据，更重要的是要了解疼痛的规律。因为，有的患者会把疼痛的间歇期当连续描述。例如，有患者主诉牙痛半年甚至更长，但若仔细询问，其实这期间只是发作过几次，每次数天，并非每天都痛。

本例主诉疼痛近半年，详细询问并非是持续疼痛，而是多次发作，属于病情反复迁延，近期有自发性疼痛，进食及夜间痛加重，符合急性牙髓炎症状。每次疼痛数分钟至十多分钟，洗脸说话不会诱发痛，可以排除三叉神经痛。本例温度测试结果类似可复性牙髓炎，根据以往经验：除可复性牙髓炎外，牙髓部分坏死、露髓孔大的牙髓炎及活髓牙根裂等均可出现这种征象。27 远中𬌗中龋构不成感染途径，且探有酸感，也可排除牙髓部分坏死；患牙无松动，亦无深牙周袋，根裂诊断也不能成立；患牙𬌗向伸长较多有颈部龋可能，且可能为露髓孔大温度测试才有这种结果。经探查及拔除后得以证实，离体牙去软龋后发现露髓孔直径超 1mm（图 8-6）。

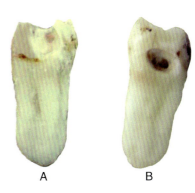

图 8-6　露髓孔大的颈部龋
A. 远中𬌗面龋。B. 近中颈部龋

本例可能是露髓孔大引流较好，故病程反复迁延近半年牙髓不会坏死。

▶ **病例 35**　女性，54 岁。

主诉　左下磨牙冷热刺激痛月余。

现病史　患者诉近一个多月来冷热饮食就会出现左下磨牙疼痛，每次痛数秒钟即缓解；有时夜间亦觉疼痛，张口吸气时尤甚，因此自觉心烦、不爱进食、睡眠也差。曾到某医院就诊，诊断为慢性牙髓炎，拟行局麻去髓术，但因患者惧怕注射拒绝治疗，转诊本科。

检查　左侧上下牙无龋坏，46 中度磨损，牙龈萎缩，近中根暴露少许，表面牙骨质稍缺损，探针轻划即有较强烈酸痛；冷热测试敏感，但刺激移

去后疼痛立即消失；叩诊患者有痛感，但叩击邻牙疼痛程度相同，左侧牙列其他牙未检出阳性体征。

诊断 牙本质敏感症。

处理及结果 予以脱敏治疗2次症状消失，随访1年未再复发，牙髓活力测试正常。

病例分析 本例因冷热刺激痛月余而就诊，检查后纠正慢性牙髓炎的诊断，经脱敏治疗后症状消失。本例在他院误诊原因主要为病史分析失误，检查结果判断亦失准，对患者夜间因吸进冷空气刺激痛误为自发痛（时值冬令时节）；对温度试验及叩诊敏感判断亦失准，46温度试验虽较敏感，但仍为可复性牙髓炎的结果；叩诊虽有疼痛反应，但与邻牙对比无明显差别，没有诊断的意义；中度磨损及近中根稍暴露，也构不成牙髓病的感染途径；对患者在更年期出现的反应过敏现象缺乏应有的认识，对检查结果主观臆断，因而导致误诊。

▶ **病例36** 女性，22岁。

主诉 右下后牙持续性疼痛2个多小时。

现病史 患者自述于2个多小时前自觉右下前磨牙疼痛，呈持续性痛且渐加重，现就诊求治。

检查 45远中𬌗牙色充填体，冷水测试(++)，叩痛（±）。46𬌗面中度磨损（釉质发育不全），𬌗面近远中侧各有一较大面积牙色充填体，冷热试（−），叩痛（±），上述两牙均无明显松动。47远中𬌗有大面积充填体，同侧其他牙检查未见阳性体征。

诊断 45急性牙髓炎。

处理及结果 局麻去髓，拍片确定根管工作长度时发现46两根管口有少量充填体，近中根尖有较大稀疏影，予以开髓并贯通根管，近中舌根管有较多血性渗出液溢出（图8-7）。

修正诊断 46慢性根尖周炎急性发作（浆液期）。

病例分析 本例以下后牙持续疼痛2小时多就诊，检查45有明显的牙髓炎体征，似乎诊断无误。但在拍片确定工作长度时，发现46近中根尖有较大的稀疏影，经开髓疏通根管后，近中舌根管有较多血性渗出液才发现误诊。本例误诊原因有以下几点：①病史分析失误，对牙髓炎阵发性疼痛规律产生动摇，本例一开始就是持续性疼痛，并不符合急性牙髓炎的疼痛规律；②急性根尖周

炎初期患牙无明显叩痛及松动，因而不重视其他检查；③两个小面积充填体（实为大面积树脂之上开髓又充填玻璃离子水门汀）臆断为活髓牙；④被45温度测试为不可复性牙髓炎的结果所迷惑；⑤术前未拍片检查。

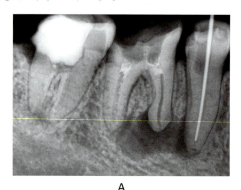

A

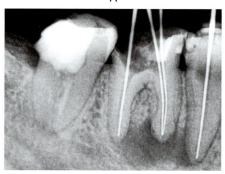

B

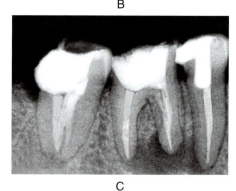

C

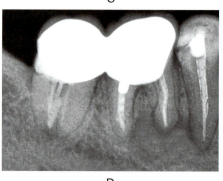

D

图8-7 持续性痛误为牙髓炎X线片
A.46术前片。B.根管长度测量片。C.根充后片。D.术后2年复查片

本例 45 靠近 46 近中根尖，可能是 46 近中根尖炎症充血波及 45，引起 45 牙髓充血反应，产生类似牙髓炎的检查结果，因而发生误诊。本例症状及体征如同病例 16，如果初诊能确定 46 急性根尖周炎，治疗后 45 的体征可能就会消失。

三、对牙髓病发展规律认识不足

典型的牙髓病变具有早期疼痛时间短而间歇时间长，晚期疼痛时间长而间歇时间短，至牙髓发生部分坏死阶段可出现持续半小时以上的疼痛；温度测试早期冷比热敏感或冷热均敏感，晚期热敏感冷不敏感，至牙髓部分坏死时冷热测试均不很敏感，就诊时会出现症状与检查体征不相符合的结果，不了解这个规律就容易发生误诊、漏诊。

▶ **病例 37**　女性，42 岁。

主诉　右下后牙阵发性疼痛反复发作已两周。

现病史　缘于两周前自觉右下后牙疼痛，呈阵发性发作，尤以夜间疼痛较剧，有时觉上后牙亦痛并向颞部放散，冷热饮食可诱发疼痛。曾在私人诊所就诊及口服消炎止痛药无显效。昨下午始疼痛持续时间较长，现自觉为 47 痛，今就诊本科求治。

检查：47 残根，松动不明显，叩痛（－）；46 殆面深龋，探诊酸痛，但未及露髓孔，牙周萎缩明显，颊侧根分叉暴露，松动Ⅰ度～Ⅱ度，叩痛（－），冷热刺激痛，但刺激移去后痛即消失；余牙未及异常。

因诊断不明确，请高年资医生会诊，结果发现 15 远中颈部深龋，可探及露髓孔，但无探痛，叩痛（±），冷热试（－）。

诊断：15 牙髓坏死。

处理及结果　经开髓、拔髓，于近根尖 1/3 处探痛明显。行局麻去髓，FC 处理根管，小棉球置开髓洞，牙胶暂封。隔日复诊症状已消失。

病例分析　本病例患者自觉为 46 疼痛，经初步检查发现 46 有深龋，且根分叉已暴露。深龋未露髓虽构不成感染途径，但根分叉病变则有导致逆行性牙髓炎的可能。此病例病程已持续半月，符合逆行性牙髓炎的病情演变规律，但叩痛（－），冷热测试刺激移去后疼痛立即消失，因而不能支持 46 逆行性牙髓炎的诊断。最后经详细检查发现 15 有颈部深龋，并有较大的露髓孔，叩痛（±），

结合昨下午疼痛持续较长时间的特点，考虑为慢性牙髓炎急性发作，并发展为牙髓坏死或部分坏死的可能。且 15 露髓孔大，引流良好，因而病程迁延较长时间才出现牙髓部分坏死。

本例误诊的原因有两个方面，一是对牙髓病发展过程认识不足，对症状与检查结果不符未能作出正确的分析；二是检查不细，对隐蔽的感染途径未能发现，且对可疑牙以外的牙齿未做全面的探诊、叩诊，因而产生漏诊。

▶ **病例 38**　男性，35 岁。

主诉　左上磨牙阵发性疼痛 3 天。

现病史　缘于 3 天前自觉左上磨牙疼痛，呈阵发性发作，尤以夜间为甚，并放散到左侧头部。昨晚有持续性疼痛，自服索米痛片无显效，经某个体诊所就诊未发现患牙，转诊本科。

检查　27 近中殆龋洞，已行银汞合金充填（半个月前），叩痛（－），冷热试验（＋）；26 未见龋洞，殆面无磨损，牙周组织正常，叩痛（±），冷热试验（－）；对颌牙未见异常，经用碘酒涂于 26 殆面，可见贯穿近远中的隐裂线。

诊断　26 隐裂并牙髓坏死。

处理及结果　开髓后可及坏死的残髓，且有腐臭味，扩大针进入远中颊根近根尖处有痛感，验证了牙髓坏死的诊断。经清理残髓、扩根、冲洗后封药及调殆，两天后复诊症状已消失，根充后完成牙体预备行全冠修复。

病例分析　本例头两天有阵发性疼痛史，到第 3 天晚上有持续性痛，为典型的牙髓炎症状，且有发展到牙髓坏死的可能；27 虽有近期充填史，冷热刺激有反应，很容易误认为病变牙，但温度测试未见不可复性牙髓炎的结果及叩痛，故诊断难以成立。26 虽冷热刺激无反应，但有轻度叩痛，结合昨晚有持续性疼痛，应考虑到牙髓炎晚期发展到坏死的可能。本例诊断困难在于殆面无磨损且裂隙小，牙隐裂初期痕迹不明显，视诊较难发现，后经碘酒染色试验才得以发现，为牙髓坏死的诊断提供了依据。

▶ **病例 39**　女性，43 岁。

主诉　左上磨牙阵发性疼痛 2 天。

现病史　自述于前天下午始出现左上磨牙疼痛，呈阵发性发作，并觉左侧头痛，至昨晚入睡后无疼痛，今晨起疼痛再次复发。在他院诊疗未

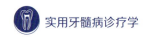

奏效，故前来求治。

检查 左侧上下牙排列正常，24殆面洞已开髓，叩诊（±），冷热测试有轻度疼痛，刺激移去后疼痛立即消失。X线片示：24根管充填物部分残留，根尖周无稀疏影，牙周膜稍增宽。26中度磨损，颊侧牙龈轻度萎缩，冷热测试（+），且刺激痛较轻。追问病史：24半年前曾在他院治疗过，治疗时有剧痛，后注射麻药完成治疗，治疗后未再疼痛过。

诊断 24残髓炎。

处理及结果 予以去除残留根充剂，扩大针探无疼痛反应，根管有偏舌侧现象，再详细探查，颊侧根管探痛明显。予以浸润麻醉下拔髓，FC处理后棉球置髓室暂封，2天后复诊患者诉未再疼痛过。

病例分析 本例在治疗后半年出现阵发性疼痛，虽不很剧烈，但放射至磨牙及左侧头部，痛与饮食及体位改变无明显关系，为拔髓遗漏根管发生牙髓炎的亚急性症状，若为拔髓不彻底，余留少量残髓则症状较轻。

本例X线片可见有根充剂残留，可能为他院已去除根充物并探查根管。去除根充剂后根管内无探痛，容易产生拔髓彻底的印象。但半年前有去髓术史，温度测试有轻度激发痛，说明有根管遗漏的可能。尤其是上第一前磨牙，双根管占87%，初学者如不认真探查很容易遗漏根管。因根髓无明显炎症，在治疗后的相当一段时间内可不出现症状。但如残髓未干化坏死，在经过一定时间后，尤其是机体免疫力低下时，细菌容易繁殖而发生残髓炎，临床上出现慢性或亚急性牙髓炎的症状。又因窝洞有充填体存在，故温度试验时反应并不敏感，有的冷刺激可能无反应，热刺激反应较轻而迟缓，诊断时应结合病史，并在排除其他牙病变后，去除充填物探查即可确诊。

▶ **病例40** 男性，32岁。

主诉 左下第二磨牙阵发性疼痛3天。

现病史 患者自述左下第二磨牙因龋坏曾于5年前在他院行去髓术，此后未发生过疼痛，咀嚼功能亦正常。3天前始出现疼痛，呈阵发性发作，夜间加重，自服芬必得可缓解，但昨晚剧痛故前来本科就诊。

检查 37远中殆窝洞已行玻璃离子水门汀充填，充填体部分磨损残缺，但无继发龋；冷热试验（－），叩诊（－）；X线片示远中根管欠填1/3，根尖周无稀疏影，去除充填体及根充物未有探痛。21远中切缘缺1/3，23近切缘1/3缺损，冷刺激（±），热刺激有痛感，但刺激移去后疼痛立即消失，叩痛（±）。追问病史，1个月前有外伤史。

诊断 23急性牙髓炎。

处理及结果 开髓时患者无痛感，但髓腔穿通后有剧痛，且有脓血液溢出。改为骨膜下麻醉去髓，FC处理后暂封，术后2天复诊无疼痛，予以根管充填。

病例分析 本例有典型的急性牙髓炎的主诉，但患者错觉为37疼痛。37有去髓术史，可能存在残髓炎，但残髓炎一般多发生在去髓术后数月至一两年内，本例37去髓术已5年，且冷热刺激无反应，亦无叩痛。本例21、23近期有外伤牙折史，23牙冠缺损较多虽未露髓，但在短期内牙髓防御机制难以形成，微生物可从牙本质小管侵入，故应该考虑为急性牙髓炎。但由于冷热刺激较迟钝，叩痛亦不明显，开髓时又无痛感，似为牙髓部分坏死，而在穿髓后才有剧痛，又有脓血液溢出，检查结果与最后开髓情况不相符，其原因可能与外伤后牙髓的反应能力较差有关。

四、远距离窦道口

牙髓源性窦道口大都位于唇颊侧近根尖处牙龈，部分位于舌侧牙龈，极少数还会穿过颌面部组织形成皮肤窦口。但个别患牙窦口会出现在两牙之间、邻牙，甚至跨越多牙，称远距离窦口。有的下第三磨牙慢性冠周炎，窦口亦可发生在第一、二磨牙颊侧，如不注意感染途径的寻找与验证就会发生误诊误治。

▶ **病例41** 女性，32岁。

主诉 下前牙区黏膜出现结节状突起已十余天。

现病史 缘于十多天前发现下前牙区唇侧黏膜长一小结节，自行挑破后仍未消失。曾在个体诊所就诊，疑为41慢性根尖周炎出现的窦口，予以开髓，但在钻磨时出现酸痛感而转诊本科。

检查 31、32、41、42切缘轻度磨损。41舌侧有一浅开髓口，叩诊（－），牙冠无变色，亦无松动。唇侧黏膜皱褶上缘有一小结节状窦口，挑破无脓液，余牙未见龋及明显缺损。X 线片示：41、42、43 根尖侧有模糊的骨质稀疏影，44 根尖周有 0.5cm×0.5cm 稀疏影（本例 X 线片请参阅第 5 章图 5-4）。再次口内检查，发现 44 𬌗面隐约可见畸形中央尖折断痕迹，叩诊（±），追问病史，患者否认有牙痛及肿胀史。

诊断　44 慢性根尖周炎。

处理及结果　予以开髓做通瘘术，可见过氧化氢溶液从窦口溢出，行根管治疗，1 周后复诊窦口已消失；半年后复诊，根尖稀疏影消失。

病例分析　牙髓源性窦口出现在远离患牙数个牙位的较少发现，本例 44 慢性根尖周炎窦口出现在 41 的唇侧根尖处，且 41 切缘有轻度磨损，很容易误为 41 慢性根尖周炎的窦口，虽然部分年轻人下切牙切缘轻度磨损也可构成感染途径，但该牙没有变色及松动，X 线示稀疏影不在根尖下方，而在根尖远中侧。畸形尖折断导致的牙髓病变大都呈渐进性发展，患者可能没有自发痛史，因而容易疏忽。有的畸形尖折断痕迹不明显，如不认真检查很难辨认，也容易漏诊，X 线片有助确诊。本例初诊的诊所因条件所限未能行 X 线及电活力测试，但如能行热器械测试当有所反应，就不会造成误诊误治。

▶**病例 42**　男性，23 岁。

主诉　右下磨牙颊侧牙龈发现赘生物 2 个月。

现病史　患者自诉于两个月前发现右下磨牙颊侧牙龈有一赘生物，挑破有少量脓血液溢出，时愈时发。三天前在某个体诊所就诊，疑为右下第一磨牙龋坏所致，拟行开髓治疗，但钻磨时出现酸痛感，怀疑诊断有误转诊本科。

检查　46 𬌗面深龋已露髓，探痛敏感，叩痛（-），温度试验（+）；48 垂直阻生，冠周牙龈红肿，压之有少量脓性分泌物；46 颊侧远中根尖处有结节状窦口，挑破有少量脓血液，探针探之窦道向远中走行，牙胶尖示踪摄片指向 48 冠部。追问病史：48 一年前曾有肿痛两次。

诊断　①48 冠周炎并窦道，②46 慢性牙髓炎。

处理　48 局麻下拔除。术后 10 天随访窦口已消失。

病例分析　本例 46 远中颊侧出现结节状窦口，因有深龋存在，如不注意检查很容易想到 46

慢性根尖周炎所致，但本例 46 为活髓牙，根尖周无稀疏影，因而不支持慢性根尖周炎所致。下颌第三磨牙冠周炎多发于垂直阻生，如反复发作，有的可引起颌骨骨髓炎，出现颌面部皮肤窦道。本例慢性冠周炎虽未发现有骨髓炎症状，但可能因冠周慢性炎症存在，导致颊侧口腔前庭远距离窦道口，如不注意检查很容易与牙髓源性窦道混淆。本例 48 有肿痛史，后出现结节状窦口，符合慢性冠周炎诊断。

▶**病例 43**　女性，31 岁。

主诉　下前牙舌侧赘生物已数月。

现病史　自述近几个月来下前牙舌侧长一赘生物，因舌尖舔及有不适感前往某医院就诊，经治医生拍 X 线片显示：41 根尖有 3mm×3mm 稀疏影，拟根管治疗，开髓后患者疼痛难忍转诊本科。

检查　41 开髓后状态，扩大针探查已穿髓，切缘轻度磨损，无明显松动，舌侧牙龈有小结节状窦口。31 稍向唇侧错位，切缘中度磨损，叩诊（±），松动Ⅰ度，热器械测试及研磨试验均无反应。

诊断　31 慢性根尖周炎。

处理及结果　31 开髓清腐、扩管，并用小号扩大针疏通根尖孔，双氧水行通瘘术，可见从窦口溢出，根充后 1 周复查窦口消失。

病例分析　本例以下前牙舌侧窦口就诊，初诊医生虽也拍片检查，并发现根尖周稀疏影，诊断为慢性根尖周炎做根管治疗，开髓后才发现该牙为活髓牙。其误诊误治原因有以下几点：①对远距离窦道口缺乏认识，把出现在 41 舌侧窦道口误为该牙根尖周病变；②对相邻两牙无明显差别的缺损拍片未做标记，牙片的正反面未能区别，这是误诊误治的最主要原因；③过分相信窦口位置，因而未用牙胶尖做示踪定位；④检查不够详细，两牙在磨损程度、松动度、叩诊等方面均有差别；⑤开髓时可能钻的过快，患者耐受性强，待有痛的反应时即已穿髓。

（陈乃焰　余磊　周宗雄）

参考文献

[1] 郑麟蕃,张震康.实用口腔科学.北京:人民卫生出版社,1993

[2] 张举之 . 口腔内科学 .3 版 . 北京 : 人民卫生出版社 , 1999

[3] 凌均棨 . 牙髓病学 . 北京 : 人民卫生出版社 , 1998

[4] 樊明文 . 牙体牙髓病学 . 北京 : 人民卫生出版社 , 2000

[5] 陈乃焰 . 露髓孔在诊断龋源性牙髓病中的意义 . 口腔医学 , 2007, 27(9):485-486

[6] 李小玲 . 非牙源性牙痛 17 例鉴别诊断的体会 . 实用口腔医学杂志 , 1999, 15(5):291

[7] 郑弟泽 , 牟雁东 . 冠修复牙体预备对髓腔温度影响的实验研究 . 华西口腔医学杂志 , 1998, 16(3):270-273

[8] 李雨琴 , 钱慧娟 . 残髓炎的诊断与病因分析 . 中华口腔医学杂志 , 1987, 22(2):106-107

[9] 谢立信 . 诊疗常规 . 北京 : 人民卫生出版社 , 1995

[10] 汪一鸣 . 牙髓病临床诊断的可靠性分析 . 实用口腔医学杂志 , 1990, 6(3):182

第9章

牙髓病与根尖周病防治的基本原则及方法

牙髓病与根尖周病有不同的诊断及分类，在病情发展过程中又有许多不同的临床表现。就目前的医疗水平来说，其治疗也有多种方法可供选择。只有全面掌握各种治疗方法的特点及适应证，并在正确诊断的基础上，针对不同的个体拟定不同的治疗计划，才能获得良好的治疗效果。对于与牙髓病相关的牙体疾病的诊疗，本章亦作适当的叙述，将其作为牙髓病预防性治疗的一部分，以供同行临床参考。

第1节
牙髓病与根尖周病防治的基本原则

因牙病就诊的患者，大体上都是为了两个目的而来：一是为了消除症状，其主要症状有疼痛、肿胀、咬合痛或咬合无力、松动及发现有窦道存在等；二是为了修复牙体缺损以恢复牙齿的功能，大都是有慢性根尖周病变的残冠残根。

通过倾听患者对病情的叙述，进行认真的检查，对患牙做出正确的诊断之后，在尊重患者意愿的基础上选择某种治疗方法，然后再拟定并实施治疗计划。为了使治疗能达到良好的效果，在选择方法及拟定治疗计划时应遵循以下基本原则。

一、尽可能保留活髓

牙髓组织中的细胞具有为牙本质提供营养及修复牙本质的功能，并能对外界的刺激因素产生防御作用。

对年轻恒牙来说，牙髓是根尖生长发育的源泉，一旦牙髓坏死或去除牙髓，根尖发育停止，根管及根尖孔难以形成，患牙也就难以长期保留。例如，年轻恒前牙外伤折断，如立即去髓，其髓腔粗大根尖尚未形成，根管治疗及充填难以完善，也难以行桩冠修复；如能保留活髓则可使根尖继续形成。因此，对年轻患牙在牙髓病治疗方法选择上，首先要考虑尽量保留活髓；不能全部保留的，争取保留根髓。总之，对牙根尚未发育完成的年轻恒牙，应尽可能采取措施保留活髓。

对成年人的牙齿来说，活髓可以为牙体提供营养成分，使牙齿能行使良好的咀嚼功能，一旦牙髓坏死或去除，牙体组织失水变脆，在殆力的作用下容易发生牙折，修复起来也较困难。因此，对于深龋导致的可复性牙髓炎，无论患者年龄大小，均应采用各种与牙髓亲和性好的材料用于间接盖髓术，从而避免病情进一步发展，以维护牙髓的营养及代谢功能。临床上应克服急功近利的思想，不要把有冷热刺激痛的深龋一概做去髓术等破坏性治疗，这些方法虽然能快速消除患牙症状，但今后带给患者的麻烦可能会更多。

牙髓处于坚硬组织包裹的特殊环境中，其血液循环及代谢要通过狭小的根尖孔，牙髓血管又是终末血管且缺少侧支循环，过去认为，牙髓一旦发生炎症就很难恢复到正常状态。导致牙髓感染的龋病及其他牙体缺损，大都发生在牙根发育完整之后的成年人，因而在不可复性牙髓炎的治疗上，过去能保留活髓的适应证较少。近年来，随着生物材料的出现，成年人牙髓炎也可采用直接盖髓术或活髓切断术，且成功率较高，与去髓术相比，这两种手术既能保留活髓又能简化操作步骤，具有较好的推广应用前景（详见第12章）。

二、尽可能保留患牙

牙齿的主要功能是咀嚼食物、协调面容美观及辅助发音，其中恢复咀嚼功能是患者就诊时的普遍要求，而咀嚼功能的恢复，需要有完整的牙体形态及健康的牙周组织支持。因此，应本着有利于牙齿功能的恢复，维护牙周组织健康的前提下选择治疗方法，制定治疗计划。

随着医学科技的进步，近年来种植牙已普遍开展，无疑为许多缺牙患者带来福音，但也对保留患牙的理念产生动摇，对治疗还是拔除患牙形成很大的挑战。从长期的临床观察表明，种植牙的成功率虽然很高，但其适应证也有一定的限制，且任何人工义齿也都有其自身的局限性。因此，对有条件保留的残冠残根，应该尽最大努力予以治疗和修复，以维护牙列的完整性，避免拔牙给患者带来的诸多问题。尤其是上前牙区，残根的保留修复对维持牙槽嵴的形态是非常重要的；一旦拔除，牙槽嵴萎缩造成的缺陷，即使有良好的义齿修复技术，也难以恢复到原有水平，况且各种义齿也存在一些无法满足患者需求的缺点。

对于牙列大部分缺失所剩少数残冠残根，更应尽量保留，治疗后可作为可摘义齿、套筒冠义齿、精密附着体义齿及磁性附着体义齿的基牙，避免全部拔除后总义齿修复，这对扩大可摘局部义齿修复的适应证，提高义齿咀嚼功能都有十分重要的意义。有的即使不能作为基牙，治疗后保留在牙槽嵴中，可以防止牙槽骨吸收，这对增强全口义齿的稳定性有较大的帮助作用。

当然，患牙的保留与拔除，除了要考虑牙髓病与根尖周病本身是否能治愈外，还要考虑破坏的牙冠能否修复，以及患牙是否有保留利用的价值。例如，在牙痛急诊时，无论是急性牙髓炎还是急性根尖周炎，如果仅仅为了解除症状，只要不是严重的化脓性感染，立即拔除患牙可以收到比开髓减压或开髓引流更快、更好的止痛效果。然而，拔牙后的义齿修复则是更重要、更复杂的问题，这是医患双方都必须要认真考虑并相互沟通的重要问题。保留残冠、残根可避免拔牙的痛苦，也能避免等待伤口愈合、牙槽骨吸收改造所需要的时间。保留患牙对一些因故需要在短时间内完成修复的患者，以及某些有拔牙禁忌证的患者，更具有重要的意义。

并不是所有残冠残根都能保留利用，保留修复有一个大体的界限。首先要考虑牙体缺损的程度，目前虽然还没有一个统一的标准，但从临床经验教训来看，除个别牙根长的尖牙以外，单根牙缺损在牙颈部以下超过根长 1/5 的残根、多根牙缺损达牙颈部以下且髓室底已龋坏的患牙则无保留意义。

对髓底穿通直径大于 1mm 者，过去一般不予保留。随着医疗技术水平的提高及牙科材料的发展，髓底穿通大小已不是能否保留的唯一条件，较大的穿孔可采用 MTA 或玻璃离子水门汀修补，如不成功还可以行分冠术保留。

对于牙列大部分缺损的病例，或有拔牙禁忌证者，部分较短的残根仍可考虑保留作为覆盖义齿。

对某些合并有牙周病的患牙，有的经根管治疗后可使松动度得到改善，患牙得以保存；但有的虽能解除症状，却无法行使咀嚼功能，若拔除后有条件种植或行义齿修复，则应选择拔牙。从临床实践来看，对于牙槽嵴水平吸收不超过近根尖 1/3，且松动度不超过 II 度的磨牙，可予以治疗修复。此外，还可采用综合性治疗措施：如牙周翻瓣术、牙槽骨增高术、各种夹板或联冠外固定等，以提高治疗效果，扩大保留范围（详见第 18 章）。

对于磨牙冠根纵折的保存治疗，国内已有许多成功的报道，但在适应证方面显得比较窄。临床实践表明：上后牙牙折线在接近两牙根间，折裂瓣无严重移位，牙周组织未发生明显炎症的病例，采用隧道式固定后行全冠修复，可以突破折裂时间的限制，且有较高的成功率，可以挽救许多原本应当拔除的患牙；非融合根的下颌磨牙中间折裂，可采用分冠术后行全冠修复（详见第 26 章）。

对治疗中器械分离的患牙，在取出困难的情况下，可以采用旁路疏通的方法继续治疗，仍可获得良好的疗效；对器械分离超出根尖的患牙，过去多选择拔牙，近年来采用根尖开槽（前牙或前磨牙）取针，或采用意向再植术（磨牙）取针亦可取得良好的疗效，亡羊补牢可以弥补失误之憾（详见第 21 章）。

如果无原则的保存治疗，不但不利于患牙功能的恢复，反而会给患者造成某些不必要的麻烦。例如，对于折裂时间较长，已并发根尖吸收及严重的牙周－牙髓联合病变或牙冠纵折折裂瓣移位严重的患牙，不能勉强保留，否则预后较差。

总之，患牙的保留与拔除，除了患者自身因素之外，还要从牙医的技术水平、设备条件和患者的经济状况等全面考虑。

三、有利于牙列及口腔健康

对牙列严重缺损者，余留牙对义齿的修复有举足轻重的作用，有的牙即使龋坏严重，但只要没有明显的牙周病，都要给予积极的治疗使其成为基牙（abutment）。但对两缺隙间有明显松动的孤立牙，或个别倾斜移位无功能的牙，对可摘义齿的固位无影响者，也可选择拔牙或切除残冠做覆盖义齿修复。

对于牙列外的错位牙，既影响美观又不利于口腔卫生，长久还可能造成邻牙龋，即使缺损不严重亦可放弃治疗。对颊向错位的第三磨牙，无功能又常刺激颊黏膜；近中倾斜阻生的下第三磨牙，其近中尖与第二磨牙远中颈部接触不良，中年之后绝大多数会造成第二磨牙远中颈部龋，在尚未龋坏之前即可动员患者做预防性拔除。如有龋坏及牙髓或根尖周病变，除非有拔牙禁忌证，否则更应动员患者选择拔牙，以减少第二磨牙远中颈部发生龋坏的可能。但倾斜如果不严重，且第二磨牙已缺失或龋坏到难以修复的程度，如果没有条件种植修复，则应尽力治疗以供日后修复做基牙。

对于患牙需要行桩冠、套冠或成为固定桥（fixed bridge）基牙者，在治疗方法上应选择疗效高的去髓术或根管治疗，而不选择其他疗法，以避免疗效不可靠重新治疗所带来的麻烦。

四、以操作性治疗为主

在各种方法的治疗中，药物的应用固然是不可或缺的，有时甚至是很重要的，如重症急性根尖周炎的治疗，需采用各种途径用药及多种药物联合应用；根管治疗也需要杀菌消毒用药。但从牙病治疗的整体来说，应把重点放在根管及牙体的各种操作性治疗上，并以此为基础开展对各种方法步骤的研究和总结，这也是牙髓病与根尖周病治疗的基本原则之一。临床上除急重症外，应尽量减少全身性给药治疗，以避免药物对患者的毒副作用，并减少药物的浪费及减轻患者的负担。

在非保留活髓的各种治疗中，应着重于感染源的清除，并使髓腔长期保持无菌状态，以维持根尖周组织的健康。为此，需要临床医生不断提高治疗中各种操作的技巧，合理应用治疗中的各种方法，把重点放在感染源的清除上，并将操作性治疗与药物应用有机结合，才能使牙髓病与根尖周病治疗达到良效、高效、长效的目的。

对根管治疗中的难治性病例，应把重点放在病因探查上，而不是单纯的用药或更换药物品种，否则难以取得良好的疗效。

强调操作性治疗为主，应避免把牙齿作为一个没有活性的物体看待，单纯实行钻磨、扩根和充填，更应该把它作为一种具有生物活性的人体器官来看待，将解剖、生理、病理及药理等方面的知识应用到整个治疗过程，根据不同的病情、不同的个体采用不同的方法，使术者成为真正的牙医而不是"牙匠"。

五、治疗与修复并重

牙髓病与根尖周病治疗的目标是：消除患牙的症状及消除感染源，维持根尖周组织的健康，恢复患牙的各种功能。牙髓病与根尖周病治疗的各种方法都是围绕着这些目标而进行的。

患牙功能的恢复，尤其是咀嚼功能的恢复，除了要有健康的牙周组织支持外，还需要具备良好的牙冠外形。牙髓病与根尖周病患牙大都有龋、外伤折断、磨损等牙体严重缺损，如果没有良好的修复，患牙的功能也就不可能完全恢复。

根据国外有关文献报道，根管治疗后失败的病例，由冠修复不良导致的失败要比根管充填不良的失败率高，根管充填不良导致的失败大都可以重新治疗，而冠修复不良引起的失败相当部分无法重新修复。良好的修复不但能恢复患牙的各种功能，还可以起到对根管内充填物的双重封闭作用，使根管能在治疗后始终维持无菌状态。否则，即使对根管进行较严密的充填，但如修复体不良或残冠破损产生微渗漏，细菌还会通过根管口再次进入根管，导致根尖周组织炎症，即冠向微渗漏导致的根尖周二次感染。因此，根管治疗和牙体修复都是牙病治疗中的重要步骤，是一个问题

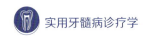

的两个方面，相互依存而不可偏颇，只有完善的根管治疗和良好的牙体修复相结合，才是一个完整的治疗。

第2节
牙体较大缺损修复的护髓问题

深龋及深楔状缺损，牙髓与外界虽有一定的距离，但如修复不当或使用材料失误，经一定时间后就会发生牙髓病变；外伤（包括𬌗创伤）牙折在牙本质深层，若不进行保护性修复，牙髓在短时间内难以形成有效的防御机制，细菌及有害物质就会从暴露的牙本质小管进入牙髓，使牙髓发生炎症乃至坏死。因此，如何做好牙体较大缺损的修复，是预防牙髓病与根尖周病发生的一项重要工作，也是牙髓病学的前沿学科。本节介绍某些缺损的修复理念及修复方法，以避免或减少牙髓病与根尖周病的发生。

一、修复后微渗漏导致牙髓病变

深龋或深楔状缺损如采用银汞合金、复合树脂或玻璃离子直接修复，由于这些材料中可能存在的粗颗粒，或使用日久老化收缩，修复体与洞壁之间形成微缝隙，厌氧菌可乘虚而入，在无氧条件下生长繁殖，细菌及其代谢产物经牙本质小管进入牙髓，导致牙髓发生各种病变。临床所见多在修复后数月乃至数年出现牙髓炎症、坏死，检查未发现继发龋，亦无露髓孔，这就是微渗漏导致的牙髓病或根尖周病。因此，充填修复后的微渗漏可成为细菌感染牙髓的一个途径，也是牙髓病与根尖周病诊断中的一个重要佐证。

为防止微渗漏可能对牙髓造成的感染，国外学者做过许多预防性研究，提倡使用窝洞封闭剂（cavity sealer）封堵被切割的牙本质小管，从而达到防止细菌及其毒素对牙髓的侵害。例如，对较深的窝洞在充填修复前使用洞漆或洞衬剂，使其形成一层薄膜，覆盖于备洞时被切割的牙本质表面，起到阻止微渗漏的作用。防止微渗漏的另一个措施是对深窝洞采用不会产生微渗漏的材料衬底，如光固化氢氧化钙、氧化锌丁香油酚或聚羧酸水门汀等。但是，上述材料在调制及填充过程中如产生某些失误，也会影响其封闭性能。因此，除了要重视垫底外，还要注意操作方法，才能真正起到良好的护髓作用。

二、某些材料刺激导致牙髓病变

银汞合金由于有导电及传导温度的物理性能，深窝洞（龋或楔状缺损）修复如未衬底，对牙髓可造成刺激作用，患牙在充填后出现冷热刺激痛，此后经较长时间才逐渐消失。经过一至数年的使用，可能出现两种情况，一是发生牙本质硬化和反应性牙本质形成，维持牙髓健康；二是在数月至数年后发生牙髓病变。发生病变的原因，可能是微渗漏导致细菌及有害物质感染牙髓；也可能是充填体锈蚀产生的氧化物对牙髓造成损害。

某些修复材料有较强的细胞毒性，充填后对牙髓有化学刺激作用，如各种复合树脂等。复合树脂在固化后仍然会释放具有细胞毒性的成分，用复合树脂修复，必须使用其他材料衬底或将牙本质小管封闭，且需要被覆到釉牙本质界，尤其是年轻恒牙，其牙本质小管粗、髓角高，中龋或深楔状缺损不衬底就会发生牙髓病变。如常见的前牙中龋、深楔状缺损、后牙中深龋采用复合树脂修复等，都有可能在修复后若干时间出现牙髓病变。因此，对上述牙体缺损在使用永久性材料修复之前，应尽可能使用洞漆或用与牙髓亲和性好的材料衬底，以防止材料刺激导致牙髓病变。

在活髓牙行复合树脂充填修复前，应使用对牙髓无刺激的材料垫底，用全酸蚀磷酸做脱矿处理时，应严格限制在釉质层，防止进入窝洞深处，以避免刺激牙髓。

三、外伤牙继发性牙髓病变

前牙遭受暴力折断，后牙咬硬物致某一牙尖斜折，虽未露髓，但已达牙本质深层，这种急性损伤，由于牙本质小管及牙髓在短期内无法形成防御机制，细菌或有害物质乘虚而入，导致牙髓病变的可能性较大。因损伤后无症状或症状不明显，患者往往不注意就诊，有的即使就诊亦未引起医生的注意，直到出现牙髓病变的症状时才得到重视，但为时已晚。因此，对于外伤牙折，估计已达接近髓腔1~2mm的距离，应建议患者做预防性修复。

四、预防性暂时充填的意义

某些较大的缺损因洞形特殊，充填时不便衬底，但全部使用永久性材料又会造成刺激牙髓或产生微渗漏。例如，后牙颈部龋形成的邻牙合面洞或牙尖斜折，前牙颈部龋等，使用衬底再充填均较困难。

有研究认为：窝洞采用水门汀衬底厚度必须大于 1mm，否则就失去衬底的意义。但在后牙邻面颈部，髓壁的厚度仅有 2mm 左右，若垫底料大于 1mm，剩余的空间就很难容纳永久性材料的充填。就目前的检查技术，尚无法达到准确判断深龋患牙是否已经存在牙髓病变。为此，除了某些洞型可以用光固化氢氧化钙衬底外，有的还可以使用某些刺激性小的材料作暂时充填，如前牙采用复合玻璃离子水门汀，后牙采用氧化锌丁香油酚、聚羧酸锌或磷酸锌水门汀充填，观察数月后再换用永久性修复，这样就能克服上述困难。这种暂时性修复通过材料化学成分的轻度刺激加上外界的物理刺激，促成牙本质硬化及反应性牙本质形成，这样日后换用永久性材料时，既能保证修复效果，又能减少或避免发生牙髓病变的可能。

对于低龄外伤缺损的前牙，暂不适用冠修复者，如缺损近髓的可用光固化氢氧化钙作间接盖髓，缺损不大可用自酸蚀釉质黏固剂覆盖断面，再用复合树脂充填修复，这样就能有效的保护牙髓。

第 3 节
牙髓病与根尖周病治疗的基本方法

牙髓病传统的治疗方法是去髓术或干髓术（又称干尸术），根尖周病的治疗方法主要是根管治疗，后来这两种病变的治疗又衍化为塑化疗法及空管药物疗法。干髓术、塑化疗法及空管药物疗法虽然可以简化某些操作步骤，但疗效并不理想。因此，近年来的教科书已将其剔除，不再作为治疗方法传授，本节仅作为传统疗法简单介绍，供同行参考。

一、干髓术

干髓术（mummification of dental pulp）又名死髓切断术，是指将有牙髓炎的患牙去除冠部牙髓，用药物将根髓干化而不去除，使其呈无菌木乃伊状长期保留在根管中，以此达到防止感染扩散的目的。

干髓术由 Gysi 于 1899 年首先报道，曾广泛应用于临床。其优点是简便易行，在根管系统复杂的磨牙便于操作。但因干髓剂中含的甲醛对人体组织有害，且只能适用于非化脓性局限性牙髓炎的病例，又因临床上对牙髓状态不易准确判断，致使许多病例远期疗效欠佳。因此，欧美等发达国家现已不再使用。目前国内在是否应用此方法上虽有争论，但在一些基层仍广泛应用于磨牙急、慢性牙髓炎的治疗。本文作为一种治疗方法介绍，可酌情应用于个别因牙合间距离小致去髓术操作困难的上颌第二、三磨牙。

（一）适应证

1. 急性牙髓炎早期　牙髓无化脓性病变及坏死，如探诊敏感且去除冠髓有新鲜血液，患牙无明显叩痛者。

2. 慢性牙髓炎。

（二）禁忌证

年轻恒牙根尖发育未完成，应避免使用干髓术。因为，干髓剂中的三聚甲醛容易进入根尖周组织，造成机体损害；且年轻恒牙根髓发达，也不易达到干化的目的。

干髓术治疗后可致牙冠变色，故前牙亦不适用。对合并有根尖周炎或牙周炎的患牙亦不适宜使用干髓术。

（三）操作步骤与方法

1. 镇痛　用失活法或麻醉法镇痛。因麻醉法牙髓未失活，容易产生术后疼痛或残髓炎，且需加大三聚甲醛的浓度，故临床上较少采用。有关失活法及麻醉法的操作步骤、注意事项详见第 13 章。

2. 开髓及揭除髓顶同活髓切断术。

3. 置放干髓剂　在去除冠髓后用过氧化氢溶液冲洗窝洞，使牙本质碎屑及残髓随冲洗液溢出，再用生理盐水或清水冲洗一遍，隔湿并吹干窝洞；用小棉球蘸甲醛甲酚置牙髓断面十多秒；取适量干髓剂置于根管口牙髓断面上，干髓剂可稍覆盖髓室底，并用小棉球将其轻压密贴。

4. 充填窝洞　调磷酸锌水门汀垫底，根据缺损情况酌情选择光固化树脂、玻璃离子水门汀、银汞合金充填或全冠修复（图 9-1）。

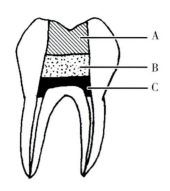

图 9-1　干髓术
A. 永久充填体。B. 磷酸锌水门汀。C. 干髓剂

二、牙髓摘除术

牙髓摘除术（pulpectomy）又称去髓术，是将感染牙髓全部去除，代之以药物和材料充填根管，以消灭感染源，防止根管系统成为细菌的滋生场所，以维持根尖周组织的健康。

去髓术具有消除感染源彻底、见效快、疗效高、适应证广等特点，可以为牙体修复打下良好的基础，因而容易被患者所接受，去髓术适用于下列情况。

1. 急、慢性牙髓炎或牙髓部分坏死的治疗。

2. 外伤折断牙露髓或外伤脱位牙行再植术。年轻恒牙外伤折断可行活髓切断术，成年人外伤折断均应行去髓术。成年人外伤脱位牙超过 1h，在再植术之前，应常规去除牙髓行根管充填后再植入牙槽窝。但年轻恒牙在脱位后 2h 内，如无严重污染可不去髓，在植入后两周如牙髓坏死再行去髓术（详见第 26 章）。

3. 𬌗创伤致某一牙尖劈裂露髓，或隐裂患牙出现牙髓炎症状者。

4. 因修复需要去除牙髓。中老年人前牙前突、内倾、扭转等畸形，在失去正畸治疗条件的情况下，如采用人造冠做美容修复时，需要做修正轴向的磨改或设计桩核等，均需先做去髓术，进行完善的根管充填后方能修复牙体。

金属烤瓷冠或全瓷冠修复需磨除较多的牙体，某些磨损严重者如勉强选作基牙亦需作去髓术，否则难以达到冠套需要的厚度。

5. 各种牙体手术造成的意外露髓。如烤瓷冠备牙不当露髓、去龋备洞意外露髓较大无法行保髓治疗者。

6. 活髓保存术失败后。

7. 中晚期牙周病。临床实践证明：多根牙中晚期牙周病松动在 Ⅱ 度以下，无论有无症状，在牙周治疗效果不佳的情况下，采用去髓术可获得较好的疗效。但有的病例需配合牙齿外形磨改、药物治疗、联冠修复等综合治疗（详见第 18 章）。

去髓术的操作方法与步骤详见第 13 章。

三、根管治疗术

根管治疗术（root canal therapy）是通过对髓腔中感染物质的清理冲洗，并将根管扩大成形，用化学药物消毒之后，再用材料及防腐杀菌药物充填根管，修复缺损的牙体，创造一个对根尖周组织无刺激的环境，最后达到根尖周病变消失患牙恢复功能的目的。根管治疗效果好、治愈率高，是根尖周病常用的治疗方法。

过去根管治疗仅限于根管较直便于操作的前牙或前磨牙，随着医疗技术水平的不断提高和医疗器械、药物、材料的发展，根管治疗的适应证也不断扩大，对一些根管系统解剖复杂的后牙也可以治疗；对某些操作难度较大的病例，在适当的清理、清洗后，辅以化学药物杀菌也可达到治愈的目的。因此，除牙体、牙周破坏严重难以修复及个别𬌗间距离小无法进行操作外，一般都不要轻易放弃治疗。

根管治疗的步骤与方法参见第 14 章。

四、牙髓塑化疗法

除根管治疗术外，我国的王满恩教授等人在 20 世纪 50 年代提出的牙髓塑化治疗，用于去髓及感染根管的治疗，也取得较好的疗效，尤其对部分根管系统复杂的病例，具有缩短疗程及简化操作程序等特点。

牙髓塑化疗法（pulp resinifying therapy）是用塑化剂注入根管，使其在液状下渗透到根管的各个细小结构中，当塑化剂聚合时，将根管中未被清除的残髓组织或残存物质包埋塑化成一体，使其成为无害化的物质存留在根管中，从而达到防治根尖周病的目的。

牙髓塑化疗法的缺点是：操作时液体不慎超出根尖孔可造成尖周组织的刺激作用，同时治疗失败（treatment failure）的病例取出塑化剂较困难，因而难以重新治疗。

（一）适应证与禁忌证

牙髓塑化疗法适用于成年人细小弯曲的根管，尤其对根管内有折断的器械，通过旁侧贯通新通道，采用塑化疗法可取得较好的效果。

牙髓塑化治疗不宜用于乳牙、年轻恒牙及根尖狭窄区已破坏的患牙，因其可致牙冠变色，因而也不能用于前牙的治疗。此外，对需要桩核冠修复的患牙，也不适用本方法。

（二）操作方法

1. **镇痛**　常规麻醉或失活患牙。

2. **开髓与拔髓**　根据龋洞情况，常规预备窝洞及开髓，揭除髓室顶；用拔髓针或根管扩大针拔除根髓，根管不扩大。死髓牙在去除腐质前应先滴入过氧化氢溶液，在清理至根尖 1/3 时再用棉捻蘸过氧化氢溶液导入荡洗一次，然后再清理剩余部分。清理时应参照 X 线片并根据指感决定扩大针的深度，避免扩大针超出根尖孔，以免将腐质带出引起根尖周炎症反应。

3. **冲洗根管**　用过氧化氢溶液及 5% 次氯酸钠溶液交替冲洗根管，根管较细者亦可用细棉捻蘸上述药液荡洗，然后用生理盐水冲洗窝洞。

4. **导入塑化液**　隔湿并吹干髓腔，用干棉捻插入根管吸干液体，并借此检查是否有脓血液，若有脓血液应先封消毒药隔日再复诊。若根管较洁净可按比例调塑化液，下牙用镊子夹取或用注射器抽塑化液滴入髓腔 1~2 滴，用光滑髓针插入根管作上下提插震荡数次，使液体能导入根管，应注意髓针插入的深度，以根管长度的 2/3~3/5 为宜，过浅根尖处达不到塑化目的，过深则容易将塑化液渗出根尖孔，刺激根尖周组织。上颌牙亦可用细棉捻蘸塑化液插入根管至近根尖狭窄处，然后压贴根管壁抽出髓针，使棉捻及塑化液留置根管中，固化后成为充塞物质充塞根管中。在把棉捻插进根管时可轻轻震荡，以防止空气滞留在根管中占据位置，使塑化不完整。

5. **充填窝洞**　用干棉球吸去髓室中多余的液体，调少量氧化锌丁香油酚糊剂封闭根管口，并用半干状小棉球压密贴，然后调磷酸锌水门汀暂封窝洞，观察 1~2 周，如无症状再行永久性修复。

五、空管药物疗法

牙髓病治疗学中有一句格言：重要的是你从根管中取出的东西，而不是你放入根管的东西。根管空管药物疗法正是按照这句格言中的原理提出来的一种新疗法。它是在常规根管预备及消毒的基础上，再用具有抗菌消炎作用的药物糊剂置放于根管口或部分根管中，但不用牙胶尖等材料充填，从而简化操作程序及节省治疗时间。在 20 世纪末期，国内曾有不少报道，其成功率为 72%~97.5%，与常规的去髓术及根管治疗术疗效相当，而高于干髓术。

空管药物疗法的适应证与去髓术及根管治疗基本相同，但对于拟进行桩核冠修复的根管不宜采用。此外，对于根管阻塞不通、较大的根尖周囊肿、根尖周化脓性病变且根管粗大病例，以及牙周 - 牙髓联合病变等亦应慎用。

空管疗法所用糊剂的配方有多种，药物组成大同小异，主要是各种广谱抗生素加糖皮质激素研粉，与丁香油酚等防腐剂调配而成。

第 4 节
特殊病例的辅助治疗

牙髓炎症或坏死采用去髓术治疗，各型根尖周炎采用根管治疗，一般情况下疗效好、成功率高，可以保留并修复大量的患牙，但仍有一些特殊的病例需要采用辅助方法配合治疗才能获得成功，主要有以下几种方法。

1. **根尖诱导成形术**　年轻恒牙畸形中央尖折断或龋坏，根尖未完全发育，根管呈喇叭状或平行状，采用根尖诱导成形术可使牙根继续发育至正常长度；根尖未发育完成发生牙髓病变，成年后出现症状方就诊，治疗虽未能达到正常长度，但可以使根尖有钙化物形成，然后再行根管充填，也能使患牙得以保留。

2. **根尖扒刮术**　对于有窦道的慢性根尖周脓肿（包括颌面部皮肤窦道），一般经过常规的根管治疗即可使窦道口愈合（healing），但个别病例由于根尖周附有结石样钙化物或其他异物，在根管治疗较长时间渗出液不消失；或充填后相当一段时间窦道口仍不愈合者，可辅以根尖扒刮术使病变愈合。

3. 根尖切除倒充填术 对于器械折断于根管内且超出根尖孔，未能从根管取出者；根尖部分吸收呈尖锐状；根管内有异物阻塞未能使治疗达到目的；多单位烤瓷联冠根尖周病变，有金属桩核难以取出，也可采用根尖切除倒充填术，以达到消除病变的目的。

4. 断根术与牙冠半切术 多根牙的某一根因情况特殊无法治愈，可采用断根术或牙冠半切术，余留部分采用与邻牙联冠修复或类似固定桥修复。

5. 髓室底修补术 对髓室底穿通或根管侧穿的病例，采用 MTA、iRoot BP、羟基磷灰石、骨形成蛋白、玻璃离子、银汞合金等材料作修补术，也可以取得较好的效果。

6. 意向再植术 外伤离体脱位牙重新植回牙槽窝称再植术。意向再植术是指患牙有根管外原因，单纯根管治疗难以成功，将患牙拔除后消除病因再植回牙槽窝，使其与牙槽骨结合后继续发挥作用，可避免缺牙后义齿修复的麻烦。此法可用于多根牙有器械折断在根管内且超出根尖孔，难以作根尖切除倒充填术；还可用于多根牙有根尖周病变（根管外因素）难以治愈的病例。此外，对某些根管近远中侧穿的病例，无法行修补术者，亦可采用本法治疗。

7. 根尖屏障术 对根尖孔严重破坏，根管难以充填完善的患牙，采用 MTA、iRoot BP 等材料行根尖屏障术，可以使根管充填更加完善，保证治疗获得良好的效果。

8. 根尖周囊肿治疗术 对较大的囊肿经开髓去除腐质并扩大根管，采用负压抽吸囊液注药术、囊肿切开扒刮术或开窗扒刮引流术等，可以达到无创或微创治愈，避免拔牙或囊肿摘除术给患者带来的痛苦。

总之，上述治疗方法可使原本需要拔除的患牙得以保留，更扩大了根管治疗的适应证，可以进一步提高治疗水平，并满足部分患者的要求，使牙髓病治疗跃上新的台阶。

各种辅助手术的适应证及操作方法详见第19、20章。

青少年为龋病的好发时期，尤以第一磨牙龋患率占牙列的首位。早、中期龋如能积极治疗均可获得良效，但如任其发展，有的在第二磨牙尚未萌出之前便成为末期龋，就诊时多已并发牙髓或根尖周病；有的仅剩残冠残根。

残冠残根并发牙髓病或根尖周病，就目前的口腔医疗水平来说，虽然也可以治疗与修复，但远期效果可能欠佳，尤其是第一恒磨牙，是牙列中承受𬌗力最大、使用频率最高的牙，在严重缺损及失去营养供应的状况下，显然是无法长期保留的。有的则因无条件治疗与修复，在数年后成残根自行脱落或拔除，结果可造成牙列的不良影响及𬌗关系紊乱。

第二恒磨牙一般在 11~13 岁时萌出，13~15 岁牙根发育基本完成。当第一恒磨牙龋坏严重并发根尖周病难以治疗或修复，此时若第二恒磨牙尚未萌出，或已萌出但牙根尚未发育完成，可考虑将第一恒磨牙提前拔除，让后续萌出的第二磨牙替代其位置，称之为替代性拔除。拔除后若干时间，第二磨牙前移至第一磨牙的位置，以替代第一磨牙的作用；此后再由第三磨牙萌出后替代第二磨牙。

同样的原理，在第三磨牙未萌出前，拔除龋坏严重的第二磨牙，由第三磨牙取而代之，也可省去治疗与修复的麻烦。借助机体这种替代性潜能，在适宜年龄拔牙，不失为牙髓病与根尖周病综合性治疗的一种好方法，可以收到事半功倍的良效。

一、青少年第一磨牙龋坏对牙列的影响

7~10 岁是恒第一磨牙龋病的高发期，在此期间如防治措施不力，在 15 岁以后患牙龋病可能发展成仅剩残根；或因炎症严重而不得不拔除。由于此年龄段第二磨牙发育已停止，不能前移替代；且又不具备义齿修复的条件，经过一定时间后常会对牙列造成以下不良影响（图 9-2）。

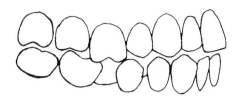

图 9-2 恒第一磨牙早失对牙列的不良影响

（一）第二磨牙前倾错位

第一磨牙缺失后，第二磨牙若牙根发育已完成或基本完成，其前移的速度缓慢，缺隙的存在及𬌗力作用使牙冠逐渐前倾，这种前倾虽不如近中阻生的第三磨牙严重，但也部分的影响𬌗关系及咀嚼功能，有的还会影响日后修复时做基牙。

（二）形成不正常的缺隙

第一磨牙龋坏至 15 岁以后脱落或拔除，由于第二磨牙不能移至缺隙位置，有的第二前磨牙还可后移，致使缺隙变小，但两牙又不能形成接触关系。这种小缺隙今后会给固定桥修复造成两难的境况：即恢复第一磨牙形态缺隙太小，影响第一磨牙的美观；而由第二磨牙与第二前磨牙共同分摊缺隙又影响这两个牙的形态。此外，有的还会使第一、二前磨牙间形成小间隙，导致食物嵌塞等不良后果。

（三）对颌牙错位

第一磨牙缺失后，由于长时间无𬌗接触，加上青少年牙齿的移动较快，对颌牙可出现𬌗向或颊、舌向错位；严重者在成人后还可引起颈部龋；错位严重者还会影响义齿的修复。但如第一磨牙早失，第二磨牙向近中移动的速度快，则无此现象。

二、替代性拔牙的时期

Salzman 首先提出拔除龋坏的第一恒磨牙，使第二、三磨牙前移取代的治疗方法。此后许多学者相继发表文章支持这一理论，并进行详细的研究和探讨，认为拔除的最适宜年龄是 8~9 岁，或在第二磨牙尚未萌出之前拔除。

魏怡等人（1985）提出的适宜年龄为 13 岁以下。

张建国等人（1987）对 40 例 8~16 岁儿童第一恒磨牙拔除后缺隙变化进行详细的观察，认为在第三磨牙牙胚能在 X 线上显影时拔除效果最满意，以 8~10 岁拔除效果最好。但从拔牙间隙的消失及𬌗关系重建来看，13~15 岁拔除仍有效。此时第二磨牙虽已萌出，但牙根发育尚未完成，仍可向前移动。但是，年龄越大前移的速度越慢，有的出现前倾或牙尖干扰，观察中需予以调𬌗。而 15 岁以上因牙根发育已完成，前移幅度小，若拔除需采用正畸配合治疗。

对于某些前牙或前磨牙有拥挤错位者，拔除第一磨牙后可使拥挤情况得以解除或减轻，这对需要减数做正畸治疗者可取得一举两得的效果。但需根据牙𬌗的情况全面分析，如为上颌牙，必要时需同时拔除对侧牙，并做正畸调节，以防止前牙中线移位。

第三磨牙一般在 18~20 岁左右萌出，在第三磨牙未萌出前或初萌 1~2 年内，严重龋坏的第二磨牙亦可考虑拔除。

Richwardson（1993）报道对 63 例 11~17 岁儿童下第二磨牙拔除后 3~10 年的观察，结果有 96% 的下第三磨牙较好或可接受的代替了第二磨牙，仅 4% 的病例位置不佳。认为下颌第三磨牙胚的位置及倾斜度一般不影响萌出后的位置，拔除第二磨牙实际上可减小第三磨牙阻生及倾斜的可能；但若在第三磨牙发育早期拔除，可能会使第三磨牙萌出时间推迟，也可能使对颌牙伸长。

三、拔牙缺隙的转归

拟进行替代性拔牙的病例，术前应摄 X 线片，以观察牙胚情况，包括第三磨牙牙胚。对已萌出者，更应摄片观察牙根发育情况，并在此后随访观察中摄片进行对比，以观察牙齿移动速度及轴向。拔牙后 3~6 个月复诊一次，观察缺隙消失情况。

第一磨牙拔除后，间隙的消失主要依靠第二、三磨牙向前移动，在牙列有拥挤错位的病例，也可由前部拥挤牙调整而获得。有的学者认为，第三磨牙前倾位对第二磨牙前移最有利，而颊、舌错位则较难。

不同年龄组拔牙后缺隙消失的时间亦不同，据张建国等人观察。8~10 岁一般需要 1~2 年，11~12 岁需要 1.5~2.5 年；13~15 岁需要 2~3 年。这可能与牙根发育的长度有关，牙根越长，前移的速度越慢；根尖基本形成后则仅由冠部向前倾，其最终的𬌗关系及与第二前磨牙的接触均不理想，需要配合正畸治疗。

缺隙消失的速度与性别无关，而与颌骨骨质结构及牙列是否拥挤有关，拥挤者缺隙消失速度比正常牙列快；上颌牙比下颌牙快，因为骨质疏松减少了移动的阻力，而拥挤错位牙在拔牙缺隙为其创造条件后，在调整过程中拥挤牙成为推动力。此外，第一磨牙尖周有骨质破坏比骨质正常者快，这是因为骨质缺损从某种意义上减少了前移的阻力。

对未临界年龄段儿童观察中如出现移动停止，应注意检查是否有𬌗干扰，必要时予以调𬌗后再观察。对临界年龄段如出现移动停止，应摄 X 线片观察牙根情况，如牙根已发育完成，且第二磨牙牙冠前倾则无移动的可能，应及时做正畸调节。

（陈乃焰）

参考文献

[1] 吴民凯，梁宇红.根管治疗的疗效及思考.中华口腔医学杂志，2014, 49(5):321–324

[2] 岳林.当根管治疗遇到牙种植—保存还是拔除患牙.中华口腔医学杂志，2015, 50(6):321–324

[3] 李秉奇，温玉明.口腔疾病治疗学.天津：天津科学技术出版社，1998

[4] 史俊南.现代口腔内科学.北京：高等教育出版社，2000

[6] 陆群.保留活髓牙根的覆盖义齿.国外医学口腔医学分册，1980, 7(6):328–329

[7] 徐家驹.急性炎症期拔牙.国外医学口腔医学分册，1979, 6(1):12–15

[8] 俞兆珠，龚克.年轻恒牙活髓切断术的疗效分析.中华口腔医学杂志，1986, 21(5):284–286

[9] 章仕珍.活髓盖髓、切髓术临床疗效观察.口腔医学，1988, 8(3):172–174

[10] 王满思.牙髓塑化治疗的原理及特点.中华口腔科杂志，1978, 1414

[11] 肖明振，史俊南，郭敬俊.空管药物疗法五年疗效观察.实用口腔医学，1991, 7(2):101–102

[12] 江卫民.用于活髓保存治疗的复合生物材料.国外医学口腔医学分册，1996, 6(5):274–277

[13] 魏怡，苏瑞云.拔除第一恒磨牙后第二恒磨牙前移的临床观察.口腔医学，1985, 5(1):199–200

[14] 张建国，王海梅，耿温琦，等.第一磨牙拔除后缺隙变化的临床观察.中华口腔医学杂志，1987, 22(2):65~67

[15] 杨红梅.下颌第二磨牙拔除术后第三磨牙的生长发育.国外医学口腔医学分册，1995, 22(2):113

[16] 凌均棨.根尖周病治疗学.北京：人民卫生出版社，2005

[17] 葛久禹，陈霞，张军，等.根管治疗牙最终被拔除的原因分析.口腔医学纵横杂志，2001, 6(2):139–141

[18] 中华口腔医学会牙体牙髓病专业委员会.复合树脂直接粘接牙体修复技术指南.中华口腔医学杂志，2014, 49(5):275–278

[19] 樊明文.牙体牙髓病学.4 版.人民卫生出版社，2012

第 10 章

牙髓病与根尖周病治疗的术前准备

牙髓病与根尖周病在正确诊断并初步拟定治疗方案之后，即可着手进行治疗前的准备工作，包括术前同患者的交谈、制订治疗计划（treatment planning）、准备治疗用的器械材料及病历书写等。对某些特殊患者，在术前还应做相关系统的选择性检查及某些必要的辅助治疗。

第 1 节
术前交流

在牙髓病与根尖周病治疗之前，应充分尊重患者的知情权，如实向患者介绍病情，并将拟采取的治疗方法、治疗效果、治疗中及治疗后可能出现的问题、治疗所需时间及费用等问题，与患者简要交流。摸清患者对治疗的心理预期，并采取相应对策，才能得到患者的配合，顺利完成治疗的各个步骤。

在交流中，还应注意倾听患者的意见，尊重患者的选择，在可能的情况下尽量满足患者的要求。此外，在交谈时应尽量使用通俗语言，必要时还可用画简易图的方法进行解释，以增进患者对病情及治疗方法的理解。

一、患者诊疗心理及对策

牙髓病与根尖周病患者在诊疗前，不同的患者（年龄、性别、文化程度、生理因素等），不同的病情有着不同的心理表现，接诊时应采取相应的对策，使患者能够较好地配合治疗。

患者就诊时常见的有以下几种心理表现，需要采取相应的对策。

1. 易于接受治疗方案　因剧烈疼痛畏冷发烧、颜面部肿胀等症状较重，或患牙已丧失功能，对治疗与修复要求迫切，对在治疗中可能出现的疼痛、"难受"、操作时间长、复诊次数多、候诊排队等问题能够克服，也容易接受医生的意见。

此类患者只要适当的介绍诊疗常识，即能较好的配合诊疗工作。

2. 畏惧心理　对治疗要求迫切但因意志脆弱或从未接受过牙科治疗，对道听途说的治疗"痛苦"过分相信，恐惧思想占主导地位；对治疗中的麻醉剂注射、手机的声音，或对钻头、拔髓针、扩大针等器械非常恐惧，表现为极度的紧张与不合作。国外称之为"牙科畏惧症"（dental fear DF），多见于未成年患者及个别意志薄弱者。

此类患者需进行耐心细致的思想工作，最好能有做过治疗的患者现身说法，以帮助打消顾虑。在问诊时语言要和蔼，检查动作应轻柔，使患者在诊疗的第一阶段就能体会到医生的医德与技能，以增强对治疗的信心。

对此类患者也可采取转移注意力的方法缓解紧张情绪，即先了解患者其他方面的情况，进行与治疗无关情况的对话，待患者情绪好转后再转入诊疗话题，介绍诊疗常识，使其能乐意的接受治疗，并对治疗中的某些不适也能克服。

3. 有治疗失败经历　有过治疗历史对过去的治疗可能因接诊医生的不良操作技术，或治疗后出现不良后果而失去信心；也可因对治疗的重要性认识不足或症状较重难以忍受，强烈要求拔牙以解除痛苦。对此类患者应耐心做好解释工作，告知拔牙后可能会对牙列带来负面影响，种植义齿及制作其他义齿的代价，认识牙病治疗及保留天然牙的重要性和必要性，介绍牙髓病与根尖周病治疗的成功率，使患者增强信心，从而能配合治疗。

4.其他心理因素 在慢性根尖周病治疗时，部分患者对治疗的时间和费用有较多的考虑；还有部分患者则因缺乏镶装义齿的基本知识，认为拔去有病变的牙后再换假牙可免去许多麻烦；有的甚至误解种植义齿，认为拔牙之后可以像植树一样再植一颗牙，这不比治疗更容易？殊不知拔牙及种植义齿所付出的各种代价要比治疗高得多。

对于上述患者，除了应宣传牙髓病与根尖周病治疗的适应证外，还应对其介绍各种义齿修复的有关常识，帮助患者不但要从就诊时间、诊疗费用等方面认真"算帐"，而且还要从牙齿的生理功能方面认识保留天然牙的重要性，以打消轻率拔牙的意念，乐意接受牙病治疗的方法，同时应尽可能缩短疗程，减轻患者的就诊时间。

二、病情与治疗方法的介绍

牙髓病与根尖周病的临床表现虽然有多样性，但除了疼痛、肿胀及影响咀嚼功能外，对其他表现及可能出现的后果，大部分患者是不了解的。为了使患者在治疗前有一定的心理准备，也便于在术中与医护人员配合，应在术前向患者介绍检查中所发现的主要问题及诊断结果，患牙目前所处状况及病情发展可能出现的后果等。同时将准备采用的方法及其效果，所需时间及费用，治疗中、治疗后可能出现的问题，患者应注意的事项等，详细告之患者，并征求患者的意见。例如，牙髓病与根尖周病的各种治疗方法尽管成功率高，但尚难保证百分百的成功，即使只有百分之一的失败率，都有可能发生在某一颗患牙上。对此，也应向患者做必要的介绍。此外，对各种治疗术中、术后可能出现的某些常见的并发症，也可预先告诉患者，如封失活剂后可能出现的疼痛，含砷失活剂超过复诊时间可能发生的严重并发症，麻醉去髓术后可能出现的咬合不适甚至咬合痛，根管治疗期间可能出现的根尖周急性炎症反应等。并教给患者一定的防治措施，如暂封剂的去除或镇痛剂的使用，发生严重并发症的临时复诊等。而对于那些意外的、罕见的、对治疗会造成不良影响的术中并发症，则不必告诉患者，以免患者产生疑虑，甚至是恐惧而拒绝治疗。

对某些急重症患者，更应将可能出现的预后同患者家属交谈，以获得密切配合；同时也应避免介绍病情时夸大其词，把可能出现的不良预后说成必然，以免给患者及家属造成不必要的思想负担。对各种治疗方法的选择，包括牙体修复材料及修复方法的特点等，也应在治疗前与患者充分沟通，以获得患者的理解与支持。

对外诊治疗后效果不佳转诊而来的患者，要详细了解外诊情况，索取必要的病历资料，并进行仔细阅读，以吸收某些有用的参考信息。在与患者进行沟通过程中，应尽可能把治疗效果不佳归咎于患牙病情的复杂性，而不是经治医生的治疗技术水平。对发现外诊医生诊疗中存在的某些失误，除非严重影响诊疗效果的问题需要告知，一般的技术性问题则不必告诉患者。例如，根管器械分离超出根尖孔、髓底穿通、根管侧穿等不可复性损害，同时要对患牙拍片留存证据，以避免不必要的医疗纠纷。而对没有超出根尖的器械分离，只需让患者知情就好，而且要告知这是难以预防的、偶发的医疗过错，并非是外诊医生的技术和责任性问题，避免激发患者与外诊医生的矛盾，也避免"打击别人，抬高自己"之嫌。

三、治疗计划的制订

在同患者取得口头协议选择某一治疗方法之后，术者应根据自己的技术水平、工作状况、结合患者及患牙的具体情况，初步拟定治疗计划，并与患者协商，合理安排患者的就诊时间，使治疗得以顺利完成。对因故未能按时复诊者，在不影响治疗效果的情况下适当延长或缩短复诊时间，必要时采用短疗程方法治疗，尽可能满足患者的要求。

（一）疗程设计

现代牙髓病治疗技术在适应证与禁忌证问题上限制较少。在根管治疗方面，除非患者有严重的系统性疾病及部分急重症，绝大部分病例都可以采用短疗程治疗，而去髓术则更适合短疗程，即从接诊开始1~2次就能完成全部治疗工作。在这方面有几个因素应予考虑。

1.术者的临床经验与技术水平 临床工作时间短经验不足，对牙齿尤其是髓腔解剖形态不熟悉；对拔髓、清腐等根管预备操作技巧不熟练，不宜勉强开展短疗程治疗。

2.患者各方面的条件 患者年龄大或体质弱、患牙感染严重、根管系统复杂、有严重系统性疾病或较重的外伤者也不宜采用短疗程。此外，短疗程操作时间相对较长，患者容易出现张口疲劳，对有颞颌关节功能紊乱、习惯性颞下颌关节脱臼等影响长时间张口者也不宜采用，尤其是一次疗程治疗。

3. 术者工作情况　一次疗程相对需要较长的操作时间，尤其是根管数目多形态复杂的磨牙，拔髓或清腐、扩根、消毒及根充等步骤都需要较长的时间，在工作忙、候诊患者多的情况下不宜勉强开展一次疗程，以免影响其他患者的就诊。

4. 患者的需求　对某些因故需要在短时间内完成治疗与修复，无论牙髓病或根尖周病，只要不是急重症，按照目前的技术水平都可以采用一次疗程完成，这样才能尽快完成修复，在条件具备的情况下应尽量满足患者的需求。

（二）复诊间隔时间

去髓术或根管治疗的复诊，一般以 2 天左右为宜。但可根据患牙的感染程度，使用药物的性质和作用时间，并适当考虑患者的工作、学习等方面情况，结合术者的工作情况予以科学安排。

复诊间隔时间太长容易使患者遗忘，个别还会因无自觉症状或工作忙而中断治疗；长时间的封药大多数药物不但会失去药效，有时还会出现暂封物松动脱落，影响治疗效果。因此，除非某些药物作用时间所必需，或患者因故无法就诊而需延长复诊时间，一般情况下以 2~3 天为宜，但氢氧化钙需封 7 天以上。在不影响疗效的情况下，如患者需要亦可每日复诊一次，以缩短疗程。对重症的牙槽脓肿，为观察病情和检查引流情况，亦可每日复诊一次，以便及时处置变化中的病情。

对严重牙周病的去髓术或根管治疗、牙槽脓肿急性期过后的患牙松动，都需要一定时间才能恢复；牙槽脓肿根管有较多脓性渗出液，说明感染较重病灶较大，也需要一定时间才会慢慢消失。上述病症为观察治疗效果，均可将复诊时间适当延长，以便于观察病情转归，也可减少患者复诊次数。

四、患者的责任范围

在牙髓病与根尖周病治疗过程中，患者始终需按照医生的要求做各种配合工作，以保证手术的实施和治疗的顺利完成。

下列情况所造成的不良后果应由患者负责：

1. 隐瞒或不切实际的描述病情，尤其是重要的生理情况及重要病史，如妊娠、严重的系统性疾病、过敏史等。

2. 不按预约时间复诊，尤其是行砷剂失活时不按时复诊，造成的化学性根尖周炎，或因暂封剂脱落导致牙周组织损伤等不良后果。

3. 不按医嘱超剂量服药，或自行购药服用产生的不良后果。

4. 器械治疗过程中，患者非疼痛不能耐受而突然出现的不协调动作，导致口、颌面部损伤等。

5. 未能采纳医生建议的治疗方案，自行转诊或未按时复诊导致病情恶化，由此引起的后果及增加的医疗费用等。

上述问题在与患者交谈时，也应针对不同情况有选择性地予以说明，以免发生医患纠纷。

第 2 节
特殊病例的处理

健康人群进行牙髓病或根尖周病治疗一般无禁忌证，某些患者有较严重的系统性疾病，或有妊娠等特殊的生理状况，在治疗前应全面了解患者情况，必要时还应请有关科室会诊后再拟定治疗方案，尽最大可能规避医疗风险，防止医疗纠纷。

下列情况在治疗前应予重视。

一、传染性与系统性疾病的处理

1. 传染性疾病　对就诊时已患有严重传染病的患者，既要重视其本身的健康状况是否能适应治疗，又要防止其对医生及其他患者存在交叉传染的可能。因此，对患有艾滋病、活动性肺结核、传染性肝炎及其他重症传染病者，应先处理其急症，其他治疗可适当延缓，待全身情况改善或治愈后再做进一步治疗或修复。接诊此类患者最好单独使用一次性床单铺垫，同时应做好患者接触过的器械用具的消毒工作，尽可能使用一次性器械，术者应严格戴口罩、手套，接触过的手机、钻头、根管器械等应单独处理及消毒，防止交叉感染。

2. 心血管疾病　牙髓病或根尖周病治疗虽无严重创伤，但对部分患者仍然会出现心理紧张、恐惧等导致心血管系统活动增强的心理反应。对于有严重心血管疾病者则有引发或加重的可能，尤其是注射含肾上腺素浓度高的麻药，有的可能会激发系统疾病加重。例如，严重的冠状动脉供血不足；心肌梗死康复期未超过半年；各种原因引起的心力衰竭，心功能在Ⅱ级以上；严重高血压，即收缩压在24kPa（180mmHg），舒张压在15kPa（110mmHg）以上者，对慢性牙髓病与根尖周病的治疗应暂缓，而对必须处理的急症，应先口服具有扩张冠状动脉的药物或降压药，如速效救心丹、硝革地平、步长脑心通、降压剂等。必要时还应口服镇静剂。

对有高血压但未超过上述范围的患者，也可在治疗前半小时口服降压剂或镇静剂，以防因精神紧张或疼痛刺激导致血压急剧升高。

上述患者在做去髓术时，应尽量避免或减少使用肾上腺素含量高的麻醉剂，尤其是阻滞麻醉，以免导致血压上升及增加心肌耗氧量，必须使用者在注射时应注意回血及控制注射速度。其他治疗应尽量选择无创伤性的、简便易行的方法。

对有风湿性心脏病、人工心脏瓣膜、既往有感染性心内膜炎、先天性瓣膜不全修补史、心脏移植及免疫功能低下患者，在牙病治疗前一天应适当使用抗生素，可用青霉素、头孢类、林可霉素及硝基咪唑类等药物，以防止细菌感染或导致原发病发作。

3. 代谢性疾病　严重糖尿病患者机体抵抗力较差，轻微的创伤都可能导致感染，故在牙髓病或根尖周病治疗时也应尽量避免创伤，同时应根据情况适当使用抗生素预防感染；对于有严重的急性炎症者应使用比一般患者更大剂量的抗生素，确保能及时有效的控制病情。

对于患有甲亢的患者，在T3、T4未恢复正常之前，应尽量采用保守治疗，以避免拔牙对病情的影响，同时应尽量避免或减少使用含肾上腺素的麻醉剂。

4. 其他疾病　对有出血性疾病的患者，在治疗前应先行相应的实验室检查，了解其近期的病情。如有牙槽脓肿等急症，诊疗时应尽量选择无创或微创的方法，必要时应请内科医生会诊，共同商订治疗方案。

对有过敏体质的患者，应避免使用碘制剂，

禁用容易导致速发性过敏反应的麻药及某些抗生素。对有可能引起过敏的含有酚类的药物亦应慎用，必要时可配合使用抗过敏药物。

对肿瘤患者应了解其发病时间、治疗情况、是否进行过放射治疗等，尤其应注意口腔的症状与体征是否与原发病转移有关。

对长期口服抗凝剂患者，应避免采用可导致出血的创伤性治疗，尤其要避免拔牙及创伤大的手术，必要时应暂停服药数天后进行（在病情许可的前提下）。但也有学者认为不需要停用抗凝剂。

对有安装心脏起搏器的患者，应避免使用活力测试仪等电子仪器，防止其干扰作用对患者造成的危险。

二、妊娠患者的处理

女性妊娠期是一个特殊的群体，对妊娠期牙病患者的处理，既要积极的为其解除痛苦，又要防止处理不当引起的各种并发症。

妊娠3个月之内，6个月以上的患者，精神紧张或疼痛刺激容易导致流产或早产。因此，非急症病例应暂缓治疗，对急症者应尽量减少诊疗中的疼痛刺激及可引起精神紧张的操作。

在整个妊娠期，各种急症治疗如需麻醉，应尽可能采用安全的麻醉剂。例如，急性牙髓炎需要镇痛去髓，浸润麻醉使用含肾上腺素1:100 000左右浓度麻醉剂，阻滞麻醉使用1:200 000~1:150 000浓度较安全，根管封药要使用无刺激性的药物，如氢氧化钙制剂等。避免使用失活剂杀髓或干髓治疗，避免封入具有细胞毒性的酚醛类化学制剂，如麝香草酚、甲醛甲酚等。上述药物虽然仅封在窝洞或根管内，但时间长会渗入根尖周组织，并可随血液循环分布到全身各器官与组织，从而有可能对胎儿造成影响。一般的炎症尽量不使用抗生素和镇痛剂，禁止使用可导致胎儿畸形或影响胎儿发育的药物口服或注射，如常用的硝基咪唑类（妊娠3个月内非危急者禁用）、四环素类及氨基糖苷类抗生素等。急重症必须使用的药物，应与产科医生共同商定，以防范各种处理不当引起的医疗纠纷，造成不必要的麻烦。

三、会诊与转诊

牙髓病与根尖周病的诊疗绝大部分均可在具

有一定设备的基层开展，具备一定专业知识及临床经验的医生都能完成，但在个别情况下需要其他科室的医生参与会诊，或需要具有较丰富临床经验的医生、较高水平的医疗设备、较高技术水平的辅助手术协同完成。

会诊或转诊应提供较完整的病历资料，按一定的医疗程序执行。在会诊之后，要根据会诊医生提出的诊疗意见拟定治疗方案，对诊疗有不同意见或建议应协商解决，必要时应请有关部门协调，但不能自行更改。

对转诊病例，除了提供较完整的病历资料外，还应设法与患者或转诊医生取得联系，以明确最后的诊疗结果，总结经验教训，不断充实和提高自己的诊疗水平。

第 3 节
病历书写

一、病历书写的重要性

病历是牙髓病与根尖周病临床诊断和治疗的重要依据，不但能反映患者患病的过程和诊断治疗的经过，而且对今后的复诊、转诊、统计、科研等方面可提供科学的依据，某些情况下还可能具有法律上的意义。

牙髓病与根尖周病门诊病历书写，是将患者叙述的病史及术者检查的结果，通过文字的方式整理加工成带有条理性的医疗文件。因此，在书写中应具备描述准确、用词恰当、突出重点、简明扼要等特点。病情陈述必须与诊断相符合，数字及计量单位书写应准确无误，字迹应清晰端正。

二、病历书写的内容

牙髓病与根尖周病门诊病历书写应包括以下内容。

1.诊疗日期　包括年、月、日，危重症及重要的手术记录还应写明时、分。

2.一般资料　包括患者的姓名、性别、年龄、民族、职业、通信地址及电话号码等。

3.主诉　描述患者本次就诊与患牙诊断有关的主要症状。例如："右上后牙阵发性、放散性疼痛 2 天"，"上前牙外伤折断已 1 周"，"右

下磨牙持续性疼痛 3 天，加重并肿胀 1 天"等。主诉力求简明扼要，用一句话即能描述疾病的基本轮廓，主诉所描写的内容必须与诊断相符，主诉描述的词句最多不超过 20 个字。

4.现病史　患者从出现症状到就诊的时间段称病史。现病史是描述就诊前牙髓病或根尖周病的发病过程及其演变，主要症状发生的时间、部位、性质、程度及变化，症状出现的诱因等。有诊疗过的亦需描述既往的治疗史及治疗效果，如在他院（诊所）诊疗情况，有无服药？服何种药？量多少？效果如何？对患者无法描述的药名，可以用药名不详来记载。对需要鉴别诊断的某些症状，还需对邻近组织器官情况进行较详细的描述。例如，上后牙疼痛口内未查出阳性体征，应描述有无鼻塞、鼻衄、流脓鼻涕、相应鼻旁有无肿胀及压痛等。

5.既往史　记录患者与牙髓病或根尖周病诊疗有关的系统性疾病（主要是心脑血管病），以及有无过敏史。

6.检查结果　检查器官或组织发现的情况称体征，包括正常的（阴性）和不正常的（阳性）。记录临床检查发现的阳性体征及辅助检查的结果，如 "46 近中颈部深龋"，"热试验（+）"等。必要时应记录与鉴别诊断有关的阴性体征，如 37 慢性根尖周炎窦道口应与 38 冠周炎出现的窦道口相鉴别，即使 38 为正常位，也应在病历中写明。一侧有多个牙龋坏、缺损或牙周病等，除诊疗的患牙外，其他牙均要详细记录。检查结果中还应包括辅助检查的结果，如 X 线片所显示的内容、血常规检查等。

7.诊断　包括患牙和牙髓病或根尖周病的全称，以及检查中发现的口腔及其他系统性疾病的诊断。应根据主次先后排列，如：① 46 重度磨损并急性根尖周炎，② 25 慢性牙髓炎；③高血压Ⅲ期。诊断应列在病历的右下角适当位置。

8.治疗方案　包括操作性治疗的基本方法，如牙槽脓肿病例治疗方案包括：①开髓并切开引流，②调𬌗；③口服消炎药（列出药名）；④炎症消失后根管治疗。必要时应记录术中出现的主要问题，如"脓肿切开排出白色脓液约 3 毫升"，"近中舌根管约 1/2 处阻塞不通"等。如为给药治疗，应列出药物名称、含量、剂量、用法。亦可将术后医嘱记录在治疗方案的最后一行，如"嘱患

3 天后复诊"等。

9.医生签名 应签上真实姓名，签名应在右下角的最后位置。

三、复诊病历书写内容

复诊病历的首行应记录年、月、日，并记录首诊后的症状改变情况及检查结果、处理意见等。如有误诊、漏诊应写上修正诊断，必要时还应书写误诊、漏诊的原因及病情分析。复诊病历也应在右下角签名。

（陈乃焰）

参考文献

[1] 史俊南. 现代口腔内科学. 北京: 高等教育出版社, 2000

[2] 吴友农, 史道宗, 史俊南. 牙科畏惧症与龋病的关系. 牙体牙髓牙周病学杂志, 2003, 11(1):57

[3] 雷芳, 黄颖惠, 黄莉. 关于根管治疗畏惧程度的调查. 实用口腔医学杂志, 2001, 17(1):44

[4] 韩宁. 牙科畏惧症. 北京口腔医学, 2003, 11(1):59

[5] 张忠民, 郭玉莉. 牙科心理学与行为科学的研究. 国外医学口腔医学分册, 1986, 13(6):305-308

[6] 徐家驹. 含肾上腺素的局麻药对心血管系统患者口腔手术的临床应用. 国外医学口腔医学分册, 1979, 6(3):105-109

[7] 房德敏, 对心血管的病人进行牙科治疗时的问题. 国外医学口腔医学分册, 1979, 6(2):69-70

[8] 王忠桂, 朱革新. 开髓治疗术对老年人血压的影响及预防. 中华口腔医学杂志, 1991, 26(6):357-359

[9] 王泽泗, 王忠桂, 肖先缜. 陈旧性心肌梗死患者开髓治疗安全性的探讨. 中华口腔医学杂志, 2002, 37(6):435-437

[10] 米树华. 口腔治疗中心血管并发症的预防及处理. 中华口腔医学杂志, 2016, 51:(7)387-390

第11章

牙髓病与根尖周病治疗的常规操作技术

去髓术或根管治疗术必须常规进行窝洞预备、开髓及根管口探查，这是做好治疗的基础工作，也是整个治疗过程中必不可少的步骤。

有资料表明，去髓术及根管治疗后失败而拔除的病例中，牙体折断和不良修复占一半以上；其中相当一部分为继发龋导致冠向渗漏二次感染或残冠折断。而继发龋的产生除了修复体不严密外，很大一部分是由备洞时去龋不彻底导致的。牙体折断除了无髓牙失水变脆、缺损过大或修复方法失误之外，也同备洞及开髓时损伤牙体组织过多有关。

准确的根管口探查可以为下一步治疗创造条件，并防止遗漏根管，尤其是对根管数目存在变异的患牙更为重要。

第1节
治疗常用器械及仪器

牙病治疗离不开口腔医疗设备及各种仪器。随着现代科学技术的发展，设备仪器也在不断更新，为牙医的诊疗创造良好的条件，也为提高治疗效果打下良好的基础。

本节重点介绍当前基层牙医常用的设备仪器及各种器械。

一、口腔常规器械包

口腔常规器械包括治疗盘（tray）及其中的口镜（odontoscope）、镊子（forceps）和探针（probe）（图11-1）。过去这三件为不锈钢材制作，较坚固耐用，经过高压或浸泡消毒可反复使用。现使用的一次性器械多为普通金属或塑料材质所取代。

1.治疗盘 大都用弯盘，因其与肾脏的平面相似，商品名取肾脏的俗称，故称其为腰子盘。盘中通常放置三大件：口镜、镊子及探针。在临床检查及治疗中根据需要还可放置其他器械材料。

2.口镜 由柄及口镜头组合而成，结合部为螺旋结构，可拆卸。口镜头有平光及放大两种。

口镜头通常起到牵拉口唇、颊、舌等软组织。在不易直视的部位可利用其镜面反射观察，如游离端牙齿的远中面，深窝洞的近中面，髓底及根管口的情况等。口镜柄部亦可用于对牙齿的叩诊。口镜应保持明亮清晰，避免沾染口腔中的污物及各种凝固性材料。

3.镊子 镊子为口腔科专用的弯头镊子，商品名亦称齿科镊，中间有带固位钉及无钉的两种。镊子多用于夹持棉花、车针等小件器材，还可用于叩诊、牙齿松动度的检测（摇动）、隔湿棉卷的制作、牙胶尖的夹取及放置等。

4.探针 两头细尖、形状各异的器械。一端

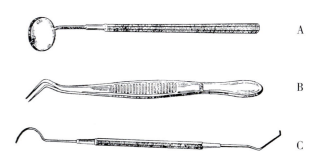

图 11-1 口腔检查基本器械
A. 口镜。B. 镊子。C. 探针

为弧形的大弯，另一端为三角形弯曲，末端有小弯。探针在诊疗中有多种用途：①龋洞的探查，尤其是不易观测的小龋洞及邻面颈部龋的探查；②露髓孔的探查，主要是死髓牙，活髓牙要在麻醉后再探；③窦道口的探查及小脓肿的挑破；④充填窝洞，在某些稀糊状粘接剂充填时可代替充填器之用，如玻璃离子水门汀等；⑤用于剔除嵌塞的食物；⑥剔除挤出冠外的粘固剂（硬固后）。

二、车针

去髓术或根管治疗的起始步骤就是备洞与开髓，这些操作离不开各种车针（burs）的使用。

车针包括慢速机使用的和高速机使用的两大类，其制作材质有普通钢材、钨钢、高碳钢及金刚砂石等。

无论是哪种电机使用，也不管车针的材质，车针的工作端钻头大多是球形、倒锥形、圆柱形、圆锥形。此外，高速机使用的还有轮形、鸡心形及钝头棱形等。

（一）慢机车针

慢机车针由钻头及柄部构成（图11-2）。全长有16mm、22mm、26mm、44mm等四种，其中22mm为标准型，16mm为超短型，26mm与44mm分别是加长型及超长型。目前国内使用的主要有22mm和44mm两种，前者称短车针，供弯机头使用；后者称长车针，供直机头使用，两者工作端形状相同。

慢速车针钻头有球形、倒锥形、圆柱形或圆锥形，分别称球钻（round bur）、倒锥钻（inverted cone bur）及裂钻（fissure bur）。

钢质车针钻头在各种形状的基础上由数道刃及沟槽构成。球钻的沟槽呈斜形分布；裂钻的沟槽有斜纹形、垂直加浅锯齿形；倒锥钻为上小下大的垂直沟槽，基底部呈齿轮状。

短车针的柄部为统一的标准接头，上有垂直的平切面及凹槽，使其能与弯机头上的结构相吻合，在运转时不会脱落或打滑。

（二）高速机车针

高速机车针针柄横断面直径为1.6mm，表面光滑，装入机头由弹簧梢卡抱，呈摩擦式结合。

高速车针的长度有16mm、19mm、21mm、25mm等型号，其中19mm为标准型、16mm为超短型、21mm与25mm分别是加长型及超长型（图11-3）。

高速机车针工作头多数为金刚砂钻（diamond bur），有的为钢质材料制成。

（三）车针的使用

在牙髓病与根尖周病治疗中，去龋、开髓、修整洞形等基本步骤都离不开车针的作用，各种形态的车针可以发挥不同的作用。

1.球形车针 球形车针主要用于去除龋蚀组织，还可用于髓室顶的揭除；各种充填物表面（殆面）的修整与磨光；髓室壁台阶形成的修整以及暂充材料的去除等。

2.圆柱形车针 圆柱形车针一般用于开髓或牙体预备时牙冠轴面的磨改等。

3.圆锥形车针 圆锥形车针临床上使用最广泛，可用于以下几个方面。

（1）开髓 体积较小的前磨牙及下前牙，选用较细的圆锥形车针开髓，可以避免牙体破坏过多导致的冠折。

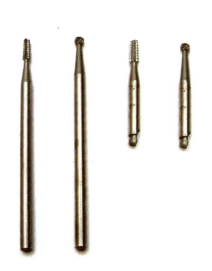

图 11-2 慢机车针

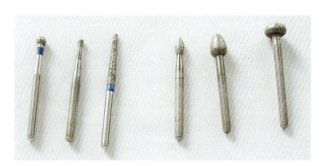

图 11-3 高速机用车针

（2）轴面磨改　某些呈钟形的磨牙，在完成牙髓病或根尖周病治疗后，殆面减径需要用圆锥形车针磨改颊舌面，将最大周径降至近龈方，尤其是外展隙的磨改更需要圆锥形车针来完成。

（3）旧修复体去除　各种旧充填体的分割去除、冠套的切割、桩钉的去除等，都需要用不同型号的圆锥形车针。

（4）牙体预备　邻面的分割过去称片切，要用各种砂片完成，现在使用细圆锥形金刚砂针可以代替砂片，且操作方便、安全。此外，牙体预备时各轴面的修整，肩台的预备等都可使用圆锥形车针操作。

（5）辅助桩道预备　桩冠修复时桩道的预备主要靠各种麻花钻，但有的可以用圆锥形车针将桩道横径修改成与牙根形态一致的椭圆形（铸造桩），且在钻磨时能减少患者的不适感。

（6）协助旧桩钉取出　某些旧桩钉摘取需要先开沟槽，用细尖锥形金刚车针开挖，才能减少桩道壁的损伤，尽最大努力保护牙体。

4.其他　倒锥形车针主要用于窝洞修整，尤其是需要修成线角形，或制备有固位作用的倒凹形及扣锁形等；也可用于洞底的平整及去龋，利用其锐角做清除的动作，可以代替球钻的作用。

轮形及鸡心形车针主要用于全冠修复的牙体预备，如后牙殆面上各凹面解剖的磨削成形，也可用于殆面充填体的修整抛光，还可用于调磨殆关系等。

各种车针在使用变钝时应及时清除，以免影响工作进度或损坏机头。

三、根管器械

根管器械（root canal appliance）包括拔髓针、洗髓针、扩孔钻和根管锉等，其中扩孔钻和根管锉又称为手持器械，分述如下。

（一）拔髓针

拔髓针（barbed broach）又称倒钩髓针（图11-4）。针的尖端到中段 1 cm 长带有倒钩状金属突起，柄部呈圆柱状，为便于操作可装在针柄上。其主要用于拔除新鲜牙髓组织，亦可用于清理根管中的腐质等。操作时轻轻插入根管至一定深度后做半周捻转，至预拔物缠绕其上（有一定阻力感）退出观察。

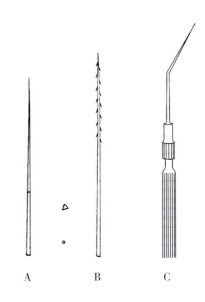

图 11-4　拔髓针与洗髓针
A. 洗髓针。B. 拔髓针。C. 针柄

拔髓针适用于较粗根管的操作，对细小弯曲的根管较难操作。拔髓针使用后如有倒钩刺磨钝、生锈、不易去除的缠绕物（如棉花）时应弃用，否则将影响拔髓效果，甚至出现断针等不良后果。

（二）洗髓针

洗髓针（smooth broach）又称光滑髓针。用于卷棉捻清洗根管或封药，亦可用于根充时将糊剂送入细小根管中。工作端横断面有圆形及三角形两种，起始至末端逐渐细小，这种设计便于将棉捻卷成适合根管的锥形，有利于根管的清洗。此外，在根管换药时，向前伸入棉捻能牢靠的固定在针上；欲将棉捻留置根管中，稍贴根管壁或倒捻转即能将针退出。

圆形针卷棉花易打滑，初学者卷棉捻稍显困难，但在根管换药时容易将棉捻留置在根管中。

洗髓针使用时应固定在专用针柄上，以便操作。后牙可根据位置在针的末段 1.5cm 处将针折成 90°~130°，以便于不同角度根管的操作（图11-5）。

（三）手持器械

手持器械（hand instruments）包括扩孔钻和根管锉（图11-6）。手持器械的号码和种类是按国际标准化组织（ISO）的要求制造的。标准化器械在刃部的直径及锥度、杆部的直径、手柄的颜色等方面都有严格的规定。

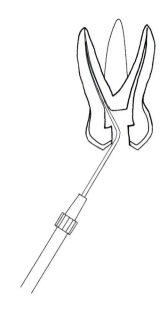

图 11-5 后牙洗髓针的使用

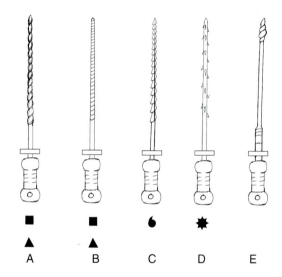

图 11-6 手持器械
A. 扩孔钻（扩大针）。B. K 型锉。C. H 型锉。D. 鼠尾锉。E. CM 器械

标准的手持器械在 3 个重要部位的直径比较规范，即 D1、D2、D3 分别代表着器械刃部起始处、工作段起始处及接近柄部金属段的直径（diameter）。D1×100 即为手持器械的号码，如 D1 为 0.15mm，该器械即为 15 号，以此类推。

常用的手持器械有 6 个型号，即 15 号、20 号、25 号、30 号、35 号、40 号，手柄分别由白、黄、红、蓝、绿、黑 6 种颜色代表，从细到粗的顺序用由浅到深的颜色标识，这样有利于各型号的识别，也有利于临床上扩大根管时逐号选用，避免

跳号现象，可提高工作效率与质量。

手持器械的柄部为塑料制作，其表面有便于操作的横纹突起，还有固定安全栓的孔。杆部有活动的三角或四方形止标，又称定位器（stop）或定位片，系用聚硅酮（silicone）制作。

各种手持器械的形态及性能简介如下。

1. 扩孔钻（reamer） 又称根管扩大针，为三角形或四边形的金属胚加工而成。各种型号的扩孔钻标准长度有 21、25、28、31mm 四种，工作段长度均为 16mm，柄部形态无统一规格。各种型号扩孔钻的工作段陀螺形斜度与尖端斜度均相同（尖端斜面均为 75°）。

2. 根管锉（file） 为修整根管壁形态的器械，根据工作段形态及生产厂商不同，有多种型号，常用的有 K 锉（K-type file）、H 锉（Hedstroem file）、S 锉（the S file）、鼠尾状锉（rasp）及 CM 器械等。此外，各厂商又根据临床需求设计生产一些新的型号，使器械的形态更趋完美合理。

根管锉的大小尺寸与扩大针的标准相同，不同的是工作段上的形态，根管锉是根据临床上使用要求设计的。各种型号根管锉的功能基本上是相同的，都具有切削根管壁上的钙化物及牙本质的作用，从而使根管壁光滑清洁。在具体应用时，各种锉各有自己的特点，在切削效率、切削物带出、工作效率等方面略有不同。与扩大针作用不同的是：各种锉对根管中上段的切削能力较强，对根尖 1/3 的切削能力较弱。

K 锉工作端为螺纹状，由三角形或四方形的金属胚加工而成，在根管预备中的基本操作方法是提拉动作，切削能力较扩孔钻差，但能使根管壁光滑。K 锉对形态不规则根管壁的清理扩大效果较好。K 锉有比扩孔钻细的号码，如塑料柄灰色的 8 号锉和紫红色的 10 号锉，小号 K 型锉疏通活髓牙细小根管的效果好。

H 锉提拉动作的切削能力最强，且不容易将根管内容物推出根尖孔，而更容易将根管内容物拉出。清除腐质、残髓及取出根管中充填物的效果最好。H 锉也适用于根尖孔粗大根管的清理，对根管中上段钙化物的清理效率高，尤其对形态不规则的根管清理扩大效果最好。

由于 H 锉工作段结构上的特点，在工作后使用小刷子或棉花清除锉上面的缠绕物或污物

时，擦除方向与擦拭其他器械相反，这样才能顺利清除污物。

根管锉还包括原坯件横截面有两个刃口的 S 锉，三个刃口的 Helifile 锉及工作端表面有许多尖刺的鼠尾状锉等，其各具不同特点。因基层使用较少，故不做详细介绍。

根管锉柄部及杆部的形状、结构与扩孔钻相同。

根管锉以前采用不锈钢材质制作，使用时间长容易发生变形甚至折断。为了使器械工作端有更大的弹性，减少折断的麻烦，现在已有镍钛制作的产品，这类根管锉的使用寿命延长，并发症减少，有利于根管治疗工作质量的提高。

3.CM 器械（canal master instrument）　由 Senia 和 Wildey 设计的一种新型根管器械。其工作端较短（2.5~4mm），杆部较长且无锥度，因而工作时阻力较小，能顺利通过弯曲根管，可减少台阶形成及断针的发生率。

4. 根管口扩大器（root canal orifice enlarge）由手柄、杆部及刃部组成（图 11-7）。用于扩大根管口，工作时依靠尖端的深入引导和刃部的切削作用，使根管口成漏斗状，以便引导纸尖、棉捻、牙胶尖等进入根管。

5. 根管充填器（plugger）　包括侧压充填器（spreader）及垂直充填器（plugger）。两者的工作端均为锥形，侧压充填器末端为尖形，垂直充填器末端为平头。侧压充填器工作时有扩大间隙的作用，用于直径非圆形或粗大根管的充填，侧压扩大后便于辅助牙胶尖的放置，垂直充填器主要用于加热牙胶尖的充填（图 11-8）。

（四）机用器械

机用器械包括普通合金制作的机用扩大针及镍钛合金（nickel titanium）制作的机用根管锉。

1. 机用扩大针（不锈钢）　机用扩大针工作段的形态及长度与手持器械相同，大小及编号亦

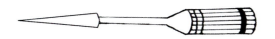

图 11-7　根管口扩大器

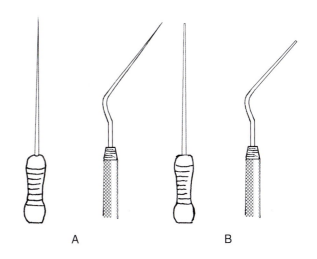

图 11-8　根管充填器
A. 侧向充填器。B. 垂直充填器

同。机用扩大针柄部与慢速车针相同，可安装在慢速机的弯机头上使用。

机用扩大针因在高速旋转下工作，具有切削能力强、对纤维物缠绕作用好等特点。但也存在着柔韧性差、回复力大等缺点。只能用于较直根管的扩大，对弯曲的根管不能使用，否则易造成侧穿及断针的危险。除了扩大根管外，机用扩大针还可用于根管重新治疗时牙胶尖的取出，亦可用于取出紧嵌在根管中的棉捻等物。因其切削能力强，使用时机速应调到最慢，并应注意针的落空感，遇到阻力即应停机。

机用扩大针久用脆性增加，一般在使用 10 次左右即应淘汰，否则容易折断。

2. 机用镍钛根管器械　自 20 世纪 80 年代问世以来，机用镍钛器械已有多种类型产品，属于非 ISO 标准设计的大锥度型，如：Profile、Lightspeed、Protaper、Mtwo、Orodeka 等。

机用镍钛根管器械需要专用的微型马达及手机，其抗折能力比不锈钢器械好，切削效率高，可减小劳动强度，缩短诊疗时间。但如使用不当也会出现断针及侧穿等问题，尤其是扩大弯曲根管时，只能使用 1~2 次就应丢弃。近年来出品的镍钛软锉比过去的镍钛锉更柔软，用于弯曲根管也更安全。目前，国内厂家亦有多种品牌，价格比进口的低，质量亦不比进口的逊色（详见第 15 章）。

3.G 钻（gates-glidden bur）　由工作钻头、杆部及接头构成。钻头为棱形，中间有一斜形凹

槽（图11-9）。G钻主要用于磨牙冠段根管的扩大，亦可用于牙胶尖、棉捻等根管异物的取出。

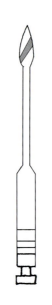

图 11-9　G钻

四、橡皮障

橡皮障（rubber dam）亦称橡皮障系统，包括障夹、障钳、障架、障布、打孔器及打孔标记图等（图11-10）。橡皮障布由扁平的乳胶片制作，有薄、中厚、超厚及特厚等规格，大小有12.5cm×12.5cm、15cm×15cm两种。牙病治疗一般选用厚或中厚的。

橡皮障在牙病治疗中使用的主要优点有：①防止扩大针、根管锉等器械滑脱致误咽误吸，可使治疗更安全；②隔离唾液，提供一个相对无菌的环境，并使患牙容易保持干燥，便于吸净根管内液体及根管充填；③保护口腔组织免受治疗药物的刺激或灼伤；④限制患者谈话及漱口的机会，可节约操作时间。但也存在一些缺点，如安装及拆除较棉卷隔湿法麻烦；患者限制口腔自由后不适感增加，某些患者会精神紧张加重。

使用时将橡皮障布先套在橡皮障夹上，然后

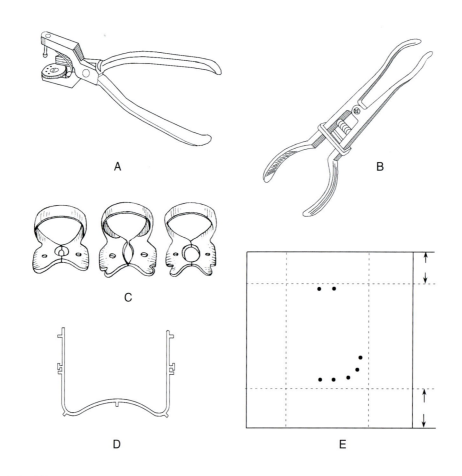

图 11-10　橡皮障系统
A. 打孔器。B. 橡皮障钳。C. 橡皮障夹。D. 橡皮障架。E. 橡皮布

用橡皮障钳撑开并套在牙上，或将橡皮布打孔后直接套在患牙上，再装上橡皮障夹就可进行治疗。

橡皮障在国外及国内一些大的医疗单位使用较普遍，基层单位较少使用，但随着牙病治疗的规范化，今后必将普及应用。

五、常用仪器

1. **电子根管测定仪**　目前国内外根管测定仪已有较多的产品类型（图 11-11）。测定仪由主机、反角电极（唇钩）及根管锉夹持器组成。主机上有电源开关、显示屏及声音提示，有的还附有耳机。使用时先打开电源开关，将唇钩挂在下唇近口角处，选用初尖锉（15~25 号）插入根管至一定深度，再将夹持器夹在根管锉的金属杆上，根据显示屏上显示的读数即可了解锉的深度，调整并确定后将锉的定位器固定好，即可确定根管工作长度。使用时应注意的是：根管中的液体应吸干，否则将影响测定的准确性。此外，唇钩用过后应取下消毒，防止交叉感染。

2. **微型马达及手机**　微型马达是扩大根管专用驱动仪器，包括主机和连接手机。主机由显示屏及操作面板组成（图 11-12），面板上有电源插口、充电器插口、电源开关、转速调节按钮、正反转按钮等。手机上亦设有转动按钮。工作时启动电源开关，设定正反转并调节好转速，手机装上根管锉，启动手机上的按钮即可工作。该手机的特点是：工作时能双向深入，扩大针不易被卡住，遇阻力较大可自动停机，从某种程度上可

以控制施力不当，并减少断针的可能，操作方法详见第 15 章。

过去的微型马达由主机及手机构成，现在已逐渐被单体电子手机所取代（图 11-13）。

3. **超声洁牙机**　原本主要用于牙垢、牙石的洁治，用于根管荡洗需更换专用工作头，可根据需要装上不同型号的荡洗锉（图 11-14），利用超声震荡和产生的漩涡水流，可去除根管壁的腐质、牙本质碎屑及钙化物。荡洗能将一些复杂根管系统中的感染物质得以清除，以弥补其他器械在清理中的缺陷。此外，还可用于桩道壁的荡洗、断针的取出及粘固剂的清除等，具体操作方法详见第 14 章。

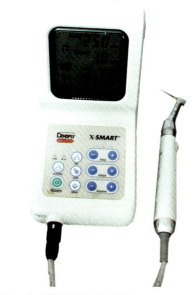

图 11-12　台式微型马达及手机

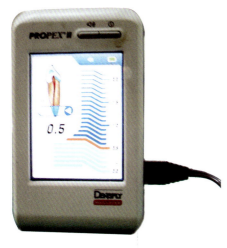

图 11-11　电子根管测量仪

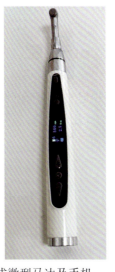

图 11-13　便携式微型马达及手机

4. **根管测量尺** 为塑料制品，上设有长度为12~27mm 的测量孔，侧面有 1~30mm 刻度的测量尺（图 11-15）。根管锉确定工作长度后在测量尺上测量，根据所测长度在测量孔上确定牙胶尖的长度并做记号，这样就能使牙胶尖在根管中恰填。

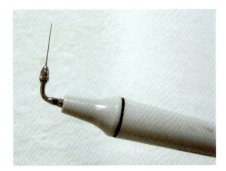

图 11-14 超声荡洗锉

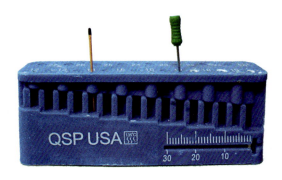

图 11-15 根管测量尺

第 2 节
窝洞制备

窝洞制备（cavity preparation）是牙髓病与根尖周病治疗的第一个步骤，制备方法虽然与龋病治疗相同，但牙髓病与根尖周病治疗的患牙大都龋坏严重，且治疗后失水变脆，更易产生折断。因此，对治疗后拟充填修复的患牙，在制洞时要特别注意牙体组织的抗折要求。而去净龋蚀组织则是治疗前制洞的基本原则，除急性根尖周炎应急治疗时可暂缓去龋外，其他情况去龋应成为首要步骤。

去净龋蚀组织是保证治疗效果的重要环节，不管任何牙面的龋洞，近洞缘 2mm 处必须达到完全去净，直至露出健康牙本质；而对于近髓腔的少量呈褐色的牙本质可酌情保留。具备洁净的洞壁才能使治疗时的暂封材料与其紧密结合，这一点在使用砷剂失活时尤为重要，是防止砷剂外渗造成软组织损伤的前提。在根管消毒封药时，良好的封闭才能保证所封药物能发挥药效；在根管充填后亦能避免继发性龋及微渗漏，使根充剂得到严密封闭，防止冠向微渗漏导致二次感染，以保证治疗效果。

在去龋时应注意龋蚀组织与正常组织的鉴别，正常牙本质不但探之坚硬，且有一定的光泽。在磨除至一定程度后可将窝洞冲洗干净，并用气枪吹干观察是否去净，然后再决定是否继续钻磨。对视野不便观察的后牙近中洞壁，可借助口镜观察，以达到彻底去龋的目的。

不同的牙位及不同的缺损部位，制备窝洞时有不同的方法与要求，分述如下。

一、前牙邻面洞的制备

前牙邻面龋窝洞制备应注意下列问题：

1. **注意洞缘制备，防止牙龈损伤** 前牙邻面龋发生牙髓病及根尖周病时，病损大都近颈部，龈壁洞缘一般与牙龈乳头平甚至低于龈乳头。制洞时可先用球钻去除龋蚀组织，钻头应循洞缘从唇侧到舌侧来回反复磨除，尽可能不伤及龈乳头，以免出血影响治疗。洞口去净后再向洞底方向移动，如有出血应暂停，可用过氧化氢溶液冲洗，待止血后酌情再备；或先行开髓清理根管，然后再去净残余龋蚀组织。

2. **尽量多保留切壁及唇面牙体组织** 面积较大的Ⅲ类洞应尽量多保留切壁以利固位，但应避免制成倒凹，防止日后折裂。前牙唇面不直接承受𬌗力，如缺损偏向舌侧应尽可能多保留唇壁；反之，如唇壁仅剩薄层釉质就应去除而保留舌壁。切壁牙体组织过少或已有微裂则应去除，制备成Ⅳ类洞。为了暂封剂不会脱落，也可先保留，待治疗完成后再去除。

3. **邻切面缺损的制备** 切壁已缺失的邻面龋，在去龋的同时应制备供暂封剂固位的洞型，可在健侧近切 1/3 洞壁上钻磨一小凹洞。若准备采用复合树脂修复，还应在洞壁边缘磨出短斜面，以增强修复体的固位作用。

二、后牙殆面洞的制备

后牙殆面龋备洞主要是去除龋坏组织，去除洞缘无基釉质，并使近洞口部分呈垂直或接近垂直的洞壁。对殆面窝沟有脱矿的早期龋亦需扩展，但不能过深，以免削弱牙体的抗力作用。位于窝洞深处的龋坏，仅去除软化牙本质即可，尽可能多保留牙体组织。对于某一侧呈较薄弱的洞壁，可将其去除，制成邻殆面洞或颊（舌）殆面洞。

三、后牙邻面洞的制备

后牙邻面龋有两种情况，一种是龋导致的邻殆面缺损，可备成Ⅱ类洞，绝大部分牙髓病与根尖周病治疗均要制备成这种洞形，包括不便单独制洞的邻面接触点以下的颈部龋，从殆面开扩才能便于操作。另一种是龋虽在接触点以下，但可从颊舌伸入制备，基本上可以达到制洞和充填的要求，这样可以使接触点不受破坏，保存更多的牙体组织。例如，位于缺牙间隙的邻面龋、前磨牙及磨牙的近中颈部龋，开髓从殆面进行，形成两个互不关联的窝洞。但必须是视野较好便于车针钻磨的龋洞，以保证龋坏组织能彻底去除及良好的充填，否则就要扩展成邻殆面洞。

对拟充填修复的邻面洞应注意各洞壁的成形，各轴壁应呈基本垂直，龈壁可用倒锥钻备成略向内倾斜状，以增强固位力。邻面颊、舌壁如较薄弱可适当去除并制备成略向外展的斜面，使充填体能起到扣锁的作用，对预防牙折有一定的意义。同前牙邻面龋备洞一样，近颈部龈壁制备时应尽量避免损伤龈乳头，以免出血影响其他步骤的进行。

对拟冠修复的患牙，牙体预备主要是去净龋坏组织，对薄壁弱尖的去除不必像充填修复那样严格。但此类患牙一般缺损都较严重，对某些陡尖需要做预防性磨除，以防止在治疗过程中折断。

第 3 节　开　髓

牙髓病与根尖周病治疗中的开髓，是为了打开髓腔与外界的通道，便于器械、药物及材料能顺利进入根管的各个部位，并为其他各种治疗方法的实施做好准备。

开髓点应选择在离髓腔最近处，开髓洞口大小及形态应根据各种牙髓腔形态及根管分布情况而定。开髓道应使髓顶基本揭除，并使之与根管形成接近直线的通道为度，便于器械进入根管。同时应注意牙体的保护，在技术条件具备前提下提倡微创开髓，避免开髓道过大，导致剩余牙体组织薄弱，增加治疗后牙折的可能。总体而言，开髓应本着方便治疗操作与保护牙体组织相结合，尤其是拟采用充填修复的患牙，小开髓道对预防牙折有一定作用，可使治疗后的患牙更好地恢复功能，并延长使用时间。

使用不同的根管器械开髓的要求也不同。例如，使用机用根管器械开髓道的洞壁要与根管口呈近直线，才能保证机械的正常运转；使用手持器械则不然，洞壁与根管口略呈斜线就能较顺利的完成各种操作，这样就能够多保留牙体组织。

一、开髓的基本方法与要领

在健康的牙面上开髓应选好开髓点，对不易直视的上前牙和部分容易发生视觉偏差的上后牙，可在开髓点上先钻磨一浅层，用气枪吹干后再用口镜照看，若有偏差及时纠正。

用圆柱形高速车针或裂钻开髓，应注意钻的方向要与髓腔形态保持一致。在磨穿釉质后应稍向四周扩展至需要的口径，再边扩展边深入直至髓腔，切忌直接下压，否则将使车针卡住（图11-16）。当钻磨至一定深度时应注意落空感，越是年轻的患牙落空感越明显；老年人髓腔形成的继发性牙本质较多，髓顶与髓底的距离亦小，开髓的落空感也不明显，尤其是牙齿磨损严重者，殆面与髓顶距离变小，开髓的深度相对较浅。因此，

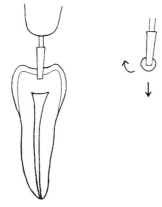

图 11-16　开髓的要领

在开髓至一定深度未有落空感或有怀疑时，应用气枪吹干观察洞底颜色，髓底与牙本质有截然不同的颜色，洞底为深褐色说明髓腔已开通，切忌盲目下钻，以免造成髓底穿通的不良后果。在贯通髓腔后向四周扩展，直至髓顶基本揭除，如近髓壁少量髓顶揭除不彻底，影响根管口寻找，可用球钻以提拉的动作修整，避免形成台阶影响下一步操作。

初学者磨牙开髓最容易发生两个极端：一是髓室顶未揭除，仅钻通两个髓角便误为根管口；二是髓室顶已揭除未发现，或因根管找不到而继续往深处钻磨，结果造成髓底损伤甚至穿孔。前牙开髓若角度过大或偏离舌隆突过多，亦容易造成唇壁损伤，且根管不易找到；后牙远中邻面洞开髓，在根管口找不到的情况下，不要轻易向近中侧继续开扩，尤其不要将钻头偏向近中侧，否则会损伤髓壁，严重者还会造成髓壁侧穿或近于侧穿，给日后埋下牙折的隐患（图11-17）。髓

腔打开后用扩大针探查根管口，如未能探到根管口应查找原因，若髓顶揭除不够可适当扩展，但应防止解剖不熟悉或因根管口位置异常而盲目扩展。过度扩展形成台阶不但于事无补，反而会增加寻找根管口及牙胶尖充填的难度。多根管的后牙，根管口一般都位于髓室壁下方，无论是扩大针探查或牙胶尖充填，进入根管口都很难在直视下进行，只能沿髓壁下滑进入根管，如损伤髓壁形成台阶则容易被挡，更增加操作难度。一旦过度扩展出现台阶，应用球钻予以修整（图11-18）。

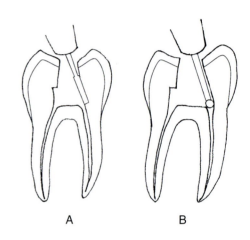

图 11-18　台阶的修整
A. 开髓偏斜形成台阶。B. 球钻修整

二、前牙各类缺损的开髓方法

前牙多为单根管且较粗，其位置也便于操作，传统的开髓点一般都在舌侧，但由于缺损形式多样，某些情况下也可选在有缺损的唇面、邻面或切面，以减少牙体组织的损伤，分述如下。

1. 舌侧开髓　为常规开髓，适用于畸形舌侧窝及牙冠缺损不大的患牙。开髓点选在舌隆突上方，牙钻方向应与牙长轴成20°左右交角，进入髓腔后再转向与牙长轴平行并适当扩展。应注意开髓点不能过高或过低，交角亦不能过大，否则将不易打通髓腔，并可能过多损伤牙体，严重者还可造成牙颈部或唇侧侧穿。尤其是中老年患者的前牙，髓腔钙化多较狭小，开通后落空感不明显，更容易出现开髓过头或偏斜。开髓至一定深度就要用扩大针探查，或者利用口镜反照观察，以防止差错。

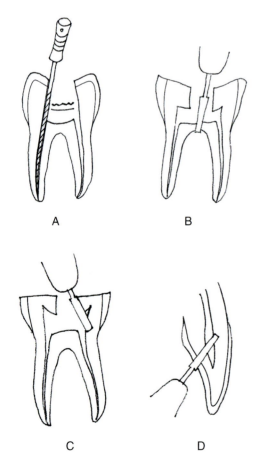

图 11-17　不正确的开髓
A. 髓顶未揭除。B. 髓底穿通。C. 后牙近中偏斜。D. 前牙唇向偏斜

2. 唇面开髓　前牙牙髓病及根尖周病的各种治疗，一般都由舌侧开髓，某些情况下也可采用唇面开髓，其目的是保持患牙舌侧牙体的完整性，对防止治疗后牙折有重要意义。尤其是上前牙唇面缺损，大都在近颈部，如果在舌侧开髓再形成一个人为的缺损，就会大大削弱其抗折的能力，导致治疗后冠横折的概率增大。唇面开髓适用于近颈部楔状缺损、唇面深龋等导致的牙髓病或根

尖周病治疗时开髓（图 11-19）。此外，上前牙前突畸形采用改轴烤瓷冠修复者亦可在唇侧开髓。楔状缺损切颈壁距离较小者，因唇面斜度不利于与根管保持平行的通道，要适当向切端延伸开髓道。

此法也适用于部分单根管的下前磨牙，从颊侧开髓，但要将开髓道延伸到冠的 1/2 左右（图11-20）。

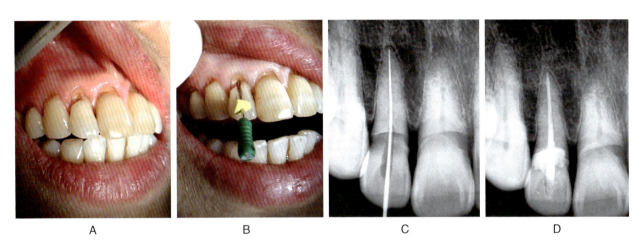

图 11-19　前牙唇面开髓
A.12 楔状缺损。B. 唇面开髓及扩根。C. 根管探查 X 线片。D. 根充后 X 线片

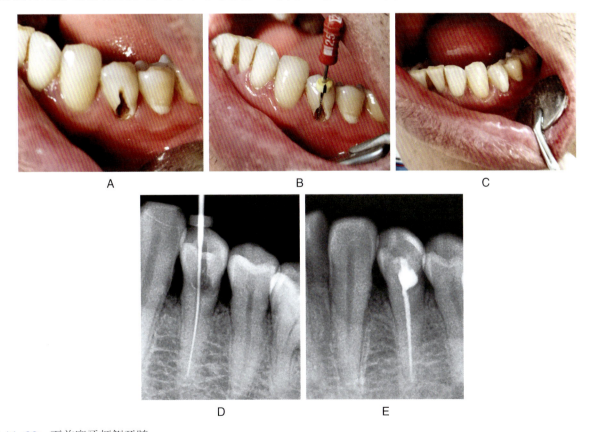

图 11-20　下前磨牙颊侧开髓
A.34 颊面开髓后。B. 扩大针探入。C. 充填后。D. 根管探查 X 线片。E. 根充后 X 线片

3. **邻面缺损处开髓** 前牙邻面龋导致牙髓病变者大都离髓腔很近，在去龋后可直接从髓角暴露处钻入，有落空感后再向健侧适当扩展，至治疗器械便于操作即可（图11-21）。这样可以尽可能多的保留健侧牙体组织，对治疗后预防冠折有重要意义。

4. **切面开髓** 前牙重度磨损或外伤折断，切面较大且牙本质暴露，离髓腔也较近，选用细圆锥形车针或细裂钻从切面中心点开髓比较方便，开髓道也便于固位桩钉的设计。但应注意洞口不可过大，因舌侧牙体组织较唇侧厚，故开髓点应略偏舌侧，以免削弱切端的抗力作用。对切缘缺损不大或有微裂的牙，仍应选在舌隆突上方开髓，以维护切端的完整性。

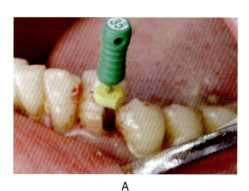

A

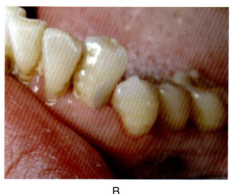

B

图 11-21 下前牙邻面开髓
A.33 根管器械深入。B. 修复后

三、后牙各类缺损的开髓方法

后牙有五个牙面，均可致龋或缺损。除大部分下颌前磨牙外，后牙大都是多根管，且又位于口腔后部，治疗中操作难度较前牙大。𬌗面是担负咀嚼的主要牙面，开髓时更应注意保护牙体组织，在技术熟练的情况下，可适当减小开髓道表面直径。

磨牙的髓室较大，根管口的分布情况也较复杂，𬌗面开髓的通道应与根管口的位置基本吻合。开髓时要达到准确而不损伤髓壁及髓底，除了应熟悉髓室的解剖形态外，还要注意开髓时手感的掌握，这样才能准确把握髓腔的贯通及扩展范围，使开髓道大小、方位能恰到好处，既便于去髓术及根管治疗的各种操作，又能最大限度地保留牙体组织。

1. **𬌗面缺损开髓** 𬌗面洞因解剖位置已基本形成开髓道，开髓较其他洞型容易得多，但有的龋洞并不在𬌗面中央，故开髓需向𬌗面中央扩展。一般洞口扩至𬌗面中央沟或稍偏向近中少许，使开髓道略呈喇叭形，即可达到治疗中各种操作的需求。

2. **邻面缺损开髓** 后牙邻面洞开髓最为困难，通常有三种情况：①邻𬌗面洞，可在去龋备洞的基础上直接开髓，向𬌗面中央扩展到治疗所需的位置；②邻面接触点已破坏，但𬌗面仍完好，需先去除龋洞上方的无基𬌗壁，再根据情况向𬌗面中央扩展；③位于牙缺隙处或游离端的邻面近颈部龋，开髓点可选在𬌗面按常规方法开髓。此法开髓也包括龋在邻面接触点以下，但从颊（舌）侧操作可以完成去龋备洞的患牙。

采用手持器械操作的患牙，邻𬌗面开髓洞缘上颌磨牙止于斜嵴中央，下颌磨牙止于中央沟或略超过中央沟即可，近髓顶时器械斜向健侧，与洞壁略呈斜线，不必强调垂直，这样有利于对根管口的寻找，且可保留较多的牙体组织，健侧保持完整或基本完整，对充填修复后防止冠折有重要意义（图11-22）。

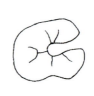
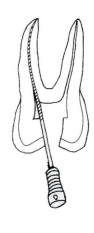

图 11-22 磨牙邻面洞开髓

3. 颊（舌）沿面缺损开髓　上磨牙舌沟、下磨牙颊沟深龋所致的牙髓或根尖周病，开髓可从龋洞直接扩展到沿面，如沿面无明显破坏，上颌磨牙止于舌尖斜嵴、下颌磨牙止于颊（舌）尖三角嵴中段即可。

4. 后牙常规开髓　常规开髓指患牙非龋病导致牙髓或根尖周病变，治疗时需要在沿面上开髓。例如，重度磨损、牙周病、楔状缺损及远离沿面的近颈部龋等。

磨牙沿面窝沟与颊舌尖呈 V 形，其底部还有发育沟，形成结构上的薄弱点，对颌牙工作尖与 V 形窝沟呈杵臼关系，沿力作用导致的牙冠纵折或纵斜折极易在此处形成。传统的开髓洞位于沿面的中央，要求与髓室呈直线的洞壁，这样势必要破坏较多的牙体组织，使患牙成为类似空壳的残冠，日后发生冠折的可能性较大。为此，笔者提倡改良型（喇叭形）的小开髓道，以减少牙体组织的破坏，并避开解剖薄弱点，这样既不影响根管器械的操作，又能保留更多的牙体组织，对减少治疗后冠折具有积极的意义。磨牙根管上段大都呈"八"字形，小开髓道不影响根管器械的操作。目前提倡的微创治疗，也允许保留一定量

的髓室顶，以不影响各种器械操作为度，尽可能少破坏健康牙体，使治疗后的患牙采用充填修复即可，尽量避免不必要的冠修复乃至桩核冠修复。上颌磨牙沿面开髓点选在中央窝向近中颊舌尖扩展，洞口略偏近中，呈颊侧为底线的圆三角形，如远中沟无龋，应尽可能保留沿面斜嵴以防牙折（图 11-23）。

下颌磨牙可选在近中颊尖靠近中央沟的舌侧嵴上，而不必越过中央点隙，整个洞形可略偏近中，以方便根管口的寻找及其后的器械操作。因为下磨牙远中根管大部分偏向颊侧，在颊尖上开髓既方便根管口寻找又不破坏中央沟，对防止牙折也具有一定的意义。

上颌前磨牙由于牙冠近远中径较颊舌径窄，牙颈部横断面呈颊舌径宽、近远中径窄的椭圆形，且双根管呈颊舌向分布。因此，开髓点可选在沿面中央，开髓口呈颊舌径宽、近远中径窄的椭圆形，开髓时钻针方向与牙长轴一致，避免偏向近远中侧以防髓室壁侧穿。

下颌前磨牙颊尖较舌尖大，开髓点可选在颊尖顶端与沿面窝沟之间的位置，车针方向稍偏向舌侧，这样恰好在髓角最高处，便于贯通髓腔。

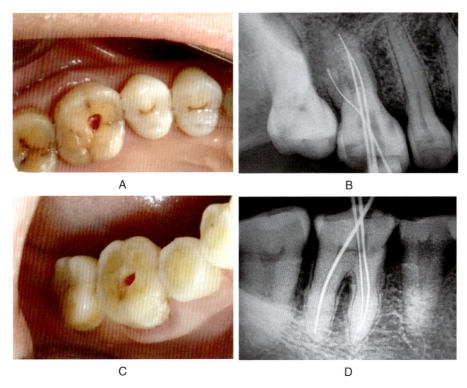

A

B

C

D

图 11-23　磨牙常规开髓
A. 上磨牙开髓口。B. 根管器械探入 X 线片。C. 下磨牙开髓口。C. 根管器械探入 X 线片

下颌前磨牙部分有双根管，洞形可扩成颊舌向宽的椭圆形。

开髓与根管口探查是两个密切相关的操作步骤，恰到好处的开髓道是探查根管口的前提，过大或过小的开髓道都会影响根管口探查，尤其是细小的根管口。开髓道小固然会影响根管口探查，而过大的开髓道则更难找到根管口。因为，除少数磨牙融合根根管口位于髓底中央外，通常情况下根管口都位于髓壁与髓底交界处，一旦损伤髓壁形成台阶，探查的针尖难以沿髓壁下滑到根管口，就会使探查更加困难。

第4节
根管口探查

在牙髓病与根尖周病治疗过程中，探查并确定根管数目是做好拔髓或根管清理的先行工作，对于多根管的患牙来说，遗漏根管就意味着治疗失败的可能。虽然有的患牙可借助X线片观察根管的数目与形态，但由于X线片只能显示二维影像，还不能系统显示根管的数目与形态的全貌，即只能观察到近远中根管分布情况，而不能观察到颊舌侧根管分布情况。除非是残根或牙冠大部分缺损的残冠，大多数患牙难以在直视下观察到根管的数目和形态，只能依靠器械进行探查，后牙的根管系统解剖复杂，根管的数目、根管口的位置、根管口之间的距离变化不一，没有绝对的规律可循。因此，根管口探查实际上是去髓术及根管治疗中的重点和难点问题，尤其是细小的根管，根管口未能探查到，其他各步骤则无从谈起。

现代医疗设备的发展为根管口探查提供可靠的保证，根管显微镜和根管内窥镜用于根管口探查，可获得肉眼不易看到的根管口概貌，对后牙根管数目的确定及根管口位置的分布情况提供直观而真实的图像，从而较好地防止根管遗漏，可提高后牙牙髓病与根尖周病治疗的成功率。但目前在基层尚未能普及，多数情况下只能依靠器械凭手感探查，即所谓的"盲探"。

采用扩大针探查，在探到根管后大多数可直接进行拔髓或清腐，只有粗大的根管拔髓时才改用拔髓针。因此，亦可将根管口探查视为拔髓或清腐步骤的开始，本节重点介绍手持器械探查的方法及与之相关的问题。

一、探查器械的选择

根管口探查前应根据患者年龄及牙位预估根管大小，选择相应型号的扩大针，对年轻患牙或中老年患者的上前牙、下尖牙、下前磨牙、上后牙的舌根、下磨牙的远中颊根，其根管一般较粗大，应选择30#以上扩大针探查较适合。对于细小钙化的根管，可选择20~25#扩大针探查，在探明根管口并初步贯通根管后再换用大号的扩、锉，使根管口探查及根管扩大能顺利完成。

细小的根管口探查需要用小号扩大针，施以一定的力度并稍旋转，才能深入根管上段。但小号扩大针施力容易弯曲，尤其是颌间距离小的后牙，探查近中根管口有时会显得比较困难，可将废旧的小号扩大针磨短1/3，并将刃部磨改得比较尖锐，这样就不易弯曲，探查也就容易得多（图11-24）。

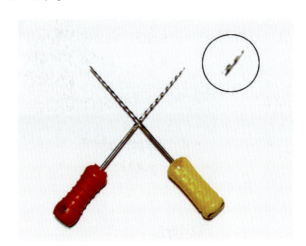

图 11-24　用于根管口探查的磨改扩大针

对于上第二、三磨牙的近中颊根管及下第二、三磨牙的近中根管，如探查困难还可将扩大针适当预弯，以便在探查中能顺利到达根管口，并可作为去髓或清腐乃至扩根之用（图11-25）。

使用大锥度机扩的开口锉探查根管口，不失为良好的举措，可以替代手持扩大针，尤其是后牙根管口探查更加方便，对于探查困难的细小根管口，也可两者结合使用，使探查变得容易（详见第15章）。

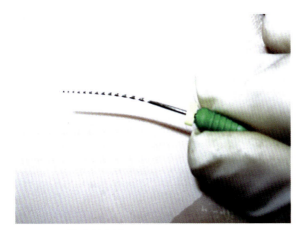

图 11-25　扩大针预弯

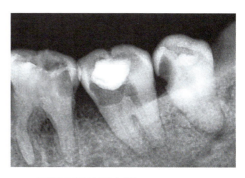

图 11-26　开髓盲目扩展实例 1
本例 37 合抱根，根管口位于髓室中央，找不到根管口，盲目向近中扩展导致髓壁损伤接近侧穿

二、探查的基本方法

在根管探查前，首先应对该牙的根管解剖有一个基本的概念，即正常情况下的根管数目、位置及可能发生的变异情况。在开髓后，根据预估根管数目及其所在的位置，选用合适型号的扩大针，从开髓道沿髓壁下滑至根管口，如扩大针进入根管口则有明显的落空感。若根管口较小或有钙化物阻塞则落空感不明显，可适当地捻转扩大针，针能够较顺利深入则为根管。如阻力较大可更换小号扩大针，切忌在没有明显落空感的情况下强行下扩，否则，将会造成髓室底穿或根管壁侧穿的可能。对髓室底有副根管口，也可能误认为主根管口，在探入一定深度如有可疑应带针摄 X 线片，以观察针的位置。

若探查的根管口少于正常数目应分析原因，尤其是根管数目比较固定的某些后牙。例如，上颌第一磨牙最少应找到三个根管口，若仅探查到 2 个，则应分析原因，常见的有：①髓顶揭除不彻底，尤其是髓室顶与髓室底间距较小的磨牙，扩大针未能沿髓壁深入到根管口；②髓室壁损伤形成台阶，扩大针沿髓壁受阻；③根管口有钙化物或异物阻塞；④根管口位置变异。

一般情况下，多根牙根管口位于髓室壁与髓底交角处，少数第二、三磨牙融合根或合抱根，近远中根管口相对集中，若按常规位置找不到近中根管口，不要盲目扩大开髓道，否则不但于事无补，反会导致近中髓壁损伤乃至侧穿（图 11-26、图 11-27）。

下颌磨牙近中双根管口有的会相对集中，这种情况就要改变探查方法，不要轻率地认为是单根管。

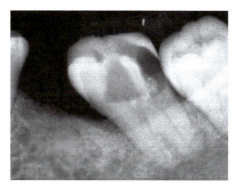

A

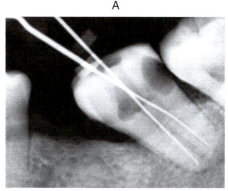

B

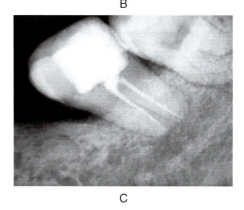

C

图 11-27　开髓盲目扩展实例 2
A. 不正确开髓后。B. 探到根管并测定工作长度。C. 根管充填后。本例 37 根管口位于髓室中央，找不到近中根管口，盲目向近中扩展仍未找到，经改变探查位置顺利找到

根管口探查还应与开髓相结合，某些情况下，根管口未能探查到，开髓工作也无法终止，需要详细检查并分析原因，开髓不到位或开髓道不准确，都会导致根管口寻找困难，尤其是根管钙化的患牙。应注意检查髓室顶是否基本揭除，髓室壁有无台阶形成。在经验及技术尚未达到较高水平时，不要盲目追求小开髓道（保护牙体），以防止髓室顶揭除不足，影响根管口探查及其他步骤的操作。

某些死髓牙根管口颜色与髓底明显不同，扩大针如未探到，亦可将髓室吹干，再用根管内窥镜或用口镜的反光照看，以观察根管口分布情况。

三、根管数目的确定

对根管数目变异或位置不定的磨牙，如不能找到正常数目的根管，就要着重分析是数目变异或是位置变异未找到。在没有详细探查前，不能轻易做数目变异的臆断而放弃探查的努力，否则就容易遗漏根管。例如，上、下颌第二磨牙大部分为三根管，少数为两个根管，极少数为单根管，在探查时如仅找到两个根管，就要根据这两个根管的位置及形态，分析其是否仅为两个根管，或是另一个根管未找到。上颌第一磨牙远中颊根管有的偏舌侧，有的近中颊有第二根管，一般较细小，根管口位于近中颊根管与舌根管口连线近颊1/3略偏近中处。上颌第二磨牙融合根两根管口呈颊舌分布，均居于近、远中之间的位置，若三根管则颊侧两根管分别在髓室的近中及远中，扩大针的方向要分别向近远中倾斜。下颌第一磨牙远中根即使是单根管，根管口也大都偏向颊侧，只有少数居于颊舌之间位置，若远中为双根管，也多数为颊根管口偏颊，舌根管口居中，只有少数舌根管口在髓室的舌侧。下颌第二磨牙远中根管口则多数居中，少数偏颊侧。

上下颌磨牙如仅有2根管，其根管口分布是有一定规律的，即上颌第二、三磨牙融合根或合抱根的双根管都是呈颊舌分布；下颌第一、第二、第三磨牙双根管则呈近、远中分布。而无论哪一组牙，凡一个牙根有两个根管则完全呈唇（颊）舌向分布，这与牙根形态呈近远中径小颊舌径宽的扁形有关。

根据有关报道，上颌第一、第二磨牙近中颊根双根管所占比例较高，但临床上较少能探查到，其原因可能是另一根管较细，因而不易探查到。遗漏的另一根管如在远离根尖处与主根管汇合，一般不会影响治疗效果，如为独立的根尖孔，则可能会导致治疗失败。

无论哪一种形式分布的根管口，两根管间的距离大小都不一致，间距大者容易分辨，间距小者有时会误认为单根管，尤其是开髓道小不便观察的后牙。为了防止遗漏，可将扩大针插入深处并留置，再用洗髓针探查，若为双根管洗髓针很容易深入，而单根管不易深入。此外，确定根管数目还可以从扩大针插入后柄部的方向加以分析，单根管扩大针柄部居中与牙长轴呈垂直关系，而双根管扩大针柄则有不同方向的倾斜（图11-28）。单根管根管口相对较粗，双根管则较细，有的根管口呈哑铃形，上述情况可作为根管口探查时参考。

对根管数目探查难以确定的，必要时应带针拍片观察。

四、根管口与髓室底穿或旁穿的区别

髓室底穿或旁穿形成的小洞眼，在探查时如经验不足易误认为根管口，在死髓牙根管治疗时，因患者有痛感及检查有出血容易区别，但在麻醉去髓术时则不易区别，有的会造成误治。常见于以下几种情况：①后牙颈部龋治疗寻找根管口，扩大针越过邻面颈部洞的龈壁插入牙周膜误为根管（图11-29）；②上前磨牙或下前牙开髓偏斜，

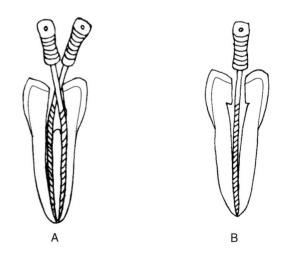

图 11-28　扩大针柄方位判断根管数目
A. 双根管扩大针柄的方位。B. 单根管扩大针柄的方位

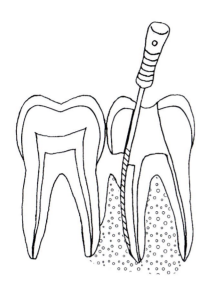

图 11-29　扩大针误入牙周间隙

导致近远中侧洞穿；③磨牙根管细小或钙化物阻塞，扩大针误入副根管；④与根分叉相通的髓底凹陷处误为根管口，强行下扩导致穿通。个别患者对疼痛耐受性强，当扩大针插入牙周膜或牙槽骨时反应不明显，术者的手感似在根管中。如为死髓牙下扩可见针上带血即为底穿或旁穿，但应注意与极个别牙髓部分坏死鉴别，鉴别困难者可带针摄 X 线片，即能明确分辨。

（陈乃焰）

参考文献

[1] 葛久禹，王铁梅．根管治疗学．南京：江苏科学技术出版社，1997

[2] 鲍乃宽．前牙开髓位置的商榷．华西口腔医学杂志，1991，9(2):129

[3] 曾志平，韦曦，董显进，等．ProTaper 机用镍钛技术在根管预备中的研究．口腔医学，2003，23(4):234-236

[4] 韦曦，凌均棨，张顺彬．三种镍钛机动器械预备后牙弯曲根管的成形效果．中华口腔医学杂志，2002，37(5):333-335

[5] 张震康．口腔科学新进展．北京：人民卫生出版社，2002

[6] 高燕，凌均棨．上颌恒磨牙近颊根第二根管的定位及其临床意义．中国口腔医学研究，2002，1(1):56-59

[7] 韦曦．镍钛机动根管预备问题与对策．中华口腔医学杂志，2014，49(5):263-267

[8] Nyan M Aung，Kyaw K Myint. Diagnostic Accuracy of CBCT for Detection of Second Canal of Permanent Teeth: A Systematic Review and Meta-Analysis. Int J Dent，2021，(2021):1107471.

第12章

牙髓病的活髓保存术

牙髓是处在牙釉质（或牙骨质）与牙本质双层包裹的髓腔中，正常情况下，牙髓组织受外界的影响较小。当某种原因使牙体产生缺损，尤其是缺损较大接近髓腔时，牙髓容易受到细菌感染或理化因素的刺激。结果有两种可能：一是牙髓产生防御性反应，如牙本质发生硬化，通透性减小；造牙本质细胞分泌基质形成反应性牙本质，增加髓室顶牙本质层的厚度，以维护牙髓的活力。二是牙髓出现炎症甚至坏死。

活髓保存治疗（vital pulp therapy, VPT）是根据牙髓细胞的再生潜能，利用某些药物的特性，营造有利于牙髓修复的环境，诱导或激活牙髓中的成牙本质细胞分泌牙本质基质，形成反应性或修复性牙本质，从而维护牙髓的生活机能，避免去髓术后因患牙脆性增加而需要冠修复的麻烦及可能出现的并发症。

随着生物材料的出现和现代微创手术的发展，活髓保存术的适应证也在不断扩大，尤其是对成年患牙不可复性牙髓炎的治疗，已不再局限于去髓术，用生物材料做直接盖髓术或活髓切断术，可以取得较好的效果。

活髓保存术包括间接盖髓术、直接盖髓术及活髓切断术等。

第1节
间接盖髓术

间接盖髓术（indirect pulp capping）是用与牙髓亲和性好的材料覆盖即将暴露的牙髓，使临床症状消失，牙髓能够恢复正常的生活机能，然后再对患牙行永久性修复。

一、适应证

间接盖髓术适用于以下几种情况。

1. 深龋或楔状缺损出现可复性牙髓炎症状，但患牙无叩痛，去除软龋后未见露髓孔。

2. 深龋虽无可复性牙髓炎症状，但在备洞后根据深度判断窝洞已近髓。

3. 牙齿折断近髓的过渡性治疗。

间接盖髓术不受年龄限制，只要符合上述条件即可。

二、盖髓剂的选择

目前常用的盖髓剂有氧化锌丁香油酚、聚羧酸锌水门汀、氢氧化钙糊剂及光固化氢氧化钙等。这些材料的共同特点是与牙髓亲和性好，能有效保护深龋洞下的牙髓。但由于各材料的特点不同，在具体应用时应有所选择。例如：氧化锌丁香油酚及氢氧化钙除了与牙髓亲和性好外，还具有一定的杀菌作用，这对深龋治疗是有利的。因为，深龋洞底去龋很难达到彻底，龋蚀组织中的细菌也不可能完全清除，又不能用其他药物杀灭，使用上述两种材料比较有利。但在前牙及后牙颈部龋，由于受洞形制约，操作有一定难度，前牙可选择光固化氢氧化钙，窝洞用玻璃离子水门汀暂充填，观察数月后再换用其他材料垫底及充填；后牙可将窝洞用氧化锌丁香油酚全部充填，观察1~2个月后磨除部分材料，再用其他永久材料充填。但也有学者研究认为，氧化锌丁香油酚中的丁香油酚对牙髓细胞具有很强的毒性，深龋仍需要先用氢氧化钙垫底，以达到保护牙髓的作用。

光固化氢氧化钙便于操作，且与牙色接近，是前牙深窝洞较好的盖髓剂，但其凝固之后无抑菌作用，临床观察保髓效果不如调制的氢氧化钙糊剂好。

三、操作步骤与方法

1. 去龋备洞　用球形钻将软化牙本质基本去净，并将龋洞按备洞要求预备好。

2. 填盖髓剂（氢氧化钙）　冲洗后隔湿并干燥窝洞，调盖髓剂成干糊状，用探针挑少许置洞底，再用半干状盐水小棉球轻轻压密贴，并铺摊均匀。

3. 暂封窝洞　调氧化锌丁香油酚覆盖于盖髓剂之上，窝洞固位不良者表层亦可用磷酸锌水门汀充填。

4. 永久修复　观察 1~2 个月，如无症状，活力试验及温度测试正常，亦无叩痛者可行永久性修复（图 12-1）。

5. 操作要点　在备洞时要求动作轻柔，使用低速手机钻磨应采用间歇法，最好由助手持水枪或针筒滴水降温，以保护牙髓并减少患者痛苦。对洞底龋蚀组织的清除应慎重，既不能保留太多龋蚀组织，又不能过度钻磨导致穿髓，盖髓剂的厚度应适当。为减少患者痛苦，对于较敏感者亦可在术前予以麻醉镇痛。

近牙颈部深窝洞与前牙 Ⅲ 类洞，因体积小难以容纳多层充填，拟采用复合树脂修复前，使用光固化氢氧化钙作盖髓剂，实际上应视为垫底，

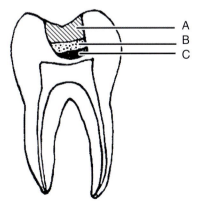

图 12-1　间接盖髓术示意图
A. 永久修复体。B. 氧化锌丁香油酚。C. 间接盖髓剂

面积应达到近牙釉牙本质层，以防树脂刺激引起牙髓病变。操作时先将糊剂注入洞底，用探针推均匀再用光照。

聚羧酸锌水门汀主要用于烤瓷牙粘固，尤其对备牙后即将露髓的活髓牙粘固最好，也可用于无症状的深窝洞垫底，然后再用永久材料修复。

各种盖髓剂的成分、性能及调配方法请参阅第 29 章。

四、注意事项

间接盖髓术是治疗可复性牙髓炎的一种积极措施，旨在促进反应性牙本质形成，保护牙髓的生活机能。但是，对于深龋洞而言，判断其与髓腔的距离是困难的，更不能对牙髓的状况进行直接观察，对经验不足者，有的软龋去除不干净，细小的露髓孔未能发现，甚至给已有病变的患牙做盖髓术。有的医生惧怕穿髓而不敢将龋坏组织去除干净，虽然有的盖髓剂有一定的杀菌作用，但难以渗入龋蚀的深层，充填后又形成无氧环境，龋坏组织中的细菌及代谢产物就会通过牙本质小管感染牙髓。

为了避免失误，应详细了解病史并认真检查，以求获得正确的诊断，避免将无症状或症状轻微的牙髓病变误诊为可复性牙髓炎。但就目前的检查方法来说，还达不到准确判断牙髓是否有病变，只能根据温度测试、叩诊结果及有无露髓孔来判断。因此，要把盖髓术后可能出现的问题与患者充分沟通，使患者能密切配合，防止某些主客观因素造成的诊断困难，在盖髓术后出现症状引起患者误解。

第 2 节
直接盖髓术

直接盖髓术（direct pulp capping）是指将盖髓剂覆盖在已经暴露的牙髓创面上，以促进修复性牙本质形成，使牙髓继续维持生理机能，年轻患牙根尖能继续发育。

传统的直接盖髓术适应证较窄，仅适用于年轻恒牙意外露髓，对年轻恒牙外伤暴露时间已久不适用；对根尖已形成的患牙，即使是外伤露髓

或意外露髓也难以成功。

近年来，随着三氧化矿物凝聚体（mineral trioxide aggregate，MTA）、iRoot BP、Biodentine 等生物材料的出现，颠覆了过去的保髓理念。据有关报道，用 MTA 做直接盖髓术的适应证较广，且成功率也较高，可避免去髓术及其后冠修复的麻烦，并能保持活髓牙的机能，符合现代医学微创治疗的理念，是牙髓病学发展的新突破，也是今后牙髓病治疗的新趋势。

一、适应证与禁忌证

用传统的材料做直接盖髓术，仅适用于根尖未发育完成的年轻恒牙，因外伤折断或龋病治疗时意外露髓，其适应证较窄。MTA 等盖髓剂的应用可扩大适应证，不但对年龄没有限制，且对已并发急、慢性牙髓炎（增生性牙髓炎除外）的龋源性患牙，或其他原因引起牙髓炎症的年轻恒牙（根尖未发育成熟），亦可采用直接盖髓术，甚至对有明显叩痛的患牙也可获得成功，这种活髓保存技术又称炎性活髓保存治疗（vital inflamed therapy）。

对牙髓部分坏死患牙则是本方法的禁忌证。因此，临床上除了要熟悉牙髓部分坏死的症状及体征外（请参阅第 4 章），在开髓并去冠髓时若未见出血，说明牙髓已部分坏死，应改为去髓术治疗。

二、盖髓剂

过去能用于直接盖髓的材料只有氢氧化钙（CH），其 pH 为 12.5，有较好的抑菌功能，盖髓后强碱性会造成牙髓表浅部分炎症，最后出现液化坏死，并在无菌条件下形成硬组织桥覆盖牙髓。如前所述，CH 只适用于根尖未发育的年轻恒牙。近年来，MTA、iRooBP、Biodentine 等作为直接盖髓术的盖髓剂具有较大的优势，MTA 的 pH 与氢氧化钙相当，可以取代氢氧化钙做直接盖髓术。

MTA 需要在潮湿环境下 6h 才能硬固，有人认为盖髓后 MTA 表面需先用潮湿小棉球盖上，复诊时再行封闭。笔者认为，作为直接盖髓与牙髓表面接触，本身就具有潮湿环境，因而不需要用潮湿棉球等待 6h 才做封闭性修复，只需用暂充填材料填充观察效果即可。

三、操作步骤与方法

1. **常规局麻** 各种牙髓炎对温度刺激较敏感，彻底去龋需要良好的镇痛，可根据不同牙位选择浸润麻醉或神经干阻滞麻醉，使各种操作能在无痛状态下进行。

2. **窝洞预备** 常规去龋及预备窝洞，露髓孔周围软龋应尽可能去除干净，去龋后用生理盐水冲洗窝洞，棉卷隔湿或上橡皮障。

3. **填盖髓剂** 吹干窝洞，观察露髓孔是否有出血，露髓后出血明显者应在止血后再做盖髓术，必要时可用 1∶1000 肾上腺素棉球轻轻敷于露髓孔止血。如无明显出血，调盖髓剂成干糊状，用探针挑少许置露髓孔处，覆盖洞底厚度不少于 2mm，用半干状盐水小棉球轻压密贴，并铺摊均匀。注意盖髓剂不要沾染洞壁，以免影响充填料的密合性。

4. **暂封窝洞** 调氧化锌丁香油酚覆盖于盖髓剂之上，窝洞固位不良者表层亦可用磷酸锌水门汀充填。

5. **永久修复** 观察 6~8 周，如无症状，活力测试正常，叩诊（-），磨除部分氧化锌丁香油酚，即可行永久修复（图 12-2）。

图 12-3 所示病例为 36 岁女性，自述右下牙冷热刺激痛十多天，检查：45 远中邻面深龋，冷测试（++），叩痛（+），去龋后可及露髓孔。诊断：慢性牙髓炎。予以国产 MTA 盖髓术，增强型玻璃离子水门汀充填，术后两周仍有轻度冷热刺激痛，

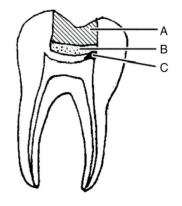

图 12-2 直接盖髓术示意图
A. 永久修复体。B. 氧化锌丁香油酚。C. 直接盖髓剂

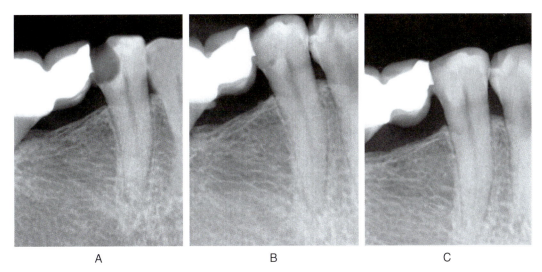

图 12-3 盖髓术实例

A.44 术前 X 线片。B. 术后 X 线片。C. 术后 10 个月复查片

1个多月后刺激痛渐消失，10 个月后复诊牙髓活力测试正常，叩诊（ － ）。

直接盖髓术是在牙髓已暴露状况下进行的手术，应特别注意保持窝洞的清洁，防止唾液污染，有条件应尽量使用橡皮障全程操作。

第 3 节
活髓切断术

传统的活髓切断术（pulpotomy）是将有轻度炎症或外伤已污染的牙髓去除冠髓，保留根髓，以维持牙髓的部分机能。如能成功，待根尖发育完成后再作去髓术或根管治疗。因此，过去的活髓切断术只是年轻恒牙保髓的一种过渡性权宜之计，对根尖已发育的成年患牙并不适用，其适应证较窄。

近年来，随着生物活性材料的出现，活髓切断术已突破过去的瓶颈，适应证不断扩大，对成年不可复性牙髓炎也能取得较好的效果，使原本需要去髓术治疗的患牙也能采用本方法。

一、适应证与禁忌证

（一）适应证

1. 年轻恒牙治疗深龋意外露髓或外伤露髓（pulp exposure），髓腔暴露面积大于 1mm，或暴露面积虽小于 1mm，但已污染较长时间者。

2. 年轻恒牙非化脓性牙髓炎，包括部分根尖已形成但根尖孔仍较粗者，可作为姑息治疗的一种手段。

3. 盖髓术失败病例，但症状较轻、时间较短，牙髓无化脓性或坏死病变的症状。

4. 成年患牙不可复性牙髓炎，但无牙髓部分坏死或并发根尖周炎的体征。

上述 1~3 项为氢氧化钙盖髓剂的适应证，第 4 项仅适用于生物活性材料盖髓剂。

（二）禁忌证

1. 对诊断牙髓部分坏死、急性牙髓炎并发根尖周炎及患牙有明显松动者不宜采用本法，可选择去髓术治疗。

2. 对去冠髓后出血在 10min 内不能停止应视为禁忌证，但也有的认为应严格限制在 3min 以内。

MTA 具有较强的杀菌作用，无菌操作要求相对较 CH 低，适应证也较广，基层牙科均可完成。

二、操作步骤与方法

1. **常规局麻** 可根据不同牙位选择浸润麻醉或神经干阻滞麻醉，但不能采用髓内麻醉，以防损伤牙髓及感染扩散。

2. **常规备洞** 同盖髓术一样去除龋蚀组织及制备洞型，因无穿髓之忌，洞底的龋蚀组织应尽量去除干净。

3. **揭除髓顶** 换用已消毒的裂钻或圆柱形车针，从洞底露髓孔处钻入髓腔，并向周围扩展直至髓顶全部揭除，磨牙邻面洞在向健侧扩展时殆面止于中央沟或三角斜嵴，以髓顶基本上揭除为度，窝洞健侧轴壁形成小斜面，实践证明不影响操作，可以多保留牙体组织，对预防牙折有一定意义。

4. 去除冠髓　用高速小号球形钻对着根管口钻磨，使冠髓略低于根管口断离，用小挖匙将冠髓刮除并清理干净，用3%过氧化氢及生理盐水交替冲洗1~2遍，过氧化氢有轻微的止血作用，有助于下一步的操作。

5. 放置盖髓剂　冲洗后隔湿并干燥窝洞，调盖髓剂呈干糊状，用探针挑少许置于根管口，将根髓断面全部覆盖，盖髓剂厚度应不少于2mm，可略超出根管口但不能向根髓方向施压。

6. 充填窝洞　用丁氧糊剂封闭盖髓剂并填充窝洞，观察6~8周复诊，如无症状及活力测试正常，可去除部分丁氧糊剂，换用永久性材料充填或人造冠修复（图12-4）。

图12-5所示病例为56岁女性，自述左下磨牙冷热刺激痛近一个月。检查：37远中颈部深龋，探痛。冷测试（++），叩痛（+）。诊断：37慢性牙髓炎。处理：下牙槽阻滞麻醉下开髓，去除冠髓，止血后用国产MTA盖髓，氧化锌丁香油酚暂充填。术后半年复诊牙髓活力正常，叩诊（-），予以烤瓷冠修复。术后13个月复查，无症状，咀嚼功能良好。

三、注意事项

活髓切断术要注意以下几个问题。

1. 止血必须彻底，出血不止可用小棉球蘸肾

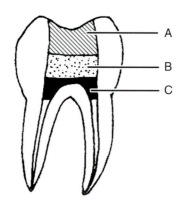

图12-4　牙髓切断术示意图
A. 永久修复体。B. 氧化锌丁香油酚。C. 直接盖髓剂

上腺素敷创面数分钟，待止血后再进行下一步骤操作。牙髓断面不能有凝血块存在，否则将影响效果。

2. 前牙外伤露髓后，其表面牙髓多已感染，若用CH盖髓，可根据外伤时间长短决定去髓的深度，时间短可能感染较轻，仅去除冠髓即可；时间已较长感染可能较重，就要去除部分根髓。用MTA盖髓无此禁忌。

3. 根尖未发育完整的前牙外伤折断，要根据剩余牙冠长短决定去髓多少，如牙冠折断较少，仅去除冠髓即可，牙冠折断较多则需要一定深度，以保证盖髓剂及封闭材料的厚度，可适当多去除近颈部根髓。

第4节
活髓保存术术后组织学变化及疗效观察

活髓保存术是牙髓病治疗的基本原则之一，性能良好的材料，熟练的技术与严谨的操作，可以取得良好的效果，大多数患牙的牙髓都可以恢复健康，只有少数失败病例改为其他治疗。

活髓保存术术后的患牙牙髓可以产生以下组织学变化及转归。

一、活髓保存术术后的组织学变化

牙髓组织具有自身修复的潜能，这种固有的生物学机能是活髓保存疗法的依据。在牙髓组织中存在着成牙本质细胞、成纤维细胞及储备的未分化间充质细胞。根据一些学者的研究认为，当牙髓受到理化因素刺激时，成牙本质细胞可分泌牙本质基质，形成反应性牙本质。而当牙髓受到损伤时，局部牙本质细胞层发生变性坏死，代之以成纤维细胞和间充质细胞分化而成的新一代成牙本质细胞和成骨细胞，分泌牙本质基质和骨样牙本质，形成钙化屏障（牙本质桥），即修复性牙本质，以完成缺损牙本质的修复。

不同的活髓保存术，术后的病理改变也不同：间接盖髓术后其下方牙髓充血，成牙本质细胞分化活跃，反应性牙本质形成后，充血逐渐消退，牙髓恢复正常。直接盖髓术及活髓切断术后，牙髓组织可出现以下改变：①牙髓创面出血并形成

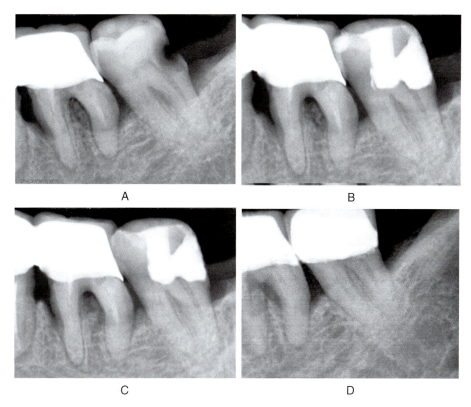

图 12-5　牙髓切断术实例
A.37 术前 X 线片。B. 术后 X 线片。C. 术后 6 月复查片。D. 术后 13 个月复查片

血凝块，下方的牙髓组织出现反应性炎症；②牙髓表面出现坏死层，血块机化，肉芽组织形成；③由成纤维细胞形成瘢痕组织，其上方由成牙本质细胞及成骨细胞所取代；④约两周左右开始形成牙本质桥封闭露髓孔或根管口。但有的则可能在牙髓中长期存在部分血管充血、淋巴细胞浸润的轻度慢性炎症状态；有的则转化为退行性变，出现矿物质沉积现象；还有的甚至转化为肉芽组织，并引起内吸收。

市川徹将盖髓术后牙本质桥形成过程分为 4 个期：①渗出期（术后 5d）；②增殖期（术后 3~7d）；③骨样牙本质形成期（术后 5~14d）；④牙本质形成期（术后 14~28d）。

上述组织变化过程可作为活髓保存术后病例观察的参考依据，并对此期间可能出现的症状进行合理的解释和处理。

二、活髓保存治疗转归及疗效观察

活髓保存的各种治疗方法都是为了维持牙髓的生活机能，尤其是年轻恒牙能继续生长发育，使根尖及根尖孔组织结构能完全形成，这是治疗的最终目的。但在不同的治疗方法及治疗的各个阶段，牙髓组织有不同的反应。

间接盖髓术后应无自觉症状，2 个月后复诊温度测试及活力测试正常，叩诊（−），即为成功病例，可行永久性修复。在此期间若出现自发痛及夜间痛，检查有不可复性牙髓炎体征；或虽无症状，但活力试验（−）伴叩痛，X 线片示牙周膜增宽，应视为失败病例，可酌情改为其他方法治疗。

直接盖髓术及活髓切断术数天内可能出现轻度炎症反应的表现，如有轻度疼痛及咬合痛，亦属正常现象，一般不需处理。若症状逐渐加重；或在 1 周后仍出现较重的自发性疼痛及夜间痛，则可能为牙髓炎或原有炎症加重，应视为失败病例。急慢性牙髓炎用生物材料直接盖髓，术后数周有的会出现轻度冷热刺激痛，这种现象如逐渐好转就不需处置，但如逐渐加重或伴有咬合痛，即为失败病例，应改为去髓术。

未成年人直接盖髓术及活髓切断术头半年内应每 3 个月复查一次，此后每半年复查一次，直至根尖发育完成。复查内容除常规检查外，应拍摄 X 线片观察牙本质桥形成情况及根尖周情况，包括根尖是否继续发育、有无根管内吸收、有无根尖周稀疏影等情况。

成年人活髓切断术后 3 个月复查，患牙应无自觉症状，检查：叩诊（−），牙髓活力试验正常，X 线检查创面有较规则的牙本质桥形成，根尖周无稀疏影者，应视为成功病例。若临床无症状，出现不规则牙本质桥形成，根尖周无稀疏影，应视为有效病例，可继续观察。凡出现不可复性牙髓炎症状、叩痛、活力试验（−）、X 线检查无牙本质桥形成、未成年人根尖发育停止或内吸收、根尖周有稀疏影等，上述任何一项存在即可视为失败，应改为根尖诱导成形术或去髓术（成年人）。

（陈乃焰　汪晓华）

参考文献

[1] 王忠东. 牙髓自身修复潜能的研究进展. 国外医学口腔医学分册, 1996, 23(2):65–69

[2] 郭锡久. 硝酸钾磷酸锌粘接粉糊剂治疗深龋牙髓炎的初步观察. 中华口腔医学杂志, 1987, 22(6):341–343

[3] 江卫民. 用于活髓保存治疗的复合生物材料. 国外医学口腔医学分册, 1996, 6(5):274–277

[4] 董艳梅. 活髓保存治疗与生物活性盖髓剂的临床现状与研究. 中华口腔医学杂志, 2014, 49(5):268–271

[5] 韦曦, 凌均棨. 直接盖髓术的现代理念与临床进展. 中华口腔医学杂志, 2019, 54(9):577–583

[6] 瑞士 PD 牙科产品公司说明书

[7] 刘荣森, 李颖超, 张贤华, 等. 临床牙髓病学. 9 版. 北京: 人民军医出版社, 2014

[8] 高原, 薛晶. 牙髓病诊疗原理与实践. 5 版. 沈阳, 辽宁科学技术出版社, 2017

[9] 王爽, 刘鹤, 赵双云, 等. 两种生物陶瓷材料用于乳磨牙牙髓切断术的随机对照研究. 中华口腔医学杂志, 2021, 56(2):145–151

[10] 何文喜, 余擎. 牙髓炎的活髓保存及再生治疗新进展：从基础到临床. 中华口腔医学杂志, 2022, 57(1):16–21

[11] 张露, 陈智. 生物活性材料在牙髓治疗中的应用. 中华口腔医学杂志, 2022, 57(1):31–37

[12] 陈嘉琪, 董艳梅. 龋源性露髓成熟恒牙活髓保存治疗的研究进展. 中华口腔医学杂志, 2022, 57(1):95–100

[13] 彭楚芳, 赵玉鸣, 杨媛, 等. 三氧化矿物凝聚体牙髓切断术治疗年轻不可复性牙髓炎的初步研究. 中华口腔医学杂志, 2015, 50(12)715–719

[14] 王蓉, 蔡有. MTA 根尖屏障术用于根端囊肿中根尖孔未闭合牙的临床疗效评价. 口腔医学研究, 2015, 31(10):988–990

[15] 湛倩倩, 魏昕. 三氧化矿物凝聚体的性能及其研究进展. 口腔医学, 2016, 36(8):762–765

[16] 余擎. 龋源性牙髓病的诊疗策略及进展. 中华口腔医学杂志, 2021, 56(1):16–20

[17] 肖文, 史文涛, 汪俊. 炎性活髓保存在年轻恒牙不可复性牙髓炎及根尖周炎治疗中的应用. 中华口腔医学杂志, 2022, 57(3):287–291

[18] M Parirokh 1, M Torabinejad 2, P M H Dummer.Mineral trioxide aggregate and other bioactive endodontic cements: an updated overview-part I: vital pulp therapy. Int Endod J, 2018, 51(2):177–205

[19] Dephne Jack Xin Leong, Adrian Ujin Yap .Vital pulp therapy in carious pulp-exposed permanent teeth: an umbrella review. Clin Oral Investig, 2021, (12):6743–6756.

第13章

牙髓病的去髓治疗

　　牙髓病的治疗方法主要是牙髓摘除术，简称去髓术。去髓术是指牙髓因某种原因无法继续保留在髓腔中而将其完全摘除，并将去髓的根管杀菌消毒后用药物和材料严密充填，防止组织液潴留成为细菌生长繁殖的场所，从而维护根尖周组织的健康。

　　去髓术适应证广、疗效好，适用于各型不可复性牙髓病变、外伤牙折露髓、脱位牙再植、中晚期牙周病、成年人牙体手术意外穿髓及错位牙美容修复等。

　　目前，随着医疗技术和药物材料的发展，急慢性牙髓炎、外伤露髓及医源性露髓虽然采用保髓治疗可以获得成功，但由于各种条件的制约，还不能广泛开展。因此，去髓术仍然是治疗这些牙病的主要方法。

第1节
概　述

　　牙髓摘除术与根管治疗术虽然在一些步骤上基本相同，但在许多方面却有各自不同的特点。过去教科书及相关文献大都把两者混为一谈，以根管治疗相称，但在1999年再版的全国高等医药院校教材《口腔内科学》中已将两者分开叙述。无论是去髓术或根管治疗术，其手段都是去除感染源，然后将根管进行严密的充填，这是两者的共同之处。但在治疗对象上，在具体操作方法上，在术中、术后患者机体对治疗的反应上，两者有较大的区别。

一、牙髓摘除术与根管治疗术的异同

　　如前所述牙髓摘除术适应证的患牙，在牙髓组织摘除后，根管系统及牙本质小管感染较轻或无感染，根尖周无病变或病变轻微（合并根尖周炎病例），大多数只需简单清洗消毒即可，采用短疗程治疗效果可靠。根管治疗术的对象绝大部分为根尖周有急、慢性炎症的死髓牙，根管系统乃至牙本质小管中，存在着腐败的牙髓坏死分解产物、食物残渣、各种异物、脓液等带有很多微

生物的感染源，有的还合并根管钙化闭塞等复杂的情况，清理根管内上述物质也较拔髓困难，需要采用更严格的清理及杀菌消毒等手段，才能获得良好的效果。有的根尖周组织病变较大，愈合也需要较长的时间，大都需要多次疗程及一定的时间，只能有选择性地采用短疗程治疗。

　　牙髓摘除术需要镇痛才能完成手术，对镇痛过程中的副作用需充分认识加强防范，治疗中或治疗后根尖周反应较轻或无反应。根管治疗术术前虽不需要镇痛，但在术中操作不慎或根管中的某些原因，容易产生诊疗间急性根尖周炎症反应，使本无症状的患牙出现症状，给患者造成不应有的痛苦，也容易使患者对术者的医技水平产生怀疑。

　　活髓牙根尖周一般无炎症，去髓术后根尖孔有残髓充塞，术后可发生机化及钙化，从而封闭根尖孔，根管欠填不一定影响疗效；根尖周有急慢性炎症的患牙，根尖孔未封闭前若根管欠填，含有细菌的组织液反流，细菌继续生长繁殖可重新成为感染源，从而影响治疗效果。

　　在治疗方法上两者亦有许多不同之处。去髓术拔髓止于根尖狭窄处即可。根管治疗部分患牙则要根尖狭窄处通畅，才能使根尖周炎性渗出液

得以从根管中引流。在根管充填方面，两者最理想的除恰填外，去髓术少量的欠填被认为是允许的，而根管治疗术则不允许欠填，但少量的超填是允许的。

牙髓摘除术除了观察根管分布及根充情况需要摄 X 线片外，对根尖孔发育完整，根管系统不复杂的患牙，术前也可以不摄片。根管治疗的主要目的是消除根尖周病变。因此，术前摄 X 线片了解牙根及根尖周情况则显得非常必要。

此外，由于慢性根尖周炎病变的多样性及病变程度不同，个别患牙根尖还可能存在采用常规根管治疗无法解决的问题。因此，还需要其他辅助手术配合，才能使根管治疗趋于完善并获得良效，而牙髓摘除术一般无须辅助手术。

在术后牙体修复方面，牙髓摘除术后牙体缺损一般较轻，大多数都能采用充填修复，只有少数需行全冠修复。根管治疗大多数牙体缺损均较严重，有的甚至仅剩残根，需要采用全冠修复乃至其他复杂的修复方式，只有少数非龋源性或缺损不严重者才能选择充填修复。

将牙髓摘除术与根管治疗术区分开来，这不单是名词或概念上的一种简单划分，更重要的是在临床工作中能够按患者的不同情况，采用不同的治疗方法；在科研工作中，也能探索出更符合科学逻辑的研究结果。例如，将去髓术与根管治疗术混合在一起统计诊疗间炎症反应，其结果去髓术显然要比根管治疗术发生率低。除非极少数已合并有根尖周炎，炎症继续发展而未能控制，否则，去髓术后很少会发生严重的根尖周炎症反应；而根管治疗中清理腐质及扩大根管如方法不妥，其诊疗间炎症反应率则较高，且炎症反应的程度也较重。因此，必须将两者区分开来，才能使这方面的研究结果更为准确。

二、急性牙髓炎的应急治疗

急性牙髓炎（绝大多数是慢性牙髓炎急性发作）是口腔急诊的常见病之一，也是造成患者非常痛苦的一种疾病。首诊时用什么方法才能及时、有效、彻底的解除患者的痛苦，是牙髓病学者研究探讨的重要课题，更是临床医生需要解决的主要问题。

（一）对急性牙髓炎疼痛机制的认识

急性牙髓炎的疼痛机制目前尚未完全探明，但有两个方面原因已得到大多数学者的肯定：一是牙髓处在密闭的髓腔中，发生炎症时充血水肿可使牙髓内压力增高，压迫神经纤维产生疼痛；二是各种炎症介质（mediator of inflammation）刺激牙髓神经产生疼痛，如组织胺、5-羟色胺、激肽、前列腺素、白三烯、神经肽等。这些物质除了可增强血管通透性，吸引白细胞等作用外，还可能是导致急性牙髓炎阵发性疼痛的主要原因。

从不同感染途径的髓腔开放情况来分析，也可证明各种炎症介质是致痛的主要原因。例如，由充填材料刺激作用或牙周病逆行感染发生的牙髓炎，牙髓腔密闭无孔，当牙髓出现炎症时髓腔压力必然会比龋源性感染的牙髓炎高（后者多有露髓孔），但临床症状却不如龋源性牙髓炎严重，许多病例呈渐进性坏死，多数患者直到慢性根尖周炎出现窦道口始发现，有的整个过程无任何症状。此外，由磨损及畸形尖折断等原因经牙本质小管感染所产生的牙髓病变亦同。龋源性牙髓炎基本上都有大小不等的露髓孔，论髓腔压力应比上述感染途径的牙髓炎轻，但其出现的症状大都较重。

急性牙髓炎开髓减压甚至摘除根髓后，仍有部分患牙疼痛不能缓解，有的甚至加重，这也可证明疼痛的主要原因在于炎症介质的作用。因为，部分患牙虽然开髓后压力减轻，但存留的牙髓炎症依然存在；摘除牙髓也是一样，根管系统的复杂性使部分牙髓未能拔净，因而疼痛不能完全消失。此外，开髓减压或牙髓拔除后疼痛不能消失的原因，还可能同牙髓是否全部发生炎症有关，组织学检查结果证明：急性牙髓炎存在着局限性与弥漫性两种不同的病理改变。除逆行性牙髓炎外，局限性炎症多发生在冠髓或根髓上段的不同部位。因此，在应急治疗开髓后，炎性组织中的炎症介质随血液溢出，髓腔内压亦减轻，症状得以缓解；而牙髓发生弥漫性炎症，即使髓腔中的压力已解除，或牙髓已去除，但侧副根管中的残髓仍存在。如果不用具有良好抗菌消毒作用的药物，或者残髓断面没有处置，炎性介质仍可刺激神经产生疼痛。

上述推理可以得出这样一个结论：急性牙髓炎的剧烈疼痛是由炎症介质与髓腔压力共同产生的，但炎症介质是导致剧烈疼痛的主要原因。因此，治疗方法也应围绕着解除压力与消炎解毒并举，两者结合才能取得良好的效果。

（二）急性牙髓炎应急治疗的常用方法

疼痛是急性牙髓炎的主要症状，也是患者就诊时迫切要解决的问题。传统的应急治疗方法是在初诊时先开髓减压，待急性炎症消失后再做进一步处理。其目的是通过揭除髓顶，使炎症介质随同血液溢出，从而减轻牙髓充血水肿产生的内压，使症状得到缓解。但从实际情况来看，其效果并不理想，因为开髓只能去除冠髓的部分炎性介质，如果是冠髓局限性炎症，症状可以消失，而全部牙髓炎症，症状就难以消失。

国内一些学者对急性牙髓炎首诊方法进行许多临床研究，并将开髓减压与其他方法作对比试验，其主要方法有：①首诊开髓减压，置镇痛棉球；②首诊开髓并去冠髓、封失活剂（后牙）；③首诊开髓去冠髓，封 FC 棉球；④首诊去髓，封 CP棉捻。各种方法镇痛效果见表 13-1。

从各种实验方法可以看出，首诊单纯开髓减压组疼痛缓解率最低，疼痛加重率最高。其余各组疼痛缓解率虽较开髓减压组高，但仍有 20% 左右的病例疼痛不能完全消失，近 10% 病例疼痛加重或无变化。

（三）去髓后 FC 双导法

笔者采用局麻去髓后 FC 双导、根管空置的方法，可以使首诊后疼痛完全消失率达到 90% 以上，极少无变化或加重。FC 双导法根管空置的方法是：拔髓后隔湿并吹干窝洞，卷棉捻并滴 FC 至饱和插入根管（导入），留置数秒后拔出，用干棉捻或纸尖将根管内液体反复吸尽（导出），再用气枪将根管吹干，防止少量 FC 滞留根管中可能对根尖周组织造成刺激，髓室置放干棉球暂封窝洞，2 天后复诊观察疗效。

用上述方法治疗急性牙髓炎具有以下特点：①拔髓后能较彻底去除炎症牙髓，阻断病情发展；②饱和 FC 棉捻导入根管，短时间内即能起到腐蚀拔髓断面、止血、麻醉、杀菌及降解毒素的作用；③因在短时间内清除残留的 FC，不会刺激根尖周组织，更不会对全身组织产生影响；④根管空置无内压，有利于残髓断面或根尖周炎性渗出液的引出，因而可以获得良好的镇痛效果。

首诊去髓 FC 双导后空置根管，不但可以提高镇痛效果，且可缩短疗程，一般在复诊时即可作根管充填。有的病例复诊时叩痛仍存在，甚至主诉有咬合痛，这可能同拔髓创面在愈合过程中的炎症反应有关，这种反应是人体软组织创伤后愈合的必然结果，一般不影响根充。有的病例复诊时根管内仍有不同程度的渗出液，为非化脓性的，可用干棉捻或纸尖吸干后，再用药物消毒，即可进行根管充填。

FC 双导后的根管如因故不能复诊，也可立即进行根管充填，临床观察疗效亦佳。

表 13-1　急性牙髓炎首诊不同方法治疗的疗效

作者	治疗方法	病例数例	疼痛消失例	疼痛缓解例	疼痛无变化或加剧例	发展为根尖周炎例	治疗次数	
							干髓（$\bar{x} \pm s$）	根管治疗（$\bar{x} \pm s$）
吴春云①、汤海峰	开髓引流组	124[*]	—	96（78.2%）	27（21.8%）	未报道	3.32 ± 1.32	4.58 ± 1.58
	封髓治疗组	154	—	142（92.2%）	12（7.8%）	未报道	2.08 ± 1.08	3.12 ± 1.12
黄世光②	开髓引流组	152	—	87（57.2%）	45（29.6%）	20（13.2%）	—	4.42 ± 1.42
	封髓疗法组	163	—	148（90.%8）	13（8.0%）	2（1.2%）		3.08 ± 1.08
郭丽娟	开髓引流组	100	60（60.0%）	32（32.0%）	8（8.0%）	未报道	—	4.94 ± 1.38
	开髓封药组	101	63（62.4）	27（26.7%）	11（10.9%）	未报道	—	3.82 ± 1.08

注：①②作者报道的疼痛缓解包括疼痛消失在内。* 原文中数据如此，疑误。

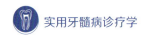

（四）应急治疗的其他方法

1. 局部药物止痛 在没有麻醉及开髓设备的情况下，亦可仅冲洗并擦干窝洞，取小棉球蘸樟脑酚液或丁香油轻轻放在窝洞中，也能起到较好的镇痛作用。应当注意的是棉球不能重压，否则不但难以奏效，甚至还会使疼痛加重。较大的窝洞还可在上面加放一块小棉球，防止食物残渣进入。这种应急方法在没有牙科设备的农村或其他医疗单位是可行的，但仅适用于因龋所致的慢性牙髓炎急性发作。

2. 全身用药 在没有条件进行上述处理的情况下，或者经处理后效果不佳的病例，亦可口服或注射镇痛药物。对疼痛不很剧烈的亚急性病例，口服吲哚美辛（消炎痛）、芬必得等一般镇痛药即可；疼痛剧烈者需用布桂嗪等强镇痛剂。对叩痛明显且无条件行去髓术治疗的病例，可予以硝基咪唑类及广谱抗生素治疗，以消除炎症的作用。

对合并根尖周炎的病例，在去髓治疗的基础上，还可酌情口服抗菌消炎药或新癀片等中成药，可起到一定的消炎止痛作用。

3. 其他镇痛方法 祖国医学对急性牙髓炎的镇痛亦有一定的疗效，可用针刺穴位镇痛，以合谷穴为主，再视牙位加针其他穴位，如上前牙针四白、迎香或人中；上后牙针下关、颧髎或颊车；下前牙针承浆、大迎或颊车；下磨牙针下关、地仓或颊车等。

4. 拔除患牙 对没有治疗价值的第三磨牙、严重错位牙及晚期牙周病患牙，也可建议患者即时拔牙以解除痛苦。

第 2 节
牙髓摘除术的镇痛法

牙髓在摘除之前，需要注射麻药阻断牙髓感觉神经传导通路，或用药物使其失去活性，使去髓术能在无痛状态下施行。因此，又将各种镇痛方法统称为无痛牙医学（painless dentistry）。

一、牙髓摘除术镇痛方法及特点

常用的无痛去髓术主要采用麻醉法或药物失活法，后者的优点是拔髓时不出血，便于完成去髓及根管充填等步骤，根管充填后很少出现咬合

痛等根尖周炎症反应。但在失活前后亦存在一些问题：①药物失活要在牙髓急性炎症消退情况下进行，故需增加就诊次数及延长疗程；②邻面颈部龋、重度磨损、牙尖斜折、牙周病逆行感染等所致的牙髓病变，应开扩人工窝洞置放失活剂，患者要忍受较大的痛苦；③操作不当可发生失活剂（砷剂）泄漏，使牙龈乃至牙周组织损伤；④不恰当的封药可引起剧烈疼痛；⑤部分患者在封药后因疼痛消失而放弃复诊，作用过久可引起牙周组织损害（砷剂）；⑥药物失效或量不足未能使牙髓完全失活，再次封药亦延长疗程；⑦失活剂失活后的牙冠易变色，故不能用于前牙；⑧砷性失活剂毒性较大，失活时无自限性，可渗透到根尖周组织，甚至随血液循环扩散到全身，对机体可能造成损害。使用多聚甲醛失活剂虽能克服上述部分缺点，但封药时间较长，需延长疗程。

麻醉法能在短时间内完成去髓术，止痛快、效果可靠。据笔者统计，麻醉法两次疗程完成根管充填，急性牙髓炎去髓术首诊疼痛完全消失率可达到93%，其余的疼痛减轻，仅个别病例疼痛无变化；慢性牙髓炎去髓后也仅个别牙出现诊疗间反应性疼痛。因此，可以认为：麻醉去髓术是较安全快捷的手术。但也存在一些问题：①部分患牙在术后数天内叩痛未能消失甚至加重；②个别患者因畏惧注射而不能够配合；③部分儿童或严重心血管疾病患者，难以适应麻药中肾上腺素造成的影响，以及麻醉注射的疼痛刺激；④部分病例镇痛不全（多见于下牙槽神经麻醉）；⑤麻醉时个别病例可能出现晕厥、血肿等并发症；⑥有过敏体质患者对某些麻醉剂不适用。

选择失活法或麻醉法去髓术，应在术前向患者介绍不同镇痛方法的特点及对手术的影响，耐心做好解释工作，使患者能消除疑虑或畏惧心理，自愿选择镇痛方法并积极配合，以达到良好的治疗效果。

二、失活镇痛法

该方法系将化学药物封于已暴露的牙髓或近髓腔的人工窝洞中，通过药物的作用使牙髓失活，使去髓术能在无痛条件下进行。

使用失活剂应严格掌握适应证及封药时间，注意封药方法，并将药物性质及封药后可能出现

的问题向患者交代清楚，避免患者不按时复诊产生不良后果。

（一）失活剂的种类及特点

常用的失活剂有亚砷酸（arsenic trioxide）、金属砷（metallic arsenic）、多聚甲醛（paraformaldenyde）等。上述失活剂各具特点，临床上可根据不同的情况选择使用。

失活剂根据作用时间有快速失活剂及慢速失活剂之分，如亚砷酸一般为 48h，金属砷为 1 周；多聚甲醛则需 1~2 周甚至更长时间才能使牙髓失活。临床上可根据患者及术者的具体情况，选择不同的失活剂。各种失活剂的化学成分及性能详见第 29 章。

（二）封失活剂的适应证

1. 各型慢性牙髓炎。
2. 后牙𬌗创伤斜折牙髓已暴露。
3. 牙髓部分坏死。
4. 急性牙髓炎已行开髓引流后症状缓解，且无明显松动及叩痛。

（三）封失活剂操作方法

1. 去除龋蚀组织　为使失活剂能安全有效作用于牙髓，必须将失活剂严密的封存于窝洞之中。因此，对龋源性牙髓病变的患牙应先去除软化牙本质，尤其是近洞缘的龋蚀组织应去净，使牙齿能与暂封剂紧密结合，防止渗漏影响失活效果及造成牙周组织损伤。去龋后冲洗窝洞，隔湿并吹干。

2. 置放失活剂　取米粒大小失活剂置于洞底髓角暴露处，用小棉球轻轻推压密贴，上方再放置一小棉球。

3. 暂封窝洞　调氧化锌丁香油酚，用探针挑取覆盖窝洞，为使糊剂贴合且能加快凝固，可用湿棉球将糊剂推向洞壁，但勿向窝洞中央施压，以免髓腔内压力增高产生疼痛。对于固位差的窝洞也可用磷酸锌水门汀暂封，但要调的较稀些，并注意不能有𬌗接触，以防松脱的可能。

对于不便封药的邻面颈部龋或其他缺损的去髓术，一般以麻醉法镇痛较适宜。若因故不能接受，可在𬌗面开扩人工窝洞至近髓，然后封失活剂，但应适当延长封药时间方能奏效。需要指出的是：这种封药需先把邻面颈部龋扩成邻𬌗面洞，把龋蚀组织去除干净，且应防止血液、龈液沾染

龈壁，材料要严密充填，否则失活剂可能会从露髓孔或龈壁渗漏，导致失活效果差或牙周组织损伤。对备洞损伤牙龈引起出血的应暂缓封药，用小棉球置窝洞中，隔日血止再行封药，以保证封药效果。

（四）失活法可能引起的问题及处理

1. 封药后疼痛　封失活剂数小时内，部分病例会出现不同程度的疼痛，多为炎症未消除或封药不当所致。术前应向患者交代清楚，疼痛严重可口服止痛药或复诊去除封药，冲洗干净后置樟脑酚液或丁香油棉球止痛，待疼痛缓解后择期再封药，或改为麻醉法去髓。使用多聚甲醛类失活剂较安全，且很少会发生封药后疼痛。

2. 牙周组织损伤　多为砷剂封药不当外泄，可引起牙龈乃至牙槽骨坏死。表现为龈乳头或龈缘充血水肿，严重者糜烂坏死（呈暗红色或紫黑色改变）。发生上述情况轻者涂以碘甘油，使砷与碘结合成为无毒的碘化砷（arsenic trihalide）；重者应在麻醉下行外科清创，刮除坏死组织，过氧化氢溶液及生理盐水反复交替冲洗，创面用碘仿粉或碘仿纱条贴敷，表面用氧化锌丁香油酚覆盖，并使用抗感染药物。

3. 砷性根尖周炎　为亚砷酸封药时间过长所致（详见第 21 章）。

目前，应提倡使用多聚甲醛类失活剂，因故需要短时间去髓的，尽可能采用麻醉法镇痛。

三、麻醉镇痛法

（一）麻醉剂的选择

自 1905 年 Einhorn 发明普鲁卡因以来，先后有许多局部麻醉剂问世。

目前，基层牙医最常用的局麻剂仍然是普鲁卡因肾上腺素及利多卡因等。但一些牙医对这两种麻醉剂使用最担心的是过敏问题。

刘克英认为：确切的局麻药过敏反应极其罕见，多数不良反应是局麻药过量，误入血管内或肾上腺素过量等。

笔者认为：口腔局麻更大的危险因素在于医患均不知情的潜在疾病，如严重的心脑血管疾病，又使用含肾上腺素浓度过高的麻药，尤其是误注入血管或推药过快；个别冠心病患者有二度、三

度房室传导阻滞，利多卡因可抑制浦肯野纤维，单纯使用利多卡因会使病情恶化等。

有关文献及临床大量使用证明，只要注意询问过敏史及合理使用、严格操作，上述两种麻醉剂还是比较安全的，至于是否需要做过敏试验尚无统一意见。因为过敏试验也会出现假阳性或假阴性结果，难以达到皮试的目的。

去髓术常用的麻醉方法为浸润麻醉（infiltration anaesthesia）及传导麻醉，后者又称神经干阻滞麻醉（block anesthesia）。浸润麻醉是将麻药注入骨膜下，麻药穿过骨小孔弥散到支配牙髓的神经起镇痛作用，麻药如不加具有收缩血管作用的肾上腺素，对牙周膜及牙髓难以产生作用。因此，需选用含肾上腺素的2%普鲁卡因或在利多卡因中加入肾上腺素。

传导麻醉是将麻药直接注射到神经干附近，可同时麻醉该神经干支配的多颗牙，且麻醉效果维持时间较长。但口腔组织血管丰富，如选择不加肾上腺素的麻药或选择麻醉作用较弱的普鲁卡因，可能会出现镇痛不全及镇痛时间短等问题。

传导麻醉使用麻药剂量较浸润麻醉多，注射时也容易将麻药误注入血管，如选择含肾上腺素麻药需注意患者有无某些系统性疾病，包括甲状腺功能亢进、糖尿病、严重的心血管疾病等。以下系统性疾病症状及体征应作为暂缓注射麻药的参考。①高血压：收缩压在180mm汞柱（24KPa）以上，或舒张压在110mm汞柱（14.7KPa）以上；②心肌梗死治愈6个月以内；③有不稳定的心绞痛史或严重冠状动脉供血不足；④有严重的心脏瓣膜病；⑤心力衰竭，心功能Ⅱ级以上；⑥严重心律失常。上述心血管疾病如选用加肾上腺素麻醉剂，主要是考虑肾上腺素会造成心血管活动功能增强，引发上述疾病加重甚至发生危险。

但也有学者持不同观点，Holryd、Elliott等认为少量肾上腺素不但不会引起心血管系统的不良反应，相反能增强麻醉效果而减少疼痛刺激，可使患者体内的内源性肾上腺素分泌大大减少，因而使用更加安全。

人体对肾上腺素具有极高的敏感性，微量注入体内即可使心血管活动机能增强，但在血液中很快就会被儿茶酚氧位甲基转移酶（COMT）和单胺氧化酶（MAO）代谢失效，且某些症状会在中枢神经调节下由迷走神经兴奋所抵消。

在身体其他部位皮下或肌内注射，由于吸收较慢，不会引起严重的心血管反应。但是，口腔组织血运丰富，且血液循环离心脏较近，注射后短时间就会对心脏产生影响，尤其是误注入血管，会使患者出现一过性心慌、心悸甚至晕厥等症状，这是与其他部位注射产生不同效应的主要原因。

局麻药是否选择加肾上腺素？加多少？关键在于加的浓度是否会对心血管系统造成影响。国外常用的口腔局麻药肾上腺素浓度为1:100 000~1:300 000，使用相对较安全。国内生产的2%普鲁卡因肾上腺素注射液，其肾上腺素含量为1:40 000，浓度显然太高，使用的安全性受到质疑，尤其对严重心血管病患者作阻滞麻醉，如直接注入血管会产生上述疾病急剧恶化的可能。此外，作阻滞麻醉还会因肾上腺素含量过高，晕厥发生率也相应较高，其发生原因及机制详见第21章。

利多卡因用于阻滞麻醉效果较好，但麻效维持时间较短，对需要较长时间操作病例不适用，浸润麻醉如不加肾上腺素效果更差。为增强麻醉效果及延长麻醉时间，临床上常与肾上腺素临时配用，但配比浓度过高或误注入血管，对严重心血管病患者有较高的风险。因此，对有上述疾病的患者，如确需加肾上腺素，浓度应低于1:150 000，且推药速度要缓慢。利多卡因与肾上腺素合理配用，从药理及生理方面分析，两者对心脏传导系统有相互抵消作用，前者抑制后者促进，对心脏有传导阻滞的患者使用较单纯利多卡因安全。

目前较常使用的进口麻药必兰（复方阿替卡因）和斯康杜尼（复方甲哌卡因），其肾上腺素含量均为1:100 000，用于浸润麻醉效果优于利多卡因和普鲁卡因；如用于传导麻醉，肾上腺素含量仍偏高，推药速度每分钟应＜1mL。近年来，国内也有使用必兰引起过敏性休克的报道。因此，也需要注意患者有无过敏体质及过敏史。

无论使用哪一种含肾上腺素麻醉剂，也不论哪个部位注射，都必须注意回血，防止将麻药注入血管或骨髓腔，以免引起患者心血管系统的不良反应。必兰和斯康杜尼麻醉需专用注射器，无法抽吸回血，且针头较细易进入小血管和骨髓腔，故对严重心脑血管疾病患者使用时仍需谨慎。

（二）混合麻醉剂的调配

为了增强麻醉效果，节约诊疗成本，充分发掘传统麻药的作用，可将利多卡因与肾上腺素、利多卡因与普鲁卡因肾上腺素配成合剂使用，其配比浓度分述如下。

1. 利多卡因－肾上腺素合剂　利多卡因与肾上腺素合理配用，可按每毫升液体为 100 滴左右计算（5ml 牙科注射器中 1mL 液体约 80 滴），以此推算，1mL 利多卡因加 1 滴肾上腺素即为 1:80 000 浓度。临床上使用临时调配，专用注射器推肾上腺素 2~3 滴加在 5mL 利多卡因中，即相当于 1:200 000~1:130 000 的浓度。

非专用注射器抽适量肾上腺素后再推净，剩余针栓及针头中约含有 2 滴，再抽利多卡因 2~3mL，即相当于 1:80 000~130 000 的浓度。

2. 利多卡因－普鲁肾上腺素合剂　利多卡因与普鲁卡因肾上腺素混合调配使用，主要是肾上腺素含量计算比较准确，利－普肾按 2~5mL:1mL 比例调配，即可将肾上腺素浓度调到 1:240 000~1:120 000，两种麻醉剂合用无配伍禁忌，可根据患者身体状况、麻醉部位及牙位调节不同的浓度，临床使用较安全。

3. 不同注射部位的调配　无论使用利－肾还是利－普肾混合麻醉剂，不同注射部位可选择不同浓度的配比，才能取得良好的效果。例如：神经干阻滞麻醉选用 1:240 000~1:150 000 最合适，可维持 2~3h。配比浓度合适不但麻醉效果好，且对心血管疾病患者使用较安全，还可避免局麻晕厥的发生。浸润麻醉：上前牙及前磨牙用 150 000~1:120 000；下颌骨质较上颌骨致密，下前牙及前磨牙浓度可调的高一些，利－肾与利－普肾均可调配成 1:80 000 浓度，临床使用证明其麻醉效果接近必兰。

如为拔牙浸润麻醉，无论上下颌的任何牙位，都可选择 1:120 000 左右的浓度，浓度过高虽然可以减少出血，但在麻药退后容易发生血管扩张，从而引起继发性出血。

上述两种麻醉剂取材方便、价格低廉、麻醉效果良好，很适合基层牙科使用。但在使用前应询问患者有无过敏及其他系统疾病史，必要时应做过敏试验、测血压或心电图检查。

（三）麻醉方法

去髓术麻醉方法较多，常用的有神经干阻滞麻醉、骨膜下浸润麻醉、牙髓腔内麻醉（intrapulpal analgesia）及牙周韧带麻醉（periodontal ligament analgesia）。前两种麻醉简便易行，患者痛苦小，是临床上最常用的麻醉方法；牙髓腔麻醉注射时患者痛苦较大，且受多种条件限制，故仅在个别情况下应用。例如因解剖异常或注射技术等原因，在传导麻醉注射 3 次以上均未奏效的情况下，可作为辅助办法配合应用。

各种麻醉方法分述如下。

1. 浸润麻醉　将麻药注射于骨膜下，通过牙槽骨骨孔渗透至根尖周组织并进入牙髓，以麻醉牙髓神经。此法操作简便，使用麻药量小，麻醉起效后可达到完全无痛的效果，且麻木感仅限于麻醉区黏膜，并发症亦少，是去髓术最理想的麻醉方法。上颌牙槽骨较疏松且骨孔多，浸润麻醉成功率高，下颌牙槽骨较致密而骨孔少，浸润麻醉效果稍逊。

浸润麻醉的方法是：抽取含肾上腺素麻醉剂 1mL，消毒患牙唇（颊）侧根尖处黏膜，注射针眼向着骨面与牙根轴向成 80° 角刺入，针尖直达骨面后转动方向，使针尖与骨面近于平行，向前推进 2mm 左右即可推注药液 0.5~1mL，2~3min 后探查牙髓是否麻醉成功（图 13-1）。如未成功应寻找原因：注射部位是否过高或过低？针尖是否进入骨膜下？有时也可采用按摩注射部位的方法，促进麻药进入根尖周组织。5min 后如未奏效可重复注射，但应改变注射部位或调整注射角度。

进入骨膜下的感觉是注射器推药阻力增大，有如在腭侧牙龈上注射的感觉，有的病例可能因骨膜较薄则无此感觉，但可见隆起的黏膜透明清亮。

浸润麻醉适用于前牙及前磨牙去髓，上第一磨牙亦可采用，但因注射部位距舌根较远，麻醉剂需增加至 1.5~2mL；双根分叉较大的上前磨牙麻药量亦需相应增加。上颌牙根尖距离腭侧骨面较远，腭侧注射麻药很难到达根尖。因此，从颊侧注射失败应查明原因后重新注射，从腭侧注射难以起到补救作用。

浸润麻醉针眼需完全进入骨膜下，药液才能从骨皮质的骨孔进入骨髓腔，从而达到麻醉牙髓神

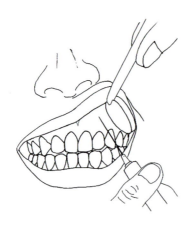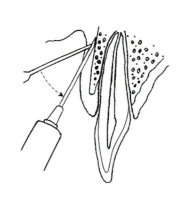

图 13-1　浸润麻醉

经的作用,有的患者骨质疏松针尖直接刺入骨皮质,麻醉最容易奏效,而单纯注入骨膜上较难奏效。

中老年人骨质较疏松,浸润麻醉较易奏效,青少年骨质相对致密,有时不易奏效,尤其是下前牙及下颌前磨牙效果稍差。

复方阿替卡因和复方甲哌卡因用于浸润麻醉效果最好,对青少年下前牙及前磨牙较适用,磨牙也可使用,但需在近远中根分别注射,下颌牙槽骨皮质较致密,麻药不易渗入,部分病例可能难以达到麻醉效果。

浸润麻醉根据注入的麻药量多少,效果维持时间在半小时至 1 小时左右。

2. 阻滞麻醉　又称传导麻醉,是将麻醉药注射到患牙相应的神经干附近,药液被神经外膜吸收而起到麻醉作用,麻醉范围包括该神经支配的牙髓及牙周组织。

阻滞麻醉的优点是:①注射液注入疏松组织处,因而无须大的压力,患者痛苦较小;②麻醉范围广,能同时处理麻醉区的多个牙;③麻醉时间长,有利于多根牙的去髓术。但也存在着部分患牙镇痛不全、术后较长时间口腔软组织麻木不适(下牙槽神经麻醉)等缺点。此外,一些麻醉并发症也多发生在阻滞麻醉。

去髓术要求较完全的镇痛效果,阻滞麻醉的麻药量一般需 3mL 左右(利-肾或利-普肾合剂)。

去髓术常用的阻滞麻醉是上牙槽后神经及下牙槽神经麻醉,其余神经干麻醉与去髓术关系不大,故不赘述。

(1)上牙槽后神经麻醉(block anesthesia of posterior superior alveolar nerve)又称上颌隆突或上颌结节麻醉(tuberosity anesthesia)。传统的方法是:注射前嘱患者半张口使唇颊组织松弛,用口镜将其往上牵拉,显露磨牙上部口腔前庭;消毒后将注射针头刺入颊系带后方,相当于第二磨牙远中颊根黏膜皱褶处,以牙轴向、殆平面为基准,针头向上、后、内各 45° 方向沿骨膜上滑行推进约 2cm,回抽无血即可推药 2~3mL,3~5min 后出现麻醉效果(图 13-2)。

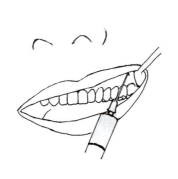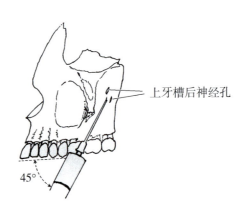

上牙槽后神经孔

45°

图 13-2　上牙槽后神经麻醉

进针点也可因人而异，对磨牙位置偏后的患者，从第一、二磨牙之间进针也可抵达上颌结节，向后的角度可以更大些，操作也更方便。

上颌隆突处解剖也是因人而异，有时进针很浅即被隆起的牙槽骨阻挡，可适当调节角度，待越过骨嵴后再转向内侧深入。

上颌结节后方为翼静脉丛，注射时若进针过浅未达骨膜上，或进针过分上后方，容易刺破血管引起血肿。因此，要特别注意进针点、刺入方向及深度。

上牙槽后神经麻醉适用于上颌第一、二、三磨牙去髓术。以往有的教科书认为：上颌第一磨牙近中颊根牙髓由上牙槽后神经与中神经共同支配。在上牙槽后神经麻醉之后，尚需做近中颊根浸润麻醉才能达到完全麻醉的目的，但临床实践表明，只要达到麻醉效果近中根去髓并无痛感。

（2）下牙槽神经麻醉（block anesthesia of inferior alveolar nerve）又称下颌孔或翼下颌注射法（pterygo-mandibular injection）。

下牙槽神经出卵圆孔后经翼下颌间隙进入下颌孔，下牙槽神经麻醉系将麻药注于翼下颌间隙下颌孔周围，使下颌同侧所有牙齿的感觉神经传导被阻断，以达到镇痛的目的。

下牙槽神经麻醉常规方法：嘱患者大张口，用口镜牵拉唇颊组织以显露颊脂垫，大部分患者可及翼下颌韧带、磨牙后垫与颊脂肪垫黏膜皱褶形成的三角区，称颊脂垫尖（图 13-3）。消毒后从此处平行进针，若颊脂垫尖不明显则在相应区域离磨牙𬌗面 1cm 处进针；若后牙缺失可在上下牙槽嵴之间的中点外侧 3~4mm 进针，针管摆向对侧第一、二前磨牙之间，针尖进入 2.5cm 左右可触及骨面，回抽无血即可推注麻药，5min 左右出

现效果，此时患者有同侧下唇麻木感。因舌神经距下颌孔较近，故大部分患者亦有同侧舌尖麻木感。如注射 10min 后仍未出现麻木感，应考虑注射失败，可重复注射。

为了使下牙槽神经麻醉更准确，必须熟悉下颌孔及其周围的解剖。成年人下颌孔在下颌升支中央稍偏后，相当于𬌗平面的位置，其上方 1 ㎝处为神经沟，麻药即注射在此处。但不同的个体有所差别，有的可能在𬌗平面线与牙颈线水平之间，女性及儿童位置略低，老年人相对较高。下颌孔前缘为下颌小舌，前上缘为下颌隆凸，周围有颊、舌神经分布，后退 0.5cm 注射麻醉剂可同时麻醉颊、舌神经。

下牙槽神经麻醉进针深度应根据软组织的个体差异而定，但在针尖进入预定深度未能触及骨面，说明进针角度过小，可退出少许，将注射器向口角方向移动至第一磨牙后再进针；若未达到预定深度即已触及骨面，说明进针角度过大，仅触及下颌支前缘骨面，应退出少许，注射器稍向中线移动后再进针，即可达到深度。

下颌前磨牙和第一磨牙有的可同时受颊神经支配，单纯麻醉下牙槽神经会出现镇痛不全，故可同时作颊神经麻醉（后退 0.5cm 推药 0.5mL）。此外，部分前磨牙还受颈皮神经分支支配，因此，个别病例仍会有镇痛不全的可能。

有人认为，下牙槽神经阻滞麻醉对不可复性牙髓炎的失败率为 44%~81%，包括麻醉后仍有中、重度疼痛及牙髓温度测试阳性。但临床上如严格按上述注射方法实行，大部分都能达到无痛拔髓，少部分镇痛不全，拔髓有轻度或中度疼痛，仅个别需要二次注射。

利多卡因在体内代谢较快，一般来说，每

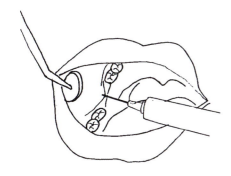
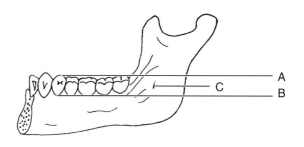

图 13-3　下牙槽神经麻醉
A. 𬌗面延伸平行线。B. 牙槽突缘延伸平行线。C. 下颌孔

次 3mL，注射 2~3 次对人体无不良影响。对镇痛不全的患牙，如果患者开髓时仅有轻度疼痛可以忍受，就不需重复注射，因为，冠髓的敏感程度比根髓高，去除冠髓能够忍受，拔除根髓就不会很痛了。在不能忍受的情况下，可以再重复注射 1~2 次，直至开髓无明显疼痛。此外，对髓腔大的年轻患牙，髓顶已揭除便于进针，也可采用牙髓直接注射补救，使拔髓能达到完全无痛。

3. 牙髓内麻醉（intrapulpal injection） 将麻药直接注入牙髓组织（图 13-4）。适用于外伤折断露髓的前牙、穿髓孔大的患牙、已揭除髓顶的前磨牙，以及能使注射针顺利刺入牙髓的磨牙。

髓内注射应选择小号注射针，针刺入点应尽可能沿着根管方向推进，使针眼能完全进入牙髓组织后推药 0.3~0.5mL 即可。

牙髓内注射具有显效快、麻醉效果好的特点，缺点是注射时疼痛较其他麻醉法剧烈，且牙髓必须是健康状态或早期炎症，凡是有剧烈跳痛或明显叩痛的病例应避免使用本法，以防炎症扩散。临床上仅在其他麻醉方法失败时，作为补救措施使用。

4. 牙周韧带麻醉（periodontal ligament analgesia） 系将麻药注射在患牙与牙槽骨之间的韧带中，使之渗透至牙髓起到麻醉作用。

牙周韧带麻醉具有用药量少、见效快、麻醉效果好及安全等特点，且能避免阻滞麻醉较长时间的麻木不适感。但也存在着进针困难、推药阻

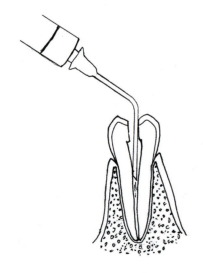

图 13-4　牙髓内麻醉

力大等问题。又因牙周间隙较小，需用细短针头（皮试针头）才能避免弯曲，普通注射针头操作较难（图 13-5）。进口专用注射器可以解决推药难问题，但配用进口针头细长易弯曲，进针亦较困难（图 13-6）。

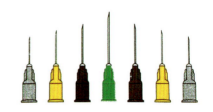

图 13-5　皮试注射针头

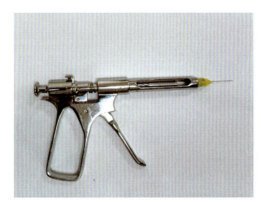

图 13-6　进口专用注射器

牙周韧带麻醉适用于下颌牙，尤其适用于骨质致密的下颌后牙的麻醉，操作方法步骤如下：①注射器装上细短的皮试针头，抽含肾上腺素 1：100 000 左右的麻药 1mL；②用碘酊消毒颊侧牙面、牙龈及龈沟；③针眼向着牙槽骨面，针尖从龈沟沿牙根表面刺入 2~3mm；④推药 0.2~0.4mL，但不超过 0.4mL。⑤30s 后产生作用，可维持 30~40min；⑥磨牙每个牙根均需注射才能完全达到麻醉效果，可先注射远中根后注射近中根，使近中根注射时无痛感（图 13-7）。

为防止针眼感染，对口腔卫生差的患牙，应先用过氧化氢溶液清洗牙面及龈沟，必要时可先作超声洁治，以彻底去除牙石、牙垢。

在浸润麻醉无果或阻滞麻醉镇痛不全的情况下，采用牙周韧带麻醉容易获得麻醉效果，尤其是有牙周病或中青年患牙牙周韧带较宽，便于注射针尖刺入。

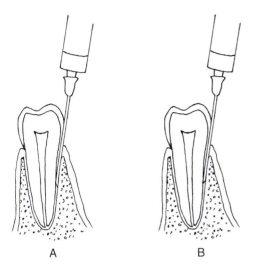

图 13-7 牙周韧带麻醉
A. 错误。B. 正确

去髓术采用的各种注射麻醉方法，因注射的部位较浅，注入的药液量少毒性低，一般较为安全。但如经验不足或注射方法不当，仍会发生血肿（上牙槽神经麻醉）、神经干损伤，以及针眼感染等并发症，从而影响患者治疗积极性及治疗工作的顺利进行，故仍应提高认识积极防治（详见第 21 章）。

四、镇痛方法的选择

麻醉法与失活法去髓各具特点，临床上需根据患者及患牙的不同情况选择。急性牙髓炎是患者最痛苦的病症，尤其是处于发作期的患者，就诊最希望的是及时有效地解除痛苦。临床实践表明：采用局麻镇痛，去髓后 FC 双导处理根管，多根牙髓腔置干棉球空封观察，单根牙还可即时根充，可以取得比其他方法更好的镇痛效果。

慢性牙髓炎则不同，患牙没有较重的自发痛，对治疗没有那么迫切，采用局麻去髓部分患牙可能会出现以下问题：①拔髓断面的炎症反应，部分病例短期内会出现咬合痛，尤其是根管复杂的后牙。②根管工作长度估计不准确，器械超出对根尖周组织造成创伤；在此基础上如封药不当，不但会出现咬合痛，个别的甚至还会出现较重的自发痛。③磨牙根管复杂，有的拔髓不彻底，复诊时近根尖处出现探痛（残髓），重新处理较麻烦。④部分病例出血较多影响封药。因此，对龋源性容易备洞的后牙，可在去龋后直接封失活剂。

对备洞会引起疼痛的患牙，或工作时间不允许情况下，也可在局麻开髓后封失活剂，复诊时常规去髓扩根，FC 处理根管后即可根充，这样既可以节省就诊次数，又可以避免或减少上述并发症，尽可能使治疗达到无痛。

第 3 节
去髓术的操作步骤与方法

去髓术的操作步骤包括开髓、根管口探查、拔髓、根管预备、根管充填、牙体缺损修复等步骤。有关开髓及根管口探查前已叙述，牙体缺损修复见第 22~24 章，现就其他步骤与方法分述如下。

一、拔髓

系用拔髓针或扩大针将感染的牙髓从髓腔中予以清除。开髓后先用小号扩大针探查开髓通道与根管口相通情况，并探明根管粗细，对较粗直的根管可用拔髓针拔髓，细小根管采用扩大针拔髓。拔髓针拔髓的好处是牙髓能从根尖狭窄处断裂完整拔出，不会遗留残髓；对细小弯曲的根管则采用扩大针将牙髓捻碎并锉除，但要严格按照工作长度到达根尖狭窄处，将牙髓完全锉除干净，否则遗留残髓复诊时处理较困难。

1. 拔髓针拔髓 将拔髓针伸入根管长度约 2/3 处，顺时针捻转 1~2 圈后抽出，检查拔髓针上牙髓是否完整拔出，如未拔出或拔除不完整可重复进行。牙髓炎晚期牙髓可能不成形，拔髓针难以完全拔除；后牙根管细小弯曲拔髓针难以深入，也不便捻转。但年轻恒牙或成年人上磨牙舌根管、下第一磨牙远中颊根管一般较粗直，亦可试用拔髓针拔髓。

粗大的根管牙髓组织亦大，有时可因拔髓针太细较难拔出，可将拔髓针沿根管壁深入到近根尖处，并多捻转几圈即可使牙髓缠绕其上完整拔出，也可改用粗扩大针捻转拔除。

拔除后可用镊子从倒刺上取下牙髓，完整新鲜的牙髓呈粉红色的条索状，犹如一条小虫；牙髓坏死者则呈苍白色，或呈瘀血的红褐色；如为腐败性细菌感染则有恶臭。

拔髓前应检查拔髓针的状况，对生锈、弯曲、倒刺磨钝的旧针应弃用，以保证拔髓效果，并防止断针。拔髓动作宜轻柔，捻转时阻力过大则应退出，改用扩大针去髓，切勿强行捻转，以免断针给工作造成更大的被动。

2. 扩大针拔髓 细小弯曲的根管，尤其是不便操作的后牙，可首选扩大针拔髓。根据 X 线片或探查根管的情况，选择比根管细 1~2 个型号的扩大针。伸入到近根尖狭窄处，顺时针捻转数圈，尽可能使牙髓缠绕其上完整拔出。如仅见残碎牙髓，可换用与根管直径相当型号的根管锉锉除。

根管横径非圆形或弯曲细小者，可能会将残髓挤向一侧而不易拔除，可结合使用 H 锉沿根管壁上下提拉，使残髓及根管壁上的钙化物等一并锉除。

扩大针深入根管的长度，在没有使用电子根管测定仪或 X 线片测量时，主要是根据指感并结合各类牙的平均长度作初步确定。成年人根尖狭窄处相对明显，当扩大针进入到一定深度且有明显阻力感时便不再深入，而仅做旋转及提插动作。对根尖孔较粗大的根管，扩大针旋转下压容易超出，如已达预定深度而仍无明显阻力感的根管，用相同型号的 H 锉上下提拉则不易超出。有条件应带针摄 X 线片或用电子根管测定仪测定，以观察扩大针在根尖的位置，然后再根据情况做相应的调整，即确定根管工作长度（详见第14 章）。在未探明情况之前切忌用力深入，以防扩大针超出，破坏根尖狭窄处，并造成根尖周组织创伤。

使用大锥度机扩则可省去拔髓这一步骤，直接用各个号码的大锥度镍钛锉完成拔髓及扩大根管（详见第 15 章）。

二、根管预备

去髓术的根管预备主要是细小根管的扩大和冲洗，分述如下。

1. 根管扩大 活髓牙采用手持器械拔髓后的根管扩大，主要针对细小根管，使预备后的根管呈一定的形态，便于清洗及充填。

对后牙细小弯曲的根管，单纯用扩大针可能达不到工作长度，可换用 8-10 号 K 锉先疏通，然后再用扩大针扩。8-10 号 K 锉细小易弯，在进入根管上段后，应使用较缓和的力做上下小幅度提插，顺序渐进地深入到根尖。切忌用力下压，

否则将使锉弯曲变形，使疏通难度更大。K 锉到达根尖后再换用 15 号扩大针及 H 锉交替扩管，H 锉对中上段根管壁的钙化物锉除效率较高，锉除后再换用扩大针逐号扩大，直至达到需要的号码。

使用大锥度机扩预备根管，可用疏通锉直接疏通及扩大，操作起来比较方便快捷，快速运转去除残髓也较彻底，可以提高根管预备质量及治疗效果。

根管扩大的其他方法请参阅第 14 章。

2. 根管冲洗 根管扩大后使用药液冲洗，目的是消除残髓碎屑及血污，使根管处于洁净的状态。冲洗液还能杀灭根管内及牙本质小管中的部分细菌，减少其对根尖周组织的潜在威胁。

常用的根管冲洗液为过氧化氢溶液或 5.25% 次氯酸钠，单用或两种药液交替冲洗均可。次氯酸钠除了有较强的杀菌作用外，还有溶解坏死组织的作用，但对活髓组织在短时间内则难以溶解。在拔髓后的根管冲洗时，增加冲洗次数或加大冲洗剂量，并不能达到溶解残髓的目的。

根管预备完成后再用超声根管锉荡洗，超声荡洗比冲洗效率高，利用锉的摩擦力及生成的旋涡使残髓碎屑、钙化物及血污能随液体溢出，使根管清理得更加洁净，保证根充材料同根管壁能紧密贴合。

三、根管消毒

1. 常规法根管消毒 采用麻醉法去髓，拔髓后多有明显的出血，如立即做根管充填，部分病例止血较难，操作时间会延长。一些急性牙髓炎的病例，去髓后也需要观察治疗效果，拔髓后的根管壁也可能存在致病的微生物，封入具有杀菌消毒作用的药物，将致病微生物彻底杀灭，防止日后生长繁殖导致根尖周组织炎症。根管消毒常规的方法是置入氢氧化钙、木榴油、樟脑酚或丁香油等棉捻，暂封 2~7d 后复诊再行充填。

对根尖孔粗大的年轻恒牙，拔髓后因牙髓断面大容易出血，可用棉捻蘸氢氧化钙糊剂置入根管，为增强杀菌效果，可在糊剂中加少量碘仿，封药观察 1 周后再行根管充填；也可用硝基咪唑类药加地塞米松碾粉，混合后封入根管，对减少拔髓断面的炎性渗出液有一定作用。

2. FC 双导法处理根管 FC 双导法用于麻醉

法去髓术处理的根管，可实现快速止血、清污、杀菌消毒、腐蚀残髓及麻醉牙髓神经等作用。该方法对急性牙髓炎症状的消除及活髓牙因故去髓术，有其他药物不可替代的作用。

FC 有很强的杀菌作用，且渗透性大、作用迅速，但刺激性、腐蚀性也大，与组织接触可使蛋白迅速凝固。使用双导法处理去髓后的根管，是为了能在短时间内腐蚀根尖狭窄处及侧支根管处的牙髓断面，使蛋白凝固堵塞血管，达到直接止血的目的，有利于根管即时充填。

FC 有很强的渗透作用，饱和 FC 液能渗透到牙本质小管，起到一定的杀菌及降解毒素的作用。此外，牙髓断面被腐蚀后有麻痹神经的作用，这在牙髓大部分坏死的病例处理中可得到验证。在没有麻醉情况下，去髓至近根尖时有明显疼痛，采用蘸有饱和 FC 液的棉捻插入并贴近根管壁摩擦数下，然后再用干棉捻吸净，患者很快即无痛感。在短时间内将 FC 吸净的目的是防止其渗入到根尖周组织，从而进入血液循环，导致化学性根尖周炎乃至全身组织器官的影响或损害。吸干后根管内虽无 FC，但在根尖牙髓断面及根管微细结构中仍可有少量 FC 存在，还会继续起到一定的杀菌消毒作用。

经 FC 双导法处理后的根管，能达到洁净无菌，便于即时根管充填。从抽出棉捻的颜色可判断拔髓断面是否止血，如棉捻为灰白色说明已止血，根管中的液体很容易吸干；如抽出的棉捻为黑褐色，说明出血未止，可再用 FC 液棉捻插入，并适当延长时间即可止血。如处理较长时间出血仍不止，可能为以下原因所致：①残髓未去尽；②扩大针超出根尖孔刺伤根尖周组织；③根尖周充血较严重。上述原因引起的出血一般出血量大都较多，FC 难以与残髓断面接触，因而也就难以达到止血的作用。

在做相应的处置后，如出血仍不止的也可考虑开放处理，根管仅置 CP 棉捻加碘仿即可。对确实需要一次完成根管充填者，可用棉捻蘸肾上腺素置入根管片刻即可止血；亦可用棉捻蘸根管充填剂插入根管，捻转并提插数下，使根充剂与拔髓断面充分接触，可起到腐蚀残髓断面及粘堵的作用，此法止血迅速效果较可靠。但在止血后，应再用干棉捻将混有血液的根充剂吸尽，置换新

的根充剂后再充填根管。目前，市售的根充剂成分不一，某些品牌的根充剂主要成分为氢氧化钙加碘仿，达不到腐蚀残髓断面的作用，因而也难以达到止血的作用。

3. FC 封药消毒 Emmerson（1959）研究了 FC 用于乳牙活髓切断术后的组织学反应，认为 FC 与组织接触后的变化可因时间长短而异，即从接触时的组织表面凝固到后来的组织完全钙变。他认为：封药若超过 3d 以上，正常的根髓组织就由成牙本质细胞的完全变性和钙化所代替。

Masscer 同样的研究也观察到：牙髓组织在 FC 作用的几分钟内，其表层呈嗜酸性和纤维状，14d 后出现不同的三层改变：即嗜酸性凝固层、浅色萎缩层及炎症层，后者几乎到根尖区，但没有发现理想的纤维状凝固层。所以他建议：FC 作用 2~3d 后即应除去。

Lngegerd 则从组织学及酶组织化学检查研究人类牙髓组织对 FC 的反应，结果表明：FC 能固定活体牙髓中的组织，并伴有复杂的血管变化，其固定的范围取决于甲醛的浓度，但一般不会到达根尖周区。根据上述理论，临床上对根管系统复杂的后牙、根管钙化、器械折断、肩台形成等未能完全疏通根管，采用半干的 FC 棉球置根管口或髓室，封药 5~7d，使残髓保持无菌干化，长期留置在根管中。这样，就可使器械无法到达的复杂病例也能达到治愈的目的，扩大去髓术的适应证，以挽救更多的患牙。

4. FC 的合理使用 FC 有较好的杀菌消毒作用，但使用方法不当也会产生某些不良反应，如用较饱和的 FC 棉捻直接封入根管，除可致化学性根尖周炎外，可能还会发生对其他组织器官的毒副作用。

目前，国内外对 FC 的使用有较大的争议，反对使用的理由主要集中在三个方面：一是刺激性大容易引起化学性根尖周炎；二是该药为半抗原，可能引起过敏反应（allergy）；三是国外有人做动物试验，发现 FC 会导致细胞分裂增加，有致癌之嫌。

Stephen Cohen 等主张用 FC 切髓术，其效果优于氢氧化钙，并引用一次全球性牙医学院调查资料，显示大多数的牙医学系和儿科执业牙医都提倡使用 FC 切髓术。他们认为：切髓术后人体各

系统吸收的 FC 量十分微小，临床使用时不用过于顾虑。他们进行的动物试验表明：未预敏的动物没有发现明显的免疫反应，只有预先致敏的动物有微弱的过敏倾向。

七井昭胜（1987）研究 FC 封入根管后对动物全身各系统分布情况的观察，结果表明：封药 7d 后动物的心、肝、肾、脾、肺均可检出 FC 的成分。他强调应重视 FC 对各脏器细胞的影响或损害。

笔者认为，FC 虽然有以上不良反应或副作用，但只要在用药量、用药方法及封药时间等方面加以重视，把 FC 的作用严格控制在根管中，不让其渗入到根管之外的组织，就不会对其他组织器官产生不良影响，使其在治疗中能达到扬长避短、趋利避害的作用。例如，根管内牙髓已完全去除且根管较粗的病例一般不采用 FC 封药治疗；若需观察去髓后症状消失情况，可将 FC 双导处理后的根管空置，用干棉球置根管口或髓室，暂封开髓洞即可。慢性牙髓炎去髓术，一般是用棉捻蘸无刺激性的消毒药物封在根管中，对根管复杂的后牙，若是企望能有固定残髓（侧副根管）的作用，可用半干的 FC 棉球置髓室或根管口封药 5~7d，使器械无法去除的残髓能够无菌干化。但封药前应将根管中的液体吸干，以避免 FC 与根管中的液体混合，被根尖周组织吸收后产生不良反应。FC 的成分及性能请参阅第 29 章。

四、根管充填

去髓术的根管充填（root filling）是用各种材料及药物调配的糊剂充填根管，替代去除的牙髓以消除腔隙，防止组织液储留形成细菌生长繁殖的场所，从而防止根尖周炎的发生。此时根管充填是去髓术的最后步骤，多在复诊时完成，根管必须具备较干燥而无明显渗出液，患牙无明显叩痛，否则就要继续封药，尤其是根管复杂的磨牙，可酌情多封一两次药。有的患牙虽有轻度叩痛，但根管内没有明显渗出液，亦可予以充填，充填后不影响治疗效果。

（一）根管充填材料

根管充填目前已有多种方法，使用的材料及糊剂种类也较多，有硬性类充填材料：包括牙胶尖（gutta-percha point）、银尖（silver cone）、树脂类等。糊剂类材料：包括根管充填剂、丁香油糊剂、碘仿糊剂、钙维他、氯仿牙胶糊剂等。

近年来，国内外又提倡使用生物陶瓷性质的 iRoot SP 作为根管封闭剂，其优越的理化性质和生物学性能，可以提高封闭效果，从而提高去髓术及根管治疗的成功率。各种糊剂配合牙胶尖封闭根管预备后的腔隙，消灭细菌滋生的场所，以达到根管充填的目的。各种根管充填剂的组成及性能详见第 29 章。

各种材料与糊剂均有其特点，但良好的根管充填材料应具备以下特点。

1. **便于充填时操作** 有一定的硬度：有利于插入细小的根管。有一定的弹性：能顺利进入弯曲的根管。加热后有可塑性：充填后多余部分易去除。目前固体类只有牙胶尖具备这种性能的大部分，但牙胶尖也存在着硬度不够的问题，尤其对后牙细小的根管充填较困难。

2. **具有持续的杀菌消毒作用** 能持续杀灭根管预备时未被杀灭的细菌。

3. **对根尖周组织无刺激作用** 充填后不会产生不良反应，以促进根尖孔的封闭及根尖周组织的愈合。

4. **便于取出** 万一治疗失败可获得重新治疗的条件。如需要行桩钉辅助牙体修复，也便于桩道的预备。

5. **性能稳定** 体积不会膨胀或收缩，亦不受组织液影响而溶解，能长期保留在根管内而不变性。

6. **不使牙冠变色** 充填后不会改变牙冠色泽，以利于前牙的使用。

7. **X 线阻射** 便于观察充填后的情况。

8. **取材方便、廉价易得** 使不同阶层的患者均能接受。

目前使用的牙胶尖，系马来亚树脂加入其他材料制作而成，其中马来亚树脂 18%~20%，氧化锌 61%~75%，蜡或树脂 1%~4%，重金属硫酸盐 2%~17%。

牙胶尖中的成分对组织刺激性小，无抗原性，有微弱的抗菌成分（氧化锌）。其性质较稳定，有一定的弹性，遇热易软化，不溶于水，能溶于氯仿、乙醚及丙酮等，对 X 线阻射。但牙胶尖也存在着硬度不够，遇水易变软，可塑性差等不利于根管充填的缺点。

市售牙胶尖有标准型及大锥度型两种规格，标准型长度一律为28mm，直径有与根管扩大器械相匹配的15#、20#、25#、30#、35#、40#等6种型号，其头部也分别用白、黄、红、蓝、绿、黑等6种颜色染成，体部则一律为橙红色。

标准型牙胶尖适用于标准扩大针预备的根管充填，对于根管形态不规则者，在主尖充填后用侧压器或扩大针做侧向加压，再选择相应的型号作为辅尖。

用大锥度扩大针形成的根管，有04锥度和06锥度的，型号有20号和25号的，可根据使用的镍钛锉型号选择相应型号的牙胶尖充填。

目前使用的各种根管充填糊剂，大都具备持续杀菌消毒的性能，但可凝固的糊剂或液剂仅在凝固前具备这种性能。

基于以上原因，目前较常使用的仍然是牙胶尖加根管糊剂充填，两者合用可以优势互补，使根管充填能达到比较理想的程度。

（二）根管充填的步骤与方法

1. 选择牙胶尖　根据拔髓后根管扩大所用扩大针型号及进入根管的深度，选择相同型号的牙胶尖。若采用非标准扩大器械扩大根管或使用非标准型牙胶尖充填，可用试尖的方法确定所选牙胶尖是否合适。其方法为：将选用的牙胶尖插入根管能达到预定的深度，并与根管壁密合，拔出时有一定的阻力感即为合适，否则需更换重试直至合适为止。为防止某些因素导致欠填或超填，有条件试尖后可摄X线片观察，根据结果再剪除超填部分，或换用合适的型号。

2. 送入根充糊剂　可用扩大针或光滑髓针挑适量根充糊剂，送入根管并作反复提插，使糊剂能进入根管深处。亦可使用专用的糊剂输送器，使用时插入根管后采用推注的方法，边推边退出针头使糊剂留在近根尖1/3根管中。此法因有压力作用于糊剂，对根管充填较完满，尤其是对侧支根管也能进入。但如压力过大，也会将糊剂压入根尖周骨质缺损区形成超充（慢性根尖周炎）。

3. 插入牙胶尖　将选好的牙胶尖蘸少量糊剂插入根管，在就位前轻轻提插数次，以排出根管中的空气，并使糊剂能向根尖处推挤，从而达到充填完满的目的。

后牙的窝洞视野较差，牙胶尖难以在直视下插进根管，在插入前对每个根管口的位置应有大概的印象，插入时才能较准确的进入根管口。虽然也可以用牙胶尖探查，但牙胶尖较软如触及髓底或髓壁容易弯曲变形，再插进根管口就很难。因此，在插时动作应敏捷轻柔，牙胶尖有落空感时才能向根尖方向施力。

对粗大及非圆形根管应使用多支牙胶尖做侧向加压法（lateral condenation）充填，其中以最粗的一根作为主尖充填到根尖处，其余的酌情选用小号的作为副尖充填（图13-8）。在插入主尖后如空隙不大，可用侧向加压充填器逐渐向下深入，将主尖挤向一侧，再选用同型号或小一号的牙胶尖插入，如此反复，直至适度填紧为止。也可用扩大针操作，将扩大针顺时针旋转深入，遇到较大阻力将扩大针逆时针退出，这样就不会将牙胶尖带出。

图13-9为一13岁少年24行去髓术，采用测压法需填入十多支牙胶尖，此类根管有条件最好用大锥度或热牙胶充填。

去髓术良好的根充要求是适填，欠填<1mm或超填<0.5 mm被认为是在允许的范围。欠填过多，部分病例近期也可能不影响疗效，但如根尖孔不闭合，根尖周的组织液会潴留其间，成为细菌生长繁殖的场所，故长期效果难以肯定。因此，对根尖孔粗大者，应严格按照根管工作长度决定牙胶尖插入的深度，在有条件的单位应常规摄X线片观察根充情况，对过多的欠填或超填予以纠正，以保证根充能符合要求。

4. 去除多余的牙胶尖　用烤热的器械将根管口外的牙胶尖烫除。要注意掌握器械的热度，如热度不够难以烫断，有时还会将牙胶尖带出；热度过高可使牙胶尖冒烟，产生异味对患者及术者

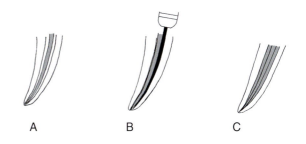

图13-8　根管侧压法充填
A.主尖充填。B.侧压充填器加压增隙。C.插入副尖后

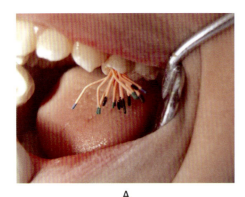

A

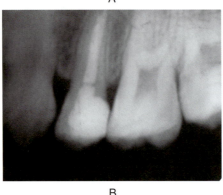

B

图 13-9　侧压法充填实例
A.24 测压法充填。B. 充填后 X 线片

都会造成不良的刺激。同时还应注意动作宜轻巧，防止口唇黏膜烫伤。

对多根管牙，在牙胶尖充填完某一根管后即应烫除，以免影响其他根管的充填。

5. 窝洞充填　根据洞型及设计方案选择充填材料。

根充后无论采用哪一种永久性材料修复牙体缺损，近根管口及髓室部分均应采用磷酸锌水门汀垫底，这不但是为了节约材料，更重要的是对根管的严密封闭。在目前各种充填材料中，磷酸锌水门汀充填后的体积收缩率最小，可避免微渗漏造成冠向二次感染。

在窝洞充填前应注意洞壁的清理，可用车针打磨或酒精棉球擦拭，避免不凝固的根充剂及牙本质碎屑的沾染，防止微渗漏及继发性龋的发生，以保证根充剂的密封性，使去髓术能达到良好的效果。

五、活髓牙特殊病例的处理

对于颌间距离小根管又较细小的后牙，能去髓的舌根管或远中根管采用去髓后根管充填，无法找到或无法疏通的细小根管，可在封 FC 1~2 次

后髓室填干髓剂，这种"一牙两治"的方法，同样可以取得良好的疗效（图 13-10）。

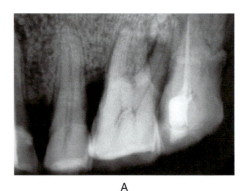

A

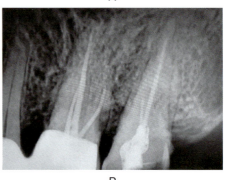

B

图 13-10　"一牙两治"实例
A. 男性，56 岁，27 Ⅱ型牙周 - 牙髓联合病变，松动Ⅱ度，颊根管细小，张口度小。舌根管去髓术，颊根管未能去髓，髓室置干髓剂，治疗后 17 个月复查无明显松动，咀嚼功能良好。B. 男性，62 岁，27 重度磨损，慢性牙髓炎，远中颊根管未能找到，根充加干髓剂充填，术后 1 年复查各项指标正常，咀嚼功能良好

第 4 节　去髓术的疗程问题

传统的去髓术大都要 3~4 次就诊才能完成，这主要是急性牙髓炎的应急处理、封失活剂、去髓后封消毒药物等步骤使疗程延长，就诊次数增多。近数十年来，随着医疗技术水平的提高和药物器械的不断更新，去髓术的技术水平也在不断提高，疗程也大为缩短，患者的就诊次数也得以减少。许多报道都主张一次疗程完成去髓术，尽可能给患者提供方便，并能使痛苦减少到最低程度。但在某些方面尚存在一些问题，有待进一步研究解决。

一、一次疗程的适应证

一次疗程指去髓后即时根充。大量的报道及

临床实践证明，牙髓处于未失活状态，即使有炎症或部分坏死，只要能较彻底的将其去除，并对去髓后的根管进行有效的冲洗和消毒，大都可以立即进行根管充填并完成牙体修复。即使牙髓已全部坏死，只要根管内不是陈旧性腐质或腐败性细菌感染，死髓清除后根管做适当的处理，也可一次完成治疗。与根尖周病不同，牙髓病大多数感染源在牙髓，微生物很少会侵入牙本质小管，因而不需要多次封药杀菌消毒。

有的文献将叩痛列为一次疗程的禁忌证，这不符合实际。因为，无论急性或慢性牙髓炎，检查时绝大多数都有不同程度的叩痛。牙齿单纯叩痛但没有松动，只能说明牙髓炎症引起根尖周的局部充血反应，而不能作为合并根尖周炎的诊断。只有出现明显的浮起感及咬合痛，且患牙有 I 度以上松动，才能诊断为合并根尖周炎。临床上合并有上述症状及检查结果者为数不多，即使是合并根尖周炎的患牙，一般也只是处于较轻的浆液期，只要患者年龄不大、无系统性疾病、根管不是很复杂，也可以一次疗程完成治疗。导致根尖周炎的病因得以较彻底去除，为根尖周恢复健康创造良好的条件，在机体免疫机能的作用下，炎症可在短时间内消失，因而可以获得良好的治疗效果（图 13-11）。部分病例还可辅以抗菌消炎药物，以提高疗效，尽快恢复患牙的功能。

从牙位来看，一次疗程最适合单根管的前牙或前磨牙，因其操作相对简单，容易取得成功。例如，前牙前突畸形改轴行全冠修复，其牙髓没有病变，去髓后用 FC 双导处理根管即可充填，而不需再封药，操作所需时间也不长。单根管牙发生急、慢性牙髓炎症，只要没有并发根尖周炎，也可以这样处理。对多根管的磨牙，只要工作时间许可，根管不是很复杂，患者又愿意配合，也可以一次完成，尤其是远道而来的患者。当然，是否进行一次疗程去髓术，还要根据患者身体状况、患牙根管复杂程度、术者的技术水平及其他各方面的条件而定。对年老体衰、习惯性脱臼、颞颌关节疾病等患者，一般不提倡一次完成，尤其是根管复杂的磨牙。

二、多次疗程去髓术

虽然一次疗程适用于大部分炎症牙髓的去髓

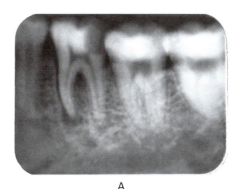

A

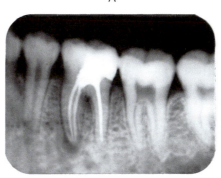

B

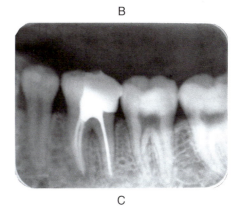

C

图 13-11　急性牙髓炎一次法去髓术
A.36 术前 X 线片。B. 根充后。C. 术后 3 年 2 个月复查片。46 岁女性，36 急性牙髓炎，因远道而来不便复诊，局麻去髓，FC 双导处理根管，一次性完成根管充填，术后症状消失，咀嚼功能良好。已跟踪随访 16 年

术，但若无特殊情况必须一次完成，下列情况下可考虑 2 次以上疗程治疗。

1. 根管系统复杂的后牙　后牙的根管系统多较复杂，存在着不固定的根管数目和侧副根管，有的即使用大锥度根管器械扩管，也难以将侧副根管中的牙髓去除；能够找到的主根管，有的也存在着弯曲、畸形、钙化、侧支根管等不利去髓的情况，使去髓术难以达到完全彻底的目的。因此，需要辅以化学药物治疗，才能使这些结构中的细菌得以杀灭，残髓得以固定；也才能提高去

髓术的疗效。例如，根管弯曲细小或牙髓不易摘除干净，扩大根管亦有一定困难者，可在拔髓、冲洗并吸净液体后，用半干的 FC 棉球或棉捻封于髓室或根管口 5~7d 后复诊再做根管充填。这种情况封 FC 可以起到杀菌消毒及固定残髓的作用，使未去除的残髓干化，长期保留在根管中对根尖周无刺激作用。

2. 拔髓后血性渗出液多而不易吸净 多见于根尖孔粗大者，可因根尖狭窄处不明显，误将扩大针超出根尖孔伤及根尖周组织；亦可见于根尖孔正常，但合并有根尖周炎的患牙。因渗血较多，勉强采用一次疗程充填，不但会增加操作时间，且患牙在术后可能会出现较长时间的咬合不适或咬合痛，故仍以多次疗程为好。这种情况可封入氢氧化钙 1 周以上，既可杀菌消毒，又能促进根尖孔封闭。

3. 年老体弱者 由于一次疗程需要较长的操作时间，某些年老体弱患者可能难以承受长时间的张口，尤其是根管复杂的后牙，拔髓的难度较大，更需要较长的时间。此外，年老体弱者机体免疫功能低下，愈合能力亦相对较差，勉强采用一次疗程不利于患牙功能的恢复。因此，可适当地延长疗程，既可缩短单诊次治疗时间，也有利于提高治疗效果。但对于某些行动不便的患者，在条件许可情况下，应尽可能采用短疗程治疗。

4. 器械折断于根管中 去髓术偶可发生器械折断于根管中，多见于细小弯曲的根管，一般较难取出，也不会超出根尖孔。由于近根尖处残髓未能拔除，如为麻醉法可先封失活剂杀髓，复诊时再封半干 FC 棉捻 5~7d，然后再用干髓剂充填根管上段。如为失活法，可直接封 FC 棉捻，1 周后再用干髓剂充填根管上段。当然，在可能的情况下应采用旁路疏通的方法，根管扩大至正常长度，然后再完成充填，只有无法旁路疏通的患牙才采用上述方法（详见第 21 章）。

5. 同时有 2 个以上后牙做去髓术 多个后牙去髓术若即时根充，会使患者张口时间延长，增加患者的痛苦，同时也增加术者的操作时间，不利于精细的操作，可在去髓后先封药，复诊时再做根管充填，以减少单次就诊的时间。

6. 重度牙周炎 重度牙周炎患者被实施去髓术的患牙，多为松动度较大的后牙，根管多较复杂，需要严格的杀菌消毒，也需要一定时间以观察松动度恢复情况，因而需要多次疗程治疗。

7. 不适合注射麻药 某些患者不适应注射麻药，要用失活法去髓，因而需要两次以上疗程。多见于以下人群：①拒绝接受注射的儿童患者；②畏惧注射或有晕针史患者；③患有严重系统性疾病的患者；④对麻药有禁忌证或过敏体质者。上述患者应改用失活法去髓术。

第 5 节
去髓术术后容易出现的问题及对策

去髓术作为治疗急、慢性牙髓炎或其他原因需要去髓的牙效果可靠，疗程亦较短。但在部分病例可能存在较特殊的情况，使用常规方法难以彻底去髓，且影响术后疗效。此外，术者的某些操作步骤失误也会导致术中或术后出现一些问题，需要加以认识并正确处理。

一、术后自发性疼痛不消失

无论是急性牙髓炎或慢性牙髓炎，去髓术后绝大多数都不会出现自发痛，少数病例可由各种原因出现自发痛，复诊时应查明原因，对症处理才能获得良效。

急性牙髓炎的患牙局麻去髓后自发痛不消失或加重，复诊时首先应查明有无误诊，尤其要注意有无错位痛误诊的可能，此类患者常会感觉疼痛仍在已治疗牙的根部，经验不足者会将原治疗牙做简单换药处理，结果使患者继续遭受痛苦。

对于局麻去髓术后自发性痛不消失的复诊病例，仔细询问并分析疼痛规律（阵发性痛还是持续性痛）是非常重要的。一般情况下，已行去髓术后再发生的疼痛，主要原因为遗漏根管或拔髓不彻底，其次是器械超出根尖孔，创伤加药物刺激都会引起自发痛，但这些原因产生的疼痛多为持续性痛，且不很剧烈，可伴有咬合痛。误诊发生的疼痛多为阵发性痛，个别已发展为牙髓部分坏死才会持续疼痛。了解并分析现有的疼痛规律之后，再对患牙及同侧上下牙列所有牙行热水测试，因为，此时牙髓炎多已处于晚期，冷试可能反应较轻或无反应，热试就比较灵敏。

若能排除误诊，就要从治疗方法上寻找效果

不佳的原因：①有无遗漏根管？可用扩大针探查予以证实，尤其是根管数目不定的患牙。②拔髓是否彻底？遗留少量有炎症的残髓，若封入强碱性的氢氧化钙或有刺激性的药，自发痛就可能不消失，若是拔髓不彻底器械探查会有触痛。③封药是否失当？如 FC、CP、木榴油等有刺激性的药物，封入过多也会使自发痛不消失。④拔髓时器械若超出造成根尖周组织创伤，在此基础上再封入上述药物，也会出现持续性痛。⑤急性牙髓炎有的炎症已扩散至根尖周，若封药填塞过紧不利于渗出液的引流，也可出现自发痛。存在上述 1、2 项问题热测试可能有轻度刺激痛，需要重新去髓，3、4 项问题可改为封无刺激性药物，如氢氧化钙加碘仿、抗生素加地塞米松等，第 5 项可根据症状轻重按照急性根尖周炎的治疗方法处理，详见第 14 章。

二、拔髓不彻底

去髓术的拔髓在前牙及单根管的前磨牙一般不难，绝大多数都能将牙髓拔除干净，复诊时用器械或棉捻伸入根管无痛感，也能顺利完成根管充填。但少数病例可由主客观原因造成拔髓不彻底，尤其是多根管的磨牙或上前磨牙。

根管弯曲细小的牙使用扩大针拔髓，有的因根管长度估计不准确，拔髓未能在根尖狭窄处横断使少量残髓遗留；个别患牙因根管解剖复杂，存在器械不易到达的侧支根管或根尖分歧。在这一方面，机扩比手扩更有优势，机扩快速旋转能使牙髓在根尖狭窄上方完全断裂，手扩则不然，捻转扩大针将牙髓扭断，个别根管会残留部分支离破碎的残髓，复诊时麻醉效果消失，手持器械探入就会有疼痛，这种情况会影响根管充填，成为术者棘手的问题。

处理方法：遗漏根管一般都需要麻醉后重新去髓，拔髓不彻底遗留少量残髓如探痛明显也应麻醉去除；如患者不接受，也可用棉捻蘸多聚甲醛失活剂置根管中失活。对探痛不很明显的患牙可用扩大针快速捻转去髓，但必须是对疼痛耐受性较好的患者。若扩大针已到达根尖狭窄处，但仍有轻度探痛，可能是近根尖狭窄处或旁侧有少量支离破碎的残髓，可用饱和 FC 棉捻双导法处理，导入时稍捻转或摩擦数下，使药物能充分与残留牙髓接触。由于 FC 有较强的刺激性，导入时会有一过性疼痛，但在导出吸净后疼痛即可消失。

上颌第二、三磨牙位置靠后，有的颌间距离小难以适应拔髓时器械操作，尤其是根管细小弯曲造成的扩根困难，也成为拔髓不彻底的原因之一，为了不放弃治疗，可采用干髓术或"一牙两治"的方法，尽最大可能挽救患牙。

三、术后咬合痛及叩痛

麻醉法去髓术后，部分病例会出现咬合痛或咬合无力，并可持续数天，检查时有较明显的叩痛，其原因有以下几个方面：①部分患牙本身就合并有轻微根尖周炎，去髓后需要一定时间才能恢复。②拔髓创面在愈合过程中必然会出现炎症反应（根尖周组织充血），也需要一定时间咬合痛才能消失。③去髓时工作长度估计不准确，器械超出导致根尖周创伤，或通过炎症牙髓时将感染带入根尖周组织。④封刺激性大的药物过多，如 FC、CP、木榴油等。⑤侧副根管中的残髓炎症影响根尖周组织。

拔髓后复诊患者诉有轻度咬合痛，检查轻度叩痛，根管内无明显渗出液，属于拔髓后断髓创面愈合的正常反应，并不影响根管充填。对于有较明显的咬合痛及叩痛，可在查明原因后调殆并再次根管换药，可封入氢氧化钙加碘仿糊剂，亦可用抗生素加地塞米松糊剂，并延长封药时间，待咬合痛消失后再复诊根充。但上述封药必须到达根尖处才能发挥作用，对个别叩痛明显且渗出液较多者，必要时辅以口服抗生素。

四、根管充填后疼痛

个别患牙在根充前无症状，但在根充后却出现自发性疼痛，这可能同去髓不彻底，根充物压迫在遗留的残髓上有关；也可能与根充糊剂超充刺激根尖周组织有关。根充后疼痛，一般在数分钟至数十分钟后可自行消失，少数可持续较长时间。

活髓牙去髓后根管充填一般不涉及细菌感染，除非扩根时器械超出，但器械超出感染多在初次复诊发生，不会在根管充填后，因而不需使用抗生素。

去髓术根管充填后发生的疼痛，可根据疼痛

程度酌情处置。如果没有自发性疼痛，仅在咬合时出现疼痛，调𬌗即可解决问题。轻度自发痛一般也不需处理，症状会逐渐消失；疼痛较重者可先拍片观察根管充填情况，必要时予以镇痛剂，观察一段时间后再酌情处理。

（陈乃焰　周宗雄）

参考文献

[1] 张举之.口腔内科学.3版.北京：人民卫生出版社，1999

[2] 陈志洪，牟永和，王玉琴，等.396例磨牙去髓根管治疗的体会.中华口腔科杂志，1980，15(3):111-112

[3] 霍颐年.局麻药和缩血管药的不良反应.国外医学参考资料口腔科分册，1977，4(5):196-198

[4] 耿温琦.心血管病与拔牙.国外医学参考资料口腔医学分册，1983，10(5):257-263

[5] 王中和.血管收缩剂在口腔科局麻中的应用.国外医学参考资料口腔医学分册，1983，10(5):264-267

[6] 查启民.口腔科临诊晕厥.中华口腔科杂志，1983，18(4):229-230

[7] 陈乃焰，袁利民，邓祺，等.局麻药中肾上腺素含量诱发牙病患者晕厥的临床研究.牙体牙髓牙周病学杂志，2001，11(4)254-255

[8] 徐家驹.含肾上腺素的局麻药对血管系统患者口腔手术的临床应用.国外医学参考资料口腔科分册，1979，6(2):105-109

[9] 陈新谦，金有豫.新编药物学.13版.北京：人民卫生出版社：1992

[10] 刘克英.口腔门诊急救系列讲座(一、二)，中华口腔医学杂志，2014，49(11、12)，693-697，766-769

[11] 米树华.口腔治疗中心血管并发症的预防及处理.中华口腔医学杂志，2016，51(7):387-390

[12] 郑际烈.含甲醛类药物治疗牙髓病的临床与实验研究概况.国外医学参考资料口腔科分册，1979，6(4):145-148

[13] 韩林.关于甲醛甲酚变性的研究.国外医学参考资料口腔医学分册，1982，6(6):330-332

[14] 张忠尼.侧支根管的处理原则和方法.国外医学口腔医学分册，1985，12(4): 210-213

[15] 黄群华.三氧化二砷失活法.国外医学参考资料口腔医学分册，1977，4(3):99-104

[16] 黄世光.牙髓应急治疗效果的对比研究.华西口腔医学杂志，1996，14(2):108-110

[17] 马光生.三氧化二砷所致的局限性颌骨髓炎二例报告.中华口腔科杂志，1964，10(3):137

[18] 金桂兰.应用失活剂后引起颌骨大面积骨坏死一例报告.华西口腔医学杂志，1984，2(1):64

[19] 吴春云，汤海峰.急性牙髓炎两种应急治疗效果对比.实用口腔医学杂志，1999，15(5):396

[20] 郭丽娟.急性牙髓炎应急治疗方法的探讨.现代口腔医学杂志，2001，15(1):73

[21] 王效平，王忠桂，王小婷，等.后磨牙牙髓疼痛3种止痛方法的效果比较.上海口腔医学，2004，13(2):147-149

[22] 余擎.根管内感染的控制.中华口腔医学杂志，2018，53(6):381-385

[23] 高原，薛晶.牙髓病诊疗原理与实践.5版.沈阳，辽宁科学技术出版社，2017

[24] 刘荣森，李颖超，张贤华，等.临床牙髓病学.9版.北京：人民军医出版社:2014

[25] de Oliveira LO, Silva MHC, Bastos HJS, et al. The impact of a dental operating microscope on the identification of mesiolingual canals in maxillary first molars. Gen Dent, 2019, Mar-Apr, 67(2):73-75. PMID: 30875311

[26] 王小军，徐俊峰，杨春萍.阿替卡因肾上腺素致过敏性休克1例.药物流病学杂志，2013，22(8):460

第14章

根尖周病的治疗

根尖周病的治疗主要是根管治疗术，个别病例还需要辅助手术及其他治疗。

根管治疗术是利用机械操作和化学药物治疗相结合的方法，清除根管中的病原刺激物，杀灭细菌，降解毒素，代之以材料及药物充填根管，消除病原菌滋生的条件，促进根尖周病变的愈合，从而恢复患牙的功能，并防止再感染，使患牙能长期保留。

根管治疗术是牙病治疗中最常用、最根本的一种方法，广泛应用于牙髓坏死及各型急慢性根尖周炎的治疗，也是残冠残根保存修复前最重要的基础工作。在治疗中术者必须具备严谨精细的工作作风和熟练的操作技巧，正确使用各种器械和仪器，合理应用各种药物及治疗方法，才能使根管治疗术达到较完善的程度，并获得良好的效果。

根管治疗术包括根管预备、根管消毒及根管充填三大步骤。在保存患牙的大前提下，针对临床上各种复杂的情况，合理制订治疗计划，认真做好每一步骤的工作，尽可能使治疗达到比较完善的程度。但由于患牙的情况复杂多变，如果某一步骤达不到要求，可以在其他步骤中予以补偿，力求使治疗取得成功，尽可能保留患牙并使功能能得以恢复。

根管治疗的一些操作步骤与去髓术相同，本章仅对急性根尖周炎的应急处理、根管预备及根管消毒等予以讨论，根管充填请参阅第13章。

第1节
急性根尖周炎的应急处理

急性根尖周炎（包括慢性根尖周炎急性发作，下同）是造成患者较大痛苦的一种疾病，也是口腔科较常见的急症。严重者若处理不及时或处理不当，可发展为颌面部肌肉间隙感染，极个别还会向颅内或其他器官扩散，甚至威胁患者的生命。

急性根尖周炎应急处理主要应围绕着镇痛、消炎、抗感染这三个问题，并采取各种措施。

急性根尖周炎依感染程度、病程所处阶段、个体体质及免疫力差异等不同情况，所表现的症状轻重也不同，在处理方法上亦有所差别。虽然部分病例可以一次疗程完成根管治疗，但相当部分病例仍需要先开髓引流，全身使用抗生素等治疗，以缓解疼痛及排除炎性渗出液，待症状基本消失后再做进一步治疗。急性根尖周炎应急处理包括以下步骤与方法。

一、开髓引流

急性根尖周炎浆液期或根尖脓肿期，炎性渗出液和充血对根尖周组织产生的压力，炎性产物对组织的刺激，都是造成疼痛的原因。此外，根尖周炎又多发生在髓腔尚未暴露的各种牙体缺损，或虽有暴露但根管被腐质或食物残渣所阻塞的患牙。因此，在浆液期或根尖脓肿期，打开髓腔及根尖孔的通道，使炎性渗出液从根管引流，可以缓解根尖部的压力，解除患者的疼痛，并阻断病情的发展。此外，病原刺激物的去除，也为根尖周炎症的消除创造有利条件，可以使患牙尽快恢复健康。但对于已发展至骨膜下或黏膜下脓肿的患牙，主要的处理方式是脓肿切开，而开髓引流已相对不重要，应根据患者的具体情况来决定是否开髓。

开髓时应使用锋利的牙钻，并注意选好开髓点，对松动明显的患牙，术者应用左手指将患牙固定，避免因震动加重患者的痛苦，并造成新的创伤的可能。不同牙位及不同部位缺损的开髓方法请参阅第12章。

开髓后先用扩大针或拔髓针清理根管，再用过氧化氢溶液或5.25%次氯酸钠冲洗根管，应注意针头不能塞入根管过紧，压力不可过大，否则会刺激根尖周组织使疼痛加重。症状较轻的也可仅用超声根管锉荡洗，如有脓血液溢出，可在基本排尽后，再用过氧化氢溶液及生理盐水交替冲洗或棉捻荡洗，并尽可能将根管中的渗出液吸干净，以减少感染源对根尖周组织的刺激。吸干后用一小块棉球松散的放置在窝洞中，防止食物残渣掉入即可，切勿紧塞，根管中也不需放棉捻，以免影响引流。

如患牙疼痛较重，松动及叩痛也很明显，但外观肿胀不明显，此种情况多为根尖脓肿已向骨内转移，但尚未进入骨膜下。如贯通根管后未见明显的脓血液，可能为根尖孔狭小或阻塞，在清洗根管后可用小号扩大针轻轻穿出根尖孔，使渗出液得以在根管引流。但应注意此前应先将根管清洗干净，扩大针也不能超出过多，且不能反复进行，否则有可能使根管内感染物质带出根尖孔，或使根尖周组织创伤，反使病情加重。

急性根尖周炎大都为慢性炎症急性发作，有的患牙尽管扩大针已明显穿出根尖孔，但仍未能引出渗出液，其原因可能有以下几种：①根尖周组织处于缺血坏死期；②感染从侧支根管进入造成的牙周膜炎症；③近根尖肉芽肿继发感染。

在开髓并贯通根管后，由于患牙所处炎症的不同阶段及病变的程度不同，因而也需要用不同的方法来处理根管。

开髓并贯通根管后有的疼痛不减反增，这可能为压力改变后出现的暂时性症状，一般在数分钟或十数分钟后可自行缓解。如疼痛仍不缓解者，可在吸干渗出液后于根管中松松的置入CP棉捻，能有效减轻疼痛。

在急性根尖周炎的浆液期或根尖脓肿期，对脓血液较多的患牙，还可以用负压抽吸法将脓血液吸净。方法为：开髓并贯通根管后，备注射针筒一支，根据不同牙位将针头弯曲并插入根管，隔湿并吹干窝洞及针头，烤软牙胶置入窝洞，将窝洞及针头封死，然后接上针管旋紧并抽吸，有渗出液即可抽净。负压抽吸法较单纯的开髓引流能更彻底的消除含有致病菌的脓血液，变被动为主动，对阻断病情发展、消除症状及病变组织的康复，都具有积极的意义，本法适用于较大的慢性根尖周脓肿急性发作。

二、调𬌗

根尖周急性炎症患牙有轻度𬌗向伸长，咬合时可出现早接触疼痛，从而影响对侧牙的咀嚼功能，也不利于病情的恢复。磨改调𬌗可以解除早接触，使其他牙能继续行使咀嚼功能，还可减轻𬌗力对患牙的刺激，对促进根尖周炎症消失有一定的作用。

调𬌗可根据不同的牙位调磨其𬌗接触部位，有的亦可调磨对颌牙的某些部位，如后牙锐利陡峭的颊舌尖或边缘嵴；不均匀磨损形成的短斜面；下前牙唇切线角等。

调𬌗时可用咬合纸测试，并询问患者调磨后咬合的感受，调磨至无咬合纸印迹或患者自觉咬合痛消失为止。

调磨时应选择适合调磨部位的车针。同开髓一样，对松动度大、症状较重者应用左手指适当固定，以减轻调磨时震动造成的根尖周创伤，从而减轻患者的痛苦。

三、脓肿切开

骨膜下或黏膜下脓肿形成应切开排脓。切开排脓的指征为：根尖部软组织可扪及明显的波动感。如波动感不明显，不能确定有无脓液时，可先用注射器穿刺，穿刺点应选在黏膜隆起最明显的患牙根尖处，注射针头对着根尖方向边进针边回抽直达骨膜下。若未抽出脓液可退出至黏膜下，选准方向再次进针，但不要反复多次，以免造成患者更大的痛苦及导致感染扩散，一旦抽到脓液即可决定切开引流。切口应选在最隆起处稍下方，以利脓液流出。切开排脓的方法为：①用1%碘酊或碘附（tincture of iodine）消毒术区；②表麻或局部注射少量麻药，但不要注到脓腔，对波动感很明显的黏膜下脓肿亦可不用麻醉；③取水平方向切口，根据脓肿范围决定切口长度；④用 11 号手术刀片插入并延长切口，再用止血钳撑开切口并稍下压，使脓液排尽（图 14-1）；⑤用生理盐水和过氧化氢溶液溶液交替冲洗脓腔；⑥对较深的脓腔可置入橡皮引流条引流，表浅或脓液不多者亦可不用引流条，以缩短愈合时间。

对于骨膜下脓肿或较小的黏膜下脓肿，亦可采用穿刺抽脓而不切开，尤其是抽出的液体中血性成分较多，说明不很成熟，可将其抽尽即可。此法具有操作方便、损伤小、愈合快等特点，且患者恐惧感小，易于配合。

四、药物治疗

急性根尖周炎在开髓引流基础上，要根据病变严重程度、病情所处的阶段、患者的年龄及体质等方面因素，考虑是否需要全身用药？用哪一种药？口服或且注射给药？必须认识到：急性根尖周炎用药的目的是为了抗菌消炎，尽快使病变逆转、症状减轻，有的还可以预防感染扩散。但也要避免盲目用药，防止用药不当给患者带来更大的痛苦及经济负担。

1. 抗生素的应用　急性根尖周炎如症状较轻，患者的体质较好，一般仅开髓引流等局部治疗，短期内即可消除症状，无须使用抗生素治疗。但是，对某些症状较重的化脓性根尖周炎，尤其是合并有全身中毒症状，如畏冷发烧、白细胞及中性粒细胞增多，颌下或颏下淋巴结肿大并压痛等，应使用抗生素（antibiotic）和硝基咪唑类药配合

治疗，且应采用静脉给药，使能达到快速作用的效应。口腔内炎症多为厌氧菌感染，亦可合并其他细菌感染。因此，应尽可能选择硝基咪唑类药与广谱抗生素联合使用，可选用青霉素、头孢菌素或林可霉素等药物，并选择硝基咪唑类针剂联合应用，以增强抗菌效果。

对位于危险三角区的上下前牙，虽感染不严重亦应适当使用抗生素，以防感染扩散。对有糖尿病、风湿性心脏病、体质虚弱、免疫功能低下者，虽症状较轻亦需全身给药，以防止原发病加重或感染扩散。

对感染较轻的非化脓性炎症，可给予甲硝唑、罗红霉素及维生素 B_6 等口服；如患者有胃病等情况，应考虑到上述药物对胃的刺激性，也可选用螺旋霉素、麦迪霉素、交沙霉素等对胃肠无刺激性的抗生素，甲硝唑也可用替硝唑或奥硝唑代替。对化脓性根尖周炎，可选抗革兰氏阳性菌作用较好的阿莫西林或头孢类抗生素口服。

2. 皮质激素的应用　糖皮质激素（glucocorticoid）又称皮质类固醇，在感染严重的病例与抗生素合用，具有抗炎、抗毒素及退烧的效果，对促进炎症消退，减少并发症有重要意义。

糖皮质激素适用于下列情况：①全身中毒症状较重，如高热不退、白细胞总数显著增多，中性粒细胞比率高；②合并有颌面部肌肉间隙感染；③疼痛较严重，但开髓后未引出渗出液，疼痛亦未减轻的浆液期；④慢性根尖周炎根管治疗期间出现较重的疼痛或肿胀，有出现严重化脓性炎症的可能；⑤根管治疗因故需要一次疗程完成的预防性用药。上述第一、二种情况可选择针剂加入

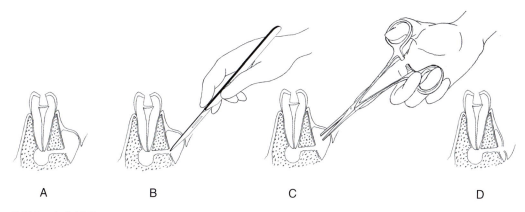

图 14-1　脓肿切开示意图
A. 黏膜下脓肿。B. 手术刀尖刺入脓腔。C. 止血钳撑开切口排脓。D. 排除脓液后

葡萄糖盐水点滴，症状改善后即撤除；后两种情况采用短程小剂量（每日3次，每次2片，2天量）片剂口服即可，同时要注意糖皮质激素使用的禁忌证（详见第29章）。

3. 其他药物的应用　急性根尖周炎的疼痛程度依感染程度不同而异，在开髓引流后大部分疼痛可得到缓解，少数止痛不明显或耐受性差者可适当予以镇痛药物。一般疼痛可选用芬必得或吲哚美辛等口服，疼痛严重者可选用布桂嗪等口服。

对病情较重且持续多日的病例，或患者体质虚弱可适当补液，并酌情予以氨基酸、维生素C、能量合剂等。

祖国医学对口腔感染性疾病有良好的治疗方法及效果，可根据症状选用清热解毒、祛风解表等方剂。在炎症早期或炎症较轻者使用新癀片等成药，有较好的消炎止痛作用。

五、物理疗法

除上述治疗外，有条件还可用超短波等物理疗法。合并间隙感染的脓肿切开病例，初期可嘱患者用冷敷防止感染扩散，并可起到一定的缓解症状的作用；在炎症消散期如有较大的硬结可予以热敷，以促进血液循环使硬结软化、肿胀消退。

六、其他处理方法

急性根尖周炎上述几种应急处理方法是针对典型病例而言，临床上所见的症状轻重、患牙牙位、检查体征、患者体质及术者的技术水平等方面存在较大差异，处理时也可以根据不同的情况选择不同的方法。

1. 即时根管充填　即时根充就是单诊次完成根管治疗的各项操作程序。对于感染不很严重的患牙，只要条件许可，在开髓清理扩大根管之后，采用即时根充可以获得比开放髓腔更好的效果。根管经过清理、扩大和消毒后，基本上消灭了感染源，为根尖周病变的痊愈创造良好的条件。国内外文献均有报道，笔者也有较多的实践，如病例选择恰当，治疗操作精细，可以达到就诊次数少、症状消失快的效果。即时根充的适应证请参阅第4节。

2. 封药治疗　凌均棨认为：开放引流无渗出液后应及时严密封闭髓腔开口，防止髓腔再次污染。必须认识到，急性根尖周炎浆液期根尖周的渗出液是有限的，在开髓贯通根尖孔后渗出液能自然溢出，根尖周的压力即已基本解除，侵入根尖周的细菌及其代谢产物也可随渗出液排出。根管清洗干净并吸干，病原刺激物和病变产物也已基本消除，根尖周组织中余下的部分细菌可通过机体自身的免疫力予以消灭；再适当使用抗生素辅助治疗，病变组织很快就会恢复正常。

若患牙叩痛不严重，松动度也不大，且开髓后未能引出炎性渗出液或渗出液较少，说明根尖周处于缺血坏死状态或感染程度较轻，此种情况也可采用即时封药治疗，即根管处理干净后，髓室中放置半干状FC棉球后暂封窝洞，观察数天后再做进一步处理。即时封药有以下好处：①可较彻底的杀灭根管中的细菌，消除对根尖周的刺激因素；②根管空置有利于渗出液的引出；③封药可以使根管保持相对无菌的状态，避免继发感染，为根尖周病变痊愈创造良好的环境。因此，即时封药可以获得比开放更好的治疗效果，且可减少患者的复诊次数。但对于有较多脓性渗出液的患牙则以开放为宜，因为，这种情况说明感染较重，且脓性渗出液较黏稠不易完全溢出，开放不但有利于排除脓液，也有利于缓解根尖周压力，尽快缓解症状。

3. 拔除患牙　对于没有修复意义的残冠残根，在发生急性根尖周炎症时，也可选择拔除患牙的方法以及时解除患者的痛苦。急性根尖周炎患牙疼痛的原因，主要是根尖周组织的压力及炎性物质的刺激，拔除患牙可以彻底消除病原刺激因素，拔除后炎性渗出液可随血液溢出，再用过氧化氢溶液及生理盐水冲洗牙槽窝，根尖周炎性物质就已荡然无存，即使周围组织有轻度充血，也会通过拔牙创得到更彻底的引流。因此，炎症期拔牙可以取得比开髓引流更好的镇痛效果。但要注意以下几个问题：①根尖周炎症为浆液期或仅少量脓液的根尖脓肿期；②患牙为容易拔除的牙位或有一定松动的后牙残根；③患者体质好，无系统性疾病；④无畏冷、发热等全身中毒症状；⑤尽量采用传导麻醉，如浸润麻醉应避开炎症组织；⑥术后予以口服青霉素类或头孢类抗生素及硝基咪唑类药，预防感染扩散。

第2节
根管治疗的基本步骤与方法

根管治疗的步骤方法包括：窝洞预备、开髓、根管口探查、根管预备、根管消毒、根管充填及牙体修复等步骤。本节重点讨论根管预备与根管消毒（intracanal medication），其余步骤已在有关章节中介绍，不再赘述。

一、根管预备

根管预备包括根管工作长度的确定、根管内容物清理、根管冲洗（root canal irrigation）、根管扩大等步骤。

（一）根管工作长度的确定

根管工作长度（working length of the root canal）是指切缘或窝洞殆缘至根尖狭窄处的距离。牙根发育完整的牙齿，根尖狭窄处距离根尖0.5~1.0mm，但有报道，最长的可达2mm。

精确测定根管工作长度，是做好根管预备及根管充填的前提，这对防止根管锉及牙胶尖超出根尖孔，避免刺激根尖周组织，防止诊疗间炎症反应具有重要的意义。此外，在根充时还可避免根管欠填或超填，从而影响治疗效果。

根管工作长度测量有多种方法，包括常规X线片测量法、指感器械探查法、带针X线片测量法、根管长度电测法等。上述方法各有优缺点，可根据情况选用或结合使用，以达到较精确的测定。

1.器械探查指感法 此法简便易行，临床上适用于根管较直且根尖发育完整的病例。根据根管粗细，选择有定位标记的扩大针。扩大针伸入根管后缓慢向根尖孔方向推进，在达到一定深度（牙齿平均长度）遇较大的阻力时即是根尖狭窄处，此时可将扩大针定位器推到切缘或殆面洞缘，从定位器下缘到扩大针尖的距离即根管工作长度。

还可根据定位器与螺旋的距离估计工作长度。扩大针螺旋部分为16mm，根尖狭窄处约0.5~1mm，由于各个牙的长度不同，扩大针到达根尖狭窄处，定位器与扩大针螺旋始端的距离亦不同。以下颌第一磨牙为例，其殆面至根尖的全长为20.5mm，

除去根尖狭窄处0.5mm，扩大针进入到根尖狭窄处应为20mm，器械上的止标抵在殆面，拔出后距螺旋始端应为4mm（图14-2）。根据各个牙的平均长度测算，有磨损的牙应减去磨损的大概厚度。

指感法应选用与根管粗细相适型号的器械，过粗或过细都可能影响测量的准确性。合适型号的扩大针，深入时有一定的摩擦感，在达到一定长度且手感有明显阻力，说明已达根尖狭窄处，当然，不同个体会有所差别。由于牙齿的根尖形态解剖各异，指感法准确率较低，需要用其他方法校正，但指感法可作为其他测量法的先行步骤。

2.带针X线片测量法 对根尖狭窄处不明显的病例，采用器械探查指感法不易获得准确的距离，可将扩大针探至近根尖狭窄处位置（根据牙齿平均长度估算），并放好定位器，然后带针摄X线片，即可观察到扩大针针尖与根尖孔的距离。如未达到或超出的距离，可将扩大针推进或退缩相应的长度，然后再退出0.5~1.0mm即为根管工作长度，并将定位器予以调节固定，以作为换用大号扩大针或确定牙胶尖长度参照之用（图14-3）。

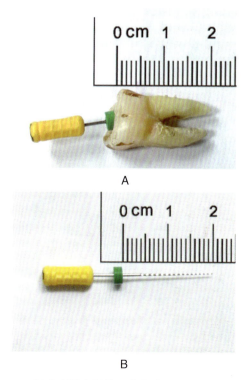

图14-2 指感法测定根管工作长度
A.36牙齿长度。B.根管器械深入长度

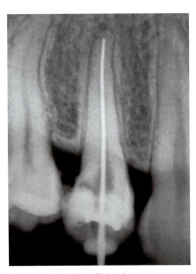

图 14-3　带针测定根管工作长度

带针摄片时扩大针应与根管粗细基本一致，使其能牢靠的固定在根管中，以防止摄片时脱落导致误咽误吸。

3.电子仪器测量法　利用电子仪器测量根管工作长度有较好的准确性，据有关资料显示：其准确率为 67.8%~96.5%。目前国内外已有多种类型的测量仪，各有许多特点。但电子仪器测量也存在一些尚未解决的问题，如根管中液体的成分可影响测量的准确性，根尖孔较粗则影响仪器上的读数，难以获得准确的结果。电子仪器测量虽不如 X 线测量准确，但可以减少 X 线拍片量，以减少 X 线辐射对身体造成影响，临床上可结合使用，以提高测量的准确性。

（二）根管清理

根管清理是根管预备中的重要环节，无论根管粗细，都需要先将根管中的内容物初步清除，根据根管长度疏通根管，将根管中的腐质初步清除，然后再根据情况扩大根管。一般情况下，死髓牙的根管中多为腐败物质，其中有大量的病原微生物，开放的根管可能还有食物残渣等有害物质。部分治疗中断或不正规治疗的患牙，还可能有牙胶尖、棉捻、纸尖及化学药物等存在；已行桩冠修复的患牙还会有桩钉、粘固剂等，必须予以清除才能使根管畅通，以保证根管治疗的各步骤顺利进行。

一般的根管内容物可用手持扩大针清理，粗大的根管亦可用拔髓针或 H 锉清理。先初步清理根管 1/2 部分，滴入或用棉捻导入过氧化氢溶液，使其与根管中的腐质接触释放出新生态氧，能起到一定的杀菌作用，并可使腐质随泡沫溢出，对预防诊疗间炎症反应有一定帮助。

（三）根管扩大

根管扩大是牙髓及根尖周病治疗中难度最大的一个步骤，也是最容易发生并发症的一个环节，需要认真细致操作，尽可能做到完善而不发生差错。

根管扩大的目的有两个：一是更彻底去除感染源；二是使根管成形便于各种操作及充填。根管扩大使用的器械有扩大针和根管锉（H 型或 K 型），各种根管锉对根管中上段的扩大能力较强，尤其是横径非圆形根管的清理扩大最适用，但对近根尖部分作用较弱。扩大针有切削功能，对根管各个段落均有扩大作用，对近根尖段的成形作用较好，但对非圆形根管则作用较差，两者结合使用，取长补短，可以取得更好的效果（图 14-4）。根管扩大的方法较多，但在临床上较常用的是常规扩大法及逐步后退法。

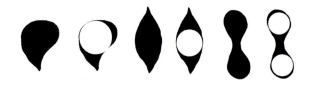

图 14-4　扩大针与 H 锉清腐扩根的不同效果
（白色为手持扩大针清腐扩根横截面）

1.常规扩大法　常规扩大法（routine preparation technique）又称为简单扩大或单纯扩大，是基层大多数牙医常用的方法。操作方法为：根据根管粗细，选择一根能顺利到达根尖狭窄处且有一定摩擦感的扩大针或根管锉，称初尖锉（initial apical file）。根据 X 线片或指感确定的工作长度，将定位器固定好，然后再根据情况选择比初尖锉大 3 个号码的根管扩大针及根管锉，称主尖锉（master apical file）。初尖锉能顺利到达近根尖狭窄处代表现有管腔的直径，再扩大到比原始管腔大 3 个号码的直径即可达到要求，这是目前国内外比较认同的扩大程度。

不同牙位及不同的根管应有所区别。例如，上颌前牙、下颌尖牙及下颌前磨牙根管较粗大，可以扩到 40 号甚至更大；上颌磨牙腭根管及下颌磨牙远中根管较粗直，亦可扩到 40 号；上颌磨牙颊根管与下颌磨牙近中管根尖多细小弯曲，扩到30~35 号即可；上颌前磨牙及下颌切牙根管也比较细小，亦只需扩到 30~35 号。当然，这些只能作为常规的方法参照实行，不同年龄及个体差异较大，还应根据不同情况灵活处理。

常规法扩大时，在初尖锉之后每次按顺序换用粗一号的扩大针及根管锉。例如，某一根管最合适的初尖锉为 15 号，以后则按 20 号、25 号、30 号依序扩大，并到达预定的工作长度，其间不得越号扩大。扩大针扩大时应采用边捻转边深入的方法进行，捻转的幅度一般不超过半周，越是阻力大的捻转的幅度越要小，必要时可换用小一号的根管锉，先去除根管壁上的钙化物，然后再换用大一号的扩大针继续扩大，切不可强行捻转，否则将使扩大针螺纹形变，甚至出现断针的可能。

在初尖锉接近工作长度时应特别注意手法，应以轻柔的动作将扩大针边捻转边深入，并注意手感，切不可用力推进，否则易穿出根尖孔，刺伤根尖周组织并将感染物质带入，导致诊疗间炎症反应。

常规法采用标准的扩大针及根管锉，所形成的管腔有利于相同型号标准牙胶尖的充填，特别适合于中等大小的根管（25~40 号扩大针形成的管腔），只需要一根牙胶尖即可充填紧密，而不需侧向加压者。由于扩大针只能形成圆形的管腔，对横径非圆形的根管壁腐质难以清除彻底，因此，绝大多数根管都需要用 H 锉或 K 锉配合清理、扩大。

2. 逐步后退法　逐步后退法（step back technigue）又称系列台阶法或常规台阶法。此法由 Mullaney（1979）首先提出，此后备受牙髓学界的认同。逐步后退法对各种形状的根管均有良好的效果，尤其对细小弯曲根管的应用更有临床意义。

逐步后退法的操作分三个步骤完成。

（1）初步扩大根管　初步扩大根管又称根尖段预备。同常规法一样先确定初尖锉，按顺序扩大三个号码。不同的是从第二支开始，每换用大一号扩大针之前，都要先用小一号的扩大针或根管锉清理通道，并用过氧化氢溶液与 5.25% 次氯酸钠交替冲洗。以初尖锉 15 号为例，根尖段扩大针使用顺序为 15 号→ 20 号→ 15 号（锉）→ 25 号

→ 20 号（锉）→ 30 号→ 25（锉）。每根扩大针的工作长度相同。

（2）阶梯式扩大　阶梯式扩大又称为根中段扩大，但实际上并不完全在根中段。以根尖段扩大的主尖锉为基础，以后每增加一个号码工作长度便减少 1mm，例如：主尖锉为 20 号，其工作长度为 21mm，此后的扩大针工作长度则为 25 号（20mm）、30 号（19mm）……

（3）敞开根管口　敞开根管口又称根管冠段扩大。用 G 钻（Gates-Glidden bur）将近根管口2~3mm 处扩大，使成漏斗上部形状，便于牙胶尖伸入及根充剂的导入。

在各段扩大完成后，再用小号根管锉将管壁上的台阶平整光滑，并用冲洗液冲洗干净。

逐步后退法完成后的根管呈上粗下细的漏斗状，由于近根尖处明显大于根尖狭窄处，使根充时牙胶尖能很好地承受垂直压力而不超出根尖孔。

3. 其他扩大法　除了上述两种扩大方法外，一些学者还研究了其他多种扩大方法，有逐步深入法（step-down technique）又称冠 – 根向无压力预备法（crown-down pressureless technique）、平衡力法（balance force instrumentation）、双向斜坡法（double-flared technique）等。这些方法都是在常规法基础上形成的，设计原理及操作方法大同小异，其主要目的都是试图将感染物质去除的更彻底，且便于根管充填，并减少根尖周炎症反应的发生。

4. 机用器械扩大法　有两种扩大法，一种是用普通弯机头，装上机用扩大针，以较慢的转速扩大。另一种是使用微型马达及配备的回旋手机，能双向旋转深入，遇较大阻力能自动停机，可避免扩大针形变及卡住。机用扩大法省力省时，切削效率高，但也存在着使用不当易发生台阶、侧穿及断针等并发症。机用扩大针有不锈钢制作的标准型，也有镍钛制作的各种型号的非标准型，即大锥度扩大针。前者只能用于根管较直的患牙；后者可用于较弯曲的根管，使用镍钛软锉则不易发生并发症（详见第 15 章）。

5. 对根管扩大的认识和临床应用　根管扩大的目的，以往被认为是为了彻底清除根管壁牙本质小管中的钙化物，并使根管扩成漏斗状，便于冲洗、封药及充填。为此，国内外学者做了大量

的探讨，并提出许多不同的观点。有人强调：根管不论多粗都应扩大，这样才能去除不规则的牙本质，并使根管壁光滑，彻底消除细菌赖以生存的环境。有人主张对近根尖处应扩大的器械号码从25号到50号；也有主张应扩大到器械上有清洁、白色的牙本质刮屑为标准；还有的甚至认为应在此基础上再扩大三个号码。但也有一些学者的研究证明：根管治疗中许多患牙并不一定要扩大根管才能达到彻底消灭感染源的目的，有些根管也不可能扩大到理想的程度。正如一些学者指出的那样：彻底清理是极少的或从未达到过的。

史俊南（1963）追踪观察根管治疗一年以上1100牙的疗效，其中有的病例因条件所限未能扩至根尖，但并不影响疗效。此后，又在临床进行扩大和不扩大的分组试验，结果两组相差不显著。

陈君等对16颗下第一磨牙不同根管壁厚度进行抗压试验表明，如果根管壁厚度下降较多，应力会发生明显改变。建议临床根管治疗扩根应以彻底去除根管壁感染物质为准，尽量避免对牙体硬组织的过多切削。

应该指出的是：适当的根管扩大，可以初步清除感染物质，并为根管治疗的其他步骤打下良好的基础。但根管扩大不是清除感染源的唯一手段，某些患牙根管系统解剖的复杂性，非单纯的根管扩大能解决。例如，树枝状的根分歧及侧副根管、横径不规则的根管等。感染源的清除还可通过根管冲洗、超声荡洗及封药消毒等方法实现。对弯曲细小的根管，如过分强调扩大，可能还会产生适得其反的后果，如断针、根管壁肩台（ledged canals）形成、侧穿（root canal perforation）等。因此，临床上应根据情况做相应的处理：如对较粗的根管可不扩大，通过清理、清洗及药物消毒即可；对细小的根管，为了能较彻底的清除腐质或坏死腐败的牙髓组织、不规则的钙化物等，同时也便于封药、冲洗及根充，可适当扩大；因条件所限难以扩到根尖的，或其他原因使根管下段阻塞的，也不应放弃治疗，可用封药消毒等方法补偿，以扩大根管治疗的适应证，保留更多的患牙。

笔者所指的不扩大根管是要根据临床的实际出发，并不是指那些需要扩大，也有条件扩大的病例而不做扩大，更不是纵容马虎草率的工作。应该指出的是：良好的、恰到好处的根管扩大，肯定比不扩大的治愈率要高。

目前备受国内外学者推崇的大锥度根管扩大，对于消除感染源、方便后续各种操作、保证治疗质量及提高治疗效果都是无可厚非的。但也存在过多削弱根管壁牙本质的问题，这在某些殆力大、牙根弯曲薄扁的磨牙，可能会埋下根折的隐患。但大锥度机扩也有不同锥度及成型号码。临床上可根据不同情况选择使用，如对牙根粗直的根管采用锥度大的，可以扩到最大号的，对弯曲薄扁牙根的根管则采用小锥度及小号成形锉，这样对预防根裂有一定的作用。例如，上颌第一磨牙颊根、下颌磨牙近中根及下颌切牙都不需扩到最大号（详见第15章）。

在没有摄片条件的情况下进行根管扩大，术者应努力提高指感的判断能力，在扩大针进入根尖时，除了注意手感有无阻力外，还要注意观察患者的表情反应，以防止过度扩大破坏根尖狭窄处。根尖周组织虽然也有痛觉神经末梢分布，但较牙髓神经明显迟钝，当扩大针或根管锉超出根尖孔时，患者的反应仅仅是酸或轻度痛感，有的甚至没有感觉，这可能同根尖周组织存在慢性炎症有关。例如，扩大针进入肉芽组织或液化的脓液、囊液等，反应都较迟钝，甚至无反应，这样就会造成判断失误。因此，对患者有痛觉时应再次拍片，以明确扩大针的准确位置。

对横剖面呈C形及各种非圆形的根管，使用H锉或K锉清理具有较高的效率，尤其是根管中上段的峡部，下段扩大主要靠扩大针。锉应选择比扩大针细1个号码的，以便于顺畅的提拉。H锉与扩大针配合使用，就能使此类根管中的感染物质得以较彻底清除，并能较好的扩大，从而达到根管预备的基本要求。

（四）根管清洗

根管清洗又称根管冲洗，由于在操作时有的根管细小不便冲洗，需用洗髓针卷棉捻洗涤，故仍以清洗统称。

在腐质清理及扩大过程中，都需要用化学药液进行清洗，使残留在根管中的感染物质能被更好地清除干净；同时，由于清洗液的杀菌作用，根管中的细菌也可在清洗中被部分杀灭或降低毒性，这对减少根尖周炎症反应或减轻反应程度也有积极的意义。

除根管清理及扩大时需要清洗外，某些感染较重的病例，即使在根管预备完成后的封药消毒期间，如有较多的脓性渗出液，亦需再次清洗。因此，根管的清洗是贯穿于整个根管治疗过程中的一种操作方法。

1. 根管清洗液　良好的清洗液应具备以下功能：①在短时间内有一定的杀菌消毒作用；②能溶解坏死组织，以帮助复杂根管系统内腐质的清除；③对根尖周组织无刺激作用，对口腔黏膜无腐蚀作用；④较小或无不良气味。目前使用的各种根管清洗液，都只能部分的具备上述功能。

在 20 世纪 40 年代以前，清洗根管所用的液体为水。1943 年 Grossman 提出用过氧化氢溶液与 5.25% 次氯酸钠交替冲洗根管，此后，一直被沿用至今。但在次氯酸钠浓度方面，学者有不同的观点：Nichous（1977）主张用 1% 次氯酸钠；有学者（The, 1979）根据实验结果，认为用 3% 次氯酸钠溶液最好；二木升人等（1980）则提倡用 10% 次氯酸钠溶液和 1.5% 过氧化氢溶液。

浓度高的次氯酸钠虽有较好的杀菌效果，但有难闻的气味使患者无法忍受，且药液接触黏膜易引起损伤；浓度低则降低抗菌作用。因此，有的学者主张使用橡皮障，便于较高浓度次氯酸钠的使用，以提高冲洗效果。在没有橡皮障设施的情况下，采用棉捻蘸药液荡洗不会溢出窝洞，也可以避免口腔黏膜损伤。

用过氧化氢溶液冲洗根管，虽然没有溶解坏死组织的作用，但遇感染物质或血液可产生气泡，能将根管清理或扩大时产生的腐质及牙本质碎屑随之溢出，有利于根管的清洁。此外，过氧化氢溶液还有一定的杀灭厌氧菌作用，同时兼有除臭作用，对腐败性细菌感染产生的恶臭有较好的效果，作为根管清洗药液，仍具有其他药液所无法比拟的优点。次氯酸钠杀菌作用强，但清洁根管作用弱，与过氧化氢溶液合用可兼得两者的优点，对根管清洗效果更佳。

过氧化氢溶液冲洗根管如方法不当，也会对根尖周组织造成刺激，但患者仅有短暂的疼痛感，没有不良损害，偶有报道引起皮下气肿，可能同操作方法不当有关。

Ostbg（1957）首先将乙二胺四乙酸（ethglene diamine tetra-acetic acid，EDTA）用于根管冲洗，近年来亦被许多学者所认同。该药为弱碱性（pH8.0），能与钙结合，故又称螯合剂（chelating agent）。据认为有清除钻污层软化牙本质的作用，且具有杀菌能力强、刺激性小、毒性低等特点，用于根管清洗有良好的应用前景。目前市售 EDTA 有液体与凝胶两种，后者主要用于根管扩大的润滑。

生理盐水也可作为根管冲洗液，生理盐水虽无杀菌消毒的功能，但可起到中和化学药物、减少化学药液对根尖周组织的刺激及其他副作用。在其他药液冲洗后再用生理盐水最后冲洗一遍，对于去除根管中的刺激物，促进根尖周组织病变的消除不无益处。

近年来，有人又推出用高氧化还原电位水作为根管冲洗剂，据认为有快速高效的杀菌作用，且对组织细胞无毒性。其成分为卤素类物质，如游离氯、次氯酸、次氯酸根等，由自来水和含氯化钠的电解质经电离配制而成。

此外，用于根管冲洗的药液还有 50% 枸橼酸钠、2% 对位氯酚、30% 脲素、氯铵 T、二甲基纤维素、0.5% 氯己定及抗生素溶液等，近年来亦有人主张用 1% 戊二醛冲洗根管，这些药液各具优缺点，不做赘述。

2. 清洗方法　根据不同需要可选以下两种方法。

1）注射器冲洗：根管冲洗应使用专用的注射器，装上针尖磨钝并弯曲成 120° 的针头，抽取冲洗液后伸入根管中，采用轻轻推注的方法使液体在根管中返流，腐质亦随之从根管口排出。要注意的是针头不能插紧，否则，推注所施的压力会把带有感染物质的药液挤向根尖孔，刺激根尖周组织导致炎症反应。

2）棉捻荡洗：对于细小的根管，针头不易伸入冲洗，可采用洗髓针卷上棉捻，滴上药液伸入根管中荡洗，棉捻贴近根管壁可有效地带出腐质，尤其是黏附性较强的物质，采用荡洗可获得比冲洗更好的效果，且使用药液量少。但对侧副根管的清洁作用不如冲洗效率高，临床上可根据不同的情况交替使用，使清洗能获得更好的效果。

3）超声波荡洗：超声波荡洗根管是 Richman 于 1957 年首次提出的，此后经不断改进得以发展，现已受到牙髓病学界的广泛重视，是现代根管治疗所必须具备的器具之一。

牙科超声仪多用于牙石牙垢的去除，但在牙病治疗上也可用于根管荡洗等操作。在仪器上安装专用工作头，并配有各种型号的根管锉，工作时根管锉震动对根管壁的摩擦撞击，冲洗液流动产生漩涡的冲力，使根管壁上的附着物脱落并随冲洗液得以清除。

超声波清理根管的这种效能，不但能使主根管内的腐质得以清除，还能将一般器械不能到达的侧副根管中的腐质或渗出液得以清除，可提高根管清理的效率。因此，超声荡洗根管对提高治疗效果、减少术者的工作强度都具有重要意义。

此外，根据一些学者的研究认为，超声锉沿根管壁移动还有切削牙本质的功能，对细小根管有一定的扩大作用。

超声锉工作时产生高能量震荡，可以使紧嵌在根管内的堵塞物震动松脱。因此，还可用于各种异物的取出，以及协助各种冠桥的拆除等，这些也都是牙病治疗中经常会遇到并需解决的问题。

超声根管清理存在的缺点是细小弯曲根管操作较困难，必须扩大后使用以免断针。

超声荡洗根管的方法步骤为：①选择20号至25号超声锉，装在工作头的插销上并旋紧紧固螺帽；②把超声仪上水和功率电位开关调到较大的位置；③将超声锉置入根管后启动开关；④超声锉沿根管壁作环绕及上下移动，并注意观察震荡及水流情况，必要时停机调节，每个根管荡洗20s左右即可。

二、根管消毒

根管经过清理扩大之后，导致根尖周感染的腐质及细菌已基本清除，但在清理不到的微细结构中仍可能存在着较多的微生物，如侧副根管、根尖狭窄处、牙本质小管等。此外，有的患牙根管系统结构较复杂，在作根管清理扩大时，难免会遗留器械无法到达的无效腔，未能发现的变异根管等。总而言之，目前使用的根管预备方法，还不可能使根管系统中的感染源得以完全清除，至少在相当部分患牙是这样的，这也是许多学者所公认的。既然有细菌及其毒素存在，就应当使用杀菌消毒药物杀灭，那种认为只要将根管扩大，

去除根管壁上的部分牙本质就能将感染源清除，而忽视根管消毒必要性的观点是错误的。但必须指出：也不能过分强调根管消毒的重要性，而任意延长封药时间及增加换药次数。否则，不但对治疗无益，有的还会因疗程延长而中断治疗，甚至还会因某些药物的刺激及毒副作用而影响患者健康。

综上所述，对感染根管而言，采用化学的方法杀灭细菌或降解其毒素，是根管治疗中不可或缺的一个步骤，可以起到与其他步骤互相补偿的作用，尤其是根管系统复杂的患牙更应予以重视。

（一）根管消毒药物的种类及特点

可用于根管消毒的药物较多，临床上较常用的有甲醛甲酚、戊二醛、木榴油、樟脑酚、氢氧化钙、各种碘制剂、抗生素等。

1. 甲醛甲酚　有很强的渗透及蒸发性能，因而有远距离杀菌之称，利用这种特点在首次封药时放置于根管口或髓室即可，且用量不能太多，在棉捻蘸饱和的FC液后可另用棉球挤压，使棉捻呈半干状态，封药后既能取其较强的杀菌消毒作用，又能避免发生化学性根尖周炎。临床上对感染严重、有腐臭的根管首次封药效果较好。FC封药最好是在根管内腐质未完全清理干净，根管尚未与根尖周组织贯通的情况下使用。根管已完全清理并贯通者，使用时应将根管中的液体吸净，这样可以利用FC中的甲醛气体杀菌消毒，避免FC中的甲酚与液体混合后渗入根尖周组织，导致化学性根尖周炎。

2. 戊二醛（giutaraldehyde）　在根管消毒应用方面被认为有固定有机物的作用，因而也具有良好的杀菌消毒作用。其杀菌谱广作用迅速，但渗透性有限，对根尖周组织不会造成刺激，用于根管消毒较FC安全，但对根尖孔粗大者亦应慎用。

3. 木榴油（creosotum）　杀菌作用较FC及戊二醛弱，但在脓液及坏死组织中仍有杀菌消毒作用，且刺激性小，有一定的镇痛作用，对根管预备后的封药较安全。可使用较饱和的棉捻封药，使其能渗透到根管的细微结构中。

4. 樟脑酚（camphor phenol，CP）　CP对生活牙髓有一定的镇痛作用，用棉球沾上药液轻轻敷在露髓孔上，对急性牙髓炎有较好的止痛

效果。CP 也可用于根管治疗时的封药，也需用较饱和的棉捻，才能达到杀菌的作用。但因其中含有酚，有较强的渗透性，如封药量过多亦可刺激根尖周组织，其杀菌作用较 FC 和戊二醛弱，可用棉捻蘸药与碘仿合用封入根管。

5. 丁香油酚（clove oil） 可用于调和氧化锌作为近髓的深窝洞垫底用（亦称间接盖髓术），亦可单独滴在棉捻上用于根管封药，有一定的镇痛和杀菌作用，且对根尖周组织刺激性较小。

6. 氢氧化钙（calcium hydroxide，CH） 强碱性化学物质（pH9~12），从某种意义来说，CH 无杀菌消毒能力，但由于其强碱性可抑制细菌的生长，且作用时间长、无毒副作用。过去多用于根尖未形成病例的诱导成形术及盖髓术，近年来国内外学者亦普遍用于根管封药，尤其对根尖牙骨质吸收的病例效果最好，因而也成为当前最推崇的根管封药。CH 封药的缺点是需 1 周以上才能达到消毒作用，且充填时需要荡洗干净，否则将影响根充的密合性。

CH 中的 OH⁻ 可弥散到牙本质小管中，有激活碱性磷酸酶的作用，从而抑制破骨细胞的活性，促进牙骨质及牙周组织修复。对根尖孔粗大或扩根不慎导致侧穿、根尖狭窄处破坏者封药亦较适用。使用时可调成糊剂导入，亦可用棉捻蘸糊剂封入根管。

近年来亦有学者认为 CH 不能完全杀灭细菌，尤其是粪肠球菌，还可能诱发细菌耐药，影响抗生素杀菌效果。

7. 碘仿（iodoform） 有机碘化合物。其杀菌作用较弱，但较持久，有除臭防腐作用，对组织无刺激性，临床上对不能及时复诊者封药效果较好。此外，碘仿可与砷剂结合形成稳定的碘化物，用于砷剂所致的化学性根尖周炎效果最好。碘仿还可与其他消毒药液合用，对开放的根管用 CP 棉捻蘸碘仿留置其间，可保留较长时间的药效。因其可在 X 线片上显影，根尖诱导成形术与氢氧化钙混合调制使用，便于观察在根管中的充填情况，还能增强杀菌效果。

8. 抗生素（antibiotics） 抗生素种类繁多、取材方便，用于根管封药无刺激性。但大部分抗生素仅有抑菌作用，而无杀菌作用，对细菌的作用亦有一定的选择性，且药效维持时间短。此外，

部分抗生素还有发生过敏的可能，故不提倡普遍应用。

根管中的细菌多为混合种群，使用抗生素封药应选择抗菌谱广的品种，或两种以上联合使用。如用硝基咪唑类与大环内脂类、四环素类等片剂，混合研磨成粉末状备用，可与生理盐水或麻药调成糊剂送入根管。抗生素适用于根管粗大或根尖孔尚未形成且渗出液不易吸干的病例，但对某些抗菌谱窄或可致敏的抗生素一般不用。

9. 其他药物 根管中除封入具有杀菌或抑菌的药物外，近年来亦有人主张封入泼尼松、地塞米松等糖皮质激素，据认为有预防或减轻根尖周炎症反应的作用，但应与抗生素同时使用，使能达到抗菌消炎的目的。激素封药适用于根尖孔粗大或渗出液多的病例，药物与液体混合后被根尖周组织吸收，才能起到预防或治疗作用。否则，封药停留在根管中，对根尖周组织难以发挥作用，也就失去封药的意义。

上述药物具有不同的特性，临床上应根据不同的情况选择应用。

（二）根管封药消毒的方法

根管消毒前龋洞若有软龋存在应彻底去除，以免影响封药的密合性，从而影响药物的作用，这是封药前必备的基本条件。根管封药消毒的步骤方法分述如下。

1. 根管处理 将患牙隔湿，用棉捻或纸尖将根管内的液体吸尽。

2. 置放药物 根据根管大小卷好棉捻，滴上消毒药液后插入根管的预定深度，将棉捻贴紧根管壁再轻轻抽出洗髓针，或将洗髓针逆时针旋转，使棉捻松弛后压向根管壁，并逐渐抽出洗髓针。

棉捻的大小、长短应适度，太粗或填塞过紧不但影响渗出液的引流，同时也会给下一步取出造成困难。太细则不能与根管壁密贴，会影响药物的作用。

除 FC 有远距离杀菌能力外，其他根管消毒药液都需直接接触根管壁，或与渗出液混合才能发挥药效。因此，棉捻应达到近根尖狭窄处的根管，否则将难以达到杀菌消毒的效果。

3. 暂封窝洞 窝洞的暂封材料有暂封条、暂封膏、氧化锌丁香油酚、磷酸锌水门汀等。

暂封条有操作简便易封易取等特点，但如烤

的热度不够，其密封性差容易脱落。适用于窝洞固位作用好且封药时间短的患牙。

暂封膏可直接使用，密封性能较好，但没有黏性，对固位差的洞形应慎用。

氧化锌丁香油酚及磷酸锌水门汀密封性能最好，但去除较难，适用于固位条件差的残冠、残根，或因故不能及时复诊者。氧化锌丁香油酚受龈液、血液影响较小，对洞壁齐龈的窝洞封药比较适用。

无固位作用的残根最好用磷酸锌水门汀封药，若需要多次换药，在第一次复诊时仅在暂封物中心处钻磨一窝洞，大小同开髓道，取出棉捻并更换后用暂封条（膏）封洞，以免每次换药时钻磨的麻烦。暂封物应避免有殆接触，以防咬合时松脱影响治疗效果。对大面积或涉及邻间隙的暂封物应修整好形态，以减少患者的不适感。

暂封前窝洞应完全干燥，以保证洞壁与暂封剂的密合，尤其是颈部龈壁易受龈液、血液等污染，如不密合将影响根管封药的效果。

（三）根管封药消毒的时间

根管封药时间长短，应根据所封药物的性质与作用时间、患牙状况、患者及术者的工作安排等综合考虑。一般药物封 1~2d 即可，某些药物封药时间过短可能达不到治疗的目的；但封药时间过长药物已失去治疗效果，且增加暂封物松脱的机会，也容易造成治疗中断。

常用的 FC 作用时间为 24h，一般封药 1~2d 即可达到目的。但有学者实验研究表明，FC 封药5min 与封药48h 杀菌效果相同（根管扩大后）。因此，在某些情况下亦可仅封药半小时至数小时，再继续进行下一个步骤的治疗，但封药量应稍多些，以达到短时间杀菌消毒的效果。

抗生素在血液循环中的半衰期仅数小时至十数小时，在根管中与根尖渗出液混合，其作用时间能有多长尚无验证，根据其药理也不可能有长时间的抑菌作用，因此，抗生素封药时间应不超过24h。

氢氧化钙在根管中的作用是造成强碱性的环境，以达到抑制细菌生长的目的，同时利用其钙离子的沉淀封闭根尖孔，修复牙骨质缺损或促进根尖继续发育。这一过程需要较长的时间。因此，

氢氧化钙的封药时间一般为 1 周，特殊情况可延至数周乃至数月而不需要更换。

必须充分认识到：根尖周病变的主要原因是根管系统中腐败物质及微生物形成的感染源，根管治疗的各种手段也必须放在去除感染源上，只有较彻底的清除感染源，根尖周组织的病变才能通过机体的免疫力和组织的修复能力而痊愈。根管治疗过程中一些症状的改善与否，重在寻找原因，而不是靠更换封药品种或增加封药次数。封药的作用仅仅是抑制或杀灭根管中的微生物，使其不再对根尖周组织造成刺激，为根尖周病变愈合创造条件，对根尖周病变并不能起到直接的治疗作用。有些病例久治不愈，除了应检查有无遗漏变异的根管及根管内的病原刺激物是否清除干净外，还应注意检查是否有根管外致病因素的可能。例如：①较小的根折裂线在 X 线片上未能发现；②长期慢性根尖周脓肿导致根尖牙骨质坏死吸收；③长期慢性根尖周脓肿导致根尖结石样钙化物附着；④有不规范治疗史者偶有不显影的棉捻滞留根尖周等。上述情况如单纯更换根管封药品种，增加封药次数或延长时间都将徒劳无益。

首次封药后出现化脓性渗出液，多为治疗中失误导致的炎症反应，或原有根尖周脓肿在根管预备时未引出。前者多伴有封药后疼痛史，后者在治疗前即有疼痛史。脓液量少经清洗后可继续封药，量较多则应开放引流，可适当延长复诊的间隔时间，必要时还应予以抗菌消炎药物口服。经过 2~3 次换药仍有较多脓液，则应注意检查是否有根管外刺激因素存在的可能。

（四）分段去腐消毒法在根管预备中的应用

众所周知，根管系统中根尖孔与根尖周组织密切相连，大多数侧支根管及根尖分歧也分布在近根尖 1/3 处。此外，近根尖处根管大都细而复杂，清理扩大不足滞留死区会影响疗效；过度清理扩大即使器械未超出，也会将感染物质推出根尖孔；如根管器械超出根尖孔，更会将根管中的腐质及其中的微生物带到根尖周组织，上述情况都会引起根尖周组织炎症反应。因此，这一区段是根管预备的重点与难点，也是清理与扩大的危险区段（图 14-5）。

根据根管解剖特点及 FC 的药理作用，笔者

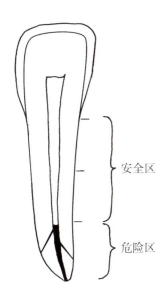

图 14-5　根管分区示意图

设计分段去腐消毒法（过去称逐步去腐消毒法），对诊疗间炎症反应有较好的预防作用，如操作严谨，可以将炎症反应发生率降至接近于零。

分段去腐消毒法是把根管长度分为三个区段，近根管口 2/3 视为安全区段，清理扩大不会产生炎症反应；近根尖 1/3 应看成是危险区段，在没有封杀菌消毒能力强的药物之前，根管器械不可贸然深入，否则易发生炎症反应（图 14-6）。分段去腐消毒法先把近根管口 2/3 的腐质清除干净，荡洗并干燥根管后封入具有蒸发杀菌作用的 FC，将根尖 1/3 未清理的腐质杀菌消毒，二次清理扩大就不会发生炎症反应，能保证根管治疗安全进行。

分段去腐消毒法操作方法步骤如下。

第一次操作：①开髓后滴过氧化氢溶液在窝洞中；②用扩大针及 H 锉清理根管腐质至根管长度的 2/3 左右，根管细小者可扩至 35 号；③用过氧化氢溶液清洗根管 1~2 遍；④清水冲洗后隔湿，吹干窝洞并吸干根管中的液体；⑤卷棉捻滴 FC 液至饱和，再用干棉球压两下，使之呈半干状置根管上段或髓室，多根牙仅用一条置于粗大的根管上段，剩余部分压在髓室及其他根管口；⑥暂封窝洞（图 14-7）。

第二次操作：去除暂封物，继续清理扩大至根管工作长度的全长，超声波荡洗使根管洁净，过氧化氢溶液及 5.25% 次氯酸钠清洗后吸干液体，常规根管封药。

第三次操作：根据根管内渗出液情况酌情根充或继续封药。

分段去腐消毒法是利用 FC 远距离杀菌消毒的特点，使根尖 1/3 腐质中的细菌基本被杀灭，或降低其毒性，复诊时将其完全清除较为安全，即使有时根管长度估计不足或操作不够严谨，根管器械超出根尖孔，发生炎症反应的程度也较轻。但应注意以下几个问题：①所置放的 FC 棉捻要压成半干状，以控制 FC 的量；②根管中的液体要吸干，否则与 FC 混合后渗入根尖周组织，易导致化学性根尖周炎；③棉捻宜放置在髓室或根管上段，避免深入到近根尖，更不能紧塞；④封药要严密，

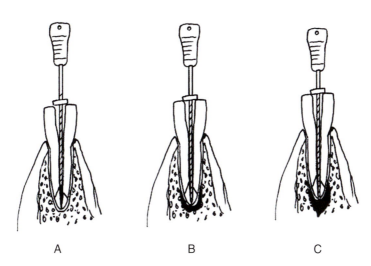

图 14-6　炎症反应示意图
A. 根管器械未进入危险区。B. 根管器械进入危险区，可能将腐质推出。C. 根管器械超出根尖孔，将腐质带入根尖周组织

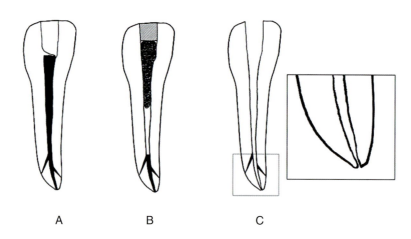

图 14-7　分段去腐消毒法示意图
A. 死髓牙治疗前。B. 首次清腐达根管 2/3，封半干 FC 棉捻。C. 复诊清理扩大根管

包括要去净龋蚀组织及暂封材料要可靠；⑤根尖未发育完整的患牙避免使用 FC，可用樟脑酚棉捻蘸碘仿粉替代。

三、根管充填

（一）根管充填的意义与要求

根管充填是根管治疗术中的一个重要步骤，充填的目的是为了消除根管中的腔隙，防止日后根尖周渗出液反流，并成为细菌生长繁殖的场所。此外，根充剂中的成分还可继续发挥杀菌消毒作用，补偿根管预备及消毒步骤中可能存在的不足之处。完善的根管充填，可以为根尖周病变的愈合营造良好的环境，并防止日后再感染。

根管充填应尽可能达到完满的程度，即根充剂与牙胶尖充满根管，在根尖狭窄处恰到好处。但由于各种原因制约，临床上并非每个根管都能达到这个要求，根充剂少量超填会被根尖周组织吸收，牙胶尖是一种与组织亲和性较好的生物惰性材料，少量超充一般不会影响远期疗效，而欠填则可能影响疗效。在这方面，根管治疗与去髓术可能出现不同的预后：去髓术后根尖狭窄处或侧副根管中若遗留少量残髓，只要保持无菌日后即可产生机化乃至钙化，从而封闭根尖孔，即使近根尖处充填不足也不容易使组织液反流；而根管治疗术中根尖狭窄处多已贯通，侧支根管也可能为空虚的腔隙，若充填不足则容易使含有致病菌的组织液返流，日后就会成为细菌生长繁殖的场所，导致失败的可能性相对较大。因此，多数学者主张去髓术良好的根管充填是适填或略欠填；而根管治疗良好的充填是适填或略超填（图14-8）。

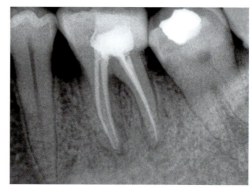

图 14-8　恰到好处的根管充填

（二）根管充填的时机

急、慢性根尖周炎的常规根管治疗，在下列情况下可予以根管充填。

1. 患者无明显的自觉症状，包括自发痛与咬合痛；

2. 局部软组织无明显的肿胀、压痛；有窦道者窦口已愈合；

3. 患牙无明显的松动及叩痛；

4. 取出的棉捻清洁、干燥而无臭味；

5. 根管干燥或仅有少量淡清色或红褐色液体。

上述情况是决定根管充填的基本条件，但在临床工作中还应根据患者的身体条件、感染轻重、病程长短及其他情况综合考虑。

叩痛显著的病例，说明患牙有明显的急性炎

症存在，考虑到炎性渗出液的引流，如无特殊情况可不考虑做根管充填。叩痛虽未完全消失，但比初诊有明显改善，根管内又无明显的渗出液，此种情况下行根管充填不会影响疗效。

急性根尖周炎所致患牙松动，一般在炎症消失后数天即可恢复；慢性根尖周炎急性发作所致患牙松动，依原有病灶大小不同，其松动度恢复所需时间亦不同，尤其是并发牙周病变（从牙周排脓），松动度在短期内不可能完全恢复。因此，在复诊时患牙仍有一定的松动度，也不应作为能否行根管充填的必要条件。

根管内病原刺激物清理彻底，即使不封杀菌消炎药物窦道口也会很快消失，反之则不易消失。但如封入有刺激性的药物，或扩大根管时将腐质推出根尖孔，窦道口在短期内则不易消失，有的原先不明显的窦道口反而更明显了，这不应该成为不能进行根管充填的条件，只要根管预备已达到要求，根管内无明显炎性渗出液，经过严密根充后一般在数天内即可消失，即使不消失还可辅以根尖刮治术等治疗（详见第 20 章）。

根管内有无炎性渗出液、渗出液量多少、渗出液的性质如何（脓液、血液、清淡的组织液）是决定能否根管充填的主要因素。渗出液多说明炎症仍较重，需要寻找原因或继续治疗。例如，根管内有血性渗出液，应注意检查有无侧穿及根裂的可能；或因根尖孔粗大，扩根时器械超出或换药时洗髓针刺伤根尖周组织等原因。从复诊时棉捻上血液状况可以大致判断血性渗出液的原因：器械创伤引起的棉捻上血液多呈淡红色或暗红色，量较少易吸净；侧穿或根裂引起的血液则呈鲜红色，量较多且不易吸净。根裂的详细诊断请参阅第 26 章。

（三）根管充填的方法

急慢性根尖周炎患牙在根管预备后，根管系统中某些器械达不到的腔隙，根充剂采用注射式推注充填，可能比一般的器械输送更能充填完满。因此，在有条件的情况下，应尽量采用此法。此外，还可采用螺旋充填器（spiral filler）充填，即将根充剂涂在螺旋充填器上，或涂在根管上段，将手机定在反转位置，充填器插入根管后启动开关，利用反转力将糊剂向根尖方向输送，并充满侧支根管。

根管充填的其他操作方法见第 13 章。

第 3 节
根管治疗的疗程设计

牙齿的根尖周组织具有较强的修复能力，在发生各种急慢性炎症时，只要将造成炎症的病原刺激物清除，患牙的症状就会逐渐消失，根尖周组织的病变也会逐渐愈合。根管治疗就是基于这个原理进行的。

根管治疗的疗效取决于病原刺激物消除与否，消除病原刺激物则取决于治疗方法是否有效，而疗程长短与疗效并不一定成正比。短疗程无疑会减少患者就诊的麻烦，简化术者的操作程序。然而，根管治疗毕竟是牙病治疗中一项比较复杂的手术，一般的患牙经过机械清除及药物冲洗就能取得良好的治疗效果，而复杂的根管系统则不然，必须使用药物杀菌消毒才能达到良好的治疗效果，某些药物的作用也必须要有一定的时间。因此，就要根据不同情况合理设计治疗疗程。

根管治疗的对象是各型急、慢性根尖周炎，不同的个体、不同的病情、不同的牙位和不同形态的根管，这些都构成治疗上的复杂性。并非每颗患牙都可以进行短疗程治疗；也并非每颗患牙都需要多次治疗才能成功。临床上只能根据不同的情况设计疗程，仓促草率不可能取得良好的疗效，无原则的增加复诊次数和延长疗程，不但增加患者的诊疗时间，也增加术者的工作量，甚至一些患者因此而中断治疗。此外，某些情况下还要考虑患者的时间安排，身体条件等方面的问题。

一、一次疗程的适应证

一次疗程又称一次法治疗，是指牙齿患急、慢性根尖周炎首次就诊就完成根管治疗的各个步骤，并有获得良好效果的可能。根据有关资料及临床观察，一次疗程最适合下列情况的患牙。

1. 近期牙髓坏死　牙髓在近期内坏死根管中感染相对较轻，一旦将根管中的坏死组织清除，再辅以药物杀菌消毒，根管壁牙本质小管中的细菌容易被杀死，即使合并轻度的根尖周炎，立即行根管充填，也容易获得较好的疗效，远期效果也较可靠。由于根管中不是腐质，去髓及扩大根管较安全，即使发生根尖周炎症反应也较轻。但对根管系统复杂的磨牙，在去髓后仍应先封药治疗，以彻底杀灭侧副根管中的细菌。此外，对腐败性细菌感染的患牙，也应采用多次疗程治疗为妥。

2. 有窦道的慢性根尖周炎 无窦道的慢性根尖周炎，采用一次疗程根管治疗虽然大部分也可治愈，但部分患牙在清理或扩大根管时，容易将带有细菌的腐质推出根尖孔，引起急性炎症反应。一旦发生炎症反应，根充后又不利于引流，患牙会出现较剧烈的疼痛。有窦道的慢性根尖周炎一次疗程根充，即使在根管预备时腐质被推出根尖孔，也可以从窦道排出，而较少出现炎症反应。但由于解剖的原因，仅限于单根管的前牙、下颌前磨牙及单根（融合根）双根管的上颌前磨牙（图14-9）。而对于多根牙，窦道存在于某一个牙根，其余没有窦道的根管做一次疗程的充填，也容易产生炎症反应。挑破窦口有脓液溢出，尤其是脓

性针眼状窦口，提示根管或根尖情况复杂，即使是单根牙也不宜一次法治疗。

3. 轻、中度感染的急性根尖周炎 急性根尖周炎（含慢性根尖周炎急性发作）只要感染不很严重，不论病程处于哪一阶段，都可以采用一次疗程完成根管治疗，但具备以下条件较易获得成功。

（1）根管较粗直而不需扩大的前牙或前磨牙；

（2）根管内渗出液少容易吸净；

（3）中青年患者体质较好，机体抵抗力强；

（4）患者因故不能在短期内复诊，因而也愿意配合。

急性根尖周炎采用一次疗程，只要病例选择得当，操作严谨，其近、远期疗效都是可靠的。由于选择的是感染不太严重的病例，根管内渗出液少容易吸净，不需要较长时间的操作即可完成。一次即完成治疗的各个步骤，能使病原刺激物较彻底的清除，为根尖周炎症的消退营造良好的环境，在机体防御系统的作用下，不但能阻断病情的发展，还可使病变的组织很快得以康复。

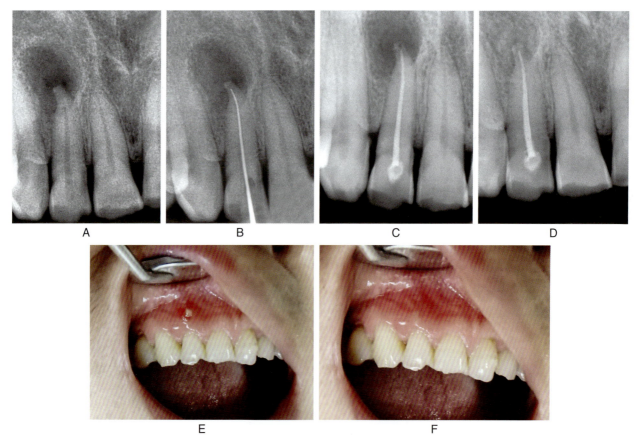

图 14-9　一次疗程根管充填

A.12 治疗前 X 线片。B. 确定工作长度。C. 根管充填后。D.1 年后复查片。E. 术前可见结节状窦口。F. 术后 1 周窦口消失

对于感染较重的病例，并非一次疗程无法治愈，而是基于患者经过较重的病痛折磨，机体已处于疲惫的状态，患牙松动度及叩痛均较重；根管内渗出液也较多。勉强的采用一次疗程治疗，患者需要忍受较大的痛苦，渗出液多需要反复吸净，也增加了术者的操作时间，同时也不利于感染源的彻底消灭。因此，在无特殊情况时，仍以多次疗程治疗为妥。

4. 需要短期完成修复的残冠残根　临床上经常会遇到一些需要短期内完成治疗及修复的残冠残根，患者多为远道而来或利用假期，这种情况需要一次疗程完成根管治疗，并立即进行桩核制作、备牙及取印模，才能在短期内完成修复。另一方面，还要保证治疗后不出现诊疗间炎症反应，尤其是不能出现严重的炎症反应，才能使修复圆满完成。

一次疗程完成根管充填前，根管需用饱和 FC 棉捻放置 1min 左右，然后再用干棉捻将液体吸干净即可充填。糖皮质激素对抗炎、抗毒素有较好的作用，为防止根充后发生严重炎症反应，对无窦道慢性根尖周炎患牙或有窦道的多根牙，患者因故需要一次完成，可在治疗后予以 3 天量抗生素及硝基咪唑类药，并予以 2 天量的地塞米松口服，可有效预防术后的炎症反应，以确保复杂的牙体修复能在短时间内完成。

对急性根尖周炎一次疗程根管治疗，除少数健康状况好炎症较轻的患者外，原则上也应予以上述抗菌消炎药物，以促进炎症消退，对根充后疼痛不能完全消失者，还要加服芬必得等镇痛药物。

二、多次疗程根管治疗

多次疗程根管治疗是指从开髓引流或根管预备到完成根管充填，患牙需就诊两次以上者。

多次疗程是为了更好的引出根尖周的炎性渗出物，且经过根管封药，能更彻底的杀灭根管系统中的细菌和降解毒素，可以补偿根管清理扩大步骤中的不足之处。此外，还可以避免或减轻诊疗间炎症反应。

一般情况下，根管治疗需要 2~3 次，每次间隔时间 1~2d，这样，在 1 周内甚至更短时间就能完成治疗。使用杀菌消毒作用强的药物，还可将间隔的时间缩短。例如，在第一次清腐后封 FC，如为远道而来的患者，或需要争取时间要求短疗程完成治疗的患者，可用较饱和的 FC 棉捻封药 30min 左右，然后继续清腐并扩大根管，再封入刺激性小的消毒药物，如木榴油或樟脑酚液等棉捻。1~2d 后复诊，如无症状，根管内亦无明显的渗出液即可进行根充。亦可第一次封 FC 1d，第二次封上述刺激性小的药物 1d。还可在第二次复诊清理余留腐质及扩大根管之后，仅用饱和的 FC 作双导处理，或用戊二醛棉捻处理根管 2~3min，吸净后即可进行根管充填。上述方法既能在短时间内完成根管治疗，又不会引起明显的根尖周炎症反应，且对治疗效果影响不大。

对于病变较大的慢性根尖周脓肿或病变小的囊肿，渗出液的引出及病灶的消除都需要较长的时间。因此，可适当延长换药的间隔时间及增加治疗次数，以便观察治疗效果。

对较大的根尖周囊肿，为了缩短治疗时间，在开髓清腐及扩大根管后，可采用根尖扒刮术后直接暂根充，2~3 次即可完成治疗（详见第 20 章）。

磨牙一般都有多个根管，且根管系统复杂多变，所处的位置也不便操作。多次疗程有利于精细完成各个步骤的操作，避免患者张口过久造成颞颌关节疲劳；且经过封药杀菌消毒，能使器械不易到达的复杂根管系统中的细菌杀灭的更彻底，有利于提高治疗效果。因此，对磨牙的根管治疗，无论是急性或慢性根尖周炎均以多次疗程为妥。

同去髓术一样，对于年老体弱及严重系统性疾病的患者，也应以多次疗程为妥。

第 4 节
根管系统复杂病例的处理

根管系统复杂病例是指有管间交通支、侧支根管、副根管、根尖分歧等结构上的复杂性；或管腔形态变异、C 形根管、弯曲根管、根管细小钙化或髓石阻塞等异常情况。这些状况构成根管治疗的困难，也是造成治疗失败的原因之一。

一、对根管系统复杂性的认识

1. 根管数目变异　从解剖学角度来看，除上前牙组根管数目比较恒定外，其余各组牙均存在着根管数目变异和形态变异的可能（图14-10）。然而，除非是离体牙的解剖或有根管显微镜，临床上对细小的变异根管较少能发现。例如，许多资料都证明上颌第一、二磨牙近中颊根有相当部分为双根管，亦称近中颊第二根管（MB2），但在临床上却较少探查到，这可能同其偏舌侧及根管口细小有关。而对于在根管内出现的变异现象，则更难探明及清理，如Vertucci根管分类中的Ⅲ、Ⅴ、Ⅵ、Ⅶ型根管，目前使用的机械清理方法，难以深入到根管分支的各个角落，更谈不上彻底清理及扩大。又如，下颌前牙及前磨牙部分为双根管，按常规开髓也很难能探查到，只有将开髓孔的唇（颊）舌径扩的较大，才能增加探查到双根管的可能。X线片只有二维影像，颊、舌双管易被重叠，需要调整拍摄角度才能观察到，而内窥镜、锥形束CT与根管显微镜检查则能够清晰显现。

遗漏的小根管是否会导致治疗失败，还要看其根尖孔的走向。例如，有的第二根管在近根尖1/3处与主根管汇合，只要主根管充填严密，即使第二根管未处理，腐质被封闭在根管上段，一般不会影响治疗效果。但如第二根管的根尖孔单独分出，就会影响疗效。

2. 侧副根管　岳保利、吴友农对1769颗离体牙的解剖，发现410牙有侧支根管，占23.1%；697颗磨牙有副根管的26颗，占3.73%；国外资料报道最高达76.8%。侧副根管管腔细小，临床上不易发现，即使拍片也难以发现，这可能会成为治疗失败的隐患。

侧支根管是临床上极具挑战的结构，尤其是个别呈树根状的侧支根管，X线片无法发现，且常规根管预备器械难以到达，采用测压法根充剂也难以进入，感染物存在可能会使治疗失败。例如，某些患牙在X线片上看似根管充填很到位，但却在治疗后一定时间出现根尖周炎，这种情况除根尖段管腔变异外，更大的可能是存在侧支根管或根分叉。对此类根管系统用超声荡洗可弥补器械预备的不足，只要延长冲洗时间，通过水流漩涡的冲刷，能将部分侧支根管内的感染物冲出。采用注射式根充糊剂有一定的加压作用，可以较好地进入侧支根管或根分岐，使充填更加完善，以达到消灭细菌的作用（详见第15章）。

对磨牙根分叉处病变而言，单纯根管治疗难以将髓室底副根管中的感染物质清除，只能使用有一定蒸发及渗透杀菌作用药物来杀菌消毒，才

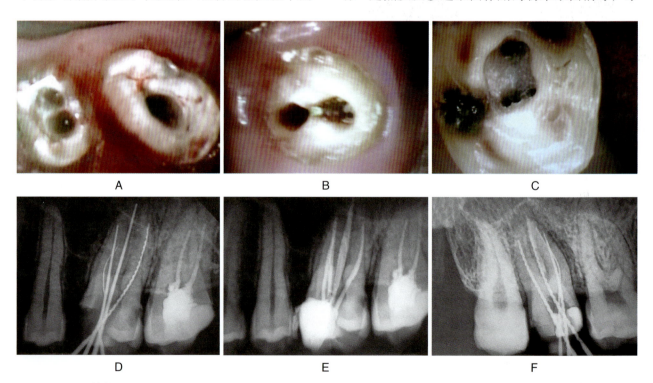

图14-10　根管数目变异
A.32双根管。B.34双根管。C.46近中3根管。D.26近中颊2根管。E.26根充后。F.17近中颊2根管

能达到治疗的目的。

3. C 形及其他形根管　C 形根管是指根管横剖面呈 C 形，以下颌第二磨牙远中根发生率最高（图 14-11）。此外，还有一些根管横断面呈橄榄形或泪滴形，双根管融合则呈哑铃铃形，其峡部均较细小，也是器械清理容易疏忽的盲区。

4. 弯曲根管　多发生在牙根中下段，以上颌第一磨牙近中根发生率最高，下颌第二磨牙次之，但弯曲度最大，有的呈真正的"C"形，这种形态的根管治疗难度较大，常规扩大根管容易形成台阶乃至侧穿（图 14-12）。

5. 细小钙化根管　中老年人由于某种原因使反应性牙本质形成，根管壁钙化严重，久之便使管腔变的细小，有的甚至完全阻塞，给根管治疗

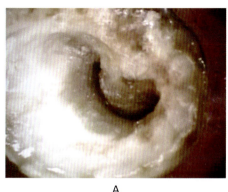
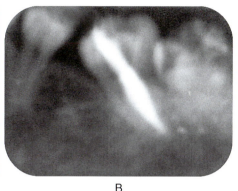

图 14-11　C 形根管
A.37C 形根管。B.C 形根管根充后 X 线片

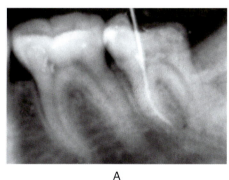
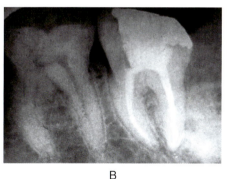

图 14-12　弯曲根管
A.37 近中弯曲根管疏通。B. 弯曲根管根充后

带来困难。长期不正规治疗化学药物的刺激，也可使某一根管钙化封闭。细小钙化根管可发生在任何多根管牙，也可发生在单根管的前牙，有的在根尖段甚至完全钙化，疏通非常困难。

二、形状异常根管的清理与扩大

1. C 形根管的清理扩大　C 形管使用手持扩大针无法彻底清除管内感染源，必须使用 H 锉、K 锉或机扩才能彻底清除，超声波清洗也有效。在根管充填时，热牙胶充填最适用，若使用标准牙胶尖需侧压多根才能填满。

2. 细小根管的清理扩大　先用 8~10 号 K 锉疏通根管，再用 15 号扩大针扩大，扩至 25 号后用 20 号 H 锉或 K 锉锉除根管壁钙化物，然后配合 EDTA 凝胶用锉与扩大针交替逐号扩大。也可在疏通根管后采用分段扩大以减少阻力，即先扩大根管上段部分，再扩大中下段。在扩大之前，可用 EDTA 凝胶涂在扩大针末端或置于根管口，可起到润滑作用，有利于扩大针深入及钙化物的清除。至于有文献提到 EDTA 有软化钙化物作用，但在临床使用并无明显效果。在扩大过程中，如遇阻力较大应换用小号的，并采用平衡力法，即顺时针方向转半圈，再逆时针转大半圈并下压，根管壁阻力越大转的幅度应越小，这样就可避免

扩大针形变（图 14-13）。扩大针深入的每一步都要与 H 锉配合使用，直至到达根尖狭窄处，即扩至一定深度后用 H 锉去除根管壁的钙化物，并冲洗干净，这样可以使扩大针的阻力减少，有利于下一步的继续深入。细小根管采用机扩预备，可直接用疏通锉完成。

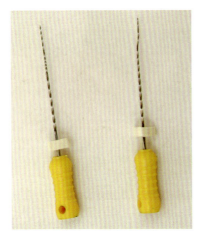

图 14-13 扩大针使用不当形变

A. 左为紧嵌后顺时针转的结果，右为紧嵌后逆时针转的结果

3. 弯曲根管的清理扩大 弯曲根管预备是难度最大的类型之一，其最大的问题是容易形成台阶甚至侧穿，给下一步的治疗造成困难，甚至使治疗归于失败。对扩大针来说，无论哪个材质的都是越大号弯曲性能越差。对于弯曲度大的根管，如使用 30 号以上不锈钢扩大针就不易顺着根管曲径深入，强力下扩常在肘部形成台阶；使用小号的则不然，一般都会循着根管的曲径而形变，且不易造成根管壁损伤及断针。因此，对弯曲根管的扩大，更应从最小号开始，顺序渐进逐号加大，且应采用平衡力法，并结合使用 H 锉去除管壁钙化物，以达到扩大管腔清除感染源的目的。使用大号的扩大针要根据根管弯曲情况先作预弯，进入根管后采用小幅度捻转，直至到达预定的工作长度，这样就可避免螺旋形变甚至断针的可能。

镍钛根管锉具有良好的弯曲性能，使用 K 型镍钛锉作上下提插，可以顺着弯曲径深入，较好地去除根管壁钙化物，从而达到扩大根管的目的。机用大锥度软锉具有更好的柔性及顺变能力，在弯曲根管预备中有较大的优越性。但由于弯曲根管会大幅度增加扭力，使器械容易折断。因此，

应根据根管弯曲度使用新锉或使用次数少的锉，以防止断针的发生。

三、严重钙化根管的疏通与治疗

严重钙化根管是指 X 线片上看不到根管影，治疗时也未能探到根管，或只能探到根管上段而未能完全疏通者。严重钙化根管不是独立的疾病，而是髓腔周围牙本质受到长期刺激引起的一种病理改变。

1. 严重钙化根管的成因 严重钙化根管既可见于老年患者，也可见于中青年患者，而与年龄的增长关系不大。由增龄变化引起的钙化，仅有根管细小的表现，不会出现根管完全钙化，完全钙化虽然中老年人多见，但多数是先前有过化学药物治疗史，包括牙体缺损充填修复史，或根管口长时间不适当的封化学药物，材料或药物的刺激使根管逐渐钙化，管腔消失或基本消失。

2. 严重钙化根管的临床表现 严重钙化根管多见于死髓牙，偶可见于活髓牙，两者的钙化方式不同，活髓牙钙化多从根管上段开始，中下段的牙髓仍存活；死髓牙严重钙化多从根尖段开始，逐渐向中上段发展，有的还伴有根尖牙骨质增生肥大。

死髓牙严重钙化根管有两种情况：一是 X 线片显示完全钙化，根尖周无阴影；二是 X 线片显示完全钙化，但根尖周有阴影。前者属于真正的钙化，近根尖处已无感染源存在，疏通也非常困难，且无疏通的必要；后者并未完全钙化，只是根管非常细小，根管壁有钙化物阻塞，X 线片二维影像难以显示，根尖周有阴影说明根管中还有感染源存在，必须彻底清除才能治愈根尖周病变。

3. 严重钙化根管的疏通 活髓牙根管严重钙化，如没有牙髓病变的症状及体征，一般不需要治疗，如因牙体严重缺损修复需要，可将上段开扩到能找到根管口，然后再用 8~10 号 K 锉疏通并扩大根管（图 14-14）。

死髓牙严重钙化根管非常细小，疏通有一定的难度，通常情况下用 8 号 K 锉无法完全疏通。如能找到根管口，可先用手持器械将根管上段疏通并扩大到一定深度，然后再用机用疏通锉逐渐疏通，由于根管上段已扩，能减少机用疏通锉的阻力，下段就相对容易疏通。但在疏通至一定深度应暂停，拍片观察锉的位置，以防止偏斜从而避免侧穿（图 14-15）。

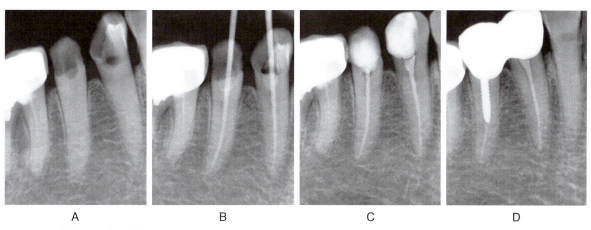

图 14-14 下前磨牙钙化根管疏通

A.44、45 残冠残根治疗前。B.疏通到位。C.根充后。D.修复后。62 岁，女性，因右下前磨牙残冠残根要求修复，检查：44 远中𬌗洞髓底已暴露，45 残根与龈几乎平齐，X 线片显示两牙根管均已完全钙化，检查也探不到根管，根管口位置仅见反应性牙本质迹象。采用磨短的 25 号不锈钢扩大针慢速下扩，44 下约 2mm、45 下扩约 3.5mm 患者有酸痛感，改为 8 号 K 锉探查，证实为活髓，局麻后完成疏通及扩根，其后又完成桩核及联冠修复

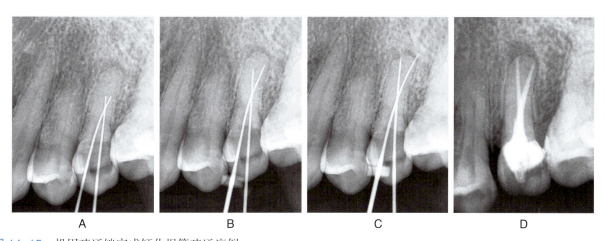

图 14-15 机用疏通锉完成钙化根管疏通病例

A. 手持 8 号 K 锉疏通受阻。B、C.机用疏通锉逐渐疏通。D. 根充后。37 岁男性，25 慢性根尖周炎急性发作就诊，X 线片示根管完全钙化，经手持器械找到根管口，但 8 号 K 锉只能疏通中上段，采用机用疏通锉逐渐疏通并扩大，治疗后症状消失，完成根管充填，本例有牙体修复史

4. 严重钙化根管的姑息治疗 对于严重钙化的根管，有的疏通和扩大未能达到根管治疗的要求，但患牙又有保留的意义，患者也有保留的强烈愿望，在与患者充分沟通之后，可以选择作姑息治疗。

对 X 线片显示根尖周没有稀疏影的，如能找到根管口，应尽量疏通扩大到一定深度，近根尖处不必强行下扩。实践证明：根管中钙化物的硬度要比牙本质高，对近根尖 1/3 完全钙化阻塞的根管，即使用不锈钢锉机扩也难以扩通，且扩大针在根管下段很难找到中心点，强行下扩还会造成根管壁侧穿的可能，尤其是牙根薄扁弯曲的磨牙，更不能使用硬度高的不锈钢锉强行扩大。

对已扩大的中上段，封具有渗透杀菌能力强的药物数天，然后再作充填即可（图 14-16）。

四、根管系统复杂患牙的处理

后牙的根管系统最复杂，尤其是磨牙，又处于不便操作的位置，无论手工或机械扩根，都存在较大的难度，操作不当还容易发生断针、根管壁台阶形成乃至侧穿等问题。但这不能成为拒绝根管治疗的理由，只要采用合理的方法和认真的操作，绝大多数患牙还是可以治愈的。

对可能存在复杂根管系统的患牙，在根管清理中，除了应尽量避免遗漏变异根管外，还要增

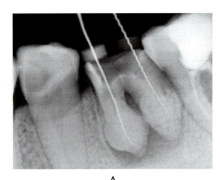

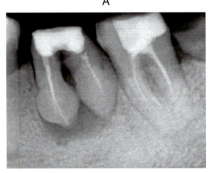

图 14-16 磨牙严重钙化根管的治疗。
A：36 根管疏通情况。B：治疗完成后。32 岁男性，36 残冠要求修复，近中根管疏通顺利，远中近根尖 1/3 处疏通受阻，姑息治疗后完成根管充填及修复

加药物冲洗次数及增加封药次数，有条件可使用超声根管锉荡洗根管，利用其震荡及旋涡的水流可使部分腐质脱落。在这一方面，根管中腐质的性质与冲洗效果有很大关系，即液状的容易清洗干净，固体的不容易清除。在根管消毒方面，可封入具有较强渗透及蒸发性能的 FC，并适当增加封药次数，使存在于复杂根管系统中的细菌得以杀灭或降解毒素，对未能清理到或遗漏的根管也有一定的作用。

当然，对于已找到的根管，虽因细小弯曲扩大有困难，仍应积极清理扩大至一定深度，余下不能开扩的部分，再用封药的方法解决杀菌消毒问题。此法亦可用于在根管扩大中形成台阶而又未能继续贯通全部根管者，也适用于断针未能取出且旁路难以贯通的根管，目的是扩大根管治疗的适应证，保留更多的患牙。

五、根尖 1/3 段根管在治疗中的重要性

根尖 1/3 段是根管与根尖周组织的交界部位，又是形态弯曲及侧支根管分布最多的部位，根管治疗成功与否，与在这个部位的各种操作是否得

当有很大的关系，尤其是根管系统复杂的患牙更是如此。例如，根管中其他各段感染源清除的很彻底，但近尖 1/3 段未清除（工作长度不足）或清除不彻底，日后的治疗效果就会大打折扣，甚至会导致前功尽弃，而这个节段的清理扩大又恰恰是最困难的，尤其是后牙细小弯曲及钙化的根管。又如，治疗期间的炎症反应，其原因也是在清理扩大近根尖 1/3 不慎造成的；而根管治疗中的断针、台阶形成或侧穿等并发症，也大都在清理扩大这一部位时发生的。就根管充填来说，近冠段 2/3 充填不够严密，不一定会影响疗效，而根尖 1/3 充填不严密或欠填就会影响治疗效果，包括充填后近期发生疼痛，远期影响根尖周病变愈合；或原根尖周本无病变，因治疗不当感染源未能清除，若干时间后根尖周反而出现新的病变。

因此，对这一部位的各种操作应作为重点、难点来对待，充分认识这一部位在治疗中的重要性，切实加强各种操作技能的提高，尽可能使治疗达到完善。

根尖 1/3 工作重点包括以下几个方面。

1. 无窦道慢性根尖周炎的根管清理扩大要慎重 根尖 1/3 节段应作为根管扩大的危险区域对待，首诊清腐应慎之又慎，要避免超扩将腐质推出或随锉带出，以防止诊疗间炎症反应的发生。

2. 根管工作长度必须准确 严格按照工作长度扩根，清理扩大不到位就意味着感染源消除不彻底，将会影响治疗效果，而扩根过头破坏根尖狭窄处，又会使根管充填不准确（超填）。

3. 根管壁感染源清除要彻底 尤其要注意克服根尖弯曲部分清理扩大的困难，根尖段清理扩大不但要达到需要的长度，还要注意直径要达到要求，才能将根管壁上的感染物质彻底清除；对可能存在的侧支根管，需要采取相应的方法清除感染源，如超声荡洗及良好的封药等。

4. 吸出冲洗的药液或渗出液要彻底 棉捻或纸尖必须要抵近根尖狭窄处才能吸得干净，避免液体潴留影响治疗效果。

5. 封药要到位 根管除了封入有蒸发渗透作用的药物外，蘸其他药物的棉捻或纸尖必须紧贴根管壁并抵近根尖狭窄处，才能使药物发挥作用。

6. 根充物必须充分到达根尖狭窄处 填入的根充糊剂必须到达根尖狭窄处，并尽可能使其

进入侧支根管及微小腔隙，牙胶尖应避免欠填或超填。

第 5 节
根管治疗易出现的问题及对策

绝大多数急慢性根尖周炎的患牙，经过常规的根管预备及消毒都能达到根充的条件，但在临床上也有少数患牙，经过多次换药仍不能达到充填的条件；根管预备及根充后也可能出现疼痛及咬合痛等问题。对这些问题需要针对不同的个体，不同的症状，采取不同的方法处理。

一、诊疗间炎症反应

诊疗间炎症反应指在根管治疗期间发生的疼痛，又称根管治疗期间的急症或诊间痛，发生的主要原因为操作不当。这是根管治疗最常见的并发症，也是困扰牙医的最主要难题之一。需要从病因、病理、操作及预防方法等各方面加以认识，才能有效地预防并发症，以提高根管治疗的安全性，防治方法详见第 21 章。

二、渗出液不消失

一般情况下，根管经过预备及封药消毒观察一至数天，复诊时根管都比较干燥或根尖处仅见少量渗出液，但个别患牙则有较多的渗出液，主要是脓性渗出液或血性渗出液。

脓性渗出液多见于以下原因：①扩根时感染物推出；②带有感染源的扩大针超出根尖孔；③原有病灶较大，短时间不易消失；④根管外原因，如根尖吸收、牙骨质坏死、牙根折裂及根尖结石样钙化物附着等（详见第 21 章）。前两种原因导致的根尖周炎症反应，此前多有较剧烈的疼痛；原有较大的慢性根尖周脓肿或根尖周囊肿，治疗时未做开放引流，复诊时根管中会有不易吸尽的脓液或囊液。

器械超扩造成的根尖周创伤，仅在首次换药时有少量淡红色的血性渗出液；急、慢性化脓性根尖周炎经过治疗后脓液消失，换药时亦可见少量暗红色血性液体，但都容易吸净。如果换药两次以上仍有不易吸尽的新鲜血液，应考虑为侧穿或根裂，尤其是已做过根管治疗的患牙，早期根裂因根充物阻射，X 线片上可能看不到折裂影，只能根据有围绕整个牙根的稀疏影，裂隙侧可探到深而窄的牙周袋，以及取出牙胶尖后有不易吸净的新鲜血液来判断，鉴别诊断详见第 26 章。

脓性渗出液较多应予以开放引流，根管内不要放棉捻，仅在窝洞置一小棉球即可。同时给予抗菌消炎药 3~5d，常用为青霉素类或头孢菌素类抗生素，与硝基咪唑类药合用口服。对于久不消失的脓液，除了要注意根管有无数目及形态变异外，还应考虑是否为根管外原因，可通过改变角度拍片证实，或根据临床检查结果综合分析。

三、咬合痛及叩痛不消失

根管扩大及封药后患者有咬合痛（包括酸痛感）的主诉，检查有较明显的叩痛，说明治疗时存在某些失误的可能。例如，根管过度扩大导致创伤及炎症反应；封有刺激性的药物过量，如 FC、CP、木榴油等药都有可能出现不同程度的刺激痛。如果仅为单纯的咬合酸感，可能为超扩所致，一般不需处理，也不影响根管充填，到一定时间后可自行消失。

对上述情况可采取相应的措施，如调换用无刺激性的氢氧化钙加碘仿封药。叩痛明显伴有松动者可口服抗菌消炎药。少数经过多次换药叩痛仍不消失者，应查找其他原因。例如，上颌窦病变或不典型面痛，有的也会出现牙痛及咬合痛，个别更年期女性更为明显。

四、窦道不消失

牙髓源性窦道是牙髓坏死分解产物排除的通道，也是根尖周慢性炎症的标志，患牙根管中存在的感染物没有清除或清除不彻底，窦道就会持续存在。经过根管治疗的清腐、扩根及封药后，病原刺激物得以消除，窦道口一般在 3~5d 后即可消失。但是，不同的窦道口愈合时间也不同，结节状窦口愈合最快，较小的结节状窦口，在复诊时即使没有消失也可以充填，充填后数天就会消失，鸡舌状窦口愈合相对较慢。有的窦口经多次换药仍不消失，尤其是窦口有脓液排出者要查找原因，单纯的换药难以奏效，常见的有以下几种原因。

1. 感染源清除不彻底　已预备的根管工作长度若达不到要求，变异的根管形态，如 C 形根管、根管峡部、根分歧或侧支根管等器械不易清除的部位，其中的腐质清除不彻底，微生物未能消灭，窦道也就难以消失。

2. 遗漏根管 多根的后牙根管比较复杂，尤其是根管数目变异，如上下颌磨牙4根管，下前牙及前磨牙2根管，按常规治疗就可能遗漏，感染源得不到清除，窦道就不可能消失。

3. 根尖牙骨质吸收 个别慢性根尖周炎未得到治疗，炎症长期存在，使根尖牙骨质部分坏死吸收，有的吸收后根尖呈尖锐状刺激周围组织，也会使窦道久治不愈。

4. 根管外原因 若换药多次窦口仍有白色脓液，应考虑为根管外原因所致，如根尖钙化物附着、根裂、根尖牙骨质坏死及异物滞留等，单纯的根管治疗难以治愈。

5. 远距离窦道 极少数病例还可能存在远距离窦口的可能，尤其是有多颗牙龋坏或磨损，若不用牙胶尖做示踪拍片，就可能造成误诊。

对上述原因导致窦道不消失，可有针对性的处理。若能排除以上原因，窦道口挑破又无脓液，根管预备也到位，可予以根充。根充后观察两周窦口仍不消失，可能为某些异物滞留在根尖处，可考虑行根尖扒刮术或根尖切除术。

必须认识到，牙髓源性窦道来源于根管中的坏死牙髓分解产物及微生物，只要把这些感染源彻底清除，窦道就会自然消失。过去有主张用药物烧灼窦道壁上皮，希望能促使窦口消失，这种治标不治本的举措是没有意义的，有的甚至还会酿成并发症。病因不消除，任何药物对窦道的作用都只是暂时的，最根本的方法是去除病因，这样才能达到彻底治愈的目的。

五、治疗期间酸的感觉不消失

极个别患者在根管治疗期间患牙总是有酸的感觉，有的甚至是咬合酸感，使术者不敢进行根管充填，多次换药乃无效果。

根管预备时，根管器械如超出根尖孔，有的患者感觉不是疼痛，而是有酸的感觉，这可能同根尖周神经末梢的感受器不同有关。个别患牙在根管预备时器械超出根尖孔，触动这种感受器，因而会在整个治疗过程均有酸感，且持续时间较长。这种情况不影响根管充填，但在根管充填时

注意不要超充，经过一段时间观察，一般都会慢慢消失。因而不需要反复换药，任何换药均无助于这种感觉的消除，反而延长疗程，给患者造成不必要的麻烦。对于根管内探诊有酸感者，可尝试用FC棉捻双导，即蘸饱和FC棉捻插入根管1min，以腐蚀神经末梢，然后再用干棉捻吸干即可。这一方法对于根尖狭窄处以外的可能无效。

六、根充后疼痛

根管充填时患者自觉疼痛，可能为空气压入引起，可上下提插多次，使空气排出疼痛就会消失。根管充填后轻度疼痛，可能为牙胶尖或根充剂超充所致，这种疼痛多较轻，且很快就会消失。根充后出现较重的持续性疼痛，多为感染源清除不彻底，被推出后引起根尖周炎症反应。

处理方法可根据疼痛程度及超充情况而定，轻度疼痛及叩痛，予以调𬌗即可；中度疼痛在调𬌗的基础上予以镇痛药；除严重超充外，一般不需去除根充物，必要时予以抗菌消炎药口服；重度疼痛应去除充填物，引出渗出液，再予以抗菌消炎及止痛药，必要时辅以短程小剂量地塞米松口服（2d），上述处理能在较短时间内消除症状。

（陈乃焰 汪晓华）

参考文献

[1] 王晓仪. 根管的冲洗. 国外医学参考资料口腔医学分册，1986, 13(2):78–80

[2] 吴友农，李刚. 实用牙髓病学. 西安：陕西科学技术出版社，1994

[3] 史俊南. 论根管治疗术. 上海口腔医学，1992, 1(1):53–55

[4] 荫俊，史俊南，胡冠时，等. 酚醛类药物对细菌内毒素气相解毒作用的研究. 实用口腔医学杂志，1990, 6(增刊):242

[5] 唐安尧，史俊南，何道生，等. 感染根管内厌氧菌的研究—感染根管内厌氧菌的药效试验. 临床口腔医学杂志，1990, 6(1):6–8

[6] 徐家驹. 急性炎症期拔牙. 国外医学口腔医学分册，1979, 6(1):12–15

[7] 凌均棨. 根尖周病治疗学，北京：人民卫生出版社，2005

[8] 孙铁航. 根管的冲洗. 国外医学参考资料口腔医学分册，1983, 10(4):197–201

[9] 刘敏川. 根管充填方法的现状述评. 国外医学口腔医学

分册 , 1995, 22(5):285–289

[10] 黄群华 . 三氧化二砷失活法 . 国外医学参考资料口腔科分册 , 1977, 4(2):99–104

[11] 郭微 . 关于扩大根管 . 国外医学口腔医学分册 , 1987, 14(3):148–151

[12] 邓惠妹 . 根管治疗的现状 . 国外医学参考资料口腔医学分册 , 1980, 7(6):324–327

[13] 谢欣梅综述 . 根管超声预备 . 国外医学口腔医学分册 , 1984, 11(6):332–335

[14] 凌均棨 , 韦曦 , 高燕 . 应用根管显微和超声器械处理阻塞根管的效果评价 . 中华口腔医学杂志 , 2003, 38(5):324–326

[15] 吴民凯 , 梁宇红 . 根管治疗的疗效及思考 . 中华口腔医学杂志 , 2014, 49(5):257–262

[16] 韦曦 . 镍钛机动根管预备的问题与对策 . 中华口腔医学杂志 , 2014, 49(5):263–267

[17] 刘天佳 . 氢氧化钙及其在口腔科的应用 . 国外医学参考资料口腔医学分册 , 1982, 6(6):332–337

[18] 刘正 . 感染根管的细菌学研究 . 国外医学参考资料口腔医学分册 , 1982, 6(6):338–341

[19] 章子奎 . 根管消毒药物全身分布的实验研究 . 国外医学参考资料口腔医学分册 , 1988, 15(5):296

[20] 诸玉 . 根管治疗药物的应用及其与免疫学关系 . 国外医学口腔医学分册 , 1983, 10(4):193–197

[21] 王素文 . 根管充填程度对疗效的影响——附 222 例分析 . 中华口腔医学杂志 , 1984, 19(3):178–179

[22] 陈维宝 , 何武辉 . 根管治疗术一次法治疗急性尖周炎 . 中华口腔医学杂志 , 1985, 20(5):245–247

[23] 陈乃焰 . 急性根尖周炎一次疗程根管充填临床观察 . 实用口腔医学杂志 , 1991, 7(3):184

[24] 郭微 , 史俊南 , 文玲英 . 根管治疗中扩大和不扩大根管的实验研究 . 中华口腔医学杂志 , 1989, 24(5):237~239

[25] 张成飞 , 王嘉德 . 现代根管治疗讲座——根管治疗的特殊问题与对策 . 中华口腔医学杂志 , 2004, 39(4):329–332

[26] 陈君 , 岳林 , 王嘉德等 . 根管扩大程度与牙根强度和应力分布的关系 . 中华口腔医学杂志 , 2006, 41(11):661–663

[27] 贺慧敏 . 根管治疗术一次法的根管消毒研究 . 牙体牙髓牙周病学 , 2001, 11(3): 204–206

[28] 中华口腔医学会牙髓病专业委员会 . 根管治疗技术指南 . 中华口腔医学杂志 , 2014, 49(5):272–274

[29] 韦曦 , 凌均棨 . 镍钛机动器械预备弯曲根管的研究进展 . 上海口腔医学 , 2002, 11(2):158–160

[30] 张昊 , 王岩 , 王晓梅 .PathFileTM 在老年患者根管治疗中的研究 . 中华老年口腔医学杂志 , 2012, 10(4):208–212

[31] 樊明文 . 根管治疗的技术要点及失败原因与对策 . 中华口腔医学杂志 , 2016, 51:(8):451–454

[32] 余擎 . 根管内感染的控制策略 . 中华口腔医学杂志 , 2018, 53(6):381–385

[33] 高原 , 薛晶 . 牙髓病诊疗原理与实践 .5 版 . 沈阳 , 辽宁科学技术出版社 , 2017

[34] 刘荣森 , 李颖超 , 张贤华 , 等 . 临床牙髓病学 .9 版 . 北京 : 人民军医出版社 , 2014

[35] 吴彬彬 , 张茹 , 侯本祥 . 钙化根管的诊断与治疗 . 国际口腔医学杂志 , 2017, 44(3):279—283

[36] Wu D, Shi W, Wu J, et al. The clinical treatment of complicated root canal therapy with the aid of a dental operating microscope. Int Dent J, 2011, 61(5):261–266

[37] Ee J, Fayad M I, Johnson B R. Comparison of endodontic diagnosisand treatment planning decisions using cone-beam volumetric tomography versus periapical radiography. J Endod, 2014, 40(7):910–916

[38] Tomczyk J, Komarnitki J, Zalewska M, et al. The prevalence of pulp stonesin historical populations from the middle Euphrates valley(Syria). Am J Phys Anthropol, 2014, 153(1):103–115

[39] 陆志伟 , 黄英 , 邱小玲 , 等 . 数字化根管定位导板应用于完全钙化根管的临床报道 1 例 . 实用口腔医学杂志 , 2022, 38(2):210–216

第15章
大锥度镍钛器械根管预备及热牙胶充填

随着口腔医疗技术的发展与进步，二十多年来，大锥度根管预备及热牙胶充填技术也备受牙髓病学界的推崇。微型马达驱动及大锥度镍钛根管锉的应用，不但提高根管治疗的效果，也大大节省操作时间，并减少医务人员的劳动强度。与之相匹配的还有热牙胶充填技术，该技术能使根管充填更加严密，能有效封闭侧副根管、扁根管和C形根管等复杂根管。这些被冠之以现代根管治疗的新技术，无疑对提高根管治疗效果具有划时代的意义。

第1节
大锥度镍钛器械根管预备

传统的手持器械虽然也能完成根管预备，但工作效率较低，操作起来费时费力，所预备的根管也难以达到彻底清除感染源的效果。大锥度镍钛机扩的出现无疑是替代手持器械的良好工具，机械运转既能减轻牙医的劳动强度，又提高了工作效率，良好的效果也能造福于广大牙病患者。但在基层牙科，由于种种原因仍制约这种技术的全面开展。故而许多问题还有待提高认识，以使这项技术能得到推广应用。

一、大锥度镍钛器械的设计及特点

常用的大锥度镍钛根管器械有进口品牌的 ProTaper、TF、K3、Hero 等，国产品牌有 i3Gold、MG3、M3、S3、Orodeka（欧罗德卡，中意合资）等（图 15-1）。值得一提的是，国产品牌目前在设计及质量方面均有较大的提高，且有所创新，性价比好，因而受到广大牙医的欢迎。

过去的镍钛根管锉一般为6支装，25mm长度，近年来各厂家先后推出4支装、3支装，长度上又有适用于后牙的21mm长度。在材质方面也有较大的改进，如欧罗德卡21mm镍钛软锉对弯曲根管预备不易形成台阶，尤其是严重弯曲的后牙

根管预备也能顺利进行，使根管预备更加安全（图 15-2）。当然，软锉在切削能力方面稍逊于硬锉，这是有待改进的问题。

现在各厂家又推出单支锉技术，使操作程序更加简化，但要在熟练使用大锥度镍钛器械的基础上使用。

无论4支装还是6支装，锉的基本构成都是一样的，即开口锉、疏通锉及成形锉。开口锉比

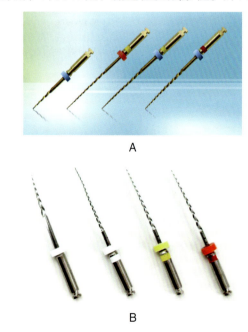

图 15-1 大锥度镍钛锉
A. 国产 i3Gold 根管锉。B. 中意合资 Orodeka 21mm 镍钛软锉

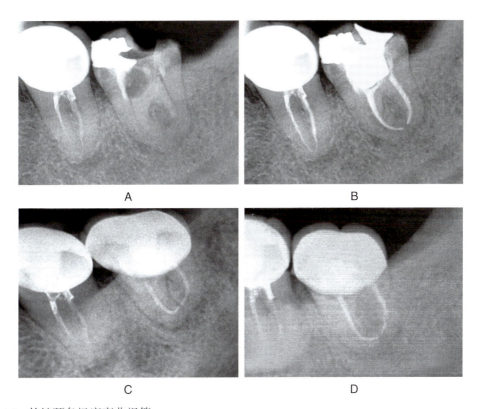

A　　　　　　　　　　　　　　　　　B

C　　　　　　　　　　　　　　　　　D

图 15-2　Orodeka 软锉预备极度弯曲根管

A.37 术前 X 线片。B. 根充后 X 线片。C. 修复后 X 线片。D. 术后 2 年复查片

较短，其工作端螺旋部位仅 8mm 长，06 锥度。疏通锉与成形锉结构一样，其工作端长度均为 16mm，与手持的各种锉相同。在锥度方面，各生产厂家有不同的设计，有 06 锥度的，也有 04 锥度的。疏通锉与成形锉螺旋构造并没有什么差别，只不过是粗细不同而已。06 锥度相对于 04 锥度根管壁削除多，尤其是根管上段，这无疑对后续的各种操作更加方便，但过多扩大使根管壁牙本质变得菲薄，也会增加治疗后根折的可能性。临床上可根据不同的牙位及不同的根管情况合理选择。例如，牙根较粗的单根管牙，即使根管壁牙本质削除较多，也不容易发生根裂，可选择锥度大的；而扁平的磨牙根根管壁牙本质本来就较薄，削除过多就会增加根裂的风险，可选择锥度小的。这样既便于预备，又能有效预防治疗后可能发生的根裂。

在材质方面，大锥度镍钛器械是由超弹力镍钛合金制成，具有形状记忆及良好的抗疲劳性，良好的生物相容性和耐腐蚀性。各种类型的锉能够将根管制备成锥度和流畅度好、形态连续的比较理想的管腔，便于后续的冲洗、封药及充填。在死髓牙治疗方面，大锥度根管预备能最大限度

地去除根管壁的钙化物，更彻底地消除感染源，减少根管治疗期间炎症反应的发生率，提高根管治疗的效果。

当然，大锥度镍钛锉也存在一些缺点，如根尖部分扩大相对不如手持器械理想，因为，手持锉一般都可以扩到 35~40 号，甚至更大号，而大锥度最粗仅扩到 25 号。近根尖 1/3 根管预备的好坏是治疗成败的关键，扩大不够，感染物清除不彻底，就可能导致治疗失败。因此，有学者认为：目前还没有资料证明，大锥度机扩与手扩哪一种方法疗效更好。

二、大锥度机扩的操作步骤与方法

常规大锥度根管预备应按以下几个步骤完成。

1. 常规开髓及确定工作长度　开髓道应与根管通道保持在一条直线上，选用手持器械探查根管口位置及数目，清除根管中的感染物，使根管保持畅通，并确定工作长度。

无论活髓牙还是死髓牙，常规的方法是细小根管先使用 8~10 号 K 锉疏通，去除根管壁钙化物，再用小号扩大针扩大，较粗的根管用扩大针探查，并带针拍片确定工作长度。临床实践证明，也可

以直接用开口锉探查根管并扩大，再用疏通锉疏通根管，然后再用手持扩大针大概定位拍片，或使用根测仪确定工作长度，这样就可以简化操作程序并节省操作时间（详见第 3 节）。

2. 打开微型马达电源 调节好转速及其他设定，一般情况下转速调到 400~500 转 / 分即可，弯曲根管要把速度调到 300 转 / 分，转速过高容易引起器械分离。

3. 按常规机扩步骤完成以下操作（以 4 支锉为例）：①用开口锉去除根管口牙本质肩领，深入根管上段并稍扩大，为后续的操作奠定基础；②换用疏通锉，根据测定的工作长度将定位器推到预定的刻度，启动开关后将锉插入根管，以微力使锉在根管中作上下移动，每次深入 2mm 左右，如此反复直至到达预定深度；③换用 20 号成形锉，以同样方法完成根管的初步成形；④换用 25 号成形锉，完成根管预备的最后步骤（图 15-3）。

各种锉在使用前均应涂上 EDTA 凝胶润滑剂，多根管牙在扩完每个根管之后均需重新再涂，以保证器械的润滑性，这对顺利扩根及预防器械分离都有一定的作用。

大锥度镍钛根管预备采用的方法是逐步深入法，或者称冠 - 根向无压力预备法（Crown-down pressureless technique）：即先用大号器械（开口锉）去除根管口牙本质肩领，并将根管上 1/3 段扩大，使根管中上段敞开，形成对根管下段的直线通道，然后再预备根管下段。相对于逐步后退法，本法具有以下优点：①减少根管的弯曲度，也减少侧穿和台阶形成的概率；②减少根管锉的扭曲和疲劳程度，从而减少器械分离的概率；③开阔根管口的视野，有利于根管显微镜的使用，也使每次器械操作更加便利；④首先去除根管中上段的感染物，降低根管污染程度，从而减少诊疗间炎症反应的发生；⑤便于根管冲洗及超声荡洗；⑥使根管工作长度测量更加准确；⑦增加根尖区预备的手感，有利于弯曲度大的根管预备。

三、大锥度机扩使用的几种改良方法

在常规机扩的基础上，笔者在临床实践中对某些程序作一定的改进，使之对医患都更加有利，也更节省操作时间，分述如下。

1. 采用渐进倒刮法预备 常规的预备方法是对锉引导深入，笔者提倡渐进倒刮法预备，使复杂形态的根管能更彻底地清除感染源，也能在一定程度上预防器械分离。所谓渐进，就是无论通畅还是有一定阻力都不能急于向根尖推进，而要控制好锉的进度，通畅的根管要防止锉被突然吸入卡死在根尖狭窄处。阻力较大的细小根管每次

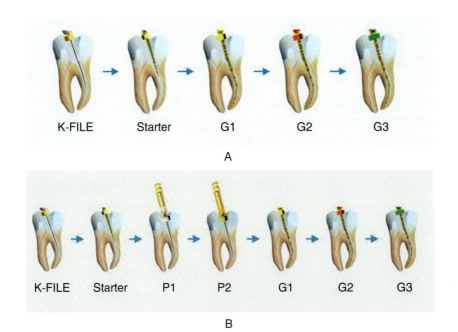

A

B

图 15-3 大锥度根管预备示意图
A. 一般根管预备图。B. 弯曲根管预备图

深入 2mm 左右，向根管壁轻轻施力扩锉数秒后再深入，这样就可以减少阻力，使下扩变得顺畅。所谓倒刮，是锉向上提时适当向根管壁施力，能有效刮除根管壁钙化物，再下扩阻力就会减小。如果单纯下扩形成的管腔只是圆形的，施力倒刮可以使横截面呈 C 形、橄榄形、哑铃形及泪滴形，根管峡部感染物也能有效刮除。渐进与倒刮两者相结合，就能在预备各种形态的根管时应对自如。

根据力学原理及临床实践表明，最易发生断针的情况是：针尖卡在狭小管腔或弯曲根管中的扭力使原有已经疲劳或隐裂的锉折断，而上提时：向根管壁适当加力并不会产生扭力，因而也能减少断针的概率，即使锉在上提加力时折断，松弛的掉在根管中取出也相对容易。倒刮对根管壁的扩大虽然不如向下扩效率高，但反复刮削对扩大管腔也有一定的作用，可以减小下扩的阻力。

2. **不同根管选用不同型号的初尖锉**　临床上根管情况千变万化，除开口锉是通用的外，其他锉可根据根管粗细灵活选择。例如，对较粗的根管，第一支锉不需要从最细的疏通锉开始，甚至不用开口锉，可直接用 20 号乃至 25 号成形锉扩根，这样就可以减少不必要的操作程序，从而减少操作时间。

3. **不同根管确定主尖锉粗细有别**　大锥度机扩最大缺点是过度削弱根管壁的牙本质，增加日后根折的风险。为尽量减少对根管壁牙本质的破坏，把不同的根管区别对待，尽可能克服上述缺点。例如，对一些相对细小的根管最后只扩大到 20 号成形锉即可，尤其是感染程度较轻的活髓牙。如上颌磨牙颊根管、上颌前磨牙双根管、下颌磨牙近中根管、下颌切牙根管等。这些牙的特点是牙根薄扁，根管壁牙本质薄，过度扩根不但增加工作难度，也使根管壁变得更薄，从而增加根折裂的风险。因此，根据不同根管确定不同型号主尖锉，随机应变不失为良好的举措。当然，年轻患牙的根管较粗，如果在扩的过程中 20 号成形锉比较顺畅，也可扩至 25 号成形锉，总之，根管扩大是一种手段，要以较彻底清除根管中的感染物为目的，灵活应对各种不同根管的情况，使预备更加符合不同根管的特点。

无论 4 支锉或 6 支锉，其最大成形锉尖端仅25 号，对较粗根管的根尖段感染源难以彻底清除，日后会影响根管治疗的效果。因此，需要用更大号码的锉预备；也可以用大号手持器械扩锉，使

这一节段的感染源能彻底清除，以取得更好的预备效果。

4. **关于换锉期间的冲洗问题**　常规操作每换一支锉都要用大量根管冲洗液冲洗，目的是能更好地去除牙本质碎屑及感染物，预防治疗期间的炎症反应。笔者认为，如果是为了这个目的，这样多次反复的冲洗并非必要。因为，在根管锉涂的 EDTA 润滑剂本身就有杀菌作用，其成分也是公认的根管冲洗液的药物，只是剂型不同而已。至于根管内容物及牙本质碎屑的清理，根管锉下扩形成的力就已经把它向上排出，除非是超扩，一般是不会被挤出的。只有个别活髓牙出血较多影响操作，仅用清水冲洗即可。

临床实践证明，在机扩的整个过程自始至终不冲洗，完成后用超声锉荡洗，最后再用过氧化氢溶液及次氯酸钠冲洗或荡洗 1~2 次，这样就可以使根管洁净，感染源基本上得以消灭。既可节约时间，又能节省药物，还可避免冲洗过程可能发生的并发症。当然，死髓牙需在初诊时先扩根管的 2/3，封半干 FC 棉捻 2d，使根尖 1/3 腐质中的细菌杀灭或降解毒素，复诊时再预备根管就很安全（详见第 14 章）。

四、大锥度机扩注意事项

大锥度机扩锉的使用一般来说还是比较安全的，但要注意以下几个问题，防患于未然。

1. 操作时把握好方向，锉旋转时应顺势进入根管，遇阻力不能强行下压或偏斜，如前所述，根管通畅应把控进度，防止锉被突然吸入，细小根管应逐渐深入，每次 2mm 左右，退出少许，轻微向根管壁施力，转 10s 左右再深入。国产品牌在防旋转吸入方面虽然有一定的改进，但仍应注意把控。

2. 出根管口后马上去除锉上附着物，换用每一支锉均要涂上润滑剂，多根管每换一个根管擦除附着物后，再涂一次润滑剂，以减少锉的阻力。

3. 未到达工作长度遇到明显阻力时应暂停查找原因，不能施压推进，防止形成台阶乃至侧穿。

4. 开口锉较粗短，其硬度也相对较高，操作时应以扩大为主，顺着根管上段下扩不能偏斜，细小根管深入不宜超过 1/2，否则容易形成台阶。

5. 严格记录使用次数，粗直根管可以使用 20

次（根管数）左右，一般根管使用十多次，软锉可以用到 30 次左右，严重弯曲根管只能使用 1~2 次后即应弃用（软锉例外）。每次使用完打包消毒前应标记使用次数，并用放大镜检查锉是否有裂纹或形变，以防止器械分离带来的麻烦，保证每支锉在使用预定次数后能全身而退。

第 2 节
大锥度镍钛锉的其他应用

大锥度镍钛根管锉除常规用作根管预备外，还可作为牙病治疗中的其他用途，根据笔者近年来临床探索，可应用于以下几个方面。

一、用开口锉寻找根管口

后牙根管口寻找有时会感到困难，尤其是颌间距离小的患牙用手持器械探查更不容易。细小的根管口探查只能用小号扩大针探，且需要施以一定的力度才能深入根管，而施力又容易使针弯曲，这样就造成探查困难。使用大锥度机扩的开口锉探查根管口，因其较粗短施力不易弯曲，且在运转时探查，很容易进入凹陷的根管口，也容易克服颌间距离小的问题。在找到根管口后还可直接扩大根管上段，一举两得，使机扩又省去一个步骤。

对颌间距离小的患牙，根管口敞开后再用其他锉从颊舌侧伸入就容易得多（图 15-4）。当然，这需要有一定的经验，开髓道要恰到好处，避免髓壁形成台阶，使开口锉能沿着髓壁下滑，这样就容易探查到根管口。除非个别非常细小的根管口，一般都能顺利找到并作扩大，省时省力，特别适用于多根管的后牙。

二、用疏通锉疏通分离器械旁路

在去髓术及根管治疗中，器械分离是比较常见的问题，也是牙医最头痛的问题。就目前的技术水平来说，除了有根管显微镜协助容易取出外，否则，折断的器械取出是比较困难的，即使能够取出，也需要花费很多时间去除断锉周围的牙本质，尤其是折断在根管的中下段。这会过多地损失牙本质，即使能够取出，也会增加日后根折裂的风险，尤其是扁平弯曲的牙根。因此，只要断

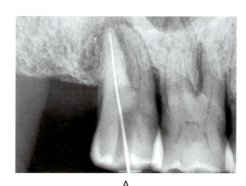

A

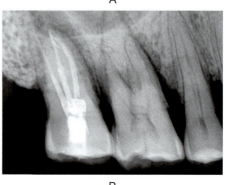

B

图 15-4　开口锉用于根管口探查
A.17 手持器械探查的腭侧根管。B. 根管充填后。患者开口度小，手持器械仅探到腭侧根管，颊侧两根管均难以探到，使用镍钛开口锉探到颊侧两根管口，并顺利完成根管预备及充填

针没有超出根尖孔，采用旁路疏通的方法来补救，不失为良好的举措，患牙能得以继续治疗，且治疗后对疗效影响不大（详见第 21 章）。但是，过去采用手持器械疏通旁路仍然感到费力费时，使用镍钛疏通锉疏通旁路则较为省力省时，使用方法得当，可以较轻松地完成旁路疏通及扩大（图 15-5）。方法是：先用小号扩大针从断针的不同侧面找到可以下扩的间隙，并稍做扩大，再用机用疏通锉下扩，直至越过断针到达根尖狭窄处，然后再用成形锉扩大，但要注意以下几个问题。

1. 断针后旁路扩通的间隙比正常根管小，疏通要比正常的根管扩大复杂得多，尤其是锉接触断针会产生弹力，对疏通锉的损伤较大，也会增加断锉的概率。因此，要选用新锉或使用次数少的锉，以防再次断针造成雪上加霜。

2. 下扩速度要慢，让锉在根管壁上多转几圈，然后再伸入少许，如此反复直至到达根尖狭窄处。如遇阻力较大应停止下扩，防止形成台阶乃至侧穿，在探明原因后再扩，亦可从另侧重新寻找间隙。

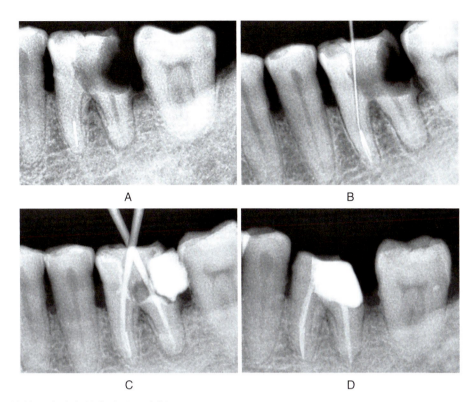

A 　　　　　　　　　　　　　　　　　B

C 　　　　　　　　　　　　　　　　　D

图 15-5　机用镍钛锉完成断针旁路疏通病例
A.36 近中根管扩大针折断。B. 疏通锉疏通旁路。C. 试尖 X 线片。D. 根充后及牙体预备后

3. 一般扩大到 20 号成形锉即可，以不影响根管冲洗及封药为度，不必强求扩到 25 号，以防止根管壁牙本质削弱过多埋下根折的隐患。

4. 根据根管不同情况封药，如活髓牙断针旁侧可能有残髓遗留，可用具有杀菌及固定残髓作用的 FC 封 1 周，然后再复诊根充，死髓牙根管则酌情选用其他药物封药。

三、用疏通锉疏通钙化根管

由于磨损或其他原因造成的牙体缺损，牙髓在口腔理化因素的刺激下，髓腔会发生反应性变化，如髓室变的低矮、根管变的细小甚至阻塞。X线片显示根管细小或消失，这种情况在去髓或根管治疗中会造成较大的困难。一般来说，活髓牙在 X 线片上虽然看不到根尖处的根管，但用 8~10 号 K锉多能疏通到根尖；而死髓牙则不同，有的有很细的根管存在，有的则完全钙化。临床实践证明，完全钙化的根尖周多无病变，有病变的可能还有细小的根管存在，其中有腐质及微生物，才会导致根尖周感染，但这种钙化根管用手持器械很难疏通。采用大锥度机扩的疏通锉，利用其细小的尖及机械的动力，能较好地去除钙化物，从而疏通根管。

图 15-6 为 43 岁男性患者，25 慢性根尖周炎急性发作，松动 I 度，叩痛（++），用 8 号 K 锉及 15 号扩大针均难以贯通。采用大锥度机扩疏通锉逐渐扩通，并完成根管预备，经封药两次后症状消失。

四、开口锉用于分段去腐消毒法的第一步

采用分段去腐消毒法治疗无窦道的慢性根尖周炎，可以较好地预防治疗期间的炎症反应，该法要求第一步清理根管上段的 2/3 腐质，再封半干 FC 棉捻，复诊时再做根管全段清理及扩大。在第一步清理扩大时，用手持器械操作比较烦琐，需要在探查根管口后，再用手持器械扩、锉，而用开口锉直接探查及扩大较为方便。开口锉螺旋长度为 8mm，深入 5~6mm 就相当于根管的 2/3 长度，开口锉较粗，完成后便于封药，且在复诊时就能直接用疏通锉及成形锉预备根管，省时省力。

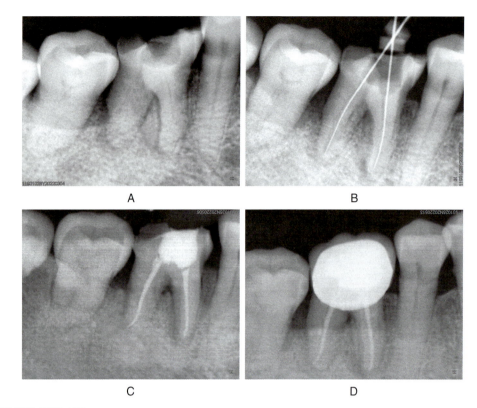

图 15-6 磨牙钙化根管疏通
A.46 治疗前。B. 机用疏通锉疏通。C. 根充后。D. 冠修复后

开口锉不易折断，使用退下的旧锉就可以，因在根管上段扩锉，即使折断也容易取出。

五、磨改大号锉用于桩道预备

桩核冠修复需要桩道预备，把退下的（25mm长度）粗成形锉磨短，作为桩道预备第一步去除根管上段的牙胶尖，并适当扩大，可以为后续其他钻预备桩道打下良好的基础。由于成形锉相对较细，锥度也与原来预备的根管相同，去除牙胶尖较容易，且不会形成台阶，对防止桩道偏斜及侧穿有重要意义。用时可将旧锉尖端 1/3 左右磨除，并将末端修成锐利状，能快速完成牙胶尖的去除。

第 3 节
热牙胶充填

热牙胶充填是近些年来比较盛行的根管充填技术，也是现代根管治疗的项目之一。热牙胶流动性好，能渗入根管系统的细小结构，使根管充填更加紧密，尤其是对根尖 1/3 的严密封闭，可以提高根管治疗的效果。

一、热牙胶充填前的准备

1. 携热头预备 选择与预备后根管锥度相匹配的携热头，如根管预备至 25 号 06 锥度，则应选用 25 号 06 锥度的携热头，依照根管预备的工作长度减去 4~5mm 作为携热器的工作长度，用测量台量好长度后以橡皮圈标志该止点，放入根管内检查是否到位，携热头是否与根管壁贴合，然后将携热器加热至 180℃ ~200℃后即可使用。

2. 加压器预备 选 3 根垂直加压器，最小一根能自由到达距根管预备工作长度的 4~5mm 处，并用橡皮圈做好止点。另外，中号和大号垂直加压器则分别可达到根中 1/3 和根上 1/3。

3. 回填枪预备 选择能达到根尖 4~5mm 处的回填枪注射头，安装完毕后将回填枪加热至 180℃ ~200℃使牙胶软化备用。

4. 试主牙胶尖 选择与预备后根管相匹配的牙胶尖按工作长度试尖，检查牙胶尖是否能完全到位，并检查根尖适合情况，然后取出牙胶尖剪去约 1mm，再次放入根管内试尖，此时应能感觉到根尖区的紧缩感，如牙胶尖能很轻松地拔除，说明不够紧密，在后期使用携热器截断牙胶时就很容易被拔出，需要拍 X 线片确认。试尖后将牙胶尖放入 1% 次氯酸钠溶液消毒 5min。

5. 干燥根管　根充前应充分冲洗，隔湿后吹干窝洞，并用纸尖干燥根管。

二、热牙胶连续波充填法

1. 用已消毒好的主牙胶尖的根尖 1/3 蘸根充糊剂并插入根管，用携热器烫除根管口外多余的牙胶尖。注射式根充糊剂有一定的加压作用，可以较好地进入侧支根管或根分歧，使充填更加完善，可在注入一定的量后再插牙胶尖（图 15-7）。

2. 将携热器置于根管口并开始加热，在 4s 之内到达止点上方 2mm 处停止加热，继续下压至止

点，保持 10s 左右。

3. 为方便取出上段牙胶，可再加热 1s 并左右摇晃，立即取出上段牙胶，趁断处牙胶有余热时，立即用最小号垂直加压器加压。

4. 将回填枪注射针插入根管内，并使牙胶注射针与根尖 1/3 处的牙胶相接触，加压注射牙胶，当感到有反向推力，再缓慢向冠方移动，这样有助于防止气泡的产生。

5. 每注射一定量的牙胶即用相适应的垂直加压器压实，将牙胶注射充填至根管口处，最终用大号垂直加压器在该处压实（图 15-8）。

三、热牙胶垂直加压充填法（间断加热法）

1. 把消毒好的主牙胶尖的根尖 1/3 蘸根充糊剂插入根管，用携热器烫除根管口外多余的牙胶

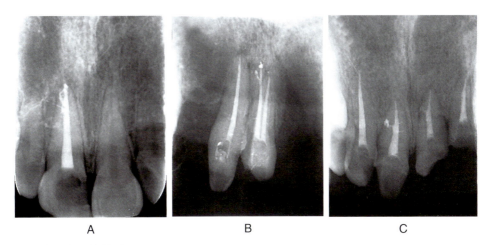

图 15-7　热牙胶充填侧支根管效果图
A.11 根尖分歧充填后。B.24 根尖分歧充填后。C.11、21 根管充填后（吴昭君医生提供）

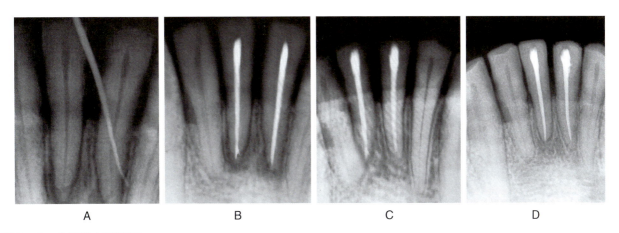

图 15-8　热牙胶充填实例
A.31、32 治疗前 X 线片。B. 根充后 X 线片。C. 术后 1 年 9 个月复查 X 线片。D. 术后 3 年复查 X 线片

尖，此时牙胶断面下约 4mm 可被软化，立即用大号垂直加压器加压。

2.将携热器置于根管牙胶加热 2~3s，取出携热器并带出 2~3mm 牙胶，立即用中号垂直加压器加压。

3.重复第 2 步骤，立即用小号垂直加压器加压，直至到达工作长度的根尖段 4mm 左右。然后完成根管上中部侧支根管、主根管及根尖分歧的充填。

4.充填中上段主根管，分 2~3 次将热牙胶注入根管，用垂直加压器加压，完成充填（图 15-9）。

根充后应选用封闭性较好的充填材料封闭根管口，避免细菌二次感染根管。充填完毕应拍摄 X 光片观察根充情况。

热牙胶充填要注意根管内的温度不可过高，否则容易损伤根尖周组织。

热牙胶充填根管具有较大的优越性，但充填的准确率稍逊冷测压充填法。此外，使用不当还可能导致欠充、超充、根折和携热器械损坏等问题，术者需要一定时间的训练才能熟练掌握。

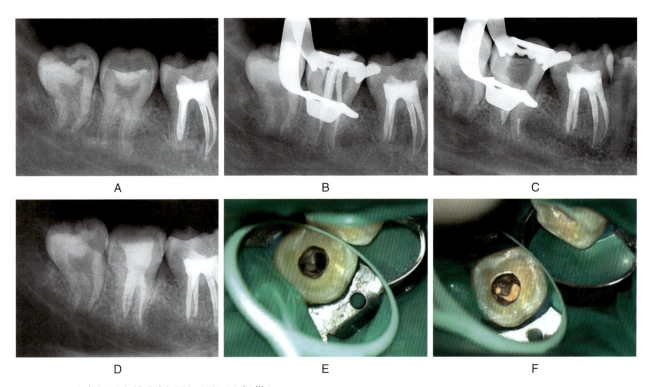

图 15-9　垂直加压充填实例（吴昭君医生提供）
A.47 治疗前 X 线片。B.试尖片。C.热牙胶垂直加压充填片。D.根充后 X 线片。E.根管预备后口内照。F.根充后口内照

（汪晓华　陈乃焰）

参考文献

[1] 韦曦.镍钛机动根管预备的问题与对策.中华口腔医学杂志，2014，49(54):263-267

[2] 韦曦，凌均棨.镍钛机动器械预备弯曲根管的研究进展.上海口腔医学，2002，11(2):158-160

[3] 曾志平，韦曦，董显进，等.ProTaper 机用镍钛技术在根管预备中的研究.口腔医学，2003，23(4):234-236

[4] 韦曦，凌均棨，张顺彬.三种镍钛机动器械预备后牙弯曲根管的成形效果.中华口腔医学杂志，2002，37(5):333-335

[5] 汪义永，林希鸿，吴浩凌，等.牙胶尖与扩根器械匹配性比较，口腔材料器械杂志，2003，23(4):237-239

[6] 曾志平，韦曦，黄湘雅，等.大锥度牙胶尖与两种镍钛机动根管预备锉的匹配性研究，口腔医学研究，2005，25(6):339-340

[7] 何立波，杨峻，韩翔，等.常温流动牙胶 GuttaFlow 结合大锥度牙胶尖根管充填对 C 型根管治疗的临床观察现代实用医学，2012，24(10):1167-1168

[8] Giulio Gavini, Marcelo Dos Santos, Celso Luis Caldeira, et al. Nickel-titanium instruments in endodontics: a concise review of the state of the art. Braz Oral Res, 2018, 18; 32(suppl 1):e67

[9] Phillip L Tomson, Stéphane R Simon.Contemporary Cleaning and Shaping of the Root Canal System .Prim Dent J, 2016, 1, 5(2):46-53

[10] Ove Andreas Peters, Maria Guiomar de Azevedo Bahia, Erika Sales Joviano Pereira .Contemporary Root Canal. Dent Clin North Am, 2017, 61(1):37-58

[11] S A Thompson. An overview of nickel-titanium alloys used in dentistry. Int Endod J, 2000, 33(4):297-310

[12] D Tortini, M Grassi, D Re Cecconi, et al. Warm gutta-percha obturation technique: a critical review. Minerva Stomatol, 2011, 60(1-2):35-50

[13] Shilpa Bhandi, Mohammed Mashyakhy, Abdulaziz S Abumelha, et al. Complete Obturation-Cold Lateral Condensation vs. Thermoplastic Techniques: A Systematic Review of Micro-CT Studies. Materials (Basel), 2021, 14(14):4013

[14] 黄定明，周学东 . 迁延不愈性牙髓及根尖周病的诊治策略 . 中华口腔医学杂志 , 2015, 5(6):325-330

第16章

显微根管治疗术

显微根管治疗（microendodontics）是利用牙科手术显微镜（dental operating microscope，DOM）和显微器械（microinstruments）进行根管治疗的新方法。DOM 和光纤技术的使用使根管系统的视野高度放大，加上良好的照明效果，使根管深处及某些细小部位也能清晰显现，为各种精细的操作提供更加直视化和可控性，极大提高牙髓病与根尖周病的诊断与治疗水平，是现代根管治疗术的一个新分支和新进展。

第1节
显微根管治疗的设备与器械

显微根管治疗使用的主要仪器为手术显微镜，此外，还必须配置一些辅助治疗设备和显微器械，简介如下。

一、牙科手术显微镜

牙科手术显微镜由支架系统和光学系统两大部分组成。

（一）支架系统

支架系统用于支撑和稳定显微镜，由底座、连接臂和关节锁等部件组成，可分为吸顶式、壁挂式、地面固定式和落地移动式等类型。前三种设置可以节省空间，而落地移动式便于自由移动，有利于多机台调节使用。支架系统良好的稳定性、平衡性和灵活性是显微镜进行操作的前提（图 16-1）。

（二）光学系统

光学系统是手术显微镜的核心部分，具有放大和照明功能，将术区肉眼不易分辨的细小结构放大成像，并提供充足的光源便于观察和记录。

1. **放大系统**　放大系统包括物镜（objective lenses）、放大转换器和双筒目镜（lenses of eyepiece）。物镜分为定焦物镜和变焦物镜两种，定焦物镜的焦距通常为 200mm 或 250mm，变焦物镜的焦距为 200~420mm。放大转换器可以进行 3~6 步的手动变倍或电动连续变倍，通过电动或手动方式调节物镜至术区的距离，可以使视野更加清晰，双筒目镜则可以看到立体的视野。手术显微镜的放大倍率为 2~30，放大的视野有利于细小和精细的操作。通常情况下用于术区定位可调到 2~4 倍，根管治疗操作调到 6~16 倍，观察牙及根管内的微细结构则需要 20 倍以上。

2. **照明系统**　手术显微镜的光源为卤素灯、

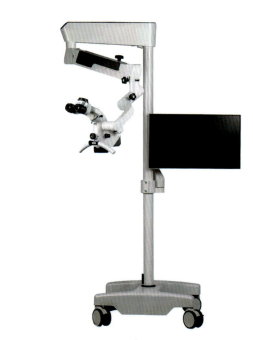

图 16-1　根管显微镜全貌

氙灯及发光二极管（light-emitting diode，LED）光源，光线经一组镜片反射后通过物镜进入术区，光线经物镜和中间的一组放大透镜后进入目镜。

手术显微镜上配有调节光照度的旋钮，当放大倍数增加时，受镜片透光率的影响，进入目镜的光线会减少，应适当增加光照度。显微镜上的光线与牙体长轴不一致，在显微根管治疗时，如术者需要看清根管内的结构，可借助高质量的专用显微口镜将光线反射到根管内。

3. 附件　摄像机或照相机可以通过分光器与显微镜相连接，摄像机的视频信号可以显示在监视器上或被存储。视频信号的质量与照明效果、放大效果与摄像机的采样质量有关，如使用氙灯照明时组织的颜色会更加饱和，放大透镜的质量越好，成像越清晰。

有条件的医疗机构可配用助手装置，助手可通过两种方法观察术区：一是配置的观察目镜（助手镜），助手可与术者看到同样清晰的术野；二是在手术显微镜上安置摄像机或摄像头，助手通过监视器观看。

二、显微根管治疗器械

在显微根管治疗过程中，还需要一些辅助器械，以协助完成各种操作。例如，操作中的手机、术者手指等会妨碍对术区的观察，使用体积较小的机头或带长柄的器械可以消除或减少这种不利影响，提高观察效果，并减少损伤。

常用的显微治疗辅助器械主要有以下几类。

1. 显微口镜　显微口镜（micro mirror）是口腔手术显微镜最基本的辅助设备，为面反射口镜的一种，与普通口镜相比减少了折射，其反射成像准确清晰。显微口镜的镜面有大小不同的直径，便于观察髓腔、根管或手术时的根尖情况（图16-2）。

2. 根管口探针　用于髓腔和根管内探查，显微探针前端较直，最常用的是 DG-16（DG16 号 DE endodontic explorer），用于探寻细小或钙化的根管口，还可以用来判断牙本质的硬度（图16-3）。

3. 显微根管锉（micro opener）　ISO 标准有 8~40 号，用于在显微镜下寻找根管口及探查根管方向。因其带有长手柄，操作时不会阻挡视线。

4. 显微吸引器（micro aspirator）　其口径

为 0.5~2mm 不等，较细的吸引器能达根管中部进行吸引，有助于保持根管内视野清晰。

5. 显微冲洗器　可深入根管中下部，使冲洗到位、高效。

6. MTA 输送器　MTA 输送器的工作头非常细小，用于使用 MTA 进行根管壁侧穿修补或建立根尖屏障，能将 MTA 准确放置于根尖孔或根管壁的穿孔处。

7. 显微充填器（microplugger）　工作端细小，用于根管内充填或根尖切除后的根管倒充填。

8. 超声根管治疗系统　超声治疗仪配备的工作尖由于体积较小，可以减少常规器械进入根管时对视野的遮挡，因此，常用于显微根管治疗。根据需要配备不同的工作尖，可以分别用于寻找根管口、根管清理、根管成形、断针取出及根尖

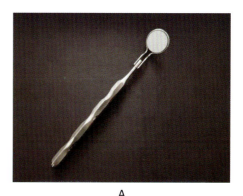

A

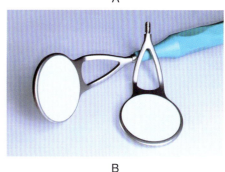

B

图 16-2　显微口镜
A. 显微圆形口镜。B. 显微双面口镜

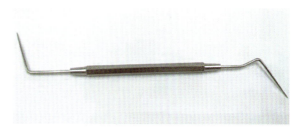

图 16-3　根管口探针

手术中的倒预备等。

超声工作尖种类繁多,常见的有根管冲洗类、异物取出类、根尖倒预备类等。

第2节
根管显微镜的使用方法

手术显微镜的应用使术者在治疗过程中能够获得清晰明确的视野,有利于更精确的操作,正确、熟练地使用显微镜,对提高根管治疗的质量具有重要意义。

一、体位设定

1.术者体位 显微根管治疗操作时间一般较长,术者坐在座椅上应有平衡舒适的操作体位,而不能迁就显微镜而改变自身姿势,保持符合人体工学的姿势和良好的操作体位非常重要。术者一般位于患者头部正后方,调整医生座椅的高度使术者小腿与地面垂直,大腿与地面接近平行,双脚平放于地面,眼睛与目镜筒平齐。术者靠椅背使背部呈直线,前臂自然弯曲约成90°角,肘部靠近患者头部,手部与患者的口腔位于同一平面。

2.患者体位 患者取半卧位或平卧位,根据不同牙位需要对患者的体位进行适当的调整。治疗上颌牙时,上颌牙𬌗平面与地面接近垂直。治疗下颌牙时将下颌𬌗平面调整至与地面呈45°~70°角的位置。某些患者由于特殊原因无法充分仰卧时,则需要调整显微镜的物镜以获得合适的观察体位。

二、仪器的调节与操作

1.显微镜调节 根管治疗时手术显微镜的物镜应与地面垂直,物镜偏离垂直位置,可导致术者身体大部分肌肉处于紧张状态,易出现局部疲劳甚至肌肉损伤。

根据治疗内容和目的选择放大镜倍数,通常采用低倍(2~8倍)进行术区定位,中倍(10~16倍)进行根管治疗操作,大于20倍以上则用于观察患牙及根管内较细微的部分。在调节放大倍数之前,首先应调节适合于术者的瞳距,然后将手术显微镜目镜调至齐焦(parfocal)。齐焦是将左右目镜筒上的屈光度调节环调至适合术者的视力数值,从而保证目镜下所见影像在其他设备上同样保持清晰。

2.显微口镜的使用 显微口镜的放置角度与患者体位和𬌗平面的角度有直接关系。口镜放置下颌后牙比上颌牙困难。一般口镜在与光源方向成45°角时反射出清晰的影像,镜面角度越偏离越会出现椭圆形的反射影像。

手术显微镜可以在根管治疗的整个程序中使用,在以下几个方面具有明显优势:①根管口的定位和钙化根管的疏通;②变异根管的预备和充填;③根管治疗失败后的再治疗;④根管治疗并发症的预防和处理等。

3.注意事项 操作者除了要掌握DOM使用的基本操作方法外,还要注意以下几个方面的问题:①在显微镜下对深度和距离的判断,以及镜像操作都需要经过练习才能适应;②当操作时间较长、放大倍率较高、光线太强时,术者眼睛容易疲劳,有时会出现眩晕、恶心,此时应暂停治疗,并调整光照度;③高频率使用显微镜后常会出现眼睛酸涩,术者应注意眼睛的保健,以防止眼病的发生;④由于显微镜下视野受限,在显微根管治疗过程中应随时观察患者的反应,及时做出相应调节,而不应全程在显微镜下操作。

第3节
显微根管治疗的临床应用及意义

显微根管治疗在临床中的作用越来越突出,它能减少根管治疗的不确定性,提高牙体病的诊断水平,解决过去传统方法难以解决的治疗并发症,完成复杂根管系统的治疗或再治疗,因而能扩大牙髓病与根尖周病治疗的适应证,提高治疗水平及治愈率。

归纳起来,显微根管治疗主要用于以下几个方面。

一、隐裂牙的诊断

牙隐裂是临床常见的牙体非龋性疾病,对于细微的隐裂,肉眼辨别较困难,使用DOM结合染色法,可使医生直接看到牙齿隐裂的存在,从而提高隐裂牙的临床诊断率,对防止误诊漏诊有较大的帮助。

二、根管口寻找及定位

彻底去除髓室顶后用次氯酸钠溶液冲洗髓室，使髓室底结构清晰，显微镜下使用根管口探针或小号根管锉寻找根管口。寻找根管口要熟悉以下几种情况：①髓室底的颜色深于周围牙本质的颜色，髓室底牙本质通常呈半透明的黄色或褐色；②根管口大都位于髓室底和髓室壁的交界处，磨牙合抱根也可能偏中央；③如果存在髓室底沟，根管口多位于沟的终端，且颜色更深；④修复性牙本质或钙化牙本质颜色略浅于髓室底，覆盖于根管口之上会影响寻找，要先用球钻磨除。

DOM 下能区分髓室底牙本质在颜色和质地方面的细微变化，且镜下能更加清晰地看到髓底内连接所有根管口的窄沟，有助于寻找肉眼难以辨认的细小根管口及额外根管口。对于钙化的髓腔，放大镜下用探针可准确去除髓室底窄沟内的钙化物，从而提高细小钙化根管及额外根管的发现率。

三、寻找数目异常的根管

正常情况下，上颌磨牙及下颌第一磨牙是3个根管，下颌第二磨牙2个或3个根管，下前牙及下颌前磨牙是1个根管。但少数牙齿会出现根管数目变异，如下前牙及下颌前磨牙2个根管，上颌磨牙及下颌第一磨牙4个根管，甚至会出现更多数目的根管（图16-4）。根管数目异常的患牙，常规的根管口探查很难发现，使用 DOM 能较好地解决这一问题。

以寻找上颌第一磨牙近中第二根管（MB2）

为例，开髓时将传统三角形髓腔入口改良为斜方形，使用根管口探针在近颊根管（MB1）与腭根管口的连线 1/3 略偏近中处探查，如遇可疑的 MB2 根管口时，换用 6 号或 8 号 K 锉探查，若 K 锉能进入根管内，可连接根尖定位仪进行确认。如为 MB2，则可用超声器械去除牙本质悬突，使根管口充分暴露，然后用 8~10 号 K 锉疏通，最后再用根管锉扩大管腔。

对下前牙及前磨牙的 2 个根管，除非是根管口暴露的残冠残根，过去对牙冠基本完好的患牙，常规开髓后仅用扩大针盲探发现率较少，遗漏的根管可能会成为治疗失败的原因。DOM 能清晰的显现根管口，为精准治疗打下良好的基础（图 16-5）。

四、疏通细小钙化的根管

临床医生首先应熟悉髓室和根管的解剖形态，了解钙化形成的原因和过程。例如，外伤多年后出现的钙化，DOM 下可见牙本质环中央针尖样暗影区；根管上段钙化的，往往合并髓腔钙化，可见钙化物颜色比周围牙本质颜色浅；长期慢性炎症刺激通常会引起根管口钙化。有些钙化物颜色与周围牙本质不易区分，此时需要临床医生熟悉髓腔结构，用锉逐渐去除钙化物，必要时结合锥形束 CT 影像综合分析（图 16-6）。

在疏通过程中，可通过超声预备、手动 NITI 器械预备以及 EDTA 化学预备相结合的方法，初步去除细小钙化根管中的钙化物，再用 8 号或 10 号 K 锉疏通根管。如果根管完全钙化，可用超声

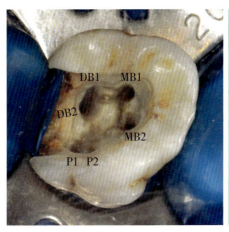

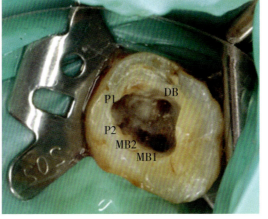

A

B

图 16-4　上颌第一磨牙根管数目异常

A. 上颌第一磨牙 6 个根管。MB1：近颊根管口；MB2：近颊第二根管口；DB1：远颊根管口；DB2：远颊第二根管口 P1：腭侧根管口；P2：腭侧第二根管口。B. 上颌第一磨牙 5 个根管

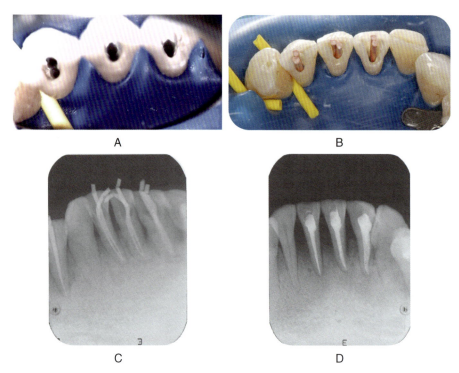

图 16-5　下前牙根管数目异常及治疗
A. 根管预备后口内照。B. 试尖口内照。C. 试尖 X 线片。D. 根充后 X 线片

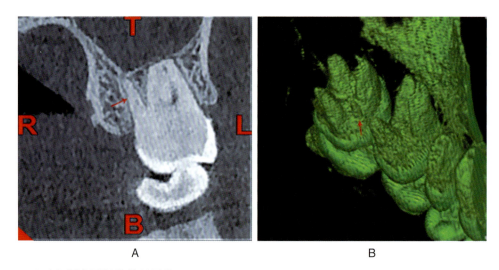

图 16-6　CBCT 显示上颌磨牙根管数目异常
A.CBCT27 冠状位示腭侧额外根管。B.CBCT 三维重构示 27 腭侧双根

工作尖沿根管方向逐层去除钙化物，边去除边冲洗，直至到达根尖，所有根管疏通后再选用合适的机用镍钛器械预备根管。

有研究表明，在 DOM 引导下，可将钙化根管的治疗成功率提高到 88.9%。

五、探查和治疗形态变异根管

大量研究表明，使用 DOM 对探查和处理变异根管有较大的帮助。

DOM 可以提供更好的放大倍率和照明效果，能更好地探查发现形态变异根管及侧支根管，并予以良好的治疗。

根管的解剖形态并非都是锥形，也并非一个牙根内只有一个根管，很多情况下存在数目和解剖形态的变异，使根管系统更加复杂，治疗更加困难。例如，横截面呈扁形、椭圆形、橄榄形、泪滴形及 C 形等。

C 形根管系统可出现在上下颌磨牙和下颌前磨牙中，但以下颌第二磨牙多见。下颌第二磨牙 C 形根管系统的发生率在不同人种之间差别很大。在混合人群为 8%，而在中国人中则高达 31.5%。

C 形根管多发生在融合根的磨牙远中根管，颊侧或舌侧有一横断面呈 C 形的根管口，其解剖学特征是存在一个连接近远中根管的峡区，该峡区有不规则的连续或断开，使整个根管口的形态呈现 180° 弧形带状外观。DOM 配合锥形束 CT 可以全面了解复杂的根管形态。在手术显微镜下，增强的光源和放大的视野使 C 形根管口的形态更清晰，诊断更容易。

C 形根管治疗的难点主要体现在：①如何彻底的清理、成形和严密充填其横断面上呈弧形的根管和狭区；②C 形根管靠近纵沟侧的根管壁较薄，要注意避免过度切削和穿孔的发生；③C 形根管可能存在 2 个以上的根管弯曲，要特别重视疏通和根管成形。对于泪滴形和分离形的 C 形根管，由于存在宽广的两翼和狭小的表面，会给根管治疗带来了更大的难度。有学者认为 C 形根管通常不能当作 1 个根管进行预备，需要对根管系统仔细探查，从根管口的两端和狭区中部按多根管预备，有利于彻底的清理根管和良好的充填。

范兵等认为机用镍钛器械只能接触部分 C 形根管管壁，并在局部预备出圆锥形的根管，如果加大预备器械的锥度并不能改善根管清洁的效果，反而会使根管过度扩大或出现穿孔等并发症。有研究表明第四代镍钛器械 SAF 镍钛治疗系统（Self-adjusting files，SAF）具有网格状设计的形态能显著提高器械与扁根管和 C 形根管的接触面积。

除 C 形根管外，其他非圆形根管也较一般的圆锥形根管更难清理、预备和充填，常规的根管预备器械并不能与非圆形根管内壁完全接触，会导致峡部清理不彻底；根管下段的形态也复杂多变，往往会遗留感染物清除的死区。对常规机扩难以清除的峡部残余感染物，可在 DOM 下用 H 锉行侧向加力的提拉式清理，或用机用锉贴根管壁适当加力倒刮，这样就能把非圆形根管峡区的感染物清除的更彻底。

C 形根管系统的近舌及远中根管可以常规根管预备，峡区可以使用小号 K 锉清理，并使用大量 5.25% 次氯酸钠溶液配合超声荡洗，充填时最好采用热牙胶垂直加压充填技术（图 16-7）。

六、根管台阶及根尖偏移的处理

根管弯曲是导致预备中出现台阶和根尖偏移的重要因素。当根管弯曲度大于 20° 时，台阶和偏移的发生率明显升高。发生台阶及根管偏移主要有以下原因：①开髓时未能形成冠方直线通路；②错误估计根管的弯曲走向；③使用大号未预弯的不锈钢锉进入弯曲根管；④不按照顺序使用根管锉。以上操作失误均可导致根管内台阶的形成。

处理根管内台阶和偏移时，首先应仔细阅读 X 线片，了解根管形态及走向、台阶和偏移发生的部位和根尖周病变的情况。消除根管台阶时，先在显微镜下用超声器械或 G 钻敞开根管中上段并冲洗，然后使用预弯的 8 号或 10 号 K 锉，探寻原始根管的走向，疏通后小幅度提拉并逐渐加大幅度，直至台阶消除，根管通畅后，依次使用大号器械预备根管。

处理轻度的根尖偏移，可在偏移的根尖孔上预备一个根尖基台，但要去除部分牙本质；中度的根尖偏移治疗时，应在根管尖部采用屏障材料形成根尖止点和控制出血，在显微镜下利用显微器械或 MTA 输送器将 MTA 送至根尖偏移处，待 MTA 硬固后再完成根管充填。重度的根尖偏移，部分病例仍可在显微镜下采用根尖屏障技术进行治疗。但部分病例由于根尖部分破坏过大，无法进行根尖屏障治疗，可以考虑手术治疗或拔除。发生根尖偏移的根管，应在显微镜下用热牙胶充填。

七、取出分离器械

随着机用镍钛根管器械的不断普及，器械分离的发生率也在增加，虽然常规手用器械配合超声锉取出分离器械有一定的作用，但较费时费力，且需要一定的基础功底，成功率也较低。在 DOM 下，用 G 钻敞开根管口，DOM 配合超声工作尖制备根管直线入口，大多数异物能成功取出（图 16-8）。

刘勇等选择因钙化、器械分离、根管桩、塑化物等造成阻塞的 236 个根管进行预备，钙化根

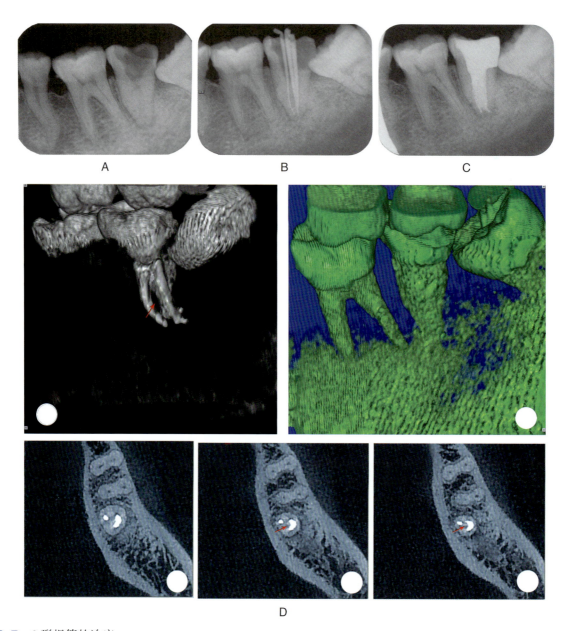

图 16-7　C 形根管的治疗

A. 术前 X 线片。B. 试尖 X 线片。C. 根管充填后 X 线片。D. 充填后 CBCT 扫描图

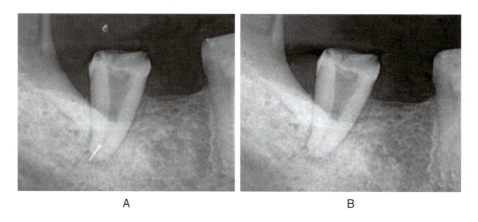

图 16-8　器械分离的取出

A.47 器械分离 X 线片。B. 显微镜下取出后 X 线片

管再通的成功率为 71.7%，取分离器械的成功率为 81.1%，根管桩取出率为 100%，塑化根管再治疗成功率为 62.5%，取根管内充填物的成功率为 84.1%。说明使用 DOM 可以显著提高根管再治疗的成功率。

八、根管穿孔的修补及根尖封闭

根管治疗扩根或桩道预备不慎，会造成根管壁或桩道壁穿孔，成为棘手的问题。此外，根管治疗扩根不慎还会导致根尖狭窄处破坏，根管充填难以达到恰填的程度，也需要采用根尖屏障术来弥补。随着三氧化矿物凝聚体等生物材料的出现，上述失误可以通过修补获得补救。但由于常规修补是在不可视条件下实行，修补难以达到精准的水平，成功率也会大打折扣。DOM 的放大效果和良好的照明效果，使医生能准确了解根管穿孔的位置及范围，MTA 输送器能准确修补穿孔的根管壁或桩道壁，提高修补的成功率，避免了患牙的口腔外科手术或拔除，以减少患者的痛苦及经济负担。

九、复杂根管的再治疗

随着根管治疗的不断完善，人们对根管治疗的认知度和要求也在不断提高，临床上有一些治疗失败的患牙，往往都是根管系统比较复杂的病例。例如，根管塑化治疗失败，由于塑化材料硬度高，二次治疗去除困难，且塑化液不显影，更增加疏通根管的难度，DOM 的应用可使其疏通率大大提高。在显微镜下可看到红褐色塑化物，用超声工作尖去除根管口的阻塞物，放入溶塑剂，结合超声根管锉及手工根管锉进行疏通、探查，可以较轻松地扩通根管，大大提高根管再治疗的成功率。而对于根管系统复杂的病例，DOM 能清晰地观察到各种变异的根管分支或侧支根管，且对去除牙胶尖后的根管状况观察得更清楚，为后续治疗打下良好的基础（图 16-9）。

显微根管治疗是在手术显微镜下进行操作，但也存在不足之处及操作中应注意的一些问题。由于 DOM 照射的光线是垂直的，对根管重度弯曲部分光线难以照射到，因而也无法观察到内部结构。

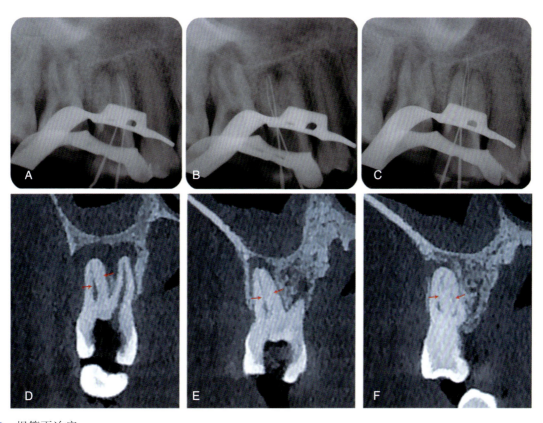

图 16-9　根管再治疗
A.16 近中频根管探查 X 线片。B. 远中频根管探查 X 线片。C. 腭根管探查 X 线片。D~F. 箭头所示16MPR 重建中近中频根、远中频根及腭根的根管形态

215

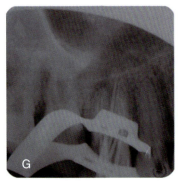 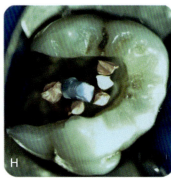 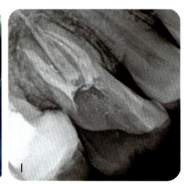

图 16-9（续） G. 试尖 X 线片。H. 试尖口内照。I. 根充后 X 线片。本例原在他处行塑化治疗，出现急性根尖周炎在本科再治疗

（吴昭君）

参考文献

[1] 周学东, 陈智, 岳林. 牙体牙髓病学. 5 版, 北京: 人民卫生出版社, 2020

[2] de Carvalho MC, Zuolo ML. Orifice locating with a microscope. J Endod, 2000, 26(9): 532–534

[3] Cleghorn BM, Christie WH, Dong CC. The root and root canal morphology of the human mandibular second premolar: a literature review. J Endod, 2007, 33(9): 1031–7

[4] Al-Fouzan KS. The microscopic diagnosis and treatment of a mandibular second premolar with four canals. Int Endod J, 2001, 34(5): 406–410

[5] Zhaojun Wu, et al. Multiple root canals in the maxillary molar: An unusual case report. BMC Oral Health, 2021, 21:423

[6] 李文珺, 李瑛, 韩剑星. 根管显微镜在下颌前磨牙根管定位中的作用. 中国医药导报, 2008(01): 36–37

[7] 刘勇, 侯本祥, 张文奎, 张皑峰. 显微超声技术处理根管阻塞的临床应用. 华西口腔医学杂志, 2009(01): 41–43+48

[8] Ordinola-Zapata R, Bramante CM, de Moraes IG, et al. Analysis of the gutta-percha filled area in C-shaped mandibular molars obturated with a modified MicroSeal technique. Int Endod J, 2009, 42(3): 186–197

[9] 梁广智, 范伟. C 形根管系统的形态、诊断和治疗. 国外医学. 口腔医学分册, 2003(05): 396–397

[10] Ulusoy OI, Gorgul G. Endodontic treatment of a maxillary second molar with 2 palatal roots: a case report. Oral Surg Oral Med Oral Pathol Oral Radiol Endod, 2007, 104(4): 95–97

[11] Weine FS, Healey HJ, Gerstein H, et al. Canal configuration in the mesiobuccal root of the maxillary first molar and its endodontic significance. 1969. J Endod, 2012, 38(10): 1305–1308

[12] Yang B, Lu Q, Bai QX, et al. Evaluation of the prevalence of the maxillary molars with two palatal roots by cone-beam CT. Zhonghua KouQiang YiXue ZaZhi, 2013, 48(6): 359–362

[13] Beljic-Ivanovic K, Teodorovic N. Morphological characteristics of mesiobuccal root canals of the first maxillary molars. Srp Arh Celok Lek, 2010, 138:414–419

[14] Peeters HH, Suardita K, Setijanto D. Prevalence of a second canal in the mesiobuccal root of permanent maxillary first molars from an Indonesian population. J Oral Sci, 2011, 53:489–494

[15] 凌均棨, 韦曦, 胡晓莉, 等. 显微根管治疗技术指南. 中华口腔医学杂志, 2016, 51(8):455–459

[16] 中华口腔医学会牙体牙髓病学专业委员会. 牙体牙髓病诊疗中牙科显微镜操作规范的专家共识. 中华口腔医学杂志, 2020, 55(5):333–336

第17章

根管治疗失败的二次治疗

去髓术及根管治疗如方法得当、操作无误，绝大多数都可取得良好的效果，少数患牙因故导致治疗失败，通过再治疗（二次治疗）还有成功的可能。因此，对治疗失败的患牙应以积极的态度，克服各种困难，去除致病因素，力争取得再治疗的成功。

有学者认为，二次治疗的成功率较首次治疗低，一方面可能同根管内外存在某些复杂因素有关。例如，根管器械难以涉及的侧支根管，长期慢性炎症导致的根管外原因等。另一方面，有的在二次治疗过程中还可能会出现一些难以克服的因素，如桩钉、分离的根管器械及根充物去除困难，根管钙化阻塞难以扩通，根管形态复杂难以达到理想的预备效果等。有些是首次治疗不成功的原因，二次治疗可能会更加困难，这些问题都需要与患者充分沟通，以便取得患者的理解与配合。

第1节
二次治疗的适应证与禁忌证

根管治疗失败的原因主要有两个方面，一方面是根管内的原因，另一方面是根管外的原因（详见第26章）。二次治疗主要针对根管内的原因，根管外的原因则需要根管外科手术，有的甚至需要拔牙才能治愈。

确定治疗失败的原因，除了病史及口腔检查外，最主要的是X线检查，综合各种检查结果，才能确定是否有二次治疗的价值。当然，有些患牙还需要在去除修复体及根管内容物后，排除某些不确定的因素，才能决定有无二次治疗的意义。

一、二次根管治疗的适应证

通过各种检查之后，首先应对二次治疗的患牙进行评估，与患者充分沟通之后再拟定计划，二次治疗适用于以下几种情况。

1.患牙已做过根管治疗，但有反复发作的疼痛、肿胀、松动、窦道出现或咬合不适等症状，这是二次治疗的主要原因。对多根牙的某一根出现病变，其余根管X线片显示充填完好，根尖周亦无病变，

可仅重新治疗有病变的根管（图17-1）。

2.拟做冠修复或桥基牙，患牙虽无明显症状，根充也很完整，但X线检查有明显的根尖周稀疏影，有遗漏根管、治疗上某一步骤失误或侧支根管存在感染源的可能。

3.继发性龋、修复体脱落或牙冠折断，根充物暴露在口腔时间较长，根管有微渗漏再感染的可能（图17-2）。

4.去髓术或根管治疗术因故中断，暂封物已脱落较长时间，根管内棉捻或纸尖已严重污染。

5.各种牙体修复前或拟做固定桥基牙，患牙有不完善的根充、塑化治疗、空管治疗、干髓治疗等疗效不确定的因素。

二、二次根管治疗的禁忌证

1.患牙有难以取出的各种桩钉。

2.患牙有根尖吸收、牙骨质坏死、根尖钙化物形成、根管器械分离超出根尖孔、根管侧穿、根裂等根管外原因导致治疗失败，需要行根管外科手术才有可能获得成功（详见第20章）。

3.患牙并发有较重的牙周病，松动度在Ⅱ度以上，或者牙槽骨水平吸收超过2/3。

4.过度弯曲的根管，根充物取出较困难。

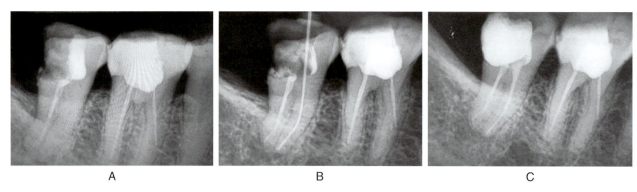

图 17-1　根管遗漏再治疗
A.47 遗漏根管（近中）。B.确定工作长度。C.根充后。患牙首诊近中根管细小未找到，数月后出现残髓炎症状，近中根管再治疗，远中根充完整不需再治疗

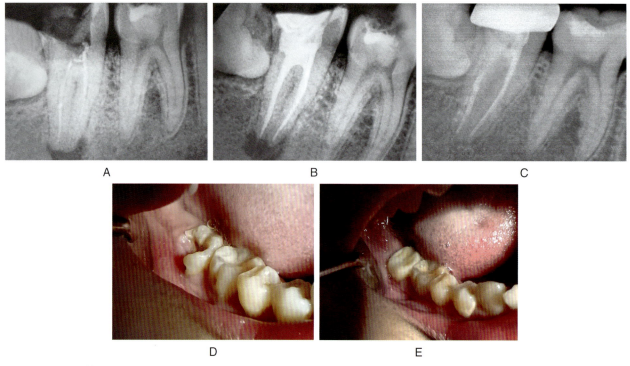

图 17-2　充填体脱落的再治疗
A. 术前 X 线片。B. 根充后 X 线片。C. 术后 2 年复查片。D. 术前口内照。E. 修复后口内照。23 岁女性，4 年前在他院行去髓术，术后无症状，但充填体于两年前脱落，因故无法就诊。本次要求修复就诊，行根管二次治疗后桩核冠修复，术后 2 年复查，各项指标正常

5.张口度过小，不便器械操作的某些后牙。

对于因根管器械分离造成的治疗失败，是否能进行二次治疗，要根据牙位、器械折断的深度及术者的工作经验等综合判断，并与患者充分沟通，以决定是否实行，具体操作方法请参阅第 21 章。

第 2 节
旧修复体去除

二次治疗的患牙多数存在各种旧修复体，需要去除才能探明情况并便于治疗，这也是再治疗最困难的步骤之一，常见的有各种材料的充填修复体、冠套及桩核等。

一、旧充填体去除

根管治疗失败的二次治疗首先需去除旧充填体及垫底料，包括银汞合金、复合树脂、玻璃离子水门汀及磷酸锌水门汀等。充填体体积大又是无髓牙修复的特点，如果逐层磨除势必要花费很多时间，可用小号圆锥钻将修复体磨两道直达底

部的纵横沟槽，再用器械剔除就容易得多。去除垫底材料后暴露根管口，即可显露原有的牙胶尖或其他根管充填物。

二、旧冠拆除

为探查某些治疗失败原因或因治疗的需要，二次治疗之前往往需要拆除各种冠修复体，常见的有各种锤造冠、铸造冠、金属烤瓷冠及全瓷冠等。有的冠套使用不久，尤其是制作比较完美者，即使原有治疗不完善出现根尖周病变，也可以不拆冠治疗，治疗后开髓孔用永久材料充填。对于已使用较长时间，且制作并不完美的冠套，无论前后牙，均应建议患者拆除后再治疗，以彻底查清冠部各种不可预见的原因，同时也便于治疗中的各种操作能够精准。

由于冠修复体内残冠的形态较复杂，有的有难以预见的缺损及其他情况；有的甚至还存在难以取下的桩核等，拆除前应与患者充分沟通，取得患者同意后方可实施。

各种冠的密合度、固位力、厚度、基牙聚拢度及粘固剂性质等方面的不同，拆除的难易也存在很大差别，有的仅用超声洁牙头将粘固剂震碎，去冠器轻轻敲击即可取下；但大多数则需要用破冠钻在冠套的唇（颊）面磨一沟槽，沟槽应从龈缘至𬌗面或近切端，贯穿冠的全层直达基牙表面。

钻磨沟槽的长度要根据套冠的厚度而定，较薄的冠套只需在唇（颊）侧磨 2/3 左右的沟，就能用器械分开将套冠取下；较厚的则要相应开长些，尤其是铸造合金冠套，有的需将沟槽扩展到𬌗面甚至到舌面才能分开。原有不同聚拢度的牙体预备及临床冠高度，也决定了冠套去除的难易，牙体轴面聚拢度小，甚至有倒凹存在，去除旧冠最困难，聚拢度大或冠套短就容易取下。

开槽需要深入龈沟部分套冠的边缘，且应尽可能避免损伤牙龈。开槽应边磨边观察，深度达粘固剂暴露即可，不易分辨的可用气枪吹干，使沟槽清晰，防止钻磨过度损伤牙体。磨好后用器械置于沟槽中撬动，使冠的边缘分开脱位，然后再用去冠器钩住边缘轻轻敲打即可取下（图17-3）。

使用去冠器要分别从颊舌侧敲打，不能仅在某一侧施力，尤其是聚拢度不足的牙或多单位联

冠，偏侧施力不易将冠套取下。有的金属冠套较厚不易撬松，不能使用强力敲打，尤其是有深楔缺存在或已治疗的前牙及前磨牙，更应注意施力要适当，防止用力过大造成冠折。

对后牙多单位联冠不易取下，可用细锥型钻磨除金属𬌗面下方部分粘接层，再用细牙挺伸入撬动，这种垂直的力量使冠套更容易脱位（图17-4）。

各种金属冠或金属烤瓷冠要用钨钢钻或金刚砂石钻磨，钨钢钻优于金刚砂石针，但二氧化锆全瓷冠只能用金刚砂石钻磨，钨钢钻则难以胜任。

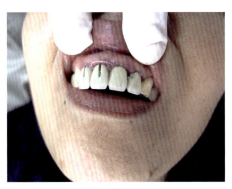

A

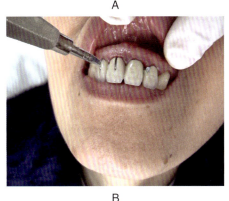

B

图 17-3　旧冠拆除
A. 冠面磨沟。B. 专用器械撬松脱

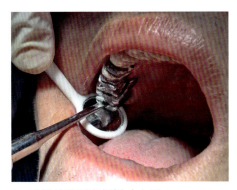

图 17-4　牙挺从𬌗面底部撬动去冠

三、桩核拆除

1.成品螺纹桩拆除 成品螺纹桩是最容易拆除的一种桩，在去除塑胶核之后，使用专用板手或平头技工钳逆时针旋转，即可将桩钉顺利取出。

2.磨改钢丝桩拆除 磨改钢丝桩过去在基层使用较广泛，形态也是五花八门，取出比较困难，需要从周围开沟槽，使其近冠大部分与洞壁分离才能取出。可用细锥形金刚车针作环绕桩钉稍大于半圈开沟，开沟的位置可根据情况选择在唇侧或舌侧（图17-5）。为了减少桩道壁的牙体损伤，应尽可能向桩钉侧钻磨，但也要防止桩钉损伤过多折断。在磨除至桩钉长度2/3以上时，用三德钳或直技工钳夹住试摇动，如为断桩则需在对侧钻磨一小沟，用器械插入试挺撬，但应注意施力不可过大，以防止根裂。如未松动，应继续向纵深钻磨，然后再挺撬，直至取出。

3.铸造桩核拆除 近年来，随着金属烤瓷冠及铸造合金冠桥的广泛开展，铸造桩核也普遍用于残冠残根修复，使修复质量不断提高。但在治疗失败的病例，也增加了取出的难度。铸造桩核取出可采用两种方法：一是在核与根面之间磨一沟槽，再用去冠器敲打使桩脱位；二是将核的轴面磨小，显露桩道边缘后以取桩钉同样的方法取出。前者适用于较短小或锥度大的钉，敲打容易脱位者；后者适用于较长且锥度较小的桩核（图17-6）。

4.纤维桩拆除 纤维桩具有比金属桩易磨除的特点，但也存在着不易整体取出及与牙本质分辨不清的问题。粘得牢固的纤维桩，需要用金刚砂针或磨改麻花钻钻磨去除，磨除相对容易，但对其在桩道中的方向难以识别，稍有偏差就有可能导致侧穿，尤其是桩道壁较薄的上颌前磨牙及下颌切牙。故在磨除时应注意手感及患者的表情反应，患者有烫痛感说明钻磨在桩道壁上，有可

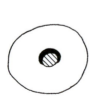
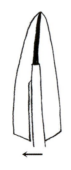

图 17-5 桩钉折断取出方法

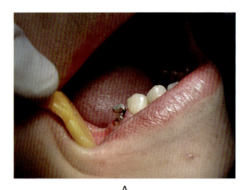

A

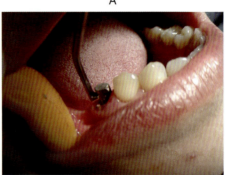

B

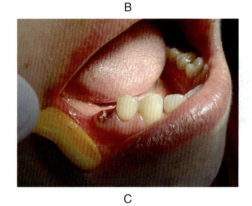

C

图 17-6 铸造桩核取出
A.旧铸造桩核远中磨一沟槽。B.取冠器锤打取出。C.取出后

能为方向偏斜，可摄X线片观察，如有偏斜应更正方向再继续钻磨，直到能探到牙胶尖或根管。

第 3 节
根管充填物去除

根管充填物的去除是根管再治疗的主要工作，也是决定再治疗是否能成功的前提。根管充填物去除的方法步骤简介如下。

一、粘固剂的去除

桩核修复体去除后，桩道中可能存在少量粘

固剂，多为磷酸锌、玻璃离子或树脂类粘固剂等成分。近冠部分可试用超声洁牙头震碎，近根尖大多有一层封闭根管的粘固剂，也是最难清除的部分，可试用细麻花钻钻磨。若未能磨除，还可用细金刚砂针低速钻磨，但应注意钻的方向，防止桩道壁损伤或侧穿。需要注意的是不能单纯依据X线片显示的影像钻磨，否则会被二维影像所误导，将滞留在唇舌侧的粘固剂作近远中向磨除。钻磨干净后冲洗桩道，再用扩大针探查根管。

二、根管充填物的去除

根管治疗失败重新治疗时，需要清理根管中原有的牙胶尖、塑化物等材料。这些材料大都充填紧密，取出虽有一定的困难，但只要认真细致的工作，大都能成功取出，为根管再治疗打下良好的基础。

1. **手持器械取出** 根充物为牙胶尖者应首选手持器械取出，此法简便易行，成功率较高。可先用小号扩大针扩一通道，通道越深越有利于牙胶尖的取出，再用相同型号的H锉深入到近根尖处将牙胶尖完整拉出（图17-7）。

2. **机用扩大针取出** 对手持器械无法拉出的牙胶尖、塑化物，可试用机用扩大针取出。选择小号码韧性好的扩大针，将慢机速度调至最低，当针头抵近根管口有触及牙胶尖感觉时启动开关，扩大针沿根管壁旋转并逐渐向根尖方向深入，进入到一定深度时停止下扩，用冲洗液冲洗后再继续清除，直至到达根尖狭窄处。机用扩大针切削能力强，如遇明显阻力时应停止下扩或改变方向，再用手用扩大针探查，切勿盲目下压，否则易导致台阶形成乃至侧穿的危险。

本方法取牙胶尖速度快效率高，适用于根管粗而直的患牙，对弯曲的根管需用小号镍钛扩大针（最好是软锉）。机扩的缺点是牙胶尖易被切碎而不能整体取出，遗留部分需用其他方法配合。因此，对根充不足或适填的根管，手扩无效可选择机扩，但对超充严重的牙胶尖，应避免使用机扩，以防切断牙胶尖，造成更加被动的局面。

3. **化学溶解** 残留的牙胶尖亦可滴入氯仿（chloroform）使其溶解，然后再用手持扩大针及H锉清除，最后再用超声锉荡洗。此外，还可封入丁克除，但需封药1周时间才能奏效。

三、根管异物的去除

根管异物包括陈旧性棉捻或纸尖、塑化物、折断的根管器械等（图17-8）。

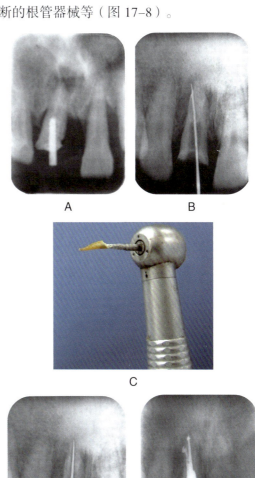

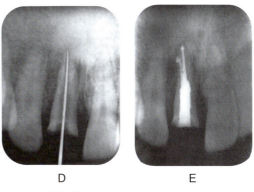

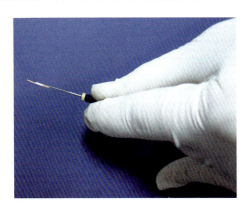

图17-7 牙胶尖手持器械取出法

图17-8 根管异物取出
A.21旧桩冠未行根管治疗。B.根管异物阻塞，旁侧扩大导致侧穿。C.锥形钻不喷水取出塑胶根充物。D.找到原始根管。E.根充后

陈旧性棉捻及纸尖多为根管治疗中断滞留，也有不规范治疗用棉捻蘸根充剂或塑化剂填塞。若窝洞开放时间较长则有很多细菌存在而成为感染源。可先用手持扩大针快速捻转，尽可能使棉捻或纸尖缠绕其上取出，若未能完全取出，剩余的部分可用H锉配合去除。填塞过紧的棉捻手持器械难以取出，可试用机用扩大针，利用其高速旋转的缠绕作用更易取出，但也容易产生泵的作用将残屑及其浸液泵出根尖孔，引起较重的根尖周炎症反应。因此，在清理后应酌情予以抗生素及小剂量地塞米松口服，以避免或减轻根尖周炎症反应。必要时亦可先清除近冠段根管的2/3，封FC等杀菌药物，待复诊时再行清理，这样会更安全些。

折断器械的处理请参阅第21章。

第4节
根管的再治疗

根管治疗失败的原因除了去髓不彻底、根管清理扩大及充填不到位外，还有可能源于遗漏根管及根管系统解剖复杂的患牙。二次治疗的困难，主要是根管难以疏通及治疗效果欠佳等问题。因此，二次治疗的主要手段是尽可能疏通并扩大、清洗原有根管，寻找遗漏根管，在此基础上合理封药，以促进根尖周病变的逆转，使患牙恢复健康。

一、失败原因的寻找与确定

多数二次治疗的患牙是由于出现症状而来的，包括自发痛、咬合痛及发现窦道等。有的是在修复牙体缺损或二次修复发现问题拟再治疗的。无论什么原因就诊，治疗前首先要查明治疗失败的原因。除了一般检查之外，影像检查是治疗前必须要做的工作，但由于X线二维影像的局限性，常规拍片容易使颊舌根根管重叠，有时需要改变拍片角度才能得以显现。有窦道的患牙还需要用牙胶尖作示踪拍片，以确定窦道的来源，排除个别远距离窦道造成误诊误治，尤其是并列两个以上牙均有治疗史或多根牙。此外，多根管牙有的还需做瘘管通过术，以证实产生窦道的根源。

图17-9是1例外院根管治疗失败的病例，患牙远中根尖处有一结节状窦口，X线片显示近中根管充填不到位，近中根牙周膜增宽影，根分叉下方亦有稀疏影。经取出牙胶尖常规根管再治疗，根充后观察近半年窦口仍未消失。再次就诊时，X线示踪拍片发现窦道缘于近中根管，行瘘管通过术确定源于近中舌根管；再次超声荡洗，封半干FC棉捻，3天后复诊结节状窦口变平，根充后1周复诊窦口消失。17个月后复查，咀嚼功能良好，X线示根尖周稀疏影基本消失。

对于治疗后根尖周病变或窦道仍不消失的患牙，应重视查找原因，盲目根管换药难以取得再治疗的效果。对于无窦道的患牙，X线片显示根充良好，但有不消失的稀疏影，除了要去除根充物外，还要注意探查有无遗漏的根管，尤其是可能存在的额外根管，如上颌第一、二磨牙的MB2，下颌第一磨牙近中3根管、远中2根管，其他单根牙的双根管等。在没有高端设备的基层，寻找根管口只能依靠"盲探"，除了要扩大开髓口外，还需要有一定的耐心和工作经验，才能寻找到遗漏的根管。此外，有的还可能存在髓室底穿等治疗并发症。

图17-10为外院治疗后出现窦道而就诊，检查颊侧根尖处有一结节状窦口，X线片显示治疗不完善，两根尖均有稀疏影，器械探查还有髓底穿通，经过较完善的根管再治疗及玻璃离子修补穿孔，一周后复诊窦口已消失，术后近3年复查咀嚼功能良好，根尖稀疏影消失。

有的患牙经过较完善的再治疗后，窦口溢脓或渗出液仍不消失，此种情况就要考虑是否有根管外原因存在，需要配合根尖外科手术方能取得成功。详细请参阅第27章。

二、再治疗根管的处理

大多数再治疗的根管是因为根充欠填，有的可能是感染源清除不彻底，只要根管重新预备到位及充填完整就能达到治愈的目的。有的在片上看根充已到位，但根尖仍存在病变，这可能与近根尖段解剖复杂，根管壁感染源清除不彻底有关，也可能是感染源存在于侧支根管等原因。

如果能够确定某一根管存在未清理干净的感染源，在取出原有根充物后，就要重新扩大到一定的直径及长度，尤其是近根尖管腔的扩大及清洗最为关键。因此，在清腐、扩根及封药的各个步骤，都需要比首次治疗更严格，才能取得再治

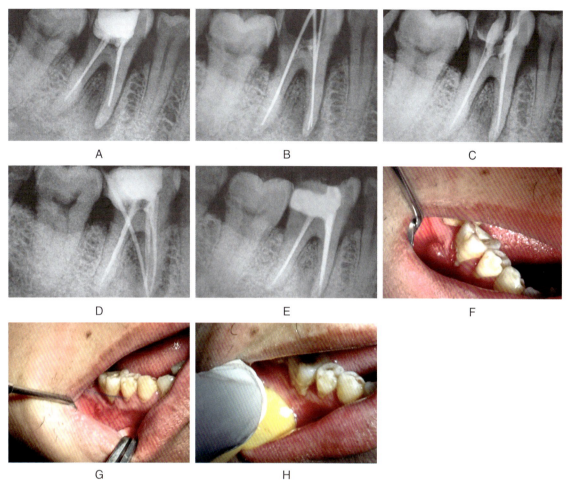

图 17-9 根管再治疗实例 1
A.46 二次治疗前 X 线片。B. 确定工作长度。C. 根管充填后。D. 诊断丝示踪片。E.17 个月后复诊片。F. 术前口内照。G. 再治疗 3 天后口内照。H. 根充 1 周后口内照

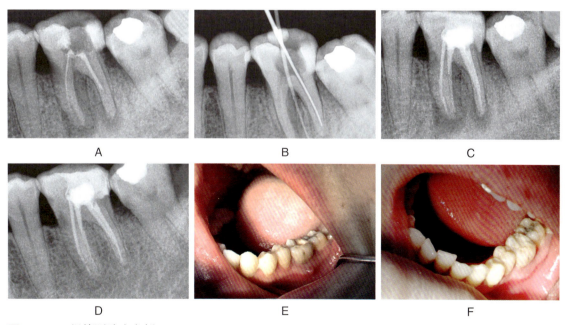

图 17-10 根管再治疗实例 2
A.36 根管治疗不完善,慢性根尖周炎。B. 根管探查。C. 重新根充后。D. 再治疗近 3 年复查片。E. 术前口内照。F. 术后 1 周口内照

疗的成功。例如，根管横径呈非圆形的，如果单纯采用扩大针清理感染物，就必然会使峡部成为死区，遗留的腐质就会成为感染源。因此，要使用 H 锉或 K 锉将根管壁四周仔细的锉除，然后再用超声锉反复荡洗，通过声波震荡及水流冲洗，不但能清除主根管中的腐质，还可能将侧支根管中部分腐质冲刷脱落，这样才能较彻底地清除致病菌赖以生存的微环境。

另一方面，后牙根管多有侧支根管或复杂的形态，髓室底还可能存在副根管，甚至在牙本质小管中都可能存在致病的微生物，单纯的器械清理扩大不一定能完全消除感染源，需要用杀菌能力较强的药物封药，或适当增加封药次数及延长封药时间（氢氧化钙），才能彻底消灭感染源。

三、根管阻塞不通的处理

二次治疗相当部分患牙有过不完善的去髓术或根管治疗史，某些药物的化学刺激常导致根管下段钙化阻塞，阻塞的根管是否要完全扩通，要根据不同情况处理。对于近根尖段已经完全钙化的根管，如果 X 线片显示根尖没有稀疏影，一般不做强行扩通。因为，钙化的组织比牙本质硬度高得多，手扩难以扩通，用机扩强行扩通大都容易侧穿，只会造成更加被动的局面。对有根尖周病变的患牙，X 线显示近根尖段根管钙化，在常规未能扩通的情况下，可先扩大上段根管，然后再用细扩大针从不同角度探查，尽可能找到导致根尖周病变的原始根管，并进行清理、扩大及封药，同时要注意探查是否有遗漏的根管，如确实未能探查到引起病变的根管，也可试封 FC 棉捻 2 次，然后再把扩通的上段根管充填并观察疗效。

四、药物的应用

二次治疗的根管大都比较复杂，除了要注意寻找遗漏根管外，对去除原有根充物后的根管，需要更加严格的预备和杀菌消毒，尤其是根管解剖复杂的磨牙，感染源不易清除彻底，不但要从根管清理扩大方面下功夫，还要重视根管内封药，以期能较彻底杀灭致病菌。

二次治疗的患牙感染源在根管中长期存在，细菌不但存在于未清理的腐质中，还可能存在于牙本质小管中，且形成生物膜，一般的消毒药物难以杀灭。如常规使用的氢氧化钙封药，虽然有良好的抑菌作用，但有研究认为：氢氧化钙不能杀灭所有的细菌，相反，它还可能诱发细菌的耐药性，尤其是粪肠球菌、放线菌、真菌等特殊菌株。这些细菌单纯封氢氧化钙难以收到良效，这也可能是根尖周病变久治不愈的原因。因此，再治疗效果不佳的情况下，一方面要注意寻找原因，如有无根管外原因导致的难治性因素；另一方面要更换封药品种，如杀菌能力强的 FC 等药，必要时还要口服抗菌药物，尤其是有较多脓性渗出液的患牙，需要口服硝基咪唑类药及抗革兰氏阳性菌的药物辅助治疗。

对充填体脱落较长时间，根管内无论是根充剂或其他材料，都可能存在感染物质，如果清理扩根一次到位，也容易导致炎症反应发生。因此，也需要予以口服抗生素加地塞米松，以防患于未然，使二次治疗能够安全进行。

（陈乃焰）

参考文献

[1] 史俊南 . 现代口腔内科学 . 北京 : 高等教育出版社 , 2000

[2] 凌均棨 . 根尖周病治疗学 . 北京 : 人民卫生出版社 , 2005

[3] 陈吉华 . 牙科修复学 . 西安 : 世界图书出版公司 , 2006

[4] 王晓仪 . 现代根管治疗学 . 北京 : 人民卫生出版社 , 2001

[5] 王晓仪 , 王哲明 , 洪瑾 . 应用超声仪取出根管内堵塞物的评价 : 附 206 例分析 . 中华口腔医学杂志 , 1994, 29(3):181–182

[6] 范兵 , 边专 , 樊明文 . 牙体牙髓临床治疗 Ⅵ – 根管治疗后疾病 . 中华口腔医学杂志 , 2006, 41(7):438–439

[7] 张建成 . 根管治疗失败牙再治疗疗效分析 . 口腔医学杂志 , 2002, 22(3):155–156

[8] 凌均棨 , 韦曦 , 高燕 . 应用根管显微镜和超声器械处理阻塞根管的效果评价 . 中华口腔医学杂志 , 2003, 38(5):324–326

[9] 边专 , 樊明文 . 现代牙髓病学 . 北京 : 人民卫生出版社 , 2008

[10] 黄定明 , 周学东 . 迁延不愈性牙髓及根尖周病的诊治策略 . 中华口腔医学杂志 , 2015, 5(6):325–330

[11] 余擎 . 根管内感染的控制策略 . 中华口腔医学杂志 , 2018, 53(6):381–385

[12] Elisabetta Cotti , Elia Schirru, Elio Acquas, et al. An overview on biologic medications and their possible role in apical periodontitis. J Endod, 2014, 40(12):1902–1911

第18章

牙周 – 牙髓联合病变的诊断与治疗

牙周病是临床上常见的口腔疾病，也是导致患者牙齿缺失乃至牙列缺失的主要原因之一。

牙周与牙髓组织紧密相连，牙周病与牙髓病也是密切相关，在发病过程中二者可互为因果、相互演变。牙周 – 牙髓联合病变（periodontic endodontic lesion）就是这两种疾病相互演变的结果。由于其特殊性，临床上常使许多牙医感到棘手。但是，通过深入了解牙髓、牙周疾病的基本常识，认真细致做好牙体、牙髓、牙周检查，就能做出正确的诊断，只要牙体不是严重缺损或牙周病变十分严重，经过去髓术或根管治疗术为主的综合性治疗，许多患牙都可以取得良好效果并恢复功能。

第1节
发病机制与分类

牙周组织是维系牙齿存在的基础，也是牙体、牙髓营养来源及新陈代谢的重要组织，并与牙齿的功能密切相关。牙髓存在于髓腔中，但它的血液循环要经过牙周，并与牙周的血管互相沟通。在牙髓或牙周有病变的状态下，二者又会成为相互感染的通道，出现互相关联的症状与体征。Bender 和 Seltzer（1972）首先提出牙周 – 牙髓联合病变的诊断，以后许多学者一直沿用这一术语。国内过去称之为牙周牙髓综合征，20 世纪末改称牙周 – 牙髓联合病变（本章简称联合病变，下同），也有学者称之为牙周牙髓病（periodonto-pulp disease）。

一、联合病变发病机制

牙髓与牙周有着极其密切的关系。解剖学证明：根尖至牙颈部的任何部位都可能存在侧支根管，而以根尖 1/3 处及多根牙的髓室底（副根管）最多。侧副根管内除了有牙髓细胞与基质外，还分布有丰富的毛细血管，同根尖孔一样，它将牙髓与牙周组织相沟通，在牙髓或牙周有病变的状态下，就成为相互感染的潜在通道。

Seltxer 等（1963）对 85 颗有严重牙周病的牙齿进行研究，在详细检查后予以拔除。通过组织学检查发现：多数牙齿具有副根管或侧支根管，牙根的任何部位都可能存在，但以根分叉处最多。

岳保利、吴友农等对国人离体牙的解剖研究表明，各种牙侧支根管发生率较高，尤其是磨牙，上下颌磨牙发生率为 23.08%~32.41%，发生的部位在牙根的上、中、下段均有，但以根尖段最多。磨牙又是牙周病多发的牙位，在牙周病的中晚期，牙周组织病变形成深牙周袋，细菌通过侧支根管即可感染牙髓。

国外有文献报道，采用各种技术与方法观察磨牙髓室底，有 23%~76.8% 存在副根管，当牙周萎缩根分叉暴露的情况下，髓底下方根间骨隔形成不同程度的病变，可成为细菌的滋生场所，细菌通过副根管感染牙髓，导致牙髓发生各种病变。

容野对 100 颗牙周病未发生龋的牙齿进行细菌学检查，结果发现 18 颗牙髓组织中有细菌侵入，说明牙周病变细菌可以通过根尖孔或侧副根管进入牙髓，导致牙髓发生各种病理变化。

Rubach 等对 74 例有牙周病的牙拔除后进行

组织学研究，结果发现 11 例的牙髓组织有不同程度的炎症改变。

高志荣等对 111 例晚期牙周病患牙进行临床与组织学对照研究，结果有 64% 的患牙存在牙髓炎症或坏死。

Fatemi 等对因中、重度慢性牙周炎而拔除的患牙进行组织学检查，结果有 58.3% 的牙髓出现水肿，52.1% 的牙髓有轻微纤维化，仅 6.3% 的牙髓是正常的。

牙周病变影响牙髓有 3 个通道：①病原菌经根尖孔直接进入牙髓；②经侧副根管进入牙髓；③经暴露的牙本质小管进入牙髓。从临床实际情况来看，以第一、二种情况最多，第三种属于偶发的、不确定的，即使发生也只是低毒性的轻微感染，除了个别上切牙畸形舌侧沟牙本质暴露会引起牙髓病变外，由刮治引起的牙本质暴露，很少会出现牙髓感染的临床症状。

当牙周组织发生炎症，尤其是存在较深的牙周袋时，可使侧副根管中的牙髓暴露在牙周袋中，这不但使牙髓的部分血供受影响，而且在牙髓防御机制减弱的情况下，牙周袋或根分叉病变中的细菌可从侧副根管侵入，使牙髓发生炎症、坏死，并可进一步发展为根尖周炎。有的则为长期低毒的感染，牙髓组织发生轻微的炎症、钙化、纤维性变等改变。牙髓一旦发生病变，细菌及其毒素、组织中的炎性产物除了影响牙髓健康外，也可通过根尖孔及侧副根管感染牙周，使牙周炎症加重，这种互为因果的病变发展，最终使患牙松动脱落。

中晚期牙周病患牙，临床检查虽未发现牙髓病变体征，但并不等于牙髓没有病变。如上所述，

有的可能已发生轻微的炎症、水肿、钙化、变性等组织改变，但鉴于目前的检查手段，临床上还无法对上述牙髓病变做出准确的诊断，只能笼统的称其为中、重度牙周炎。患者如缺乏诊疗常识任其发展，至晚期就诊则难以治疗，成为拔牙的主要原因之一。

由牙体感染途径导致的牙髓坏死，其分解产物从牙周组织排出，破坏牙周组织结构，可形成与上述病理机制不同的另外一种联合病变。

二、联合病变的分类

中、晚期牙周病的典型表现为患牙有明显的松动，牙龈退缩附着丧失，X 线片显示牙槽骨吸收较严重，临床上可出现两种情况：一种是无症状的单纯牙周病；另一种是有牙髓病变症状，即牙周 – 牙髓联合病变。前者虽有明显松动及牙周萎缩，但无明显的自觉症状，牙髓活力测试及垂直叩诊均正常；后者则出现自发痛、冷热刺激痛或咬合无力等症状，检查有不可复性牙髓炎或牙髓坏死体征，故称其为牙周 – 牙髓联合病变。

Ammons 根据不同的发病机制将联合病变分成三种类型：①原发牙髓病继发牙周病；②原发牙周病继发牙髓病，即逆行性牙髓炎及其后发生的牙髓坏死乃至根尖周病；③合并性病变，即既有牙周病变也有根尖周病变，但互不相干，也分不清发病的先后。也有学者将其分成 4 类或 5 类，但仍以分 3 类较符合临床实际，分述如下（图 18-1）。

（一）原发牙髓病继发牙周病（Ⅰ型）

本型联合病变的病因多见于以下几种情况。

1. 根尖周炎症向牙周扩散 本型发生的前期

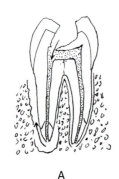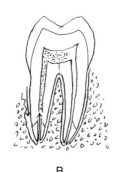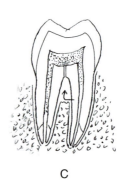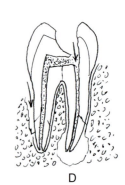

A   B   C   D

图 18-1　牙周 – 牙髓联合病变示意图
A. 原发性牙髓病继发牙周病。B. 原发牙周病继发牙髓病（通过根尖孔感染）。C. 原发牙周病继发牙髓病（由根分叉病变通过副根管感染牙髓）。D. 独立发生的联合病变

为牙体缺损导致牙髓及根尖周病。正常情况下，患牙如未及时治疗，炎症仅局限于根尖周，形成无窦型慢性根尖周炎；有的则穿过牙槽骨从唇（颊）舌侧牙龈排脓，形成各种形状的窦口；少数还会穿过唇颊组织形成皮肤窦口。但是，有些患牙根尖周炎症则未能穿过牙槽骨，而是从牙周间隙向外扩散，导致某一侧牙周组织破坏，形成根尖与牙周相通的病灶，借此排除炎性渗出液。还有少数的虽然也从牙槽骨穿出，但未穿破骨膜，而是沿骨膜下向龈沟排脓，形成牙周脓肿。磨牙牙髓坏死后，感染除了向根尖周发展外，有的可从髓室底的副根管向根分叉下方扩散，形成既有根尖周病变又有根分叉下方牙周组织炎症的联合病变。

2. **牙根折裂导致牙周病变**　牙根折裂可发生在死髓牙，也可发生在活髓牙和已进行根管治疗的牙，多见于磨牙近中根，远中根较少见（图18-2）。牙根折裂后，折裂缝继发感染或锐利的裂瓣边缘刺激，导致患侧根尖周炎症，X 线片可见牙根下段增宽影及环绕整个牙根的稀疏影，病史较长则呈酒瓶状，多数患牙伴有从牙槽骨穿通的龈瘘，且多为脓性窦口或脓性针眼状窦口。

3. **牙髓病及根尖周病治疗失误**　干髓术或其他治疗失误发生牙髓病变后，分解产物从根尖向牙周排出，导致牙周组织破坏，牙槽骨垂直吸收，病变侧可出现深达根尖的牙周袋（图18-3）。

去髓术、根管治疗或桩钉桩道预备操作失误发生侧穿，如未采用合适的治疗措施，穿孔处就会发生根侧周围炎症，并可进一步向牙周扩散。近远中侧侧穿 X 线片容易诊断，位于唇（颊）舌侧的牙周病变，受 X 线片二维影像局限性的影响，有的牙周病变难以发现，改变投照角度有助于发现

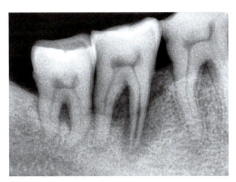

图 18-2　根裂继发牙髓病
本例既有慢性牙髓炎症状及体征，又有舌侧近中窦道口

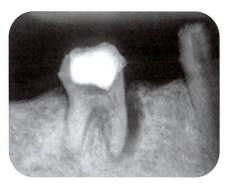

图 18-3　牙髓病继发牙周病
根尖周炎从近中侧排脓，近中牙槽骨吸收

病变；有的则只能依靠探诊有深牙周袋获得诊断依据。锥形束 CT 则能准确诊断侧穿的位置及大小。

（二）原发牙周病继发牙髓病（Ⅱ型）

本型临床上最多见，也是本章讨论的重点，其发病原因主要有以下几种情况。

1. **由严重的牙周病引起**　以上颌磨牙最多见。解剖学证明，部分牙齿根尖 1/3 处存在侧支根管，牙周病后期，患牙某一侧有深达根尖或近根尖的牙周袋，细菌在牙周袋内生长繁殖，并通过侧支根管或根尖孔感染牙髓，导致牙髓组织发生炎症，即逆行性牙髓炎。临床所见有急性的，也有慢性的，如未治疗可进一步发展成牙髓坏死（包括部分坏死）乃至根尖周炎。

2. **从磨牙根分叉下方感染**　磨牙长期𬌗创伤导致牙周组织退缩，严重者根分叉暴露，周围组织出现慢性炎症，炎症后期根间骨隔破坏吸收，根分叉下方呈半贯通乃至隧道式全贯通，细菌可通过髓室底的副根管感染牙髓，使牙髓发生炎症、坏死。根分叉病变作为原发病，成为牙髓病的感染源头，髓室底副根管则是细菌感染的途径，本病以下颌第一磨牙最多见（图18-4）。

3. **畸形舌侧沟（窝）**　多见于上颌中切牙及侧切牙，以侧切牙多见，此种患牙舌隆突发育异常，形成的腭龈沟可延伸至根尖区的不同深度，其表面没有牙骨质覆盖，细菌可能从牙本质小管感染牙髓，从而导致牙髓发生病变。

4. **创伤𬌗**　多由咬合关系不正常及不良修复体未及时拆除导致。无论前牙或后牙，某些牙的错位、𬌗面不均匀磨损、咬合关系不良等，都有可能导致创伤𬌗；某些制作不良的冠桥，一端基牙龋坏或牙周病松动，患者未及时就诊拆除，使大部分

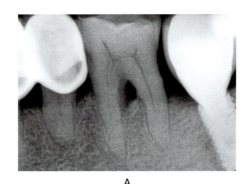

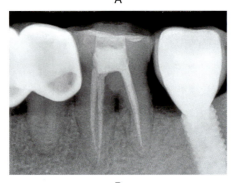

图 18-4　根分叉病变
A.46 治疗前 X 线片。B. 去髓术后 X 线片

耠力集中在另一端基牙上，长期使用就会发生创伤，使根尖血供障碍导致牙髓变性乃至坏死。

　　5.**活髓牙根折裂**　活髓牙发生牙根折裂，裂隙侧及冠髓首先坏死，死髓的分解产物从牙周排出，形成的牙周袋与口腔相通，细菌从牙周袋侵入使健侧根髓感染，可出现牙髓炎或牙髓部分坏死的症状；时间较长，有的患侧还会出现窦道，而健侧牙髓仍存活（详见第 26 章）。此类根折既属于联合病变的 I 型，又属于联合病变的 II 型。因为，其源于根折裂的牙髓坏死分解产物的排出，导致患侧牙周组织破坏，出现深牙周袋，故属于 I 型；而细菌从牙周袋逆行感染健侧根髓，导致健侧牙髓病变，故又属于 II 型。

　　上述牙周病导致的逆行感染，牙髓病变未经治疗或治疗不当，炎症进一步向根尖周扩散，形成牙周与根尖周并存的病灶，即逆行性根尖周炎，有急性的，也有慢性的。本型逆行性根尖周炎类似 III 型联合病变，但无其他牙髓病的感染途径存在，这是鉴别诊断的主要依据。

（三）牙髓病与牙周病独立并存（III 型）

　　这是由牙髓与牙周独立发生的联合病变，这种情况临床上较少见。即患牙既有慢性根尖周病，

又有牙周病，两者之间没有必然的联系。但如未行根管治疗，病灶发展到一定程度就可能相互融合，形成真正的牙周 - 牙髓联合病变。

　　本型联合病变的特点是：除了牙周病变外，患牙还有龋等冠向感染途径及根尖周病变。

第 2 节
临床表现与诊断

　　牙周 - 牙髓联合病变的诊断需要全面掌握牙髓病及牙周病的基本知识，通过包括病史采集在内的全面检查，诊断并不困难。

一、I 型牙周 - 牙髓联合病变的诊断

　　本病多在患者要求牙体修复时发现，详细询问病史此前多有急性牙痛史，包括急性牙髓炎或急性根尖周炎的症状；有的为冷热刺激痛或咬合无力等慢性牙髓炎症状；还有的虽无明显症状，但时有牙龈窦道出现，上述症状出现后未经过正规的治疗。此外，不完善的治疗修复史也是导致本病的一个重要原因。

　　检查可见牙体有龋、磨损、牙体手术及外伤折裂等能构成感染途径的牙体缺损，有的有各种不良修复体及不完善的根管治疗史，牙髓测试无活力。牙周检查某一侧有深达根尖的牙周袋，患牙多有 I 度 ~ II 度松动，急性期就诊可见近龈缘的肿胀或龈沟溢脓；X 线检查可见根尖周阴影，并与某一侧牙周的垂直吸收相连，呈半边烧瓶状；原发于根裂的可见相应的折裂影像（详见第 26 章），围绕整个牙根呈烧瓶状的阴影，如为活髓牙根裂，可出现牙髓炎症状及检查结果，但牙体无其他能导致牙髓病变的感染途径，个别的还可出现患侧窦道；由近远中侧侧穿所致的可见根侧阴影；由磨牙髓底穿通且有不良修复史者，可见根分叉周围阴影。

　　本型联合病变多为单个牙发病，牙列中其他牙无明显的牙周病。

二、II 型牙周 - 牙髓联合病变的诊断

　　首先应该认识到：原发于牙周病的逆行感染，可引起牙髓的急性或亚急性炎症、慢性炎症、牙髓坏死（包括部分坏死）乃至急、慢性根尖周

炎的各种临床表现。但临床上以逆行性牙髓炎多见，少数就诊时为牙髓部分坏死或完全坏死，已发展到根尖周炎者较少见。本型联合病变多为一组多个牙有不同程度的牙周病变，且有口腔卫生不良，较多的牙石牙垢及牙周溢脓等情况；少数为单个牙的病变，多见于磨牙，为创伤殆或局部牙周炎症所致。由于牙髓病变程度不同，临床上也有各种不同的症状及检查结果。

1. **逆行性急性牙髓炎**　逆行性急性或亚急性牙髓炎临床上较多见，中老年人群的磨牙多发。患牙有自发性、阵发性疼痛及夜间痛加重等特点，有的自发痛不严重，但病程往往迁延较长时间牙髓仍未坏死，这可能与感染程度较轻有关。检查多数有牙面磨损、牙周萎缩、创伤殆等，患牙某一侧可探及深达根尖或近根尖的牙周袋，温度测试有不可复性牙髓炎的结果，松动度多在 Ⅱ 度以上，并有不同程度的叩痛，X 线检查有较重的牙槽骨水平吸收或某一侧垂直吸收，或两者并存。

由根分叉病变所致的急性牙髓炎多见于下颌第一磨牙，除非并发急性根尖周炎或牙槽骨水平吸收严重，患牙松动多不明显，检查可见牙周萎缩、牙根部分暴露，探针伸入根分叉下方可达颊舌距离的 1/2 以上乃至完全贯通，X 线片可见根分叉下方阴影，根间骨隔破坏吸收明显。

2. **逆行性慢性牙髓炎**　临床上并不少见，但往往不引起牙医们的注意，多行调殆、洁牙或给药处理。患者主诉为冷热刺激痛、咬合不适或咬合无力，有的偶有夜间轻度自发性疼痛，检查结果同逆行性急性牙髓炎。

3. **逆行性牙髓部分坏死及坏死**　该型是逆行性牙髓病变中最难诊断的一种，但只要掌握其中的发病规律和检查要点，诊断并不困难。患者就诊前有急性牙髓炎的疼痛史或慢性牙髓炎的症状，但未治疗过。急性的最后一次疼痛多持续半小时以上。慢性的此前有冷热刺激痛，经过一段时间后刺激痛逐渐趋缓，此后出现咬合无力或咬合痛；温度测试为类似可复性牙髓炎的结果，但刺激痛较牙髓炎轻是其特点，其他检查结果与上述逆行性牙髓炎相同。

逆行性牙髓部分坏死多见于多根的磨牙，由某一根的牙周袋逆行感染，该根髓及冠髓发生炎症后坏死，但非感染侧牙髓仍存活，检查时不同牙根可出现不同的表现。例如，上颌磨牙腭根的逆行感染，腭根髓及冠髓首先坏死，但颊根髓血液供应不在同一小动脉，因而仍能存活。检查时热器械测试在颊、腭侧有不同的结果，即颊侧有疼痛反应，腭侧无反应；颊尖可能无叩痛或轻微叩痛，腭尖可有不同程度的叩痛；若从颊侧牙周袋感染则与之相反。殆面研磨试验无反应；在开髓后探查根管，各根管可出现不同的结果，即感染侧根管无探痛，健侧根管探痛，由此而获得明确的诊断。

活髓牙殆创伤性牙根折裂，折裂侧牙髓（包括冠髓）坏死，产生的分解产物会穿出牙周膜向口腔排放，形成一种特殊的联合病变；以下颌第一磨牙近中根居多。由于健侧根髓仍存活，患者可出现慢性牙髓炎或牙髓部分坏死的症状和体征，X 线检查可见折裂根根管下段增宽影，病史较长的根尖周有围绕整个牙根的环形阴影，如未拍片或经验不足，就有可能误诊为单纯的牙周病。

逆行性牙髓部分坏死如未及时治疗，经过一段时间牙髓便会逐渐坏死，此时，患者除了感觉患牙咬合无力或轻度咬合痛外，无其他自觉症状，但仔细询问病史，此前多有自发痛或冷热刺激痛史。

4. **逆行性根尖周炎**　逆行性根尖周炎是逆行性牙髓病变未获治疗发展而来，此前多有急慢性牙髓炎症状，急性的近期有持续性疼痛、浮起感及咬合痛，患牙松动度加重，叩痛亦较明显，有的甚至出现黏膜下胀肿（近龈缘）。慢性的可见相应的颊或腭（舌）侧窦道口存在，牙髓活力测试无反应，X 线片可见牙槽骨垂直吸收或水平吸收，根尖周有的可见阴影（慢性急性发作），急性根尖周炎可能无阴影，但有骨小梁存在的云雾状稀疏影（图 18-5）。如为根分叉病变所致，可见根分叉下方与根尖周并存的稀疏影，但患牙没有其他能导致牙髓病的感染途径，这是区别于 Ⅲ 型联合病变的要点。

三、Ⅲ 型牙周 – 牙髓联合病变的诊断

本型患牙有牙体牙髓病或根尖周病史，检查可见牙体缺损与牙周组织炎症并存，且有较明显的松动度。X 线检查既有根尖周阴影，又有牙周炎导致的牙槽骨水平或垂直吸收，但两者之间没有必然的联系。

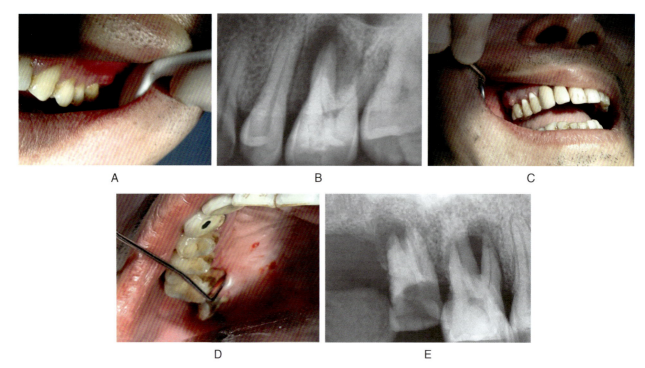

A B C

D E

图 18-5 逆行性根尖周炎
A.26 逆行性急性根尖周炎，颊侧龈缘脓肿。B.X 线片示近中根稀疏影。C.16 逆行性慢性根尖周炎，颊侧有结节状窦口。D. 近中腭侧可探及深牙周袋。E.X 线片示近中根尖周有阴影

第 3 节
牙周 – 牙髓联合病变的综合治疗

牙周 – 牙髓联合病变的前期为多因素所致，发生联合病变已属中晚期牙周病，治疗患牙也要从多方面入手综合治疗。为了使治疗能获得最佳效果，术者除了要熟悉牙周病学之外，还要具备牙体牙髓、正畸、𬌗学、修复及药物等学科专业知识，少数病例还可能与糖尿病、冠心病等内科疾病有关。临床观察表明：大多数患牙病因在牙

髓和牙周，需要采用以去髓术为主的综合治疗，兼顾患者的年龄、体质、系统性疾病、邻牙及对颌牙的具体情况，选择合理的治疗方法，才能彻底消除病因，提高治疗效果及治愈率。

不同的联合病变在治疗方法上也有所不同，Ⅰ型联合病变主要是针对根尖周病变及现有症状进行治疗，只要牙周病变不是很严重，在完善的根管治疗后，不但可以使根尖周病变消失，牙周病变也会不治自愈（图 18-6）。Ⅱ、Ⅲ型联合病变大都需要采取综合性治疗才能达到良好的疗效。牙髓治疗与牙周治疗的先后顺序并不重要，可根据患牙的症状

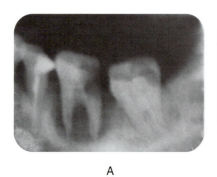
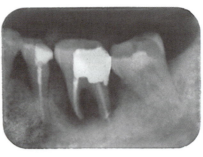
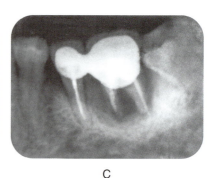

A B C

图 18-6 1 型联合病变的治疗
A.36 治疗前 X 线片。B. 根管充填后。C.14 个月后复查 X 线片。本例为 43 岁女性，咀嚼无力求治，36 松动Ⅱ度，综合治疗后两牙稳固，咀嚼功能恢复。已跟踪随访 12 年，患牙无松动，牙周各项指标基本正常

适当选择，如有急性症状可先行牙髓治疗，后做牙周治疗；大多数情况下都可以同时进行。

本节重点讨论Ⅱ型联合病变及中、重度牙周炎无症状患牙的综合性治疗方法，可根据不同情况酌情选择。

一、去髓术的适应证及意义

（一）适应证

去髓术是联合病变治疗的主要方法，适用于以下几种情况的患牙。

1. 无症状患牙的干预性治疗　中晚期牙周病的患牙，有的虽然已经松动Ⅱ度左右，但由于没有明显的症状，因而未引起患者的注意，大多在因其他口腔疾病就诊时或修复缺牙时才被发现。患牙除牙周组织萎缩及松动外，检查没有其他阳性体征；有的经牙周刮治及药物治疗，松动度有所改善，但很快就会复发。原因是患牙牙髓可能长期存在慢性低毒的轻微感染，加上创伤粭对牙髓供血的影响，牙髓组织可能发生钙化、变性等改变；有的还可能存在较轻的无自觉症状的慢性炎症，炎性物质又可通过根尖孔或侧副根管对牙周组织造成损害。有的牙周炎会加重创伤粭，创伤粭又会加重牙周炎，形成恶性循环，并可进一步导致牙髓病变或原有病变加重。

张晓霞等对14例20颗重度牙周炎患牙进行临床研究，将单纯牙周治疗与牙髓牙周联合治疗的术后进行对比，认为选择联合治疗更有利于牙周骨组织的再生。

从病理学角度来看，人体组织在遭受较重刺激时，会使细胞损伤乃至坏死，而较轻的刺激则会产生血管扩张、细胞活跃，代谢增强等改变。过去某些不适当的长期封酚醛类药，若干年后患牙会出现根端膨大及根骨粘连现象。根管治疗后某些患牙折断，拔除时大都出现挺拔困难。上述现象都与根管治疗中化学药物刺激有关，药物刺激导致的根尖段牙骨质增生，甚至是根骨粘连使牙周间隙变小乃至消失，患牙得以稳固存在。

有的研究认为，中晚期牙周病采用以去髓术为主要手段的综合治疗，可以消除病变牙髓对牙周造成的损害，阻断牙髓血供，使牙周组织局部血液重新分配，改善牙周组织的血供，有利牙周组织恢复健康。根管内使用药物适当的刺激，轻微的化学性尖周炎可能会使根尖周成骨细胞活跃，根尖牙骨质增生，并与牙槽骨形成根骨粘连，最终使患牙的松动度得到改善，功能得以恢复（图18-7）。许多中晚期牙周病患牙因此而获得意想不到的效果，有的甚至还能成为固定桥的基牙。这就是牙周病治牙髓的原理，也是无症状牙周病患牙选择干预性去髓治疗的意义所在。

2. 逆行性牙髓病变　有逆行性急、慢性牙髓病变（包括牙髓部分坏死或坏死）的患牙，如能进行以去髓术为主的综合治疗，大多数均可收到良好的效果。许多病例观察表明，多根的磨牙效果最好，松动在Ⅱ度以下的多能恢复正常，有的多根后牙在急性期松动度虽已接近Ⅲ度，但X线

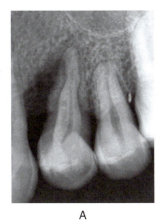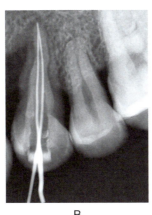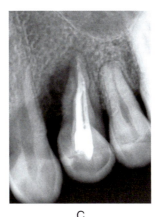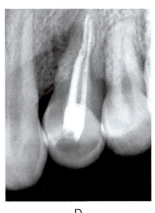

| A | B | C | D |

图 18-7　干预性治疗晚期牙周病

A. 24治疗前X线片。B. 测定工作长度。C. 去髓术充填后。D. 术后26个月复查片。本例为37岁男性，24松动并咬合无力就诊，检查：近中颊牙周袋5mm，松动近Ⅲ度，叩诊及温度测试均正常。干预性综合治疗后1个月松动度Ⅱ度。术后26个月复诊咀嚼正常。检查：牙周外观正常，近中侧牙周袋2mm，松动度不到Ⅰ度

片显示牙槽骨吸收未超过牙根1/3，经过综合性治疗，松动度仍可以恢复到Ⅰ度以下（图18-8），合抱根、融合根或单根牙效果差一些，大多只能恢复到Ⅰ度。但如未及时治疗，病变发展成急慢性根尖周炎，可能会使牙周病加重，有的还会失去保留的价值。

3. 与基牙相邻的松动牙　对于需要进行各种固定修复基牙相邻的牙，只要松动度达Ⅱ度左右，修复前均应做完善的去髓术，治疗后与基牙形成联冠，不但有稳固作用，还可起到辅助基牙分担粉力的作用。这种情况在前牙比较常见，尤其是下前牙更多，去髓术及联冠修复更具有重要意义。

对符合上述适应证的患牙，还要根据X线片、牙周袋深度及牙周附着丧失情况，以决定是否有治疗价值。

一般情况下，X线片显示牙槽骨水平吸收不超过根长2/3的患牙可以保留，但这只能作为参考指标。因为，X线片不具有三维图像，有的牙槽骨颊舌侧吸收不平衡难以准确显示（图18-9）。因此，还要结合口腔检查附着丧失情况及松动度，以决定是否有保留价值。

对于磨牙牙周附着丧失各面平均在4mm以上，或某一单面超过7mm，非急性期松动达Ⅲ度的患牙则无治疗价值。从临床实际来看，牙周炎晚期患牙Ⅱ度松动与Ⅲ度松动有着明显的区别，这也是治疗适应证的一道底线。Ⅱ度松动患牙拔除后有的仅见少量牙垢、牙石，牙根近根尖部分大都正常；Ⅲ度松动的患牙多为侵袭性牙周炎，不但牙周袋深而广泛，牙石、牙垢亦存在于近根尖处或整个根分叉处，有的甚至出现根尖吸收（图18-10）。因此，除少数牙周急性炎症且附着丧失较少外，Ⅲ度松动患牙绝大多数是难以治疗保存的。

此外，上磨牙咀嚼的力量主要由腭根担负，在牙周病晚期，如牙槽骨吸收严重，牙根外露较多，或有很深的牙周袋，即使只有Ⅱ度松动，也很难恢复到Ⅰ度以下，保留的意义不大。

（二）方法及意义

活髓牙采用局麻去髓，在根管预备完成后吸净根管中的液体，首次封入刺激性小的药物，复诊时于髓室或根管口置半干状FC棉捻（饱和棉捻在干棉球上压两下）暂封，3~5d更换一次，一般置换2次后即可根充。死髓牙则采用常规根管治疗加封FC一次。

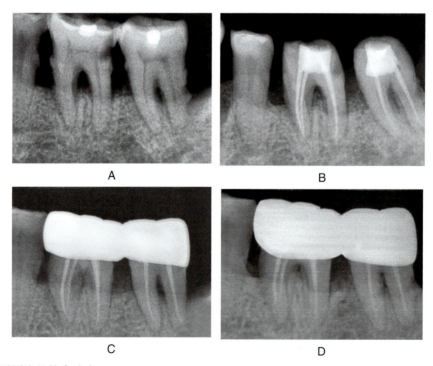

图18-8　中晚期牙周病的综合治疗

A. 治疗前X线片。B. 治疗及备牙后。C. 二氧化锆联冠修复。D. 修复后3年复查X线片。67岁女性，自述左下磨牙冷热刺激痛，检查：36、37均松动Ⅱ度，牙周明显萎缩，牙间隙较大，牙石牙垢（++），冷试36（++），叩痛（+）；37叩痛（-），温度测试（-）。经综合治疗后症状消失，咀嚼功能良好

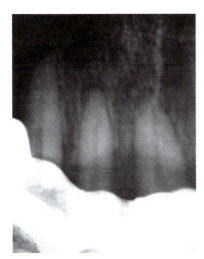

图 18-9　创伤殆致唇颊侧吸收 X 线片
11、21、22 缺失，14-23 为多单位固定桥修复，23 继发龋折断多时未拆除。X 线片看似牙槽骨无明显吸收，但拆除后基牙均已Ⅲ度松动，唇侧深牙周袋，说明唇颊侧吸收严重，X 线二维影像难以显示

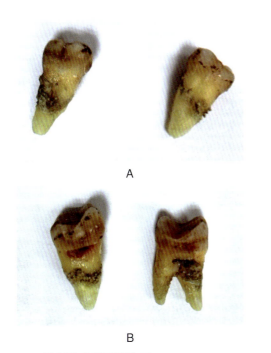

A

B

图 18-10　Ⅲ度松动磨牙拔除后
A.颊、舌面观。B.近远中面观。根面有大量毛刺状结石

　　由于磨牙根管系统大都比较复杂，常规去髓术或根管治疗难以达到彻底消灭感染源的目的，封 FC 是因为治疗中可能存在某些器械无法清理的侧副根管，FC 可以起到杀菌消毒及固定残髓的作用。药物的刺激使根尖周产生轻微的化学性尖周反应，可以促进牙骨质及牙槽骨增生，有利于患牙松动度的恢复，从而提高治疗效果。但要严格

掌握 FC 用量，防止造成较重的刺激及其他毒副作用影响患者健康。

二、牙冠外形磨改

　　牙冠外形磨改是综合治疗的一个重要环节，适用于单颗后牙的治疗。中晚期牙周病患牙大都有创伤殆，要根据情况调磨后牙殆面某一过高接触点，消除殆干扰。此外，对有陡峭的尖、嵴都要适当调磨，降低斜度以减少侧方殆力对牙周造成创伤。不影响咬合关系的后牙辅助尖可适当多磨除一些，这对预防创伤殆具有积极的意义。殆面重度磨损呈钟形的磨牙，有的还要做适当的减径，将颊舌面作一定的磨改，使其成腰鼓形，有利于食物对牙龈的适当刺激，也有利于患牙的自洁作用。此外，有的还要酌情调磨对颌牙陡尖或强大的工作尖，彻底消除创伤殆并改善殆关系（详见第 22 章图 22-5）。上颌前牙除了要调磨舌侧过高接触点外，有的还可酌情调磨下颌前牙唇切交角，使其成为与上颌前牙舌面斜度一致的短斜面。

　　对 2 颗以上伴有食物嵌塞的患牙，如果不考虑全冠修复，就要从消除嵌塞的原因着手，除了要磨改薄扁锐利的辅助尖及边缘嵴外，还要磨改邻牙边缘嵴及对颌牙与之相对的尖，形成良好的溢出沟、外展隙及咬合关系，以彻底消除病因。

　　对于没有明显创伤殆的患牙，也可将殆面做适当调磨，使其暂时脱离咬合关系，让牙周组织更好地休养生息，使患牙能尽快恢复健康。总而言之，去髓术后的牙体自洁区调磨有益无害，应酌情精心磨改，对牙周组织康复可产生事半功倍的作用。

　　对拟行联冠修复的后牙，在去髓术或根管治疗后也可即时备牙，这样不但可以彻底解除咬合关系，也可以使邻间隙敞开视野更加开阔，便于器械操作，能更彻底的刮除邻面龈下牙石，也有利于牙龈炎症的消除。备牙后暂不取模，观察 1~2 周，待牙龈恢复健康后再取印模，这样可以使联冠制作得更加精准。

三、牙周洁治与刮治

　　牙石牙垢是引起牙周病变的重要因素，将其

彻底清除是治疗联合病变的前提。对龈下结石刮除要彻底，尤其是不易发现的邻面结石要认真刮除，深部不易刮除者须行翻瓣刮治术。此外，有的还要将凹凸不平的骨面予以平整，并去除肉芽组织及炎性内壁上皮，尽可能使破坏的牙槽骨能重新生长。同时要教育患者注意口腔卫生以控制菌斑，定期复诊检查牙周情况。

四、药物治疗

牙周－牙髓联合病变是多因素疾病，某些微生物在发病中起到重要作用。因此，在消除牙体、牙髓、牙周的各种致病因素之后，还需要使用一些药物配合治疗，以期能取得最佳的效果。

1. 抗厌氧菌药 牙周病多由口腔中的厌氧菌感染，硝基咪唑类药有很好的抗厌氧菌作用，是治疗牙周病的首选药物。目前常用的有甲硝唑、替硝唑及奥硝唑，这三种药治疗牙周病疗效差别不大，但服药后产生的副作用不同，可根据患者的不同情况选用。

2. 广谱抗生素 一般选择大环内酯类药，常用的有罗红霉素、红霉素、麦迪霉素、螺旋霉素、交沙霉素等。此类药虽然抗菌作用较弱，但抗菌谱较广，对革兰氏阳性菌和革兰氏阴性菌均有作用，配合硝基咪唑类药口服，对治疗牙周炎症有较好的作用。此外，有学者认为：阿莫西林对牙周炎的治疗也有较好的作用，亦可酌情选用。上述药物总量3~5d即可，可根据患者的健康状况选择药物品种，如有胃病者可选用替硝唑或奥硝唑而不用甲硝唑。抗生素也要选用对胃无刺激性的螺旋霉素或阿莫西林，而不用对胃有一定刺激性的红霉素或罗红霉素。上述药物的不良反应及服用注意事项详见第29章。

3. 中成药 祖国医学认为：牙齿松动与肾虚有关，对于机体较衰弱的中老年患者，尤其是多个牙有牙周病变者，可采用补肾益气的中成药配合治疗，凉性或一般体质选用六味地黄丸，热性体质可改用知柏地黄丸，一疗程1~2瓶。

4. 含漱药液 为抑制或减少致病菌在牙齿及牙龈定植，减少菌斑形成，教育患者注意保持口腔卫生，还可适当给予含漱药水，可首选1.5%~3%过氧化氢溶液，因其具有一定的杀菌消毒作用，还可通过与食糜接触后发泡，有利于口腔清洁作用。可嘱患者在饭后含在口中数分钟，吐去后再用清水漱口。可选用的含漱剂还有氯己定漱口液、浓替硝唑漱口液等。

此外，还可用派丽奥等药膜牙周袋塞治，可起到一定的杀菌作用。

五、牙周夹板固定

对治疗后仍有一定松动度的前牙，可选用尼龙或不锈钢丝加复合树脂夹板固定，固定点选择在各牙的舌嵴上，固定的牙数可根据情况延伸至1~2个健康的邻牙，但要注意复合树脂不能进入邻间隙，以防松脱后发生继发龋。牙周夹板固定对改善患牙松动度，提高咀嚼功能有较好的作用，适用于一组松动的前牙病例，尤其是下前牙效果最好。

六、联冠修复

联冠修复是联合病变综合治疗的一个重要举措，以下几种情况可酌情选择联冠修复，使患牙能更好地恢复功能，也能使患牙保留得更长久。

1. 松动度未能完全恢复 对治疗后仍有 I 度以上松动的多颗前牙，牙槽骨吸收较严重，采用联冠修复变单根为多根，可使松动度基本消失，还能增进美观（图18-11，图18-12）。对松动度未能完全恢复的多颗后牙，采用联冠修复组成新的咀嚼单位，可以减小松动度并改善咀嚼功能；对单颗松动的后牙，治疗后恢复不理想，也可酌情选择1颗无松动或松动度小的邻牙，做成联冠修复以改善松动度。

2. 合并有较宽的邻间隙 无论前牙或后牙，中晚期牙周病都会出现牙周萎缩，患牙经治疗后松动度虽有改善，但较宽的邻间隙容易发生食物嵌塞；有的虽无食物嵌塞，但牙周退缩形成的三角间隙容易使邻面菌斑附着，也会加重牙周病变，至少不利于牙周病变的恢复。可根据情况将两个以上的患牙做成联冠，重建牙冠邻面外形，消除牙间隙以避免食物嵌塞，同时能消除细菌滋生的条件，阻断牙周病变发展，也有利于牙周组织的康复。两个以上的牙组成新的咀嚼单位，可以改善松动度，提高咀嚼功能（图18-13，图18-14）。

后牙邻间隙在备牙后完全敞开，还可以更好

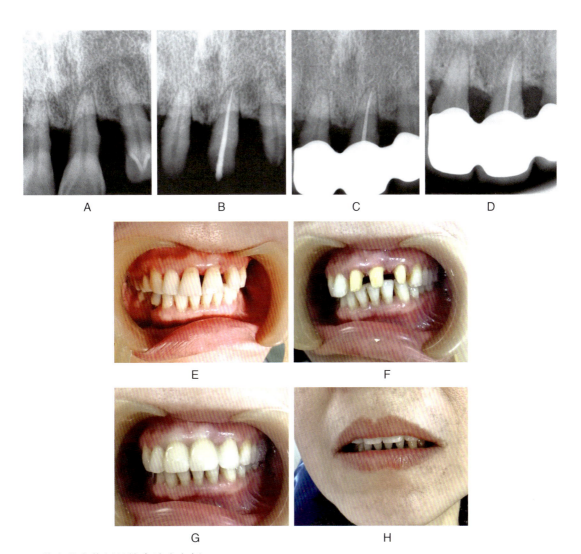

图 18-11　兼有美容作用的综合治疗实例 1

A.治疗前 X 线片。B.21 去髓术及备牙后 X 线片。C.全瓷冠修复后 X 线片。D.术后 2 年 5 个月复查片。E.术前口内照。F.备牙后。G.戴牙后。H.术后微笑面容。本例为 49 岁女性，上前牙稀疏并咬合无力求诊。检查：11 松动Ⅰ度，21 松动Ⅱ度，22 松动Ⅰ度，呈现明显的黑三角。拟采用综合治疗获得患者同意，联冠修复后患者满意，咀嚼功能良好

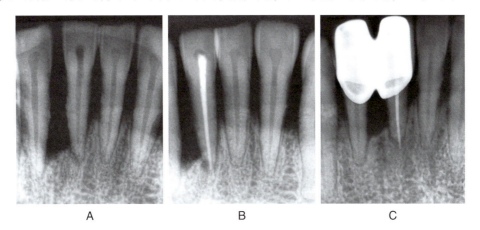

图 18-12　兼有美容作用的综合治疗实例 2

A.治疗前 X 线片。B.根充后。C.术后 17 个月复查片。49 岁女性，因下前牙缝隙大及咬合无力就诊。查：31 松动Ⅱ度，32 松动Ⅰ度，两牙间有较大缝隙，X 线片示牙槽骨吸收严重，但唇舌侧牙周较正常。处理：牙周刮治，31 予以去髓术，31、32 联冠修复。术后 17 个月复查：咀嚼功能恢复，修复体无明显松动，X 线片示两牙间牙槽骨硬骨板形成，本例已跟踪随访 6 年

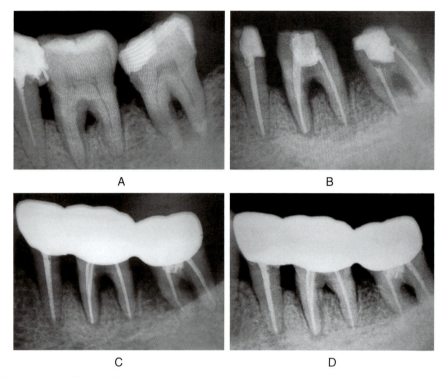

图 18-13　Ⅱ型联合病变综合治疗实例 1

A.治疗前 X 线片。B.治疗及备牙后。C.二氧化锆联冠修复。D.修复后 13 个月复查片。本例为 61 岁男性，主诉左下磨牙咬合无力。检查：35 已根管治疗，松动Ⅰ度；36、37 松动Ⅱ度，冷热试（±），叩诊（−），牙间隙大。经干预性综合治疗后复查功能恢复，已跟踪随访 6 年多

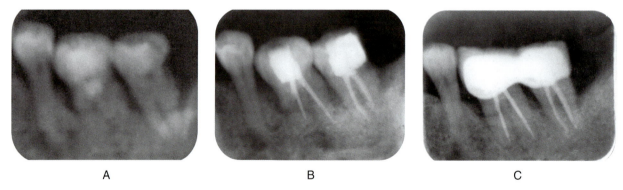

图 18-14　Ⅱ型联合病变综合治疗实例 2

A.治疗前。B.去髓术后。C.治疗后 6 个月复查片。本例为 46 岁女性，37 有逆行性慢性牙髓炎症状及体征，36、37 均松动Ⅱ度，咀嚼无力。去髓术及牙周治疗后 3 个月 36 松动改善为Ⅰ度，37 仍有Ⅱ度松动。烤瓷联冠修复，6 个月后复查咀嚼功能恢复，无明显松动，牙周各项指标基本正常

地进行洁治术，以彻底清除邻面龈下牙石，消除牙龈炎症。

3.严重根分叉病变　下颌第一磨牙根分叉较其他牙大，也最容易引起根分叉病变，其不但会引起根间骨隔严重吸收，且暴露的根分叉容易使菌斑积聚，牙垢、牙石逐渐增多，如不采取措施，就会继续向根方发展，导致周围组织吸收加重。由于根分叉底部的特殊性，单纯的刮治难以彻底，

即使刮治干净也难以维持。采取分冠术使间隙处牙龈生长，修复后重建牙齿外形，可以消除菌斑及牙石牙垢，从而阻断病变发展。因此，对Ⅲ度以上（含Ⅲ度）根分叉病变应做分冠术，去除根分叉底部，使牙冠变成如同单根的前磨牙联冠，但制作外套冠恢复成磨牙形态，与牙龈接触的基底要光滑。如患牙松动度较大，还可根据情况选择邻牙协助联冠修复（图 18-15）。

4.与固定桥基牙相邻的牙 对拟做固定桥基牙相邻的患牙，如治疗后松动度未能恢复，也可作为辅助基牙与其他基牙一道形成联冠，在修复缺失牙的同时固定松动牙，可以起到互助互利的双赢之效（图18-16）。

中晚期牙周病患牙牙周组织病变多较复杂，尤其是合并邻间隙大的磨牙，在备牙前难以彻底刮治，牙龈炎症会继续存在。备牙后需再次进行牙周刮治，并配合口服硝基咪唑类药及抗生素，待牙龈炎症完全消失再取印模，这样可

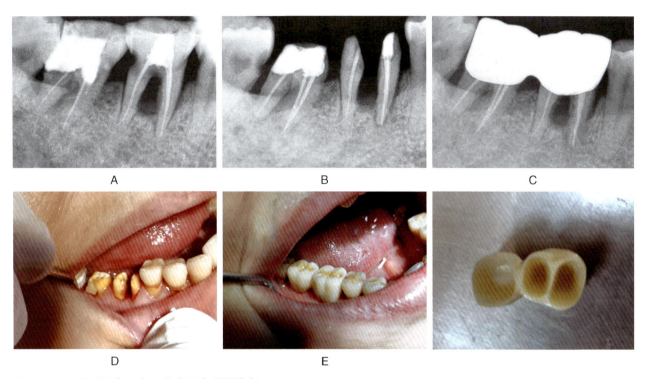

图18-15　严重根分叉病变的分冠术联冠修复
A.根管充填后X线片。B.46分冠及备牙后X线片。C.联冠修复后X线片。D.分冠后口内照。E.戴牙后口内照。F.联冠背面照。本例64岁女性，以冷热刺激痛及咬合无力就诊。检查：46慢性牙髓炎体征，松动Ⅰ度，根分叉病变Ⅲ度，47松动Ⅱ度，无症状。经去髓术及牙周刮治后，47松动度改善，但两牙间缝隙大。46分冠术后两牙联冠修复，术后患牙稳固，咀嚼功能良好

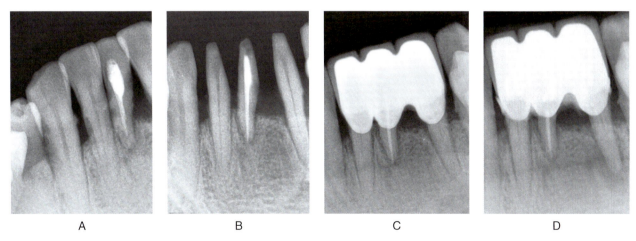

图18-16　基牙相邻松动牙保留
A.术前X线片。B.二次根管治疗及备牙后片。C.修复后X线片。D.复查X线片。女性，67岁，因下前牙松动求治。41早年拔除外观已无缺隙，但X线片见尚有缺隙；31根充不完整，牙根较短，松动Ⅱ度；32松动Ⅰ度。31予以重新治疗后行32-42联冠修复。术后2年6个月复查固定桥稳固，咀嚼功能正常

以防止牙龈退缩后根部牙面暴露，使修复取得更好的效果。

七、定期追踪复查

牙周-牙髓联合病变多为中晚期牙周病所致，患者大都存在一组甚至是全口多数牙牙周病，某一颗或一组牙在综合治疗之后，需要定期复查观察治疗效果，复查应包括咀嚼功能、松动度、叩诊、牙周袋深度及 X 线片等情况，同时要注意检查患者口腔卫生状况，对出现的问题进行相应处理。

第 4 节
牙槽植骨术

对某些严重的牙周炎患牙，周围牙槽骨吸收较多，患牙因缺少支持的牙槽骨而松动。采用引导性组织再生术（guided tissue regeneration，GTR）及牙周植骨术（bone graft procedures），利用膜性材料及植骨材料促进新骨形成，以恢复牙槽骨的解剖形态，改善患牙的松动度，从而恢复患牙的功能。

一、植骨术的基本原理及常用材料

重度牙周炎导致牙周组织严重破坏，在炎症得到控制后，对于病变的某些部位，可以通过主要目的为牙周组织增量的手术，获得一定程度的牙周软硬组织再生和（或）增量，以恢复牙周组织对患牙的支持作用，并能改善外观。

GTR 是利用膜性材料作为屏障，阻止牙龈上皮和牙龈结缔组织在愈合过程中向根面生长，并提供一定的空间，引导具有再生能力的牙周膜细胞优先占领根面，从而在牙槽骨再生的同时，获得有牙周膜纤维的再生性愈合。牙周植骨术则采用骨或骨替代品，利用其骨诱导能力促进骨细胞生长，因而获得一定程度的骨组织再生，以恢复牙槽骨的解剖形态。

在选择植骨材料前应充分了解各种材料的特性，才能对手术效果有一个正确的预估。目前用于 GTR 及牙周植骨术的材料有引导组织再生膜、自体骨、同种异体骨、无机小牛骨基质、釉基质蛋白制品及含血小板衍生长因子的 β-磷酸三钙

基质等。上述材料各有其优点及局限性，有时可将多种材料联合应用，以获得更好的牙周硬组织增量效果。

二、适应证与禁忌证

不是所有的牙周萎缩采用本手术都能成功，必须认识到，本手术所用的多数植骨材料仅起到支架作用，获得组织再生的作用有限。因此，需要严格掌握适应证，才能取得预期的效果。需要强调的是，这种手术需建立在完善的牙周基础治疗之上，并确认患者已建立良好的菌斑控制行为及习惯，实施本手术才有意义。

据有关专家推荐及临床实践，提出以下适应证及禁忌证。

1. 骨下袋缺损 骨下袋 < 3mm 的骨缺损患牙仅作清创修整即可，超过 3mm 深的则应在清创的基础上行植骨术，尤其是 2 壁或 3 壁的骨下袋效果较好。而 1 壁或 4 壁骨下袋手术效果难以肯定。

2. 根分叉病变 对下磨牙Ⅰ度根分叉病变一般情况下不需治疗，Ⅱ度根分叉病变行牙槽植骨术效果最好；Ⅲ度根分叉病变术后效果难以预测，手术应慎重；Ⅳ度根分叉病变则没有手术的意义。对上颌磨牙近远中根分叉病变，也不建议实施本手术。

3. 禁忌证 对于有Ⅱ度松动或有冷热刺激痛的患牙，均应先做完善根管治疗，以防牙髓病变发展影响牙槽植骨术的效果；患牙已Ⅲ度松动则无手术意义。

此外，一些根面处理方法，也具有促进牙周组织再生的作用，在手术中也应予以重视。

三、手术方法与步骤

1. 麻醉 术区用含肾上腺素麻醉剂常规浸润麻醉，若下颌多颗牙可行下牙槽神经阻滞麻醉。

2. 消毒 用碘附常规消毒，消毒范围应以手术区域为中心，从口内至口唇周围眼睑下方、耳前至颈上区域。

3 切口设计 根据患牙数目及位置，单颗牙可行水平切口，注意保留龈乳头，尽量避免损伤邻牙牙龈。多颗牙需加垂直切口，翻瓣后能彻底暴露创面，使手术视野清晰。

4. 翻瓣去除病变组织 用牙龈分离器翻开全厚瓣暴露创面，用锐利小刮匙或龈下刮治器刮净

肉芽组织，术中若出血造成视野不清，可用生理盐水反复冲洗，彻底止血使视野清晰。

5. 根面平整　可用超声骨刀平整骨面，并在骨面上钻滋养孔，但应尽量多保存骨组织。

6. 植入骨膜骨粉　填入人工骨粉并盖上生物膜，有条件也可用 CGF 膜代替生物膜，骨粉中加入 CGF 成骨效果更佳。

7. 创口缝合　需减张缝合避免张力过大，单颗牙可行牙间间断缝合；如两牙牙间距大或让龈瓣更好贴合骨面可用褥式缝合；连续多颗牙可用悬吊缝合，能更好保存牙龈乳头。

8. 预防感染　术后口服硝基咪唑类药及广谱抗生素 3d，预防继发感染。

四、注意事项

1. 嘱患者术后保持良好的口腔卫生，饭后漱口，再用氯己定漱口液每天 2~3 次含漱。

2. 术后 7d 避免在术区刷牙及咀嚼，以减少软组织肿胀或使伤口撕裂。

3. 尽量减少张闭口等能导致颌面部肌肉收缩的活动，以免影响创口愈合；

4. 术后定期复查，发现问题及时处理。

（陈乃焰　王炳贤）

参考文献

[1] 曹采方 . 牙周病学 .2 版 . 北京 : 人民卫生出版社 , 2003

[2] 岳保利 , 吴友农 . 中国人恒牙及根管形态图谱 . 北京 : 世界图书出版公司 , 1995

[3] 张晓霞 , 牙髓状态对牙周病变程度及治疗愈合影响的研究新进展 . 牙体牙髓牙周病学杂志 , 2002, 12(12):688–690

[4] 黄群华 . 牙髓病和牙周病的相互关系 . 国外医学口腔医学分册 , 1979, 6(4):149–151

[5] 高志荣 , 史俊南 , 肖明振 . 牙周病变程度与牙髓病理改变的关系 . 中华口腔科杂志 , 1984, 19(4):196–198

[6] 宗兰君 , 蒋国祯 .105 例牙周－牙髓联合症的临床分析 . 中华口腔科杂志 , 1986, 21(5):292–293

[7] 黄家威 , 修复治疗中松动牙的保留 . 国外医学口腔医学分册 , 1988, 15(3):150–155

[8] 张举之 , 牙周病学的新进展 . 国外口腔医学口腔医学分册 , 1984, 11(3):133–137

[9] 曹采方 . 浅谈用转化医学的理念指导牙周病的防与治 . 中华口腔医学杂志 , 2009, 44(6):321–323

[10] 欧阳翔英 , 曹采方 , Henry Liu, 等 . 不同程度慢性牙周炎患者病情的二年自然进展 . 中华口腔科杂志 , 1986, 39(3):193–196

[11] 和路 , 曹采方 . 牙周病临床治疗 Ⅵ—牙周病药物治疗的理念 . 中华口腔医学杂志 , 2005, 40(6):523–525

[12] 全苗 . 六味地黄丸在牙周炎维护治疗中的作用 . 华西口腔医学杂志 , 2004, 22(4):312–316

[13] 张晓霞 , 任铁冠 , 樊明文 , 等 . 重度牙周炎病例牙周牙髓联合治疗与单纯牙周治疗的临床对比研究 . 口腔医学研究 , 2004, 20(1):60–62

[14] 黎慧瑜 , 潘宣 , 刘雪云 . 金属烤瓷联冠夹板治疗重度牙周病的疗效 . 牙体牙髓牙周病学杂志 , 2005, 15(8):464–466

[15] 闫福华 . 牙周－牙髓联合病变的规范化诊疗 . 中华口腔医学杂志 , 2014, 49(3)133–137

[16] 李娜 , 曹卫彬 , 牙周病修复治疗的研究进展 . 国际口腔医学杂志 , 2015, 42(5):564–567

[17] 鲁巧慧 . Ⅱ型糖尿病患者的牙周病治疗及影响疗效的相关因素分析 . 口腔医学 , 2009, 29:(6)309–310

[18] 高原 , 薛晶主译 . 牙髓病诊疗原理与实践 .5 版 . 沈阳 : 辽宁科学技术出版社 , 2017

[19] 冯向辉 , 徐莉 , 张清 . 重度牙周－牙髓联合病变患牙多学科综合治疗十年疗效观察 . 中华口腔医学杂志 , 2016, 51(7):437–441

[20] 中华口腔医学会 . 重度牙周炎诊断标准及特殊人群牙周病治疗原则的中国专家共识 . 中华口腔医学杂志 , 2017, 52(2):67–71

[21] 中华口腔医学会 . 维护牙周健康的中国口腔医学多学科专家共识 (第一版). 中华口腔医学杂志 , 2021, 56(2):127–135

[22] 机械治疗同期口服抗生素对侵袭性牙周炎龈下菌斑和唾液中牙周致病菌的影响 . 中华口腔医学杂志 , 2020, 55(7):475–481

[23] 中华口腔医学会牙周病学专业委员会 . 重度牙周炎的手术治疗专家共识 . 中华口腔医学杂志 , 2018, 53(8):508–512

[24] H X Meng.Periodontic-endodontic lesions. Ann Periodontol, 1999, 4(1):84–90

[25] Khalid S Al-Fouzan.A new classification of endodontic-periodontal lesions. Int J Dent, 2014, 2014:919173

[26] Ilan Rotstein.Interaction between endodontics and periodontics. Periodontol 2000, 2017, 74(1):11–39

[27] Julia C Schmidt, Clemens Walter, Mauro Amato, et al. Treatment of periodontal-endodontic lesions-a systematic review. J Clin Periodontol, 2014, 41(8):779–790

第19章

根管治疗的辅助手术

由于牙体缺损的多样性与根管系统的复杂性，必然会影响一部分患牙的治疗或治疗后的效果。但是，随着现代牙髓病学的发展，丰富了治疗手段，从而扩大了治疗的适应证，一些辅助手术的实施可以使更多的患牙得以保留。

本章介绍常规根管治疗难以完成的一些辅助手术，涉及根管外科的辅助手术请参阅第20章。

第1节
瘘管通过术

体表与脏腔或脏腔与脏腔之间，由于病变或人工形成的不正常通道，通道只有一个开口的称窦道，有两个相通开口的称瘘管（sinus tract）。

大部分牙髓源性慢性炎症的排脓通道发生在髓腔未贯通的患牙。因此，近些年来出版的教科书及杂志，均将过去的瘘管一词改称窦道。但在根尖周病治疗中已开通髓腔，具有进口与出口相连的通道。因此，仍称瘘管通过术较合适。

瘘管通过术能较彻底地清除根管内的腐质，使用过氧化氢与复方碘液（碘酚与碘酒各半）除有良好的杀菌消毒作用外，复方碘液还可腐蚀瘘管上皮和肉芽组织，能促进瘘管的闭合。但也有人认为，只要根管的感染源能彻底去除，加上良好的根管充填，瘘管便会自然愈合，而不需腐蚀上皮，临床实践也已证实。但也发现：实施瘘管通过术的病例能使窦道愈合更快，且一次即可完成根管充填。这可能和通过术时药液能将根管内的感染物质彻底清除有关，且通过加压推注能使药液进入到根管的细微结构，更彻底地消灭感染源，从而促进根尖周病变愈合。瘘管通过术操作简便易行，可作为根管治疗中的一种辅助手术。

一、适应证

1. 有窦道的慢性根尖周炎患牙，经开髓、根管预备、封药消毒后较长时间窦道口仍不消失。

2. 有窦道拟采用一次疗程根管治疗的患牙。

3. 对多根牙或多个牙根尖周病变，有远距离窦道的可能，可采用通瘘术确定窦道口的病源牙或多根牙的某个牙根。

4. 合并有牙周病变，窦道口位置难以确定来源。

二、操作步骤

瘘管通过术有直接法及封闭加压法两种，方法步骤如下。

1. 患牙常规开髓及根管预备，并用探针刺破窦道口上皮组织。

2. 初步清理根管中的腐质，根管细小者需适当扩大，冲洗后用细扩大针贯通根尖孔。

3. 用注射器抽过氧化氢溶液，插入根管并使针头紧塞根管壁后推注，若通畅可见带泡沫的过氧化氢自瘘口溢出，若不通畅患者可有胀感或刺激痛感，应停止推注，拔出针头查明原因后再进行。

4. 取下注射针头并插入根管，将窝洞及针头吹干，牙胶烤软后封住。

5. 注射器抽复方碘液 0.5mL 接上针头，轻轻推药，见碘液从瘘管口溢出即可（图 19-1）。推药前应在瘘口置放一棉球阻挡，以防止碘液灼伤口腔软组织。

6. 拔出针头及暂封物，如根管已预备，吸干根管内液体，即可进行根管充填。如根管尚未预备，

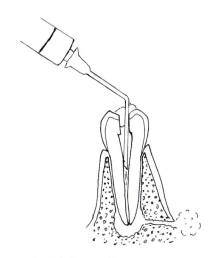

图 19-1　加压瘘管通过术

则应按常规根管治疗完成各步骤。

上述前 3 个步骤为直接通瘘术，后 2 个步骤为封闭加压通瘘术，目的是用碘液通瘘时能保证其从窦口通过，防止从其他部位溢出损伤软组织。一般情况下仅用直接通瘘术即可，个别直接法药液未能通过的才用加压通瘘术。

三、注意事项

1. 封闭加压推药时如未见药液从瘘口溢出，可能为注射针头阻塞，或根尖孔未贯通，也可能为封堵不严密致药液渗漏，应查明原因再操作。

2. 注射器与针头应衔接牢固，推碘液用力要轻，如有碘液误接触黏膜者可用酒精脱碘。

3. 位于口腔中后部的患牙，应将注射针头折弯至一定幅度，以适合操作的需要。

4. 对一般病例只用过氧化氢溶液即可，而不需用碘液，根管另用药物消毒。

5. 无论是直接法或间接法，推注过氧化氢时患者有痛感即应停止，以防止过氧化氢进入根尖周组织，引发皮下气肿等不良反应。

第 2 节
根尖诱导成形术

根尖诱导成形术（apexification）是指年轻恒牙在牙根未完全发育之前发生牙髓或根尖周病变，在消除致病因素的基础上，用药物填充根管，诱导根尖继续发育，直至根尖形成后再做根管充填

的治疗方法。此方法由 Kaiser 于 1960 年首先提出，此后一些学者先后作了许多研究，证实根尖诱导成形术是一种行之有效的治疗方法，使根管治疗又扩大了一个适应证。

一、年轻恒牙牙根发育及生理解剖特点

牙齿在生长发育过程中，牙根是在牙冠完全形成后开始发生并发育起来的，其发育过程如下。

1. 牙冠在牙槽骨中完全形成并开始向口腔方向移动时，造釉器的内釉上皮和外釉上皮合并成上皮膈，并向根方延伸。上皮膈向内翻卷呈桶状结构，称上皮根鞘（epithelial root sheath），亦称赫特维希（Hertwig）上皮根鞘。

上皮根鞘决定牙根的形态，它诱导内侧的牙乳头（牙髓前身）分化出成牙本质细胞，在鞘内沉积牙本质，外侧的中胚层细胞在上皮根鞘的诱导下分化为成牙骨质细胞，沉积牙骨质使牙根继续发育。

2. 在牙本质完全形成后，根尖孔也已发育完全，上皮根鞘便逐渐退缩于牙周膜中成为上皮剩余，亦称马拉瑟（Malassez）上皮剩余。在根尖周病变愈合过程中，马拉瑟上皮剩余可转化为成牙骨质细胞，对根尖牙骨质的修复具有重要作用。

3. 牙根的长度是在牙冠逐渐向口腔移动而增长的，在牙齿萌出之后牙根并未达到应有的长度及形态，萌出后 2~3 年牙根才发育成应有的长度，根管也从最初的喇叭状逐渐过渡到平行状、内聚状并逐渐缩窄的（图 19-2）。萌出后 3~5 年，在根尖处形成比根管细小的根尖狭窄处，至此发育渐停止。

4. 在牙根发育期间如发生畸形中央尖折断、畸形舌侧窝（沟）、外伤、龋等原因导致牙髓感染坏死，乃至发生急慢性根尖周炎，髓腔中残存的感染物质刺激使牙根发育停止。这时牙根尚未发育完整，根管壁较薄，管腔依发育的不同阶段呈喇叭状、平行状、内聚状或呈粗大的根尖孔。上述情况如采用单纯的根管治疗效果并不理想。有的患牙可因症状不明显而未及时治疗，到成年时出现症状方就诊，治疗难度加大；有的则因牙根残端牙骨质坏死吸收严重而难以治疗。

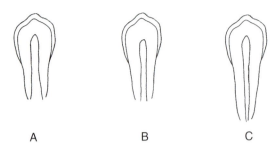

图 19-2　根尖未发育完成根管形态示意图
A. 喇叭状。B. 平行状。C. 内聚状

二、根尖诱导成形术治疗机制

根尖诱导成形术是在去除髓腔内坏死牙髓或腐质等感染源，根管中使用杀菌消毒药物，在消除根尖周炎症的基础上，使用氢氧化钙等药物激活上皮根鞘，并诱导上皮膈中胚层细胞分化出成牙骨质细胞沉积牙骨质；与此同时，其内侧的残余牙髓细胞形成骨样牙本质，使牙根能继续发育，最终形成解剖大致正常的根尖形态（图 19-3）。

有研究认为：在根尖诱导治疗后所形成的根尖是牙本质、骨样牙本质、牙骨质或牙槽骨细胞沉积，这些组织可由牙囊结缔组织、牙周膜结缔组织、牙髓剩余的牙源性干细胞及结缔组织分化而来。

在根尖形成过程中，是否存在上皮根鞘是决定因素，年轻恒牙如感染较轻，只要根管中的感染源清除彻底，上皮根鞘就容易恢复活力。因此，在年轻患牙治疗中，应尽可能保留活髓。例如，外伤折断露髓或备洞意外露髓可行盖髓术，露髓较大或非化脓性牙髓炎，不能保留全部牙髓，也

可以采用牙髓切断术保留根髓，即使是近根尖处的部分残髓，对根尖的形成也有一定的帮助。而对牙髓坏死者，也应注意避免损伤上皮根鞘及周围组织，为根尖形成创造良好的条件。

根尖未发育完整的牙齿因感染停止发育，至成年时方就诊，采用根尖诱导成形术可依根管形状决定预后。例如，根管呈平行状或内聚状的，牙根多已达到或基本达到正常长度，治疗后除了能封闭根尖孔外，有的根管下段的管腔还可缩小（图 19-4）；而根管呈喇叭状的患牙，说明牙髓较早发生病变，上皮根鞘已失去活力，但如能控制感染，牙周膜中的马拉瑟剩余上皮仍可分化出成牙骨质细胞，根端牙骨质沉积封闭开口，但根尖则难以形成正常的长度（图 19-5）。尽管如此，患牙免遭拔除且能维持基本的功能，因而仍具有重要意义。

三、适应证与禁忌证

根尖诱导成形术适用于下列情况之一者。

1. 各种原因致牙髓炎，病变已波及根髓或已化脓，不能行牙髓切断术。

2. 活髓保存术失败者。

3. 各种原因致牙髓坏死或已并发急慢性根尖周炎。

上述适应证适用于萌出 2~3 年内的年轻恒牙，X 线可见根尖尚未发育完成，患牙无明显松动，绝大多数病例均可取得良好疗效。对成年人有上述情况，只要根尖无炎症性坏死吸收，治疗亦可获得成功（图 19-6）。

对于牙根发育不足 1/2 或根尖有不易消失的

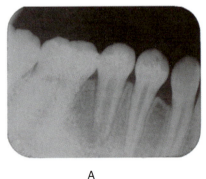
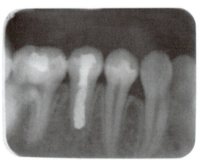
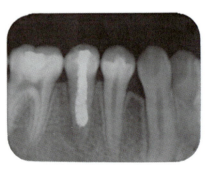

　　　　A　　　　　　　　　　　　　B　　　　　　　　　　　　　C

图 19-3　儿童根尖诱导成形术成功病例
A. 45 治疗前畸形中央尖，喇叭状根管，慢性根尖周尖，颊侧龈窦。B. CH 封药后。C. 45 治疗后 1 年根尖已形成。本例女性，12 岁 7 个月

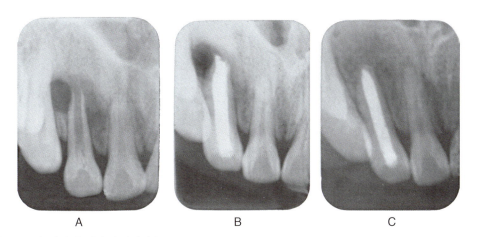

图 19-4　成年人根尖诱导成形术成功病例
A.12 治疗前畸形舌侧沟,平行状根管,慢性根尖周炎,唇侧龈窦。B.加碘仿氢氧化钙封药后。C.治疗后 2 年根尖钙化物形成,根尖周稀疏影消失。本例为 20 岁女性

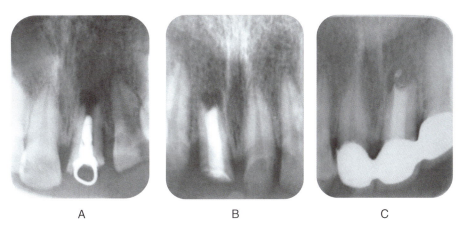

图 19-5　仅有钙化物形成的病例
A.21 幼年外伤折断, 根管平行状, 根尖稀疏影, 唇侧龈窦。B.封加碘仿氢氧化钙。C.治疗 10 个月后复查片。已在他处修复。本例为 24 岁女性

脓性针眼状窦口, 可能存在根尖坏死吸收者则不适宜本手术。

四、治疗步骤与方法

第一阶段先消除感染源;第二阶段诱导根尖形成;第三阶段行根管充填。第二阶段至第三阶段间隔时间需 6 个月至 2 年不等。

(一)第一阶段治疗

1. **常规备洞开髓。**

2. **根管预备**　根据 X 线片确定工作长度, 去除炎症牙髓或清理腐质, 器械在根管中操作应轻柔, 避免伤及根尖牙乳头, 用过氧化氢溶液与生理盐水交替冲洗根管。

3. **根管消毒**　隔湿并吸干根管中的液体, 根尖未形成或根尖孔粗大, 渗出液较多不易吸净, 可用棉捻或纸尖封入刺激性小且杀菌能力较强的药物, 如抗生素糊剂、碘仿糊剂、CH、木榴油、樟脑酚等。急性化脓性根尖周炎可先引流, 并酌情予以抗菌消炎药口服, 待炎症消失后再封药。

上述封药可视情况决定更换时间, 至症状消失、根管内无脓性渗出液再进行第二阶段治疗。

(二)第二阶段治疗

1. **封入诱导药物**　将诱导糊剂逐层填入根管, 使其与根尖组织接触。最好使用可注射推注式糊剂, 针尖抵近根尖处边推注边退出直至近根管口。如无注射式器械, 单纯用根管器械较难将糊剂送达根管深处, 可在器械上卷棉捻再蘸糊剂送入根管深处, 并反复挤压搅动, 使糊剂能充满根管。

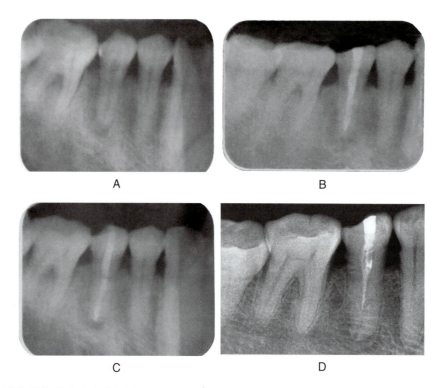

图 19-6 中年人根尖诱导成形术成功病例

A.45 术前 X 线片。B. 封氢氧化钙。C. 根充后。D.18 年后复查片。本例女性，42 岁。因 45 慢性根尖周炎急性发作就诊，经开髓引流后症状消失，X 线片显示根管呈平行状，根尖未完全形成。采用氢氧化钙加碘仿封药半年后根管充填，18 年后偶然就诊复查，见近根尖处根充物缩小，根尖变得粗长

也可用螺旋充填器，取调好的糊剂送入根管，开机后将螺旋充填器伸入根管，逐渐深入使糊剂填满根管。为观察充填情况，可先暂封摄 X 线片，如充填完好再用水门汀暂时充填开髓道。

2. 定期复诊观察牙根发育情况　第一次可在 3 个月后复诊，此后半年复诊一次。复诊时应询问有无自觉症状，检查患牙有无松动、叩诊不适、牙龈有无窦道、溢脓等。并摄 X 线片观察根尖周病变消失情况及牙根发育情况，如治疗效果欠佳应查找原因，必要时更换诱导药物继续观察。

（三）第三阶段治疗

下列情况可作为治疗成功的标志：①患牙无自觉症状，②临床检查无明显松动，牙周无异常体征；③根管内无炎性渗出液；④器械探查根尖端有硬物阻挡；⑤X 线片显示根尖已经形成，或根尖虽未形成，但有钙化组织形成并封闭根端；⑥X 线片显示原有根尖周病变已消失。

符合上述检查结果即可取出诱导药物，冲洗并干燥根管后，常规作根管充填，窝洞行永久性充填。

根尖诱导成形术的疗程长短应依患牙牙根发育情况、根尖周病变程度及患者的身体状况等因素而定。对治疗中效果欠佳的病例，应排除牙骨质坏死、根尖周异物等难治性因素。

由于根尖诱导成形术的患牙根管壁较薄，抗力作用相对差，因此，应酌情予以调𬌗以防止治疗后牙根折。对于外伤牙冠折断的前牙，如年龄小不能单独行金属桩核冠修复，可采用弹性模量好的纤维桩树脂核，以减轻根管壁的应力。年龄较大且缺损严重者，亦可采用邻牙协助联冠修复，以保证修复后的效果。

上述三个阶段治疗是相对的界限，如为活髓牙或炎症较轻的慢性根尖周炎患牙，亦可立即进行第二阶段治疗，即第一次就用氢氧化钙糊剂导入，而不需用其他药物治疗。氢氧化钙有良好的抑菌作用，且药效能维持较长时间，作为第一阶段治疗封药亦可有良效，只要用棉捻蘸糊剂置根管中暂封即可，待炎症消退后再用糊剂填入根管，诱导根尖形成。为增强杀菌效果并能在 X 线片显影，可在糊剂中加入一定量的碘仿或硫酸钡。

五、治疗的预后

根尖诱导成形术后的患牙，可出现以下几种不同的结果。

1. X线显示根端在原有基础上延长，产生与正常牙类似的结构。

2. X线显示根端在原有基础上延长，根尖孔封闭，但根管上段管腔无变化。

3. X线显示根端原有结构无变化，但根管内无渗出液，器械探入到根端有阻挡感，可能为钙化物形成。

4. X线显示根端原有结构无变化，但器械探入到一定深度即有阻挡感，钙化物在根管的不同部位形成。

5. 经过多次治疗根管内仍有脓性渗出液，窦道口不消失且挑破有脓性渗出液，X线显示根尖周稀疏影无变化，可能为根端牙骨质坏死吸收所致，这种情况为治疗失败病例，可根据情况做根管外科治疗或拔除。

六、治疗常用药物

（一）氢氧化钙糊剂

氢氧化钙（CH）为强碱性化学制剂（pH：9~12），有抑制细菌生长的作用，并能中和炎症的酸性产物，无毒无刺激性，因而被认为是去髓术和根管治疗中放置根管内的理想药物。在根尖诱导成形术中它能激活碱性磷酸酶的活性，促进根尖周结缔组织细胞分化，使根管侧壁沉积牙骨质和类骨质，以形成根尖组织。对于有残髓的牙，CH可诱导牙髓产生骨样牙本质和管样牙本质，使牙根继续发育。CH价廉易得，用于根尖诱导效果可靠，因此，可作为首选药物。

为了在X线摄片中能阻射，更好地观察充填情况，在调和时可加入1/5量的硫酸钡；亦可用碘仿调配，后者有持久的杀菌消毒作用，且毒性小，两者合用效果更好。

张耀国等报道用比塔派克斯（vitapex）根充糊剂作根尖诱导术效果良好。利用注射式充填糊剂较方便，又因其成分为氢氧化钙和碘仿，可起到良好的抗菌消炎及根尖诱导作用。

王晓仪等报告用樟脑对氯酚及丙二醇调氢氧化钙作诱导剂，可加强杀菌消毒作用，丙二醇还可增强糊剂的黏稠性，便于糊剂填充。

（二）三氧化矿物凝聚体

三氧化矿物凝聚体（MTA）由硅酸三钙、硅酸钙、铝酸二钙、氧化钙及氧化铋等成分组成，为生物亲和性材料，与人体组织相容性好，且具有一定的杀菌作用，凝固后硬度及边缘封闭性能均较好。MTA具有强碱性，pH为12.5，X线阻射。近年来国产的MTA也开始用于临床，并取得良好效果，其价格较进口的低廉，可以逐渐取代进口产品。国产MTA存在X线不显影，难以观察到填充情况，不利于资料积累。

MTA在口腔科应用广泛，对直接盖髓术、牙髓切断术、髓底穿通修补、根管侧穿修补、根尖屏障术、根尖倒充填、根尖诱导成形术、牙髓再生术等均有较好的效果。

MTA用于根尖诱导成形术只需置入根尖段3~4mm，因其需在潮湿环境下6h才能硬固，填入后可用一湿小棉球放置上方，然后再封闭窝洞，小棉球一般不需取出，待填充时再取。但MTA凝固后体积稳定，根管内壁难以形成修复性牙本质，可能会对近根尖处管腔缩小形成障碍。

（三）磷酸钙生物陶瓷

磷酸钙生物陶瓷包括磷酸三钙（Triealcium JCP）和羟基磷灰石（Hydroxyapatne，HA）等，为生物相容性材料，具有亲细胞性、稳定、无毒等特点，其基本成分与人牙本质及骨基质相似。但其本身不具备诱导骨和牙本质形成的能力，可为骨或牙本质的形成提供支架，与骨形成蛋白（bone morphogenetic protein，BMP）合用，能诱导牙本质形成，对根尖的继续发育有良好效果。缺点是材料为进口的，价格比较昂贵，影响在临床上的广泛使用。

（四）抗生素糊剂

抗生素糊剂封入根管内可起到杀菌消毒作用，为根尖修复创造良好的环境。为了增强抗炎作用，可加入地塞米松或泼尼松等糖皮质激素。常用的为广谱抗生素，如红霉素类或四环素类药物均可，配用硝基咪唑类药。上述药物研粉，在使用时与注射用水或局麻药液调成糊状，但不要用化学类药水调剂，以免影响药效。抗生素糊剂作用时间短，应在短时间内更换，适用于根尖诱导术前的根尖周急性炎症期。

第3节
根尖屏障术与根管侧穿修补术

在去髓术或根管治疗术中，由于某种原因导致根管侧穿，或根尖超扩导致根尖狭窄处破坏，上述情况常造成根管充填的困难，如不采取有效的措施，患牙就难以保存。MTA等生物材料对人体组织有较好的亲和性，用其作根尖屏障术（apical barrier technigue）或侧穿修补，可以取得良好的效果，使患牙得以保存并恢复功能。

一、根尖屏障术

根尖屏障术是用MTA等生物材料从根管填入到根尖处，将敞开的根尖孔填塞，使之形成根尖止点，然后再完成根管充填。

（一）适应证与禁忌证

1. 根尖已基本发育完整，但根尖孔粗大狭窄处尚未形成，且已发生牙髓或根尖周病变。

2. 成熟恒牙过度扩根导致根尖孔敞开，难以完成常规充填的患牙（图19-7）。

3. 对牙根尚未发育到正常长度的患牙，根管呈喇叭状或平行状，不宜采用本手术，应采取根尖诱导成形术，以促进根尖发育及根管壁牙本质形成。

（二）操作方法

1. 常规备洞开髓，滴过氧化氢溶液于开髓洞中，用根管锉清除腐质，并用超声锉初步荡洗并吹干，防止带针拍片时将感染物挤入根尖周组织。

2. 插入与根管相适应型号的扩大针，拍片确定工作长度，如根管较粗，也可用大锥度牙胶尖代替扩大针。

3. 用5%次氯酸钠或2%氯己定反复冲洗根管，并用超声锉荡洗，使根管保持洁净后隔湿吹干。

4. 用氢氧化钙加碘仿糊剂置根管中，或用抗生素加皮质激素糊剂暂封1周。

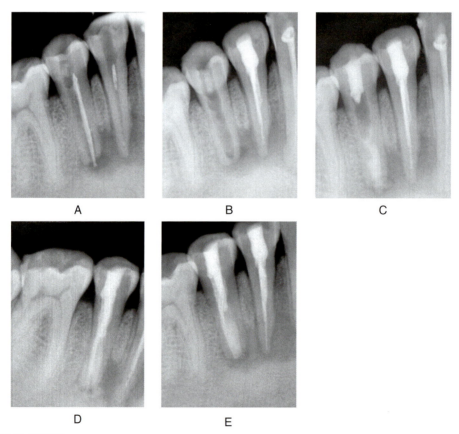

图19-7　根尖屏障术实例

A.45治疗前X线片。B.取出根充物。C.MTA行根尖屏障术。D.根管充填后。E.6个月后复查片。本例男性，44岁，因右下前磨牙反复出现瘘管口溢脓，曾在他院行囊肿摘除术及根管治疗，但术后4个月症状仍未消失。经采用MTA根尖屏障术及44根管二次治疗，半年后复查症状消失，咀嚼功能恢复

5. 复诊时若无症状即可去除暂封药物，超声荡洗根管使暂封药物彻底去除。

6. 干燥根管，将调制的 MTA 置入根尖部，可用垂直加压器或棉捻适当加压，将根尖段 3mm 左右充填严密，再用棉捻清除根管壁中上段多余的 MTA。放置湿小棉球于根管中上段，为 MTA 硬固提供潮湿的环境，但小棉球不要接触 MTA 糊剂。

7. 隔日复诊，如无症状，器械探查有阻挡感即可充填根管；根尖未发育完整者观察 3 个月后复诊，探查根尖有阻挡感再行根管充填。

二、根管壁侧穿修补术

（一）适应证与禁忌证

根管壁侧穿有两种情况，一是钙化或弯曲根管强行扩大，导致锉偏离根管而侧穿；二是桩核冠修复桩道预备偏离根管侧穿。这两种侧穿大都发生在根管中下段，前者必须在找到根管后并完成治疗，再作修补才有意义；后者只要桩道长度足够即可以修补，而对桩道长度不足者，则需要在更正桩道方向后修补才有意义。

（二）方法步骤

1. 清理并冲洗根管或桩道，隔湿并干燥，有出血者需用肾上腺素棉捻置入，待止血后方可进行下一步操作。

2. 调 MTA 糊剂，用器械送入根管，并用侧压器或棉捻将糊剂压向根尖处，使糊剂能充塞穿髓孔及根尖段。

3. 拍片观察修补情况，如不完整可再次置放 MTA 糊剂。

4. 用干棉捻将中上段根管或桩道中多余的糊剂擦拭干净。

5. 用半干状小棉球置放根管中段，创造潮湿环境促进 MTA 硬固，但不要与糊剂接触。

6. 观察数日如无症状，即可进行根管充填或桩钉制作。

7. 3 个月至半年后复诊随访，了解有无症状，并拍片观察根尖周有无病变（图 19-8）。

上述两种手术最好在根管显微镜下施行，可以做到更加精准无误，以提高手术效果。

第 4 节
再生性牙髓治疗术

再生性牙髓治疗术（regenerative endodontie treatment，RET）亦称牙髓血运重建术（dental pulp revascularization，DPR），由 Iwaya 于 2001 年提出，近年来已被广泛应用的一项新技术。目前，该技术已成为青少年根尖发育不全并发根尖周病治疗的重要手段。

一、再生性牙髓治疗术的治疗机制

RET 是通过充分的根管冲洗与消毒，在根管无菌的基础上，将根尖周组织刺伤，溢出的血液

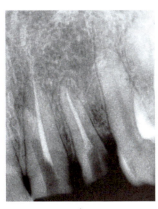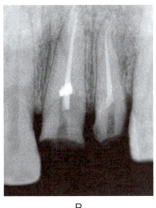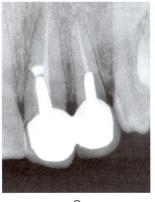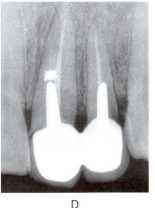

| A | B | C | D |

图 19-8　MTA 修补桩道穿孔

A.21 桩道唇侧穿孔 X 线片。B.MTA 桩道内修补。C. 完成桩核冠修复。D. 修复 1 年后复查 X 线片。41 岁，女性，21、22 外伤折断，他处备桩道时偏斜致唇侧穿孔，采用 MTA 作桩道内修补，铸造桩核全瓷联冠修复。术后无症状，咀嚼功能恢复，1 年后复查各项指标正常

形成血凝块充塞其间，用 MTA 覆盖其上，此后，血小板和成血管细胞会释放出生长因子和细胞因子，这些因子可以刺激牙髓细胞的增殖和分化，根管内形成类似牙髓的组织，使根尖未发育完整的死髓牙继续发育，有病变的根尖周组织得以痊愈。相较于根尖诱导成形术与根尖屏障术，RET 治疗根尖未发育完整的年轻恒牙具有更多的优势。

二、适应证与禁忌证

RET 适用于治疗根尖未发育完整的年轻恒牙，也可用于根尖孔粗大的成年人患牙。如畸形中央尖折断或畸形舌侧窝、外伤牙折、龋齿等导致的牙髓炎症、坏死或根尖周急、慢性炎症。

对于有严重的牙周病、口腔卫生不良、免疫系统疾病等患者，应谨慎使用本手术。此外，对患者有严重的心、肝、肾疾病、近期使用抗凝剂及出血性疾病等禁用本手术。

RET 可使根管严重钙化，牙体缺损需要行桩冠修复的患牙亦不适用。

三、方法及步骤

1. 术前拍摄 X 线片或 CBCT 并存档。
2. 常规开髓，清除根管内容物，超声锉荡洗根管壁，荡洗时注意把握锉的深度，避免锉进入过深损伤根尖牙乳头；3% 次氯酸钠或 17%EDTA 溶液冲洗根管，无菌生理盐水做最后冲洗。
3. 隔湿并干燥根管，用硝基咪唑类药与抗生素（环丙沙星和米诺环素）碾粉配成合剂，或氢

氧化钙糊剂封药 1 周。
4. 复诊时常规局麻，局麻剂应选择含肾上腺素少的麻药，以免血管过度收缩后续难以达到出血的目的。
5. 取出封药，生理盐水将剩余封药彻底冲洗干净，干燥根管。
6. 用扩大针探入根尖处刺伤根尖周组织，使血液溢出至根管的 2/3 左右，等待 15min 使血液凝固。注意针刺后出血量，出血不足可再次深刺，直至量够为止，出血过多可用棉捻吸出部分（图 19-9）。
7. 在血凝块上方覆盖 MTA，用湿小棉球置 MTA 上方以促进其凝固，但不要与糊剂接触，暂封开髓道。
8. 隔日取出小棉球，玻璃离子水门汀垫底，复合树脂充填窝洞。
9. 术后 3 个月、6 个月复诊一次，随访 18-24 个月，观察术后疗效，如未达到治疗目的，可改为根尖诱导成形术。

四、治疗方法的选择

根尖诱导成形术、根尖屏障术及再生性牙髓治疗术，均为治疗年轻患牙牙髓坏死，伴或不伴根尖周炎症的治疗方法，这 3 种手术均可消除症状，促进根尖周病变愈合，使未发育完整的根尖继续发育，总体疗效相当。但在某些方面各具优缺点，根尖诱导成形术对低龄患牙的治疗，可以使牙根形成正常的长度、但根管壁不会增厚，容

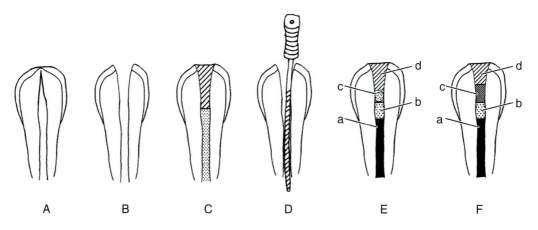

图 19-9　再生性牙髓治疗示意图
A.畸形尖折断根尖发育停止。B.开髓后。C.封药。D.扩大针探入根尖周组织。E.暂封观察。a.血凝块。b.MTA 凝胶。c.湿小棉球。d.暂封剂。F.治疗完成。a.血凝块。b.MTA 凝胶。c.玻璃离子水门汀。d.复合树脂

易发生牙根折断的可能；根尖屏障术与根尖诱导术原理基本相同，但对成年患牙具有操作简便、复诊次数少、根尖周病变愈合快等特点；RET 对根尖长度形成及根管壁厚度增加要好于前两种手术，且部分病例可恢复牙髓活力。但有的病例会出现髓腔严重钙化，对需要桩冠修复的病例造成影响，在总体疗效方面也存在着不确定性。

综上所述，根尖诱导成形术、根尖屏障术及再生性牙髓治疗术各具特点。因此，临床上要根据不同情况，合理选择治疗方法。

第 5 节
髓室底穿孔修补术与分冠术

临床上髓室底穿孔有两种情况：一是磨牙严重龋坏所致，二是开髓时经验不足造成穿孔。后者穿孔可发生在髓室的不同部位，即髓室底穿或侧穿，直径由针眼大小至数毫米不等，小的穿孔易误认为根管口，从而导致误治。

髓室底穿孔的患牙过去多将其拔除，近年来不断有修复成功的报道，临床实践亦证明，只要病例选择得当术后效果良好。

髓室底穿孔修补过去认为仅限于洞眼直径在

1mm 以下者，较大的穿孔修补不易取得成功，多改为分冠术或半切术（详见第 20 章）。随着修复材料的发展更新，较大的穿孔亦可修补。

一、髓室底穿孔修补术

髓底洞穿或髓室壁侧穿大都有出血，可在冲洗窝洞后用肾上腺素棉球压迫止血，然后调材料封闭，为防止根管口封堵，修补前可用扩大针或牙胶尖放置根管。

修补常用的材料有 MTA、玻璃离子水门汀、银汞合金、磷酸钙生物陶瓷、氢氧化钙、氧化锌丁香油酚等。上述材料对牙周组织亲和性好，可根据情况酌情选用。如在去髓术或根管治疗首诊时发现穿孔，可在清理扩大根管后，用具有黏性且凝固快的玻璃离子水门汀封闭洞眼，然后再行封药消毒。对开髓道狭小的患牙，采用玻璃离子水门汀难以封闭，如穿孔不大，可用银汞合金修补，先用输送器送达髓底，再用充填器填压（图 19-10）。

目前 MTA 是最理想的髓室底穿通修补材料。自 1993 年 Lee 等第一次描述 MTA 以来，MTA 作为一种新兴的材料，具有良好的生物相容性，良好的封闭性，能在潮湿环境下凝固，且不受血液

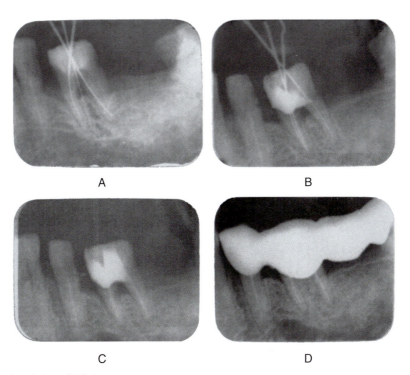

A

B

C

D

图 19-10　银汞合金髓室底穿通修补术
A. 36 深龋髓室底穿孔探查 X 线片。B. 银汞合金修补。C. 治疗后牙体预备。D. 固定桥修复 5 年后复查 X 线片

影响，可以促进硬组织形成。使用时将粉末和液体按比例调拌，置于穿孔处上方并覆盖一潮湿小棉球，完全凝固需要 6h 以上，可以暂封窝洞 3~7d，下次就诊时垫底并永久充填。

光固化氢氧化钙及玻璃离子水门汀与组织的亲和性也较好，经过临床实践表明能替代 MTA，用于较大的穿孔修补亦可获得成功（图 19-11）。

对较大较深的底穿，在缺乏 MTA 情况下，可采用牙胶尖蘸玻璃离子水门汀填补，亦可取得良好的效果（图 19-12）。牙胶尖和玻璃离子水门汀与人体组织亲和性亦较好，选择大锥度牙胶尖，使用时可先试插，拍片观察深入长度，如太长可剪去长的部分，深入不足则换小号的，合适后调玻璃离子水门汀导入穿孔，再插上牙胶尖，待玻璃离子水门汀凝固后烫除多余的牙胶尖即可。

银汞合金与组织亲和性好，但较大的穿孔填压时易形成悬突，硬固后会成为刺激物导致根分叉病变，故仅适用于直径＜ 1mm 的穿孔。

龋引起的髓室底穿孔修补以去净周边软龋为原则，一般不需修整洞眼，否则将会加大损伤影响修复效果。

二、磨牙分冠术

磨牙分冠术是将牙冠分割成近远中两瓣，待牙龈长入间隙后，近远中两瓣备牙做类似联冠修复，人造冠中间有隔接触牙龈，冠的表面形态与原牙齿同。

（一）适应证

1. **髓室底穿孔过大修补失败** 患牙在修补后出现咬合痛或咬合不适，X 线片示根分叉下方有较大稀疏影，但根管治疗完善，出现的症状非根尖周病变所致（图 19-13）。

2. **严重根分叉病变** 根分叉下方牙周组织吸收，颊舌侧贯通或基本贯通，即根分叉病变Ⅲ度或Ⅳ度。此种情况根分叉下方多有牙垢牙石，一般的牙周治疗难以消除，即使暂时消除，日后还可能继续发展。采用分冠术可以重建牙冠外形，消除上述致病因素，从而阻断病变发展，恢复患牙的功能（图 19-14）。但是，有的患牙因牙周病变较重，松动度难以恢复正常，需要与邻牙联冠修复。

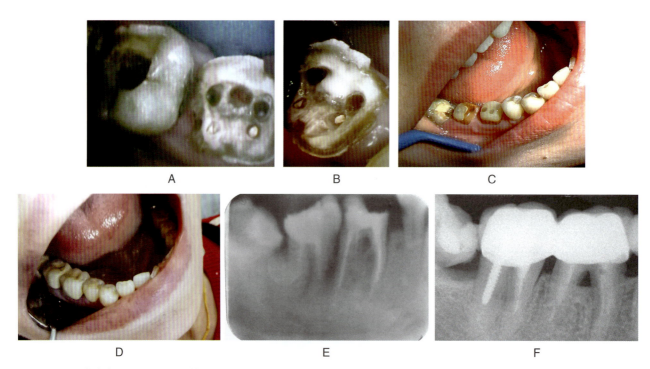

图 19-11 玻璃离子髓室底穿通修补术

A.46 残冠髓底穿通。B. 玻璃离子修补。C.46、47 桩核联冠备牙后。D. 修复后 9 年复查口内照。E. 修复前 X 线片。F. 修复后 9 年复查片

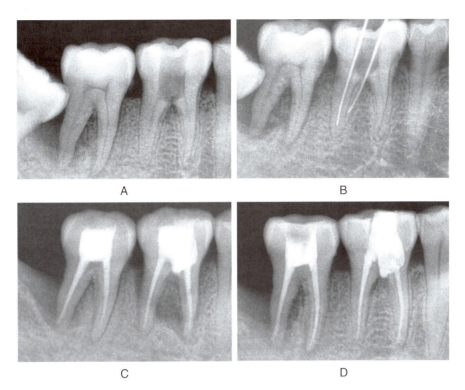

图 19-12 玻璃离子加牙胶尖髓室底穿通修补术

A、B.46 髓底穿通 X 线片。C. 根管充填及髓底修补。D. 术后 18 个月复查片。本例为男性，38 岁，因阵发性牙痛在他处误诊行 46 开髓，髓底误穿通约 2mm 直径。经用牙胶尖＋玻璃离子水门汀修复，46、47 去髓术。术后 1 年 6 个月复查：各项指标正常，咀嚼功能良好

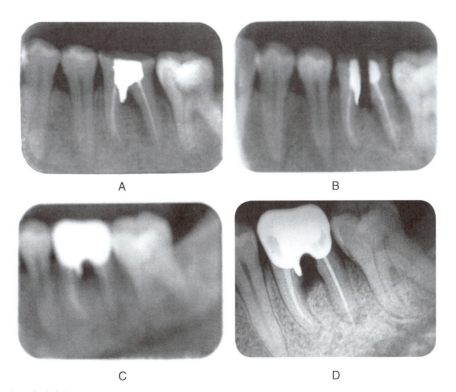

图 19-13 磨牙分冠术病例 1

A.36 术前 X 线片。B. 分冠后。C. 烤瓷冠修复后。D. 术后 7 年复查片。31 岁，男性，36 髓底穿通原行银汞合金修补并充填修复，但常出现咬合痛影响咀嚼，予以分冠术烤瓷冠修复，术后症状消失，咀嚼功能恢复，本例已跟踪随访 12 年

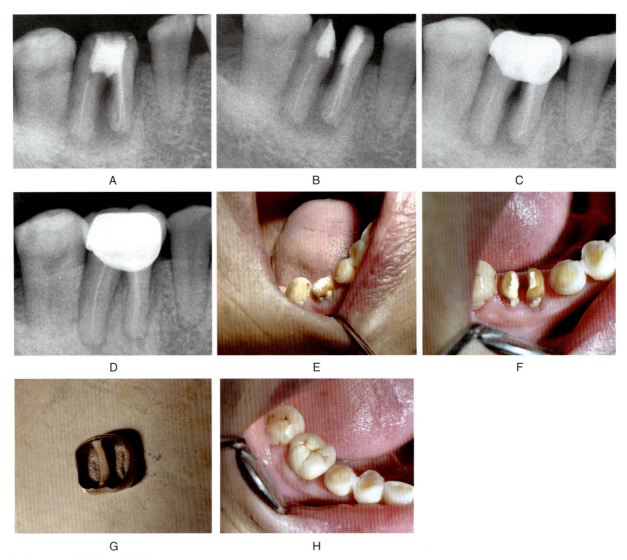

图 19-14 磨牙分冠术病例 2

A.术前 X 线片。B.分冠术后 X 线片。C.全冠修复后 X 线片。D.1 年后复查 X 线片。E.术前口内照。F.分冠后口内照。G.烤瓷冠背面照。H.戴牙后口内照。本例 61 岁女性,图 46 他处修复常出现咬合痛就诊。检查:46 叩痛(+),松动 I 度,X 线片显示根分叉有阴影,根管充填尚好,根尖周无明显病变。拆除旧冠后见根分叉暴露,探根分叉病变Ⅲ度,采用分冠术重做烤瓷冠,术后症状消失,1 年后复查根分叉阴影消失,咀嚼功能良好

3.下磨牙颊舌向折裂 折裂线在牙冠正中,未伤及牙根或仅少量伤及,采用分冠术能消除微缝隙,使间隙处牙龈生长后再备牙修复,可取得比单纯冠修复更好的效果(详见第 26 章)。

(二)禁忌证

1.融合根、合抱根或近根尖小分叉根,难以在牙槽嵴上方分根。

2.某一根有较重的牙周病,如另一根有保留价值,可改为牙齿半切术。

3.一侧存在无法治疗的根尖周病或根管钙化阻塞难以扩通。

4.某一根有难以修复的缺损。

(三)方法步骤

用长圆锥形高速金刚车针将牙冠分成近远中两瓣,髓底完全打通,并将边缘修整成与牙根基本平行,不能留有锐利边缘,否则将会造成刺激,影响修复效果。在钻磨根分叉下方时应注意观察深度,尽可能不伤及髓底下方组织,以免患者疼痛。分开后 2 周复诊,如间隙牙龈生长良好,再常规备牙、取印模,并完成全冠修复的各个步骤。

磨牙分冠术仅适用于下颌磨牙,如牙冠缺损较大者,分冠后需先行桩核修复,然后再行全冠修复。

第6节
根尖周囊肿负压抽液注药术

根尖周囊肿是由根管中的感染源慢性刺激发展而来，小的囊肿经严格的根管治疗后，多数均可获得痊愈；较大的囊肿，由于囊液较难在根管中吸净，单纯的根管治疗难以获得良好效果。过去一些学者主张行减压引流术；有的采用外科手术行囊壁剥离术；还有的甚至采用拔牙加囊肿摘除术。减压引流术是为了使囊腔内压力减轻，促进囊肿周围组织产生生物反应，逐渐使囊腔缩小，最终达到愈合的目的，但疗程较长，患者就诊次数多。囊肿剥离术虽能将囊壁整体去除，但手术时间长、创伤大，患者的痛苦及经济负担亦较大。

较大的中心型囊肿采用单纯注入维他糊剂虽也能治愈，但因囊液未能吸净注药困难，剩余的囊液在短时间内难以吸收，疗程相应较长（图19-15）。

在根管清理扩大及封药的基础上，采用负压抽液注药术，可以将囊腔中的囊液基本吸净，在没有刺激因素的环境中，病变就会逐渐消失。此后，通过机体的再生能力，使破坏的骨组织逐渐修复，囊肿得以痊愈。这种无创伤的治疗方法可以减少患者痛苦，也减少患者的就诊次数及经济负担，容易被患者所接受。

一、方法步骤

1. 常规开髓，清理腐质并预备根管后冲洗根管，用中号扩大针穿通根尖狭窄处直至囊腔。

2. 将注射针头插入根管，隔湿并吹干窝洞及针头，暂封条烤热后填入，将窝洞及针头严密封闭。

3. 接上注射器并旋紧，拉开针栓吸出囊液，直至干净或有血性液体吸出。抽液时针栓如很容易拉出且有空气进入，说明针帽接头不紧或暂封条封的不严密，应取下重新再封。有一定拉力但无液体抽出，可能为根尖孔或针头阻塞，检查后做相应的处理。

4. 囊液抽净后取下注射器及暂封条，根管用过氧化氢溶液及生理盐水冲洗干净，吸净根管中液体，窝洞中放置小棉球，开放，隔日复诊。

5. 去除窝洞中棉球，再次冲洗根管，隔湿后吹干窝洞，用纸尖或棉捻吸干根管中的液体，将维他糊剂注射器插入根管，并将糊剂注入囊腔。注入时塑胶针头不要塞得太紧，以便囊腔中的液体或空气从根管排出，推药至阻力较大时取出注射器，拍片观察糊剂充盈情况，如较完满即可暂封窝洞。

5. 观察1个月左右复诊，如根管无渗出液即可根充（图19-16、图19-17）。

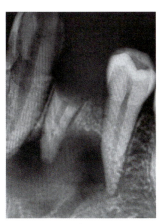 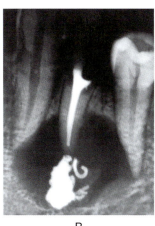 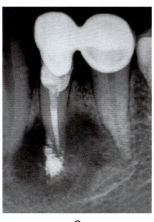 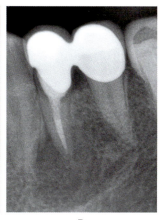

A　　　　　　　B　　　　　　　C　　　　　　　D

图 19-15　维他糊剂治疗中心型根尖周囊肿
A.34治疗前X线片。B.注入维他糊剂治疗。C.根管充填及桩核联冠修复后。D.修复后4年复查片。患者男性，41岁，本例初诊根管中有不易吸净的淡红色血性囊液，经根管暂充填1个月复查情况同前，采用维他根充糊剂注入囊腔。半年后复查无渗出液，予以根充并采取邻牙协助联冠修复。修复后9个月、4年复查各项指标正常，本例已跟踪随访7年

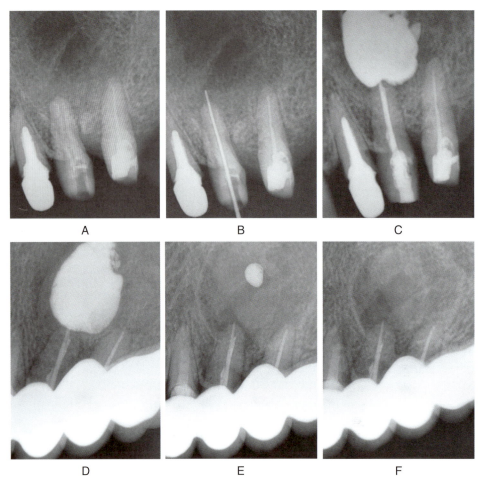

图 19-16 根尖周囊肿负压抽液注药术（病例1）

A.24 中心型根尖周囊肿术前 X 线片。B. 疏通并确定根管长度。C. 负压抽液并注入维他糊剂。D. 根充并修复后。23 更换纤维桩）。E. 术后 8 个月复查片。F. 术后 19 个月复查片。患者女性，74 岁， 21—25 均为残冠残根，在他院行金属烤瓷联冠修复，戴牙前患者自觉 24 根部胀痛，开髓发现有囊液溢出，多次治疗未能消失转本科治疗。检查见根管中有不易吸净的淡绿色液体，注入少量维他糊剂，观察 2 个月复诊仍有较多囊液，改为负压抽液注药，1 个月后复诊根管干燥，根充后重新备牙修复，术后咀嚼功能良好。本例已跟踪随访近 6 年

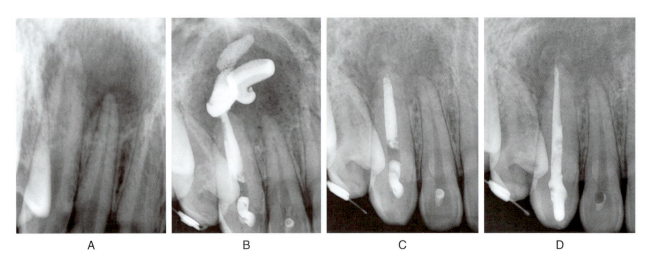

图 19-17 根尖周囊肿负压抽液注药术（病例2）

A.13 中心型根尖周囊肿术前 X 线片。B. 负压抽液并注入维他糊剂后封药。C.6 个月后复查片。D. 根充后 X 线片。本例男性，18 岁，4 年前有外伤史，近期胀痛不适，他院建议住院行囊肿摘除术未采纳，负压抽出淡绿色液体约 0.5mL，注药并暂封。因故于 6 个月后复诊，未出现症状，X 线片示根尖周阴影消失，根管干燥，予以根管充填。本例已跟踪随访 5 年多

二、注意事项

根尖周囊肿根管中的腐质存在大量微生物，在清理、扩大根管及贯通根尖孔时会将其推出囊腔，如果首诊即把维他糊剂注入囊腔，会引起炎症反应，尤其是白色脓液状囊液的病例，发生炎症反应最重。严重的炎症反应会使中心型囊肿转变为黏膜下脓肿。

中心型囊肿中的内容物成分复杂，抽出的囊液有淡绿色的、淡血色的稀薄液体，也有乳白色类似脓性黏稠液，其中可能有致病微生物存在，抽液后如立即注药，会引起菌群失调导致急性炎症反应。注入的维他糊剂虽有抑菌，但作用较弱，短期内难以发挥药效，因而无法阻止炎症的发生。

为防止炎症反应造成患者痛苦，首诊抽液后最好是先开放引流，并口服抗菌消炎药物预防感染，待复诊时若无炎症反应再注药，这样会比较安全。

三、愈合机制

必须充分认识到，根尖周囊肿与其他牙源性囊肿有不同的病因及病理机制。根尖周囊肿的病因在根管中牙髓坏死形成的腐质及微生物，治疗的重点应放在清除根管内的感染源上。根管经过清理扩大病因得以消除，为囊肿消失打下良好的基础，此后，在没有刺激因素环境下，囊壁会逐渐转化为结缔组织，并依靠机体的修复能力，使囊腔内破坏的骨质逐渐得以修复。

中心型囊肿采用根管治疗方法虽也可以治愈，但只能针对小囊肿，较大的囊肿囊液不易吸净，且需多次换药，疗程亦较长。采用负压抽液注药术，可以将囊液抽的比较干净，使维他糊剂能注入囊腔，以造成相对无菌的环境，促进囊腔愈合，短期内根管无渗出液就能充填根管。这样既可达到治愈的目的，又能缩短疗程，还可避免创伤性手术给患者造成的痛苦。

维他糊剂主要成分为氢氧化钙和碘仿，有较好的杀灭致病菌作用，能激活碱性磷酸酶，抑制酸性磷酸酶，中和炎性渗出物中的酸性产物，为硬组织的矿化提供良好的环境。维他糊剂能被组织吸收，在数月后随着囊腔的逐渐缩小，糊剂也能逐渐吸收而消失。

（陈乃焰　汪晓华）

参考文献

[1] 王晓仪. 现代根管治疗学. 北京：人民卫生出版社，2001

[2] 文玲英. 根尖诱导成形术. 牙体牙髓牙周病学杂志，2000，10(3):187-189

[3] 何国华. 根尖成形术. 国外医学口腔医学分册，1984，11(6):341

[4] 张耀国，朱玲，梅预峰. VITAPEX用于根尖诱导成形术的临床研究. 口腔医学，2001，21(2):100-101

[5] 郑麟蕃，张震康. 实用口腔科学. 北京：人民卫生出版社，1993

[6] 史俊南. 现代口腔内科学. 北京：高等教育出版社，2000

[7] 葛久禹. 根管治疗学. 2版. 南京：江苏科学技术出版社，2007

[8] 中华医学会. 临床技术操作规范. 口腔医学分册，北京：人民军医出版社，2004

[9] 杨媛，彭楚芳，秦满. 牙髓血运重建术治疗年轻恒牙根尖周病变的临床效果观察. 中华口腔医学杂志，2013，48(2)81-85

[10] 杨懋彬，曾倩. 再生牙髓病学—牙髓再生的新方向. 中华口腔医学杂志，2016，43(5):495-499

[11] 刘荣森，李颖超，张贤华，等. 临床牙髓病学. 9版. 北京：人民军医出版社

[12] 湛倩倩，魏昕. 三氧化矿物凝聚体的性能及其研究进展. 口腔医学，2016，36(8):762-765

[13] 王蓉，蔡有. MTA根尖屏障术用于根端囊肿中根尖孔未闭合牙的临床疗效评价，口腔医学研究，2015，31(10):988-990

[14] 凌均棨，毛剑. 牙髓再生的研究现状与发展前景. 中华口腔医学杂志，2018，53(6):361-366

[15] Masoud Parirokh, Mahmoud Torabinejad.Mineral trioxide aggregate: a comprehensive literature review-Part Ⅲ: Clinical applications, drawbacks, and mechanism of action. J Endod, 2010, 36(3):400-413

[16] Nicoloso GF, Goldenfum GM, Pizzol T, et al. Pulp revascularization or apexification for the treatment of immature necrotic permanent teeth: systematic review and meta-analysis. J Clin Pediatr Dent, 2019, 43(5):305-313. DOI: 10.17796/1053-4625-43.5.1

[17] Ong TK, Lim GS, Singh M, et al. Quantitative assessment of root development after regenerative endodontic therapy: a systematic review and meta-analysis. J Endod, 2020, 46(12): 1856-1866.e2. DOI: 10.1016/j.joen.2020.08.016

[18] Wikström A, Brundin M, Lopes MF, et al. What is the best long-term treatment modality for immature permanent teeth with pulp necrosis and apical periodontitis. Eur Arch Paediatr Dent, 2021, 22(3): 311-340. DOI: 10.1007/s40368-020-00575-1

[19] 汪俊. 再生性牙髓治疗、根尖诱导成形术与根尖屏障术常见临床问题解析，中华口腔医学杂志，2023，58(11):1097-1104

第20章

根尖周及牙槽嵴外科手术

根尖周及牙槽嵴外科手术是根尖周病治疗和患牙修复的重要辅助手术，某些存在根管外致病因素的患牙，常规根管治疗难以取得预期效果，通过根尖周外科手术去除病因可以获得成功。临床冠过短的患牙，在治疗后冠修复容易脱落，采用牙冠延长术可以较好地解决这一问题，这对扩大治疗范围，保留更多的患牙具有重要意义。

根尖周外科手术虽已有较长的历史，但更多的是近几十年发展起来的新项目。随着新器械材料的出现，过去的一些手术方法也得到不断改进和完善，可以取得更好的效果。因此，根尖周外科手术实际上是现代牙髓病学的重要组成部分。

第1节
根尖周外科手术

根尖周外科手术术前应注意询问患者是否有血液、代谢、免疫缺陷等疾病；糖尿病、严重心血管病或肝肾功能不全的患者，在病情未完全控制的情况下也不宜手术。

损伤较大的根尖周外科手术，术前还应检查血常规，了解血小板及出凝血时间，必要时还应检查肝功能等项目。对口腔卫生较差的患者，应先进行超声洁治，去除牙石牙垢，使口腔保持清洁。

根尖周外科手术前的患牙，需要常规行X线片或CT检查，以获得牙根、牙周及根尖周病变的详细情况，评估手术的意义，拟定手术方案，并与患者充分沟通，以获得患者的配合。

一、根尖刮治术

根尖刮治术（periapieal currettage）是用器械将根尖周病变的软组织及坏死骨组织、坏死的牙骨质刮除，以达到促进根尖周病变愈合的目的。

（一）适应证

有窦道口的慢性根尖周炎，经严格的根管治疗后数日，窦道口即可愈合，有的在短时间内还可能留有瘢痕突起，数周后逐渐消失。但个别病例由于异物或坏死物质滞留等原因，窦道口在一周后仍不愈合。可摄X线片检查，如无根管遗漏或充填不足，能排除根管内其他原因所致，可行根尖刮治术，以消除根尖周刺激物，促使窦道口愈合。

此外，某些根尖孔粗大的患牙，如使用棉捻不当被推出或部分推出根尖孔，从根管内未能取出影响治疗，也可采用根尖扒刮术取出。

（二）方法步骤

1. 消毒术区黏膜，局部注射含肾上腺素麻醉药。
2. 弧形切开软组织，暴露根尖处牙槽骨及根尖。
3. 用匙形刮治器将根尖周围肉芽组织予以扒刮，如有超填的牙胶尖也应刮除。
4. 用钝针头注射器抽过氧化氢溶液及生理盐水交替冲洗骨腔2次。
5. 间断缝合黏膜瓣，1周后复诊拆除缝合线。

对病灶小的病例亦可不做翻瓣扒刮，仅在局麻后用刮治器从窦口深入扒刮即可。

二、根尖切除倒充填术

根尖切除是用手术方法切除导致根尖周病变的部分根尖，倒充填是将切除根尖后暴露根管口，经备洞后用与组织亲和性好的材料充填，以隔绝根管与根尖周的通道，避免再感染（图20-1）。

（一）适应证

1. 根管内有不易取出的异物　例如，折断的器械、棉捻、塑化物或塑胶等未能取出，影响根尖周病变的治疗。

2. 根尖钙化物附着　慢性牙槽脓肿可导致根尖结石样钙化物形成，成为刺激因素使根管治疗归于失败。

3. 根尖吸收　牙骨质坏死可导致根尖吸收，尖锐的残端刺激根尖周组织，可成为慢性炎症的病因。

4. 不正规的桩核冠修复　修复前未做正规的根管治疗，或因预备桩道时将牙胶尖带出未发现，根管空虚引发根尖周慢性炎症，患者又不愿取下桩钉重新治疗修复，或铸造桩核难以取下。

5. 根尖折断　前牙外伤致根尖折断，导致根尖周病变，但余留牙根较长有保留价值（图 20-2）。

（二）禁忌证

1. 患牙靠近周围重要的组织器官，如下牙槽神经管、腭动脉、上颌窦等，手术有可能导致损

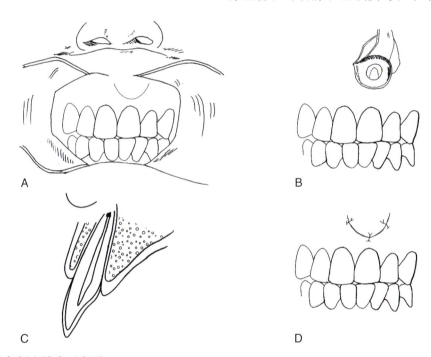

图 20-1　根尖切除与倒充填术示意图
A. 手术切口。B. 显露病灶及根尖。C. 切除根尖行倒充填术。D. 切口缝合

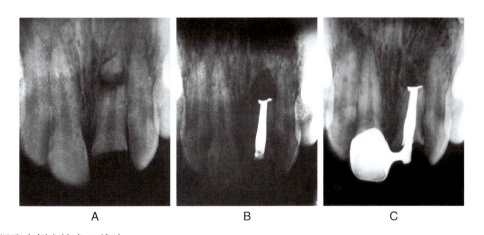

图 20-2　断根取出倒充填术 X 线片
A.11 外伤牙折史 2 年，根尖折断。B. 取出断根，银汞合金倒充填。C. 邻牙协助联冠修复，术后 9 个月复诊片。本例曾随访 6 年

伤或带来严重后果。

2. 患牙伴有尚未治愈的牙周病，或根尖周病急性期炎症未完全消退者应暂缓手术。

3. 不便器械操作的牙位，如上磨牙的腭根及下磨牙根尖埋藏在牙槽骨深处，位置不便器械操作，不要勉强做根尖切除倒充填术。

（三）步骤与方法

1. 根据术前 X 线片情况，拟定手术计划，并作口腔清洁准备。

2. 常规消毒术区、铺巾，选用含肾上腺素麻药作骨膜下浸润麻醉，麻醉范围应包括两侧邻牙。

3. 在患牙的唇（颊）侧做弧形切口，弧形的凸面向着牙冠，距龈缘 4~5mm，两端止于邻牙，切口深达骨面。切口不宜过低或过高，否则将影响下一步的操作。

4. 用骨膜分离器翻起黏骨膜瓣，暴露根尖区牙槽骨板，骨板已有破坏者可酌情扩大，未破坏则用球钻磨除以暴露根尖 1/3。

5. 用刮匙搔刮根尖周病变组织，注意观察根尖情况，如有钙化物等一并刮除。出血较多可用湿盐水纱布压迫止血。

6. 高速涡轮机用细圆锥形钻，慢机用细裂钻切除部分根尖，使其呈朝向唇侧 45° 左右的斜面，并将边缘修整圆钝。切除的长度应视不同情况而定，如根尖本身无病变应少切除，仅提供备洞行倒充填即可。根尖有牙骨质吸收破坏者应以能去除为度，但最多不能超过根长的 1/3。若根管内有较长的断针难以取出，可在唇侧开成沟状取出，既可多保留根尖，又能起固位作用。

7. 用小倒锥钻将暴露的根管扩一小洞，冲洗干净并吹干，用倒充填材料充填，并修整光滑，注意不要将多余的充填物遗留在骨腔中。

8. 用盐水冲洗骨腔，并稍搔刮使其出血以填充骨腔，将黏骨膜瓣复位后作间断缝合。

根尖切除倒充填材料必须具备以下条件：①与组织亲和性好（无刺激性）、无毒性和免疫性；②性质稳定，充填后与组织液接触不会溶解，亦不会被组织吸收；③不会产生体积收缩，因而不会产生微渗漏；④可塑期适当，便于操作。

目前常用的倒充填材料有银汞合金、玻璃离子水门汀、光固化氢氧化钙、钙维他、牙胶等，有条件可使用 MTA 效果最好。银汞合金与组织的亲和性较好，且不被组织所吸收，充填后随着时间的推移可产生轻度体积膨胀，充填体相对较稳定。但亦有人认为其颗粒粗，容易产生微渗漏。也有学者认为其产生的微隙不足以影响术后效果，且根管经过充填后，即使有微渗漏，也不会产生临床症状。银汞合金操作方便，不需等待凝固时间，与组织液接触不被溶解，是一种良好的倒充填材料。

三、根尖开槽填埋术

1. **临床意义** 本手术是笔者在根尖切除倒充填术基础上探讨的新方法，经临床观察表明有较好的疗效。本法最大优点是可以保留原有牙根的长度，且能彻底清除根管近根尖段的感染物质，使根尖周病变消失。本手术方法简单，操作容易。但少数患牙可能有侧支根管存在，开槽只能消除唇颊侧的，其他根侧的难以消除。一般来说，导致根尖周炎症的多为主根管中的感染物，或是根尖吸收引起的，侧支根管较细小，其中的感染物微不足道，成为感染源的概率较小，因而对开槽填埋术的效果影响不大。

2. **方法步骤** 与根尖切除术相同的方法切开软组织，暴露根尖部分，止血后用细金刚钻从暴露的唇颊侧根尖开槽，长度约 3mm，清除暴露根管中的腐质，用过氧化氢溶液及生理盐水冲洗后吹干，沟槽用与组织亲和性好的材料充填，然后缝合关闭切口。钻磨时手机关水，由助手喷注生理盐水冷却。

根尖周有肉芽肿应先刮除，根尖呈尖锐状的也要先磨除，填补沟槽时止血要彻底，防止血液流入沟槽影响充填材料的密合性。

3. **注意事项** 本手术适应证、禁忌证与根尖切除倒充填术相同。但根尖处体积较小，开槽需要占据一定的体积，故仅适用于牙根较粗的患牙，对扁平根横泾较窄的患牙不便开沟，因而不适用。此外，根尖牙骨质坏死及根尖吸收呈尖锐状，也不能采用本方法，可改为根尖切除倒充填术。

本手术可以彻底清除根尖处根管中的感染物质，沟槽采用与组织亲和性好的材料充填，以此促进根尖周病变组织的愈合。该手术最适用于桩核冠修复后根尖周发生病变，通过手术消除病变而不需拆除修复体（图 20-3、图 20-4）。

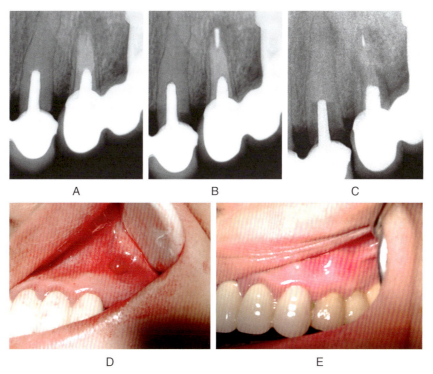

图 20-3　根尖开槽填埋术病例 1

A.24 术前 X 线片。B. 术后 X 线片。C.2 年后复查片。D. 术前口内照。E. 术后 1 个月口内照。女性患者，46 岁。24 于数年前在他处行金属桩核 - 烤瓷冠修复，后又行 26 种植与 24 烤瓷冠桥修复，近期 24 根部长一赘生物求治。检查：24 根尖处有结节状窦口，根管未充填。经采用根尖开槽 MTA 填埋，2 周后复诊窦口消失。2 年 1 个月后复查未再复发过

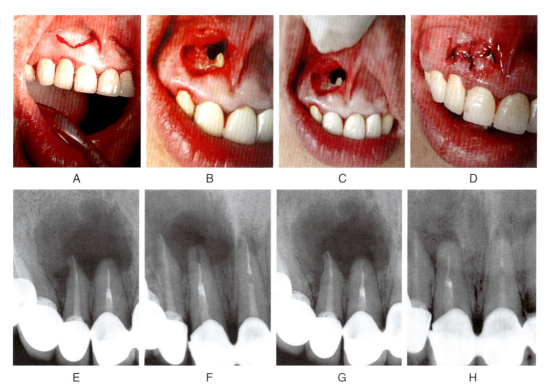

图 20-4　根尖开槽填埋术病例 2

A.11 填埋术切口。B. 切开翻瓣，显露根尖并开槽。C. 增强型玻璃离子水门汀填埋。D. 切口缝合。E.11 术前 X 线片。F. 开槽后 X 线片。G. 术后 X 线片。H. 术后 4 年 5 个月复查片。51 岁，男性，旅居海外侨胞，3 年前他院行桩核多单位联冠修复，术后常出现肿胀溢脓，他院建议住院行囊肿摘除术未采纳，予以开槽填埋术治疗，术后症状消失。4 年 5 个月后复查各项指标基本正常

第2节
根尖周囊肿手术

根尖周囊肿除了部分病例可以采用负压抽液注药治疗外，有的病例需要行外科手术才能治愈，本节介绍几种手术方法供同行参考。

一、根尖周囊肿切开扒刮术

周围型根尖周囊肿在开髓清腐扩根基础上，采用切开扒刮术创伤小、疗程短，符合简约微创的要求，患者也容易接受，且可以取得良好的治疗效果。本手术的方法步骤如下。

1. 患牙常规开髓、清理并扩大根管，扩大针尽可能略超出根尖孔，使根管与囊腔相通。

2. 在囊肿周围黏膜下常规麻醉。

3. 常规消毒，在囊肿中央做垂直切口，直达囊腔。

4. 用扒刮器伸入囊腔，将囊腔内容物刮出并搔刮囊壁及根尖，但囊壁不需完整剥离。

5. 用钝头注射器抽过氧化氢溶液 2~3mL，针头插入根管并推注，使过氧化氢从切口排出，再换用生理盐水冲洗，使根管中的感染物质及囊腔中的内容物得以基本清除。

6. 根管中的液体基本吸净后，用牙胶尖蘸根充糊剂暂充根管，尽可能使牙胶尖超填，但不要填得太紧，烫除多余牙胶尖时预留一小段，以便下一步取出，窝洞清洗后吹干并暂封，也可用氢氧化钙棉捻封药，或用维他根充糊剂注入根管暂封观察。

7. 根据囊腔大小剪裁橡皮引流条（未用过的一次性橡皮手套），用扒刮器的另一头将引流条塞入囊腔，留少量在切口外，切口不需缝合，嘱患者 3~5 d 后复诊拔出引流条。

8. 观察一个月后去除暂封物并拔出牙胶尖，检查根管内是否有渗出液，如果根管基本干燥，可再次清洗消毒后根充，注意根管器械不要超出根尖孔，以防损伤肉芽组织引起渗血，如有较多渗出液应查明原因继续治疗（图 20-5、图 20-6）。

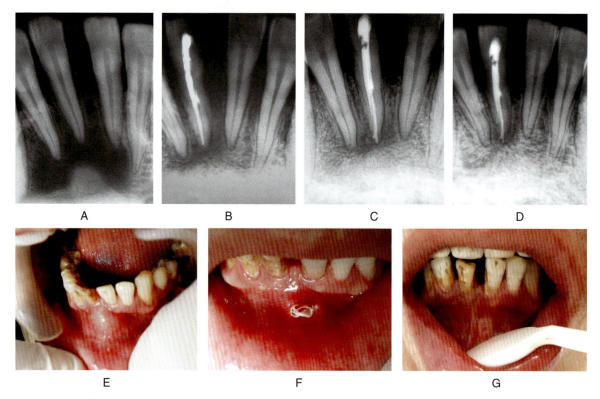

图 20-5　根尖周囊肿切开扒刮术病例 1

A.41 周围型根尖周囊肿 X 线片。B.扒刮术加根管暂充填后 9 个月复诊片。C.二次根充片。D.术后 17 个月复诊片。E.术前口内照。F.切开引流情况。G.复诊口内情况。患者男性，37 岁，修复上前牙时发现下前牙根尖周囊肿。经切开扒刮术暂充填根管，患者因故在 9 个月后才复诊，拍片显示根尖稀疏影已基本消失，取出原根充物重新根充，已随访 5 年未再复发。本例 X 线片显示 31、42 似在囊腔中，但活力测试正常，不需去髓术

本手术有以下特点：①周围型根尖周囊肿隆起部分骨质缺损，仅有囊壁及被覆黏膜切开容易；②根尖及囊腔内容物扒刮比较彻底；③冲洗药物经根管注入，进入囊腔后从切口溢出，可以冲洗的比较彻底；④根管暂充填或封药，可以将感染源基本消除，为囊腔愈合创造良好的条件；⑤创伤小、疗程短、疗效可靠。

二、根尖周囊肿开窗扒刮术

对外观无隆起的中心型囊肿，根据 X 线片观察囊腔情况，局麻后从龈颊沟处弧型切开翻瓣，取

接近囊腔底部位置，用柱形高速钻磨穿骨壁（助手用注射器喷滴生理盐水冷却），并逐渐扩大至直径 3mm 左右，再用扒刮器伸入囊腔，搔刮囊壁及根尖，其他操作方法同切开扒刮术（图 20-7）。

根尖周囊肿在良好的根管治疗及上述两种手术后，致病因素得以消除，虽然囊袋没有完全摘除，但存在的囊腔由血凝块逐渐转变为肉芽组织，残存的囊袋可以在愈合过程中转变为结缔组织，最终使囊腔逐渐产生机化及钙化，从而达到治愈的目的。

在愈合过程中，两种不同的囊肿 X 线片变化

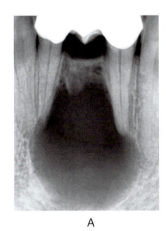 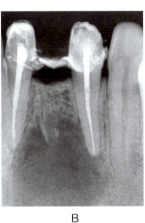 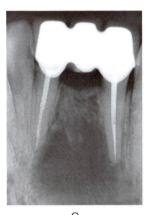 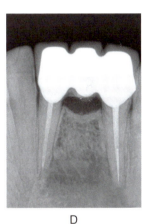

| A | B | C | D |

图 20-6　根尖周囊肿切开扒刮术病例 2

A.32-41 术前 X 线片。B. 拆除固定桥及根管暂充填 X 线片。C. 根管充填及全瓷冠桥修复 X 线片。D. 术后 13 个月复诊片。本例女性，35 岁，因下前牙唇侧有肿物隆起就诊，经拍片诊断为 32-41 根尖周囊肿。拆除固定桥后发现两基牙牙髓均无活力，行切开扒刮引流术，根管暂充填。术后 1 个月复查隆起消失，根管干燥，予以根管充填，全瓷冠桥修复，13 个月后复诊各项指标正常

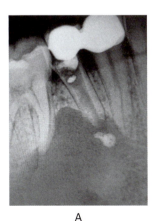 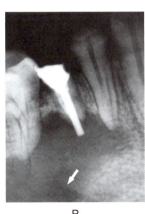 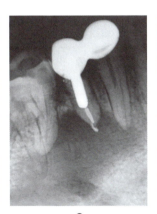 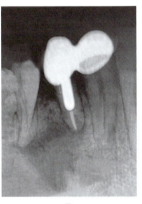

| A | B | C | D |

图 20-7　根尖周囊肿开窗扒刮术病例

A. 45 中心型囊肿。B. 根管暂充填并开窗扒刮引流术。C. 根充及修复后。D. 术后半年复查片。男性患者，27 岁，右下前磨牙烤瓷联冠修复 2 年，近期胀痛不适求治。检查：45 残根未治疗，X 线示囊腔中有一异物，根管有不易吸净的血性液体。根管暂充填 1 个月无果，改为囊腔注入维他糊剂观察 2 个月，复诊根管仍有吸不净的液体，行局麻下开窗扒刮术。1 个月后复诊根管干燥，完成桩核冠修复。半年后复诊无症状，功能恢复

的时间也不同，周围型囊肿刮除术后内容物容易消除，虽然破坏的骨质尚未完全生长，但X线片二维影像上显示阴影很快消失；而中心型囊肿在感染源去除后，囊腔则需要长成结缔组织（X线透射），然后再逐渐钙化。整个过程需要较长时间，只有在囊腔中的骨组织完全形成，X线片上的阴影才会完全消失。

三、根尖周囊肿摘除术

根尖周囊肿摘除术是通过外科的方法把囊肿彻底摘除，虽然对患者造成的创伤比其他手术大，但对病变组织清除较彻底，愈合较快，手术效果比较可靠，对较大的中心型根尖周囊肿最适用，其手术方法步骤如下。

1. 麻醉 用碘附对患牙根尖区黏膜常规消毒，注射含有血管收缩剂的局麻药。

2. 切口设计 根据囊肿涉及的患牙数选择弧形、角形或梯形切口。弧形切口凸向牙龈缘，

最凸点离龈缘3~5mm，长度应包括左右邻牙的根端部。

3. 切开翻瓣 用骨膜分离器械剥离并翻起黏骨膜瓣，暴露患牙根尖区。若患牙根尖区牙槽骨板未破坏，可用涡轮手机细裂钻钻孔，然后根据病变范围去骨，暴露根尖周病灶。

4. 搔刮剥离囊肿 用锐利挖匙沿破坏区骨壁搔刮病变组织，最好能将囊袋完整取出。

5. 囊腔冲洗 检查并去除骨腔内残留的病变组织，用生理盐水彻底冲洗囊腔。

6. 二次搔刮骨面 用纱布拭干骨腔，再用挖匙轻刮骨面，使新鲜血液充满骨腔。

7. 缝合 将黏膜骨膜瓣复位，对齐切口防止内卷，然后作间断缝合，1周后拆线（图20-8）。

8. 病理检查 将搔刮的病变组织置入盛有10%中性甲醛溶液的容器内，送病理检查。

9. 定期拍片复查 观察病灶愈合情况。

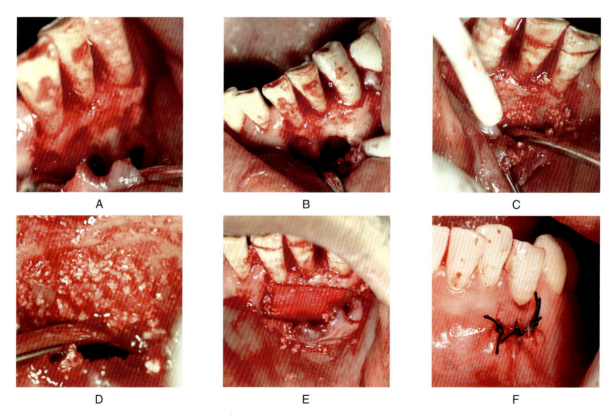

A | B | C
D | E | F

图20-8 根尖周囊肿摘除术

A.切开翻瓣。B.显露病灶。C.搔刮囊腔。D.植入骨粉。E.盖上生物膜。F.切口缝合。G.术前X线片。H.术后X线片。I.术后1年复查片。男性患者，51岁。下前牙区胀痛不适数月就诊，经拍片诊断为31、32、33根尖周囊肿。行根管治疗多次仍有脓性渗出液，改为囊肿摘除术，术后随访观察1年，症状消失。X线片显示根尖周病变基本消失（本例系王炳贤医生手术并提供资料）

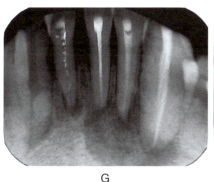
G

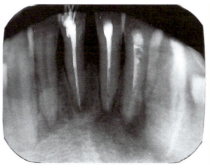
H

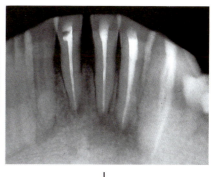
I

图 20-8（续）

第 3 节
根管外科的其他手术

一、意向再植术

牙再植术（primary replantation of tooth）是指因外伤或误拔所致的脱位牙，经处理后重新植入牙槽窝。意向再植术（extracted tooth replantation）是指患牙有各种根管外致病因素，需要采用拔除后离体处理，然后再植入牙槽窝的一种手术。

此方法为保留患牙的最后一种治疗手段，如能正确选择病例，操作准确无误，成功率较高。但是，拟拔下的牙多为无髓的残冠，质地较活髓牙脆弱，用力不当或其他因素可能导致冠破碎或根折断，使治疗归于失败，这些问题需要与患者充分沟通，使患者能够理解并配合完成手术。

（一）适应证

1. 桩冠修复预备桩道致近远中侧侧穿，难以在口内直接手术修补或修补失败，需要在口外修补。

2. 磨牙根尖吸收，单纯根管治疗难以获得成功，需要在口外做根尖切除倒充填后植回。

3. 根管器械分离超出根尖孔的牙，或虽未超出，但封药治疗症状未能消除，需要在口外取针，或做根尖倒充填包埋感染物（图 20-9）。

4. 根管治疗难以解决的患牙，如根管高度钙化难以疏通，根尖周又有病变的患牙，患者有强烈的保牙意愿。

5. 根尖手术难以实施的患牙，存在根管外难治因素，如根尖抵近上颌窦的上颌第一磨牙，上、下颌第二磨牙（图 20-10）。

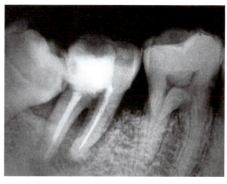

图 20-9　意向再植术病例 1

41 岁男性患者。47 治疗时 H 锉折断并超出根尖 0.5mm。患者因故在 3 个多月后复诊，患牙松动 Ⅰ 度，X 线显示根尖吸收约 1.5mm，拔除后根尖备洞行玻璃离子倒充填，再植后 1 个月复诊患牙已无明显松动。2 年 5 个月后复查自述咀嚼功能良好，检查患牙无明显松动，但近中可探及 5mm 深牙周袋，X 线片示根尖周骨质致密影，近中垂直吸收。5 年后因松动严重而拔除，拔后见近中颈下根面呈洞状吸收

（二）禁忌证

1. 患牙伴有较重的牙周病或有较大的根尖周病灶。

2. 牙根过度弯曲、根分叉过大或有根骨粘连，估计钳拔困难的患牙。

3. 难以完整拔除的残冠。

（三）方法与步骤

1. 常规消毒、局麻，下颌磨牙应采用阻滞麻醉，以获得更好的麻醉效果。

2. 用牙钳拔出患牙，拔除时应注意施力大小及方向，尽可能避免损伤牙体及牙周组织。在拔出前可先调𬌗，以减轻术后咬合痛，防止继发创伤。

3. 用湿盐水纱布包住牙冠，露出牙根部分，用不喷水机头将穿孔处制成盒型小洞，钻磨时由

助手用盐水滴喷以降温，根尖有吸收者应予修整圆钝光滑。调制与组织亲和性好的材料行穿孔修补或根尖倒充填。

4.刮除牙槽窝肉芽或坏死组织，并用过氧化氢溶液和生理盐水交替冲洗，轻刮牙槽窝使其出血，然后再将离体牙植入就位。

5.单根或上颌牙可用复合树脂夹板固定两周，夹板只需固定相邻的一个牙齿就可以，下颌多根牙不需夹板固定。

6.1个月后复诊观察，检查患牙有无松动、有无深牙周袋、有无叩痛等，并摄片观察根尖周情况。

黄定明等认为意向再植牙需将根尖切除3mm，以去除包括根分歧和侧支根管内的感染源，否则再植后可能会再次感染。笔者认为：除个别根管再治疗不成功，又找不到原因患牙外，对根尖段根管难以去除的感染源，可用开槽填埋术相同的方法，消灭感染源，以保留患牙根尖的完整性，更好地恢复患牙的咀嚼功能。例如，断针在根尖段逆向取出困难、根管阻塞（包括铸造桩钉）

造成根尖段清理困难等，都可以通过开槽填埋的方法解决，而存在侧支根管或根分歧的根尖毕竟较少，即使存在感染物质也是微乎其微，一般不会导致根尖周病变，因而不需要根尖切除，使患牙能保持原有牙根长度。

（四）注意事项

1.拔牙时用力要缓和，拔出困难要向颊舌侧反复晃动，必要时稍做扭转，切忌用力过大，以防止牙冠破碎、牙根断裂及牙槽骨骨折，导致治疗失败。

2.避免使用牙挺挺松，因牙挺插入牙周间隙容易损伤根面及牙周膜，日后可能导致外吸收，使治疗归于失败。

3.除刮除根尖处坏死吸收的牙槽骨外，注意器械不要伤及牙槽骨壁，防止牙周膜损伤导致失败。

4.严格控制患牙体外操作时间，离体牙根暴露在空气中的时间与再植后发生外吸收的概率成正比。因此，要求在10min内完成修补或倒充填，最长不要超过15min，否则将增加术后外吸收的可能。

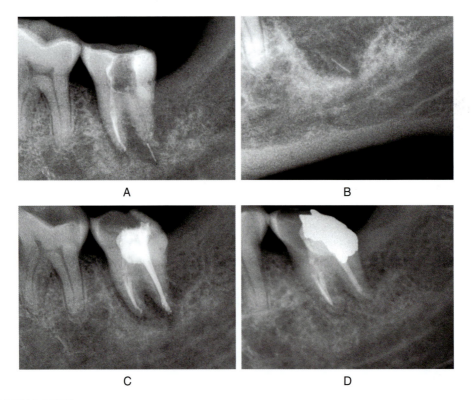

图20-10　意向再植术病例2

A.37术前X线片。B.拔牙后分离器械仍在牙槽窝。C.根充及意向再植术后。D.术后3年复查片。女性患者，40岁。37在外院治疗时扩大针折断于根管外，就诊时松动Ⅱ度。拔牙后扩大针仍遗留在牙槽窝，经搔刮冲洗后逸出，再植后2个月复诊松动Ⅰ度。1年后复诊患牙稳固，咀嚼功能良好。3年后随访各项指标正常

5.为减少患牙在口外操作时间,需要根管治疗的患牙应在口内先完成,但器械分离的根管可在再植成功后进行。

图 20-11 为一 17 岁女性患者,37 深龋合并慢性根尖周脓肿,多次根管换药脓液未能消失。局麻拔除后发现双根尖发育未完整,根管壁呈尖锐状,备洞后行银汞合金倒充填,搔刮牙槽窝,用过氧化氢溶液及生理盐水冲洗后植回。1 个月后复诊患牙无明显松动,7 年后随访自述无症状,咀嚼功能良好,检查患牙无明显松动,但近中侧有深牙周袋,X 线显示近中牙槽骨垂直吸收,9 年后因松动在他院拔除(可能为外吸收)。

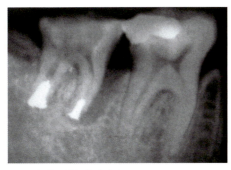

图 20-11　意向再植术病例 3
意向再植术后 7 年复查片

有关意向再植术的愈合机制及预后请参阅第 26 章。

二、牙根截除术

牙根截除术又称截根术(root amputation),系将多根牙的某一病变严重的牙根截除,保留其余可以治疗的牙根及牙冠,使患牙能继续行使咀嚼功能。适用于某一牙根折裂、难以修补的根管穿孔、无法疏通的钙化根管且有根尖周病变的牙根,或有难以治愈的根尖周病变者(图 20-12)。

此法仅适用于三个分叉牙根的上颌磨牙。下颌磨牙如截除一个牙根,余留根难以单独支持咀嚼功能,需行半切术后与邻牙行类似固定桥的联冠修复。

截根术操作步骤与方法如下。

1.术区消毒,用含肾上腺素局麻剂做骨膜下麻醉,局麻范围包括邻牙及另一牙根。

2.在拟切除牙根侧做垂直切口,翻瓣后要充分暴露牙根及根分叉区。

3.用细锥形金刚砂车针或裂钻,沿根分叉至牙冠颈缘斜行截除牙根。

4.用牙挺挺出断根,止血后将断面磨平。

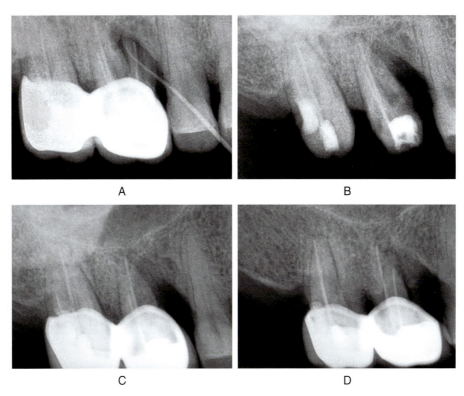

图 20-12　牙根截除术 X 线片
A.16 近中根裂。B.近中根截除后。C.联冠修复后。D.修复后 4 年多复查片

5. 将根管口钻磨并稍扩大成盒形洞，隔湿吹干，调银汞合金或玻璃离子水门汀充填，去除多余部分并修整平坦。

6. 创口作间断缝合，一周后复诊拆线。

7. 定期随访检查牙齿松动度及咀嚼功能，若有松动或不能完全胜任咀嚼，可酌情用邻牙协助联冠修复，以提高咀嚼功能。

三、牙齿半切术

牙齿半切术（tooth hemisection）是指将下颌磨牙有病变或缺损严重的一侧牙根连同牙冠切除，保留较好的另一侧牙冠及牙根；待拔牙创愈合后与邻牙行类固定桥修复（图 20-13）。

拟保留的一侧残冠应先行根管治疗，完成后再切除另一侧。

（一）适应证

1. 某一根有难以治愈的牙周或根尖周病变，如严重的牙槽骨垂直吸收，根尖牙骨质坏死吸收等。

2. 某一根有根折裂或牙冠龋坏已达龈下，无保存治疗价值者。

3. 某一根有无法治疗的器械折断、穿孔、根管钙化、外吸收等难治性因素。

4. 髓底较大的穿孔或根分叉有不易治愈的病变，且一侧残根无保存治疗价值者。

（二）禁忌证

1. 保留根无足够的牙槽骨支持。

2. 保留侧牙冠严重缺损，且残根呈扁形无法设桩。

3. 合抱根或融合根，分根困难且无意义。

4. 邻牙无条件作固定修复。

（三）步骤与方法

1. 常规局麻，用细锥形金刚砂车针或砂片于磨牙近远中交界处片切，直至两根分开。用牙挺挺出残根，挺时应注意施力方向，防止损伤保留侧牙根。

2. 刮除牙槽窝内肉芽或坏死组织，盐水冲洗后用棉卷压迫止血。

3. 术后护理及注意事项同拔牙术。

4. 3 个月后与邻牙行类固定桥修复。因剩

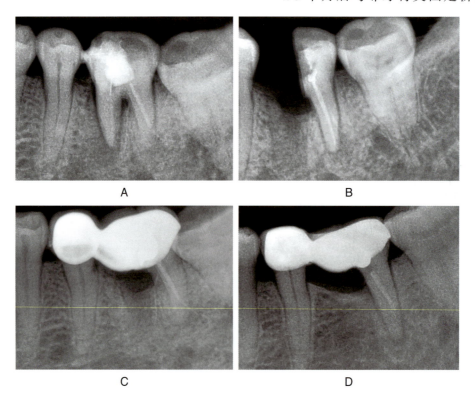

A   B

C   D

图 20-13　磨牙半切术 X 线片

A. 36 术前 X 线片。B. 近中根拔除。C. 类固定桥修复。D. 复查片。女性患者，55 岁。因左下磨牙咬合痛就诊，近中根管钙化阻塞不通，建议行磨牙半切术得以采纳。3 个月后行 35-36 远中半冠类固定桥修复，术后咀嚼功能恢复良好，已跟踪随访近 4 年

余的残冠大都缺损严重，在修复时应酌情行桩核修复以增强残冠的抗力作用，防止修复后冠折。

四、桩道壁侧穿修补术

桩道壁侧穿修补术（repairing procedure for perforation of root）是指用 MTA、玻璃离子、银汞合金等材料修补桩道壁上的穿孔，适用于因预备桩道不当引起的唇（颊）侧较大的穿孔（图 20-14）。对于舌腭侧及近、远中侧穿孔难以施行本手术，可采用意向再植术修补；而对于较小的穿孔，亦可试用 MTA 或氢氧化钙从根管或桩道内修补，若修补失败再考虑用本方法。

桩道壁侧穿修补术步骤方法如下。

1. 术区常规消毒，用含肾上腺素的麻醉药做骨膜下麻醉。

2. 根据穿孔部位做弧形或垂直切口，翻瓣并暴露穿孔位置的牙根；如骨质未破坏可用圆钻磨除骨组织，直至暴露穿孔位置。在磨除前可用大号扩大针插入穿孔处并超出根面，作为穿孔的标志物，当钻磨至近根面时即可显现，这样可避免盲目钻磨对牙槽骨破坏过多；也可防止钻磨过头损伤正常的根面牙骨质。钻磨时应由助手喷滴生理盐水降温，以免灼伤骨组织。

3. 用盐水冲洗创面，彻底显露穿孔，再用圆柱形或倒锥形钻修整，形成盒形窝洞。

4. 止血并吹干窝洞，调 MTA、银汞合金或玻璃离子水门汀充填，并将充填体修整光滑。

5. 待充填体干固后冲洗创口，间断缝合黏骨膜，一周后拆线观察愈合情况

五、牙冠延长术

通过手术的方法去除部分牙槽嵴，使过短的临床冠变长，以满足残冠残根修复的需求，本手术不同于牙龈切除术，后者仅切除部分牙龈。

（一）适应证

1. 临床冠过短，冠修复体难以达到良好固位的残冠残根，常见于中青年的第二磨牙及个别第一磨牙。

2. 牙冠横折或斜折，断面在龈下。

3. 根面龋与牙龈平齐，冠修复体舌侧难以形成良好的颈圈。

4. 前牙残冠较短，唇面与邻牙不协调，影响美观。

此外，本手术还适用于存在以下两种情况的牙：①难以正常修复的龈下龋洞；②临床冠过短的固定桥基牙。

（二）禁忌证

1. 横折或斜折断面过深，术后牙根暴露较多，可能会造成牙槽支持骨量不足而松动。

2. 单根牙牙根长度不足，修复后会造成冠根比例失调。

3. 合并有较重的牙周病。

4. 尚未治愈的较大的慢性根尖周病变。

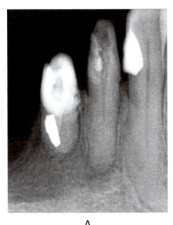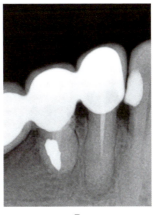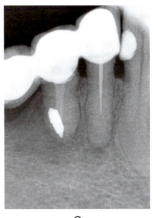

A	B	C

图 20-14　桩道壁侧穿修补术 X 线片
A. 45 颊侧穿孔银汞合金修复。B. 固定桥修复后。C. 术后 4 年复查片。女性患者，62 岁。外院 45 纤维桩修复后颊侧出现窦道。经切开翻瓣，侧穿处备洞银汞合金修补后窦道消失，重新行 44-47 固定桥修复。术后咀嚼功能良好，窦道未再复发。已跟踪随访 5 年

（三）手术方法与步骤

1. 根据X线片或探诊深度预测去骨的量及范围。

2. 使用含肾上腺素麻药常规局麻。

3. 从两侧邻牙中点垂直切开牙龈，切断龈乳头并翻瓣，使断面周围的牙槽嵴完全暴露。

4. 用骨凿或柱形金刚砂石针去除部分牙槽嵴，使牙槽嵴顶低于根面2mm左右，并修整外形，砂石针钻磨应注意喷水冷却。

5. 刮除根面残存的牙周膜纤维，生理盐水冲洗创面，然后将牙龈缝合，1周后拆线。

6. 待愈合后观察2~3周，附着龈正常即可进行冠修复（图20-15）。

对于牙冠各面均过短采用本法，邻面应先行片切，敞开邻间隙以便于去除部分根间骨隔顶端。

第4节
术后处理

1. 各种根尖周外科手术后，为预防感染，可

根据患者体质及手术情况，酌情予以抗生素及硝基咪唑类药物口服，对创伤大或体质弱的患者也可静脉给药。此外，有的还可予以镇痛药及含漱剂等。对牙槽损伤较大，手术时间较长的病例，必要时予以少量地塞米松口服，以减少术后肿胀等并发症，但一般不超过2d，服药过多可能会影响创口愈合。

2. 嘱患者保持口腔清洁，但术区暂不刷牙，尽量减少伤口牵动及刺激。

3. 损伤较大的病例，有的在术后3d内可能出现体温升高，术区及相应颌面部组织肿胀等反应。例如，上前牙根尖手术常引起上唇反应性肿胀，这是机体在创伤后的正常反应，一般不需特殊处理，严重者可予以抗菌消炎药口服，并嘱患者做冷敷；必要时复诊检查，并酌情做相应处理。

4. 有缝合的术后5~7d复诊拆线，根尖周手术3~6个月后X线复查观察疗效。

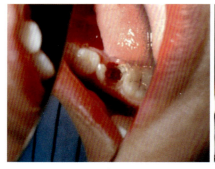
A

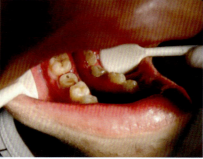
B

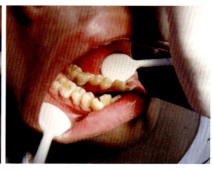
C

D

图20-15 牙冠延长术
A. 46残冠术前口内照。B. 延长术及备牙后。C. 全冠修复后。
D. 牙冠延长术示意图

（陈乃焰　王炳贤）

参考文献

[1] 郑麟蕃，张震康.实用口腔科学.北京：人民卫生出版社，1993

[2] 赵皿.半切术.国外医学参考资料口腔医学分册，1985，12(4):214-216

[3] 郑永伟，马秀芬综述.磨牙半切术与截根术.临床口腔医学杂志，1990, 6(3):231

[4] 徐莉，曹采方.截根术后临床疗效观察.临床口腔医学

杂志, 1992, 8(2):74-76

[5] 孙铁航. 尖周外科的概况. 国外医学参考资料口腔医学分册, 1985, 12(4):205-208

[6] 中华医学会. 临床技术操作规范. 口腔医学分册, 第一版. 北京:人民军医出版社, 2004

[7] 黄定明, 李继遥, 徐欣. 意向性牙再植术的临床管理. 中华口腔医学杂志, 2018, 53(6):392-396

[8] 王捍国, 余擎. 显微根管外科手术相关临床问题的思考. 中华口腔医学杂志, 2019, 54(9):598-604

[9] 侯本祥, 根管机械预备并发症的原因、预防及处理. 中华口腔医学杂志, 2019, 54(9):605-611

[10] 束蓉, 与口腔修复学相关的牙周病学理论与实践. 中华口腔医学杂志, 2015, 50(3):129-133

[11] 邱蔚六. 口腔颌面外科理论与实践. 北京:人民卫生出版社, 1998

[12] 卢炜莹, 盘杰, 陈蕾. 意向再植术治疗下颌第二磨牙慢性根尖周炎一例. 中华口腔医学杂志, 2018, 53(7):484-485

[13] M Torabinejad, M Parirokh, P M H Dummer .Mineral trioxide aggregate and other bioactive endodontic cements: an updated overview-part Ⅱ : other clinical applications and complications. Int Endod J, 2018, 51(3):284-317.

第 21 章

牙髓病与根尖周病治疗并发症的防治

牙髓病与根尖周病的各种治疗方法虽然并不复杂，但由于某些因素的影响或由于工作上的粗疏，有的治疗不但达不到预期的效果，甚至还会出现一些意想不到的并发症。这些并发症有的是可以预防和避免的；有的一旦出现，如采用适当的方法进行处理，也能使患者减轻或避免某些不必要的痛苦和损失。为规避医疗风险，防范医疗事故、过错的发生，要求术者除了具备丰富的解剖、生理、病理、药理知识和良好的诊疗技术外，还必须要有很强的安全防范意识，对治疗中可能出现的问题要有充分的认识，严加防范，一旦出现某些问题，也能正确处理，以保证诊疗工作的顺利进行。

第 1 节
局部麻醉并发症及防治

口腔局部麻醉（下文简称局麻）绝大多数是安全的，但个别病例也会发生某些并发症。为确保局麻的安全性，应充分认识和重视，以防患于未然。一旦发生某些并发症，应详细检查患者的各项体征，准确作出诊断，并采用正确的处理措施，减轻患者的痛苦。否则，某些错误的诊断及处理，不但于事无补，甚至会火上浇油，导致患者生命危险。由局麻发生的危及患者生命的事故时有所闻，其原因多是违规操作，出现症状后错误诊断及用药，结果酿成悲剧。此类事故虽然罕见，但必须认真吸取教训，才能避免发生。

口腔局麻常见的并发症有下列几种。

一、晕厥

由于某种原因刺激引发机体交感神经（sympathetic nerve）过度兴奋，从而反射性兴奋迷走神经（vagus nerve）引起的一组综合征，亦称血管抑制性晕厥（vascular inhibitory syncope）。

（一）晕厥的发病机制

过去认为口腔局麻并发晕厥与恐惧心理、空腹、体质虚弱、疼痛刺激等有关。

20 世纪六七十年代，国内外普遍使用 2% 普鲁卡因肾上腺素做口腔局麻，文献报道晕厥发生率在 2.5% 左右，下牙槽神经阻滞麻醉最高可达 10%，并将晕厥的原因归咎于精神紧张、空腹低血糖等。

笔者对此曾做过临床研究，发现局麻晕厥同麻药中肾上腺素含量过高关系更大。用 2% 普鲁卡因肾上腺素（肾上腺素含量为 1∶40 000）做各种口腔局麻，晕厥发生率为 3%，略高于文献报道。注射部位以下牙槽神经注射发生率最高，上牙槽神经注射次之，浸润麻醉最低；女性 31~40 岁年龄组显著高于男性及其他年龄组。此后，采用利多卡因—普鲁卡因肾上腺素混合麻醉剂，将肾上腺素含量调到 1∶120 000，晕厥发生率降至 0.2%，后又将浓度调至低于 1∶150 000，晕厥发生率已降至零，这充分说明：肾上腺素含量过高是口腔局麻晕厥的主要原因。

人体有三种作用不同的神经，分别称传入神经（afferent nerve, centripetal nerve，感觉神经）、传出神经（efferent nerve，运动神经）和自主神经（autonomic nerve）。传入神经的功能为感知各种外界刺激；传出神经的功能为支配各种肌肉活动，这两种神经的中枢均位于大脑皮层，传出神经受人的意识支配。自主神经又分为交感神

（sympathetic nerve）和副交感神经（parsympathetic nerve，又称迷走神经），其中枢在脑干，主要支配心血管、胸腹部空腔脏器、眼睫状肌及腺体的活动，两者功能相反，相辅相成共同维系上述器官活动的平衡。自主神经活动不受意识支配，主要与精神因素及机体代谢有关。

肾上腺素是交感神经的传导介质（conductive medium，递质），内源性肾上腺素由肾上腺髓质分泌，交感神经兴奋时肾上腺素分泌增加。

有人研究认为：人体在恐惧、激动、欢乐、寒冷、剧烈运动、疼痛等状态下，可产生比平时大几十倍甚至上百倍的肾上腺素。部分牙病患者在治疗前就有恐惧心理，注射时疼痛刺激又加重心理紧张程度，内源性肾上腺素急剧增多，此时若注入含肾上腺素较多的局麻药，尤其是误注入血管，会提高交感神经的兴奋性，机体出现心跳加快、心肌收缩力增强、皮肤及内脏小血管收缩、周围阻力加大。上述变化会使收缩压急剧上升，从而刺激主动脉弓压力感受器，在中枢神经的调节下，反射性的兴奋迷走神经（减压反射），进而出现全身系统的一系列反应：① 抑制心脏传导系统——心率减缓；心排血量骤减——血压下降；②脑供血不足——出现头昏、意识模糊甚至意识不清；③ 胃肠平滑肌紧张性增强——出现恶心呕吐；④胰岛素分泌增强——糖原代谢加快而出现低血糖症状；⑤睫状肌收缩——瞳孔缩小；⑥逼尿肌收缩——出现尿急感（图 21-1）。但由于皮肤血管及汗腺没有迷走神经支配，因此，患者此

时仍表现为面色苍白、四肢冰凉、全身出汗等交感神经兴奋症状；而心脏的心室肌亦没有迷走神经或仅有少量纤维。因此，晕厥发生时虽然心率减缓，但心脏收缩力仍增强的不协调征象。据此可以推断：晕厥实际上是交感神经与迷走神经两者均过度兴奋（失调）的一种综合征。

根据笔者观察，其他原因引起的晕厥大多表现为缓脉，脉搏较弱或正常，注射含肾上腺素浓度过高麻药所致则脉搏缓而强，此点与过敏性休克的脉搏快而弱截然不同。

有研究证明：动物经注入一定量的肾上腺素后出现心率加快、血压上升（主要是收缩压，舒张压不变或稍降），随之心跳变慢，血压下降、正常或稍低。但如切断动物的迷走神经或预先给阿托品（降低迷走神经兴奋），这种心跳减慢的作用即不再出现，说明心跳减慢是由反射作用所致。

有人认为，下牙槽神经注射晕厥发生率高可能同药液注入静脉有关，因而主张以较慢的速度推药。正常人对肾上腺素的耐受量为 32 μg/mL 的静脉输注率，即含肾上腺素 1∶80 000 的局麻液以 1 mL/20 s 的速率推注，即使注入静脉也较安全。目前，国内牙医有使用斯康杜尼作阻滞麻醉，该药肾上腺素含量为 1∶100 000，虽然含量稍高些，操作得当还是比较安全的，但如不注意操作，也有可能误注入静脉。推药前尽管有回抽，但有的可因注射时针尖不自主的移动，或回抽时用力不当未能出现回血而注入静脉。

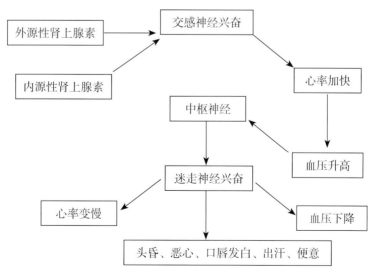

图 21-1　局麻晕厥原因示意图

人体心血管系统对肾上腺素高度敏感，下牙槽神经附近的血管直接回流到颌下静脉、颈静脉、上腔静脉，并很快进入心脏。由于回流路径短，肾上腺素吸收后在血液中难以被单胺氧化酶所代谢，因而容易产生心血管系统的一系列症状，患者可出现心慌、心悸乃至晕厥。上牙槽神经注射的药液吸收后，随静脉血液循环要经过内眦静脉、眼静脉、脑静脉窦再下行至颈静脉，其回流路径相对较长，进入心脏时部分肾上腺素已被儿茶酚氧位甲基转移酶（catechol-O-methyltransferase，）和单胺氧化酶（monoamine oxidase）所代谢。这也可以解释为什么采用同样浓度局麻剂，下牙槽神经注射晕厥发生率比其他部位高。

（二）晕厥的诊断与鉴别诊断

局麻晕厥多出现在注射麻药时或注射后 1min 内，患者有"难受感"，随之出现头昏、恶心、口唇发白、全身出汗、四肢冰凉等症状；严重者还会出现呼吸困难、意识模糊或短暂的意识丧失。检查绝大部分病例呈缓脉，但心音强，血压正常或稍下降。上述症状一般在 1~2min 内可自行恢复，少数患者可持续数分钟至数十分钟不等。

上述部分症状与过敏性休克的早期症状近似，究竟是晕厥还是过敏性休克？当务之急是诊断必须明确，才能采取合理的处置措施。因为，过敏性休克是特危急病症，必须在 5min 之内用上抗过敏、抗休克（包括肾上腺素）药物，否则就难以抢救成功；而晕厥则禁用肾上腺素类药，这两种截然不同病症的治疗，用药不当也会产生截然不同的结果。因此，鉴别诊断是非常重要的。

晕厥为突发的一过性症状，1~2min 内即可好转或不再加重；过敏性休克发病虽然也急促，但呈渐进性加重直至休克。虽然口腔局麻药发生过敏性休克是极其罕见的，但仍应高度警惕。一旦患者在注射麻药时或注射后出现上述症状，最简单快捷的方法是检测脉搏，脉搏缓而强是局麻晕厥的典型表现，脉搏快而弱甚至摸不到，是过敏性休克的症状之一。当然，有条件还要进行血压及其他方面的检查。

晕厥与过敏性休克、麻药的其他反应鉴别诊断及处理见表 21-1。

（三）晕厥的防治

虽然绝大多数晕厥对患者没有大的危险性，但对患者的心理及诊疗工作仍可造成一定的影响，故应积极防治。

1. 预防 麻药中加入肾上腺素是为了延长麻醉时间及增强麻醉效果，但过高浓度的肾上腺素

表 21-1　口腔局麻常见并发症鉴别诊断及处理

并发症	发生原因	发生时间	自觉症状	检查结果	处理方法
过敏性休克	过敏体质	注射中或注射后	胸闷、喉头阻塞感、呼吸困难、心慌、皮肤瘙痒、四肢无力、全身麻木	神志淡漠→神志不清、呼吸急促、脉细弱，血压显著降低→测不出，面色、口唇苍白或发绀、皮肤冰凉	立即肌注肾上腺素、苯海拉明或异丙嗪，地塞米松 10mg 加入 5%~10% 葡萄糖注射液静脉注射，5% 葡萄糖盐水建立静脉通道
晕厥	精神紧张、肾上腺素含量过高或注入血管、低血糖等	注射前、中、后均可发生，但以注射中多见	难受、头昏、胸闷、四肢无力、恶心，严重者呼吸困难。	神志清楚或模糊，严重者有短暂意识障碍，口唇发白、出汗、皮肤冰凉、单纯晕厥脉缓而弱，肾上腺素含量过多所致脉缓而强，血压正常或稍降低，以收缩压为主	平卧、解开衣领，保持呼吸道通畅，轻者喝温开水，严重者按压人中，静脉注射 25%~50% 葡萄糖注射液，持续时间长者皮下注射阿托品 0.5mg，禁用儿茶酚胺类药物
利多卡因反应	药物注入血管或推注过快	注射后期或注射后	头昏、眼发黑、四肢无力、恶心等症	一般无阳性体征，严重者有短时间血压降低	一般不需处理，严重者可平卧休息
肾上腺素反应	配比浓度过高或注入血管	注射后期或注射后	心慌或心悸	面色正常或潮红，脉快而强，短时间内可有血压升高（收缩压）	一般不需处理，1~2min 后即可恢复正常

不但对心血管患者使用不安全，也会增加晕厥的发生率。此外，药液直接注入血管也是导致晕厥的一个直接原因。因此，阻滞麻醉麻药中肾上腺素的含量应控制在1∶150 000以下，且在推药前应注意回抽，观察有无回血，推药的速度不应过快，在推至一定剂量后可再次回抽，以防止针头移动误入血管。此外，患者如空腹就诊，应嘱其先进食或喝饮料后再麻醉；精神紧张者要做好术前的思想工作，在检查及注射时动作应轻柔，以减少人为的刺激，必要时可先予以口服镇静剂。

2. 治疗 虽然绝大多数晕厥不会有严重后果，但仍应注意处理方法，一旦患者出现晕厥症状，首先应将座椅放平，解开衣领保持呼吸道通畅，轻者给温热开水喝即可逐渐恢复，神志不清者按压或针刺人中。若为低血糖（脉缓而弱）所致可予以50%葡萄糖静脉注射或糖水口服。缓脉持续时间较长者可皮下注射阿托品0.5mg，禁止使用肾上腺素、麻黄素等儿茶酚胺类药物。

二、心、脑血管疾病恶化

口腔局麻导致心、脑血管疾病恶化，也是一种极其严重的并发症，虽然发生率较少，但后果严重，常会导致患者生命危险，故要引起高度重视，尤其是医疗条件较差的基层，更应注意这方面的问题，以防范医疗事故的发生。

部分中老年患者有潜在的心、脑血管疾病，尤其是医疗保健较差的农村，患者对自己所患疾病未能意识到。人体对肾上腺素具有高度敏感性，注入少量肾上腺素都会引起心血管机能活动增强，尤其是直接注入血管。牙病患者诊疗时的紧张、恐惧、疼痛等都会使内源性肾上腺素成倍增加，若使用肾上腺素含量高的麻药，一旦注入血管就有可能使心血管机能活动加剧，严重者可直接导致高血压危象（hypertensive crises，收缩压＞200mmHg或舒张压＞120mmHg）、脑出血、心律失常、心肌梗死等急危重症的发生。

预防方法主要是在局麻前注意询问患者系统疾病史，对某些未控制到一定水平的高血压、冠心病患者不宜使用含肾上腺素浓度高的麻药，尤其是传导麻醉更应慎重，必要时先测量血压或心电图检查，有条件的可在心电监测下实施麻醉与治疗。使用利多卡因与肾上腺素混合剂调配应掌握好比例，阻滞麻醉应把比例调到1∶150 000以下（1∶300 000以上均有效），至少不能高于1∶100 000的浓度，任何误配或比例不当，都有可能酿成事故。注射时要注意回血，推药时速度要缓慢，针尖位置应固定牢靠。

局麻注射后患者如出现脸色苍白、心悸、心慌、呼吸困难、大汗淋漓、意识模糊或意识不清等症状时，一定要注意检查血压、心率，明确诊断，必要时请内科医生会诊。在没有明确诊断之前，千万不能轻易用药，尤其是肾上腺素类（儿茶酚胺）药物，否则将会火上浇油，使原有的心血管疾病急剧恶化，甚至危及患者生命。

三、过敏反应

局麻过敏反应有迟缓型和速发型两种。

速发型反应虽属罕见病症，但病情凶险症状危重，多出现过敏性休克症状，患者在注射后出现喉头阻塞感、面色苍白、胸闷气促、阵发性皮肤瘙痒等症状，继续发展则出现呼吸困难、神志淡漠或神志不清、肌肉抽搐、四肢冰凉；检查心率快、心音弱、血压下降甚至测不到。

对速发型过敏症状一旦出现，应分秒必争的抗过敏、抗休克治疗，并请内科医生协同抢救。首先应肌肉注射肾上腺素1mg，并建立静脉通道，5%葡萄糖盐水250mL加入地塞米松10mg、苯海拉明50mg静脉滴注；10%葡萄糖酸钙10mL加50%葡萄糖溶液40mL缓慢静脉推注，呼吸困难者予以吸氧，并肌肉注射尼可刹米（nikethamide）、洛贝林等，血压低可加入间羟胺（aramine）10mg或多巴胺（dopamine）20mg滴注。

迟缓型过敏反应于注射后数小时至数日出现，其症状主要为血管神经性水肿，患者的口唇及颜面部肿胀，身体的某些部位出现瘙痒、荨麻疹、紫癜、皮肤起水疱等。

治疗可用苯海拉明25mg，每日3次；泼尼松5~10mg或地塞米松1.5mg，每日3次；10%葡萄糖酸钙10mL加50%葡萄糖溶液40mL缓慢静脉注射，每日1次。

局麻过敏反应虽极少见，但仍应予以高度重视。对普鲁卡因的皮肤过敏试验，由于容易出现假阳性或假阴性，因此，注射前是否做过敏试验，各教科书及医疗单位都没有统一的规定，只能根

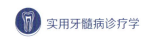

据具体情况而定。

《新编药物学》第13版认为：利多卡因与普鲁卡因局麻前，应注意询问患者是否有过敏体质及过敏史，但未要求全部做皮试。因此，在使用这两种麻药前，一定要询问有无过敏史，只有在得到否定后才能注射。

进口麻药必兰说明书虽然没有要求做过敏试验，但国内仍有多篇过敏病例的报道，使用前也要注意询问过敏史。

四、血肿

常见于上颌结节注射，为注射针头刺破小血管所致。在上颌结节注射区的外上方分布有丰富的翼静脉丛，注射时如进针未靠近骨面或过于上后方，就容易刺破小静脉而发生血肿；针尖弯曲呈钩状，或注射时动作粗鲁也会损伤小静脉造成血肿。

血肿一般发生在推药时，可见相应颌面部有明显的肿胀，发展速度较快。此时应停止注射并拔出针头，术者可用手掌按压肿胀处数分钟，再用冰水冷敷以减少出血量。

血肿一般在1~2d后即可逐渐消退，此后在面颊部会出现皮下紫色瘀斑，可用热敷促进吸收，一般情况下不需要药物治疗。但应向患者解释清楚，使患者打消不必要的疑虑。

五、其他并发症

1. 注射部位感染　局麻2d后如注射部位仍出现疼痛、红肿及压痛等应视为感染。

注射部位感染多由于消毒不严、麻药中混进杂质或注射器未达到消毒效果等原因；亦可见于严重糖尿病患者。因此，在局麻前应注意询问病史，有糖尿病史或可疑糖尿病者应先行血糖检查，一旦发生感染应检查血常规，并酌情使用抗生素。

在行局麻前应严格消毒注射部位，使用的一次性注射器必须是由正规厂家生产的合格产品，抽取麻药时应防止安瓿碎末或其他异物混入，注射前避免针头接触未经消毒的部位或其他物品。在作传导麻醉时应将唇颊、舌等牵拉开或压住，以防止其触及针头将细菌带进注射部位。

2. 神经损伤　多见于下牙槽神经麻醉，因注射针头刺伤神经或麻药中混入酒精等药。

下牙槽神经损伤的症状为：麻药退后仍出现口唇麻木、感觉异常等症。一般在数天后可自行恢复，但个别损伤严重者恢复较慢甚至不能完全恢复。

上述症状观察数日仍不能恢复者，可给予神经营养药及扩血管药治疗，如维生素 B_1 注射液100mg、B_{12} 注射液 500μg 肌注，每日 1 次；甲钴胺（弥可保）2mg 口服，每日 3 次；地巴唑 10mg 口服，每日 3 次；也可用红外线等物理疗法。

3. 一过性症状　极个别患者局麻后会出现暂时性视力模糊（上颌结节注射）、暂时性面瘫（下牙槽神经注射）。主要原因为进针角度不正确，麻醉周围其他神经所致。此外，极个别患者还会出现一过性腰痛等症状。上述症状一般不需要特殊处理，待麻药消退后即可恢复，但应向患者解释清楚以消除疑虑，使患者能继续配合治疗。

第2节 治疗术中并发症防治

去髓术及根管治疗术如操作不慎或其他因素的影响，可发生某些意外的并发症，应充分认识并加以防范。

在操作中要严格按照规程及方法要领，精细完成每一步骤，使各种并发症减少到最低限度。一旦发生意外的并发症应妥善处理，尽可能减少患者痛苦及精神负担。

一、根管器械误咽、误吸

手持扩大针或根管锉有时因操作不慎或其他原因滑脱，个别情况下会被患者误咽入消化道或误吸入呼吸道。误咽、误吸是严重的医疗过错，如处置不当还可酿成医疗事故，应予高度重视。

（一）误咽、误吸的原因

误咽、误吸的发生，既有患者本身的因素，也有医者的主观原因，常见于以下几种原因。

1. 操作方法欠妥　任何轻率粗鲁的动作都有可能使手持器械滑脱，或从根管中弹向口咽部，从而造成误咽或误吸。

2. 对手持根管器械滑脱缺乏警惕性　操作时注意力不够集中，对可能发生的意外缺乏警惕性等。常见于以下几种情况：①患者在受到疼痛刺激时突然挣扎；②因刺激使患者突然出现恶心、呛咳后继之突然吸气；③儿童患者因拒绝治疗而哭闹；④针柄被唾液沾染打滑；⑤戴手套操作手指灵敏度降低。

3. 操作时间过长　后牙因根管数目多而复杂，其位置又不利于操作，在清理或扩大根管时往往需要大张口，如时间较长患者容易出现吞咽反射，此时如手持根管器械滑脱掉入口腔，最容易被误咽或误吸。

4. 患者头位过分后仰　头位后仰可使口腔与咽喉形成上下垂直通道，一旦手持根管器械滑脱即可直接掉入咽喉，尤其是咽部较宽大者更要提高警觉。

5. 局麻丧失知觉　下牙槽神经麻醉拔髓，有的可扩散到舌神经，患者一侧口底黏膜（包括舌根部）麻木，对掉在口腔中的根管器械失去知觉，尤其双侧下牙槽神经麻醉时，容易误咽或误吸。

（二）误咽误吸的处理

扩大针误咽可滞留在咽喉部的梨状窝，或通过食管吞进胃内；误吸则可滞留在 Ⅱ～Ⅲ 级支气管。人体内脏感觉神经的特点是：对牵拉翻动比较敏感，而对烧灼及刺、割均不敏感。因此，在误咽误吸各种锉、针后，患者一般无异常感觉。

对治疗中一旦出现扩大针滑脱且未能找到，应立即送患者到放射科透视，以证实根管器械是否进入消化道或呼吸道，在确定位置后摄片，并请相关科室会诊。

对滞留于梨状窝或支气管者应请五官科夹取。确定误吸在支气管的还可尝试倾倒咳嗽的方法，即让患者俯卧床上，上身从床沿下垂，术者拍打背部，嘱其咳嗽数次，有可能使器械能随咳嗽排出。此法源自外科异物吸入气管排出法，用于口腔器械误吸原理相同，因无创伤及危险性，值得一试，不成功再转科。

对进入消化道者可采取措施促使其随粪便排出。可嘱患者进食多纤维食物，如笋干、韭菜、芹菜等；忌用泻药及促使胃肠蠕动的药物，勿挤压腹部及避免剧烈活动。

手持根管器械在消化道停留一般在24h左右，如刺入胃肠黏膜则延长排出时间，应留观、卧床休息，每日透视一次以观察针的动向，在确定针移入结肠后，应将患者大便置器皿中冲洗，直至看到排出的器械为止。

如手持根管器械滞留在消化道的某一部位，可试服中药矿物铜加上述多纤维食物。即使针尖刺入消化道壁，一般在数天后针眼溃疡即可脱落。因此，除非有消化道穿孔症状和体征，切勿轻易采用手术取针，以避免给患者造成不应有的痛苦。手术取针对患者造成的创伤，即可构成医疗事故，故应慎重。此外，如果针刺入胃壁或结肠壁较深不易脱落，亦可请消化科利用消化道内窥镜取出。

（三）误咽误吸的预防

1. 在卧位治疗后牙时应尽量将患者头部偏向一侧，避免患牙与咽部成垂直线，以防止根管器械脱落直接掉在咽部，必要时应采取坐位治疗，对咽部宽大者更应重视采用这一措施。

2. 清理及扩大根管时应集中精力，随时准备应付可能出现的情况，使用手持根管器械操作时，应始终坚持"手不离针"的原则。操作中如确需观察针的位置或带针拍片，应使针确实进入根管，并有一定的深度及楔力才能放手。操作时手法应轻柔，同时应采取各种措施防止器械滑脱，如针柄沾染唾液打滑应先擦干再操作，亦可将较光滑的塑胶针柄用砂片磨几道纵向浅沟，可减少光滑度。初学者最好使用安全链或用线拴于针柄上，一旦滑脱就不会被误咽误吸。

3. 尽量避免单诊次同时完成多个牙的治疗，以防止术者手指疲劳灵敏度下降导致针滑脱，也能防止患者因张口疲劳出现深吸气或吞咽反射造成误咽误吸。戴手套可使手指灵敏度降低，在后牙行手持器械操作时应特别谨慎。下颌后牙去髓术应避免双侧同时阻滞麻醉，防止舌神经全部麻醉失去知觉，器械掉在舌背毫无感觉，从而导致误咽误吸的发生。

4. 大多数儿童对牙科治疗有恐惧感及抵制行为，在牙病治疗前应做好思想工作，争取其配合治疗，对哭闹者不可强行使用手持器械操作，以防止意外。

5. 手持根管器械滑脱如掉在口腔前部，可让患者吐出或取出；一旦掉在口腔后部，应迅速用左手将患者头部前推使其低垂，右食指轻压患者舌根部令其吐出，切勿使用镊子夹取，否则，更容易使器械被吞下。

6. 有条件应使用橡皮障，这不但有利于其他

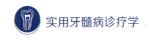

操作，对预防误吞误咽也有重要意义。

二、根管器械分离

根管器械操作时折断在根管中过去称断针，现称其为器械分离（separated instrument），是去髓术及根管治疗中最常见的并发症之一。器械分离在根管的中上段，造成根管阻塞，影响根管预备及其他治疗程序的进行；分离在根管的下段取出困难；有的甚至超出根尖孔，更会造成根尖周组织创伤或炎症，导致患牙不得不拔除。因此，正确认识器械分离的原因及预防措施，并掌握分离后的处理方法是牙医必须要掌握的知识。

（一）器械分离的原因

各种根管器械反复使用会使金属疲劳易折，最常见的是扩大针，无论是手用还是机用，如在细小弯曲的根管中强行扩大，可使末段螺旋疲劳、形变、断裂乃至折断。拔髓针、超声荡洗锉、根管锉、机用扩大针及机用镍钛根管锉等器械，如久用导致金属疲劳，或因使用不当亦可折断。

临床上最常见的器械分离当属不锈钢扩大针，易折断的多为较粗型号的，其原因可能为硬度高不易变形，发生疲劳出现裂纹也不易发现，使用次数多就会发生折断。器械分离最多发生的牙位是根管细小弯曲的磨牙根管，这可能与此类根管对器械运转时产生较大的卡抱力有关，卡抱力使旋转的器械超出其耐受力而断裂，尤其是金属经过多次高温消毒脆性增加。

（二）处理方法的选择

一旦发生器械分离，应常规摄X线片观察断针的位置，要根据器械的种类、牙位、深度、根管粗细、设备条件及工作经验等做出全面评估，选择合适的处理方法，并与患者充分沟通，最后才能决定治疗方案。

断针的治疗方法有多种，如断针取出、遗留断针旁路疏通治疗、根尖外科手术取出、意向再植术取出等。

就断针取出来说，折断于近根管口1/2处的断针较易取出，近根尖1/3处较难取出；粗直根管较易取出，细弯根管较难取出；断针较短易取，断针长的难取；大锥度比标准型扩大针易取，H锉及拔髓针最难取出。

断针取出需要术者有一定的临床经验，有较多的时间和较大的耐心，根管显微镜对断针取出有很好的作用，但也只能针对中上段断针，根尖段的成功率较低。有的断针取出需锉除周围较多的牙本质，才能提供有效的间隙，这使根管壁变薄而埋下根折的隐患，尤其是牙根薄扁且胎力较大的磨牙，而牙根粗大的上前牙及下前磨牙则影响较小。因此，要根据牙根形态权衡利弊选择方案，对有把握的、破坏牙本质少的病例可以选择取针，否则应选择旁路疏通治疗，遗留断针作为根充物的一部分，据有关研究认为，对治疗效果影响不大。对于无法取出断针的患牙，可以采用根管外科倒取针或开槽取针；不便手术的磨牙还可以采用意向再植术取针或倒充填埋针。对超出根尖孔的断针，是采用根尖手术取出还是采用意向再植术取出，要根据牙位、牙齿缺损程度及术者的技术水平而定。例如，单根的前牙或前磨牙，采用意向再植术取针可能要比根尖手术取针容易得多；而骨质已破坏较多的慢性根尖周炎患牙，采用根尖手术可能会更容易，也更安全些。

对于位置靠后且牙槽骨较厚的磨牙，根尖手术困难较大，意向再植术取针是更好的选择。

（三）断针的处理方法

1. 断针取出 器械折断在根管中的取出，国内外学者曾研究采用多种方法，包括设计各种器械，使用化学药物或电解法，超声波取针及根管显微镜取出等。这些新技术对断针取出有一定的作用，但由于各种原因，有的方法还难以普遍推广。目前公认最好的方法是根管显微镜下取出，可以在直视下操作，但对个别磨牙复杂根管也难以取出，尤其是近根尖处器械分离。

断针旁扩孔后超声根管锉震荡也是一种较好的方法，可使部分断针成功取出。超声波取断针的方法是：①取小号扩大针用手法在断针一侧打开一通道，深达折断器械长度的一半以上；②用H锉沿断针周围扩锉，宽度达断针周径一半以上；③在超声波转换头上装15~25号超声锉，并将输出功率和水的开关开到较大位置；④超声锉伸入通道后打开开关，末端与断针旁侧接触并作上下移动，使断针震荡松脱并随水流漂出。

打开通道是取针成功的关键，对于粗而直或横径非圆形的根管一般不难，难的是与折断器械紧嵌的后牙根管，断针与根管壁之间几乎无缝隙，需要用小号且针尖锋利（临时打磨）的扩大针，从根管上段的不同角度探查，找到断针与根管壁之间的缝隙楔入，然后慢慢地向纵深下扩，但要注意避免侧穿，扩到一定深度，必要时可带针摄片，以观察是否偏离。如未偏离亦可先用 8~10 号 K 锉逐渐向纵深贯通，再用扩大针逐号扩大，配合使用 H 锉或 K 锉，尽可能使通道形成横径呈新月形环绕断针。

需要指出的是：超声锉一定要深入到扩开的沟槽，切忌锉与断针顶端接触，否则只会越震越深，使取出更加困难。

对位于根管口的断针，可试用镊子或蚊式止血钳夹取，并采用摇晃及逆时针旋转的方式使断针松脱。如嵌入较紧，亦可试用细圆锥形高速车针适当作环绕式扩大（前牙残根），但应注意不要向断针侧施力，否则将被磨断更难取出。

2. 断针旁路疏通治疗　确定断针在根管深处但未超出根尖孔，经采用其他方法未能取出者，可采用打开旁侧通道，继续完成去髓术及根管治疗的其他步骤，遗留断针成为根充物的一部分，

长期包埋在根管中，一般不会影响治疗效果（图 21-2）。

旁侧贯通根管的方法与上述断针取出相同，不同的是要贯通根管的全长，直达根尖狭窄处，然后再完成扩大、冲洗、消毒及根充的各个步骤。

旁侧贯通根管应选用新的扩大针，向根尖深入时应小幅度来回旋转，以防止变形折断，使治疗处于更加被动的局面；也可直接用机扩镍钛疏通锉疏通，小号成形锉完成根管预备，详见第 15 章。

对于根管细小弯曲难以扩大者可采用封 FC 治疗，然后再用塑化液充填。如为活髓未拔出亦可采用封失活剂后作干尸术。总之，尽可能地采用各种方法治疗，使患牙能够保留。

3. 根尖倒取针或开槽取出　对于断针超出根尖孔进入根尖周组织，采用根管内取出是不可能的，包括根管显微镜下也难以成功。为了保住患牙，有条件可以采取根管外科手术，局麻下去除根尖部分牙槽骨以暴露根尖，根据情况做倒取针或开槽取针（图 21-3）。但本法仅适用于方便手术的前牙、前磨牙及上磨牙近中根，对骨质较厚或不

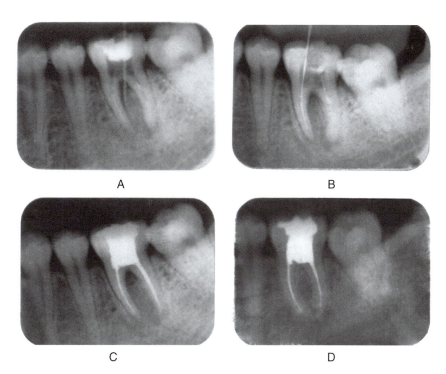

A　　　　　　　　　　　　　B

C　　　　　　　　　　　　　D

图 21-2　断针遗留旁路贯通治疗病例
A. 治疗前 X 线片。B. 旁侧贯通根管。C. 根管充填后。D. 7 年后复查 X 线片。女性患者，20 岁。个体诊所治疗髓底穿通，近中颊根管扩大针折断，外院建议拔除。经扩大针从断针旁侧贯通根管，重新根管治疗，髓室底银汞合金修补，术后症状消失，咀嚼功能良好。本例已跟踪随访 16 年

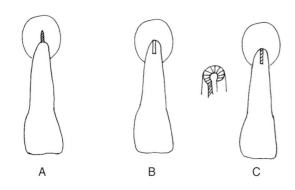

图 21-3 断针超出根尖孔的开槽取出示意图
A. 前牙断针超出根尖孔。B. 根尖开槽取出断针。
C. 充填沟槽

便操作的磨牙不适用。

4. 意向再植术处理断针 对断针超出根尖孔而又不便施行上述手术的患牙，还可以采用意向再植术。即在局麻拔牙后倒取针，或将根尖的一侧钻磨一小沟槽，取出断针后用 MTA、玻璃离子水门汀或银汞合金充填，然后再植回原牙槽窝，并酌情用树脂类材料固定（下后牙不需固定），两周后拆除固定材料观察患牙情况（图 20-4）。

采用本方法成功的关键是患牙在口外停留时间不能太长，拔除后应在 10min 内完成钻磨、取针、充填及植回，以减少牙周膜失水造成牙根吸收的可能。对于较长的断针或根管细小取出困难，也可直接包埋在根管中，只要沟槽及根尖孔封闭严密，日后对根尖周组织就不会造成不良影响。

本法也适用于断针接近根尖孔，经旁路治疗效果不佳的患牙。

（四）断针的预防

无论断针取出或遗留治疗，虽然大多数不影响去髓术或根管治疗的效果，但给患者及术者都增加不少麻烦，占用许多诊疗时间，有时可能还会影响疗效。因此，应积极采取预防措施，尽量避免断针的发生。

韦曦提出预防器械分离要从以下三个方面入手，一是要加强对根管解剖的认识；二是要掌握器械的性能；三是要遵循根管预备的技术规范。

在使用扩大针前应检查是否有生锈或螺纹形变，如在末端小部分形变可将其截除磨改，用于后牙探查根管口或乳牙使用，如形变长度过多则应丢弃。

在扩大根管时应根据根管粗细选用不同型号的扩大针，对细小的根管应逐号扩大，不能越号使用。对弯曲根管采用手持扩大针应先预弯，并采用平衡力法，即顺时针转半圈再逆时针转大半圈，逐渐向下深入，阻力越大转的幅度越小，并配合使用 EDTA 凝胶，可起到一定的润滑作用。扩大针在旋转 2~3 次后即抽出检查，若有形变应及时更换。据有关文献介绍，机用大锥度镍钛扩大针一般只能使用十多次（根管数），对弯曲根管使用寿命就更短，弯曲度较大者使用一两次就应弃用（软锉除外），否则就容易折断。对细小弯曲的后牙根管预备，应尽量选用软质镍钛锉，对预防器械分离有较大的优势。

三、髓室侧穿及底穿

髓室穿孔包括髓室壁侧穿及髓室底洞穿。侧穿是指开髓时误伤一侧髓室壁，使髓室与冠外相通。洞穿是指髓室底穿孔与根分叉下方牙周组织相通，多见于开髓不当误伤；亦可因严重龋坏时

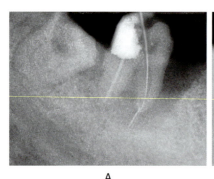
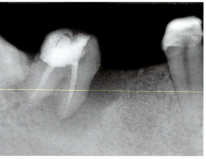
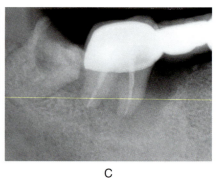

A   B   C

图 21-4 意向再植术取断针 X 线片
A. 近中根管器械分离。B. 意向再植取断针后根充片。C. 完成固定桥修复。女性患者，45 岁。47 近中根管扩大针折断并超出根尖孔。采用意向再植术取针，观察 1 个月后患牙稳固，完成根管充填及固定桥修复（45-47）。术后 6 年电话随访咀嚼功能良好

去龋后所致。

（一）髓室穿孔的原因

髓室壁侧穿多发生在上前牙唇侧，上颌前磨牙及磨牙近远中侧。其原因是术者对牙体解剖不熟悉或经验不足；亦可见于工作粗疏，开髓点选择不当或开髓时钻针偏斜，钻磨至一定深度未能开通髓腔，而又未能及时纠正钻的方向。在后牙，尤其是第二、三磨牙，因开髓道不利于直视，往往在开通髓腔后因找不到根管口，未分析原因即盲目加大斜度向近中侧扩展；也可因个别牙解剖特殊，牙颈部缩窄而髓腔壁较薄。例如，有重度磨损的上颌前磨牙，开髓时钻的方向稍偏斜即可产生旁穿。此外，磨牙前倾移位后如果殆面磨损，在开髓及寻找根管口时很容易产生错觉，误将近中壁磨穿。轻微旁穿形成的洞眼又容易误认为根管口，若用扩大针插入沿牙周膜深入，在牙根与骨壁间形成的摩擦感与在根管中相似，死髓牙在扩大针插入后可因渗血较多或患者有痛感而发现；局麻去髓术则不然，可因患者对牙周失去知觉而误判误扩。髓室底洞穿可见于严重龋蚀去龋，也可见于初学者开髓不慎所致。尤其是老年人严重磨损的磨牙，因髓底与髓顶距离较近，开髓时落空感不明显，若估计不准而盲目下钻则可使髓室底穿；穿孔后有血液渗出，经验不足者还可误认为是根管口。

扩大针是否误入旁穿的髓壁或洞穿的髓底，带针摄 X 线片即能确定。因此，在根管预备时如有出现渗血不止，应带针拍片观察，以便及时纠正错误。

（二）髓室穿孔的修补

对髓室壁侧穿或髓底洞穿均可采用封闭的办法将其修补，使去髓术或根管治疗能继续进行（详见第 19 章）。

（三）髓室穿孔的预防

髓室穿孔多发生在髓腔钙化变小的患牙，人为的髓室穿孔大都是由于对牙体的解剖不熟悉或工作粗疏所致。因此，术前摄 X 线片了解髓腔及根管形态是很重要的，对邻面接触点以下龋的患牙应了解龋洞大小、龋洞与髓腔的关系等情况；对严重磨损的患牙，应熟悉髓顶与殆面的距离，以决定开髓的深度。

初学者在后牙开髓时，钻至一定深度应先冲洗窝洞，并用气枪吹干，观察窝洞中牙体颜色是否改变，以判断髓顶是否揭开。通常情况下髓室底呈褐色，具有与牙本质明显不同的色泽，不能因为没有"落空感"而继续向深层钻磨，这样就容易造成髓底损伤甚至穿孔。

上颌前牙开髓点应选在舌嵴的上方而不能偏切缘，否则找不到根管，还会导致髓腔唇壁损伤。开髓初始车针与牙长轴交角呈近 90°，磨至牙本质层应逐渐转至与牙长轴近平行的角度，这样就不会导致唇侧壁损伤，也有利于根管口的寻找。上颌前磨牙颈部近远径明显小于颊舌径，开髓时车针应与牙长轴保持一致，到一定深度若方向偏近远中侧，容易导致髓壁损伤乃至侧穿。下颌切牙髓腔体积小，开髓应选用细车针，较粗的车针开髓至髓腔时不易获得落空感。

开髓在钻磨至一定深度时若没有落空感，可用磨改小号短扩大针探查，并注意检查开髓孔的方向是否偏斜，若有偏斜应及时纠正。

对于不能在直视下寻找根管口的后牙，应在吹干窝洞后借助口镜或内窥镜，观察髓腔打开情况及根管口分布情况。不同的牙病根管口所呈现的颜色也有差别。例如，有的死髓牙根管口有明显凹陷及颜色改变容易观察到，而活髓牙及部分有腐质等堵塞根管口则难以辨认，只能借助扩大针沿髓室壁慢慢探查。不能探到预定数目的要分析原因，如为髓顶揭除不够可用球钻修整，经验不足者忌用长车针盲目扩大开髓孔，更不能随意改变钻磨方向，否则将导致髓壁损伤乃至侧穿。

四、根管台阶形成

扩大根管时器械偏离根管，使根管壁损伤形成的阶梯称台阶；发生台阶后未加纠正，器械继续前进并穿通根管壁称侧穿或根管壁旁穿（root canal perforation），多发生于弯曲细小的根管采用大号器械强行扩大者。

1. 台阶形成的原因　台阶形成主要有以下几个原因：一是选择的主尖锉太粗，在阻力较大情况下仍继续下扩，且与根管方向偏移，下扩的针尖插在根管壁，力的作用就形成台阶；二是根管弯曲术前未发现，亦未对根管器械采取预弯，器械未能循根管形态前行，在进入弯曲根管的肘部受阻而形成台阶；三是过分强调微创开髓，开髓洞壁与根管呈斜线，容易导致根管上段形成台阶。

2.台阶形成的后果 台阶一旦形成，若不能采取有效措施，将使根管预备达不到工作长度，台阶下段的感染源难以清除，根管治疗也就无法达到预定的目的。

3.台阶形成的处理 一旦出现台阶形成，应先将根管上段扩大，并换用小号扩大针或 K 锉，根据根管弯曲度将器械预弯，并改变进针方向寻找能越过台阶的通道，当扩大针能顺畅通过时，可向根管壁反复上下提拉以消除台阶，然后再逐号扩、锉完成根管预备（图 21-5）。目前，根管显微镜是处理台阶形成最好的仪器，可以在直视条件下完成各种操作程序，顺利完成根管预备。

对无法疏通的根管，亦可采用封药的方法试治疗，有些病例亦可取得良效。例如，麻醉去髓的下段残髓存在，可用棉捻蘸失活剂暂封，失活后再封 FC 1 周，使残髓干化；死髓牙根管则直接封 FC 5~7d，杀灭腐质中的微生物，然后再充填根管上段。

死髓牙扩根时，在扩大针未达预定深度患者有痛感，且棉捻伸入探查有不易吸尽的血性渗出液，此种情况则可能已发生侧穿。为明确诊断，可带针摄 X 线片。一旦确诊侧穿，如能重新贯通根管，可用氢氧化钙暂时充填根管，并适当加压使氢氧化钙能充满穿孔处，观察数日后如无症状再行根管充填；亦可用氧化锌丁香油酚加牙胶尖侧压充填；还可用牙胶尖先充填穿孔，拍片观察适填后，再用扩大针疏通并充填固有根管。如穿孔过大且固有根管无法贯通者，则考虑做意向再植术修补穿孔。

4.台阶形成的预防 在去髓术或根管治疗中，使用手持扩大针需根据根管粗细选用合适号码的主尖锉，贯通后再逐号加粗扩大根管，扩大针沿

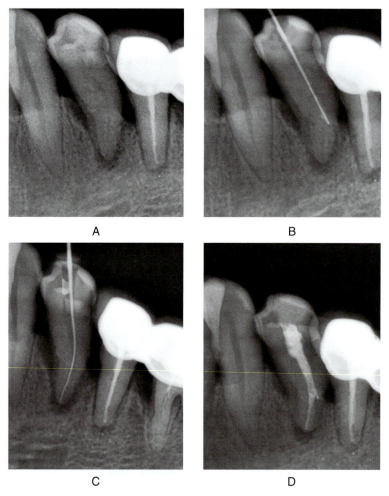

图 21-5 台阶形成的处理 X 线片
A.34 术前 X 线片。B. 扩根时形成肩台。C.K 锉预弯疏通。D. 完成根管充填

根管形态循序渐进，未达根尖如遇阻力应退出，更换小号的锉锉除根管壁上钙化物，然后继续扩根，一般不会出现根管台阶形成或侧穿。对弯曲根管扩大应以锉为主，以扩为辅，所用的扩大针顺序更换而不能跳号，避免使用大号扩大针强行扩大，必要时要根据根管弯曲度将扩大针预弯，并采用小幅度捻转扩根。手用扩大针进入根管深部受阻，在没有查明原因的情况下若强行下扩，形成台阶或侧穿的可能性较大。机用根管器械因速度快切削能力强，使用时若未能掌握好方法要领，形成台阶或侧穿的可能性更大，尤其是近根尖处根管弯曲者不能使用大号锉机扩（软镍钛器械除外），否则不但会形成台阶或侧穿，还可能导致器械折断。

使用机用镍钛软锉可较好地预防台阶形成。

五、根管壁侧穿

台阶形成如未发现，也未及时纠正，进一步下扩则导致根管壁侧穿。

1. 根管壁侧穿的原因　根管壁侧穿的原因与台阶形成相同，在根管中下段扩锉遇到阻力，未找到原因强行下扩，尤其是使用不锈钢扩大针，对弯曲根管认识不足，亦未将扩大针预弯，最终形成人工根管直至侧穿。

根管壁侧穿还可见于细小钙化根管的强行扩大，在根管未能疏通的情况下，如盲目强行下扩，偏离根管又未能及时发现，最后导致侧穿。

桩核冠修复桩道预备时，钻头偏离原始根管未及时发现，强行下扩亦可造成侧穿，且穿孔较大。侧穿后根管中可出现难以吸净的新鲜血液，使原有修复计划难以完成。根管侧穿造成局部牙本质及牙骨质丧失，牙周组织损伤，如未发现及处理，日后可发生根侧周围慢性炎症，出现窦道、溢脓等症状及体征，X 线片可及根侧阴影。

2. 根管壁侧穿的处理　根据根管侧穿的部位，采用与人体组织亲和性好的材料修复，如 MTA、iRoot BP、氧化锌丁香油酚、氢氧化钙等材料。尤其是 MTA、iRoot BP 具有生物活性，只要操作无误就能确保修复成功（请参阅 19 章图 19-7）。

在原始根管清理消毒后，将上述材料调成糊剂，用大号扩大针挑糊剂送入根管，再用棉捻插入挤压，使糊剂能挤入侧穿孔，然后再用牙胶尖充填根管。MTA、iRoot BP 有注射型，可直接注入。

3. 根管壁侧穿的预防　在细小根管的扩大时，要根据阻力及时换用小号扩大针或锉疏通，然后再逐号扩大，明显弯曲的根管要做预弯，且要小幅度捻转，遇较大阻力要暂停下扩，必要时拍片观察，了解扩大针是否偏离，一旦偏离就要查清原因及时更正，这样就不会发生侧穿。使用镍钛软锉根管预备，是预防侧穿的最好方法。

六、皮下气肿

皮下气肿是去髓术及根管治疗中较少见的一种并发症，对患者一般无不良后果，但可造成患者心理紧张及短时间面容美观的影响，故仍应注意预防。

皮下气肿可发生在用过氧化氢溶液冲洗根管，偶可发生于用压缩空气干燥根管，气压过大或气枪抵近窝洞口，尤其是根管超扩或侧穿的患牙，气体可通过根管形成的风洞效应进入到根尖周组织，并通过肌肉间隙进入皮下组织形成气肿。

过氧化氢溶液冲洗根管时若将针头插入根管过紧，或推药用力过大，将过氧化氢溶液注入根尖周组织，也可形成皮下气肿。

皮下气肿表现为患者颜面或颈部突发性肿胀，轻者只有颜面部某一局部肿胀，严重者可波及整个面部乃至颈部，甚至进入胸腔的纵隔。

颜面部气肿患者仅有不适感，颈部或纵隔气肿可出现轻度呼吸困难，局部压之有捻发音，但无红、热、痛等炎性表现，亦无压痛，上述症状可与死髓牙治疗发生的诊疗间炎症反应鉴别。

一旦发生皮下气肿应向患者解释清楚，局限性的皮下气肿无须特殊处理，一般数日内可消失，严重者可转至内科对症治疗。

第 3 节
诊疗间根尖周炎症反应及防治

去髓术或根管治疗的诊次间或根管充填后当天，由于某些因素的影响，患牙出现急性根尖周炎的症状，因其发生在诊疗期间，故又称诊疗间根尖周炎症反应。亦有学者称之为根管治疗期间的急症（endodontic interapointment emergencies EIAE）或约诊间痛（inter-appointment pain）。

EIAE 大多发生在治疗无窦道的慢性根尖周炎患牙（又称死髓牙），20 世纪国内外有关报道，EIAE 占治疗总数的 23.3%~50.9%，近年来采用大锥度机扩及超声根管锉操作，可使 EIAE 发生率大为减少，但仍不能完全避免。EIAE 轻者仅有胀痛不适、浮起感及咬合痛；重者可出现急性化脓性根尖周炎的症状。

无症状的患牙治疗后发生 EIAE，除了对患者造成痛苦外，还会使患者对医生医技水平的不信任感。因此，在根管治疗中应高度重视，尽可能避免发生或减轻其反应程度，使去髓术及根管治疗成为无痛苦的治疗。一旦发生炎症反应，尤其是中、重度炎症反应，必须采用合适的治疗方法，在最短的时间内控制炎症，以尽快消除患者痛苦。

一、发病机制

EIAE 根据病因不同，可分为感染性、化学性及创伤性三种，分述如下。

（一）感染性炎症反应

感染性炎症反应多发生在慢性根尖周炎患牙扩根后，此类牙治疗前如未摄 X 线片测量根管工作长度，对根尖狭窄处的解剖也不熟悉，在清理扩大根管时，将根管中带有细菌的腐质推出根尖孔，或器械超扩将腐质直接带入根尖周组织，细菌及其毒素在进入根尖周组织后，就会产生急性根尖周炎的病理改变和症状。

谢培豪等采用 Logistic 回归分析法，对 163 例非急症患牙根管治疗发生炎症反应进行相关因素分析，认为发生炎症反应的相对危险因素大小依次为：根管超充、下后牙、45 岁以上人群及女性。各病种发生率高低依序为：慢性根尖周炎、牙髓坏死、慢性牙髓炎，慢性根尖周炎又以无窦型为著。

有学者将 EIAE 的原因归咎于根管过度扩大，导致腐质推出根尖孔；也有的认为是治疗期间腐质清理引起菌群失调，除此之外，难以解释炎症反应的发病机制。

临床实践证明：EIAE 多发生在治疗无窦道的慢性根尖周炎患牙，有窦道除多根牙外，单根牙极少发生。因为，窦道可以起到良好的引流作用，即使腐质推出根尖孔，也不会发生急性发作的症状。女性发生率高则可能同疼痛阈值有关，即女性对疼痛反应较男性敏感。

笔者认为：发生诊疗间感染性炎症反应除了上述原因之外，还同根管中腐质的成分、细菌种类及数量、根尖周状况及患者的免疫机能等有关。可能还同术者的操作技巧有关。例如：使用扩大针逐渐旋入与垂直插入，其结果就大不相同，前者不易将腐质推向根尖孔，后者较易推入。还有一个问题是根管本身的解剖不同，如根尖孔大小、根尖 1/3 是否存在侧支根管等。

经验不足者治疗无窦道慢性根尖周炎，越是认真扩根越会发生炎症反应。因为，扩根越靠近根尖，就越容易将带有细菌的腐质或液体推出；甚至还可能出现器械超出根尖孔，将腐质直接带到根尖周组织，创伤加感染导致炎症反应。

一次疗程的根管治疗炎症反应率明显高于多次疗程，这是因为一次疗程清腐扩根至根尖处，腐质中带有大量的细菌，若被推出根尖孔即可引发炎症反应；且一次疗程根管已被充填，发生炎症后无缓冲余地，因而发生率相对较高、症状亦较重。多次疗程由于根管尚未充填，对渗出液有一定的缓冲余地，一旦发生症状也相对会轻一些。当然，炎症反应轻重最主要还在于细菌的种类和毒性，以及患者的免疫力等。

诊疗间炎症反应多数发生在根管预备后，少数也可发生在根管充填后，原因可能与感染源未彻底消除有关，也可能与根充材料超填有关，前者出现的症状较重，后者症状相对较轻，拍 X 线片可以确定其原因，前者 X 线片未见有超充，后者则有明显超充。

对各型牙髓炎局麻去髓后发生的疼痛，其原因多为拔髓断面愈合过程中的炎症反应引起；也可能是超扩损伤根尖周组织，再封有刺激性的药物引起炎症反应。上述原因严重者牙周膜可能充血，出现咬合痛或咬合无力，但一般不会有化脓性炎症，除非是个别感染严重的根髓遗漏，炎症扩散并发根尖周炎。单纯的拔髓断面炎症反应，一般不会有自发痛，个别可能会有轻度隐痛，且检查时叩痛较轻，更无松动，这一点可与感染性根尖周炎症反应鉴别。

（二）化学性炎症反应

化学性炎症反应多见于去髓术前采用砷性失活剂杀髓，也可见于根管中封过量 FC 等刺激性大的药物。

亚砷酸失活剂是一种剧毒药物，对神经、血管及细胞均有毒性，其作用无自限性，即牙髓虽然已坏死，血液循环停止，但仍可通过组织液渗透到根尖周组织，产生化学性根尖周炎，甚至引起周围牙槽骨坏死。亚砷酸所致的化学性根尖周炎多为封药超时，亦可见于邻面颈部龋封药不严密渗漏所致，应引起临床医生的高度重视。

化学性炎症反应亦可发生在根管预备后封 FC 的病例。FC 具有半抗原作用，且具有较强的渗透性和刺激性，渗入根尖周组织可导致组织细胞的免疫反应，或直接对细胞产生毒性作用，导致化学性根尖周炎，常见于以下情况：①根管预备后封入的 FC 棉捻量过多（过饱和）或过于接近根尖孔；②根管中液体未吸干即放置 FC，FC 与液体混合后渗入根尖周组织；③根尖孔扩根时破坏或原有根尖孔粗大，FC 容易渗入根尖周组织。

封 FC 所发生的化学性根尖周炎，由于也是在根管预备后发生，很难与感染性根尖周炎鉴别，也可能两种情况并存。但前者为非化脓性炎症，一般不会出现严重的自发性疼痛，检查根管中无脓性渗出液，相应的颌面部可有轻度的反应性水肿，但无发红、发热及压痛等症状；后者可因感染程度不同而有不同程度的感染性炎症的症状。

根管治疗中其他药物对组织的刺激性较小，一般不会发生明显的炎症反应，仅在封药后的若干时间里出现轻度自发痛或咬合痛。使用含有酚醛类药物的根充糊剂如超充较多，亦可产生化学性根尖周炎的症状，但反应程度较轻。

（三）创伤性炎症反应

根管器械超出根尖孔刺伤根尖周组织，导致组织发生创伤性炎性反应，这种情况亦称之为激惹（exacerbation）现象。临床实践证明：单纯的机械性创伤一般症状较轻，患者不会主动复诊，而创伤合并感染才会出现较重的症状。例如：活髓摘除时，即使扩大针超出根尖孔刺伤根尖周组织，在麻药消退后，也不会引起明显的自发性疼痛；而根管内有腐质的患牙，如将带有腐质的扩大针超出根尖孔，术后则可引起较重的自发性疼痛。

去髓术后牙髓断面的炎症反应，也是创伤性炎症反应，但症状多较轻，多见于麻醉拔髓，这是拔髓断面愈合过程中的必然反应。表现为：去髓术后的数天内，患牙有咬合不适或轻度咬合痛，检查有轻度的叩痛或原有的叩痛不消失。若为感染牙髓未去净，炎症反应更明显，咬合痛、叩痛也比术前明显，甚至有不同程度的自发性疼痛，此种情况多见于急性牙髓炎麻醉拔髓后。但去髓术后一般在短期内不会发生化脓性根尖周炎，除非是原有化脓性牙髓炎已扩散到根尖周组织，这种情况临床上少见。

去髓术器械超出损伤根尖周组织，在此基础上如封入刺激性大的药物，尤其是量较多且渗入根尖周组织，也会产生明显的炎症反应。

牙胶尖对人体组织亲和性较好，少量超充一般不会发生炎症反应，但超填过多可刺激根尖周组织导致炎症反应，常见于根尖孔粗大或根管预备时将根尖狭窄处破坏；亦可见于牙胶尖选择过细，或根管工作长度估计不准确所致。此外，充填时过度垂直加压亦可使牙胶尖超填，尤其是麻醉去髓术一次法，患牙在麻醉状态下，扩大针及牙胶尖超出根尖孔，在麻醉消退后可出现浮起感及咬合痛。但根管是在无菌状态下充填，即使牙胶尖超充较多，一般也只出现轻度的胀痛；根充后如出现明显的自发痛，多为感染源清除不彻底引发的炎症反应。

根管充填后，如充填体过高产生早接触，亦可导致创伤性牙周膜炎症反应，但仅有轻度咬合痛，而无自发性疼痛及松动。

二、检查与诊断

诊疗间炎症反应根据症状及检查结果可分为轻、中、重三个等级。

1. **轻度**　无自发痛或仅有轻微疼痛，并有轻度咬合痛，检查患牙有叩痛，但无明显松动。

2. **中度**　有明显的自发性疼痛，且有明显的浮起感及咬合痛，但患者可以忍受，一般不需服止痛药。检查：患牙有明显叩痛，松动度在Ⅰ度以内，根尖处有轻度压痛，但颌面部无肿胀，亦不需急诊。

3.重度 有较剧烈的自发性疼痛,需服用镇痛剂止痛,且影响日常生活,甚至需要急诊。检查:患牙有Ⅰ度~Ⅱ度松动及显著的叩痛,根尖处压痛,后期多有牙槽脓肿的症状及体征。

诊断轻度诊疗间炎症反应需根据患牙初诊时的状态而定。如初诊为牙髓炎局麻去髓,有轻度的咬合痛及叩痛是正常的,因为各型牙髓炎在治疗前就可能有不同程度的叩痛,去髓后牙髓断面的愈合需要一定的时间,叩痛在数天内难以完全消失。因此,在去髓术1周内有轻度咬合痛及轻度叩痛不能诊断为根尖周炎症反应。但如出现持续的自发性疼痛,明显的浮起感及咬合痛,检查有明显的叩痛及松动,则可诊断为根尖周炎症反应。感染性炎症反应,在取出根管内的棉捻或牙胶尖后可见有脓血性渗出液,严重者还可并发畏冷、发热等全身中毒症状,血常规检查白细胞总数升高,中性粒细胞比例增大。化学性炎症反应虽有明显的叩痛,但取出棉捻后根管内没有脓血性渗出液,有的可见稀薄的组织液渗出。

FC所致的过敏反应,严重者相应颌面部有类似蜂窝织炎的肿胀,但无明显疼痛及化脓性感染的其他表现,且一旦去除封药,肿胀很快消失。砷性失活剂所致化学性根尖周炎,患牙有浮起感及咬合痛,检查有不同程度的叩痛及松动度,但根管内无明显的炎性渗出液,治疗后症状消失较慢。

由银汞合金充填过高所致的创伤性炎症反应,可见充填体表面有光亮之处,其他充填体所致可用咬合纸测试,以明确诊断并加以调磨。

三、处理方法

诊疗间根尖周炎症反应的处理原则基本上同急性根尖周炎,但可根据不同的病因及根管所处的不同状态采用不同的方法。

(一)感染性炎症反应的治疗

感染性炎症反应是根管治疗中较多见的一种炎症反应,对牙医来说,也是一个比较棘手的问题,本无疼痛的患牙经治疗后反而引起疼痛,患者因此可能会对术者的医技水平失去信任感。为此,应以最好的治疗方案、最快的速度消炎止痛。

诊疗间炎症反应有不同程度的症状,根管也处在不同的状态。对症状严重者,如根管未充填,

可去除暂封物,并用手持小号扩大针扩通根尖狭窄处,尽可能使炎性渗出液能从根管引出。如能确定扩大针已穿出根尖孔而又未引出渗出液,说明根尖周组织可能缺血坏死或为根侧感染等原因,不要反复用器械穿出根尖周,以免造成新的损伤及感染。

除了扩通根管引流外,症状较重者除口服抗生素及硝基咪唑类药外,短程少量使用糖皮质激素和芬必得可以取得良好的效果,一般在数小时后即可止痛,并控制病情发展。两种药合用有双重抑制前列腺素的机制,虽属配伍不当处方,但仅短程少量用于急症,不会发生不良反应,且前列腺素是炎症反应中的重要因素,抑制前列腺素也是治疗所必需。此外,有高血压、糖尿病等系统性疾病的患者使用糖皮激素有禁忌,但为了控制病情,短程少量用于抗炎则影响不大,地塞米松每日3次,每次2片口服,仅用1~2d即可。对于有畏冷发烧等全身中毒症状者,除使用抗生素及硝基咪唑类药外,亦可用地塞米松5~10mg针剂加入葡萄糖盐水静脉滴注。

对根管已充填者,轻度反应一般不要去除充填物,仅调𬌗即可;中度反应除调𬌗外,可酌情口服抗菌消炎及止痛药物;重度反应除上述处理外,还应去除根管充填物并冲洗根管,开放引流3~5d后再做进一步治疗。

化脓性感染已发展到骨膜下或黏膜下,可暂不去除根充物,仅做脓肿切开,待炎症消除后再进一步处理。

(二)化学性炎症反应的处理

1.砷性根尖周炎的处理 砷性根尖周炎如根管处在尚未去髓的状态,在去除暂封物及砷剂后,需要开髓、拔髓及彻底冲洗根管,吸尽冲洗液后干燥根管,用棉捻蘸碘酊或2.5%碘酒至饱和,置入根管使其能渗透到根尖孔及根管的微小结构中,使碘与砷结合成为没有毒性的化合物。亦可置入或注射二巯丙醇,该药除了可与砷结合成无毒的化合物从尿中排出外,还可争夺与砷结合的酶,使其恢复活性。拔髓后尽可能将扩大针穿出根尖孔,使碘液能渗入根尖周组织,更好地发挥解毒作用。

对于砷剂渗漏导致牙周组织坏死,可在局麻下清创,去除坏死组织,过氧化氢溶液及生

理盐水冲洗后，创面撒碘仿粉，再用丁氧糊剂敷上，3~5d 后复诊继续换药，直至牙槽骨表面肉芽生长覆盖。

2.FC 所致根尖周炎的处理　FC 导致根尖周炎多发生在根管已经预备的患牙，可去除暂封物及棉捻，用生理盐水冲洗根管后，置入蘸氢氧化钙加碘仿调制的糊剂暂封；严重者亦可完全开放，窝洞置放小棉球，1 周后视情况再做进一步治疗。

（三）创伤性炎症反应的处理

由牙胶尖超填所致的炎症反应，可根据超填的程度处理，若超填 2mm 以内者一般不用处理，给予对症治疗即可，因牙胶尖与组织有较好的亲和性，日后不会产生不良后果。超填 2mm 以上者可试从根管内取出，若未能取出且影响治疗效果者，可在急性期过后做根尖扒刮术或倒充填术。

由充填体过高所致的𬌗创伤炎症反应，只需调𬌗治疗即可。

四、预防措施

（一）感染性炎症反应的预防

感染根管中的腐质存在大量细菌及其他微生物。在感染根管的治疗中，根管的清理、扩大及冲洗是非常重要的环节，任何粗疏的操作，都有可能将带有细菌的腐质或液体挤入根尖周组织，从而导致炎症的发生。

扩大前可先滴入过氧化氢溶液，使扩大时根管中的腐质能及时随液体溢出，起到一定的杀菌作用。在冲洗时注射针头不能紧塞根管壁，亦不能用力推注冲洗液，否则也会将带有细菌的液体或冲洗液渗入根尖周组织，导致炎症反应。

死髓牙采用常规法扩大根管一次到位，尤其是清理扩大近根尖孔节段，更应注意动作轻柔。在首次清腐时，要把近根尖 1/3 的根管看成是清腐和扩根的危险区，应注意不要将器械超出；对根尖孔粗大者要注意扩大针进入时患者的表情反应，若患者有酸感或酸痛感即已超出根尖孔，应终止针的深入并拍片观察。

有人主张首诊扩根后开放预防炎症反应，但通过临床观察并无明显效果。从理论上讲开放有利于炎性渗出液的引流，减少根尖周的压力，但开放并不能阻止炎症的发生，且增加根管内细菌

继发感染的可能；封药虽然不利于引流，但可以阻断再感染的机会。因此，是否开放对预防炎症反应无实际意义，重要的是避免超扩，防止器械超出对根尖周的激惹作用，这才是预防炎症反应的最重要措施。有学者提出用地塞米松预防感染性炎症反应，具有较好的效果。但在所有根管治疗患者都用药物预防，显然是不适宜的。临床上可有选择性地使用，如死髓牙因操作不慎造成根尖周激惹现象；或因故需作一次疗程根管治疗的病例，可短程少量使用（2 天量），且应与抗生素及硝基咪唑类药合用。

采用分段去腐消毒法可以将炎症反应发生率降至接近于零。即在第一次清除大部分腐质后（约根管 2/3 长度）封入有蒸发渗透杀菌作用的 FC，残留在部分腐质中的细菌，可被 FC 杀灭或降解毒素，在第二次就诊时再将根尖 1/3 清腐并扩根，即使腐质被推出也不会发生炎症反应，个别有炎症反应症状也较轻。但应严格按照操作规程，若第一次封药暂封剂未封严，或其他原因导致松脱渗漏，药物未能起到杀菌作用，在第二次治疗期间亦可产生与未封药相同的结果（详见第 14 章）。

（二）化学性炎症反应的预防

预防化学性炎症反应，主要是要注意掌握砷性失活剂及 FC 的使用方法，如严格掌握砷性失活剂的用量、封药方法及封药时间，并应将药物的性能及不按时复诊可能造成的严重后果告知患者，使患者能按时复诊。

封药前彻底去龋是预防砷剂渗漏的基础，活髓牙在无麻醉状态下钻磨酸痛难忍，但只要把不很敏感的洞缘部分龋磨除干净即可，洞底的龋不需要彻底去除，这样患者即可忍受。对后牙邻面颈部龋，不能仅从𬌗面备洞封药，否则砷剂会从颈部露髓孔渗出。所有的龋源性牙髓炎均有露髓孔，因此应备成邻𬌗面洞封药。此外，邻面颈部龋除了要严格去龋外，还要注意牙龈出血及龈沟液的影响造成封药不严密，如果去龋后牙龈损伤出血较多，可用小棉球蘸肾上腺素压迫数分钟，待完全止血后再封药。必要时备洞后暂缓封药，隔日渗血停止后再封，以防止药物渗漏导致的不良后果。

提倡使用较安全的多聚甲醛失活剂，尽量不

用毒性作用强的砷剂，尤其是孕妇更应避免使用，以免发生不良后果。

关于 FC 使用注意问题请参照第 29 章。

（三）创伤性炎症反应的预防

预防创伤性炎症反应，主要是要准确测量根管工作长度，在根管预备时要避免器械超出根尖孔，一旦超出不要再用有刺激性的药物封药，以防止创伤与化学双重刺激根尖周组织；根管充填时避免牙胶尖超出根尖孔过多。此外，在牙体修复后应注意调𬌗，避免创伤𬌗导致牙周膜炎。

（陈乃焰　张莹）

参考文献

[1] 程治平 . 内分泌生理学 , 北京 : 人民卫生出版社 , 1984

[2] 陈乃焰 , 袁利民 , 邓祺 , 等 . 局麻药中肾上腺素含量诱发牙病患者晕厥的临床研究 . 牙体牙髓牙周病学杂志 , 2001, 11(4):254-255

[3] 刘克英 . 口腔门诊急救系列讲座 (一、二), 中华口腔医学杂志 , 2014, 49(11):693-697, 2014,(12):766-769

[4] 米树华 . 口腔治疗中心血管并发症的预防及处理 . 中华口腔医学杂志 , 2016, 51(7):387-390

[5] 沈方杞 , 金桂兰 . 临诊晕厥 20 例分析 . 中华口腔科杂志 , 1983, 18(4):223-225

[6] 陈修 . 心血管药理学 . 北京 : 人民卫生出版社 , 1989

[7] 史久成 , 李多玉 , 王晓仪 , 等 . 髓腔穿孔 . 实用口腔医学杂志 , 1988, (1):25-27

[8] 徐根源 . 磨牙陈旧性髓室底穿孔疗效观察 . 临床口腔医学杂志 , 1985, 1(1):14-16

[9] 王晓仪 . 现代根管治疗学 . 北京 : 人民卫生出版社 , 2001

[10] 谢欣梅 , 根管扩大针误吞消化道的临床分析 . 临床口腔医学杂志 , 1986, 2(1):1

[11] 马茹芬 , 根管治疗中器械折断的处理及临床分析 . 现代口腔医学杂志 , 1991, 5(4):218

[12] 韦曦 , 凌均棨 , 高燕 , 等 . 显微超声处理根管内折断器械的疗效 . 中华口腔医学杂志 , 2004, 39(5):379-381

[13] 彭彬 , 沈雅 , 樊明文 . 牙体牙髓临床治疗Ⅳ -- 镍钛合金根管器械折断的临床特点及防治 . 中华口腔医学杂志 , 2006, 41(5):309-312

[14] 欧阳勇 , 唐志红 , 陈少琼 , 等 . 地塞米松辅助防治根管治疗期间痛的临床研究 . 中华口腔医学杂志 , 2001, 36(3):206-208

[15] 沙鑫家 , 倪龙兴 , 林媛 . 去髓术、根管治疗术一次法近期临床反应的观察 . 牙体牙髓牙周病杂志 , 2003, 13(1):36-38

[16] 孙铁航 . 根管治疗可能发生的问题 . 临床口腔医学杂志 , 1988, (4):208-210

[17] 金光盛 . 髓内穿孔的处理 . 国外医学口腔医学分册 , 1984, 11(2):110

[18] 史久成 . 临床口腔内科新进展 . 西安 : 世界图书出版西安公司 , 2000

[19] 宋亚玲 . 冠渗漏研究概况 . 国外医学口腔医学分册 , 2001, 28(3):297-299

[20] 耿温琦 . 心血管病与拔牙 . 国外医学口腔医学分册 , 1983, 10(5):257-263

[21] 解保生 . 死髓牙根管治疗期间发生急性症状的因素 . 国外医学口腔医学分册 , 1989, 6(3):168

[22] 杨卫东 . 根管治疗期间急性发作防治的研究进展 . 国外医学口腔医学分册 , 2002, 29(1):12-14

[23] 何奎芳 , 金向青 , 潘乙怀 , 等 . 手用 ProTaper 镍钛锉临床折断原因的初步分析 . 口腔医学 , 2009, 29(11):598-600

[24] 高原 , 徐佳蕾 , 杨倩 , 等 . 根管内分离器械的处理评估与取出策略 . 国际口腔医学杂志 , 2016, 43(3):249-259

[25] 任丽洁 , 宋心怡 , 孙杰森 , 等 .75 例阿替卡因肾上腺素注射液不良反应分析 . 中华口腔医学杂志 , 2018, 53(2):107-110

[26] 侯本祥 . 根管机械预备并发症的原因、预防及处理 . 中华口腔医学杂志 , 2019, 54:(9)605-611

[27] 王捍国 , 余擎 . 显微根管外科手术相关临床问题的思考 . 中华口腔医学杂志 , 2019, 54(9)598-604

[28] 杨敏 , 阿替卡因肾上腺素注射液引起过敏性休克 1 例分析 . 中国误诊学杂志 , 2008, 21(8):5271

[29] 王小军 , 徐俊峰 , 杨春萍 . 阿替卡因肾上腺素致过敏性休克 1 例 . 药物流病学杂志 ,2013, 22(8):460

[30] 余磊 , 阿替卡因肾上腺素注射液引起过敏反应 1 例 . 海峡药学 , 2012, 24(1):27

[31] 李文梅 . 阿替卡因肾上腺素注射液引起过敏反应 1 例 . 中国疗养医学 , 2012, 21(2):170

[32] 肖雨萌 , 王岐麟 , 刘鹤 . 儿童恒牙根管治疗中出现皮下气肿一例 . 中华口腔医学杂志 , 2015, 50(2)124-125

[33] 付梅 , 黄晓想 , 王伟达等 . 超声法取根管中部分器械对牙根抗力影响的三维有限元分析 . 中华口腔医学杂志 , 2019, 54(4):240-245

第22章

无髓牙牙体缺损的充填修复

　　无髓牙（pulpless tooth）是指去髓术、根管治疗术或其他方法治疗后，已失去牙髓组织或牙髓组织没有活力的患牙。此类牙牙体组织失水变脆，且大都缺损严重，有的甚至是残冠残根。但由于牙根仍生活在牙槽骨中，牙冠如经过良好的修复（restoration），患牙仍可恢复各种功能，可避免因拔除后引发的一系列问题。但如修复不当，不仅无法恢复功能，而且还会导致诸如冠折、修复体脱落、牙周组织炎症、经冠向渗漏引起的根尖周二次感染等，从而影响牙髓病与根尖周病治疗的成功率。因此，无髓牙牙体缺损的修复，实际上是牙髓病与根尖周病治疗方法中的一个重要步骤。

第1节
无髓牙牙体缺损修复方式的选择

　　无髓牙因失水变脆，其抗折能力较活髓牙差，尤其是上颌磨牙及前磨牙，治疗后断、裂的发生率较高。因此，应根据牙齿的缺损情况、牙位、年龄、性别、𬌗力大小、对颌牙情况及患者的要求等方面因素，选择合适的修复方法，使治疗后的患牙能较好地行使功能，也可使治疗能保持长久的效果。

　　无髓牙修复的方式有充填体修复及各种人造冠修复两大类，在选择修复方法时应参考以下几个方面的问题。

一、牙体缺损情况

　　牙体缺损的部位、缺损的程度不同，采用同一方式修复效果有较大的差别。经过开髓治疗后的牙齿采用充填修复，一般都有较好的固位（retention）洞形，修复体不易脱落，需要考虑的是剩余牙体的抗折问题，如缺损不大，充填修复容易获得成功，反之则效果较差。但如具备良好的修复技术及使用合适的充填材料，某些较大的缺损采用充填修复也可获得较好的效果，可避免全冠修复的某些缺点。例如，后牙大面积缺损采用银汞合金或复合树脂充填，亦可使患牙恢复良好的功能，且可保留较长时间。

　　不同部位的缺损，充填修复后的预后也不同。例如，前牙Ⅲ类洞只要切壁有一定的宽度，充填修复就能获得良好的效果；而Ⅳ类洞因固位作用较差，如未使用固位装置，单纯依靠树脂粘接，充填修复后预后较差。磨牙𬌗面或邻面大面积缺损，如采用髓腔固位充填修复亦可获得良效，但颊、舌尖大面积缺损，即使采用固位装置亦难承受长期的𬌗力作用，而采用全冠修复则预后较好。因此，在选择修复方法时，对缺损面积不大的Ⅰ、Ⅲ、Ⅴ类洞及部分Ⅱ类洞可考虑充填修复；前牙Ⅳ类洞及缺损较大的各类洞，需采用根管钉或牙本质钉固位充填修复，有的则需要全冠修复乃至桩核冠修复。

　　磨牙邻面缺损深度不同，其预后也不同。例如，未涉及牙颈部的缺损，采用充填修复牙折发生率较低；深达牙颈部的邻面洞，采用充填修复则易发生牙折；而采用桩核加全冠修复则可避免牙折。

　　合并隐裂的后牙，无论缺损大小均应采用全冠修复，且应在首次治疗时即进行牙体预备，降低咬合关系，取模制作全冠。上颌磨牙咬合时颊、腭根受力不均，隐裂较深的患牙最好采用隧道式钢丝固定法（请参阅第 26 章），否则部分患牙还可能会在修复后的若干时间里折裂。

二、牙位

口腔中各类牙的形态不同，其担负的功能亦不同。例如，第一磨牙是承担主要咀嚼功能的牙齿，殆力大且使用频率高，采用充填修复发生牙折的可能性较其他牙大，第二磨牙次之，其他牙较少发生牙折。前磨牙除撕裂食物外，其殆力相对较小，使用频率也较磨牙低，充填修复后牙折的发生率也较磨牙低，故应尽量采用充填修复。当然，不同的个体殆力大小差别较大，咀嚼习惯也不尽相同，这些因素在选择修复方法时也应适当加以考虑。

上、下颌前磨牙因殆面形态差别较大，牙折发生率也有较大的差别，上颌前磨牙明显高于下颌前磨牙。因此，上颌前磨牙在选择充填修复时应做严格的改形及调殆处理，以防止牙折的发生。

前牙的修复不但要考虑牢固问题，还要着重考虑美观问题，即使有的洞形可以充填修复，但原本有影响美观的前突、内倾、翻转、四环素牙、形态异常等情况，在条件许可的情况下亦可选择各种人造冠或各种贴面修复。

三、年龄与性别

牙髓病治疗后采用充填修复而导致的牙折好发于中年患者，尤其是 40~60 岁年龄组牙折发生率最高，这可能同殆力及临床冠长短有关。临床冠长的牙齿因颈部暴露，缺乏牙周组织的缓冲，在侧向殆力的作用下最容易折裂，临床冠短的牙齿则相反。例如，年轻患者的磨牙 II 类洞，由于临床冠短，牙冠的颈 1/3 仍包埋在牙槽骨中，当殆力作用于牙齿时，可得到牙周组织的缓冲，因而不容易发生冠折；而中年人的磨牙殆面大都磨损较重，牙周组织萎缩使临床冠变长，且牙颈部大都外露，加上此年龄段患者的殆力又较大，因而容易使患牙折裂。邻面颈部龋治疗时缺损大都较大，采用充填修复发生牙折的概率较高。因此，对中老年人的邻殆面洞，在开髓做各种治疗后，应尽可能选择全冠修复。对缺损严重，剩余牙体较薄弱者，在不影响固位的前提下，可截除殆面

部分牙体，并加大聚拢度，减少颈部的剪切力，有的还可设桩核增强抗力，可有效防止冠横折。

通常情况下，男性患者的殆力较女性大，牙体缺损采用充填修复发生牙折亦较多，尤其是部分殆力过大的中年男性更容易发生牙折。因此，对后牙较大的缺损，在选择修复方法时应侧重于各种材质的全冠修复，以延长患牙的使用时间。

四、对颌牙情况

对颌牙的健康状况及其形态对患牙的修复也有较大的影响。例如，对颌为可摘塑胶义齿，硬度（hardness）相对较低；而各种高强度的金属冠桥，尤其是多个牙联冠，其殆力最容易集中，对患牙的破坏力较大。因此，在选择修复方法时也应予以考虑。

对颌牙有较严重的磨损，患牙如采用硬度高的铸造合金全冠修复，可能会加速对颌牙的磨损，而选用与牙齿硬度相当的全瓷冠或烤瓷冠则影响较小。

此外，鉴于不同阶层患者对美观的要求，以及经济等方面的承受力，在可能的情况下，应尊重患者的意愿，合理选择修复方法，包括使用不同的材料。例如，有的缺损较大，不符合充填修复的条件，在患者不愿意接受全冠修复，亦可考虑行充填修复。这种姑息的修复，预后可能不如全冠修复好，但如修复得当，仍可使患牙维持较长的时间。姑息修复（palliative repair）适用于少年儿童、年高体弱及某些有较严重的系统性疾病者（图 22-1）。

第 2 节
牙体缺损修复常用材料

目前，用于无髓牙牙体充填修复的材料种类较多，常用的主要有银汞合金、复合树脂及玻璃离子水门汀等。此外，还有用于封闭根管口及衬底的磷酸锌水门汀。

银汞合金、复合树脂由于其具有良好的强度及硬度，可以将其视为永久性充填料，尤其是复合树脂，颜色与天然牙近似，可以广泛用于前后牙各种洞型的修复。玻璃离子抗压强度不如上述材料，但在后牙面积不大的单面洞及受力不大的楔状缺损

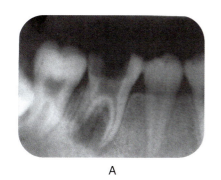
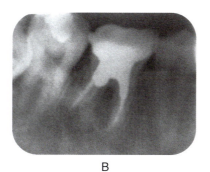
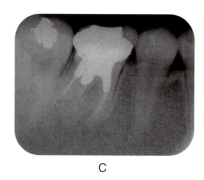

A B C

图 22-1 磨牙大面积缺损的姑息修复
A.治疗前 X 线片。B.治疗修复后。C.修复 4 年后复查片。男性患者，13 岁。姑息修复 4 年后改为金属烤瓷冠修复

充填，也可使用多年，可视为半永久充填料。

根据以上特点，临床上对不同的牙位、缺损程度及患者的要求等方面的情况酌情选用充填材料。

一、银汞合金

银汞合金用于牙体缺损充填的历史悠久，在树脂材料未出现之前，是牙体缺损充填的最佳材料。银汞合金具有良好的强度、硬度及体积的稳定性，其后牙充填修复的效果，至今仍然是其他材料所难以企及的。

银汞合金还可用于核心制作、根管倒充填、髓室底或髓室壁穿孔及桩道壁穿孔的修补等。

（一）材料成分

银汞合金（silver amalgam）由银合金粉和汞调拌而成。

1. 银合金粉 银合金粉系由银、锡、铜、锌等组成的合金，在冶炼后加工成碎屑或小球形，前者由车床切削而成，后者在熔化时用雾化处理形成。

银是构成合金强度的主要成分，约占 65%，具有耐腐蚀性的特点，并有一定的膨胀性能，银与汞无亲和性，在锡参与后共同产生汞合反应。

锡约占 25%，与汞有较好的亲合性，能使调制后的合金有良好的可塑性，并使合金充填后与洞壁紧密贴合；但其不耐腐蚀，且含量过多可引起体积收缩。

铜约占 6%，有增加合金强度及硬度的作用。

锌所占比例最小，约 2%，其主要作用在于冶炼时净化合金的作用；此外，还能增强合金的强

度。但在调制或充填时如遇水分，可因产生氢而导致充填体膨胀。

20 世纪 60 年代之后，国外已在合金中增加铜的含量，称高铜银汞合金（high copper containing silver amalgam），铜的含量高达 13%~34%，其强度、硬度均高于普通银汞合金，而体积变化小于普通银汞合金。此外，有些产品中还加入金、铟、锰等成分，以提高合金的质量，但其加工工艺复杂，价格昂贵，故难以普遍应用。

2. 汞 白色液态金属，俗称水银。比水的比重高很多，与某些金属混合产生化学反应，具有较强的内聚力，在空气中虽较稳定，但遇热可产生蒸气，有一定的毒性。汞是调制银汞合金的主要成分，要求高纯度无杂质、无氧化物，否则将影响合金的性能。

（二）材料性能

银汞合金用于牙体缺损的充填修复，尤其是修复龈下洞壁时不受龈液影响，且有防龋作用，可以保证修复质量。但也存在着颜色与牙齿不协调、膨胀系数大、颗粒粗容易产生边缘微渗漏、修复后释放汞离子可能影响人体健康等问题。

银汞合金硬固后无毒性，与组织相容性好，用于根尖切除倒充填或桩道壁穿孔修补操作容易，不需等待凝固即可完成手术，且术后效果可靠。

银汞合金性质的稳定性，除了受各种成分比例的影响外，在临床操作中还受以下因素的影响。

1. 汞含量 调制时合金与汞的含量一般按 5∶8（重量）或 4∶1（体积）调配，汞含量过多或过少都会影响强度。过多可增加合金体积的收缩，过少会影响可塑性，还会降低其强度和耐腐

蚀性，并增加孔隙率。目前使用的预制囊中合金与汞的比例较标准，且经电动机械震荡调制，因而较均匀，有利于提高银汞合金的质量，并能减少对环境的污染。

2. 研磨时间 银汞合金研磨（grinding）的目的在于产生汞合反应，或称汞齐化（amalgamation）。研磨时以适当的力量及时间，有助于合金中基质颗粒的均匀分布。一般主张手工研磨时间为1~2min，调磨机高速震荡时间定在15~20s。研磨时间不足会影响合金的质量，并增加孔隙率；研磨时间过长会使合金凝固后体积收缩率增加。

3. 水分 银汞合金在调磨或充填时，如遇水或手汗、唾液、血液等混入，可使凝固后的体积缓慢的膨胀，最大可达4%。过大的膨胀容易使充填体殆关系升高而产生早接触，而更大的隐患是导致牙折裂，尤其是无髓牙充填，更应注意这方面的问题。

4. 氧化物 汞在空气中容易形成氧化物，在倒入研钵前应注意将其清除，可用绸布挤压过滤，否则，混入合金调磨将影响质量。

5. 充填的时间与压力 银汞合金调制后应在3~4min内完成充填。否则，可因初步凝固而降低可塑性，并影响合金的质量。银汞合金的流动性差，对较深窝洞的充填应分次加入逐层充填，以使合金在充填器的压力下能均匀的与洞壁贴合。对充填体形态修整及雕刻的整个过程，也要求在3~5min内完成，以免影响充填后合金的质量。

银汞合金在5~10min内可初步凝固，在此期间，由于部分汞的蒸发，可产生轻微的体积收缩；24h后完全硬固，并使体积趋于稳定；5~10d后可出现体积缓慢的膨胀，并可延长至数月。少量的体积膨胀有利于充填体与洞壁的密合，可增强固位作用。但无髓牙失水变脆，这种膨胀的性能将增加牙折的可能。因此，在临床操作中，应严格控制各种促使银汞合金体积膨胀的因素，以防止牙折，保证修复质量。

二、复合树脂

20世纪60年代之前，用于牙体缺损修复的牙色材料是自凝树脂（self-curing acrying resin），由于存在体积收缩大、热膨胀系数（thermal expansion coefficient）高、对牙髓刺激性大及易变色等缺点，临床使用仍然未能取得满意的效果。

Bowen（1962）首先提出用无机填料加入自凝树脂，称复合树脂（composite resin）。复合树脂凝固后体积收缩较自凝树脂小，且提高了物理机械的性能。经过不断的改进，复合树脂目前已发展成为多种类型的产品。

（一）复合树脂的类型

复合树脂根据填料颗粒不同可分为大颗粒型、小颗粒型、超微型及混合型等种类。

复合树脂根据固化方式不同又分为化学固化型（chemical cure）、光固化型（light cure）及光化学固化型（light chemical cure 或 dual cure）。此外，按适用于不同牙位的性能，还有前牙和后牙用复合树脂之分；按生产剂型不同又有单糊剂、双糊剂复合树脂之分。

化学固化型是利用其中的氧化还原体系作为引发剂（oxidant 或 initiator）使树脂聚合。常用的引发剂为过氧化苯甲酰（benzoyl peroxide，BPO），并采用叔胺（tertiary amine）作为促进剂（reducer 或 initiator），在室温条件下自行聚合凝固。

光固化型是利用仪器上发生的光照射，产生适当波长和能量，使糊剂中的光引发剂（photo sensitizer 或 photoinitiator）与活化剂（activator）发生反应，形成自由基而引发单体聚合。常用的光敏剂是樟脑醌（camphor quinone，CQ），活化剂有N-二甲氨基甲基丙烯酸乙酯（DMABEMA）等多种。

（二）复合树脂的成分

复合树脂由树脂基质、无机填料、引发体系、阻聚剂及其他聚剂组成。

（三）复合树脂的性能

各种复合树脂都具有较好的强度及硬度，能承受一定的咀嚼力，不溶于唾液，比较耐磨损。利用其良好的色泽用于前牙充填修复较美观，用于后牙充填其耐磨性仍不如银汞合金。因此，对某些洞型的充填还不能完全取代银汞合金。

此外，各种复合树脂固化后的体积收缩虽然较单一树脂小，但仍有1.7%~3.7%的收缩率（单一树脂为7%）。活髓牙缺损充填后，尤其在使用较长时间后，因体积收缩与洞壁之间会形成微缝隙，细菌乘虚而入生长繁殖并感染牙髓；也容易产生继发性龋，甚至使充填体松动脱落。

在操作上，光固化型复合树脂在未接受光照前不会硬固，便于充填及修整形态。但光照的深度有限，对较深的窝洞需要分次逐层充填，每层厚度不超过 2mm，且聚合固化的程度受照射时间及仪器的性能影响较大。光化学固化型（双固化）则兼取两者的优点，增加固化深度，提高聚合转化率，可以有足够的操作时间。

各种复合树脂尽管都有良好的可塑性，但对于牙体较大的缺损或复杂的洞型，要达到完整的塑形仍有一定的难度，需要在固化后予以打磨和抛光，才能达到较理想的程度。此外，为增强固位及边缘封闭作用，还需要对洞缘釉质部分进行酸蚀（etching）处理，并采用釉质粘接剂（enamel cement）联合应用，才能获得良好的充填效果。

三、玻璃离子水门汀

玻璃离子水门汀（glass ionomer cement）于20 世纪 70 年代问世并应用于临床，其成分为硅酸铝玻璃粉和聚丙烯酸液体。硅酸铝玻璃粉由多种成分构成（表 22-1），这些成分混合后，经1000℃~1400℃熔融成玻璃，再在水中骤冷后研磨成粉剂。该材料由玻璃粉和聚丙烯酸反应，生成含离子键的聚合体，充填修复后有近似天然牙色的效果，对牙体组织有一定的粘接性能，故不需要酸蚀。成分中含有少量氟，有一定的防龋性能。但抗压及机械强度均不如复合树脂和银汞合金，因而近年来国外已生产加入金属微粉（银及二氧化钛）的新型材料，称金属陶瓷水门汀（cermet cement）。该材料在一定程度上改善修复体的机械强度和耐磨性能，可用于后牙某些洞型的修复。

近年来，玻璃离子水门汀的品种又有较大的发展，树脂增强型及双固化型玻璃离子水门汀不但能减少凝固后的收缩率，也增加了硬度与强度。普通玻璃离子初凝时接触水溶解率较高，树脂增强型玻璃离子溶解率相对较低。

常用的玻璃离子水门汀由粉液调和而成，调和后 5min 左右凝固。玻璃离子水门汀初凝后生成聚羧酸钙凝胶，遇水有轻度的溶解现象；修复30min 后则进一步反应成羧酸铝，修复体才能变得坚硬而不易溶解；而完全硬固需要 24h 以上。因此，在充填修复初凝后需涂上一层凡士林或清漆，以防止唾液的侵蚀。充填时如需修整形态，应在未凝固之前完成，否则要在 24h 之后才能修整，若在初凝时修整则容易产生表面粗糙。

近年来，有人推出用玻璃离子充填牙本质部分，表面再用复合树脂覆盖，称夹层修复或叠层修复术（laminate restoration）。此方法可防止充填体产生微渗漏，并提高表面的耐磨性，但要在牙釉质及玻璃离子修复体表面进行酸蚀处理，借助微机械嵌合使修复体更加牢固。用于活髓牙修复可减少复合树脂对牙髓的刺激性，对无髓牙修复可克服玻璃离子水门汀的某些缺点，并节约复合树脂的用量，从而节约成本。

根管充填后，若使用玻璃离子水门汀充填修复各类缺损，应先用磷酸锌水门汀垫底以封闭根管口，防止微渗漏造成的冠向二次感染，从而导

表 22-1　玻璃离子水门汀粉剂的组成

成分	含量（质量分数 %）		
	配方一	配方二	配方三
钙	8	10	7
钠	5	2	7
铝	16	14	16
氟	13	13	10
磷	1	3	5
硅	20	16	13
氧	37	35	42
锶或钡	少量	少量	少量

注：本表选自陈治清主编《口腔材料学》，表中配方一、三数据疑误。

致治疗失败。这是因为玻璃离子水门汀对脱水较敏感，易产生裂缝。磷酸锌水门汀凝固后性质较稳定，封闭性能较玻璃离子水门汀好。玻璃离子充填后牙邻骀面洞易发生食物嵌塞，这可能同其抗压强度差，充填体边缘崩溃有关。此外，较深的窝洞若全部采用玻璃离子水门汀充填，较易产生气泡滞留，凝固后则形成小空洞，影响充填的质量，尤其是上颌后牙的充填更容易发生。因此，对深窝洞磷酸锌水门汀垫底应有足够的厚度，才能使玻璃离子水门汀充填的更完美。

四、磷酸锌水门汀

1. 材料成分 磷酸锌水门汀（zinc phosphate）由粉剂和液剂组成（表22-2）。粉与液体混合调制后，经化学反应生成不溶于水的磷酸锌，以及被包裹的残留氧化物而凝固，在反应中产热并使体积收缩。

2. 性能 磷酸锌水门汀具有以下性能：①粉液调和后，在未凝固前有一定的流动性，能渗入到牙体和修复体的细小结构中，形成一定的机械嵌合力，因而也具有一定程度的粘力；②有较好的强度和硬度，可承受一定的咀嚼力；③不导热、不导电，是一种良好的绝缘材料；④体积收缩小，凝固初期有轻微的体积膨胀，2~3h后发生收缩，最大的体积收缩率为0.04%~0.06%，为收缩率最小的一种粘接材料，因而具有良好的封闭性能；⑤不溶于水，但在未凝固前可被酸性物质所溶解，唾液、血液为弱酸性，混入会影响其凝固；⑥磷酸锌水门汀调和后短时间内酸性较强（pH3.5），在凝固时可产热并释放出游离酸，对牙髓有一定的刺激性，使牙髓产生炎症反应，但一般在数周后可恢复正常。

3. 使用方法 磷酸锌水门汀通常按3g粉配1mL液的比例调和，调和后5~8min凝固，并逐渐变硬，具有一定的强度。粉液比例越低，材料的溶解性和刺激性就越大，强度也越差，并使凝固时间延长。

该材料的调制方法为：将粉和液体置于玻璃板上，调和时将粉分为几个等份，逐份加入调和，每一次都应调均匀后再加，如此反复，直至黏稠度符合要求。调和刀应以旋转的动作，两面交替反复调磨，并不时用刀部将黏附在玻板上的凝结部分刮起，及时混入调均。调和的稠度，应以提起调拌刀可出现黏稠的丝状为度，过稀凝固后可增加体积收缩，降低强度；过稠则流动性差，也降低粘固性能。

4. 注意事项 磷酸锌水门汀粘固力强，凝固后体积收缩较其他粘固剂小，且凝固后不易溶解，是目前粘固各种冠、桩最理想的材料之一。但其性质受粉液比例及调和方法影响较大，调和时应逐渐加粉剂，不可将未调充分的液体加入已调好的较稠的糊剂中，否则将影响水门汀的凝固。

磷酸锌水门汀最容易被酸性物质所溶解，口腔中的唾液为弱酸性，在未凝固前若接触唾液将

表 22-2　磷酸锌水门汀的组成

成分	作用	含量（质量分数 %）
A. 粉剂		
氧化锌	基质材料	75~90
氧化镁	提高强度，减小溶解性	< 10
二氧化硅	增加机械强度	< 2
氧化铋	延缓固化，增加延展性	< 1
B. 液剂		
正磷酸	基质材料，与氧化物反应	45~63
氧化铝	延缓和调整固化速度	2~10
氧化锌	延缓和调整固化速度	2~10
水	调节固化速度	20~35

注：本表选自陈治清主编《口腔材料学》

使粘固剂强度下降，硬度降低，严重者可被溶解。因此，在粘固时应严格隔湿，直至完全凝固；同时应注意在粘固前近龈缘处的龈液应完全吹干，否则，日后粘固剂溶解容易形成继发龋。

磷酸锌水门汀如混入水分和杂质也可使凝固时间延长，强度亦降低。

五、各种材料的临床应用

综上所述，各种充填修复材料都各有所长，也各有所短。就充填体的硬度和强度来说，银汞合金与复合树脂都属于永久性修复材料，只要修复的各个步骤操作无误，充填体可以使用数十年而不易磨损。玻璃离子水门汀为半永久性修复材料，修复后可以使用 5~10 年不成问题，临床上可根据不同情况选择使用。例如，儿童患牙，尤其是即将褪换的乳牙，用半永久性材料修复即可，而不需要使用永久性修复材料。

就永久性修复材料的长期效果来说，银汞合金与复合树脂也有所不同，据国外有关研究认为，复合树脂修复失败的风险比银汞合金高 1.89~2.14 倍，差别倍数大小主要在于龋敏感人群与非敏感人群，即龋敏感人群比非敏感人群差别大。

目前，某些品牌的玻璃离子水门汀也可作为半永久修复材料，与单一玻璃离子水门汀相比，国产树脂增强型玻璃离子水门汀在强度和硬度方面都有显著提高，也可用在无髓牙窝洞充填。但应有选择性的使用，即后牙单面洞或前牙复面洞用质量好的玻璃离子水门汀修复，也可获得较好的远期效果；后牙复面洞修复效果会差一些，选择永久性材料修复效果会更好。

银汞合金修复虽然远期效果比复合树脂好，但其充填后会释放汞离子，可能会对人体健康造成影响，目前发达国家已禁止使用或减少使用，我国不少医疗单位也已停止使用。据此，对无髓牙的充填修复也要根据情况，尽可能不用或少用，尤其是青少年、孕妇及哺乳期患者尽量不用，代之以复合树脂或玻璃离子水门汀修复。

第 3 节
无髓牙缺损的充填修复

充填修复具有操作简便、所需设备简单、可即时完成、不需要其他人员配合及成本低廉等优点，因而仍然是无髓牙缺损修复的主要方法。

在充填材料选择方面，前牙应重视美观问题，后牙则重视坚固耐用，可根据不同的患者、不同的年龄和不同的缺损等情况选择材料。

一、无髓牙充填修复的注意事项

无髓牙在选择充填修复时应注意以下几个方面的问题。

1. 注意去除薄壁弱尖　无髓牙牙体组织因失水变脆、抗力作用较活髓牙差，对薄壁弱尖的去除要比活髓牙更严格，以防充填后折断。例如，单面洞某一洞壁近洞口过薄，应改成复面洞；Ⅱ类洞某一洞壁近洞口过薄，可磨改成台阶（图 22-2），若磨改后固位不好，在髓室壁完整情况下可设计髓室固位（修改成盒形），必要时也可酌情扩大部分根管口，使充填体延伸到某一根管，以增强固位（详见第四节）。

前牙Ⅲ类洞如切壁太薄或有微裂则应去除，改成Ⅳ类洞修复，以免充填后切壁折断，导致充填失败。

2. 严格清理洞壁玷污层　在用根充剂充填时，很容易黏附洞壁，根充剂一般不会凝固，在洞壁上形成玷污层，若不清除干净日后溶解脱落，可出现微渗漏，还可能产生继发性龋。这不但会使充填体脱落，还会影响治疗效果。

此外，还应注意有无暂封物、衬底料、牙本质碎屑等滞留洞壁，近颈部的邻面洞还应注意唾液、血液等污染龈壁。

对洞壁的沾染物可用酒精棉球反复擦拭，必要时也可用钻打磨清理，再用清水冲洗干净。

近年来，对洞壁玷污层的清理已引起学者的高度重视。有主张用 10%~37% 磷酸、6%~50% 枸橼酸、20%~40% 聚丙烯酸及 10%EDTA 等处理洞壁，其中 10%EDTA 处理后使用复合树脂修复的效果最好。

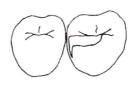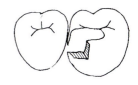

图 22-2　二类洞薄壁的修改

3. 注意垫底料与修复体的协调 无论哪一类型窝洞的充填，在根充后都应有一层垫底料封闭根管口，并将窝洞予以适当垫底。这不但能保证根管充填后充填物的稳定性，更重要的是避免永久充填体直接作用于窝洞深部，从而在一定程度上减少牙折的可能，还可节约永久性充填材料，降低成本。但如垫底料占据过多窝洞体积，外层充填体过薄则会降低抗力作用，使日后充填体易于折断而影响充填效果。因此，应注意根据窝洞的类型、洞口的大小、充填料的性质等合理设计，使充填修复达到较完美的程度（图 22-3）。

4. 某些牙尖充填体形态的设计 磨牙非功能尖缺损的充填修复，不必完全恢复原有牙尖高度。因为非功能尖低不会影响咀嚼功能，况且各种修复材料（restorative material）抗力的强度有限，恢复牙尖形态容易折断。

上颌前磨牙在咀嚼中发挥的作用不大，当舌尖缺损时亦可不予恢复，充填成类似尖牙的斜坡状即可，以减轻𬌗力防止日后折断（图 22-4）。

对𬌗力较大的磨牙，如缺损较大而又选择姑息充填修复者，为了使修复后的患牙能维持较长时间，亦可将部分边缘嵴的𬌗关系降低，或将工作尖减径，使其减少𬌗力，以减轻残冠对充填体的应力。

5. 磨改牙冠形态 无髓牙缺损采用充填修复失败，除继发龋之外，相当部分是牙冠折裂。因此，充填后磨改牙冠形态是大多数无髓后牙修复后的一个重要步骤，但目前仍未引起大多数牙医的重视。磨改牙冠形态不仅是为了防止创伤𬌗，更重要的是防止冠折。除了要去除薄壁弱尖外，还应将辅助尖的斜度适当降低，以减少咬合时的侧向应力，从而避免残冠折裂，尤其是咬合紧密的上后

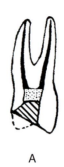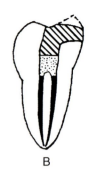

图 22-4　牙尖缺损的充填修复
A.上前磨牙舌尖缺损的斜坡状充填。B.下磨牙舌尖缺损的充填

牙陡峭的颊舌尖，均可适当调磨，以减小斜度防止冠折。

对牙周组织退缩、𬌗面磨损严重、牙冠呈钟形的磨牙及前磨牙，应调磨颊舌径，使颊舌侧外形高点向龈方下移，至少要磨改成腰鼓形，使食物能对牙龈产生适当的刺激，以维护牙周健康（图 22-5）。实践证明，在牙齿的自洁区做较多的磨改有益无害，损伤的牙本质日后不会发生龋坏，尤其是呈钟形牙周病患牙的去髓术或根管治疗，更应将颊舌径做大幅度磨改，这对牙周健康的恢复有一定好处。

此外，对颌牙如有陡尖或过分强大的工作尖，也可酌情调磨，以相应减少充填体的凹度，避免形成楔形𬌗关系导致牙折的可能。

二、无髓牙充填修复的步骤与方法

（一）磷酸锌水门汀垫底

根管充填后无论采用任何充填体修复，都需要用封闭性能好的材料垫底，以封闭根管口，防止冠向微渗漏。目前，就各种材料的性能来看，

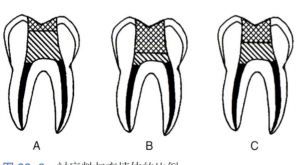

图 22-3　衬底料与充填体的比例
A.充填体过薄。B.充填体过厚。C.衬底料与充填体比例适当

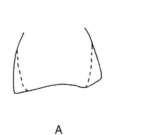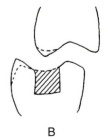

图 22-5　无髓牙充填修复形态磨改
A.钟形牙的磨改。B.陡尖及对颌牙工作尖的磨改

磷酸锌水门汀的体积收缩率最小，操作也较方便，是较理想的一种垫底材料。

水门汀在较稀时可用探针送入窝洞，并反复挤压，待初步凝固时再用充填器填压成形。如多余部分来不及修整，可待硬固后再用车针调磨，使窝洞形态适合永久性材料充填。如需要观察牙髓病治疗效果或拟全冠修复，窝洞亦可全部用磷酸锌水门汀暂充。

（二）复合树脂修复

复合树脂充填修复过去多用于前牙Ⅲ、Ⅳ类洞，后牙较少使用。随着材料的发展更新及患者对美观要求的提高，近年来已广泛使用于前后牙，其修复方法步骤如下。

1. 洞型制备　常规的窝洞预备方法已在第 12 章中叙述。本节重点讨论垫底后待做复合树脂修复前的洞形制备特点。

（1）平整垫底料　将垫底料突出的部分予以磨除，使其成为与牙冠形态基本一致的洞底，以保证充填体的厚度均匀，但洞的点线角不必磨成锐角。

（2）将洞缘磨成斜面　洞缘的釉质应磨成小斜面，经酸蚀处理后，可增加树脂渗入到釉质的面积，达到良好的微机械固位及封闭作用。又由于复合树脂充填体由厚到薄与洞壁衔接，使形态与原有的牙面相同，以获得更美观的效果（图 22-6）。

（3）适当保留唇面薄壁弱尖　前牙的唇面不直接承受𬌗力，从美观角度考虑应尽可能保留唇面的无基釉质，以减少修复体外露的面积。

（4）适当预备抗力固位形　虽然复合树脂利用粘接技术可获得良好的固位作用，但由于复合树脂充填体在经过一定时间后会有老化现象，加

上𬌗力的作用及粘接的部分被磨损等，都会出现充填体松动脱落。因此，不能单纯依靠粘接固位，还需要适当地预备抗力固位形（retention form），尽可能使充填体通过粘接固位和机械固位与牙相结合，尤其是前牙Ⅳ类洞，更应注意设计固位形，使修复能获得更好的效果。固位设计应采取多样化，可利用舌侧窝上的开髓洞口固位，也可在近切缘制备小凹洞协助固位。

磨牙较大的邻𬌗面洞，无论采用银汞合金还是复合树脂充填，都不一定要设计鸠尾形固位，有的可以设计隐形固位，即在侧壁或龈壁磨小的倒凹，使充填体与洞壁产生嵌合作用，既可以减少对牙体的破坏，又能防止日后修复体老化收缩导致脱落。还可在垫底料中间磨一小凹洞，既可增强固位作用，又能减少充填体对洞壁的侧向力，减少洞壁的应力，对防止冠折裂有一定的作用。

2. 酸蚀洞壁　酸蚀术（acid-etch technique）是用酸蚀剂（etchant）处理窝洞的牙釉质及牙本质，使牙釉质表面脱钙，形成无数微小的蜂窝状孔隙，并使牙本质小管管径增宽，充填后的树脂突伸入其中，产生机械的嵌合力，使充填体与牙体结合牢固，可提高修复质量。

酸蚀剂一般为 30%~50% 的磷酸，酸蚀剂的浓度对酸蚀效果有一定的影响，浓度低酸蚀效果差；浓度过高反而使脱钙总量减少。

酸蚀的时间一般为 30s 左右，对氟斑牙可适当延长酸蚀时间，必要时可先将表层作适当的打磨，然后再酸蚀，以提高粘接强度，但也不能磨除过多，以不超过釉质的 1/2 为宜。

酸蚀后用水枪冲洗，以清除磷酸及酸蚀后的碎屑，冲洗的时间不少于 10s，同时用吸唾器吸出液体，避免闭口吐出，以阻止唾液污染酸蚀后的牙齿，否则会影响酸蚀效果，需要再次冲洗。

酸蚀后用气枪吹干，最好在吹干前先用无水乙醇涂擦牙面。干燥时应防止气枪带有油或水分，干燥后应严格隔湿，防止唾液或呼出的水蒸气污染牙面。干燥后的酸蚀牙面呈白垩色。此时应避免使用器械或棉花等物刮擦，以免破坏釉质表面结构。

目前，已有自酸蚀粘接剂出品，可减少操作程序并节约操作时间。但也有研究认为，采用常规酸蚀后再用自酸蚀粘接剂，可以增强粘接强度，

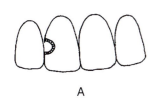
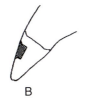

图 22-6　复合树脂充填洞缘预备
A. 洞缘预备后的正面观。B. 洞缘预备后的侧面观

提高修复效果。

3. 涂粘接剂 釉质粘接剂（bonding agent）一般为单一树脂成分，有较好的流动性及渗透作用，但体积收缩及热膨胀系数较复合树脂大。因此，粘接剂不能过厚，否则不但不会提高粘接强度，反而会降低充填质量。

粘接剂可滴在专用小毛刷上，均匀涂在洞缘上并稍用力挤压，使粘接剂能挤进牙釉质微小孔隙，再用气枪轻轻吹拂，使多余的粘接剂流向不需修复的牙面上，然后光照固化。

4. 充填复合树脂 根据牙齿颜色选择复合树脂，取专用的器械挑少量复合树脂送入窝洞，并推压紧密，使其均匀分布在垫底料上，窝洞较深应分层充填逐次光照，每层不超过2mm，防止过厚固化不全。但每次添加之前都要用气枪吹一遍，防止口腔中水蒸气附着，影响树脂结合。

邻𬌗面洞复合树脂充填也需要上成形片，但复合树脂修复具有与银汞合金不同的特点，银汞合金填压结实，充填后成形片去除留下的缝隙会被合金的膨胀所抵消，复合树脂则不然，即使充填挤压用力较大，充填体在未固化前难以抵抗成

形片的弹性，不易达到与邻牙接触紧密，会不同程度地产生小缝隙。解决的办法是：在充填接触点以下用成形片，充填接触点时去除，使复合树脂与邻牙接触点紧密相连，这样就不会产生缝隙（图22-7）。但邻牙接触点不能沾染酸蚀剂，否则将会影响两牙的独立性。邻𬌗面洞修复要注意修整边缘嵴的形态，务必要修成钝角，与邻牙要有溢出沟，以防止修复后边缘崩折及食物嵌塞。

5. 光照固化 复合树脂依色泽不同，对光的吸收固化深度也不同，一般色泽以2mm的厚度光照40s效果较好，深色的树脂、超过厚度或光的强度不足，可适当延长光照时间。导光面与充填体表面距离应保持在0.5cm左右，距离太远也会影响光照效果。

可见光固化仪器上的灯源是钨-卤素灯，波长为460~560mm，经光导纤维、石英棒或液光导管将光射出。灯的使用寿命为100h左右，灯的质量及使用超过时限会出现衰弱，从而影响树脂的聚合及固化深度。因此，灯使用至一定时间后应及时更换，以免影响光照效果。此外，还应使光源端部的导光面保持清洁，如有沾染物应及时擦

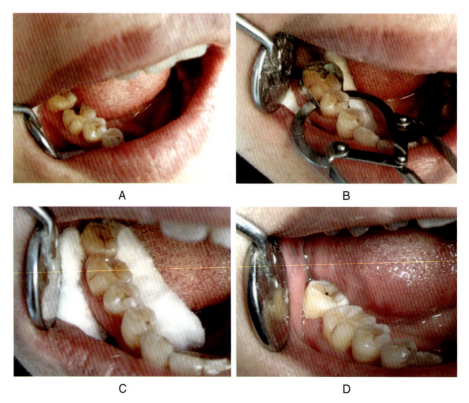

A   B

C   D

图 22-7 后牙邻𬌗面洞复合树脂充填
A.46根充垫底后。B.上成形片充填底层树脂。C.去除成形片充填接触点以上。D.修复后

除，以免影响光的强度。

光对人体的眼睛、皮肤等一般无损害，但强光会刺激眼睛，可利用配件遮盖或操作时戴避光眼镜。目前使用的便携式光固化仪较台式的方便，有的仅光照 2s 就能达到固化目的。

6.打磨抛光　用金刚石砂针将充填体的形态修整好，上颌前牙舌面及后牙𬌗面可用咬合纸试咬，去除过高接触点后用橡皮轮蘸浮石粉糊剂抛光，使修复体表面有光洁度，防止食物滞留变色。也可在抛光后涂一层粘接剂，光照后即可。

（二）银汞合金修复

银汞合金具有操作方便、不需特殊设备、可以即时完成修复等特点，是临床上后牙缺损最常用的充填材料。

银汞合金在无髓后牙修复中有一些与活髓牙不同的特点，分述如下。

1.洞形制备　在去髓术或根管治疗后，拟行银汞合金修复的窝洞，一般均已做磷酸锌水门汀衬底。但在衬底时难免会有过多的衬底料，需要重新修整。由于银汞合金没有黏性，修复时需要制备机械固位及抗力形态，使修复体能承受𬌗力。但由于大部分无髓牙都缺损严重，修复体相对较大，且无髓牙失水易折。因此，窝洞制备时需充分考虑这些特点。例如，相当一部分因龋所致的𬌗面洞呈酒瓶状，需要去除部分无基釉壁，但又不能过分强调洞壁垂直，以免牙体组织过多丧失，日后容易折裂。又如：邻𬌗面缺损较大者，充填修复不能采用活髓牙那样在健侧制备固位型，尤其是体积较小的前磨牙，可通过在垫底料上磨出小凹洞固位，并将龈壁修成内倾状，以增强固位(图 22-8）。垫底料深入髓室，固位作用较好，且有较好的粘接性能，在其上面设计小凹洞，银汞合金修复体就会形成类似钉状的嵌入体，既有较好

的固位作用，又能减少洞壁牙体的应力，对防止牙折有一定的作用。

2.调制银汞合金　银汞合金的调制应在窝洞修整完成后进行，有条件使用电动调拌器及合金预制胶囊最理想。其具有以下特点：①合金与汞的比例调配准确，预制的塑料胶囊内有一薄层隔膜，合金粉与汞分别置放，因调配精确研磨后不需用绸布挤汞；②研磨均匀，利用胶囊内配用的塑料棒，经电动高速震荡使合金与汞研磨均匀，能充分产生汞合反应；③节约时间，电动震荡只需 10~20s 即可完成，而手工则需 1~2min；④减少环境污染，合金与汞置于密闭的预制胶囊，可有效防止调制过程中汞的蒸发、撒落，避免对环境造成污染；⑤减轻劳动强度，利用调拌器不需人工调拌，可减少医护人员的劳动强度，同时也减少汞对医护人员造成的毒性作用。

在采用手工调制时应严格掌握合金与汞的比例、研磨时间及调制方法。研磨时使用磨砂玻璃杵和臼，将合金粉和汞倒入臼中，以 150~200r/min 的速度，1~1.5 kg 的压力，在 1min 左右完成研磨，然后集中成团块，倒于洁净的绸布或涤棉布上，采用布包旋转挤压，挤出多余的汞并揉搓均匀以备充填。手工调拌的银汞合金,比例的随意性较大，在挤出余汞时应掌握好力量及挤的方法。如汞的含量过多容易被挤向布的缝隙，需要再次集中并揉搓后再挤，直至有捻发感为止。汞的含量不足，不但挤不出余汞，且合金质地松散色泽晦暗，应重新加汞揉搓均匀（不需再研磨），直至可挤出余汞为止。

3.充填　干燥窝洞，将合金分成数块，用镊子夹持逐块送入充填，上颌牙置放不便可用输送器注入，每层充填均需要先用钝头充填器环洞壁压紧，再压中央部位直至超出洞缘，此时可见溢出的部分含汞较多，应予清除；然后再用充填器弯曲部顺着牙齿外形推平，并用刃口平行的挖器沿洞缘刮除多余部分，充填即告初步完成。整个充填应在 3min 内完成，操作时间延长将使汞蒸发，可塑性降低并导致固化的合金强度下降。若因估计不准出现充填料不足应及时调制，并将先充填部分压成凹凸不平状，以使新调制的部分混入，经充填器加压结合良好。此外，在充填中还应避免唾液、血液等沾染，防止衔接不良出现分层断裂现象。

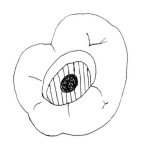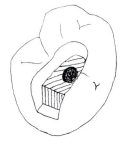

图 22-8　垫底料上设固位缓冲洞

邻𬌗面充填时应先安放成形片（matrix）以形成假壁。根据牙的大小将片夹卡部放入成形片上不同的方孔，旋紧调节螺帽，使成形片的两端紧缩于健侧牙间隙中，使其能与牙面密贴（图22-9）。对牙颈部暴露的患牙，还需选用木楔子楔入，才能使成形片与牙颈部密贴，避免充填后合金形成悬突刺激牙龈。放楔子应根据间隙大小施力，避免过度用力损伤牙龈，导致出血影响充填质量。

成形片使用后如有皱褶应废弃，以防取出时损伤充填体。邻间隙楔子也可用直径1.8mm不锈钢丝自制，使用后消毒备用（图22-10）。

4. 调𬌗修整 趁合金尚未凝固之前嘱患者做正中及侧向咬合，发现早接触应予刮除，并去除多余部分银汞合金，然后再咬合一次，直至无早接触为止。调𬌗应及时进行，否则银汞𬌗金初凝后将导致充填体破裂，尤其是邻𬌗面洞修复更应注意这一点。

银汞合金初凝后可用利器雕刻窝沟形态，同复合树脂充填一样，邻𬌗面洞充填要注意边缘嵴形态修整，溢出沟要清晰，边缘嵴需圆钝，邻间隙不能有悬突存在，以防止硬固后刺激龈乳头。

5. 打磨抛光 银汞合金在24 h后完全硬固，

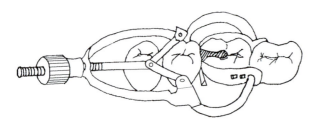

图22-9 磨牙Ⅱ类洞银汞合金充填修复

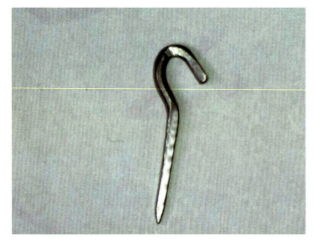

图22-10 自制不锈钢楔子

此时才能打磨抛光。打磨抛光有两个好处：一是使修复体与洞缘对接平行；二是去除表面凹凸不平及氧化物，使修复体表面光洁。银汞合金充填后，虽然经过初步的雕刻修整，与洞缘已较平行，但由于银汞合金硬固后可能会发生体积收缩或膨胀，使充填体高于或低于洞缘；部分牙面凹陷处还可出现羽状重叠，日后一旦折断，都有可能造成充填体与洞缘的不平行。无论是修复体低于或高于洞缘，都会使食物滞留、菌斑形成，从而增加继发性龋的可能。银汞合金充填固化后，充填体表面还会有粗糙不平及氧化物形成，若不打磨抛光，其表面颜色晦暗，且易滞留污垢。因此，在患者能配合的情况下，应在充填一天后，嘱其复诊打磨，以提高修复质量。

（三）玻璃离子水门汀修复

玻璃离子水门汀在无髓牙牙体缺损的修复中，所占比例较小，主要用于前牙根管充填后的衬底及某些窝洞的暂时性修复。玻璃离子水门汀具有与牙齿相同的色泽，且有一定的防龋性能，操作简便。但由于现有的玻璃离子水门汀仍存在着机械性能差、强度低、表面粗糙以及微渗漏等缺点。因此，尚不能取代其他永久性修复材料。

目前，国产增强型玻璃离子水门汀及某些进口产品，在硬度、强度方面都有所提高，可酌情用于单面洞及某些后牙邻𬌗面洞修复，但𬌗轴线角应修整的圆钝些，防止𬌗力作用崩溃。

玻璃离子用于无髓牙修复方法步骤如下。

1. 洞形制备 同其他材料修复。但洞缘不需制备小斜面。Ⅱ类洞修复可在轴壁磨一小凹洞，以增强固位作用。

前牙去髓术或根管治疗后玻璃离子水门汀做临时性修复，是为了在观察治疗效果期间不影响或少影响患者面容美观，待患牙永久性充填或冠修复时予以去除。因此，对固位的要求不必像永久性修复那么严格，对有保留修复价值的患牙，应尽量减少对牙体的破坏。

2. 干燥窝洞 窝洞制备后用清水冲洗，隔湿并干燥。

3. 调制材料 按粉、液3∶1的比例（质量比）将材料置放在玻板或专用调拌纸上，于1min内调和均匀，成稀糊状即可刮下备用。若使用金属调拌刀，应注意不要与玻璃板贴合过紧，否则会使材料变色。

调拌时应严格粉液比例。比例过大，制成的糊剂则较稀，其流动性及封闭作用较好，但会延长凝固时间，增加体积收缩率，且会降低强度及硬度；粉液比例过小，流动及封闭性能差，凝固时间快，对充填修复的操作造成不便，硬固后孔隙率高，容易产生微渗漏。

4.充填　用探针挑糊剂置窝洞的一侧洞壁，再压向另一侧并反复挤压，直至填满窝洞，再适当修整形态。应避免糊剂直接从洞口填入，以防止空气滞留形成气泡，尤其是上颌牙充填。充填体完全凝固后，可用咬合纸试咬合，对过高部分予以调磨。

第 4 节
附有固位钉的充填修复

某些缺损严重或洞形特殊的病例，因无法制备良好的固位形，可选择牙本质钉及各种根管钉，以增强抗力固位作用，使充填修复能维持长久。

需要指出的是，各种固位钉修复只能作为一种姑息修复，适用于暂时无条件冠修复的患牙，要使修复体能够坚固耐用，最好的选择还是桩核冠修复。

常用的充填修复固位钉有牙本质钉、充填体根管钉、成品根管钉及磨改不锈钢丝根管钉等。

一、牙本质钉固位

成品牙本质钉多用于活髓牙修复的固位，但在某些前牙缺损的无髓牙亦可选用。例如，前牙切端 1/3 缺损，可在近远中侧各设计一根牙本质钉，并将唇舌线角磨成短斜面，酸蚀后选择复合树脂修复。

前牙切端缺损横断面唇舌径较窄，牙本质钉桩道预备应注意取正中位置，因无穿髓之忌，可攻入 3~4mm 深。在用麻花钻攻入时手机应把持稳当，以快捷的速度攻入至需要的深度立即停机，避免桩道直径扩大，使固位钉与洞壁的摩擦力变小降低固位作用，同时应掌握好轴向，不能向唇或舌侧偏斜。

桩道预备后，将自攻自断牙本质钉装上手机，调玻璃离子粘固剂涂于螺纹上，将钉置放洞口，启动开关攻入桩道，待粘固剂凝固后去除多余部分。牙本质钉若不使用粘固剂封闭螺纹的凹槽，日后唾液渗入容易产生龋蚀导致松脱。

有的学者主张后牙某些洞型亦采用牙本质钉协助固位，但临床经验表明：后牙𬌗力大，牙本质钉较细，难以抵御𬌗力的长期作用。且缺损大的窝洞龈壁靠近牙颈部薄弱处，加之无髓牙失水变脆，容易使钉松脱或牙体折裂。因此，后牙应尽可能设计根管钉，以保证有良好的抗力固位作用，从而提高充填修复的效果。

二、根管充填体钉固位

对缺损严重的后牙，若选择充填修复，剩余的残冠难以设计良好的固位形，有的可采用髓室固位；也可采用扩大近冠端部分根管的方法，使充填体延伸成为根管钉协助固位（图 22-11）。例如，磨牙及前磨牙多壁缺损，即邻𬌗面缺损达近中或远中的近半个牙冠；或磨牙𬌗面大面积缺损髓室壁亦部分缺损者。

在利用髓室或部分根管固位的同时，还可在残冠的健侧设计小凹洞以增强固位作用，尤其对防止𬌗向脱位有较好的作用。小凹洞可设计在健侧壁的中心处，但应注意不可过大或过深，否则将削弱冠的抗力作用，容易导致冠折。磨牙髓室完整者可修整成箱形，亦可适当延伸到某一较粗的根管口，使充填体延伸成为根管钉，以增强固位作用。髓壁与髓底交角处为牙颈部的缩窄部分，此处不能作倒凹固位，否则容易发生冠横折。

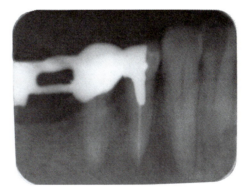

图 22-11　充填体钉修复
44 远中𬌗大面积缺损银汞合金修复后 4 年 X 线片

因充填料的强度有限，桩道的设计应符合抗力要求，其深度一般在近根管口的 2mm 左右，直径在 1.2~1.5mm，且应呈近似圆锥形或扁锥形。过长或过细都容易使钉状充填体折断。

充填料可选择强度及硬度较好的银汞合金、复合树脂等。充填体钉固位最适用于年轻磨牙的姑息修复。

三、根管钉固位

缺损大的无髓牙，尤其是大部分髓壁已缺损的磨牙，单纯采用髓室或充填体根管钉固位，尚不足以抵抗强大的殆力。使用金属根管钉不但能协助残冠固定充填体，而且可传递部分殆力至牙根，减少对残冠的侧向剪切力，对防止冠折具有重要意义。但也必须认识到，根管钉桩道预备对牙本质造成的破坏，会削弱牙根的抗力作用，有导致根裂的可能，尤其是承受殆力较大的磨牙。因此，在设计时要充分考虑到设根管钉的利弊，根据缺损的情况合理应用。

（一）根管钉类型及设计

根管钉又称桩钉，有各种类型，用于充填体固位的主要是成品钉或磨改钉。

1. 成品根管钉 国产成品根管钉为平行状螺纹钉，有前后牙之分，主要的区别在钉的冠部形状不同。前牙根管钉冠部呈扁平状，有多条横凹槽；后牙根管钉冠部呈方形，有两个凹槽。两种根管钉都配有专用的麻花钻及紧固扳手。

平行状成品根管钉的最大缺点是与牙根形态不一致，使用时若长度不足影响固位；而过长则不可避免的削弱近根尖桩道壁牙本质厚度，预备桩道时容易导致侧穿，尤其是牙根呈扁锥形的下

颌前牙、上颌前磨牙及部分牙根较细的磨牙较难适应。为此，可将根管钉近根尖端磨改成圆锥形，近冠端保留部分螺纹；为了使钻磨的桩道与磨改后的根管钉相适应，可将麻花钻作相应的磨改（详见第 23 章）。

成品根管钉有粗细、长短不同的型号，可根据牙根的粗细、牙体缺损大小、缺损部位等各方面不同的情况选择。

2. 磨改根管钉 系采用不锈钢丝磨改而成。一般采用直径 1.2~1.8mm 的不锈钢丝，根据需要将钉的根部磨改成圆锥形，冠部可根据不同的牙位及洞型设计成不同的形状。如用于前牙 IV 类缺损修复的固位，冠部可侧弯并锤扁，再用砂轮磨数道小沟，使充填物附着更牢固（图 22-12）。后牙钉的冠部磨成环形沟槽即可，有的因桩道方向的斜度影响冠部钉的位置，可弯折成所需的角度，使其能居于充填体的中心位置。

（二）根管钉固位修复的操作方法

根据牙根情况及缺损大小设计根管钉的类型、长度、粗细及数目。一般情况下，作为辅助固位的根管钉，长度占根长的 1/2 左右即可（图 22-13）。上颌第一磨牙腭根及下颌第一磨牙远中根较粗大，可选择较粗的成品钉，其他牙根用的钉应稍细些。根管横剖面呈扁圆形的牙根，钉的直径亦应细一些，长度也可略短些，以防预备桩道时侧穿或修复后导致根折。

有关根管钉的桩道预备、试合及粘接请参阅第 23 章。

四、充填修复

金属桩钉充填前要注意观察冠部长度，以防

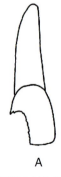 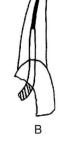 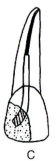

A   B   C

图 22-12 前牙 IV 类缺损磨改桩钉固位修复
A. 前牙 IV 类缺损。B. 磨改桩钉设计。C. 修复后

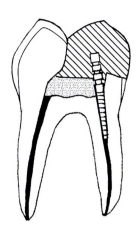

图 22-13　后牙根管钉充填修复示意图

充填后显露金属影响美观。

　　按照不同材料的要求完成充填修复的其他步骤。

（陈乃焰　周宗雄）

参考文献

[1] 四川医学院 . 口腔矫形学 . 北京 : 人民卫生出版社，1980

[2] 马轩祥 . 口腔修复学 . 沈阳 : 辽宁科学技术出版社，1999

[3] 王洁泉 . 钉、汞合金修复 . 国外医学口腔医学分册，1977, 4(5):213~215

[4] 史书俊，李思桐，刘金鼎 . 残根残冠的保存修复 . 中华口腔医学杂志，1981, 16(2):93~96

[5] 李乃云 . 核全冠修复的探讨 . 中华口腔医学杂志，1990, 25(5):285~287

[6] 杜传诗，魏治统，郑弟泽，等 . 烤瓷熔附金属固定修复的临床应用 . 华西口腔医学杂志，1984, 2(3):161-164

[7] 王光华，彭武韫 . 牙体修复学 . 北京 : 人民卫生出版社，1994

[8] 施长溪 . 美容牙科与口腔粘接技术 . 西安 : 陕西科学技术出版社，1995

[9] 徐双，张福霞 . 全银汞钉核在后牙残冠牙体修复中的应用 . 口腔医学，1997, 17(2):82-83

[10] 寇制卫 . 牙修复后折裂的原因及预防 . 国外医学口腔医学分册，1996, 23(4):202-204

[11] 朱镇 . 修复体边缘微漏的影响因素及控制办法 . 国外医学口腔医学分册，2002, 29(3):181-183

[12] 张林 . 复合树脂应用中的夹层技术 . 北京口腔医学，2003, 11(1):52-54

[13] 庄姮 . 充填体边缘微渗漏的影响因素 . 国外医学口腔医学分册，2001, 28(5):294

[14] 赵信义 . 牙科水门汀的选择及应用 . 中华口腔医学杂志，2015, (50):462-465

[15] 任煜光，李天春，黄传棋，等 . 后牙牙冠严重缺损的银汞合金修复 . 华西口腔医学杂志，1983, 1(2)

[16] 吴补领，王光华，李国莉 . 自攻型根管钉修复残根残冠的 5 年临床疗效观察 . 现代口腔医学杂志，1991, 5(4):223-224

[17] 钱法汤，谭珍珠 . 桩冠失败的原因分析 . 华西口腔医学杂志，1992, 10(3):202-204

[18] 中华口腔医学会牙体牙髓病学专业委员会 . 复合树脂直接粘结牙体修复指南 . 中华口腔医学杂志，2014, 49(5):275-278

[19] 冯琳，高学军 . 牙体牙髓病临床问题解析 X . 根管治疗后的牙体修复 . 中华口腔医学杂志，2011, 46(11):696-698

[20] 陈智 . 银汞合金与《水俣公约》. 中华口腔医学杂志，2019, 54(4):217-221

第23章

无髓牙牙体缺损的人造冠修复

　　无髓牙牙体缺损如不很严重，采用各种材料充填修复即可取得良好的效果，但如缺损严重，单纯充填修复难以维持长久。采用各种材料制作成牙齿外形，借以代替牙冠的作用，这种修复体称人造冠（artificial tooth）。人造冠可以保护残冠与修复体不受拾力直接破坏，提高牙体修复质量，并能较好恢复患牙的外形和功能。此外，人造冠对根管内的充填物有双重封闭作用，可以提高去髓术或根管治疗的远期疗效，并扩大牙髓及根尖周病治疗范围，从而挽救更多的患牙。

第1节
人造冠修复概述

　　早期的人造冠只有用金属制作的罩冠，虽然在某种程度上也能恢复患牙的功能，但金属颜色与牙齿不协调，难以满足患者的需求。随着科学技术的发展，制作人造冠的材料品种不断更新，人造冠种类逐渐增多，制作方法也日趋完善。

一、人造冠的种类及特点

　　人造冠按制作方式可分为罩冠、嵌体（inlay）及桩冠。近年来广泛开展的桩核冠联合修复体，亦为人造冠修复。

（一）全冠

　　全冠（full crown）是覆盖牙冠表面的帽状修复体，类似植物果实的外壳，故亦称壳冠，根据制作材料不同又有金属全冠、塑胶全冠、金属烤瓷熔附冠及二氧化锆（zirconium dioxide）全瓷冠等。

　　金属全冠（metal full crown）根据制作工艺不同又有锤造及铸造之分，锤造冠系用成品的帽状合金冠锤造而成，早期的还有用金属片锤造后焊接而成，随着铸造及烤瓷冠的普遍开展，锤造冠现已被淘汰。

　　金属全冠硬度高、强度大、固位及密封性能好，对保护牙体及恢复牙尖高度较理想，因而最适用

于后牙修复，但因其色泽不同于天然牙，对美观要求较高者不适用。此外，因其硬度高，对颌牙如有中度以上磨损，可能会加重磨损程度，故应慎重选用。

　　塑胶全冠（plastic full crown）用于前牙修复，具有美观价廉等特点，但强度差不耐磨，现多已被金属烤瓷熔附冠、全瓷冠或瓷贴面（porcelain laminate veneer）所取代。

　　金属烤瓷熔附冠（porcelain fused to metal crown）或全瓷冠色泽类似天然牙，且具有高硬度、高强度、耐磨、耐腐蚀、与组织相容性好等特点。但需要磨除较多的牙体组织是其缺点，且技术要求也较高。

　　近年来，二氧化锆全瓷冠又取代金属烤瓷冠，但因其磨除牙体较其他全冠更多，价格亦较昂贵，故尚未能普遍开展。

　　无髓牙大都缺损严重，因此，适合单纯金属烤瓷熔附冠或全瓷冠修复的只占一部分，相当部分需要采用桩冠或桩核冠联合修复。

（二）桩冠

　　桩冠（post crown）又称钉冠，是利用金属桩钉插入桩道而获得固位的，具有制作方便、外形美观、不需破坏邻牙等特点，故易被患者所接受。

　　Black（1869）首先将桩冠应用于临床。早期使用的是磨改桩、铸造桩和热凝塑胶，20世纪60

年代之后开始使用预成桩及自凝塑胶加成品塑胶牙。

桩冠有简单桩冠及复杂桩冠之分，简单桩冠是用磨改根管钉或成品根管钉与塑胶、塑胶牙面制作而成，取材容易，价格低廉，可在根管充填后即时完成修复。制作得当可使用数年乃至10多年，存在问题主要是塑胶牙易磨损，且易导致邻牙龋等。复杂桩冠是先制作蜡形或取印模（imprssion）在模型上制作蜡形，包埋后铸造金属连体桩核，然后制作烤瓷修复体，称瓷金桩冠（图23-1）。

瓷金桩冠硬度高，桩道应力（stress）冠大，容易导致根纵折；另外的缺点是部分瓷金桩可因制作工艺存在问题或患者使用不慎发生崩瓷，一旦发生很难取下桩钉重做，目前又没有一种理想的材料可以在口内直接修复破损部分。因此，除极少数下颌前牙临床牙冠（clincal crown）过短，需要设计成连体烤瓷桩冠外，其余患牙应尽可能设计桩核联合修复体，一旦发生崩瓷，取下外冠重做较容易。

（三）桩核冠联合修复体

对前牙牙体严重缺损的修复，采用桩冠修复固然可以获得较美观的效果，但桩冠修复需将剩余牙体全部磨除，需要一定长度和直径的桩钉，才能获得良好的固位作用，这也增加了桩道预备时侧穿及修复后根折的可能。桩核冠联合修复体由桩钉、核心及全冠三部分组成；或由桩核及全冠两部分组成，可以最大限度地保留残冠，减少桩的长度及直径，从而减少根折的发生率。桩核及残冠在罩冠的保护下，将两者结合在一起，避免𬌗力的直接作用，其间又有一层粘固剂起缓冲作用，可减轻桩道壁的应力，不但对防止根折有重要的意义，而且使修复更加牢固耐用。

在制作材料方面，桩核冠联合修复体的各组成部分，可以根据不同的情况选择各种不同的材料，组合方式灵活多变（详见第24章）。

二、人造冠修复的适应证

在无髓牙牙体缺损修复方法的选择方面，是采用充填修复还是人造冠修复，一般来说没有绝对的适应证，很多时候只能凭临床医生的经验及患者各方面的情况来决定。前已述及，有的缺损虽大，但能采用良好的充填修复也可获得较好的效果；有的缺损虽不很严重，采用充填修复若干时间后，却发生冠折等难以预料的后果。根据笔者多年的临床经验，提出以下适应证作为临床选择全冠修复时的参考。

1. 缺损大的残冠　去髓术后缺损过大的残冠，如果单纯采用充填修复，无论是充填体还是残冠，都难以获得良好的抗力作用。采用人造冠修复可使𬌗力作用在人造冠上，在套冠的撮合下，充填体与残冠能更好地结合，可防止充填体脱落或残冠折裂。

2. 有较大间隙的残冠　后牙邻𬌗面缺损合并较大间隙的残冠，用充填修复难以恢复良好的接触点。有的缺损虽不大，但非缺损侧合并有间隙的患牙，采用人造冠修复，既可保护残冠又能消除间隙，且能与邻牙恢复良好的邻接关系，对消除食物嵌塞（food impaction）及预防邻牙邻面龋具有重要意义。前牙缺损虽不大，但合并有较大的间隙，冠修复可兼有美容作用。

3. 多牙面缺损　患牙多牙面缺损，剩余的牙体组织较薄弱，用充填修复容易使残冠崩折，采用全冠修复可避免残冠直接与对颌牙接触，增强患牙的抗力作用，使之能长久保留。

4. 磨牙主要工作尖缺损或𬌗面大面积缺损　磨牙主要工作尖缺损，采用充填修复难以承受𬌗力；𬌗面大面积缺损亦同，采用人造冠修复可恢复牙尖高度及良好的咬合关系（occluding

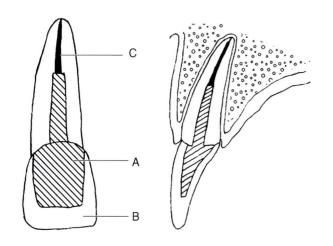

图 23-1 瓷金桩冠结构示意图
A. 铸造合金桩核。B. 烤瓷修复体。C. 根充剂

relation），有利于咀嚼功能的恢复。

5. 伴有隐裂的后牙 有隐裂的后牙，在牙髓病或根尖周病治疗后，不论缺损大小均应采用人造冠修复，以防牙折。

6. 合并有轴向异常的前牙 成年人伴有前突、内倾、扭转等错位的前牙，在牙髓病或根尖周病治疗后，可行改轴修复或改形修复，使其能恢复正常的形态及排列，具有修复缺损及美容的双重效果。

7. 合并有牙冠畸形、颜色异常的前牙 如过小牙、氟斑牙、四环素牙、死髓变色牙等影响美观者，采用牙色全冠修复，亦可达到修复与美容兼顾的作用。

8. 𬌗力过大的磨牙 某些𬌗力过大的中青年患者，磨牙行去髓术或根管治疗后，很容易发生冠折。因此，即使缺损不很大，也应建议做人造冠修复，以防牙折。

9. 中老人磨牙邻𬌗面洞 部分中老年患者因牙周组织退缩，发生邻𬌗面龋多深达颈部，有的还合并有较大的牙间隙，若采用充填修复难以恢复良好的邻接关系，有的还容易导致冠折，选择全冠修复可以较好地解决上述问题。

10. 牙周病松动牙 对中晚期一组两个以上牙齿松动，在去髓术及其他综合治疗后松动度改善不够理想，或有较大的邻间隙等问题，采用联冠修复可以改善松动度、改变邻面外形，消除致病因素，从而恢复咀嚼功能。

三、人造冠修复的设计

人造冠修复的目的是保存患牙和恢复患牙的功能，包括咀嚼、辅助发音和协调面容美观。要使人造冠修复达到类似天然牙的效果，并能使之长期存在，合理的设计是很重要的一项工作。因此，在备牙取模之前，必须对患牙做全面评估，根据不同的情况和选择不同材质的套冠，设计出符合要求的方案，才能使修复达到较完美的水平。

（一）剩余牙体的抗力问题

各种人造冠虽然都有保护残冠的良好作用，但临床上也常发现一些人造冠在修复后的若干时间里导致残冠折断。产生上述问题除了部分颈部龋未去除干净外，很大原因在于设计不当。例如，部分后牙因牙周组织退缩产生颈部龋，临床冠大都较长，牙颈部又外露，成为牙体抗力的薄弱区，侧向𬌗力最容易导致冠横折。因此，在牙体预备时可多截除近𬌗面部分牙冠，在不影响固位的前提下，加大轴面的聚拢度（vergence），使最大周径降至颈缘（图23-2）。在人造冠设计上减小颊舌径，并减小牙尖斜度，这样既可减轻侧向𬌗力，还可减少人造冠对残冠的剪切力，对防止冠折具有重要意义。

对于牙颈部缺损严重者，无论前后牙都不能单纯行全冠修复，应截除部分牙冠，改成桩核冠联合修复，使部分𬌗力通过桩核分布到牙根，以避免修复后发生冠横折的可能（图23-3）。

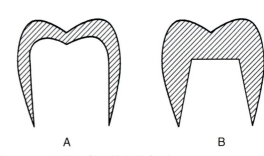

图23-2 后牙临床冠较长的备牙
A.备牙不正确。B.备牙正确

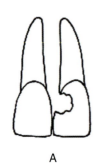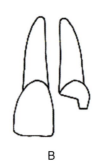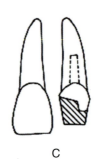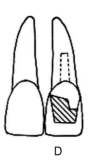

图23-3 前牙邻面龋的抗折处理
A.前牙邻面深龋（无髓牙）。B.去除部分残冠。C.铸造桩核（部分）。D.修复完成后

（二）全冠的固位问题

绝大部分无髓牙的残冠，其临床冠都呈正常或过长，对人造冠修复的固位都不成问题。但有少数患牙临床冠过短，不利于冠的固位，如重度磨损的下颌前牙和个别磨牙，在采用全冠修复设计时可从以下几个方面改善其固位能力。

1. 牙冠延长术　牙冠延长术是临床上较常用的冠修复前的预备手术，尤其是全瓷冠或烤瓷冠修复，需要磨除𬌗面较多的牙体，才能达到冠的厚度要求，一些后牙往往达不到这个条件。通过手术去除部分牙槽嵴顶及相应的牙龈，使临床冠达到正常或基本正常，有利于人造冠的固位，在个别前牙还可以增进美观。冠修复前的延长术有的只牵涉某一颊面或舌面，有的则需要多面，对邻接面需要延长的，可在术前先对残冠进行片切，手术时去除部分牙槽间隔，待牙龈生长后再取印模。本手术不同于牙龈切除术，后者仅切除增生的部分牙龈而不伤及牙槽骨。牙冠延长术的方法步骤详见第20章。

2. 加深沟槽固位　对某些临床冠稍短的患牙，备牙后固位不很理想，可在𬌗面制备成近、远中向的"V"形沟，中心部分亦尽量加深，近𬌗面颊舌壁亦磨一小沟，以增加接触面积，增强侧向抗力，从而增进固位作用（图23-4）。

3. 减小轴面聚拢度　下颌磨牙颊侧聚拢度大都比较大，尤其是第二磨牙更加显著，如果临床冠短对固位更加不利，备牙时可加宽肩台、减少聚拢度，这样才能改善人造冠的固位作用（图23-5）。

4. 冠内钉协助固位　对于临床冠过短的后牙，备牙后多个轴面高度不足2mm，牙冠𬌗面或邻𬌗面严重缺损，但髓室壁仍较完整者，患者如不愿

行牙冠延长术，可利用冠内钉协助固位。其方法是将位于𬌗面中心的部分水门汀钻磨一桩道，大小相当于玛尼TF22型车针，深度达到接近髓底。这种设计利用冠内钉与桩道壁及粘固剂的结合，即可起到增强固位的作用（图23-6）。需要注意的是钉的长度、直径及锥度都要符合要求，过短过细或锥度过大都达不到固位作用，发挥不了冠内钉的作用，也就失去设计冠内钉的意义。

5. 桩核连体冠　对个别下颌前牙过短冠可设计成桩核连体烤瓷冠修复，将主要固位力寄托在桩钉与桩道上。但桩核连体冠对桩道壁的应力较大，上前牙不提倡应用，否则易发生根折裂。

（三）轴面聚拢度

聚拢度大小直接关系到固位及防止横折的可能，无论选择哪一种材质的全冠，各轴面的聚拢度基本上都是一样的，一般在5°~10°（相当于一次性水杯形态）。但可根据患牙的具体情况而定，

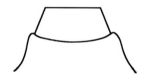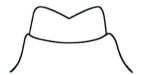

图23-4　加深沟槽固位

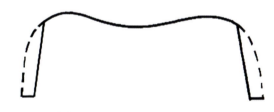

图23-5　减小聚拢度

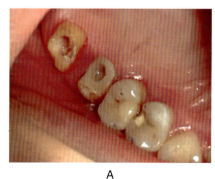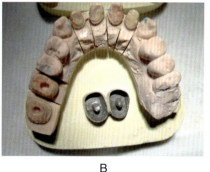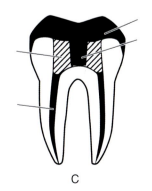

| A | B | C |

图23-6　冠内钉增强固位

A.16、17临床冠过短。B.冠内钉增强固位。C.冠内钉固位示意图

牙冠长或联冠修复固位作用好,聚拢度可以大些,反之要小一些。

(四)𬌗面厚度

不同材质的套冠修复,𬌗面厚度要求是不同的,铸造合金𬌗面厚度需要 0.5mm 以上,金属烤瓷熔附冠及全瓷冠应达到 1.5mm 以上,厚度达不到要求就会影响套冠的使用年限,后者还会影响美观。牙冠较短的上颌后牙,也可设计成腭侧全金属,颊侧及颊尖金属烤瓷,这样就不会影响固位,对美观影响也不大。

(五)颈部肩台

设计肩台是为了使制作的人造冠边缘能与真牙紧密接触,并使形态接近真牙。肩台一般设计在龈下 0.5~1mm,宽 0.5mm。但可以根据具体情况做一些改良,无髓牙脆性较大,过多磨除颈部牙体,可能会增加牙折的风险,且年龄较大的患者多伴有牙龈萎缩,有的牙颈部乃至牙根暴露,成为抗力的薄弱部位。因此,对此类患牙,尤其是后牙,也可不设肩台,冠的边缘呈刃状接触,对龈沟的生物学宽度影响不大,不但对避免牙折有利,还可以预防肩台龋坏。

(六)多单位缺损的设计

并列两颗以上牙缺损称多单位缺损,设计成单冠独立制作还是联冠制作,也要根据不同的情况而定,前牙对美观的要求较高,只要残冠残根能够独立承担𬌗力,并有良好的固位作用,原则上应单独制作,不但能获得类似天然牙的效果,且符合生理要求。但对某些残根较短或有一定松动度的患牙,可采用联冠修复,变单根为多根组成新的咀嚼单位,利用集体力量恢复咀嚼功能,使修复获得更好的效果。对于后牙多单位缺损,恢复咀嚼功能及使用长久是主要的,美观要求是次要的,联冠修复不但可以提高咀嚼功能,且能防止食物嵌塞。

四、人造冠修复容易发生的并发症

人造冠修复固然有良好的保护患牙作用,但如设计或操作不当也可产生一些并发症,给患者造成不必要的损失,应引起术者的高度重视。常见的并发症有以下几种。

1. 邻牙龋 是各种全冠修复最多见的并发症,有的患者因此而拒绝行全冠修复,片面认为修复后会发生修一龋二的不良后果,临床上也确实见过这种现象。

修复后发生邻牙龋的主要原因有两个:一是冠的邻面接触点设计制作不当,如冠的邻面粗糙、面接触、邻𬌗线角过锐或邻面接触不良等,上述情况可导致食物嵌塞,日久就会发生龋病;二是片切邻面时损伤邻牙,导致食糜残留及菌斑形成,日久进一步发展成龋。邻牙龋多在冠修复数年后发生,设计制作不当的铸造冠最多见(图 23-7),因早期无症状患者不易发觉,就诊时大多数已并发牙髓病或根尖周病。

2. 牙龈炎或"黑颈圈" 牙龈炎多为边缘接触不良所致,尤以烤瓷冠为甚(图 23-8)。常见为肩台宽度不足或冠边缘厚度不够,锐利的冠边缘或肩台边缘刺激牙龈导致牙龈炎,患牙易发生牙龈出血,影响患者口腔健康,在前牙还会影响美观。此外,有的还可发生金属与组织的不良反应,多见于镍铬合金烤瓷冠,表现为龈缘出现灰褐色的所谓"黑颈圈"(图 23-9)。

3. 肩台龋坏 多由冠边缘接触不良引起,肩台牙本质少许裸露,日久便会产生龋坏。龋坏的另一个原因是冠边缘粘固剂脱落,冠粘固前如不注

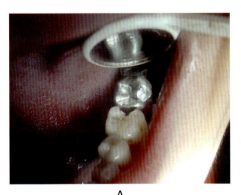

A

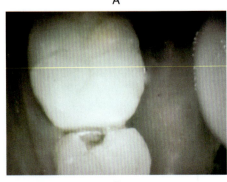

B

图 23-7 不良修复致邻牙龋

A. 铸造冠邻面接触不良。B. 烤瓷冠备牙损伤邻牙

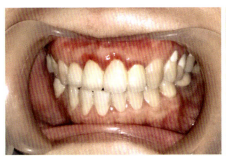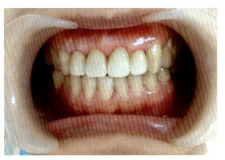

A | B

图 23-8　烤瓷冠修复技术不同的预后
A. 烤瓷冠肩台不密合致龈炎。B. 重新修复后 1 个月牙龈正常

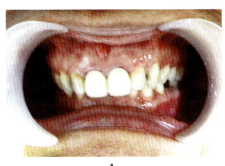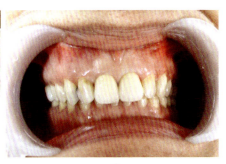

A | B

图 23-9　两种不同材料修复产生的效果
A. 镍铬烤瓷冠修复 5 年后出现黑颈圈。B. 更换钴铬合金烤瓷冠后牙龈正常

意干燥，龈液或血液渗入肩台，就会影响粘固剂的质量，经过较长时间也会发生龋坏（图 22-10）。

4. 基牙龋　基牙龋坏也是冠修复常见的失败原因之一，其发生原因除固位差及龋去除不彻底外，更多的是粘固出现问题，如粘固剂调制失误，过稀、过稠或调拌不均，均会影响粘固质量。此外，唾液或血液沾染也是粘固失败的原因之一。

5. 对颌牙磨损　金属全冠由于硬度与天然牙

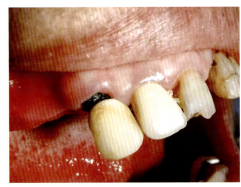

图 23-10　烤瓷冠修复后的肩台龋
本例烤瓷冠已使用十多年

相差较大，长期使用可导致对颌牙𬌗面磨损。因此，对于对颌牙𬌗面已有较重的磨损，修复时最好选择与天然牙硬度相当的烤瓷冠或二氧化锆全瓷冠。

6. 冠横折与根裂　全冠修复后较少出现冠横折，发生横折多为邻面颈部龋修复前去龋不彻底继发龋，或者原颈部缺损严重未采取防折措施导致，冠横折多发生在上颌前牙及磨牙，故在修复前应充分考虑到这一点。牙颈部龋治疗后的冠修复应尽量设计桩钉，以增强抵抗剪切力作用，防止修复后横折。根裂多发生在上前牙金属桩修复，尤其是腭侧与牙龈平齐的患牙，近龈缘处没有可供人造冠支持作用的肩领，使𬌗力完全依靠桩钉承担，因而容易发生根裂。后牙根裂多发生在无髓牙作单端固定桥基牙，单纯全冠修复发生率较低。

总而言之，全冠修复不但需要技工要有良好的制作技术，临床上在设计、备牙、取印模、试戴、粘固（包括粘固剂调制）等各个环节都需要严谨的工作作风和精细的操作，任何一个环节的疏忽都有可能导致并发症的发生，使修复不完美甚至失败。

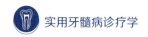

第2节 全冠修复的操作要点

拟做全冠修复的患牙，必须经过完善的根管治疗，一般的根尖周病变在治疗之后即可进行冠修复，病变较大者需要经过一定时间的观察，在病变取得渐进性好转之后才考虑冠修复。此外，有的患牙还可能存在牙龈或牙周病变，应在综合治疗之后，牙龈或牙周病变基本痊愈才能行冠修复。

全冠修复步骤包括牙体缺损的处理、牙体预备、取印模、试戴及粘固等工作，分述如下。

一、牙体缺损的处理

选择全冠修复的无髓牙大都缺损严重，且原有根管治疗后多用磷酸锌水门汀暂充，为了使缺损部分修复能获得永久性的效果，需要将原暂充材料部分去除，余留部分作为垫底封闭之用，然后用硬度和强度均较好的复合树脂或银汞合金填充缺损部分，对缺损不大但需要冠修复的，也可仅用玻璃离子水门汀填充或完全保留磷酸锌水门汀。临床实践证明：磷酸锌水门汀在硬固后性质稳定，不会发生溶解现象，用其填补单壁或双壁缺损（龈上）是可行的。龈下缺损最好使用银汞合金填补，因其不受龈液及血液影响，且具有较好的防龋作用，作为核心比其他材料适用。

二、牙体预备

1. 邻面片切　过去片切使用低速机单面砂片，现多用高速金刚砂针替代。选择细锥形金刚砂针，从患牙的邻面唇（颊）侧入手，直至两牙分离，再将片切面修整至略向𬌗方聚拢且较平坦。需要注意的是：车针不能损伤邻牙的接触面，即使牙釉质只有轻微磨损，日后食糜积存都有导致龋坏的可能，片切近颈部时尽量避免损伤龈乳头。

高速车针片切的优点是：①高速机有喷水装置，既可使片切牙的温度不升高，又能将切削产生的牙粉末随水雾集中在患者的口腔中，减少对工作环境的污染；②震动小，可减少患者不适感；③片切较安全，可避免砂片片切可能发生的意外损伤，从而减少患者的恐惧感；④后牙车针片切受倾斜角度影响较少，因而比砂片片切更方便；

⑤初学者较易掌握。

2. 𬌗面或切缘预备　将𬌗面均匀磨除 0.5mm（铸造冠）以上，并将与邻面及颊舌面相交的角磨圆钝。磨除𬌗面时应先嘱患者做正中咬合，以观察患牙与对颌牙的接触情况，有的因近中倾斜或颊舌错位，部分𬌗面需要多磨除，另一部分𬌗面亦可少磨或不磨。对颌牙有不正常的陡尖或𬌗向伸长，也可仅调磨对颌牙而获得间隙。切缘磨除应根据患牙长度而定，一般在临床牙冠的 1/3 左右。

3. 各轴面预备　包括颊舌面及近远中面牙体的预备，前牙舌面磨除选择心形车针，其他轴面选择圆柱形或圆锥形车针，修整各轴面形态，磨除外形高点或消除倒凹，使最大周径降到冠的龈缘处，要根据患牙的不同情况决定聚拢度，这是关乎冠套的固位问题，既要有良好的就位道，保证套冠密合，又要防止聚拢度过大影响固位。对有颊舌向轻度倾斜的后牙，磨除前应嘱患者做正中咬合，以观察与对颌牙的咬合关系。必要时一侧多磨，另一侧少磨，使修复后能改变轴向，恢复正常的咬合关系。

𬌗面与轴面预备完成后，将各面相交的轴角修整圆钝。

4. 肩台预备　使用钨钢裂钻或锥形金刚砂针，沿各轴面磨除牙体，至预设宽度向下扩展，根据不同种类外套冠的设计，在不同的轴面预备肩台宽度。一般来说，唇颊面可预备的宽一些，舌面及邻面可略窄一些，临床冠正常的可以宽一些，牙颈部暴露的可以窄一些。预备至一定程度暂停，用气枪吹干观察预备状况，然后修改至完成。

肩台预备之前应上排龈线，根据牙位选择粗细不同的排龈线，用充填器或探针将其塞进龈沟，使龈缘脱离颈部牙面，既可获得清晰的肩台界面，又能防止损伤龈缘。

三、取印模

取模前应将患牙冲洗一遍，嘱患者吐去唾液并吹干牙面，以保证取印模的准确性。用藻酸盐材料取模时，先取少量印模膏涂在间隙及肩台，然后再把托盘（imprssion tray）压入牙列，牵拉口唇，并将托盘完全就位，在印模膏未凝固前应注意固定托盘，防止患者颊、舌软组织活动对托盘的影响。也可采用令患者作轻咬合的方法固定托盘，待印模胶凝固后取出托盘，检查模型上的牙印是否完整清晰，再灌注石膏送加工厂或技工室制作。

对铸造全冠修复，为使其与邻牙紧密接触，并有良好的接触点，可在石膏模型上将两侧邻牙的接触面刮除少许，使铸造冠的邻面略增大，以补偿打磨抛光时去除的部分，防止制作后出现缝隙（图23-11）。

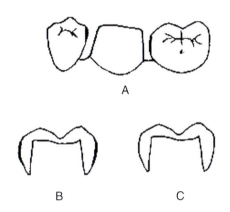

图23-11　铸造冠石膏模型的处理
A.邻牙邻面模型刮除少许。B.铸造冠邻接点略厚。C.打磨抛光抵销

四、试戴与粘固

（一）试戴

试戴时主要应检查以下几个方面情况。

1. 冠的密合性　冠过宽可出现晃动易脱，过紧可出现冠不能完全就位，可用印模膏置入试戴，凝固后取下检查，某一侧没有印模膏说明是过紧所在，可予以打磨修改；如某一部位印模膏太厚，即制作不紧密，相差太多则应重新制作。

2. 冠边缘与肩台的关系　冠边缘要求与肩台接触紧密，边缘太厚超出肩台应予以修改，太薄使肩台部分外露则应重新制作。如过长压迫牙龈，严重者可使牙龈发白，且患者有疼痛不适感，应磨改至合适。龈下肩台与冠边缘是否密合不易观察到，可用探针仔细探查。

3. 邻面接触点　用牙线或棉捻检查邻面接触点，如接触不良应重做；如过紧患者有胀痛感，可用砂轮打磨，直至合适为止。无论哪一种套冠，邻面都必须呈点状接触，且应光滑无瑕，否则，日后积存食糜及菌斑形成，就有导致邻牙龋的可能（图23-12）。此外，面状接触还可能影响冠

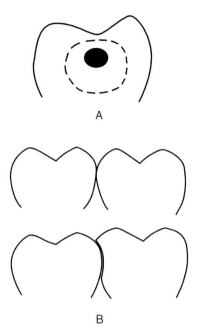

图23-12　人造冠的邻面接触
A.邻面接触点（邻面观，虚线为面状接触）。B.点状接触与面状接触（侧面观，上图为点状接触，下图为面状接触）

的就位，升高咬合关系。

4. 咬合关系　嘱患者做正中、侧向及前伸咬合，观察前牙及对侧牙是否咬合紧密，如咬合不紧密，再用咬合纸垫在𬌗面或舌面（上前牙）试咬合，咬合面某一点有特别清晰的印迹即为过高接触点，可予以磨改调𬌗。如𬌗关系普遍升高可能为制作过程的某些失误，使冠套不能完全就位，常见的主要有以下几种原因：①模型𬌗面牙尖或边缘损伤；②颈部修刮过多使冠套颈部缩小；③邻面接触点过紧；④冠套邻面盖在邻牙接触点上方（面状接触）。可根据情况做相应的修改，直至咬合关系正常，冠套上印迹均匀。

试戴合适后，修改部分做抛光处理。

（二）粘固

人造冠的粘固是修复中的最后步骤，也是最重要的环节之一，修复失败病例大多集中在粘固问题上，除了各种操作失误外，粘固剂的质量与调制方法不当也占一定的比例。

粘固剂是封闭人造冠与牙体之间的重要材料，无髓牙粘固无刺激性之忌，应选择收缩率小、硬度及强度好的粘固材料。

粘固前将套冠用酒精清洗后吹干，各牙面用过氧化氢溶液清洗，清水冲洗后隔湿，再以酒精

棉球脱脂；调粘固剂涂于套冠内，戴上患牙轻压就位，嘱患者做正中咬合；待粘固剂凝固后去除多余部分，人造冠修复即告完成。

无论使用那一种粘固剂，都要注意全程隔湿，防止唾液对未凝固前粘固剂的影响，这是保证冠修复成功的重要环节。

第3节
无髓牙牙体缺损的嵌体修复

嵌体是用各种材料制作后嵌入牙冠窝洞的一种修复形式，它具有较高的硬度、强度，更好的边缘密封性，使用经久而耐磨。由于它磨除的牙体组织相对较全冠少，能保持剩余残冠原有的形态，可延长牙齿的使用寿命，因而也容易被患者所接受。但无髓牙大都缺损严重，且失水变脆，采用嵌体修复时若残冠处理不当也容易折裂；缺损太多，剩余残冠固位不良，这两种情况都可能使修复失败。因此，要注重修复的适应证，才能使修复获得成功。

一、嵌体的种类及特点

（一）嵌体的种类

1. 根据患牙缺损面分类 嵌体根据覆盖牙面的不同，可分为单面嵌体（simple surface inlay）、双面嵌体（double surface inlay）和多面嵌体（polygon surface inlay）。按部位可分为𬌗面嵌体（occlusal surface inlay）、颊面嵌体（buccal surface inlay）、邻𬌗面嵌体（proximal surface inlay）等。双面嵌体根据不同部位又称为：近中𬌗嵌体（mesio-occlusal inlay, MO）、远中𬌗嵌体（distal-occlusal inlay OD）、颊𬌗嵌体（bucco-occlusal inlay, BO）、舌𬌗嵌体（lingo-occlusal inlay, LO）。多面嵌体根据涉及的不同牙面又简称为近中𬌗远中嵌体（MOD），颊面𬌗远中嵌体（BOD）等。

2. 根据制作材料性质分类 嵌体的制作材料不同，可分为以下几种。

（1）合金嵌体：有贵金属及非贵金属合金嵌体。其中金合金化学性能稳定，有良好的延展性能和机械性能，是制作后牙嵌体理想的传统修复材料。颜色与牙齿不匹配是它的最大缺点。

（2）树脂嵌体：采用高强度复合树脂材料在模型上加工成形，抛光后用树脂粘接材料粘接在牙体组织上。树脂嵌体操作简便，易修补，且对对颌牙磨损小，是一种良好的美学嵌体修复材料。

（3）瓷嵌体：有直接在耐火材料代型上制作的烤瓷嵌体；有 CAD/CAM 磨削出的瓷嵌体；有在模型上做熔模包埋后铸造出的铸瓷嵌体；亦有用金沉积法制作组织面衬底后做的烤瓷嵌体。

（4）聚合瓷嵌体：由于瓷的硬度适度，加上树脂较好的粘接性能，使修复体的适应证更广。聚合瓷嵌体具有以下特点：①用在条件相对差的患牙，其形态比较随意，对厚度要求也不是很高，所以相对比较灵活；②聚合瓷的美观性较好，聚合瓷的颜色与天然牙的颜色非常接近，使修复体更加漂亮；③聚合瓷的强度比较适中，咬硬物时可能会使修复体破损，但可以避免牙折的发生；④聚合瓷的价格低廉，只有全瓷类材料的 1/10~1/5，对经济条件一般的患者比较适用；⑤强度相对较差，患者在使用多年以后，如边缘破损容易发生继发龋。

全瓷或烤瓷嵌体颜色接近天然牙齿，符合美观要求（图 23-13）。不仅能够恢复患牙的解剖形态，邻面洞修复与邻牙能形成良好的接触关系，而且邻面光滑度好，能够有效地减少食物嵌塞和菌斑的附着，这对防止修复后邻牙龋有重要意义。

3. 根据固位方式不同分类 为适应患牙缺损的不同情况，嵌体可设计成不同的固位方式，即普通嵌体和高嵌体。高嵌体就是与普通嵌体不同的类别，它是嵌体的变种，最初由 MOD 嵌体衍变而来。当邻𬌗面缺损范围较大，剩余牙体壁较薄，嵌体修复有残壁折裂可能时应设计高嵌体，并将壁的边缘修成 45°，使嵌体边缘覆盖残壁，这样就能有效保护残壁。

高嵌体适用于以下三种情况：一是后牙的多面缺损，需要磨除𬌗面的部分牙体，以达到嵌体的厚度；二是𬌗面面积较大的缺损，余留牙体抗力作用较差，单纯嵌体修复有导致折裂的可能；三是部分牙尖缺损，需要与嵌体一起恢复形态。龋源性牙髓病及根尖周病患牙缺损多较大，且治疗后洞壁牙本质失水变脆，因此，选择嵌体修复大多需要高嵌体，将薄壁弱尖修整成台阶状，以增强残壁的抗力作用（图 23-14）。

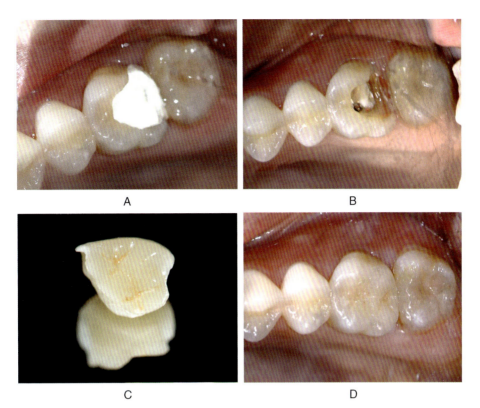

图 23-13　全瓷嵌体修复

A. 根管治疗后暂充填。B. 备牙后。C. 瓷嵌体。D. 修复后（𬌗面观）

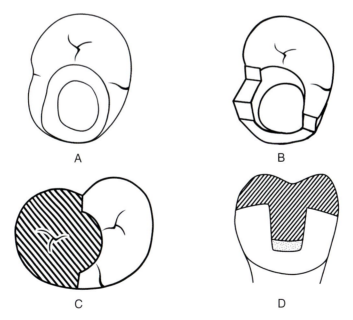

图 23-14　高嵌体制作

A. 二类缺损残壁较薄。B. 预备成台阶状。C. 嵌体𬌗面观。D. 嵌体邻面观

二、嵌体修复的适应证及禁忌证

众所周知，牙体缺损充填修复简单易行，椅旁即可完成，但对大的缺损修复体难以维持长久；全冠修复对保护残冠效果可靠，但需要磨除较多牙体，且工艺较充填复杂；嵌体修复破坏牙体组织相对较全冠少，修复体性质与全冠相当，但保护残冠的作用不如全冠。

无髓牙的嵌体修复与活髓牙不同，无髓牙大都缺损严重，且失水变脆，选择嵌体修复主要应考虑剩余牙体的抗力问题，其次是固位问题。无髓牙开髓后窝洞较深，只要髓室完整备成接近盒形或箱状，固位则不成问题，而剩余牙体使用长久是否会崩折，这是需要考虑的最重要问题，必须在此基础上选择嵌体或全冠修复。

（一）适应证

1. 各种涉及牙尖的严重缺损 牙尖缺失的窝洞，采用充填修复难以恢复形态，即使勉强恢复，也难以使用长久，采用嵌体修复可以恢复理想的牙尖形态，且不易破损。

2. 邻面缺损伴有较宽的牙间隙 此类缺损充填修复虽然可以恢复形态，但下方悬空，久用容易导致充填体折断，且邻接面难以达到光滑的水平，时间长久积存食糜易导致邻牙龋，嵌体修复可以较好地解决这一问题。

3. 𬌗面大面积缺损 此类缺损需要咬合重建，充填修复难以恢复形态，比起全冠修复，嵌体修复可以使健侧邻接点不受破坏。但洞壁薄弱者应选择高嵌体。

4. 可摘义齿基牙 位于多单位缺牙间隙旁的患牙需要设置支托凹或栓道，采用嵌体即可设计耐磨损的上述结构。

（二）禁忌证

1. 牙体缺损范围过大 残留牙体组织抗力差或固位不良者，应选择全冠或桩核冠修复（图23-15）。

2. 龋好发患者 此类患者修复后容易继发龋，采用全冠修复会更安全。

3. 𬌗力大、磨损重或有磨牙症的患牙 此类患牙𬌗力作用于嵌体，容易使余留牙体崩折。

4. 对美观要求高的前牙 对美观要求高的年轻患者，前牙缺损慎用嵌体修复。

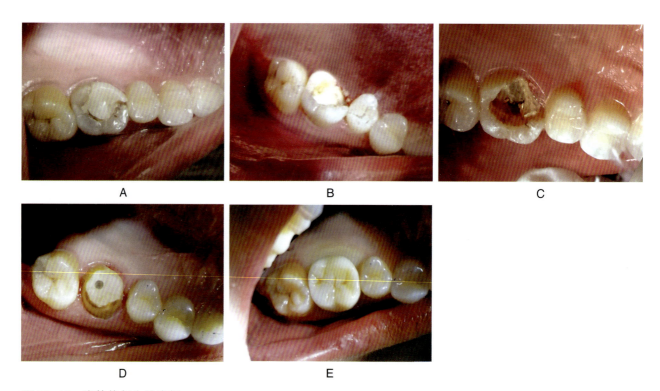

图 23-15　嵌体修复失败病例
A. 嵌体修复后松脱。B. 去除后所见。C. 去除垫底材料可见继发龋。D. 桩核修复及备牙后。E. 全冠修复后。30岁男性患者，他院嵌体修复1年多松脱。去除后见备牙不当，缺损过大未行髓室固位，改为桩核冠修复

三、嵌体修复的操作方法

在牙体预备前要详细检查患牙的牙体缺损情况，检查缺损与对颌牙及邻牙的关系，必要时适当调磨。嵌体修复包括以下方法步骤。

（一）窝洞制备

1.彻底去除腐质　无髓牙的龋坏组织多在治疗前完成，但由于各种原因也可能存在去龋不彻底的可能，尤其是邻面洞的龈壁，去除不彻底日后可能会继发龋，导致修复失败。此外，对紧邻缺损的深窝沟，也可适当做预防性扩展，以防止日后龋。

2.平整洞底及龈壁　去髓术及根管治疗后的患牙大都有暂时充填物存在，只需要将充填物大部分磨除，留存洞底部分作为根充物的封闭剂，留多少要根据窝洞深浅及缺损程度而定，缺损面积大或窝洞浅的钻到髓底暴露，只留根管口部分即可，洞底不要求完全平坦；缺损小或窝洞深的可以留一部分垫底材料，洞底与洞壁交界的各线角呈圆钝。

3.制备具有抗力和固位的洞型　嵌体固位主要依靠洞壁的摩擦力和粘固剂黏结，洞壁形态起到重要作用，对缺损较大的患牙，应把主要的固位设计在髓室壁上，残冠的洞壁起辅助作用。一般情况下可制备成盒形的壁，轴壁之间应稍外展，使蜡熔模能顺利取出，铸成的嵌体也能顺利就位及取出，外展斜度在3°～5°，但不要超过6°，以免影响固位。邻面洞若需要增强固位作用，可制备船面呈鸠尾固位形，但不需很明显，尽量减少洞壁牙体的破坏。个别情况下洞壁也可能存在倒凹，可用磷酸锌水门汀修补。

4.洞缘制备斜面　船面洞缘设计45°小斜面，斜面宽约1.5mm，一般起于釉质厚度的1/2处，但全瓷类的不需备斜面。邻面洞为防止洞壁折裂，洞缘可制备全厚度的45°斜面，使嵌体边缘如同桩核冠的肩领，能起到防止残冠折裂的扣锁作用（图23-16）。

5.高嵌体预备　用心形钻磨除船面薄壁弱尖，能保留的部分修成台阶状，洞壁用钨钢裂钻或金刚砂平头锥形车针修整，固位洞形与普通嵌体相同。

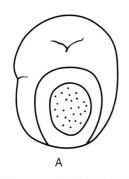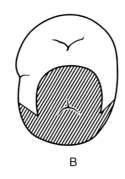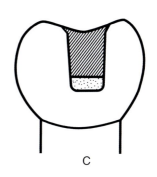

A　　　　　　　B　　　　　　　C

图 23-16　嵌体修复牙体预备示意图
A.预备前缺损状况。B.嵌体的船面观。C.嵌体的邻面观

（二）取印模

常规取印模及灌注石膏模型，送技工室或加工厂制作。有条件最好采用数字化口扫取模，以达到更为精密的效果。

（三）试戴及粘固

1.检查嵌体组织面，若有金属瘤应予以磨除。

2.去除暂封物，将窝洞冲洗干净

3.将嵌体置入窝洞，检查是否密合，若不密合应找出原因修改，直至完全密合。

4.用咬合纸检查咬合关系，调磨过高接触点。

5.试戴完成后隔湿并吹干窝洞，调水门汀粘固，水门汀应涂满嵌体的各组织面，然后就位并咬合，待粘固剂凝固后剔除多余部分，嵌体修复即告完成。

第4节
简单桩冠修复的步骤与方法

简单桩冠修复是指某些原因未能采用桩核烤

瓷冠修复的病例，主要是单根的前牙或下颌前磨牙残冠残根。虽然塑胶牙易磨损，但如设计制作良好，也可使用数年至十数年。

简单桩冠修复包括根面预备、桩道预备、桩钉预备、塑胶冠制作及粘固等步骤。具体制作方法简介如下。

一、根面预备

截除残冠至龈上 3mm 左右，将唇舌面磨成略凹陷的斜坡状，使塑胶牙能有足够的位置，并起到一定的抗力固位及防止扭转的作用。根面唇侧边缘应磨至龈下 0.5mm，并有 1mm 宽的肩台，使塑胶牙面边缘进入龈缘下，以增进美观；舌侧边缘与龈齐。

二、桩道预备

参照 X 线片，了解牙根长度、粗细及方向。用特制圆钻或磨改的麻花钻将根管扩大成设计所需的长度与直径。

桩道预备先用细的钻头去除牙胶尖并适当扩大，在钻磨时应循着根充的牙胶尖方向深入，此时的手感应为阻力较小，若阻力较大则可能偏离根管，应停机检查。可用扩大针探查遗留牙胶尖是否处于桩道的中心位置，若有向某一侧偏斜应予纠正，以防止洞壁牙本质过薄甚至侧穿。在钻磨至设计的深度后可向四周扩展，然后再换用粗的钻钻磨，直至达到设计所要求的长度形态。

三、桩钉预备

根据修复的牙位、牙根形态、咬合关系等情况，选择不同规格的桩钉，并加以磨改，使其适合设计的要求。简单桩冠一般用成品桩或磨改钢丝桩，铸造桩坚固耐用，但制作相对麻烦，在制作简单桩冠时一般不用。桩钉磨改后插入桩道试合，直至调磨合适为止。

1. 成品桩钉 市售有螺纹及非螺纹两种。螺纹桩钉冠部一般不需磨改，根部可根据情况酌情磨成略呈圆锥形，根据患牙的轴向将冠根分界处的桩稍弯曲，使其能置于塑胶冠的中心位置。非螺纹桩钉主要修改冠部及根部的长度，有时因牙轴向不符也需适当的弯曲，根部磨改成适合桩道的形态。因其固位沟槽较深，形成抗力的薄弱处，

使用至一定时间金属疲劳易折，故应予重视。

2. 磨改桩钉 磨改桩钉可根据情况制作成多种形状，根据牙位选用直径 1.2~1.8mm 的不锈钢丝，冠部锤扁后用薄砂轮将唇舌面磨成斜形固位槽，两边磨成锯齿状，以增进同塑胶的结合。磨成斜形是为了防止桩折而设计的，桩钉的根部磨成圆锥形，长度、粗细及锥度应根据桩道而定。同成品桩钉一样，冠部唇舌向依牙冠的轴向做适当的弯曲，也可将冠部弯成类似 "？" 形，根部与上述相同。

磨改桩钉还可用细钢丝拧成麻花状，然后磨改钉的末端使成锥形。

桩钉磨改后插入桩道试合，根段应与桩道密合，冠段与对颌牙有一定的间隙，以保证桩钉处于塑胶牙唇舌面之间。

导致桩冠修复失败的主要原因除了脱位和根裂外，桩钉折断也是常见的一个原因。为了防止桩钉折断，除了要注意桩钉的直径外，桩钉的形态也与使用寿命有关。例如，位于牙根面与桩冠根面结合部的桩钉，表面不能有较深的横沟，否则，日后易导致桩钉在此处折断。磨改桩的固位沟应磨成斜形，这对防止桩钉折断有重要意义。对于前突牙改轴需要弯曲者，最好设在离衔接面 2mm 左右的冠部，以防止金属疲劳导致桩钉折断。

四、塑胶冠制作

简单桩冠的制作可采用自凝塑胶和成品塑胶牙或牙片，两者结合形成牙冠部分，并将桩钉包埋其中。

1. 塑胶牙片磨改 选用形态、色泽与同名牙相似的塑胶牙或牙片，磨改试合。为增进其结合效果，可将舌面打磨粗糙，颈缘应与根面边缘形态一致。

2. 塑胶赋形 ①按比例调自凝塑胶备用；②吹干根面，并将桩钉就位；③待塑胶聚合后（挑起可见丝状），取少量单体涂于塑胶牙面上，挑部分塑胶敷上，其余塑胶置于桩钉及整个牙缺隙，并将其压向牙面及邻牙使之密贴，再将牙片放上，用调刀修整成形；④嘱患者作正中咬合，并调整唇面塑胶牙面，使之与根面密合，并与邻牙协调，修整并去除多余部分。

3. 打磨抛光 待自凝塑胶凝固后取下桩

冠，修整形态，注意按解剖修整邻面接触点及舌面。修整定形后放回口内试戴，用咬合纸试咬并调𬌗；检查桩冠与根面是否密合；桩钉与塑胶是否结合牢固；与邻牙及同名牙是否协调等情况。如未达到要求可再次修整，最后做打磨抛光处理。

五、粘固

冲洗并吹干桩道及牙面，调拌好水门汀，取少量用器械送入桩道，其余的涂布于桩钉及桩冠根面，就位后嘱患者正中咬合，待凝固后去除多余部分，简单桩冠制作即告完成（图 23-17）。

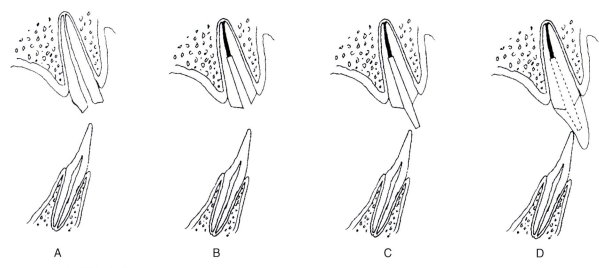

图 23-17　简单桩冠制作
A.上前牙残冠（侧面观）。B.桩道制备。C.磨改桩钉试合。D.修复完成后

（陈乃焰　王炳贤）

参考文献

[1] 四川医学院.口腔矫形学.北京：人民卫生出版社，1980

[2] 巢永烈，梁星.我国牙体缺损保存修复的现状、存在问题与对策.中华口腔医学杂志，2006,41(6):321-322

[3] 李乃云.后牙大面积缺损金属铸造法修复的探讨.中华口腔医学杂志，1993,28(5):272-274

[4] 杜传诗，魏治统，郑弟泽等.烤瓷熔附金属固定修复的临床应用.华西口腔医学杂志，1984,2(3):161

[5] 樊聪，冯海兰，何建新.应用排龈技术防止临床牙龈损伤.现代口腔医学杂志，2001,15(1):56

[6] 赵信义.牙科水门汀的选择及应用.中华口腔医学杂志，2015,50(8):462-465

[7] 欧阳翔英.有助于残根修复的牙冠延长术.中华口腔医学杂志，2004,39(3):205-207

[8] 王翠，贾雪婷，胡文杰，等.改良牙冠延长术后长期临床疗效评价及其影响因素分析.中华口腔医学杂志，2017,52(3):182-187

[9] 任新春.桩冠修复与无髓牙的保护.国外医学口腔医学分册，1999,26(6):337-339

[10] 赵云凤，陈思娅.桩冠的固位.国外医学口腔医学分册，1986,13(4):217-220

[11] 马轩祥，赵铱民.口腔修复学.5版.北京：人民卫生出版社，2006

[12] 包旭东.椅旁计算机辅助设计与辅助制作嵌体冠粘结修复大面积缺损根管治疗牙的利与弊.中华口腔医学杂志，2018,53(4):221-225

[13] 中华口腔医学会口腔修复学专业委员会.金合金修复牙体缺损的临床指南.中华口腔医学杂志，2022,57(6):553-556

第24章

无髓牙牙体缺损的桩核冠修复

经过根管治疗后严重缺损的残冠或残根，单纯采用全冠修复难以取得良好的抗力固位作用，需要设计根管桩及代替缺损牙体的核心，然后再制作外套冠，这种修复方式称桩核冠联合修复体（crown restoration）。联合修复体修复可以最大限度保存患牙，有的还能成为固定桥基牙，对维护牙列健康具有重要的作用。

联合修复体由桩、核、冠三部分组成，桩钉在牙根中起到固定核心与传递𬌗力的作用，核心恢复缺损的部分牙体，外套冠恢复牙冠外形，从而恢复患牙的各种功能。外套冠与粘固剂将残冠、核心聚合在一起，起到箍的作用，避免𬌗力直接作用于残冠及修复体，并成为𬌗力的直接担当者。

第1节
联合修复体的特点及类型

联合修复体有两种设计方法：一是桩钉与各种材料的充填体核分别制作；二是桩钉与核整体铸造。前者制作时借助根管扩大的桩道容纳桩钉，在桩钉的冠部附着各种充填料，称其为充填体核心；后者在桩道预备后，用材料制作核心与桩的整体熔模，再用各种合金铸造后试合并粘固。在桩与核心的基础上备牙制作外套冠，恢复牙齿的外形，桩、核、冠共同组成一个复合的修复体（图24-1，图24-2）。

一、联合修复体的特点

桩核冠联合修复体用于残冠残根的修复，具有以下特点。

1. 分散𬌗力，提高修复效果　当牙体缺损仅剩小部分残冠时，单纯采用套冠修复难以取得良好的固位作用，有些即使有一定的固位作用，但长期𬌗力作用使残冠容易折断。例如，前牙邻面颈部龋治疗后的残冠，如单纯采用冠修复，使用一定时间后就会折断。联合修复体使𬌗力的一部

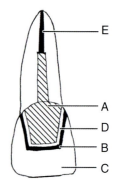

图24-1　铸造桩核冠联合修复体的结构
A. 铸造桩核。B. 金属内套冠。C. 烤瓷修复体。D. 粘固剂。E. 根充剂

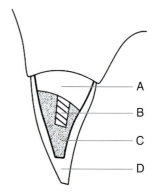

图24-2　成品桩核冠联合修复体的结构
A. 残冠。B. 磨改成品桩。C. 树脂核。D. 金属烤瓷冠套

分从外套冠传至残冠，另一部分则通过桩核传递至牙根，可避免殆力对残冠的直接破坏，从而避免残冠折断，使修复达到坚固耐用的目的。此外，粘固剂的双重封闭作用，可避免微渗漏及继发性龋，防止冠向二次感染，提高治疗的远期效果。

2.减少应力集中，有效防止根折　前牙牙冠大部分缺损，若采用传统的桩冠修复，需要较长较粗的桩钉才能增强固位，这样就会削弱较多的牙本质，容易导致根裂；牙根横径呈扁圆形的上颌前磨牙及下颌切牙，难以设计固位好的桩钉。采用联合修复体可以尽可能多的保留冠部牙体组织，这样就能减少根管钉的直径及长度；外冠与桩核之间有一层粘固剂，可以起到一定的缓冲作用；且余留牙体组织在外套冠领圈箍的作用下，可以有效防止根折裂。

3.便于取得共同就位道（insertion path）　多个牙缺损合并有松动，或某一残根较短，采用联冠修复能起到固定与协同作用。但有的因各牙之间根管方向不一，如采用传统的桩冠联冠修复难以取得共同就位道。联合修复体把桩、核、冠分别制作，可以制作成统一轴向的核心，能克服多个牙之间桩道方向不一的就位问题（图 24-3）。

对于原有倾斜的残冠残根，如选择作为固定桥基牙，也可以利用核心改轴的方法，与其他基牙取得共同就位道，使修复能获得良好的效果。

4.可以保留更多的牙体组织　对前牙残冠残根的修复，传统的桩冠修复方法需将根面磨成唇舌两个斜面，直至近龈缘下，才能保证塑胶冠有足够的位置。联合修复体除少量太薄的残壁需要磨除外，可以最大限度保留残冠。

5.应用范围广，制作方法多样　联合修复体除了患牙严重缺损的修复外，还可作为固定桥及可摘义齿的基牙；对于严重前突、内倾的前牙，因年龄等原因不能采用正畸治疗者，采用本法做改轴修复还可起到美容作用。

联合修复体可根据情况选择各种不同材质的桩钉，核心部分也可采用各种材料制作，还可根据牙体缺损情况制作部分核心或全核心。外套冠可根据不同的牙位、缺损情况、医疗设备条件及患者的经济状况等选择塑胶冠、全瓷冠、瓷金冠或铸造合金冠等。在数目方面，可根据不同情况设计，从单个到数个不等的联冠。

在制作方法上，可根据不同情况对桩、核、冠灵活组合，具有较好的机动性和较多的选择性。

6.能满足不同阶层患者的需求　联合修复体各组成部分可以采用不同性质的材料，根据不同阶层患者的经济状况和不同要求而设计，容易取得患者的配合。

7.有利于冠修复失败的重新制作　联合修复体将外套冠与桩核分别制作，借粘固剂粘合，一旦外套冠损坏更换比较容易，而桩核部分不需拆除，可以减少很多麻烦。

二、联合修复体的类型

桩核冠联合修复体根据制作材料不同及组合方式，可分为以下几种类型。

（一）铸造合金桩核 - 金属冠

该修复体的核心部分与桩钉连成一体，采用各种合金铸造而成。其优点是桩钉与桩道壁较密合，固位作用好，核心部分硬度及强度均高，体积稳定而不变形，对外套冠的固位力亦较好，外套冠耐磨损。但也存在因外套冠硬度高、桩道应力大而导致根折的可能。适用于牙冠大部分缺损但龈上有少量残冠的后牙。

多根的磨牙各根方向不一，整体制作难以取

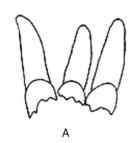 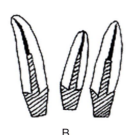 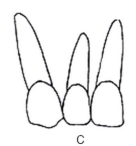

A　　　　　　　　　　B　　　　　　　　　C

图 24-3　不同方向牙根的桩核冠修复效果（联冠）
A.修复前。B.桩核就位后。C.修复后

得共同就位道，有学者主张采用正分割技术。笔者采用斜面分瓣制作熔模，可在口内直接制作，对牙根分叉大的患牙就位容易。根据不同的桩道方向，先制作一个根及半个冠的蜡模，并根据桩道方向将冠部切成斜面，切面斜度应与后制作的桩道方向一致或稍聚拢，贴上隔膜，再制作另一半蜡模。分别铸造完成后，按顺序先后就位装戴，即可克服就位道不平行的问题（图24-4）。粘固时两斜面之间须涂布粘固剂，使之封闭间隙，并

起到一定的聚合作用，在外套冠箍的作用下，外套冠与桩核及余留的牙体形成稳固的整体，使其能发挥良好的功能。

（二）铸造合金桩核 - 烤瓷冠

本修复体的桩核部分同上述，外套冠则采用全瓷冠或烤瓷熔附金属冠，其颜色近似天然牙，且经久耐用，耐腐蚀而不变色，可广泛应用于前后牙的修复。

铸造合金桩核最适合上前牙原本前突的残根，桩核一体可以克服桩道与核心不同的轴向，使改轴修复变得容易（图24-5）。

（三）铸造合金桩核 - 塑胶冠

该修复体的桩核与上述两种相同，采用塑胶外套冠的目的是减轻殆力，防止牙根折裂。由于铸造桩核的固位作用较其他桩钉好，桩钉可设计的短小些，因而适用于牙根呈扁形、短小的下前牙及前磨牙。对于经济上暂时无法承受烤瓷冠的患者，也可以作为过渡性修复，日后更换比较容易。此外，对于邻牙有明显松动或短小的残根，但患者暂不考虑拔除的病例，采用本方法修复有良好的桩核基础，日后做基牙时更换也较容易。但塑胶外冠需要一定的厚度，因此，在设计时应将金属核心设计得相应小一些。

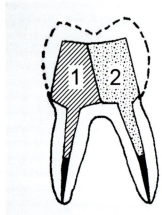
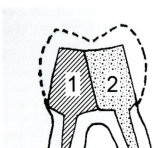

图 24-4 斜面分瓣铸造桩核
1. 先就位。2. 后就位

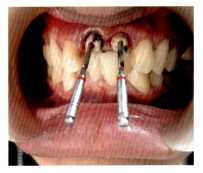

A

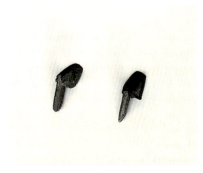

B

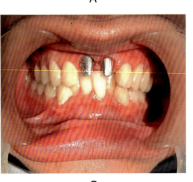

C

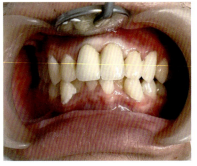

D

图 24-5 上前牙前突的桩核冠修复
A. 修复前。B. 铸造桩核。C. 桩核粘固后。D. 修复后。患牙原为严重前突，在他处烤瓷冠修复后折断

（四）成品或磨改桩 – 充填体核 – 金属冠或瓷金冠

这是残冠最常用的一种设计，采用成品桩或磨改成品桩，复合树脂或银汞合金等材料作为核心，外冠则根据条件采用铸造冠或瓷金冠（图24-6）。其主要特点是：①制作工艺简单，可即时完成桩与核心部分，除银汞合金核需要在24h后备牙外，其他材料制作的核心均可在凝固后备牙，可节省患者就诊次数；②桩核分别制作，容易克服根管方向不一的就位道问题；③复合树脂核应力相对小，对防止根折有一定的意义；④各种充填料可塑性好，能进入窝洞的倒凹部位，可保留更多的牙体组织；⑤根管治疗失败重新治疗，成品根管钉取出相对较容易。

本修复体核心的充填料各具不同特点，应根据不同情况予以选择。例如，复合树脂久用易产生老化导致微渗漏，此后还可能并发龋等问题，对龈下洞壁不适用。残冠残根的龈壁若在龈上，因有外套冠粘固剂的封闭作用，则能较好地克服上述问题。银汞合金对唾液、血液接触影响较小，与组织亲和性好，硬固后体积也较稳定，且有一定的防龋作用，对于有龈下洞壁的残冠残根制作核心较适宜。

本修复体适用于后牙严重缺损的修复，也可用于某些缺损不大或联冠修复的前牙。但对某些剩余牙体薄弱的病例应注意桩核设计，使桩核与残冠共同分担殆力，充分发挥桩核的抗力固位作用，即将薄弱的洞壁截除一部分，使桩核承受部分侧向殆力，以防止残冠折断。

（五）纤维桩塑胶核 – 瓷金冠或全瓷冠

采用纤维桩及复合树脂核，外冠用烤瓷冠或二氧化锆全瓷冠组合。本修复体的优点是桩道应力小，可有效防止根折；外冠硬度高耐磨损。适用于各类牙严重缺损的桩核冠修复，对于桩道粗大、管壁薄的前牙及前磨牙最适用。例如，根尖诱导成形术后、桩道壁龋、桩钉折断取出损伤桩道壁等（详见第5节）。

总之，桩 – 核 – 冠的组合，可根据不同的牙位及牙体缺损情况，再根据患者的需求及经济状况，合理选择组合，使修复能达到满意的效果。

三、联合修复体的适应证与禁忌证

一般来说，桩 – 核 – 冠联合修复体没有严格的禁忌证，有学者认为，牙冠剩余50%以上的残冠单独行冠修复即可，不需再设计桩与核。行桩核修复可能就是画蛇添足，起不到桩核的作用，适得其反，有的反而会因桩道制备削弱牙根的抗力作用，埋下根裂的隐患。

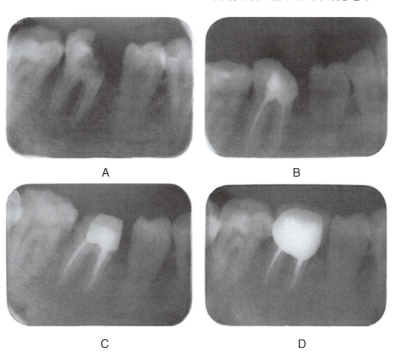

A   B

C   D

图 24-6　后牙残冠的桩核冠修复
A.46 残冠修复前 X 线片。B.根管治疗后。C.磨改成品桩＋银汞合金核（已行牙体预备）。D.金属烤瓷冠修复。本例已追踪观察 19 年

桩核冠修复保留根面部分残冠作为肩领，人造冠边缘形成的领圈，与其紧密贴合可以产生加箍效应（ferrule effect），能更有效预防桩折或根折裂。在这方面，唇（颊）侧残冠的高度影响较小，舌侧残冠高度是非常重要的，残冠剩余越多，箍的作用越好，反之则差。因此，对舌侧残冠要尽可能多保留，以增强桩钉及牙根的抗力作用。

有人认为，舌侧龈上残冠至少要有 2~3mm 高度，才能形成良好的肩领，使外套冠边缘产生箍的作用，以增强侧向抗力作用，减少桩道壁的应力，防止修复后根纵折。而根面与牙龈平齐的残根，除有条件行牙冠延长术外，近颈缘残根则不能单独行桩核冠修复，除了拔除行种植牙修复外，最好选择一颗邻牙协助做成联冠，以保证修复质量（详见第 5 节）。如果患者不愿意损伤邻牙，迎合患者意愿勉强制作，可选择固位最好的铸造桩，但铸造桩硬度高，根管壁的应力也大，长久使用有导致根裂的风险；而纤维桩虽然弹性模量与牙本质接近，不易发生根裂，但其强度及硬度不足，缺乏牙本质肩领或肩领短的残根，在桩核冠修复后，𬌗力作用的应力集中在残根与修复体交接处，日久则可能造成桩挠曲乃至折断，尤其是剪切力较大的上颌前牙。权衡利弊，上述问题应与患者充分沟通。

对牙根扁平细小的残根，如某些双根管的上颌前磨牙及下颌前牙，如果牙本质肩领较少，也应选择铸造桩核，因其固位作用好，不需很长、很粗就可以达到固位的目的，而其他桩核则难以胜任。

第 2 节
联合修复体桩钉的设计

根据残冠残根的具体情况合理设计桩核类型是制作前的重要工作，也是保证修复体能够使用长久的前提。只有认识到各种桩钉在修复中的作用，并考虑到可能出现的问题及不良后果，才能设计出符合要求的桩钉。

在残冠残根的修复方面，要不要设计桩钉？设计什么样的桩钉？是牙医在修复前要考虑的重要问题。桩钉的主要作用是固定核心及传导部分𬌗力，牙体不同程度的缺损，桩钉的作用也不同。例如，对于牙冠大部分缺损或只剩残根的牙来说，修复必须要设计桩钉，否则难以完成核心制作及修复；而对一个缺损不是很大的残冠来说，需不需要设计桩钉就要考虑各方面的因素。缺损较多的残冠，桩钉有助于核心的固定及防止冠折，但在某些情况下有可能是多此一举，有的甚至还会增加根折的隐患。因此，对髓室壁完整的残冠，可以利用髓室固定核心，固位力不足，还可以在根管口向下钻磨 2mm 左右，相当于桩道的形态，把充填体伸入就可起到核心的固位作用，而不需要设计桩钉。

残冠残根有各种不同的情况，临床上应根据牙位、缺损大小、单冠或联冠修复等不同情况，设计不同类型的桩钉，可将桩钉分为主桩与次桩两种不同的设计理念。

主桩：用在牙冠大部分缺损单独制作的患牙，尤其是单根管的前牙或前磨牙，需要承担传递冠部𬌗力及固定核心的双重作用，桩核要承担大部乃至全部𬌗力，尤其是剪切力较大的上前牙。主桩的长度应达到根长的 2/3，至少要 1/2，直径要达到牙根直径的 1/3。主桩最好采用固位牢靠且不易折断的铸造合金桩，有足够肩领的残冠也可采用纤维桩。

次桩：仅承担部分𬌗力及固定核心材料的作用，桩的长度和直径可相对比主桩短小些，磨改成品根管桩或较细短的纤维桩就能胜任。次桩多用于以下几种情况的修复。

（1）前牙缺损不太严重的残冠，桩钉只起到固定树脂核心的作用（图 24-7）。

（2）后牙近半个冠缺损，剩余的一半能够承受相当部分𬌗力。

（3）联冠修复中的残根，另一患牙条件较好，包括固定桥基牙（图 24-8）。

次桩设计的长度、直径也要根据具体情况而定。例如，牙体缺损较多设计的次桩就要粗、长些，反之就可以细短些。

一、桩钉的作用

首先应该认识到桩钉在残冠残根修复中的主要作用及反作用，才能使桩钉的设计符合要求。

1. 传递冠部𬌗力 牙冠基本缺失的残根，桩钉承受冠部传递的全部𬌗力，并与核心共同起到固定套冠的作用。但是，桩道预备需要削弱根管壁较多的牙本质，且桩钉承受𬌗力时应力集中在

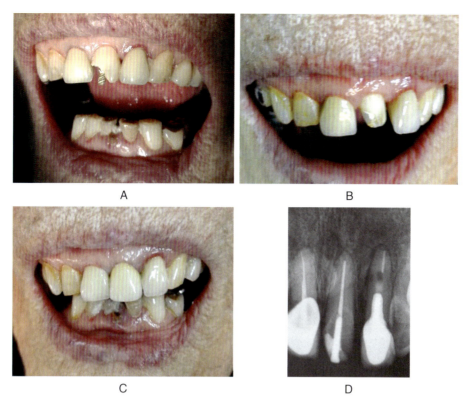

图 24-7　前牙缺损的次桩设计

A. 磨改桩钉试合。B. 完成桩核及备牙后。C. 修复后。D. 桩钉试合 X 线片

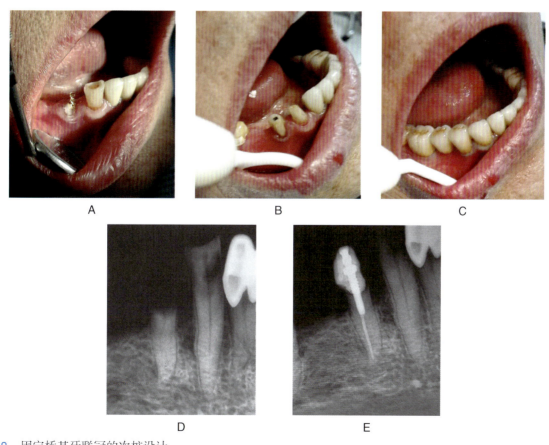

图 24-8　固定桥基牙联冠的次桩设计

A. 磨改桩钉试合后。B. 完成桩核及牙体预备后。C. 修复后。D. 治疗前 X 线片。E. 根充及桩核完成后 X 线片

桩道壁，如使用硬度高的金属桩易发生根裂，尤其是缺少肩领（neckhole）的上前牙或对颌为多单位联冠者更易发生根折裂。因此，在选用桩钉材质及制作的长度、粗细等方面都要考虑周密，才能使修复体保留长久。

2. 固定核心作用　除铸造桩核外，有一定牙量的残冠，桩钉主要是固定各种材料制作的核心及传递部分殆力，可根据残冠残根的不同情况设计。例如，剩余残冠较多，核心的体积小，设计的桩钉不需太粗、太长；反之就要加长加粗。在多根管的后牙，有的只需设一个桩钉即可，有的则要2个甚至是3个，总之，既要考虑传递殆力及固位，又要防止某些不必要的多余设计。

3. 双重作用　既分担殆力，又起到固定核心作用。例如，龈上有一定高度的残冠，或剩余的残冠虽然较多，但洞壁较薄弱，单纯冠修复可能会造成冠断裂，需要将残冠部分截除，设计的桩钉及核心的近殆面要高出残壁1~2mm，这样设计的目的是使侧向殆力由桩核与残冠共同分担，桩钉则起到固定核心和抵抗侧向殆力的双重作用（图24-9）。

4. 可能发生的不良作用　制作桩钉要将根管扩大成桩道，需要去除较多的牙本质，桩钉在咬合时要承受殆力，尤其是侧向殆力产生的剪切力，容易使牙根折裂，特别是上前牙使用铸造金属桩更有可能发生根折，这一点必须引起足够的重视。除成品螺纹桩容易拆除外，制作精密的桩核，无论铸造桩或纤维桩，修复后如根管治疗失败，重新根管治疗取出桩核会很困难，尤其是铸造桩核。

二、桩钉的种类

目前，用于桩核冠修复的桩钉有多种可供选择，其特点及应用范围分述如下。

1. 树脂纤维桩　纤维桩是目前比较推崇的桩钉，国内外有多种品牌、材质及形态。由于其弹性模量与牙本质相近，修复后不易发生根裂是其最大优点；其次是不透色，对全瓷冠修复最好。但在粘固方面只能用树脂类粘固剂，玻璃离子粘固剂难以结合。此外，纤维桩的硬度和强度相对不足，对于殆力大的单颗牙修复，需要较粗的桩才能胜任（详见第3节）。

2. 铸造桩　多为桩核整体制作，用各种材料制作熔模后包埋，采用各种合金铸造，桩核与桩道壁紧密贴合，固位效果最好，但其硬度高也容易引起牙根折裂。铸造桩的材质有镍铬合金（不锈钢）、钴铬合金、钛合金、金合金和氧化锆等。

3. 成品根管桩　过去有用于前牙制作树脂桩冠的专用成品桩，随着桩核冠的普遍开展，现已逐渐被淘汰。现用于桩核冠的成品桩钉主要是螺纹桩，有前后牙之分，粗细亦有不同型号（图24-10）。成品根管桩的最大优点是一旦根管治疗失败再治疗时容易取出，存在问题是形状与牙根不相适应，用其配备的麻花钻预备桩道，如备的较深容易造成侧穿，长度不够又影响固位，固位力也不如其他桩钉。

三、桩钉的设计

桩钉设计是桩核冠修复中最重要的一个步骤，设计要点要放在防止修复后脱位、预防根裂及钉折等方面。桩核冠的固位是由桩钉的长度、直径、形态、与桩道壁的密合度，以及粘固剂嵌合作用

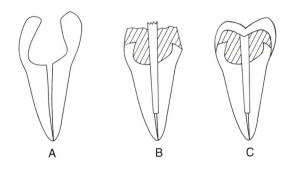

图 24-9　桩钉双重作用示意图
A.薄壁残冠。B.桩核修复。C.冠修复后。去除部分薄壁，使残冠与桩核共同分担侧向殆力

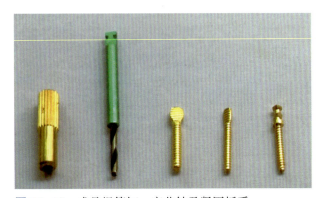

图 24-10　成品根管钉、麻花钻及紧固扳手

等因素所决定的。在设计上一方面要考虑固位作用，增强桩钉与桩道壁的嵌合摩擦力，防止修复后松脱；另一方面要防止桩道壁牙体薄弱或应力过大导致根裂。在这两者之间有时可能会存在矛盾，即桩钉短小则牙根抗力作用强，但固位作用差；桩钉粗长则桩道相应粗大，固位作用好，但削弱了桩道壁的抗力作用。因此，要根据不同的情况从以下几个方面做好设计工作。

1. 桩钉的形态　目前国内外使用的树脂纤维桩、成品螺纹桩、铸造桩核及不锈钢丝磨改桩钉按聚合度大小可分为平行桩及锥形桩；按桩钉表面形态可分为锯齿桩、螺纹桩、凹槽桩、光滑桩及不规则的磨改桩；按冠部形态，成品螺纹桩又有前牙型及后牙型之分。

桩钉的形态设计与固位力有密切关系。Deutsch 等根据文献报道得出结论，不同形态的桩钉，其固位力大小依次为：平行螺纹桩、平行锯齿桩、平行光滑桩、锥形光滑桩。

据一些学者实验室测试认为：平行螺纹桩固位力最好，桩道应力分布最均匀，不易产生根裂；但也存在着近根尖处牙本质薄弱降低抗力作用，桩道预备时不慎易出现侧穿等问题。此外，从临床实践来看，采用平行螺纹桩制作的桩冠脱位率仍比其他桩钉高，主要有以下原因：①牙齿组织比木头坚硬，桩钉凸起的螺纹未能楔入桩道壁；②螺纹与根管壁接触面积相对较小，凹槽需依靠粘固剂充塞，在长期咀嚼力的作用下容易松脱；③预备桩道时，麻花钻难以取得洞口与洞底一致的口径，洞口略微扩大都会影响钉的固位，为日后钉的脱位埋下隐患。

为了克服成品根管钉的上述缺点，笔者主张

将钉的末端 1/2 稍做磨改，使部分螺纹表面积增大并形成圆锥形，以增加与根管壁接触面积，且桩钉可以设计有足够的长度，近根尖段桩道壁也能保持有一定的厚度，可兼顾增强固位与防止应力过分集中两方面的问题。但预备桩道的麻花钻也应做相应的磨改，形态相当于备牙的圆锥形金刚砂针（图 24-11）。

从理论上来说，锥形桩有楔力作用，桩道壁产生的应力大，产生根裂的可能性较其他桩大。但桩核冠修复的桩钉，根面有修复体阻挡，垂直咬合并不会产生楔力，真正能引起根折的在于侧向咬合的剪切力，且锥形桩能与牙根形态基本保持一致，预备的桩道形态基本上与根管解剖形态相同，不易产生侧穿。锥形桩的脱位率与锥度及表面形态有关，锥度过大或表面光滑容易脱位，在设计时应予重视。表面呈锯齿状或不规则粗糙面的桩对粘固剂有锁结作用，固位作用最好。

2. 桩钉的长度　桩钉的长度与固位作用也有密切关系，桩钉越长固位作用越好，反之则较差。大多数学者主张桩的长度应等于或大于临床冠的长度，若以牙根长度设计，大都主张在根长的 1/2~2/3；亦有主张为冠长与根长之和（牙齿总长度）的 1/2。但桩钉的长度还应根据直径综合考虑，较粗的桩钉长度可设计的短一些，反之则应长一些。

有学者认为，磨牙桩钉应设在主根管，如上磨牙的舌根，下磨牙的远中根，桩钉进入根管长度不要超过 5mm。但临床上还要根据患牙的缺损部位而定。例如，下颌磨牙近中大面积龋，远中尚完好，这种情况桩钉只能设在近中根管，哪怕是细短一些，也能起到固定核心的作用，还可在远中根管口扩大 2~3mm，使核心材料伸入成为辅

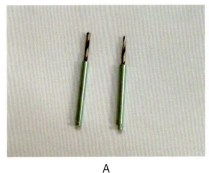
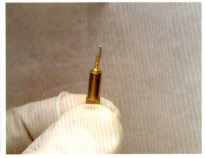
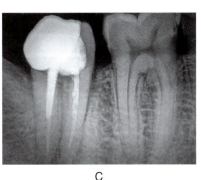

图 24-11　成品根管钉及麻花钻的磨改
A. 麻花钻的磨改。B. 成品根管钉的磨改。C. 磨改桩核修复的 X 线片

桩，以增强固位作用。

3. 桩钉的直径　原则上应根据牙根横截面大小而定，最好应在牙根横截面的 1/3 左右，即 1.0~1.8mm。各类牙牙根直径及形态不同，桩钉的粗细亦不同。一般是上颌中切牙及下颌尖牙 1.5mm 左右，上颌侧切牙 1.3mm 左右，上颌尖牙及下颌前磨牙 1.7mm 左右，下颌切牙 1.1mm 左右。钉的直径粗虽然可以增强固位及抗折能力，但也相应削弱了桩道壁的厚度，增加根折的可能性。钉的直径过细不但容易折断，固位作用也较差（图 24-12）。

4. 桩钉的数目　一般情况下，单根管只需一根桩钉即可，多根管的后牙残根要根据缺损情况设计 1~2 个桩，才能稳固及承受𬌗力。后牙有部分残冠存在仅设 1 根即可，牙冠全部缺失，无论上下磨牙均应设计 2 根，且大多需要邻牙协助联冠修复（详见第 5 节）。

5. 桩钉与桩道的关系　桩冠的固位力固然由桩钉的长度、直径及形态所决定，但还与桩钉与桩道壁的密合性有关。即使桩钉有良好的固位设计，如果不能同桩道相适应，缺乏一定的嵌合磨擦力，其固位作用必然降低，单纯依靠粘固剂是难以获得长期的固位效果。因此，拟做纤维桩或金属成品桩修复的患牙，在桩道预备时应注意直

径、锥度与桩钉基本保持一致，预备时应注意控制钻的稳定性，防止摆动造成桩道过大。

6. 根面形态　许多学者都将防止根折的研究集中在桩钉的形态上（锥度与直径），但很少注意到残根表面形态对固位及根折的影响。临床观察表明：上颌前牙根面越平坦，桩道壁对桩钉的应力越大，发生桩折及根折的可能性也越大。无论是平行桩或锥形桩，垂直𬌗力虽然能通过桩钉作用于桩道壁，但由于根面阻挡不会使桩钉下沉，垂直𬌗力对桩道壁的影响不大，对桩道壁最容易造成破坏的力量在侧向𬌗力，而根面的形态对侧向力造成桩折及根折裂的影响最大。例如，根面平坦的桩冠，侧向咬合产生的剪切力基本上都传导到桩道壁，形成近桩道口最大应力的破坏作用，使桩容易折断或根容易折裂。而根面呈斜坡状则不同，其侧向𬌗力部分被桩冠舌侧面肩领所阻挡，𬌗力对桩道壁的影响相对减少，因而可以避免折裂。

综上所述，桩钉的长度、直径、形态及数目的设计应根据残冠残根的形态、牙位、𬌗力大小等方面因素综合考虑。较长的桩无疑可以增加固位作用，但也相应需要预备较深的桩道，而桩道越深越不允许有偏斜的现象，否则将容易发生桩道壁侧穿，尤其是横截面呈椭圆形的上前磨牙、下切牙及根管形态复杂的磨牙，更应注意这方面的问题。桩钉越长也越容易根裂，在长度不足的情况下，有的可以通过增加钉的直径增强固位能力，还可通过改变桩钉表面形态的方法增强固位能力，如减少钉的锥度或选择纤维桩、铸造桩核等。

总之，桩钉的设计，首先要考虑残根的保护，其次才是固位问题，因为后者出现失败可以重新修复；而前者一旦失败则只能选择拔牙。当然，最好能两者兼顾，使桩核冠修复能达到较完美的水平。

第 3 节
纤维桩的临床应用

过去桩钉都以各种金属材料制作，但金属桩钉具有腐蚀性，会不断释放金属离子，可能影响牙龈颜色，并且会透色影响全瓷修复体的美观，

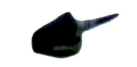

A

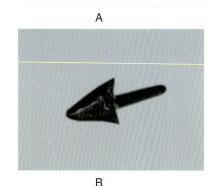

B

图 24-12　前牙铸造桩核
A. 桩钉过细、过短。B. 合适的桩核

且弹性模量远高于牙本质，易导致根折裂，一旦发生根尖周病变重新治疗也不易取出。20 世纪后期国外有人使用以复合树脂为材料的纤维根管钉，以克服金属根管钉的不足之处。

Bex 等用高铁草酸盐、NTG-GMA 和 DMMA 组成的根管钉核系统在体外进行修复牙机械测试，并与金属根管钉做对照，结果树脂桩核在过分负载时因剪切力作用而折断，但牙根无折裂；而对照组抗折强度虽然高于实验组，但有 75% 的牙根发生折裂。这说明以树脂为材料的根管桩有预防根折的作用，对于根管壁过薄的病例更有较好的应用价值。此后，由环氧聚合树脂和长碳纤维组成的碳纤维加强树脂根管桩（carbon fiber reinforcement composite/carbon post，CFRC），即纤维树脂桩亦开始应用于临床。CFRC 有良好的抗疲劳强度和抗腐蚀能力，且具有固位作用好、热膨胀系数小、失败后容易取出、不易导致根折等特点。近年来，纤维桩的材料及形态有了不断的改进，并逐渐在临床推广应用。

纤维桩是由聚合物基质包绕连续的纤维形成。纤维沿着桩的长轴呈单一方向紧密排列，纤维直径为 6~8μm，约占桩体积的 60%。聚合物基质通常为环氧树脂，约占 40%，具有高度交联的结构。通过赋予纤维相同的张力，从而使纤维桩具有良好的物理性能。由于碳纤维具有良好的机械性能，所以最先推出的纤维桩采用的是碳纤维。但是，由于碳纤维为黑色，不能用于全瓷修复体，近年又研究推出了白色的玻璃纤维桩和透明的二氧化硅纤维桩，以满足美观的需要。

一、纤维桩的特点

1. 美观性好　纤维桩由玻璃纤维和环氧树脂材料制成，能够反射出牙体组织的自然色泽，消除了金属桩常见的透过复合树脂核产生的阴影，可用于透明度高的全瓷冠。

2. 强度高，抗折裂性强　玻璃纤维占组成成分的 60% 以上，并呈同一方向排列，这样不仅强化了桩的结构，同时不会削弱桩的韧性。

3. 适宜的弹性模量　弹性模量接近牙本质，有效避免应力集中（图 24-13）。纤维桩的弹性模量与天然牙本质接近，这将对它发挥良好的生物机械性能起到积极的作用。纤维桩在受到较大作用力时，与牙体组织一起发生弯曲，能够与根管壁保持广泛的面接触，使应力沿根管壁均匀传导，有效降低根折的发生。研究显示，使用弹性模量接近牙本质的纤维桩系统能够有效减少应力集中，从而显著降低根折的发生率，即使发生根折，其折裂线位于牙槽骨以上，并且多为桩与核之间断裂，这有利于进行再次修复。

4. 不影响核磁共振成像　金属桩会影响核磁共振检查结果，而纤维桩则不会影响。

5. 与树脂类粘接剂亲和性好　纤维桩中环氧树脂基质同粘接剂化学结构相似，具有化学亲和性，可形成化学性粘接。在根管壁粘接剂的作用下，桩核材料能有机地粘接在一起，达到良好的固位作用。

6. X 线阻射性　早期的纤维桩缺乏放射线阻射性，X 线检查不显影，近几年新出产的纤维桩由于加入了阻射材料，X 线检查也能显影。

7. 容易去除　如果根管治疗失败需要再治疗，可使用专用 TEDC-1 根管桩去除钻头磨除，因其硬度小，较金属桩容易去除。

二、纤维桩应用的适应证与禁忌证

纤维桩是一种非刚性桩，主要用于固定塑胶核心及传导𬌗力，其柔性可以避免桩道壁应力过大导致根折，但其柔性在𬌗力的作用下易产生挠曲，日久可能导致桩折或脱位。据国外的一些长

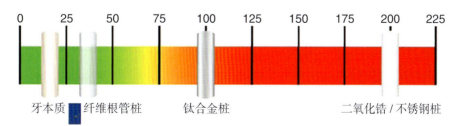

图 24-13　纤维桩的弹性模量

期临床研究认为，纤维桩的失败率比其他桩更高，失败的形式主要是桩松动脱落或折断。失败的原因主要是适应证掌握不好及操作失误。例如，选择的桩不够粗、桩伸入牙根的长度不足、残根舌侧肩领高度不足及粘固失误等。因此，临床上要根据牙体缺损情况有选择性的应用。就牙位及缺损程度来说，后牙修复侧向剪切力对桩的影响较小，只要有少量龈上残冠都可以采用纤维桩修复；而前牙尤其是上前牙，侧向剪切力对桩钉影响较大，舌侧必须要有龈上 3mm 以上残冠存在，形成良好的肩领，才能保证纤维桩的安全，否则就应采用铸造桩核。在长度方面，必须要达到牙根的 2/3 至 3/4，至少是冠根 1:1 比例，这样才能保证桩的安全使用。

下列几种情况则不适用纤维桩。

1. 严重前突畸形的上前牙残冠残根采用改轴美容修复，其根管轴向使桩的冠部难以适应轴向要求。

2. 咬合过紧的上前牙残根，此类牙若使用纤维桩，冠桩部分难以包埋树脂核心，故以铸造桩核更适用。

3. 舌侧残冠小于 3mm 的患牙，尤其是根面与牙龈平齐的患牙，如不实施牙冠延长术，更不能单独行纤维桩修复。

前牙有下列情况纤维桩需要磨改才能使用。一是因桩道内龋或取桩钉破坏部分牙本质，使二次修复桩道变大；二是根管发育未完全因外伤牙折造成牙髓坏死。上述情况桩道壁薄，若使用金属桩易发生根裂，采用纤维桩较合适，但纤维桩为上粗下细的尖锥形，需要截除末端，并适当磨改形态才能与桩道密合，但磨改有可能使纤维桩的强度降低，也可选择加 1 个或多个副桩，即用一个粗的主桩，再用细的副桩充塞腔隙，使其与桩道相适应。

三、纤维桩应用的步骤与方法

纤维桩应用的方法步骤如下。

1. **桩道制备**　先用细钻头去除部分牙胶尖，再根据需要选用配备的专用钻头，由细到粗扩大桩道到所需的型号。纤维桩专用钻头与纤维桩型号相同，桩道预备后不需要试桩，这样既可省去一个步骤，又能防止试桩造成纤维桩污染。

2. **桩道处理**　清水冲洗后用酒精清洗桩道壁以清除牙本质碎屑，但不能用双氧水、次氯酸钠、EDTA 及生理盐水清洗，以免其化学成分影响粘接效果；为使桩道壁牙本质碎屑清除彻底，也可用超声根管锉荡洗桩道壁，使之更加洁净。

3. **涂粘接剂**　上橡皮障或棉捻隔湿，吹干桩道，涂布粘接剂（自酸蚀型），棉棒可适当向桩道壁挤压，使粘接剂能更好地深入牙本质小管，纸捻或棉捻吸干多余部分再光照。

4. **桩钉就位**　将树脂粘接剂注入桩道，并在纤维桩表面均匀地涂布一层。将纤维桩插入根管中，剩余的树脂粘接剂可作为核心的一部分，光照固化。光照要从切缘粭面、颊面、舌面各光照一次，且光照时间要比一般的树脂长，使桩道中的树脂能完全固化，树脂粘接剂最好选用双固化型。

5. **核心制作**　将不足部分再堆复合树脂并光照固化，然后常规完成备牙及取印模（图 24-13）。

四、纤维桩应用存在的问题

纤维桩作为新型桩钉在残冠残根修复中能发挥较好的作用，现已在基层逐渐普及。但在临床中也发现其存在的问题导致修复失败，主要有以下几个方面。

1. **桩钉折断**　多发生在上前牙，其他牙较少发生。究其原因主要有以下两点：一是病例选择不当，对某些舌侧肩领少的上前牙残根，桩钉近根面的剪切力大，纤维桩的强度硬度不足，时间久了容易发生挠曲甚至折断（图 24-14，图 24-15）；二是桩在桩道中的长度不足，锥形纤维桩上粗下细，如果最粗的部分未能进入桩道口，会降低桩的抗力作用。

2. **桩钉脱落**　多为操作不当所致，桩钉与桩道之间需要紧密贴合，其间用树脂类材料粘接，对桩道的酸蚀及粘接剂的处理都要严格按规范操作，才能取得良好的效果，任何一个环节出现差错，都可能导致失败。例如，粘接剂涂布太多，固化后不但影响桩钉就位，其单一树脂收缩率高也会影响与桩钉的结合。自酸蚀粘接剂需要一定的时间才有酸蚀作用，如太快光照固化也会影响酸蚀效果，从而起不到粘接作用。还有就是桩道深处如光照时间不足，也可能影响粘接效果，最终导致桩钉脱落（图 24-16）。

有研究认为：使用 30% 磷酸酸蚀后再用自酸

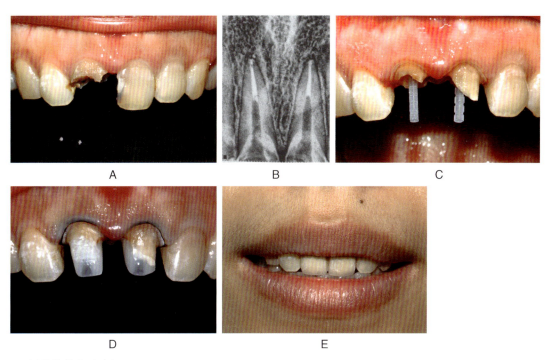

图 24-13　纤维桩修复实例
A. 治疗修复前。B. 桩道预备后 X 线片。C. 纤维桩试合。D. 牙体预备后。E. 修复后（王万福医生提供）

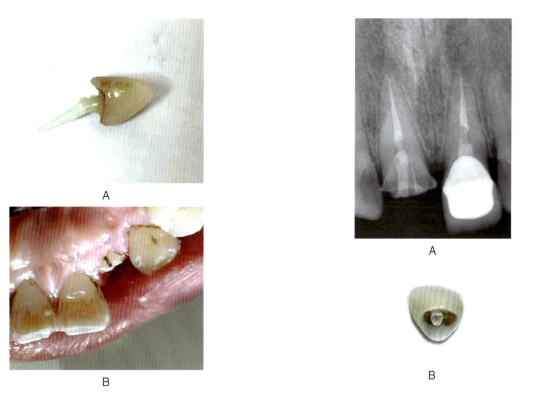

图 24-14　纤维桩挠曲
A. 挠曲脱落。B. 舌侧肩领不足。男性患者，35 岁，外院行纤维桩修复 2 年多脱落

图 24-15　纤维桩折断
A.X 线片显示桩长度不足。B. 脱落的全瓷冠。男性患者，36 岁，外院纤维桩修复 2 年 8 个月折断

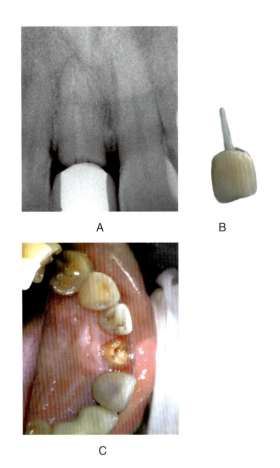

A   B

C

图 24-16　纤维桩脱落病例
A. 纤维桩脱落 X 线片。B. 脱落的桩冠。C. 口内照。男性患者，51 岁，外院行纤维桩修复 1 年 3 个月脱落

蚀粘接剂，这种双重酸蚀要比单纯自酸蚀效果好。

　　3. 断桩取出困难　纤维桩一旦发生折断，用各种钻头钻磨虽然比金属桩容易，但也存在着难以完整取出，且钻磨方向不易掌握，又因其硬度与牙本质相当，钻磨时手感难以区分，稍有不慎就会导致侧穿。

第4节
联合修复体修复的方法步骤

　　联合修复体是在根管治疗之后进行的牙体修复，根据残冠残根的不同情况，并尊重患者的意愿决定桩、核、冠的材质，在合理设计的基础上完成修复的以下各个步骤。

一、根面及桩道制备

　　1. 根面制备　桩核冠联合修复体多为缺损严重的残冠残根，根面预备除了要彻底去除龋蚀组织外，对残留的部分牙冠组织也应酌情处理。例如，凹凸不平的根面应做适当平整（充填体核例外）；有陡峭薄弱的残壁应予以降低或去除，以防日后折断。如制作铸造桩核，对预留残冠也需要做适当的修整，去除无基的部分牙体或凹陷，使熔模能顺利取下。

　　2. 桩道制备　桩道可按不同的桩核冠设计及要求制备，根据不同牙位的牙根解剖形态，参照 X 线片，了解牙根长度、粗细及方向。先用磨短的旧大锥度镍钛扩大针去除部分根充物，到预定的深度并适当扩大，再更换麻花钻扩大至需要的直径。

　　桩道是在根管的基础上扩大而成，为防止预备时钻磨偏斜或侧穿，除了拍片观察牙根情况外，在桩道预备前可先用细扩大针试探根管的方向。钻磨时严格掌握钻头的方向，并注意体会落空感，至一定深度或落空感消失时就要停止钻磨，再用扩大针探查，利用手感检查牙胶尖是否处在桩道的中心位置，如有偏斜应纠正方向后再深入钻磨。

　　由于本修复方法可以保留更多的牙体，因此，桩道预备有更大的灵活性。例如，余留残冠较多可将桩道制备的短些，反之则需要长一些；横径呈椭圆形的牙根桩道还可用金刚钻制备成相应的形态。需要注意的是要防止钻偏斜，尤其是牙根呈薄扁形的上颌前磨牙、下颌前牙、上颌磨牙颊根及下颌磨牙近中根更要谨慎。

　　桩道预备完应检查牙胶尖是否被带出，可用扩大针探查或摄 X 线片观察，如有松脱或被带出应重新充填。

二、磨改桩钉试合及粘固

　　1. 桩钉试合　将预备的根管钉用扳手旋入桩道试合，应注意检查钉的长度是否与桩道一致，如钉未旋紧即有阻力，说明末端太细，可将末端截除少许再试；如已旋紧但未达深度，说明末端太粗，需要适当磨改，必要时也可摄 X 线片观察是否完全就位。

　　2. 桩钉粘固　用酒精棉捻或超声锉清除桩道壁沾染物，隔湿并干燥桩道，调粘固剂涂布于根钉部分及桩道中，将根管钉就位。如使用磨改的成品螺纹根管钉，应装在紧固扳手上，在插入根管后做适当的旋转，至有较大的阻力为止。待粘固剂初凝时去除多余部分，并使残冠洞壁保持洁净。

三、充填体核心制作

充填体核心在桩钉粘固后进行，可以选择以下几种材料制作。

1.复合树脂　具有抗压强度高，操作方便等特点，用于纤维桩核及缺损较大患牙的螺纹桩核，对于部分缺损与龈缘平的患牙，洞壁需要先酸蚀及涂布粘接剂，然后再行复合树脂赋形；对于缺损在龈上者，由于外套冠粘固剂的双重封闭作用，因而不需粘固剂。

2.银汞合金　容易赋形且有防龋性能，受龈液影响较小，对龈下缺损用其做核心最好。由于有冠套覆盖，用于制作核心不会释放汞离子影响身体健康。牙冠全部缺失不易赋形，可将根面颊舌侧各磨一浅凹洞，且要把银汞合金调的稀一些，这样赋形就容易得多。银汞合金凝固较慢，备牙应在赋形后 5h 以上进行。

3.自凝树脂　只能用于龈上较大的缺损，因有外套冠粘固剂双重封闭，因而没有老化之忌。

4.玻璃离子水门汀　抗压性能较差，只能用于缺损不很大的残冠，在不需要设桩钉的情况下填补窝洞之用。玻璃离子水门汀亦可用于磨改桩钉的粘固，粘固后去除多余的部分，根面上可留置少许。因为，树脂核年久可能老化，玻璃离子水门汀虽然强度不如复合树脂，但它不易老化，且有一定的防龋作用。

制作各种核心之前，需要去除部分充填材料，多根牙不设桩的根管口最好有磷酸锌水门汀封闭。

四、铸造桩核制作

铸造桩核在临床上可以直接用嵌体蜡、棉蜡或自凝树脂在口内制作熔模，也可以用硅橡胶或棉蜡间接法取印模，灌注石膏后送技工室或加工厂制作。

（一）熔模口内直接制作法

1.嵌体蜡制作　传统嵌体蜡制作熔模方法步骤如下。

（1）将桩道清洗并吹干，用棉捻蘸液状石蜡涂于桩道壁。

（2）取一小截与桩道形状基本相同的专用蜡条在酒精灯上稍烤软，插入桩道并用器械填压紧密，末端露出根面部分。

（3）用金属丝烤热后插入蜡条，使蜡条与桩道壁更密合，待蜡型完全凝固后拔出检查成形状况。

（4）用蜡勺取小块蜡烤化成蜡液滴于根面上，并与桩钉的蜡型结合，逐渐堆成临床冠预备体的锥形。

（5）用雕刻刀修成冠预备体形状，并将表面刮平，应注意修整高度及各轴面斜度，预留冠的空间。

（6）用扩大针顺时针方向旋入至桩道 1/2 处，轻轻摇松后拔出，检查蜡型是否完整，若有缺陷可用蜡修补，然后再逆时针方向退出扩大针，送技工室。

2.棉蜡法制作

（1）根据桩道大小、长短取脱脂棉一块，将其整理成一端宽一端窄的团块状，以卷棉捻的方法卷在大号扩大针上，其长度应比桩道长一倍且略粗些，卷好的棉捻呈圆锥形，要卷得结实以防滑脱。

（2）将桩道清洗并吹干。

（3）用蜡勺将蜡熔化（嵌体蜡或夏用蜡片），棉捻置入浸透，即时插进桩道，趁蜡软时用镊子将冠部棉蜡逐段向根面推压紧密，填补及修整形态，使之成为核的锥形。

（4）待蜡硬固后拔出检查根部形态是否符合要求，若可行再逆时针转动使扩大针退出。

（5）用蜡刀直接修整核心，使冠部蜡形基本符合核心的要求。也可在口内用高速车针修整各轴面及𬌗面（切缘），为防止修整时震动变形，可让助手持牙科镊按压。

（6）扩大针沿原针孔顺时针旋入，拔出蜡型，检查若无缺陷，同上法退出扩大针，送技工室铸造（图 24-17）。

棉蜡法操作方便，蜡液浸在棉捻中随扩大针进入桩道，成形准确，不受桩道大小、长短及桩道壁粗糙的影响。由于有棉花纤维作为支架，蜡凝固后不易脱落，因而能获得桩钉较准确的模型。此法也可作为桩道预备时检查桩道形状之用。

3.自凝树脂制作法　自凝树脂制作桩核代型具有可塑性好、不易变形、易修改、高温焚烧后无余渣等特点。但也存在着气温高凝固过快、流动性差、桩道狭小不易填充及桩道壁粗糙不易

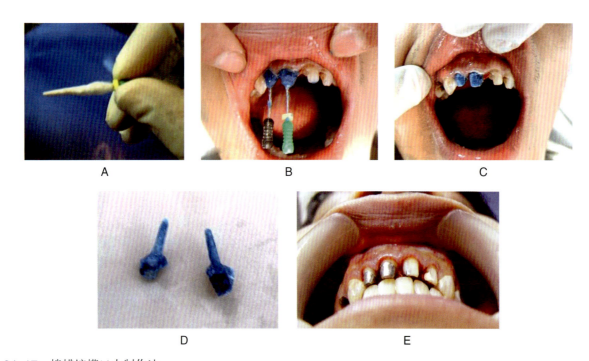

图 24-17 棉蜡熔模口内制作法
A. 扩大针卷棉捻。B. 用镊子将棉蜡压密贴。C. 修整成形。D. 取下的熔模。E. 铸造桩核粘固及备牙后

取出等问题。自凝树脂制作桩核代型的操作方法如下。

（1）按粉液比例调自凝树脂备用。

（2）清洗并干燥桩道后，用棉捻蘸液状石蜡涂于桩道壁，在树脂粘胶期取适量堆于根面上，用器械反复压入桩道，直至溢出。亦可用比桩道略小的钉状硬质树脂插入，使树脂能充满桩道，一端露出冠部少许，以便核心赋形。

（3）完成冠部核心的赋形，并修整成冠预备体形状。

（4）待凝固后取出，检查桩核的成形情况，冠部核心部分可用磨头修整。如有缺损可再调塑胶修补，亦可用蜡修补，试戴合适后送技工室完成铸造。

（二）熔模间接制作法

1. 棉蜡法间接法制作 间接法过去多用牙签削成桩钉的形态，蘸热蜡插入根管，拔松后放回原位取模，但因蜡容易脱落而难以制作精确的模型。采用棉捻蘸热蜡液取印模较简便而准确，其操作方法如下。

（1）用一根废旧扩大针，将柄部的 1/2 及螺旋的大部分截除，使针保留在 0.8cm 长度即可。

（2）以口内直接法相同的方法卷好棉捻。

（3）用蜡勺将蜡片烤熔呈液状，将棉捻蘸蜡液至饱和，趁蜡液未完全凝固之前插入桩道，并将露于根面上的棉蜡用镊子压向根面使之密贴，最好是将根面全部覆盖，针的近柄部裸露少许，使印模膏凝固后有卡抱作用。

（4）用凉水冷却使蜡凝固，轻轻摇动并拔出蜡棉，检查成形情况，如符合要求可放回原位。

（5）调弹性印模材料取模，印模杯放入前，可先取少量印模膏涂于蜡型及针柄部，以防止气泡形成，待印模膏凝固后轻轻晃动印模杯，使蜡型连同印模膏取出，并检查有无脱位、缺损等情况（图 24-18）。

（6）灌注石膏模型，待硬固后用热水浸泡，蜡软化后取出针及棉捻，并浸泡数分钟使蜡完全逸出，即成桩道的模型。送技工室制作桩核。

2. 硅橡胶间接法制作 桩道预备后将硅橡胶注入桩道，并堆满根面，调印模膏置托盘压入与其结合，凝固后取出灌注石膏，待石膏硬固后取下即可制作蜡熔模。

（三）试戴与粘固

铸造合金桩核完成后进行试戴，首先应检查有无铸造时留下的小结节等瑕疵，如有瑕疵应先磨除，试戴时观察与根面是否密合，除了唇颊面

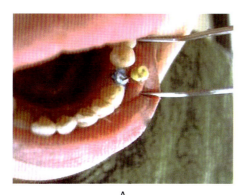

A

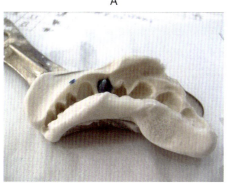

B

图 24-18　棉蜡熔模间接制作法
A. 口内制作。B. 取模后

留有预备肩台的部分外，各轴面与残根应吻合。桩钉就位后应无明显晃动，否则即太细，如桩钉与根面不密合，可能为桩道壁存在未去净的暂封物；也可能是铸造时体质轻微膨胀，可用麻花钻轻轻扫除或少量扩大桩道壁，直至试戴密合。同时还应检查与对颌牙之间的间隙是否能容纳铸造冠或烤瓷冠的厚度，如间隙不足应先调磨。

桩核试戴合适后用棉捻蘸酒精清洗并干燥桩道，调磷酸锌或玻璃离子水门汀粘固，可先用器械送少许粘固剂至桩道深处，其余的除了桩钉应涂均匀外，还应将与根面接触部分涂布均匀，最后将桩核插入桩道并用器具压密贴。待粘固剂凝固后去除多余部分，然后进行牙体预备，并完成取印模。

桩核冠联合修复体的其他方法步骤与全冠修复相同，不再赘述。

第 5 节
邻牙协助联冠修复

各种原因导致残冠残根没有条件单独修复，

采用与邻牙联冠修复，可以从邻牙获取部分抗力及固位作用，与邻牙共同组成一个新的咀嚼单位。两牙相互支持，可以提高修复质量及效果，使患牙的功能得到恢复；同时也避免拔牙后需增加基牙及其他对患者不利的因素，从而扩大修复范围，有效的保留天然牙。

一、邻牙协助联冠修复的意义

牙体缺损严重的残冠残根，经治疗后可采用全冠、桩冠或桩核冠联合修复，一般都能获得良好的修复效果，但在某些情况下可能会导致失败。例如，前牙或前磨牙较短的残根，采用常规桩核冠修复，修复体本身坚固耐用，但是，难以设计较粗较长的桩，冠根比例失调应力增大，容易导致桩冠松脱、根松动或折裂。又如，磨牙在咀嚼中承受的𬌗力最大，尤其是第一磨牙，不但𬌗力大，使用的频率也最高，髓室壁已破坏的残根如单独采用桩核冠修复，虽然也能恢复咀嚼功能，但大都难以维持长久。

联冠修复是将患牙的修复体与邻牙结合在一起，组成一个新的多根的咀嚼单位，能将患牙难以完全承担的部分𬌗力由邻牙代偿，避免单独修复可能造成修复失败，有利于扩大修复范围，提高修复质量，使一些过去认为不能保留的残根得以保留。

邻牙协助联冠修复虽然需要破坏一个牙作为基牙，但比起拔牙后固定桥修复则减少一个基牙。因为它是在自体牙根基础上的修复，也比种植义齿或其他义齿更符合生理要求，修复后存在的某些缺陷也比其他类型的义齿少，且能避免患者拔牙的痛苦，以及拔牙后需要等待创口愈合才能修复的麻烦，是一种值得推广应用的修复方法。

二、适应证

临床上大多数残冠残根都能单独修复，采用邻牙协助联冠修复需要损伤一个基牙，在邻牙无缺损的情况下更应慎重，要严格掌握适应证，以避免健康牙不必要的损伤，以下几点可作为选择本修复方式的参考条件。

1. 残根过短　某些较短的残根，若单独采用桩核冠修复，由于冠根比例失调容易导致失败。例如，前牙或前磨牙缺损达颈部以下，无法设计合适的桩钉，单独修复难以承受正常𬌗力（图 24-19）。

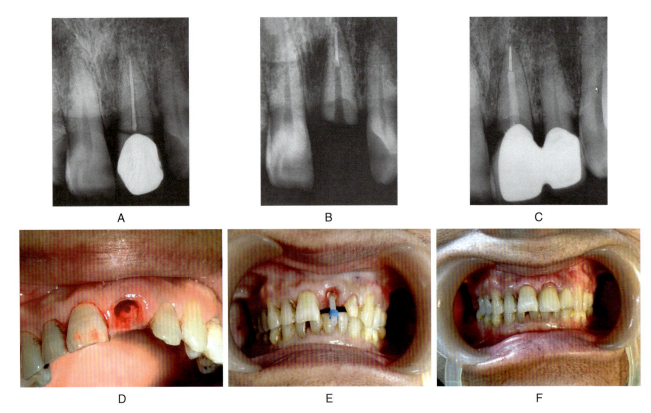

图24-19　上前牙残根过短的联冠修复

A.21修复前X线片。B.桩道预备后X线片。C.修复后X线片。D.修复前口内照。E.纤维桩试合。F.修复后口内照。本例21烤瓷冠在颈部以下约2mm处折断，经牙冠延长术后与21联冠修复，21颈缘红瓷遮色

2.桩道过粗　此类患牙桩道壁相应薄弱，单独修复易造成根折裂。例如，①因发育未完成即发生牙折，根管粗大牙本质量少；②单根牙原行桩冠修复，因松脱未及时去除致根管内龋，去龋后桩道壁牙体过于薄弱；③桩钉折断，因取钉开扩沟槽使桩道口径变大，桩道壁牙体薄弱。

3.𬌗力大的磨牙残根　磨牙是担负咀嚼坚硬食物的主要牙齿，又是使用频率最高的牙位，缺损与髓室底平齐，如果没有舌侧部分残冠作为肩领，单纯采用桩核冠修复，很容易发生桩脱位或根折，使修复难以维持长久，采用联冠修复与邻牙共同承担𬌗力，就能保证修复后良好效果（图24-20）。

4.难以设计理想桩钉的残根　某些牙位的残根，因解剖原因难以设计良好的桩钉，或单独修复难以维持长久，如残根有折断的部分桩钉难以取出；颈部以下缺损的上颌前磨牙及下颌切牙，单独修复难以取得良好的效果（图24-21）。

5.合并有牙周病的患牙　某些牙周牙髓联合病变的患牙，经过治疗后松动度无明显改善，影响咀嚼功能，与健康的邻牙联冠修复可起到类似夹板的固定作用。但松动度需在Ⅱ度以下，牙槽骨吸收不超过根长的2/3（单壁缺损例外），且经过良好的根管与牙周综合治疗者。

6.伴有缺隙的残冠残根　某些缺牙年久失修导致缺隙变小，邻牙又有严重缺损，单独修复患牙的近远中径需加大，影响美观。前牙残冠残根，单独修复牙体形态难以与同名牙协调，采用本方法修复可将间隙的一部分分摊给邻牙，修复后可增进美观。

7.邻牙有较大的缺损或缝隙　邻牙本身也有全冠修复的适应证（图24-22）。虽然残根单独修复也可承受𬌗力，但与邻牙做联冠修复可以增进抗力及固位作用，避免根裂等不良后果，有较大缝隙通过修复也可得以消除。

三、邻牙的选择

选择哪一个邻牙作联冠修复，应根据患牙近远中侧牙齿的不同情况，牙位及患者牙列中的其他情况慎重选择，下列几点意见可作为参考条件。

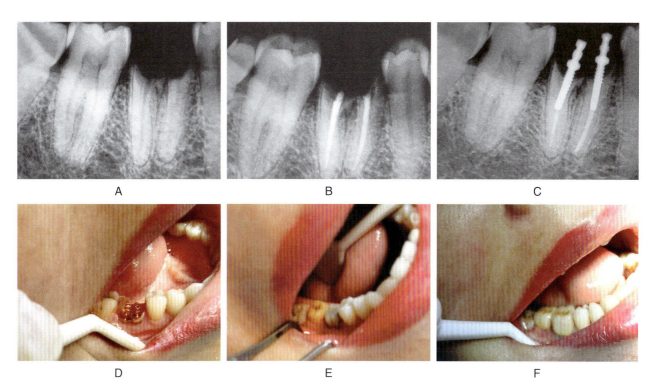

图 24-20 磨牙残根的联冠修复

A.46 残根 X 线片。B.治疗后 X 线片。C.桩钉试合后 X 线片。D.桩钉试合口内观。E.备牙后。F.戴牙后

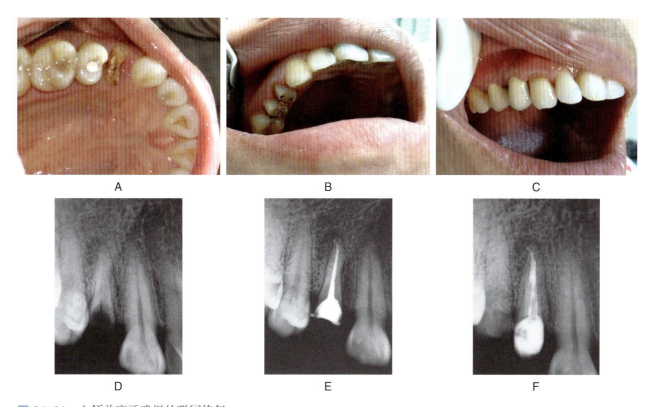

图 24-21 上颌前磨牙残根的联冠修复

A.14 治疗修复前口内照。B.制作桩核及牙体预备后。C.修复后。D.治疗前 X 线片。E.根管充填后 X 线片。F.备牙后 X 线片

1. 前牙如采用烤瓷冠或塑胶冠修复应尽量选择有缺损、畸形、前突、内倾、扭转、变色等形态或颜色异常的邻牙，在协助残根修复的同时获得增进美观的效果（图 24-23）。

2. 后牙应尽量选择在咀嚼中较次要的牙，如第二磨牙修复应尽量选用第三磨牙协助，而不选择第一磨牙；但如第一磨牙有较大的缺损或伴有缝隙者亦可选用。

3. 尽量选择有较大缺损的邻牙，尤其是已治疗过的残冠，联冠修复可以增进各自的修复效果，提高咀嚼功能。

4. 邻牙为固定桥基牙，在拾力承受许可的情况下，形成联冠基牙可以相互协助，使固定桥修复更加稳固。

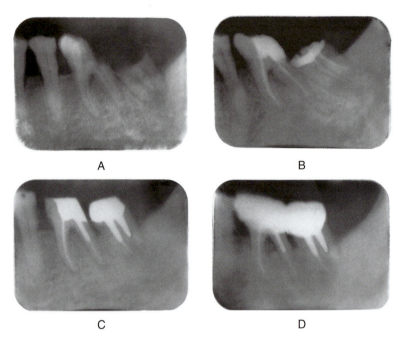

图 24-22 邻牙严重缺损的联冠修复
A. 治疗修复前 X 线片。B. 治疗后 X 线片。C. 备牙后 X 线片（36 远中设磨改成品桩，37 铸造桩）。D. 修复后

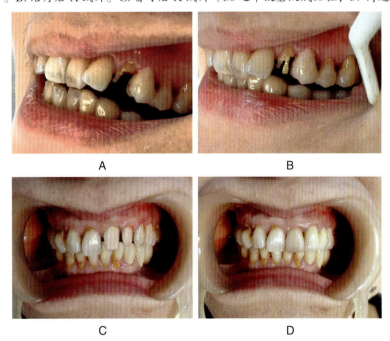

图 24-23 选择错位牙做基牙
A. 22 修复前口内照。B. 磨改螺纹桩试合。C. 备牙后。D. 联冠修复后

5.采用金属冠修复应尽量选择远中侧的邻牙，以减少对面容的影响。

四、制作方法

按残冠残根联冠修复的方法完成根管治疗、桩核制作、备牙及其他步骤。

（陈乃焰　张莹）

参考文献

[1] 史思俊，李思桐，刘金鼎.残根残冠的保存修复.中华口腔医学杂志，1981, 16(2):93–96

[2] 王捍国，李明勇.根管钉与牙体抗力.国外医学口腔医学分册，2000, 27(3):145–147

[3] 牟雁东.两种桩设计的存留率和失败特点.国外医学口腔医学分册，1996, 23(4):250

[4] 刘涛，耿海霞，荣起国，等.下颌第一磨牙两壁缺损桩核冠修复后基牙应力的三维有限元分析.中华口腔医学杂志，2015, 50(9):561–564

[5] 陆支越，张玉幸，张卫红，等.桩核对根管治疗牙修复后强度的影响.中华口腔医学杂志，2002, 37(1):43–45

[6] 何玉林.残根残冠牙的桩核冠保存修复.口腔医学，1997, 17(3):218–219

[7] 宋世卿，胡晓阳，高峰，等.用铸造金属桩核修复前牙牙体缺损.现代口腔医学杂志，1990, 4(1):1–3

[8] 陈东平.金属领圈在桩冠修复中的应用及研究进展.国外医学口腔医学分册，2003, 30(2):154

[9] 张翼，马轩祥.四种桩钉对无髓牙抗折力影响的比较.临床口腔医学杂志，2003, 19(6):366–367

[10] 陈吉华，邢倩，越野等.多根磨牙的桩核制作技术—正分割技术.牙体牙髓牙周病学杂志，2002, 12(12):667–669

[11] 马轩祥.残冠残根保存修复的概况与进展.中华口腔医学杂志，2006, 41(6):333–335

[12] 邓东来.纤维桩系统与金属桩系统性能及临床应用的比较.国外医学口腔医学分册，2005, 30(1):52–54

[13] 李萍，贾燕，罗红霞，等.不同桩核修复上颌前磨牙残根残冠的临床研究.国际口腔医学杂志，2015 年，42(4):395–397

[14] 陆支越，张玉幸，张卫红，等.桩核对根管治疗牙修复后强度的影响.中华口腔医学杂志，2002, 37(1):43–46

[15] 陆支越.桩核修复与牙根抗折裂强度.国际口腔医学杂志，2015, 42(2):125–129

[16] 刘荣森，李颖超，张贤华，等.临床牙髓病学.9 版.北京：人民军医出版社，2014

[17] 高原，薛晶.牙髓病诊疗原理与实践.5 版.沈阳：辽宁科学技术出版社，2017

[18] 中华口腔医学会口腔修复学专业委员会.纤维根管桩临床粘接技术操作规范.中华口腔医学杂志，2020, 55(7), 461–465

[19] 刘峰.纤维桩及其应用要点.中华口腔医学杂志，2019, 46(7):442–445

[20] Lora Mishra, Abdul Samad Khan, Marilia Mattar de Amoedo Campos Velo, et al. Effects of Surface Treatments of Glass Fiber-Reinforced Post on Bond Strength to Root Dentine: A Systematic Review. Materials (Basel), 2020, 23, 13(8):1967

[21] Soares CJ, Santana FR, Pereira JC, et al. Influence of airborne-particle abrasion on mechanical properties and bond strength of carbon/epoxy and glass/bis-GMA fiber-reinforced resin posts. J Prosthet Dent, 2008, 99(6):444–454

[22] Figueiredo FE, Martins-Filho PR, Faria-E-Silva AL. Do metal post-retained restorations result in more root fractures than fiber post-retained restorations? A systematic review and meta-analysis. J Endod, 2015, 41(3):309–316

[23] Frydman G, Levatovsky S, Pilo R. Fiber reinforced composite posts: literature review. Refuat Hapeh Vehashinayim (1993), 2013, 30(3):6–14

[24] Abdelkader EM, Cortes Cortes JM, Botella CR, et al. Flexural Strength of Dental Fiber Composite Post Manufactured with a Novel Approach. Materials (Basel), 2022, 8, 15(9):3370

[25] Aleisa K, Habib SR, Ansari AS, et al. Effect of Luting Cement Film Thickness on the Pull-Out Bond Strength of Endodontic Post Systems. Polymers (Basel), 2021, 3(18):3082

[26] Dos Santos LR, Lima DM, Carvalho EM, et al. Effect of Glass Fiber Post Surface Treatment on Bond Strength of a Self-Adhesive Resin Cement: An "In Vitro" Study. Int J Dent, 2021, 24

[27] Irie M, Maruo Y, Nishigawa G, et al. Flexural Strength of Resin Core Build-Up Materials: Correlation to Root Dentin Shear Bond Strength and Pull-Out Force. Polymers (Basel), 2020, 9, 12(12):2947

[28] Eshani H Shah, Pradeep Shetty, Shalini Aggarwal, et al. Effect of fibre-reinforced composite as a post-obturation restorative material on fracture resistance of endodontically treated teeth: A systematic review. Saudi Dent J, 2021, 33(7):363–369

第25章

残冠残根在牙列缺损修复中的应用

去髓术或根管治疗后的无髓牙，相当部分是缺损严重的残冠残根，但经过良好的治疗与修复后，仍可恢复原有的功能。若残冠残根位于牙列缺隙的一侧或邻近缺隙，是否还能像健康牙那样选作固定桥修复的基牙？而在牙列大部分缺损的病例，余留的部分或个别残冠残根是否还有保留的价值？相关文献资料及临床实践证明：许多残冠残根经过良好的治疗后，只要合理设计及制作，仍可作为固定桥或可摘义齿的基牙，有些甚至可以发挥举足轻重的作用。

第1节
残冠残根作为固定桥基牙

牙列缺损采用固定桥修复时，需要选择缺隙两侧或一侧（单端桥）的余留牙作为基牙，固定桥修复后桥体的𬌗力是由基牙代偿产生的。因此，基牙的质量直接关系到固定桥修复后咀嚼功能的恢复，也关系到固定桥的使用寿命。过去在基牙选择上，都要求其必须是健康状况良好的活髓牙。随着牙髓病治疗和牙体修复技术水平的提高，许多严重缺损的残冠残根，在经过良好的治疗后仍可作为固定桥的基牙，且大都可以与健康牙发挥同样的作用。

一、临床意义

1.减少对健康牙的破坏　众所周知，固定桥修复的基牙需要磨除较多的牙体组织，才能取得制作各种固位体（retainer）的间隙及良好的共同就位道（common insert path），有的患者往往为此而拒绝固定桥修复。在缺隙的一侧若有残冠残根可以利用，则可减少健康牙做基牙的数目，并相应减少固定桥的长度，还可减少某些金属桥对面容的影响，使患者乐于接受。对于某些本身有较严重缺损的患牙，在妥善治疗后做基牙，可以收到保护自身与兼做基牙的双重效果。

图25-1为一43岁女性患者，原锤造冠桥修复，因桥体松动要求拆除，拆后见47基牙严重龋坏，各髓室壁均已完全破坏，近中根管严重钙化，经根管治疗后，双根管设磨改螺纹钉，银汞合金核，金属烤瓷冠桥修复，已跟踪随访二十余年，各项指标良好。本例如拔除47残根，在当时情况下就只能勉强的行43-47的单端桥修复，不但需多破坏两颗健康牙，且效果不如双端桥。

2.扩大固定桥修复的适应证　利用残冠残根作为固定桥基牙，对于牙齿缺失少的病例，可以减少破坏健康邻牙做基牙；而对缺牙较多者，可使某些无法进行固定桥修复者变为可能。例如，45、46缺失，44残根，如果拔除44将会失去固定桥修复的条件，而保留并治疗44残根，经过制作桩核后与43、47一起行43-47的固定桥修复。这样的设计无论是基牙的𬌗力负荷还是固位要求，都能符合固定桥设计的要求。如果44有一定量的龈上残冠，牙根粗而稳固，或牙间隙因缺牙时间长而变小，亦可单独与47完成固定桥修复，而不需破坏43。又如46、47缺失，48临床冠正常，牙根亦较长，而44、45之一为残根，若拔除便失去固定桥修复条件，而保留作基牙行44-48固定桥修复则符合固定桥设计的要求。

图25-2为46、47缺失，43、44、45均为残根，若拔除只能行可摘义齿修复。经过与患者充分沟通，根管治疗后设铸造合金桩核作为基牙，为防止侧向𬌗力导致桩钉脱落或根折，加42为联冠基牙，行42-48冠桥修复，修复后已跟踪随访8年多，

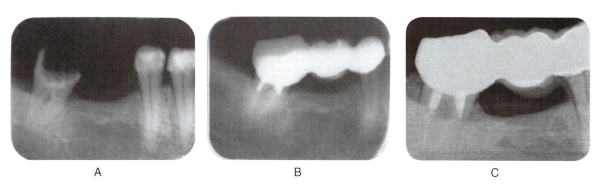

图 25-1　残根作为固定桥基牙

A.46 缺失，47 残根修复前 X 线片。B. 修复后 5 年复查 X 线片。C. 修复后 21 年复查片

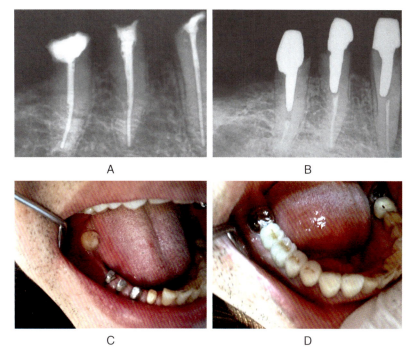

图 25-2　多单位残根基牙

A. 根管治疗后 X 线片。B. 铸造桩核试戴 X 线片。C. 备牙后口内照。D. 冠桥修复后口内照

咀嚼功能良好，患者非常满意。

采用固定义齿（fixed prosthesis）修复，患者感觉舒适、使用方便，咀嚼功能也比可摘义齿好，绝大多数患者乐于接受。即使是磨牙全部缺失的游离端固定桥修复，如设计正确，制作良好，也能取得较好的效果。笔者曾对部分中老年患者全部磨牙缺失，尖牙或第一、二前磨牙之一残根的病例，予以治疗后制作桩核，行 3-7 单端桥修复，亦取得较好的效果，患者使用比较满意，经过多年观察大都比较稳固。这种制作方法虽然违反了传统的设计理论，但迎合了患者的需求，且有一定的应用价值。患者使用若干年后即使出现基牙松动，拔除后再制作可摘局部义齿亦无妨碍。可

摘局部义齿制作不受缺牙数目的影响，减少 1~2 个基牙对固位及咀嚼功能的恢复无关紧要。

3. 减少固定桥长度，提高修复质量　缺牙的数目决定固定桥的长度及单位数，缺牙多需增加基牙的数目，这不但要破坏健康牙，增加患者经济负担，而且对面容美观也会造成影响（金属桥修复）。在修复质量上，多单位固定桥不如简单桥好。缺隙大，桥体的跨度也相应加大，修复后基牙的𬌗力负担也加重，日后产生桥体折断、固位体松脱的可能性也越大。

利用残冠残根作为固定桥基牙，使缺隙旁的残冠残根免于拔除，可以减少固定桥的单位数，减少固定桥的长度及桥体的跨度（图 25-3）。这

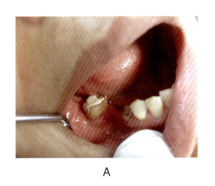 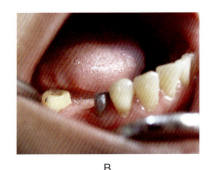 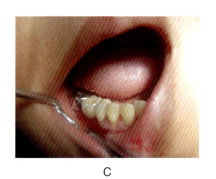

A   B   C

图 25-3 下颌前磨牙残根的利用
A.45 修复前口内照。B.基牙预备后。C.金瓷冠桥修复后

对固定桥的抗挠曲性能，防止固位体松脱及咀嚼功能的恢复均具有重要意义。例如：46、47 缺失，45 残冠或残根，如不予以利用，拔除后的固定桥修复则成 43-48 的长桥，不但拾力降低，且基牙负担重，日久容易发生脱位，影响固定桥使用年限。而利用 44 或 45 的残根，不但避免 43 的破坏，也使桥体变短，修复后的质量和功能恢复都能得到保证。

4.兼有美容作用 对后牙大部分缺失，前牙个别牙缺失且伴有缺隙不正常的病例，残冠残根选作固定桥基牙，尤其是行全瓷或烤瓷冠修复，还可适当调整基牙的形态，使修复后更加协调美观。单纯行可摘局部义齿修复，会出现假牙过宽或过窄等与邻牙不协调的现象（图 25-4）。

二、适应证与禁忌证

（一）适应证

牙列缺损固定桥修复的设计原理，是利用基

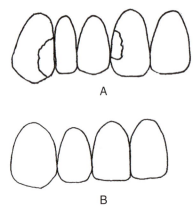

图 25-4 基牙残冠修复兼纠正缺隙过大示意图
A.尖牙远中移位导致间隙过大，可摘义齿排牙需增加小牙影响美观。B.烤瓷冠桥修复后的效果

牙的代偿能力担负缺失牙的拾力，每个基牙都要承担起自身拾力及缺失牙部分拾力的双重任务。因此，需根据基牙的牙周膜面积作为决定基牙数目的参考条件。一般情况下，单根牙缺损在牙颈部以上的残冠残根，牙周膜面积基本上没有减少，均可视其为健康牙一样作为一个基牙参与修复，有少量龈上残冠则更好。牙槽骨有轻度水平吸收或较短的残根，已丧失了部分牙周膜面积，代偿能力较健康牙根差，是否还能选用，可根据缺失牙的牙位及缺隙的大小而定，下列情况即使残根稍短亦可考虑选用。

1.缺牙为拾力较小的牙 前磨牙在咀嚼中的拾力较小，在第二前磨牙缺失时，如第一磨牙基本健康且临床冠正常，即使第一前磨牙为稍短的残根，仍可考虑单独利用。因为，第一磨牙牙周膜面积大，代偿能力强，与第一前磨牙残根共同完成固定桥修复是可取的。又如：上侧切牙缺失，中切牙或尖牙之一的残根稍短，亦可考虑单独做基牙完成固定桥修复。因为尖牙及中切牙的牙根相对粗大，便于设计固位良好的桩钉；而侧切牙的缺隙又较小，两牙所代偿的拾力完全能够担负起咀嚼功能。对于拾力较大的牙缺失，有的因邻牙移位使缺隙变小者，亦可参考上述条件利用邻牙的残根。

2.一端为两个以上的基牙 例如：36、37 缺失，需选用 34、35、38 为基牙，若 34、35 之一残根稍短，但只要另一个牙的牙体牙周健康，就可以选作基牙，而不需再增加 33 做基牙。若拔除残根，则可能失去固定桥修复的基本条件，或增加固定桥的长度及桥体跨度。

3.属于增加基牙数目的残根 有时在正常基

牙邻近牙位有稍短的残根，亦可考虑治疗后与基牙共同参与修复。例如：36 缺失，需选用 35 及 37 为基牙，但 34 为较短的残根，单独修复不能胜任正常咀嚼的殆力，可设计桩核，参于 35-37 固定桥修复（图 25-5）。这种多单位基牙变单根为双根，既能保证 34 修复的质量，又使固定桥更加稳固。

4. 对颌为可摘义齿　可摘义齿的殆力相对较小，对固定桥的破坏力亦小，因而对基牙的条件可适当放宽。

（二）禁忌证

残冠残根并非是理想的桥基牙，其保存利用，只是为了减少健康牙的破坏及扩大固定桥修复范围，充分发掘其潜在的能力。但是，若不根据患者的具体情况盲目利用，或制作方法不当，这种修复不但难以取得良好效果；适得其反，可能还会增加患者的麻烦和痛苦。因此，应根据各种不同的情况慎重设计，下列情况应作为单独选作基牙的禁忌。

1. 扁平短小的残根　此类牙根难以制作固位良好的桩核。如勉强制作，预备桩道容易侧穿，或修复后容易出现根折。

2. 殆力大的中青年患者　此类患者的特点是咀嚼肌发达，牙齿磨损明显，殆力测试显著高于常人。如有牙列缺损，尤其是第一磨牙或两个以上磨牙缺失，就不能单独使用前磨牙残根做基牙，若要使用需考虑增加基牙的数目。

3. 合并有牙周疾病的残冠残根　此类牙牙周膜面积已显著减少，牙根亦有一定的松动度，不宜单独作为基牙；如松动不大，邻牙又较健康，可考虑作为辅助基牙参与修复。

4. 没有经过桩核加固的残冠　无论殆面洞或邻面洞，如龋洞较大，周围洞壁牙体薄弱，若未实施有效的桩核修复，单独做基牙日后容易发生冠折，尤其是前牙及前磨牙，都应慎重考虑。

5. 另一端基牙有牙周疾病　残冠残根选作固定桥基牙，其另一端基牙必须是健康的。若有牙周疾病，尤其是有一定松动者，不能做基牙。否则，将因对侧牙的松动而加重残冠残根的破坏力，最终使修复归于失败。

6. 对颌为多单位金属联冠或桥体　此类对颌牙殆力大且集中，容易导致基牙根折。

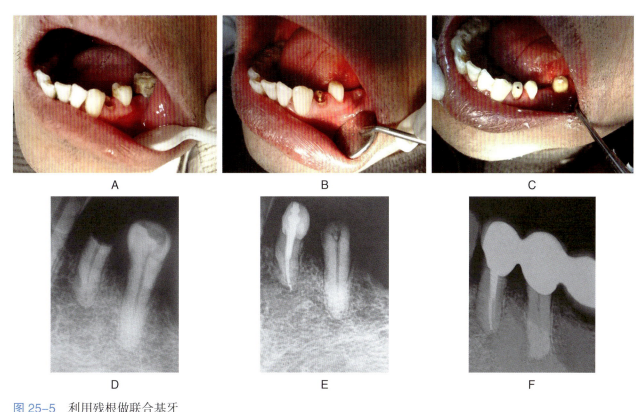

图 25-5　利用残根做联合基牙

A.36 缺失，34 残根修复前。B. 磨改成品桩试合后。C. 备牙后。D. 治疗前 X 线片。E. 治疗及备牙后 X 线片。F. 修复后 X 线片

7. 单端固定桥基牙 远中磨牙缺失若设计单端桥修复，近缺失端基牙需要承担较大的扭力，如果是治疗后的残冠就不能作为基牙，否则容易发生根裂，尤其是第一磨牙残冠（图25-6）。例如，47缺失，在46健康的情况下，患者有修复的强烈愿望，可考虑行45、46作为基牙单端桥修复，若46是治疗后的残冠，如果勉强行桩核修复做基牙，日后发生根裂的可能性更大，但46为健康牙，45残冠残根参与修复是可行的。

以上情况有的可通过增加基牙数目，将残冠残根作为辅助基牙参与修复，以提高固定桥修复的质量。

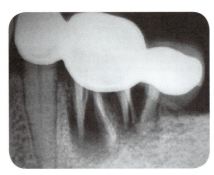

A

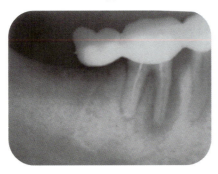

B

图25-6 残冠做单端桥基牙致根折裂
A.36根管治疗后作为单端桥基牙，修复2年9个月后粉碎性根折裂。B.46根管治疗后作为单端桥基牙，修复1年2个月后近中根裂

三、桩核的设计与要求

无髓牙失水变脆，加上治疗时开髓破坏部分牙体组织，大大削弱了牙冠的抗力作用。牙周组织萎缩，临床冠较长的后牙，如设计不当，往往在修复后若干时间容易发生基牙折断。因此，对此类残冠选为基牙，应充分考虑抗力问题，防止修复后冠横折，在设计上应采取以下措施。

1. 牙冠的处理 缺损不很严重的磨牙，在不影响固位的前提下，可适当降低牙冠高度，颊舌侧尽可能减径，并降低牙尖斜度，减少侧向𬌗力对残冠的影响。

2. 桩核的设计 对牙体缺损较多的磨牙或前磨牙，应设桩钉以分担部分侧向剪切力，减少残冠的应力。此外，还应注意降低剩余牙体的高度，使部分𬌗力能通过桩核传递到根部，由冠根共同分担𬌗力。

桩钉可采用成品螺纹桩（近根尖处磨成锥形），对𬌗力较大的缺失牙应尽可能使用纤维桩（图25-7）。上颌磨牙应设在腭根；下颌磨牙尽可能设在远中根，但如缺损在近中侧，则应设在近中根。桩钉的直径应不少于1.3mm，长度不少于4mm。单根牙应尽可能设计固位好的铸造桩核，但应注意钉的直径及长度，防止根折裂。

对牙根方向不同的磨牙，为了多保留剩余牙体及克服就位道不平行问题，可设计成品螺纹桩或磨改桩。

对牙体缺损的修复，充填体核心可根据不同情况选用不同的材料。例如：后牙龈上缺损可采用单一树脂或复合树脂，因有固位体粘固剂的双重封闭作用，能克服树脂老化收缩的缺点；与牙龈平或龈下的缺损则以银汞合金较好，因其受龈液影响较小，且无体积收缩，并有较好的防龋作用。

3. 残冠截除 对牙颈部龋治疗后的残冠，在设计单独做基牙时，应将残冠的悬壁做半截除，严重者全截除，只留牙体较多的一部分，然后再根据情况选择各类桩核。

第2节
残冠残根作为可摘局部义齿基牙

牙列中大部分牙缺失，在无法行固定桥修复及种植的情况下，只能采用可摘局部义齿（removable partial denture）修复，借以恢复缺失牙的部分功能。但余留牙中仅剩数个残冠残根，过去往往不被患者及临床医生所重视，多被拔除后制作总义齿。从义齿的稳定性及咀嚼功能方面来比较，可摘局部义齿显然要比总义齿好得多，尤其是牙槽骨严重吸收的下颌，总义齿修复固位不好将影响功能的恢复，如能保留数个残冠残根做基牙，行可摘义齿修复，效果就好得多。因此，

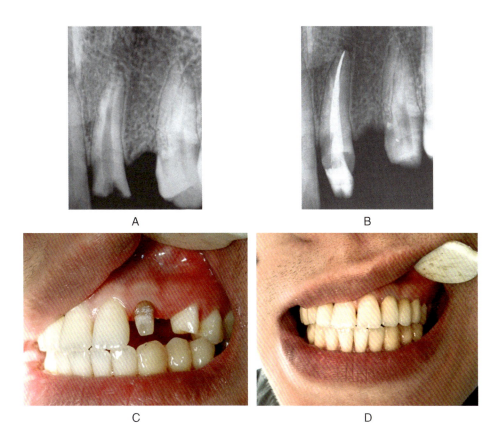

图 25-7　纤维桩树脂核用于残根基牙

A.23 缺失修复前 X 线片。B. 治疗及备牙后 X 线片。C. 备牙后口内观。D. 修复后

在一些条件具备的情况下应尽可能地治疗，并加以修复利用，使其能成为可摘局部义齿的基牙。

一、临床意义

牙列缺损的可摘局部义齿修复，其固位主要依靠两个方面的因素：一是卡环（clasp）同基牙接触产生的卡抱力，二是基托（denture base）与黏膜接触产生的吸附力。前者需要有一定数目且稳固的基牙，后者则需要面积较大、形状凸起的牙槽嵴，两者兼备才能使可摘局部义齿具有良好的稳定性能，并恢复良好的咀嚼功能。

在增强可摘局部义齿稳定性方面，无论是防止𬌗向脱位或侧向脱位，基牙的固位作用较牙槽嵴大，但许多病例在多数牙缺失后，剩余的牙往往多为残冠残根或有牙周疾病。一些原本有少数牙并行可摘局部义齿修复的病例，由于患者不注意对基牙的保护，常在严重龋坏后才就诊，结果也成为对卡环不起作用的残冠残根。在这种情况下，有的临床医生为了制作总义齿方便常将其拔除。

如果能从患者义齿使用的效果考虑，保留两个以上残冠残根，治疗并修复后作为基牙，使可摘义齿的稳定性增强，并能提高咀嚼功能，也增加患者使用的满意度。可摘局部义齿与总义齿或覆盖义齿相比，都有较大的优越性，尤其对牙槽嵴严重吸收者更具有临床意义。正如一些学者所指出的那样：不能保留十年八年，能保留三五年甚至两年也好。

从临床实际来看，绝大部分牙列缺损均为后牙，余留的残冠残根多为前牙，而单根的前牙不但容易治疗，也易于制作桩核，现代烤瓷冠及全瓷冠为残冠残根修复提供良好的条件，作为可摘义齿基牙的桩核冠修复，只要牙周不发生病变就可使用多年，更无龋坏的后顾之忧，可以避免总义齿修复的某些弊端。

二、设计要点

不是所有的残冠残根都有保留价值，除了残根的长度及牙周健康状况之外，残冠残根所在的牙位、数目等都要考虑。保留修复首先应有利于可摘义齿的固位，其次是能较长期的承受可摘义齿的殆力，否则就没有保留的意义。例如，全口仅剩单个或分散的两个下切牙，单个前磨牙及牙列最后的一个磨牙，勉强保留修复不但难以长久，且对可摘义齿稳定作用不大。根据临床经验，下列情况的残冠残根保留最有意义，应尽可能予以保留，使其成为对可摘义齿有重要作用的基牙。

1. 形成两侧对称的基牙 一侧尖牙存在，另一侧尖牙或前磨牙龋坏成残冠残根，若拔除则只剩单独的基牙，不但可摘局部义齿固位差，而且基牙容易创伤，加快松动脱落。如能治疗并修复另一侧的残冠残根，使两侧均有基牙，可使义齿的稳定性大为提高。尤其是牙根粗大且长的尖牙，在牙弓中占据重要地位，保留后能担负基牙并能使用较长时间，故应尽可能地治疗修复（图25-8）。

前牙及前磨牙全部缺失，剩余最后的磨牙一侧健康，另一侧为残冠残根的现象也是常有的，同理，保留或拔除，对可摘义齿修复效果的影响也是显而易见的。

2. 形成局部多单位联冠基牙 无论前牙区或后牙区，牙列中存在数个残冠残根的病例是较常见的。将两个以上残冠残根治疗后做联冠修复，无论在哪一区域，都能成为对可摘局部义齿固位的良好基牙。尤其是对颌为健康牙或固定桥，修复后不但对可摘义齿固位有利，而且还能提高咀嚼功能。多单位联冠修复，使单根牙变成多根的整体，形成新的咀嚼单位，增强了抗力作用，使基牙能长久保留（图25-9）。

对有前突的余留牙，也可在去髓术的基础上作联冠修复，以恢复正常的殆关系，增进美观，并使余留牙维持长久。

对于美观要求较高的患者，多单位联冠修复最适合制作精密附着体（exactitude attachment），然后制作半固定式可摘义齿。半固定式可摘义齿美观、稳定、舒适、咀嚼功能好。但本修复体的缺点是对基牙形成的殆力较大，设计不当可引起基牙殆创伤或根折（图25-10）。

3. 保留游离端牙根强大的尖牙 后牙全部缺失的游离端可摘局部义齿修复，尖牙是最重要的基牙，若患者不注意保护，在使用一定时间后常会造成龋坏。如不加以修复利用，将卡环前移，因侧切牙牙根较短小，容易创伤松动。其结果是基牙逐渐减少，义齿数目逐渐增多，最终剩余牙齿全部脱落，成为无牙颌，不得不做总义齿修复，这种"蚕食"现象在下颌前牙尤其明显。因此，

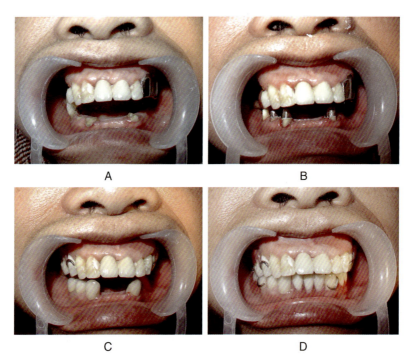

A B

C D

图25-8 保留两侧残冠残根做基牙
A. 治疗修复前。B. 桩核粘固及牙体预备后。C. 烤瓷冠修复后。D. 可摘义齿戴入后

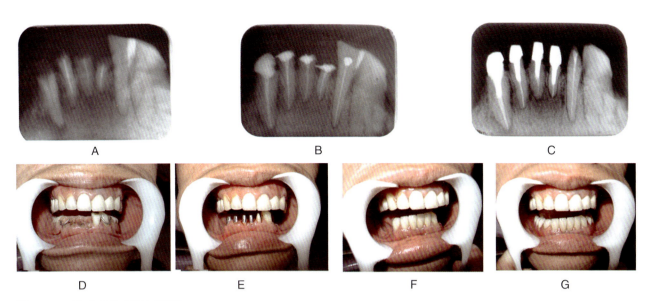

图 25-9　形成多单位联冠基牙
A. 基牙龋折的 X 线片。B. 根管治疗后的 X 线片。C. 桩核粘固后的 X 线片。D. 基牙龋成残冠残根。E. 铸造桩核粘固及备牙后。F. 金属烤瓷联冠修复后。G. 隐形可摘义齿戴入后

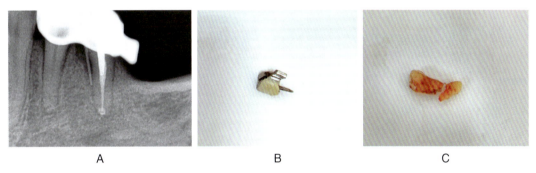

图 25-10　治疗后的精密附着体基牙根折
A. 根折的示踪 X 线片。B. 拆除后情况。C. 拔除后情况。72 岁女性患者，因后牙缺失 3 年前在他院行精密附着体修复。选择已根管治疗的 34 为基牙，使用 3 年后出现颊侧窦道求治，经检查拟为根折，拔除后得以证实

对尖牙残冠残根的修复，是抵御这种"蚕食"现象的重要举措。尖牙牙根粗大且较长，制作桩钉较稳固，可维持较长时间，即使只剩 3/4 长度的残根，修复后也比前移采用侧切牙稳固。可摘义齿卡环设在尖牙要比设在侧切牙对面容影响小，患者沟通容易乐于接受，故应尽最大可能予以治疗并修复（图 25-11）。

4. 保留远中最后磨牙残冠残根　远中最后磨牙残冠残根有两种情况，一是多数后牙缺失前牙存在，远中最后磨牙（第二或第三磨牙）残冠残根；二是牙列仅剩最后的孤立牙，有的一侧有健康牙，另一侧为残冠残根，或两侧均为残冠残根。前者若能修复利用，可避免可摘义齿成为游离端，对维持义齿稳定性和提高咀嚼功能都有相当重要

的意义；后者可避免总义齿修复。因此，应尽可能予以治疗并修复。

5. 酌情保留一组有牙周病的牙　牙列中大部分牙缺失，但还存在数个有牙周病的牙，这种情况也是比较常见的，由于此类牙多有𬌗向移位及松动，若不做去髓术及联冠修复，做基牙不但会影响𬌗关系的建立，且容易松动脱落。可在去髓术后根据情况截除部分牙冠做联冠修复，以改变冠根比例，减少松动度，使能担当可摘义齿的基牙并能维持长久（图 25-12，图 25-13）。保留此类牙的指征为：①余留牙为连续 3 个单位以上；②患牙松动度小于 Ⅱ 度，X 线示牙槽骨的高度在根长的 1/3 以上；③经过牙髓牙周综合治疗后，牙龈无明显炎症者。

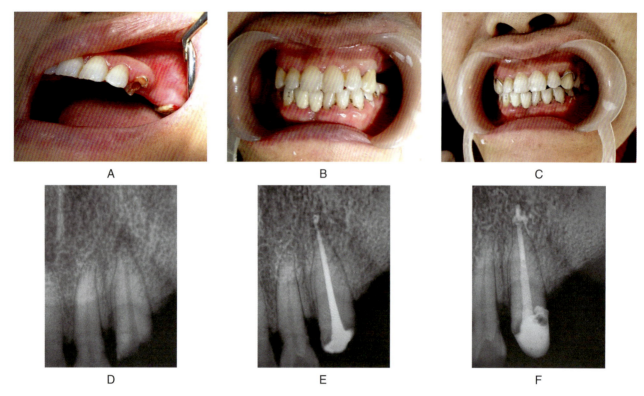

图 25-11　保留远中牙根强大的尖牙

A.23 原可摘义齿基牙龋坏成残根。B. 桩核冠修复后。C. 可摘义齿戴牙后。D. 术前 X 线片。E. 根管充填后 X 线片。
F. 桩核备牙后 X 线片（纤维桩树脂核）

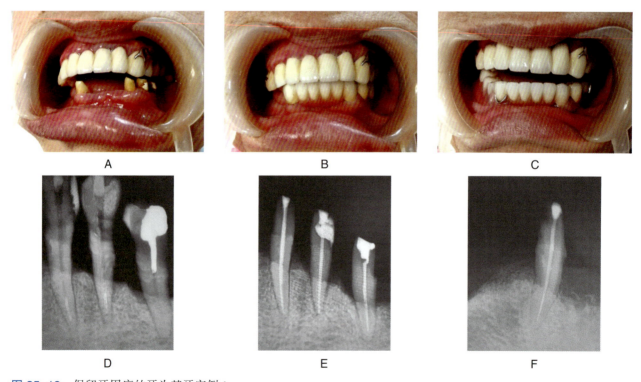

图 25-12　保留牙周病的牙为基牙实例 1

A. 多单位桥基牙备牙后。B. 烤瓷冠桥修复后。C. 可摘义齿戴牙后。D.33、34、35 治疗前 X 线片。E. 治疗及备牙后
X 线片。F.43 治疗及备牙后 X 线片。57 岁女性患者。原为制作不良冠桥，拆除后见牙龈红肿，32-42 缺失，33、
34、35 松动 Ⅱ 度，43 松动 Ⅰ 度。经综合治疗后行金属烤瓷冠桥修复，并行可摘义齿修复，修复后使用良好

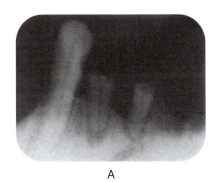
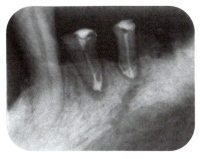
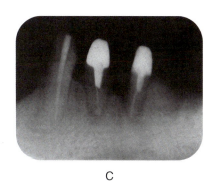

图 25-13　保留牙周病的牙为基牙实例 2
A. 治疗前 X 线片。B. 去髓术及根管治疗后。C. 桩核粘接及备牙后。67 岁男性患者。44、45 残根，43 牙周病伸长，松动Ⅰ度。其余牙全部缺失，牙槽嵴低平。联冠修复作为可摘义齿基牙，修复使用 9 年后松动严重而拔除

三、制作方法

拟保留的残冠或残根，应先摄 X 线片观察牙根长度及根尖周的情况，并常规进行根管治疗。

修复体的制作应根据牙位、患者对美观的要求及经济状况等选择二氧化锆、金属烤瓷冠、铸造金属冠，以及各种桩核冠修复。对牙根较短的多个残冠残根，应以联冠修复效果较好。对单独一组有松动、伸长的前牙或前磨牙，应做冠部分切除后行联冠修复，使之变单根牙为类似多根牙，以改变松动度，分散𬌗力。此外，应将牙冠恢复至正常的高度或略低，改变冠根比例，减少牙根侧向剪切力，以维护基牙的健康，提高可摘义齿的稳定性及咀嚼功能。

拟选松动Ⅱ度以上的牙齿做联冠基牙时应行去髓术，以防止日后逆行感染导致牙髓病变，因冠修复造成治疗上的困难。去髓术也有助于牙周病变的逆转，使松动度得到改善。

对颌牙列有健康牙存在的情况下，残冠、残根修复后的唇舌轴向及高度，应根据对颌牙的咬合关系修复。若对颌为无牙颌，则可按照正常的轴向及高度设计并制作。但老年人原先大都有𬌗（切）面严重磨损、颌间距离变小的情况。因此，在恢复𬌗关系时应考虑到这一点，防止𬌗间距离恢复过高，使颞颌关节难以适应。此外，对牙槽嵴严重吸收的病例，𬌗间距离亦不能恢复过高，以维持可摘义齿的稳定性。

利用残冠残根修复后的基牙，在完成全部治疗及修复工序后，即可按常规取印模制作可摘义齿。

第 3 节
残冠残根作为覆盖义齿基牙

将残冠残根行根管治疗后，根面经磨改做充填或修复体保护，在此基础上制作总义齿，称覆盖义齿（overdenture）或混杂式义齿。

无牙颌总义齿修复的固位，主要是依靠基托与口腔黏膜接触产生的附着力（adhesion）和唾液的黏着力（cohesion），前者同基托与口腔黏膜接触的面积及密合度有关；后者则与唾液的黏稠度有关。此外，牙槽嵴的面积和形态对总义齿的固位作用也有很大的影响，尤其是抵抗来自水平方向（侧向）的𬌗力，牙槽嵴的形态则产生主要的作用。明显凸起而丰满的牙槽嵴，有较好的抗水平力的作用，使总义齿能保持稳定而不脱位。反之，低平狭窄的牙槽嵴修复后的总义齿固位较差、𬌗力小、咀嚼功能亦差。因此，在失去基牙制作可摘局部义齿条件的情况下，如能保留个别牙的牙根，使牙槽嵴在某一局部能保持凸起而丰满，对总义齿的修复同样具有重要的临床意义。而对于某些有严重系统性疾病不能拔牙的患者，治疗并处理残根后制作覆盖局部义齿，也同样能获得较为满意的效果。

一、覆盖义齿的生理学基础

牙颌中仅剩少数残冠残根，或有个别𬌗向伸长、松动及倾斜的活髓牙，在患者要求作总义齿修复前，一般都会予以拔除，在拔牙后 2~3 个月或更长时间，拔牙创完全愈合，牙槽嵴吸收改造

完成才能作总义齿修复，为此患者需要长时间的等待。然而，更重要的问题在于拔牙后牙槽嵴组织改变对总义齿修复的影响，尤其是下颌大部分牙早失，无牙区牙槽嵴呈狭窄低平者，如将剩余的残冠残根全部拔除，患者的总义齿修复则效果更差。

Carlsson 和 Persson 曾对下后牙拔除后的牙槽嵴吸收情况进行研究，结果发现拔牙后第一年吸收 4mm，5 年后吸收 6~7mm。

临床上也常发现，患者初装总义齿固位作用较好，但在使用数年后则易松脱，需要行衬底修复后才能使用，这是由于牙槽嵴逐渐吸收萎缩的结果。在上前牙区，有的因牙槽骨萎缩而成肉埠，使总义齿的咀嚼功能降低。有的口腔软组织活动，总义齿亦随之活动，严重影响总义齿的使用效果。

当然，牙槽骨吸收速度及程度也因人而异，这可能同患者的缺牙原因、缺牙时间、骨质密度、全身健康及营养状况等有关。例如，牙周病患者拔牙后牙槽骨吸收速度较快，龋病或外伤拔牙后吸收速度较慢，缺牙区及时行义齿修复比不修复者慢。

二、覆盖义齿的特点及临床意义

从牙颌的生理学基础及总义齿修复的功能方面分析，保留部分残冠残根制作覆盖义齿，具有以下几方面的特点及临床意义。

1. 能保持牙槽嵴高度 Loiselle 等研究证明保留牙根的牙槽嵴的高度在 2~3 年内无明显改变，义齿的固位作用及咀嚼功能也比较好。而拔牙后总义齿修复的患者第一年牙槽嵴平均吸收 4mm，这是由于拔牙后牙槽突失去生理性刺激而吸收，以及牙槽窝改造的结果。此后，吸收速度虽然减慢，但对义齿的固位仍产生影响。因此，保留牙根做覆盖义齿，对保持牙槽嵴高度，增强义齿固位作用，从而提高总义齿修复的效果，具有重要的临床意义。

2. 可保留牙齿的某些生理机能 天然牙牙周膜具有定位的本体感受作用，覆盖义齿由于有牙根存在，咀嚼时具有区别𬌗力方向及𬌗力大小的机能，比一般义齿更符合生理要求，保留的牙根越多，这种机能就越明显，这对于调节𬌗力，增强咀嚼功能及维护颞颌关节的健康都具有一定的意义。

3. 能维持余留牙根的健康 对残冠残根而言，在经过良好的治疗及采用适当的根面保护装置之后，根尖周围的病变得以愈合。对于某些有严重𬌗向伸长或有牙周病的牙齿，在截除部分牙冠后，由于改变了冠根比例，减轻侧向𬌗力的影响，避免了创伤𬌗，还能使牙周健康得到一定的改善。

4. 可减少拔牙或不需拔牙 尤其是某些高龄患者或有较重的系统性疾病的患者，以及部分对拔牙有极度恐惧的患者较容易接受，且不需等待拔牙创愈合及牙槽嵴改造的时间，使总义齿能及时修复。

5. 重新处理方便 基牙一旦发生治疗失败或继发牙周病时拔除容易，且拔除后总义齿的衬垫方法简单。

三、覆盖义齿的缺点

覆盖义齿也存在着某些缺点，主要有以下几方面问题。

1. 唇颊侧难以制作完整的基托 保留牙区的骨突影响义齿基托的制作，如勉强覆盖则较容易折断，且增加患者的不适感，在后牙区的颊侧还会出现戴牙困难。因此，有时不得不磨短基托边缘。在前牙区，唇侧若设计基托覆盖还会影响美观，若不覆盖又影响固位。因此，在前牙区的残冠残根，有条件应尽可能行桩核冠修复，变总义齿为可摘局部义齿。

2. 基牙易发生根面龋 基牙根面若未行顶盖修复易龋坏，需对患者加强口腔卫生教育，必要时应定期涂防龋药物。

3. 制作步骤繁杂 根管治疗及根面装置的制作需要花费较多的时间及费用，尤其是制作各种复杂的附着体。

4. 基牙易创伤 个别牙根因基托的𬌗力作用容易造成创伤而出现疼痛，有的甚至在使用不长的时间里不得不拔除，拔除后总义齿还需衬垫，增加患者的麻烦。

覆盖义齿的基牙必须经过完善的根管治疗，没有经过治疗的残冠残根不能作为基牙，否则将导致修复后咬合痛、尖周炎等不良后果。

四、覆盖义齿的类型

随着口腔修复技术和材料的不断发展，覆盖

义齿的制作方法也随之增多，主要是各种根面附着体的不断改进，为总义齿修复创造良好的条件。但在临床上比较实用的主要有以下几种（图 25-14）。

1. 埋伏活髓牙根的基牙　Johnson 用猴牙做保留活髓牙根埋伏实验，将牙在牙槽骨下 3mm 处切断，在厚黏膜瓣上做松弛切口，缝合根面创口，术后 2~12 个月做组织学检查的结果发现：牙髓活力存在，根管口被骨样牙本质覆盖，根面上有骨样牙骨质沉积，根尖周无病变。

Guger 报道埋伏活髓牙根的病例，术后 2 个月采用总义齿修复，2 年后复查，临床及 X 线检查结果牙根及黏膜均正常，总义齿固位良好。作者认为，保留后的牙髓由于有血液循环存在，且包埋在口腔组织中，因而仍能保持活力。

此法操作简单，不需做去髓术及根面装置，适用于孤立或散在的活髓牙，因冠根比例失调不能作可摘局部义齿基牙者。

2. 短牙冠基牙　在去髓术或根管治疗后，将牙冠部分截除，余留龈上 2mm，截面磨成帽状的光滑面，轴面则磨成略呈锥形的短牙冠，唇颊侧需磨出 1.5mm 的肩台以备排牙，根管口扩大成盒形并用银汞充填。

此法制作简单，能起到一定的稳定义齿的作用，基牙受创伤的可能性较小，并可避免卡环影响美观。适用于孤立或散在的前牙或前磨牙，切𬌗或邻切𬌗有较大的缺损，但无明显松动者。

3. 短圆锥形顶盖基牙　在短牙冠基牙根面预备的基础上铸造合金根面盖。铸造合金顶盖虽然制作方法较复杂些，但其坚固耐用，根面不易产生龋坏，对保护根面及封闭根管都有良好的作用，是覆盖义齿良好的附着体。

短圆锥形顶盖基牙对义齿的稳定固位作用虽不比其他附着体好，但基牙不易创伤，适用于全口任何牙，因其不存在就位道问题，因此数目不限。短圆锥形顶盖最适用于牙列缺失，剩余个别残根又较短，制作全口义齿时设计磁性吸附体修复。

4. 长圆锥形顶盖基牙　本制作方法如为残根，则仅适用铸造合金制作。即在根面预备后，根管制备成短桩道，制作蜡型时将冠部修成长圆锥形，高度在 3~5mm，铸造后试戴并粘固。

长圆锥形顶盖对总义齿有较好的固位作用，适用于全口各类牙的制作。但因冠根比例改变较小，侧向𬌗力或扭力对基牙影响较大，若基牙数目少容易造成创伤，故在设计时应根据基牙数目、牙位、颌间距离及牙周情况等，决定其高度及形态。

长圆锥形顶盖还适用于游离端义齿修复，在缺牙区有残冠残根，长圆锥形顶盖对可摘义齿可以起到增强固位、稳定和防止下沉的作用，尤其是在缺牙区的远中残根，制作长圆锥形顶盖更具有重要意义。

5. 套筒冠义齿基牙　对于有牙周病或有轻度倾斜的基牙，将牙冠磨短磨小后设计圆锥形顶盖，又称其为内套冠；在此基础上制作有连接体的金属全冠或烤瓷全冠，称外套冠，外套冠与总义齿连成整体，这种方法制作的覆盖义齿又称套筒冠义齿（telescope crown denture）或双套冠义齿（telescope crown or crown and sleeve-coping）。

Peaso（1924）首先将套筒冠义齿应用于临床，最初设计的套筒冠，牙体及内套冠的轴壁为圆柱形，如为多基牙取戴较困难。Koerber（1958）提出圆锥形内冠的设计，以后一些学者又提出其

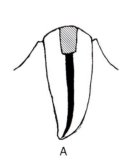 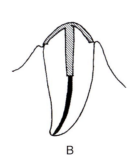 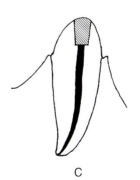

A　　　　　　　　　　B　　　　　　　　　　C

图 25-14　保留残根作为覆盖义齿基牙
A. 简单短基牙。B. 带钉根面盖。C. 长圆锥形基牙

他方面的改进，使套筒冠修复更具多样性，也更加完善。套筒冠使许多残冠残根得以保留，也使可摘义齿获得更好的固位，从而取得更好的修复效果。

套筒冠是一种活动与固定相结合的修复方法，具有适应范围广，能维护余留牙健康，减少牙槽脊吸收及义齿使用舒适等特点。对基牙倾斜，难以取得共同就位道的病例，最适合套筒冠义齿修复。但套筒冠义齿也存在着磨除牙体组织多，制作工序繁杂，技术要求较高等问题，故现多被各种冠修复或桩核冠修复基牙所取代。

6. 各种附着体的基牙 残冠残根经治疗后，还可制作各种附着体以协助总义齿固位。根据制作方法及形态不同，可分为根上附着体、根内附着体、杆式附着体及磁性附着体（magnetic attachment）等。这些附着体对义齿固位各有不同的特点，可根据情况酌情选用，不做详细介绍。

（陈乃焰）

参考文献

[1] 周书敏.关于拔牙与修复问题—临床讨论会纪实.中华口腔科杂志, 1980, 15(2):121–124

[2] 史书俊，李思桐，刘金鼎.残根残冠的保存修复.中华口腔科杂志, 1981, 16(2):93–96

[3] 朱智敏，杜传诗，杨永丰，等.后牙单端固定桥临床应用和远期疗效观察.华西口腔医学杂志, 1996, 14(3):135–136

[4] 马轩祥.口腔修复学.沈阳:辽宁科学技术出版社, 1999

[5] 四川医学院.口腔矫形学.北京:人民卫生出版社, 1980

[6] 卢军霞.套筒冠——一种有效的固位体.国外医学口腔医学分册, 1995, 22(4):219–221

第26章

创伤牙的诊断与治疗

创伤牙系指牙齿遭受外力而出现牙体、牙髓、牙周组织的损伤，多发生在前牙。根据力的大小不同，所造成的损伤程度也不同，轻者仅有牙周膜损伤，重则出现脱位或半脱位，或者出现牙冠、牙根折断，其中相当部分需要固定或再植，有的需要行牙体、牙髓等方面的治疗，才能恢复患牙的功能。

长期拾力作用及其他因素也可导致牙折，称拾创伤性牙折，多发生在后牙，前牙较少见。拾创伤性牙折大多数为冠折裂或冠根联合折裂，少数为根折裂。此外，有的在牙折之前牙冠发生隐裂，亦属牙折范畴，故一并叙述。

第1节
创伤牙的临床表现与诊断

牙齿在遭受外力打击、碰撞或身体跌倒面部着地受伤，称创伤牙，以青少年居多，中老年较少。根据作用力的大小及方向不同，对牙体、牙周、牙髓的影响也不同，可出现下列临床表现。

一、牙震荡

牙震荡（concussion）亦称牙挫伤（concussion of the teeth），多在外力作用较轻的情况下发生，亦可由咬硬物时不慎伤及。

牙震荡主要是牙周膜损伤，部分血管破裂出血，并由此引起病理性改变，即创伤性牙周膜炎的改变。部分病例可因血管断裂或受挤压而影响牙髓血供，最终导致牙髓坏死。牙震荡临床表现为患牙有伸长感及咬合痛，检查可见患牙有不同程度的松动及较明显的叩痛，有的伴有牙体缺损、牙龈损伤、颌面部软组织损伤及肿胀等。

创伤性牙周膜炎应与急性根尖周炎鉴别，两者都是牙周充血引起的基本相同的症状，但后者有导致根尖周炎症的感染途径，X线片可显示不同的影像。

牙震荡数周内，牙髓活力检查可能为阴性，一般认为这是牙髓外伤时神经、血管受损所致的"牙髓休克"反应，6~8周后可恢复正常。若在2个月后检查仍为阴性，则可能为牙髓坏死。但也有报道牙根折的部分病例，牙髓活力试验在3个月至1年后才恢复正常。有的可能在伤后有轻度的冷热刺激痛现象，应定期观察其症状的变化，以确定是否继发牙髓病变。

创伤后的牙髓坏死多为无菌性坏死，坏死牙髓可产生分解产物，其中的血色素渗入牙本质小管，使牙冠逐渐变为暗灰色、红褐色或黑褐色。单纯的牙髓坏死可长期无症状，如分解产物排出可出现窦道，继发细菌感染，则可出现急慢性根尖周炎症状。

急诊时对有松动的患牙，应常规X线检查，以排除是否有根折。

二、牙脱位

牙齿遭受较重的外力撞击而脱离牙槽窝，称牙脱位（dislocation of the teeth）。依不同程度可分为部分脱位（luxation of teeth）和完全脱位（dislocation of teeth）。部分脱位又分为突出性脱位（extrusive displacement）、嵌入性脱位（intrusive displacement）及侧向脱位（lateral displacement）。

半脱位牙检查可见切、根向或唇（颊）、舌向移位，嵌入性脱位可见患牙临床冠变短，且低于𬌗平面，似儿童初萌未到位的牙。半脱位牙可见血凝块及牙龈撕裂等迹象（图26-1）。

完全脱位牙即离体牙。多数患者因不了解牙科的医疗知识，就诊时多为处理其他外伤情况而来，忽视了保留离体牙的重要性，可劝导其回受伤现场寻找，尽可能予以再植。

由于受伤情况复杂，相当部分伤员可有不同数目及不同程度的脱位牙，且部分伤员可合并有牙龈及黏膜挫裂伤、牙槽骨骨折、出血及局部肿胀等症状。

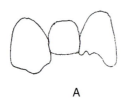 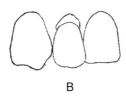 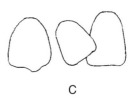

A B C

图 26-1　外伤牙脱位类型
A. 嵌入性脱位。B. 半脱位。C. 侧向脱位

三、牙折

创伤性牙折（dislocation of the teeth）系由外力直接撞击所致，亦可由对颌牙相互撞击造成。牙折按解剖部位可分为冠折（crown fracture）、根折（root fracture）及冠根联合折断。按折断面方向又可分为横折、纵折、斜折及粉碎性折等（图26-2）。

冠折临床检查显而易见，可发生在冠的任何部位，折断的方式也表现为多样性，有切角斜折、切缘横折、牙冠斜折及牙冠横折等。位于牙颈部的横折，有的还会伤及龈下牙骨质。若为隐裂，有的需用碘酊等着色剂涂擦才能发现；若为牙根折断，可因折断部位不同而有不同程度的松动。因此，对于外伤后出现牙齿松动、叩痛者均应常规摄X线片检查，以明确是否存在根折及根折的形式和部位。

根折按不同解剖部位可分为根尖1/3、根中1/3及颈侧1/3折；牙根存在两条以上折裂线，称粉碎性根折（smashing root fracture）。

对牙冠1/2以上折断者，应注意检查是否有露髓，尤其是根尖发育未完成的儿童，一旦发现露髓或即将露髓应及时采用护髓的方法，以防止牙髓继发感染导致炎症或坏死。

第2节
创伤牙的治疗

创伤牙有各种不同的表现，临床上处理方法也不同，在详细检查和做出正确的诊断之后，根据患者各方面不同的情况，制定治疗方案并予以实施。

一、创伤牙及合并症的处理

创伤牙多合并有口腔颌面部外伤，单纯牙创伤较少。口腔颌面部外伤多为软组织挫裂伤及牙槽突损伤，伤情轻重不一。除了完全脱位牙应争取时间再植外，一般情况下应优先处理其他组织创伤，待患者情况许可时再处理牙体损伤。

首诊于口腔科且伤情较重者，在诊断处理颌面部及牙外伤之前应详细了解病史，尤其应了解患者伤后是否有昏迷及恶心呕吐等症状，必要时应行颅脑CT检查或请有关科室会诊，以排除颅脑损伤。

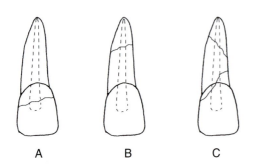

图 26-2　牙折的类型
A. 冠折。B. 根折。C. 冠根联合折

口腔颌面部血运丰富，组织愈合能力强，对较轻的软组织伤仅清创处理即可，对撕裂伤或合并牙槽骨骨折者，则应予以缝合，并采用夹板（splint）固定。

单纯的牙震荡一般不需要任何治疗，尤其是青少年患者，其抵御感染及愈合能力强，数天后多能自行恢复。但在近期应避免用患牙咬合，若患牙出现明显的咬合痛，可适当调磨对颌牙，并定期复诊，以观察牙髓是否坏死及合并感染。

合并牙体缺损者，应在牙周症状恢复后再酌情修复，以免牙体预备时增加患者痛苦，或对牙周膜造成继发性创伤。牙髓已暴露者，应根据年龄酌情作牙髓切断术或去髓术。

对牙根未发育完全的嵌入性脱位牙可不作复位，任其自行萌出效果较好，观察 4 周如未能自行萌出，再行正畸牵引或局麻挺出；其他年龄段的嵌入性脱位，突出性脱位及侧向脱位，均应在局麻下予以复位，并适当采用简单的固定，如酸蚀后复合树脂夹板固定或细金属丝结扎固定。

对合并有口腔颌面部软组织伤，可酌情使用抗生素及硝基咪唑类抗厌氧菌药物，以预防感染，并肌注破伤风抗毒素 1500U（皮试阴性），嘱患者注意保持口腔卫生，亦可用 1.5% 过氧化氢（过氧化氢溶液冷开水勾兑）或氯己定含漱液含漱，以减少口腔内细菌滋生。

对严重移位的外伤牙，大多会发生牙髓坏死，可在 2 周后行根管治疗，封抗生素加地塞米松粉剂，亦可封氢氧化钙，以防止牙根炎症性外吸收。

二、牙冠折断露髓的保髓治疗

牙冠折断使牙髓暴露，成年人一般不做保髓治疗，去髓术后行冠或桩核冠修复即可；而对牙根未发育完整的年轻恒牙，保髓治疗就显得非常重要。因为这种牙根管粗大，根管壁牙本质菲薄难以实行桩核冠修复。保髓治疗可以使牙根继续发育，根管逐渐缩小，彼时再完成去髓术及桩核冠修复就会比较理想。

年轻恒前牙牙折露髓，目前的药物性能完全可以保留全髓，但由于这种断面难以形成良好的固位窝洞，因此，要钻磨冠部部分牙体，即开髓形成窝洞，便于去除冠髓后用材料盖髓，待根管及牙根完全发育后，牙冠仍剩较多的可直接行全

冠修复，牙冠较短需要桩核冠修复再行去髓术。这种保髓方法又称局部切髓术，即切除冠髓保留根髓，其方法步骤如下。

1. 常规局麻，选择合适的球形高速金刚砂石针，制洞并去除冠部牙髓，可根据患牙外伤时间确定去髓的量，外伤时间短感染可能较轻，去髓量可以少一些；外伤时间长感染可能较重，去髓量就要多一些。为防止来自自来水的污染，应由助手喷注生理盐水。

2. 用生理盐水冲洗窝洞，观察出血情况，如出血较多可用蘸肾上腺素的小棉球塞入窝洞，注意去髓断面不能有血凝块，否则将会影响疗效。

3. 干燥窝洞，调 MTA 或氢氧化钙敷在断面上，注意不要用器械填压，可用生理盐水半干棉球轻压并抹平，清理洞壁多余的材料，再调氧化锌丁香油酚封闭窝洞，亦可用玻璃离子水门汀封闭窝洞。MTA 凝固时间为 4~6 h，且需要在潮湿环境下才能凝固，但牙髓断面本身就是潮湿的，因而无须等待凝固即可充填。

4. 术后 1 个月复查观察牙髓活力，如活力正常，此后每半年复查 1 次，拍片观察牙本质桥形成情况；1 年半至两年后复查，根据根管及根尖形成状况选择治疗及修复方式。

三、离体脱位牙再植

离体脱位牙再植术（replantation of teeth）是保留天然牙的良好举措，可避免失牙镶装义齿的麻烦及其弊端。随着牙医学的发展和研究的深入，一些牙在离体数小时乃至数天后再植亦可取得成功（图 26-3）。但是，有的在若干年后会出现牙根吸收并逐渐松动脱落，对其远期疗效尚难肯定。因此，对成年人的再植应与伤者充分沟通，权衡利弊再决定。尽管如此，在可能的情况下保留天然牙，并使其功能维持一定的时间，对伤者来说仍具有重要意义。尤其对儿童时期的脱位牙再植更为重要，能保留数年后即使牙根吸收脱落，做种植或义齿修复也容易得多。因此，临床医生应尽力而为，并重视采取防止牙根吸收的措施，不断提高脱位牙再植的成功率。

图 26-4 为 17 岁患者，21 外伤脱位 20 多天后再植。患者因故未能及时就诊，将离体牙放置在冰箱，就诊时牙槽窝已有肉芽生长。11、22 牙

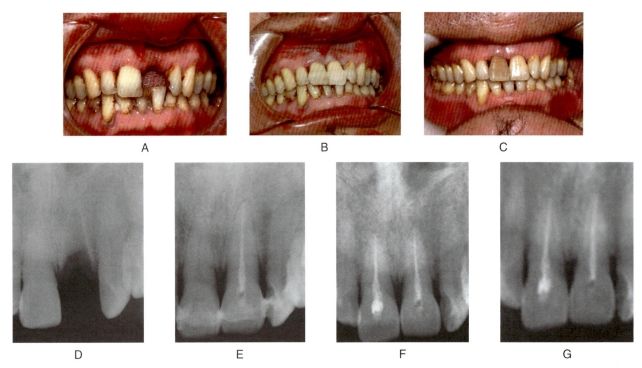

图 26-3 离体牙再植成功实例

A.21 外伤脱位口内照。B.再植后固定。C.术后 5 年口内照。D.术前 X 线片。E.术后 X 线片。F.术后 1 年 X 线片。G.术后 5 年 X 线片。男性患者，55 岁，21 外伤脱位后 20h 就诊。经口外去髓术根管充填后再植，纤维带固定，术后 1 个月复诊无明显松动，1 年、3 年、5 年随访各项指标均良好（本例为王炳贤医生治疗并提供资料）

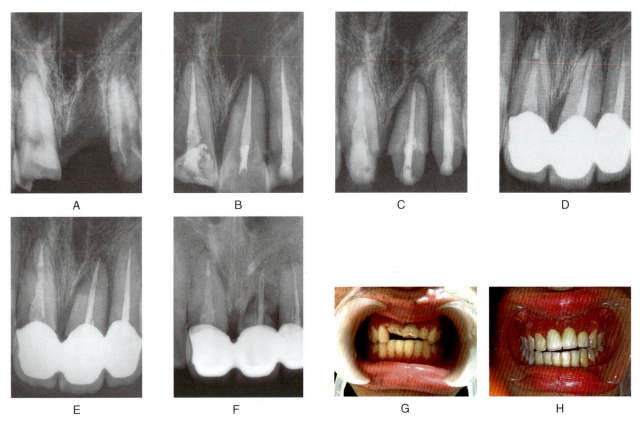

图 26-4 外伤脱位牙的固定与修复实例

A.21 外伤脱位 X 线片。B.固定及根管治疗 X 线片。C.牙体预备 X 线片（11 纤维桩树脂核）。D.修复后。E.修复后 9 个月复查片。F.修复 4 年后 X 线片。G.固定后口内照。H.联冠修复后

冠亦横折露髓。局麻下刮除肉芽，患牙经去髓即时根充后再植，唇面复合树脂夹板固定，2 周后复诊患牙松动Ⅰ度。11 因折断较多，行纤维桩树脂核修复，考虑到今后可能发生牙根吸收，3 颗牙行金属烤瓷联冠修复，术后 9 个月复查，联冠稳固，功能良好。术后 18 个月复查发现牙根根尖侧已开始吸收，术后 4 年复查牙根已吸收殆尽，但两侧均有套冠类似固定桥，修复体稳固而无须特殊处理。

（一）脱位牙再植的愈合机制

脱位牙再植后可出现多种不同的结果，预后主要取决于脱位牙离体时间、污染程度、伤员的年龄和体质、再植前的处理措施等因素。脱位牙再植后主要有以下几种愈合方式及结局。

1. 牙周韧带愈合　即再植后能使牙周韧带（penriodontal ligament，PDL）恢复到原来的附着水平。但这种愈合在创伤离体牙再植后成功率较低，对半脱位或脱位后马上植入，扭转牙外科正畸或拔错牙再植成功率较高。

有学者研究认为，PDL 的愈合与牙周膜前体细胞的增殖力有关。在室温条件下使离体牙干燥 30min，具有繁殖力的前体细胞成活率不到 30%。据此推论：牙离体时间越长 PDL 愈合率越低，这是脱位牙干燥后，牙周膜前体细胞逐渐坏死的结果。

Andreasen 研究 400 个再植牙 PDL 愈合情况，结果显示：PDL 正常愈合率为 24%，其中脱位后 5min 再植愈合率为 73%，这进一步说明早期再植对 PDL 愈合的重要性。

影响 PDL 正常愈合的另一个重要因素是年龄。这不仅在于年轻伤员 PDL 的血运丰富，而且还在于 PDL 的厚度。年龄越大 PDL 的厚度越小，能保持 PDL 不干燥的时间越短，在同样时间内，愈合率也越低。

2. 根骨粘连　这是再植牙最多发生的愈合形式，通常发生在再植后的 1~2 个月，但也有发生在 1 年以后或更长的时间。其表现为牙根表面先出现替代性吸收（replacement resorption），牙周韧带消失，继之牙槽骨增生与牙骨质发生骨性粘连。临床检查可见伤牙无松动，叩诊呈高金属音，X 线片显示牙周膜消失，骨小板与牙根无明显界线，邻近骨小梁较致密。

骨性粘连虽然不是再植后的理想愈合形式，但也不是病理性改变，且能基本满足再植牙的生存需求，并维持再植牙的功能，因而仍然是再植牙的一种良好的愈合形式。

3. 牙根炎症性吸收　这是再植牙失败的主要原因。炎症性吸收（inflammatory resorption）是一种渐进式的吸收过程，最早可出现在再植后的 1~6 个月。吸收的牙根表面呈侵蚀状，根面与牙槽突之间有炎症肉芽组织，其中含淋巴细胞、浆细胞及分叶的中性粒细胞。X 线检查可见环绕根面的透射区和不规则的根面影。

炎症性吸收的原因尚未完全明了，过去多认为与牙髓、牙周的感染有关。牙髓感染后，细菌的毒素及坏死组织的分解产物，可以通过牙本质小管渗透到近牙骨质，趋化因子等吸引破骨细胞、破牙骨质及破牙本质细胞对牙根的持续破坏吸收。但许多学者研究结果表明，炎症性吸收的原因并非都是牙髓、牙周感染所致。因为，许多炎症性吸收患牙的牙本质小管中检测不到细菌。是否有其他因素在炎症性吸收中产生作用，尚有待进一步研究探明。

炎症性吸收持续发展的结果，最终可使再植牙松动脱落。炎症性吸收目前尚无有效的方法防治。

邱蔚六认为，离体牙干燥贮藏 15min 内再植，牙根不会发生炎症性吸收或仅有限的少量吸收，30min 内再植仅有 10% 的吸收率，超过 90min 则吸收率高达 93%。据此可以认为：炎症性吸收可能与牙根表面前体细胞干燥及牙骨质细胞坏死有关，离体时间越长干燥越严重，植入后发生炎症性吸收的概率越高。

陈洁等报道采用钙离子导入治疗儿童脱位牙，认为有延缓或阻止牙根吸收的作用，但疗效仍不够理想。

（二）再植前的贮存与处理

1. 离体牙的贮存　离体牙再植成功的要素在于争取时间及妥善处理。由于外伤的不同环境、伤情不同及伤员的医疗常识不同，离体牙的污染及干燥程度也不同。一般情况下，伤员伤情较轻，在环境条件许可及懂得医疗常识者，常会将离体牙捡回就诊。有的虽不懂医疗常识，但常带着侥幸心理或对自体器官难舍之情捡回保留，这种做法恰恰挽回了再植的时机,使成功的可能性增大。因为,离体的时间越短炎症性吸收的可能性越小,成功率也越高,甚至还有可能使牙髓及牙周韧带存活的可能。因此,争取时间是再植成功的关键。

确保再植成功的另一个因素是离体后的贮存环境,即脱位后最好能立即置入贮存介质,如新鲜牛奶、生理盐水、唾液或 pH 平衡的细胞维护液等。但 Blornlof 等研究认为唾液对 PDL 细胞有害,而冷冻或新鲜牛奶对 PDL 细胞的存活较有利。总之,外伤脱位牙如能迅速存放在上述介质中,对防止牙根表面干燥,减少 PDL 细胞死亡,提高再植后的成功率,具有重要的作用。

2. 离体牙再植前的处理 上述贮存方法只能作为医疗常识加以宣传,临床医生需要掌握的是在再植前如何处理离体牙。以往再植前多将离体牙置于含抗生素的生理盐水中浸泡备用,近年来,多数研究建议使用氟化钠或 1% 氟化亚锡(SnF2)、四环素溶液或枸橼酸溶液,以减少术后牙根吸收。其作用机制是:离体牙浸于上述溶液中可产生脱矿作用,使牙根表面的胶原基质暴露,氟化物渗入能增强抗炎症吸收的能力。但若离体时间在 1h 之内也可不用处理,仅冲洗后立即再植,以争取时间,使离体牙回到自体的组织液中。超过 1h 可置上述液体浸泡 20min,生理盐水冲洗后再植。

离体牙表面若有污物不能用器械刮削,应在浸泡后使用软质材料(纱布或软毛刷)轻轻擦除,再用生理盐水冲洗干净。

3. 牙髓及根管的处理 对再植前牙髓的处理,学术界也有不同的主张,主要在于去髓的时机。一般认为,离体牙若根尖未发育,在口外滞留时间不超过 2h,再植后部分牙髓还可能获得再血管化,使牙根继续发育并保留活髓。有学者研究认为,根尖已发育的牙,离体超过 30min 再植,牙髓便很难存活。因此,若再植牙根尖已发育完成口外滞留超过 1h,或根尖发育未完成的牙口外滞留时间超过 2h,则应先在口外完成去髓,但不做根管充填。

上述 1h 及 2h 的界定并非都是为了保存活髓,而是为了争取时间再植,试图获得牙周膜愈合或根骨粘连愈合的可能,至少可以减少牙根炎症性吸收的程度。保存活髓如失败应在 7~14d 内去髓,超过此时间不做去髓,坏死的牙髓组织同样有导

致牙根炎症性吸收的可能。对根尖已发育的牙,去髓后可置入氢氧化钙(CH)作为过渡性用药,4 周后行根管充填。CH 由于其强碱性的特点,能抑制根管内细菌的活性,从而有抑制牙根炎性吸收的可能。但对于根尖未形成者则不提倡马上使用 CH,因 CH 具有抑菌与干扰细胞活性的双重效应,对牙周韧带修复中起重要作用的牙周膜前体细胞、成纤维细胞、成骨细胞及成牙骨质细胞等有一定的影响,故应在 7~14d 后 PDL 初步愈合后再使用,以诱导根尖形成。在此期间,可用抗生素或硝基咪唑类片剂加地塞米松研粉,用生理盐水或麻药调成糊剂封在根管中,以防止细菌滋生影响 PDL 愈合。

对根尖已发育的患牙,也可用抗生素加地塞米松根管封药,据有关文献认为对防止炎症性牙根外吸收有一定作用,封药时间为 6 周。对于离体时间长、污染严重、或根尖有少量折断的离体牙,应在术前去髓后即行根管充填。后者可采用 MTA、玻璃离子或银汞合金作倒充填,但充填体不能高出断面。

对遗留在牙槽窝内的少量断根亦可不取,日后可与牙槽骨融合。如不能融合,甚至出现根尖周炎症时,再做根尖扒刮术。

4. 牙槽窝及口腔的清理 对口腔卫生较差者应先予以洁治,并用过氧化氢溶液清洗,清水漱口,以减少口腔内的细菌,防止再植后的感染。

局麻下用生理盐水冲洗牙槽窝,如有异物或不易冲去的凝血块,可用器械轻轻扒刮,并用生理盐水反复冲洗干净。除了完全游离的碎骨可予以去除外,对牙槽突骨折应予复位。

牙槽窝清理完成后可用器械轻刮骨壁的某一点,使其出血充斥牙槽窝,但不能用强力搔刮,以防止部分残留的 PDL 损伤,影响再植后的良好愈合。

(三)植入与固定

将离体牙植入牙槽窝并复位,嘱伤员做正中咬合,观察是否有早接触。如有牙龈撕裂,应在植入后作严密缝合。

根据不同的情况选择固定方法,常用的固定方法有以下几种(图 26-5)。

1. 金属牙弓夹板固定法 用直径 1.0~1.2mm 的不锈钢丝或铝丝弯制而成。可根据脱位牙的数

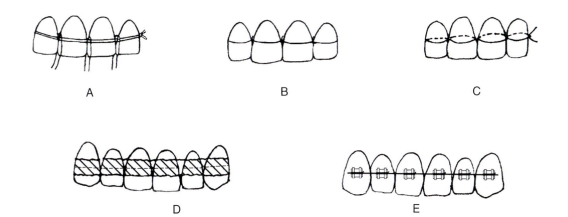

图 26-5 脱位牙的固定方法
A、B. 钢丝间断结扎固定。C. "8" 字形结扎固定。D. 细结扎丝加复合树脂夹板固定。E. 正畸托槽固定

目决定长短，一般两侧健康牙固定的数目应等于脱位牙数目的一倍，即一个脱位牙应用两侧各一个健康牙固定。例如：21 脱位应以 11 和 22 参与固定。若 11、21 脱位则应用 13、12、22、23 参与固定。若邻牙有半脱位或松动，还应增加固定牙的数目。

金属丝可根据牙弓形状预弯，合适后用直径 0.25mm 不锈钢丝穿过各牙间隙作间断式结扎，结扎头扭紧后剪断并压向牙间隙，以免刺激口腔黏膜，但应注意勿伤及龈乳头。

2. 树脂夹板固定法　适用于 1~2 颗牙松脱的固定，可用化学固化或光固化复合树脂制作。其方法是：在脱位牙复位后用生理盐水清洗血污，并用酒精涂擦各牙面。自酸蚀粘结剂直接涂布，非自酸蚀粘结剂用 30% 磷酸酸蚀牙面 1min，清水冲洗 10s 左右，隔湿后干燥牙面，先涂釉质粘合剂，再将复合树脂铺于各牙面上，并推压均匀，宽度为各牙面中间 3~5mm，舌侧牙间隙亦可涂布，但不能影响咬合，为防止脱位牙舌向移动，可嘱患者做正中咬合直到树脂光照固化。

树脂固化后可用高速金刚磨头将表面磨平，避免刺激软组织及减少患者的不适感。

3. 金属丝结扎法　用一根长的细金属丝，作环绕脱位牙及两侧需固定邻牙的唇舌侧，将结头拧紧并剪断，压于牙间隙中，再分别用短结扎丝穿过各牙间隙作垂直的紧固扭结，使长钢丝能紧缩在各牙面上，起到良好的固定作用。

另一种金属丝结扎方法是采用长细钢丝作 "8" 字连续结扎，但牢固性不如上述方法，适用于多个牙震荡或单个牙半脱位。

目前主张用金属丝结扎后再用复合树脂覆盖固定，形成的弹性夹板使外伤牙有生理动度，以避免或减少根骨粘连的发生。

4. 正畸托槽固定法　利用正畸托槽与金属弓丝对脱位牙进行固定是近年来国内一些口腔医务工作者开展起来的新技术。特点是操作方便，不损伤牙龈乳头，且固定效果可靠；缺点是固定头几天患者不适感较明显，且金属托槽影响面容美观。当然，现在也有非金属托槽，但价格较贵。

托槽及金属弓丝固定方法是：①准备好托槽及相应的金属丝，根据脱位牙及邻牙情况决定其长度，并预弯成与牙弓一致的形态；②在脱位牙及两侧邻牙中 1/3 处涂酸蚀剂，清水冲洗并干燥牙面；③将调好的釉质粘接剂涂于酸蚀好的牙面上，分摊均匀后安上托槽，调整好方位并压密贴，如此逐牙粘贴；④待粘接剂凝固后放置弓丝，并用结扎丝逐个结扎，然后剪去多余结扎丝，并将结扎头压密贴。

（四）术后处理

1. 根据外伤程度及脱位牙的污染程度，选择抗生素及硝基咪唑类药物，肌注破伤风抗毒素，适当予以镇痛剂及漱口液，嘱患者注意保持口腔卫生。

2. 嘱患者在固定期内进半流质，勿用再植牙咬切食物，防止再植牙继发创伤。

3. 过去大都主张夹板固定需要 4~6 周才能拆除，现在的观点认为可在 7~10d 后拆除夹板，使再植牙有一定的动度，以减少根骨粘连的发生；

但对并发牙槽骨骨折、牙根较短的年轻恒牙、口外滞留时间超过1h再植的应将固定时间延长至4~8周。

4.根据不同情况处理牙髓，需要行去髓术而又未施行者，可在7~14d内做去髓术，已经去髓者在此期限之后行根管充填。

5.伴有牙体缺损者可在夹板拆除后的若干时间做相应处理。

（五）后期随访

离体牙再植后应在3个月、6个月、1年后各随访一次，观察牙根及根尖周情况，如有根尖外吸收应取出根充物，使用CH做较长期封药，以阻断吸收并促使牙骨质修复。如果有根尖周阴影则为根管治疗失败，可重新取出根充物，再次进行根管治疗。

四、牙折的处理

牙折是口腔颌面部创伤的合并症之一，牙折的治疗，有的可推迟到软组织伤或颌骨骨折愈合后进行。例如，冠折的修复，粉碎性冠根折的拔除等。但有的牙折则需要争取时间尽早治疗，如根折的复位与固定，年轻恒牙冠折露髓的治疗等。

（一）断根再接

过去多认为，牙根一旦折断，牙齿出现松动则难以保留，因而大都将断根牙列为拔除对象。现代口腔外科学的发展，揭示了断根可以愈合的机制，为保留根折牙提供了理论依据。经过一些学者临床实验证明：根折牙经过适当的治疗，不但可以获得再接的愈合形式，而且牙髓坏死发生率低于无根折的创伤牙。但是，不是所有的断根都能治疗，一般认为：根折在牙槽骨内预后较好，越靠近根尖效果越好；根折在根中1/3预后差一些；而在近冠1/3或在牙槽嵴顶以上折断预后较差，大都需要其他方法再接或拔除。

1.断根再接的愈合机制 Michanowicz等（1971）经临床观察和组织学研究认为：根折修复的基本条件是牙周膜的完整性，而牙髓在根折的修复中并不十分重要。因此，根折是否伴有冠端脱位及牙周膜损伤程度，对再接的预后有重要的影响。

根折断端的形状、患者的年龄、体质及治疗时机对根折的愈合亦有影响。横折或斜折的断面无锐利边缘，预后较好；纵向根折或断面有锐利的边缘，预后往往较差。青少年患者的愈合能力强，根折经治疗后大都预后较好；年老体弱者愈合能力差，根折治疗预后相应较差。即时固定治疗要比延期治疗治愈率高，陈旧性根折则无治愈的可能。

Andreasen认为根折经治疗后可出现以下愈合形式。

（1）两断端由钙化的组织产生联合，相当于骨折的愈合形式。钙化组织由中胚叶组织分化的成牙骨质细胞形成，如根折牙能保留活髓，也可由牙髓中的成牙本质前期细胞分泌产生不规则的牙本质桥修复髓腔侧的断端。

（2）由结缔组织将两断端分开，断面上虽有牙骨质形成，但不出现联合。

（3）未联合的各段由结缔组织和骨桥分开。

（4）断端由慢性炎症组织分开，没有修复的表现，更谈不上愈合。

Lundberg（1980）则发现根折牙再接后可出现髓腔钙化变小的特征，牙髓中细胞数目减少而胶原成分增多，类似牙髓变性的组织学改变。

Yates对22个根折恒牙进行10年的回顾性研究表明，患牙在外伤后1周内得到治疗并用夹板固定的，硬组织愈合概率会提高，而死髓的发生率会降低。

Andreasen认为：肉芽组织愈合在伤后2个月出现，硬组织及结缔组织愈合在伤后3~6个月才能形成。

Cvek对103例根折牙用氢氧化钙治疗，有95%的根折获得愈合及根尖周硬组织屏障形成。他主张死髓牙应固定6个月。

2.断根再接的方法 根折的治疗主要是及时的复位及有效的固定，以促使断端愈合。过去多认为根折在根尖段1/3处容易愈合，冠段1/3处较难获得成功，但一些学者经临床研究认为，根折在哪一段并不是影响愈合的主要因素，更重要的是错位程度及复位固定是否及时准确，而夹板的早期固定不仅对愈合有利，还可减少牙髓坏死的发生率。因此，根折的治疗原则主要是：准确的复位，及时有效的夹板固定，并对牙髓活力进行长期监测。根折的固位有以下两种方法。

（1）牙冠夹板固定法　将根折牙予以复位，采用与脱位牙相同的方法固定，但应比脱位牙固定的时间更长，一般要 3~4 个月，死髓牙应将固定时间延长至 6 个月以上。且要选择较可靠的固定方法，如金属丝结扎后再用复合树脂夹板加固，或用正畸弓丝托槽固定。

固定后应予以抗生素口服及含漱剂预防感染，并适当补充维生素 C 及钙剂等，以促进愈合。

固定时不做去髓术，但在观察期间如发现牙髓坏死，应立即行根管治疗，以防止炎症性吸收。可封入 CH 糊剂，4~6 个月后复查并更换 CH 糊剂，只有在确定根折已愈合后才做根管充填，否则根充剂挤向断端会影响愈合。

在固定期内可定期复查，以观察牙髓是否存活，有无窦道形成或牙周溢脓等根尖周感染症状，并摄 X 线片观察根尖周情况。在取得成功拆除夹板后还应每半年检查一次，共 2~3 次，以观察再接后牙根的变化。

（2）根管内固定法　发生于冠侧 1/3 或根中段的根折，经固定治疗后若未能愈合，可考虑去髓或根管治疗后作内固定治疗。其方法是扩大根管作为桩道，采用纤维桩树脂粘接剂粘接，或者用钴铬合金桩，用玻璃离子或聚羧酸水门汀将桩钉固定在根管中。对根尖 1/3 折断者若治疗失败，可在局麻下去除根尖部分并作倒充填术。术后因根的长度不足导致松动者，可采用邻牙协助联冠修复。

3. 断根再接牙髓的处理　一般情况下，根尖 1/3 折断只需夹板固定，牙髓不需要处理；根中 1/3 折断可较长时间观察，如发生牙髓病变才处理；近颈处折断，若断根有保留价值，则需摘除冠端并行去髓术，然后再行牙冠延长术或正畸牵拉术，最后做桩核冠修复。

（二）自体断冠再接术

自体断冠再接术可以保留天然牙冠的形态与色泽，使修复后患者无不适感，但坚固程度不如桩核冠修复，适用于牙颈部至冠 4/5 处折断，断端无缺损及隐裂，牙根亦无折裂者。其方法步骤如下。

1. 去髓术及桩道预备　局麻下拔髓、清洗根管并吸干，用牙胶尖及根充剂充填根管，按桩冠修复的方法完成桩道预备。

2. 桩钉试合　根据不同牙位选用直径 1.2~1.8mm 不锈钢丝磨改桩，或选用成品前牙根管钉，根部分稍做磨改，使略呈圆锥形，试合后留置在桩道内暂不粘固。

3. 断冠处理　将断冠的髓室扩大成近远中有一定倒凹、唇舌面与桩钉的冠段相适应的形状。注意尽量多保留牙本质，以免日后受力容易折裂。

4. 冠桩试合　将预备好的牙冠与桩钉试合，观察能否复位，如与根面不密合应注意检查原因，以决定调整桩钉冠段的方向及长度，必要时可用卡环钳将冠段稍折弯，使其能与冠的钉洞相吻合。合适的桩钉在冠就位后唇舌侧均能与根面密合，无阻挡及翘动现象。

5. 桩钉粘固　用酒精棉捻清洗桩道，干燥后调水门汀粘固桩钉，应注意使桩完全就位，为使桩钉的冠部不发生偏斜现象，在水门汀未凝固前即将多余的去除，然后将断冠再次试合，以保证准确无误。

6. 粘接固定　将断冠的桩洞及断面用磷酸行酸蚀处理，清水冲洗并干燥，涂一薄层粘接剂并光照，选择颜色合适的复合树脂置于桩道、冠桩及断面上，将断冠完全就位后修去多余部分，在唇舌侧各光照 20~40s。

7. 调𬌗　复合树脂固化后用咬合纸试咬并调𬌗，嘱患者不用患牙咬切坚硬的食物，以防再接冠折裂。

（三）龈下牙折的处理

断面位于龈下的残冠残根（牙冠已脱落），如不垂直拉出，无论是制作那一种桩冠，其表面均难以密合，易刺激牙龈产生炎症，形成人为的牙周袋，也影响人造冠制作的精密性。龈下牙根在修复时易出血，影响桩核冠粘固的质量。因此，可采用牙冠延长术、牙根挺出术或正畸牵引的方法予以适当拉出，使断面在龈上有一定的肩领，有利于提高人造冠的修复质量，分述如下。

1. 牙冠延长术　适用于断面较浅的创伤性牙横折或斜折（图 26-6）。手术方法详见第 20 章。

2. 牙根挺出术　本手术适用于前牙唇侧断面太深（斜折）的残根，采用牙冠延长术会影响美观，挺出术能保持原有牙槽嵴高度及龈缘形态，其方法步骤如下。

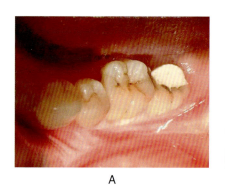 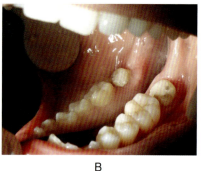 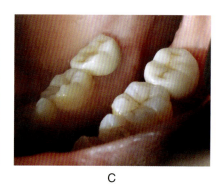

A   B   C

图 26-6 牙冠延长术修复病例

A.37 舌尖斜折至龈下。B. 延长术及牙体预备后（纤维桩树脂核）。C.氧化锆全冠修复后

（1）常规消毒术区，用含肾上腺素麻醉剂行唇舌侧骨膜下麻醉。

（2）摘除牙髓，根管内置氢氧化钙，氧化锌水门汀暂封。

（3）用牙挺将牙根挺出至龈面需要的高度。

（4）双侧牙龈间断缝合，将牙根缩合固定，牙周塞治剂加强固定。

（5）2 周后去除塞治剂并拆线。

（6）3 个月后行根管充填，并视情况做桩核冠修复。

3. 正畸牵引 适用于符合上述适应证但不愿实行外科手术的青少年患者，方法步骤如下。

（1）完成残根的去髓术或根管治疗，近冠 1/2 部分制备桩道。

（2）取一段直径 0.6mm 的不锈钢丝，侧弯成 "?" 形，作为牙间隙的固定装置，并粘接在桩道中。

（3）取一段直径 0.6mm 的不锈钢丝，根据牙间隙及两邻牙宽度截除多余部分，末端稍弯曲，以便包埋固定。

（4）两邻牙唇面近切 1/3 处做酸蚀处理，清水冲洗并干燥；涂一薄层釉质粘接剂，再调复合树脂涂布于牙面上；然后将预备好的钢丝埋在复合树脂中，并调节好位置，表面用牙托水棉球推压平，并光照。

（5）选择适当拉力的橡皮筋，挂在根面锚式装置及牙间隙的固定装置上。注意橡皮筋的拉力应缓和，拉出的速度应保持在牙周组织所能承受的范围，如拉力过大易造成牙周组织损伤（图 26-7）。

（6）嘱患者注意保持口腔卫生，若出现残根

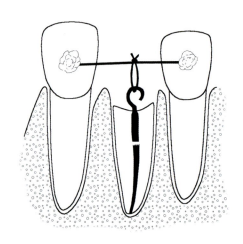

图 26-7 龈下残根的正畸拉出示意图

痛感，说明拉力过大，应及时取下橡皮筋暂停数天再复诊处理。一般情况下应每周复诊一次，以观察牙根拉出情况及更换橡皮筋。

（7）在拉出达到预定水平后拍片，观察根尖脱离牙槽窝的情况，并换用细结扎丝保持两周，检查残根无松动，牙龈及牙周组织正常即可行桩核冠修复。

此外，还可用细钢丝直接牵拉，即用细钢丝挂在锚式装置上，两端在牙间隙的固定装置上扭结，即可产生拉力，每周复诊加力一次，直至残根拉到龈上不再加力，做保持之用。此法对牙根的拉力虽短暂，但易调节，不会造成过度牵拉而损伤牙周膜。

以上 3 种方法各具特色，目的都是为了使残根修复能达到更完美的程度。其中牙冠延长术最简单、快捷，患者最容易接受，但唇面如缺损较多会影响修复后的美观。采用外科挺出的方法也简便易行，手术时间短，患者也容易接受。虽然

手术拉出会造成牙周膜损伤，但由于没有造成牙周膜表面脱水，因而不会产生牙根吸收、根骨粘连等并发症。本法治疗效果可靠，需观察 3 个月后患牙根尖处骨质生长，没有牙周及根尖周病变才能行冠修复。正畸牵引虽无创伤之痛，但操作较烦琐且费时。以上各种方法可根据患者的不同情况选择应用。

（四）充填体或人造冠修复

1. 充填体修复　牙冠折断 < 1/2 且牙髓未暴露者，可采用牙本质钉和复合树脂修复，但近髓处应使用固化型氢氧化钙做一薄层衬底，以防复合树脂刺激或日后老化形成微渗漏，导致牙髓感染坏死，尤其是年轻的患牙更应注意衬底，才能避免牙髓不受化学刺激而坏死。值得一提的是，充填体修复抗力作用较其他修复差，有经济条件应首选瓷贴面或各种人造冠修复，只有经济条件差的患者才选用本修复。

2. 人造冠修复　牙冠折断 > 1/2 且牙髓已暴露者，可选择桩冠或桩核冠修复；牙髓未暴露或冠折 < 1/2，但患者对美观要求较高，亦可选择全瓷冠或烤瓷冠修复。

创伤性牙冠缺损接近牙髓，如未及时采取护髓措施，牙髓在短期内难以形成防御机制，在一定时间之后可能导致牙髓感染；此外，创伤时多合并牙髓血供障碍，无论牙冠有无缺损、缺损大小，经过一定时间后都可能发生牙髓坏死，甚至是根尖周病变。在诊疗时，无论是充填修复还是冠修复，上述病理改变的可能性都应与患者充分沟通，以避免日后发生医疗纠纷。

第 3 节
𬌗创伤性牙折

𬌗创伤性牙折（tooth fracture of oculusal trauma）是指由𬌗力创伤为主的多因素导致的牙折，好发于 30 岁以上的成年人，但以 40~60 岁年龄组发病率最高，性别与发病率无显著差别。牙位以磨牙居多，上颌前磨牙次之、前牙及下颌前磨牙较少。

𬌗创伤性牙折可发生在死髓牙，也可发生在活髓牙及根管治疗后的牙。折断的形式有冠折、根折及冠根联合折。由于牙体损伤程度及就诊时间不同，临床表现亦较复杂。

𬌗创伤性牙折，是继龋及牙周病之后导致患者缺牙的第三大因素。在牙髓病与根尖周病的诊断与治疗中都占有较大的比例，深入认识其发病机理，对正确诊断与合理治疗都具有重要意义。

随着口腔医学的发展及认识的深化，对此类疾病的防治水平也在不断提高。通过口腔医生的努力，可以将此类牙折的发病率降低到最小的限度；一旦发生牙折，予以及时有效的治疗和修复，许多患牙也能得以保存，功能得到恢复，牙列的完整性得到维护。

一、病因

𬌗创伤性牙折是由多种因素所致，根据一些学者的研究，其主要发病因素综合如下。

（一）𬌗力的创伤作用

𬌗创伤性牙折多发生在后牙，尤其是𬌗力较大的中年人。国内外资料对𬌗创伤性冠折和根折的原因分析，几乎都认为与𬌗创伤有关。

徐君伍等（1980）报告 110 例后牙纵折，第一磨牙有 73 例，占 63.48%，其次是第二磨牙，少数在前磨牙（上颌前磨牙居多），而较少咀嚼食物的第三磨牙仅 1 例。

𬌗力大的中年男性及喜欢咬硬物的人，冠折的发生率比其他人群明显增多；第一磨牙是牙列中𬌗力最大的牙，咀嚼食物时咬合频率最高，受力也最大，其发病率高正说明了𬌗力是𬌗创伤性牙折的主要原因，实际上𬌗力作用也是一种持续性的创伤，只是其力量较缓和而已。

Hiatt 认为，理想的尖窝关系更易使𬌗力集中在牙尖上，压力集中在牙窝中。因此，尖窝越吻合，造成牙折的可能性也越大。

鉴于冠折或根折也可发生在𬌗力不大的牙位及人群，因而，是否可以从咬合习惯及偶然的咬合动作造成的创伤来解释其原因。总而言之，𬌗力是𬌗创伤性牙折的主要原因，没有𬌗力参与，即使有其他因素存在，也是不会发生牙折的。

（二）牙齿解剖形态构成的潜在因素

𬌗创伤性牙折多发生在𬌗面磨损严重的牙，但也可发生在磨损很轻甚至没有磨损的牙，从这一点来看，深窝沟是导致牙折的潜在因素。

后牙的沟隙是发育钙化的结合部，有的沟隙深达 1~2mm，其走向又与牙本质小管的排列一致；窝沟又是龋病的好发部位，其造成的缺损更成为抗力的薄弱区，当对颌牙功能尖与之产生接触时，颊舌两尖产生的分力很容易造成牙纵折，一些无明显缺损的磨牙发生纵折，就足以证明深发育沟是牙折的重要因素。

后牙非功能尖折断发生率比功能尖高，这可能同牙齿外形解剖有关。在后牙轴面解剖形态上，非功能尖从𬌗面到颈部呈外展倾斜的陡峭状，功能尖则呈内收的坡状。在上颌前磨牙及上下颌磨牙较明显，𬌗面严重磨损并牙周组织退缩者显得尤为突出。颊侧颈部显露不但丧失了牙周组织的缓冲力，而且此类牙多伴有楔状缺损，更使颈部形成薄弱环节。如果再合并牙髓病变，治疗时开髓道又削弱了牙体的抗力作用，使患牙更易发生纵斜折。

Thomas 等（1985）统计了牙髓病治疗后的180 个牙尖折断的病例，非功能尖折断占 73%，因而强调调磨降低非功能尖的重要性。

前牙对刃𬌗和浅覆𬌗亦可导致冠纵折，其成因可能为切缘磨损形成抗力的薄弱点，在咬切硬物时受力不均导致折裂。

（三）窝洞及修复体对牙折的影响

从国内外报告的𬌗创伤性牙折病例及临床所见，大多数冠折都发生在有修复体的后牙，尤其是经过牙髓病或根尖周病治疗的无髓牙，此类牙不仅失水变脆，且缺损多较严重，这显然是导致牙折的基本条件之一。此外，患牙窝洞的形态、位置及修复体的性质等，也是构成牙折的重要原因。例如，深而大的窝洞，洞壁牙本质本身就薄弱，如采用硬度高的银汞合金充填体，在𬌗力作用下使洞壁产生较大的应力，也容易造成牙折；银汞合金的热膨胀系数虽然较小，但如调制不当，硬固后产生的体积膨胀，是否会导致牙折仍有待于探讨。

Gameron 不同意用银汞合金的膨胀性来解释牙裂的原因，而认为牙裂与窝洞深度有直接的关系。一些学者通过离体牙实验及临床观察也认为：修复体的性质与抗折能力无关，窝洞的颊舌径宽度与牙折的发生率有关，因而提出窝洞宽度若超

过间距的 1/2 时，应行全冠修复以保护余留的残冠。

此外，还应从窝洞的部位、底部的线角、余留牙冠近颈部的厚度及临床冠长短等全面分析。例如，Ⅱ类洞比Ⅰ类洞容易发生牙折，这是由于Ⅱ类洞的一侧牙冠已被洞口分成两半，形成抗力的薄弱区；且由于Ⅱ类洞的患牙缺损多已深达牙颈部，剩余的洞壁牙质较薄弱，因而容易导致牙折。

底宽口小的窝洞，形成牙冠近颈部薄弱区，如再修成明显的线角则更易导致牙折。牙颈部严重龋坏，尤其是环状龋，无论是充填修复还是冠修复，如不采用桩钉加固分力，就容易发生牙横折。上颌前牙楔状缺损或牙颈部龋，如果在舌侧开髓，牙颈部形成薄弱区，很容易导致横折。上颌前磨牙楔状缺损并发牙髓病或根尖周病，治疗后若采用充填修复，开髓道形成牙体的薄弱区，使患牙易发生颊侧牙冠斜折，此种情况充填完成后，把颊尖调磨的较低平，是防折的重要措施。

（四）牙周病对根折的影响

牙周病患牙都有一定的松动，来自对颌牙的𬌗力可通过松动的缓冲，因而不容易发生冠折。但由于牙槽嵴退缩造成牙根力的支点发生改变，尤其是仅有轻中度牙周萎缩的牙齿，在侧方𬌗力作用下，牙根产生的扭力比正常牙更大。因此，也容易发生根折裂。

高志荣等对 111 个牙周病患牙进行研究，拔除后发现有 11 颗纵形根裂，尤其是下颌磨牙为多。当然，临床上诊断的根折合并牙髓牙周联合病变，有一部分可能源于根折后牙髓病继发牙周病。

（五）其他因素

有人认为，牙冠隐裂同温度对牙齿造成热胀冷缩的效应有关，进食冷热食物时的温度变化可造成釉质破裂。但这种隐裂可发生在任何牙位的任何部位，裂隙仅出现在牙齿表面的釉质，一般不会深入到牙本质，更不会侵及牙髓，因而无任何症状，也没有临床意义。

Bender 认为，根管治疗时管腔扩大导致根管壁薄弱，加上根充时插入牙胶尖用力过大也可导致根裂，他断定：80% 以上与此有关。但在国内一些学者报告的根裂病例中，相当部分是没有经过牙髓病治疗的活髓牙。因此，对有根管治疗史的根裂牙，究竟是治疗前就发生根裂或是继发根管治疗后尚难定论。因为，早期牙根折裂在 X

线片上是很难发现的。

临床观察表明，活髓牙根裂比死髓牙多，根管治疗后发生根折仅占少数，且多在治疗后数月至数年才发生根裂，显然与根充时的压力关系不大。而根折裂多见于双根管的扁平根，以下颌第一磨牙近中根最多，这显然与第一磨牙的使用频率高，以及近中根的双根管和扁弯解剖形态有关。

Sorensen 等（1984）认为，根管钉用于残冠残根修复并不会显著增加牙齿的抗折能力，相反，有的还容易削弱牙根强度，导致根折裂。还有人认为，桩冠修复粘固时空气被压缩在根管中也可造成根裂，因而提出在桩钉上设计排气的装置。Polson 则认为，桩冠修复导致根折的原因是桩钉侵蚀的结果。这些研究都是从一个侧面解释根裂的原因，而忽略了其他更有说服力的原因，如使用根管钉的类型、形态、粗细、桩道预备的水平、舌侧肩领高度及剪切力大小等对根折的影响。临床所见，高硬度的铸造桩修复发生根裂较其他桩多，尤其是剪切力较大的上前牙，其他牙较少发生。总之，导致根折的原因是多方面的，不能一概而论。

二、临床表现

𬌗创伤性牙折包括牙隐裂、牙冠折裂、牙根折裂及冠根联合折裂等。根据牙体损伤的不同程度及折裂后的感染程度不同，可出现不同的症状，分述如下。

（一）牙隐裂

牙隐裂又称不全牙裂或裂缝综合征。

隐裂出现在牙体的深度不同，可出现不同的症状。釉质隐裂可发生在全口牙的任何牙位，多见于唇颊面，有的在一个牙面上有多条裂纹，呈牙长轴平行分布，此种裂纹一般不会向牙本质发展，患者自己不易发现，也不会因此而就诊，因而临床意义不大。

深达牙本质的隐裂多发生在后牙𬌗面，裂隙大多数呈近远中向，少数为颊舌向；磨牙亦有环绕某一尖的裂隙。前牙的裂隙多出现在唇面，患牙有外伤或咬硬物史，最容易发生在浅覆𬌗或对刀𬌗的牙齿。

隐裂的初期可无任何症状，除少数体检时发现外，患者不会为此而就诊。隐裂发展到牙本质深层时，对冷、热、酸、甜等有刺激痛，随着裂

隙的继续发展，患牙可有咀嚼不适，咀嚼无力和咬合痛等症状，此时细菌可沿裂隙感染到牙髓，出现急慢性牙髓炎的症状，成为患者就诊的原因。

大多数裂隙在肉眼下可看到，但发生在前牙和部分发育沟已磨损的后牙，裂隙则不明显。可用染色法辅助检查，如碘酊、碘酚、红汞等深色制剂涂于牙面，再用干棉球擦去，如有裂隙则有染液残留而显现。此外，对早期并发牙髓炎及根尖周病变的病例，采用温度测试、叩诊等检查，患牙有明显的温度刺激痛及叩痛。

（二）牙冠折裂

𬌗创伤性牙冠折裂是隐裂发展的结果，表现有横折、纵折、斜折等多种形式，分述如下。

1. 牙冠横折　牙冠横折前后牙均可发生，多见于牙颈部龋或深楔状缺损的死髓牙。去龋不彻底引起的继发龋是修复后发生横折的主要原因；亦可发生于设计不当的冠桥修复。横折的折断线多在颈部以下，这是因为颈部是牙齿抗力的薄弱区，又是龋及楔状缺损的好发部位，尤其是中老年人群较易发病。此外，不正规的备牙也可成为横折的原因之一，牙颈部暴露的患牙，如果没有把最大周径降到颈部，冠修复后颈部成为受力的薄弱区，在侧向剪切力作用下就容易横折，尤其是根管治疗后的牙。

2. 牙冠纵折　牙冠纵折多发生在上颌后牙，折断线多在颊腭尖之间，近远中尖之间的纵折较少见，折裂线起于𬌗面沟隙，止于根分叉处，部分病例会偏斜在某一侧牙根的近冠段，称纵斜折；下颌磨牙则相反，折裂线多在近远中尖之间的根分叉处，颊舌之间纵折少见，且多为纵斜折。

隐裂牙治疗过程中出现的纵折易被术者所忽视，有的会将纵折出现的松动及叩痛，误认为根管治疗效果不佳而长时间换药；还有的甚至将折裂缝误当根管处理。

牙冠纵折偶可发生在前牙，但较少见，多为咬硬物或外伤所致；亦可由隐裂发展而来。

活髓牙牙冠纵折初期即有牙髓炎症状，患牙有不同程度的冷热刺激痛；因损伤已涉及牙周膜，还可出现咬合无力或咬合痛；死髓牙或根管治疗后的牙纵折则仅有咬合痛或出现窦道。纵折牙根据折裂线走向不同，折裂的两瓣松动度亦不同，有的两瓣松动度相同；有的一瓣稳固，另一瓣有

轻、中度松动；如松动严重则可能为纵斜折。

颊舌两瓣纵折 X 线片无法显现，但在急性期可见牙周膜增宽影；慢性期则呈牙周牙髓联合病变的征象，近远中两瓣纵折 X 线片可准确显示。锥形束 CT 对诊断早期冠纵折有较大的优势，能准确显示折裂形式，对临床上选择治疗方法有重要意义。

3. 牙冠斜折 斜折多发生在后牙的非功能尖上，如上颌后牙的颊尖及下后牙的舌尖。但在上颌后牙的腭侧如有颈部深龋或牙尖陡峭，下颌后牙颊侧楔状缺损或深龋亦可发生功能尖斜折。

斜折的断面起于𬌗面中央的沟隙，止于颊舌侧的牙颈部以上，折断的部分大都缺如。有的折裂线在颈部以下，因有部分牙周组织相连，故断冠的一半松动明显而不脱落，另一半则较稳固。

（三）牙根折（裂）

𬌗创伤性牙根折裂是指发生于后牙某一牙根上的折裂现象，多数为垂直根折（vertical root fracture），水平根折（horizontal root fracture）及斜形根折（obligue root fracture）鲜见。垂直根折大多数为某一根尖段折裂，甚至出现角形游离现象；少数仅为根尖段的细小裂隙，裂缝大都呈颊舌走向。牙根折裂目前尚无有效的治疗方法，关键是能及时准确的诊断，避免盲目治疗带来诸多

的麻烦。

𬌗创伤性牙根折裂多见于 40~60 岁的中年人，以磨牙及上前磨牙为多，上磨牙好发于近中颊根，下磨牙好发于近中根，这可能与近中根尖段的扁弯形状及双根管有关，如同空心竹竿施以侧向力使其弯曲一样容易折裂。

牙根折裂既可发生在死髓牙及已行根管治疗的牙，也可发生在未经治疗的活髓牙；还可发生在桩钉修复的牙，分述如下。

1. 活髓牙根折（裂） 好发于扁平的后牙牙根，以下颌第一磨牙近中根多见，其次是下颌第二磨牙，其他牙少见。活髓牙根折裂早期，患侧根髓及冠髓坏死，牙髓的分解产物从牙周排出，形成的牙周袋与口腔相通，此后，细菌从牙周袋侵入导致健侧根髓发生牙髓病变。患牙有以下症状及体征：①近期有冷热刺激痛、咬合不适或轻度咬合痛；②检查患牙有Ⅰ度~Ⅱ度松动；③温度测试有不可复性牙髓炎或牙髓坏死的结果；④有不同程度的叩痛；⑤裂隙侧可探及深而窄的牙周袋；⑥X 线检查可见患侧根管下段增宽影（图 26-8）。

除少数有重度磨损外，多数患牙均找不到能引起牙髓病的其他感染途径。

个别患牙坏死的分解产物直接从根尖牙槽排

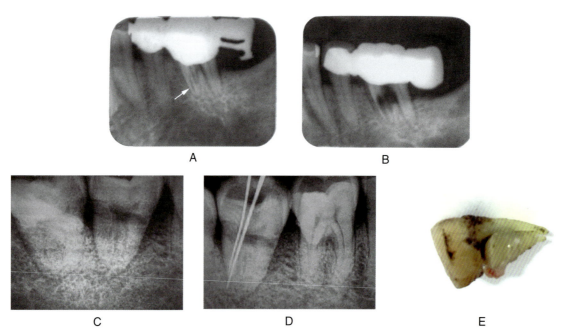

图 26-8 活髓牙根折裂 X 线表现

A.36 根折裂。B. 更换固定桥。本例早期误诊，3 个月后出现慢性牙髓炎症状及体征。C.47 远中根折裂，慢性牙髓炎症状及体征。D. 扩大针探查。E.47 拔除后所见。C、D、E 为另一病例，X 线片上有横折影未能认识，开髓后探查远中根管较粗大，根管中有不易吸净的新鲜血液，二次拍片见扩大针进入远中根管偏斜，横折影仍存在，综合分析诊断为根裂

出，还会出现患侧根尖区颊或舌侧窦道口；分解产物从牙周排出的早期，有的患者会出现靠近龈缘的小疱状脓肿，但温度测试却为阳性结果，即患牙出现既有窦道口、温度测试又有反应的互相矛盾的状况，这会让没有经验的医生感到不解，但根据患侧有深牙周袋或窦道口，结合温度测试结果及 X 线片表现，综合分析就可做出根折的诊断（图 26-9）。

2. 死髓牙根折（裂） 多出现牙周－牙髓联合病变或慢性根尖周炎症状，其出现的窦道口多为脓性针眼状，即使是结节状，挑破窦口亦可见少量脓液，根管治疗后脓液亦难消失。X 线检查有的仅见根管下段增宽影，有的则有游离的角型移位；病史较长者 X 线可见环绕整个牙根的"晕状"或酒瓶状阴影，这是根折裂 X 线片最典型的表现（图 26-10）。

3. 根管治疗后牙根折（裂） 已行根管充填的牙的根裂早期诊断较困难，除锥形束 CT 检查较

准确外，X 线检查因根充剂影响而看不到裂隙，早期根尖也无明显阴影，需要根据病史及检查结果综合分析（图 26-11）。例如，某一患牙根充后咀嚼功能良好，但在经过若干时间后出现咬合不适或咬合痛，检查患牙有Ⅰ度～Ⅱ度松动，某一侧可探及深而窄的牙周袋或有窦道口存在，X 线片显示根充完好，但有环绕整个牙根的阴影，而不是慢性根尖周炎那样阴影局限在根尖周（图 26-12）。阴影大小与根裂时间长短有关，根裂的时间短牙槽骨破坏少，根侧仅有较窄的阴影，相当于牙周膜增宽影，有的甚至影像无异常改变；根裂的时间长牙槽骨破坏多，则有酒瓶状阴影（图 26-13）。

打开髓腔后去除牙胶尖，根管内如有不易吸净的新鲜血液，根裂的诊断即可成立。

根管治疗后继发早期根裂与根管治疗失败的鉴别诊断见表 26-1。

4. 桩冠修复后根折（裂） 多发生在单根及

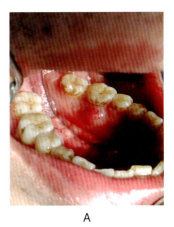
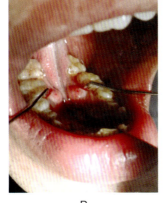
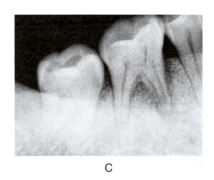

A B C

图 26-9 活髓牙根折的特殊表现
A.46 舌侧疱状窦口（脓肿）。B. 牙周探针探查情况。C.46 根折 X 线片。47 岁，男性，主诉右下磨牙咬合无力近 1 周，查：46 温度测试类似可复性牙髓炎表现，垂直叩诊轻度疼痛，近中舌侧可探及深而窄的牙周袋，近龈缘可及小疱状窦口，未查到牙髓病的感染途径，X 线片近中根管增宽影虽不明显，但综合分析诊断为近中根裂，拔除后得以证实

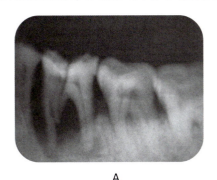
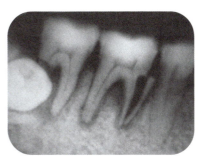

A B

图 26-10 死髓牙根折裂的 X 线表现
A.36 冠根复合折裂。B.46 根折角形移位

表 26-1　根裂与治疗后失败的鉴别

临床表现	根裂	治疗失败
病史	持续的咬合不适或咬合痛	间断的咬合不适或咬合痛
牙周袋	某一侧有深而窄的牙周袋	无，或有浅而宽的牙周袋
松动度	多有Ⅰ～Ⅱ度	无明显松动或有Ⅰ度松动
X线片	根充大都完整，有环绕整个牙根的稀疏影	根充大都不完善，稀疏影多局限在根尖
根管探查	有不易吸净的血性液体	无明显渗出液或有脓血性渗出液

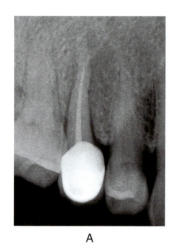
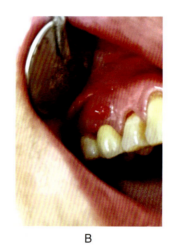
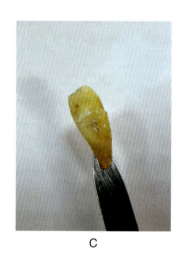

A　　　　　　　　　　B　　　　　　　　　　C

图 26-11　根管治疗后根裂病例 1

A.15根裂X线片。B.出现结节状窦口。C.拔除后根裂情况。女性患者，57岁。15根管治疗3个月后出现咬合痛复诊。检查：颊侧可见结节状窦口，挑破有少量脓液，拍X线片未见明显异常。拟二次治疗去除牙胶尖，根管内有吸不净的新鲜血液，封药1周后仍无改变，据此拟诊为根裂，拔除后得以证实

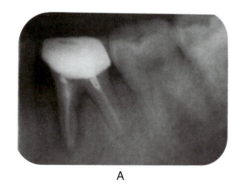
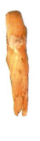

A　　　　　　　　　B

图 26-12　根管治疗后根裂病例 2

A.36 X线片。B.拔除后。男性，41岁。36根管治疗已3年多，咀嚼功能良好，但近1个多月出现持续咬合痛。检查：36松动Ⅰ度，近中颊根尖处有一结节状窦口，挑破有少量脓液。拟二次根管治疗，H锉取出近中根牙胶尖，根管内有吸不净的新鲜血液，结合X线片表现拟诊为根裂，分冠拔除后得以证实

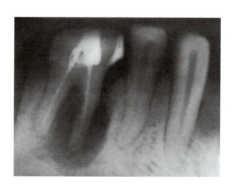

图 26-13　根管治疗后根裂病例 3

男性，53岁。46于15个月前行根管治疗，后行44-47单端桥修复。术后无症状，咀嚼功能良好，但近两个月发现根尖有赘生物，时愈时发。检查：拆除冠桥后见46松动Ⅰ度，近中颊根尖处有一结节状窦口，挑破有少量白色脓液，H锉取出近中舌牙胶尖，根管内有吸不净的新鲜血液，结合X线片拟诊为根裂，拔除后得以证实

扁形根的患牙，尤其是上前牙采用铸造合金桩核发生率最高，折裂一般都在根管上段，原因多为桩道设计失误，削弱桩道壁牙本质，或由于桩钉设计过短，根上段形成较大的剪切力有关。

桩核冠修复后若干时间，患牙出现咬合不适、咬合痛等症状，检查可见修复体松动，有的唇（颊）侧有类似牙周脓肿的疱状隆起，挑破有血性液体，牙胶尖插入仅止于牙根中段，类似牙周脓肿，这是此类根折的重要特征（图26-14）。折裂瓣较小且时间较长者可见残端露出龈缘，类似肩台突出。有的虽无症状，但出现修复体非正常脱落，此种情况应注意检查根面是否有裂缝，以确定是否为根裂导致桩核脱落。

由于此类根裂多为唇（颊）舌分瓣，裂缝呈近远中侧分布，早期如折裂片未移位，X线观察不到裂隙，根尖亦无稀疏影，诊断较为困难，只有在取下桩核冠仔细检查残根才能发现。

牙根折裂主要依靠X线检查确诊，但在折裂早期，折裂影不明显时亦难发现，尤其是已行根管充填的患牙更难发现，虽然锥形束CT有助诊断，但据陈全等报道，仍有18%左右的病例无法细致观察。很多基层牙医也难以施行，临床上可通过综合分析诊断根裂。

牙根折裂后，裂隙周围组织会出现炎症性充血，有的可能有肉芽组织形成。裂隙存在使扩大针探查显得比较空虚，且易超出根尖止点，刺伤

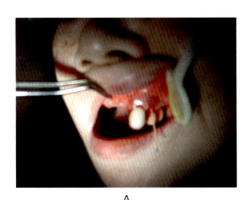

A

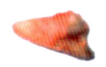

B

图26-14　金属桩钉修复后根折
A. 诊断丝插入口内情况。B. 拔除后

周围组织导致出血。因此，无论活髓牙、死髓牙还是根管治疗后的牙，在其他检查未能发现根折裂时，根管中有不易吸净的新鲜血液（鲜红色而非红褐色）是补充诊断根裂的一个重要体征。在首诊未能确诊的情况下，封药数日后复诊仍然如前，若能排除扩根时侧穿（后者易吸净），且患牙有Ⅰ度～Ⅱ度松动，牙周探查某一侧有深而窄的牙周袋或有窦道口，根裂的诊断即可成立。此外，使用根测仪探查对诊断根裂也有一定的参考价值，即探查时根管锉未达根尖就会出现报警，这可能是锉与裂隙内肉芽组织接触的缘故。

第4节　𬌗创伤性牙折的治疗

𬌗创伤性牙折大都发生在后牙，由于初期无症状或症状不明显，至就诊时多数情况均较复杂，治疗上有较大的难度。过去对此类患牙的处理，基本上都是以拔除作为消除症状的主要方法，尤其是磨牙纵折。近些年来，越来越多的临床研究证明，𬌗创伤性牙折虽然情况复杂，但只要治疗方法得当，绝大部分患牙是可以治愈或基本治愈的。这对于保留天然牙，维护牙列健康，具有重要的意义。

一、隐裂牙的治疗

发生在非窝沟上的唇颊面釉质隐裂，一般不会向牙本质发展，也不会导致牙折，故一般不需治疗。

发生于两牙尖之间的沟隙隐裂，是导致𬌗创伤性牙折的基础，也可以说是牙折的前兆，在未出现牙髓及根尖周炎症之前患者很少主动就诊，多在体检或治疗其他牙时发现，予以适当的治疗可以阻断病变的进展，避免牙折的发生。对有症状就诊时裂隙已经较深，均需去髓治疗加保护性全冠修复，裂隙较深的还需用隧道式钢丝固定，以防止在𬌗力作用下发生纵折（详见本节下文）。

牙隐裂根据症状不同，有不同的治疗方法，分述如下。

1. 调𬌗治疗　对于发生在某一非功能尖周围的隐裂，如未出现症状，可将有接触的𬌗面调磨降低，使其与对颌牙尖脱离咬合关系，必要时也可调磨对颌相对应的牙尖。

2. 带钉充填体防折　对尚未出现牙髓症状的

患牙，可在横跨裂纹的两牙尖之间，磨成一定深度类似哑铃状的人工窝洞，窝洞颊舌侧呈45°外展，使充填体能成为防止折裂的锁扣作用；并用直径1.0mm的不锈钢丝表面磨粗糙，或将两末端弯曲，埋在充填体中以增强抗力作用，备洞后行带钉银汞合金或复合树脂充填。

在人工窝洞制备前还应对患牙及对颌牙做适当调𬌗，对患牙非功能尖应降低牙尖斜度；对颌牙功能尖则减少颊舌径，以减轻侧向𬌗力对患牙的破坏作用，从而防止发生牙折的可能。

3. 全冠修复 全冠修复适用于磨牙隐裂，以铸造金属全冠效果最好，磨除牙体较少，对美观要求较高的亦可采用烤瓷冠修复。对于已行去髓术或根管治疗后的患牙，必须行全冠修复。

骆小平等报道对32例43颗合并有冷热刺激痛的隐裂牙，采用二硅酸锂陶瓷全冠修复，术后10年以上随访效果良好，仅有1例术后6个月出现牙髓炎症状，通过带冠开髓做去髓术后症状消失。

对已出现牙髓炎或根尖周炎症状的患牙，在做去髓或根管治疗时，首诊即应将𬌗面调磨降低，以解除𬌗接触，防止在治疗过程中出现牙折的可能；也可同时进行牙体预备，取印模，待治疗完成后即可试冠粘固。

二、后牙斜折的治疗

无症状的牙本质浅层斜折一般不需治疗，涉及牙本质中层的斜折，可在备洞后用材料充填，对涉及牙本质深层的斜折，未露髓的应及时行全冠修复，防止日后牙髓感染；已露髓的在完成牙髓病治疗后行全冠修复。

去髓术或根管治疗后的后牙斜折，可根据不同情况酌情采用髓室或根管钉固位，树脂或银汞合金作为核心修复缺损部分，然后再根据患者的意愿行各种材质的全冠修复。

后牙斜折的折断面大都延至龈下，可辅以单侧牙冠延长术，将断面暴露在龈上，使牙体修复能达到较完美的水平。

三、上颌后牙纵折的隧道式固定法

后牙纵折的治疗是牙折中难度最大的手术，不但需要对根管进行完善的治疗，而且还要使折断的两瓣予以良好的复位和固定，并在此基础上做全

冠修复。经过良好的固定、治疗及修复，可避免拔牙造成牙列缺损及义齿修复给患者带来的麻烦。

后牙纵折的保存治疗，过去多采用结扎固定或"冂"形钉固定后全冠修复，但保存范围较小，且成功率亦不尽如人意（图26-15）。

秦稼楠等报道后牙纵折274例，其中拔除121例，拔除率为44.16%；保存治疗153例，保存率为55.84%。随访治疗修复后2~5年81例，成功73例，成功率90.1%，其中活髓牙治疗修复34例全部成功。

孙敦方等将折裂时间在2周以上的列为拔除对象，两周以下的315例列为治疗修复对象，其中1周以下的保留297例，经过2~10年随访，成功258例，成功率86.87%；折裂1周以上两周以下的保留16例，随访全部失败。认为纵折后就诊是否及时是成功的关键，备牙后采用临时冠固定比"冂"形钉固定效果好。

笔者采用隧道式固定法保存后牙纵折，经过二十多年临床观察，已突破折裂时间的制约，能大幅度提高保留的适应证，并使保存成功率达到更高的水平。

（一）适应证

后牙纵折的情况复杂多变，能否采用本方法保存取决于折裂止点及根尖周情况。例如，折裂止点在根分叉处，牙根及根管没有严重损伤，能够做完善的根管治疗者效果最好；折裂止点虽已达到部分根面，但根管大部分完整，治疗亦可取得良效；折裂止点已损及大部分牙根及根管，即纵斜折者疗效较差。因为，此类病例折断的两半虽也能复位，但根管治疗较困难，且复位稍有偏差，锐利的边缘刺激也会发生周围炎症，勉强的治疗修复难以取得良效。

折裂病程长短现已不是能否保存的主要条件，牙周及根尖周组织感染吸收程度才是影响治疗效果的主要因素。一般情况下，病程短的牙周组织无明显感染及破坏者预后最好；反之，预后较差。

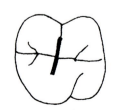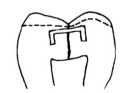

图 26-15 磨牙纵折"冂"形钉固定

尤其是折裂数月后方就诊，有的折裂牙体已明显移位，两瓣间已有牙龈生长，牙周组织也已严重破坏，有的甚至合并有根尖吸收，上述情况则无法保存治疗。

上颌颊腭纵折线在 X 片上难以显现，锥形束 CT 才能准确显示折裂情况，在没有锥形束 CT 设备情况下，多数只能凭临床经验确定是纵折或纵斜折，从而确定治疗方案。一般来说，纵折线在颊舌根之间的，颊舌两瓣松动度相差不明显，保存治疗效果最好；若某一瓣稳固，另一瓣松动度在Ⅰ度~Ⅱ度，可能为纵斜折，折裂止点大致在一侧的根管上段，如不影响根管治疗，保存治疗成功的可能性较大。若松动度在Ⅱ度以上，除个别病程长或有急性根尖周炎外，病程短的多为斜折或折裂止点在根管中下段的纵斜折，保存治疗成功的可能性较小。

（二）治疗方法

1. 外固定　用直径 0.3~0.5mm 的结扎丝，穿过牙间隙后做环绕近颈部的结扎固定。固定的主要目的在于更好地做去髓术或根管治疗，防止扩大针误入裂隙，外固定前应注意清除裂隙中的食物残渣等异物，清除后用过氧化氢溶液及清水冲洗。对于两瓣松动度均较小、根管口粗大易找，能顺利进行去髓术或根管治疗的，也可省去此步骤。

2. 去髓术或根管治疗　活髓牙可在局麻下行去髓术，死髓牙常规根管治疗，一般都要一次法完成。如术者工作安排无法一次完成根管治疗，死髓牙可采用开放的分段去腐消毒法，即首次清理扩大根管至根长 2/3，冲洗并吸干液体后用 CP 棉捻蘸碘仿粉置入根管，利用碘仿的杀菌消毒作用，以减少根管中的细菌数量及毒性，隔日复诊进一步清理及扩大根管，再用药物消毒后立即做根管充填。

磨牙根管系统复杂，操作难度较大，且需要短疗程完成治疗。因此，精细完成去髓术或根管治疗，是保存患牙最基础的也是最关键的步骤。

3. 钻磨隧道　选用细长锥形高速金刚车针，从牙齿舌侧近龈缘处中点相当于髓室底上方钻磨，与髓室相通后再从颊侧相同位置钻磨，直至两个方向的隧道在髓室相通。注意两侧应保持同一水平，同一方向，使钢丝能顺利通过；两开口处可磨成外展形，使充填体有扣锁作用。注意隧道直径不能过大，

以防牙体组织损伤过多，日后易发生冠横折。

4. 钢丝预备及试穿　剪一段直径 0.8~1.0mm 的不锈钢丝，表面磨粗糙，一头的末端磨成锥形，便于进入对侧的洞口，钢丝要比隧道长数毫米，以便器械夹取。将预备的钢丝在备好的隧道试穿，如未能顺利通过，应查找原因，必要时修整隧道方向或扩大内口，直至钢丝能顺利通过。对于某一瓣松动明显的患牙，钢丝通过后可先用牙钳将两瓣夹紧，检查是否能完全复位，如复位不完整，则可能为隧道不够平行，应予以修整，否则，锐利的断缘在牙周组织中造成刺激，将会影响远期疗效。

5. 缝隙冲洗　去除外结扎丝，由助手持镊子将裂隙撑开，过氧化氢溶液与生理盐水交替冲洗裂隙 2~3 次，吹干后检查裂隙处有无异物存在，再用清水冲洗。对折裂时间较长、污染严重的患牙，亦可用超声锉荡洗髓底下方断壁，以彻底消除污物。对缝隙中有肉芽生长的患牙，可在局麻下用探针剔除，用小棉球蘸肾上腺素压迫创面，待止血后再冲洗（图 26-16）。

6. 水门汀填塞　调玻璃离子水门汀，用探针送入窝洞，并反复向裂隙处分摊，使水门汀充满缝隙，再把剩余的材料填满窝洞，直至高出殆面，用食指将水门汀下压使其流入隧道及缝隙，直至能看到水门汀从两隧道口溢出。

7. 钢丝穿插固定　将钢丝插入隧道，并用成形片夹夹在两开口处，迅速将紧固螺帽锁紧，利用成形片夹的卡抱力使折裂牙的两瓣完全复位。也可用拔牙钳夹紧，直至水门汀凝固，但应注意施力要适当，避免用力过大将残冠夹碎。

8. 备牙取印模　待玻璃离子水门汀完全凝固后取下成形片夹，磨去多余的钢丝，修整多余的水门汀，常规备牙并取印模。

9. 试冠及粘固　将制作的套冠试戴，消除殆面早接触点，防止创伤殆。试戴合适后即可粘固，纵折牙保存治疗即告完成（图 26-17）。

国产增强型玻璃离子水门汀凝固较慢，有足够的时间操作，某些进口品牌粘固用玻璃离子水门汀亦可。

10. 药物使用　活髓牙一般不需用药，对于病史较长的死髓牙，有的折裂瓣已经移位，强行复位可能会对牙周组织造成一定的创伤，且死髓牙一次完成根管治疗，部分病例可能会发生急性

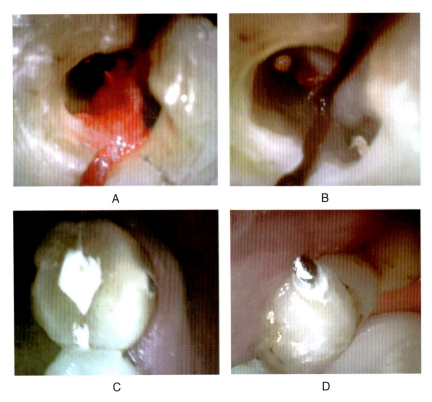

图 26-16 上磨牙纵折隧道式固定实例

A.17 根管治疗后月余纵折，折裂缝有肉芽生长。B. 别除肉芽后。C. 固定后殆面及舌侧观。D. 颊侧观。55 岁，女性，以右上磨牙咬合痛近两个月就诊，检查：17 纵折两瓣已明显分开，缝隙中有肉芽组织生长，经局麻去除肉芽后隧道式固定修复，修复后 6 年复查各项指标正常，本例已随访观察 11 年

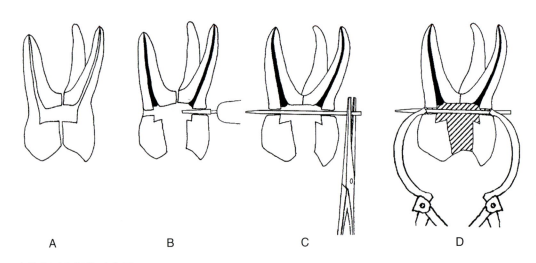

图 26-17 隧道式固定操作示意图

A. 上磨牙纵折。B. 从颊舌侧分别与髓室贯通成隧道。C. 不锈钢丝试合。D. 复位后成形片夹紧固定

炎症反应。因此，术后可酌情予以口服硝基咪唑类药和抗生素，并辅以小剂量皮质激素（地塞米松 2 天的量）。

（三）纵折牙治疗后的组织改变

纵折牙治疗后可产生以下几种组织改变：

1. 类骨质样愈合 纵折牙如能及时复位并固定，裂缝处血液被吸收，成牙骨质细胞长入，并出现沉积钙变，使裂缝能产生类骨质样愈合，从而使患牙恢复正常的生理功能。上述愈合是纵折牙治疗最理想的愈合方式，其基本条件是患者年轻再生能力强，纵折后能及时进行良好的复位及有效的固定，并对根管进行完善的治疗，避免或

控制牙周及根尖周感染，使牙骨质能沉积结合。因此，早期诊断及治疗修复，是纵折牙康复的关键。

2. **结缔组织长入** 纵折牙经复位固定后，两折断面相互贴合或基本贴合，部分裂隙由充填物取代，另一部分由新生的纤维结缔组织长入，牙周组织无明显的炎症改变，患牙的功能良好。

上述愈合形式虽然没有达到真正意义上的愈合，但患牙的牙周组织亦无病理性改变，牙齿功能恢复或基本恢复，因而仍然是治疗成功的标志。这种愈合方式多出现在以下情况：①牙折后延期治疗，但治疗方法得当；②虽在牙折后及时治疗，但患者年龄较大，愈合能力较差；③虽在牙折后及时治疗，但因操作中的某些原因，未能使患牙获得类骨质样愈合。

3. **炎症性改变** 根分叉折裂处有慢性炎症改变，近裂隙处牙周膜亦受破坏，部分牙骨质及牙本质吸收，甚至部分牙槽嵴亦坏死吸收。检查有深牙周袋形成、牙周溢脓、牙龈反复肿胀或窦道形成；牙齿明显松动；咀嚼无力或咬合痛。此为治疗失败的病理改变及临床表现。其原因有多方面：①适应证选择不当，对某些复杂部位折裂的治疗及预后认识不足；②裂缝感染源清除不彻底，尤其是折裂时间较长，缝隙中带有大量细菌的污物未能彻底清除，复位固定后作为感染源存在；③复位固定失误，折裂的两瓣未能贴合，形成较明显的缝隙，部分水门汀溢出形成悬突，刺激牙周组织；④复位不彻底，断端边缘锐利刺激牙周组织；⑤去髓术或根管治疗不完善或遗漏根管，导致根尖周慢性炎症继续存在乃至发展。

上述第 2、3 种原因出现窦道，如患牙无松动，可在局麻下行根分叉扒刮术；第 5 种原因则应重新根管治疗。

（四）疗效分析

后牙纵折传统的保存方法存在着适应证不够广、疗效不够可靠等问题。从保存效果来分析，传统的保存方法为什么只能保存折裂时间短的患牙，而折裂时间长则不易成功。笔者认为，主要与裂隙复位后形成的内外环境有关。一般来说，折裂时间短复位彻底，固定后裂隙下方有血块充盈，吸收后成牙骨质细胞长入并沉积钙化，使裂缝能产生类骨质样愈合，上方的缝隙被外套冠的粘固剂封闭，细菌就没有生长繁殖的场所，根分叉下方的组织能够保持健康状态，患牙就能恢复

功能。反之，折裂时间较长的患牙，两瓣多已不同程度移位，且裂隙及断面污染较重，既不易清洗干净，又不易完全复位，固定后虽然牙冠近𬌗面容易贴合，冠部缝隙也能封闭，但近分叉处留有微缝隙，如同没有充填的根管，日后难免会成为细菌生长繁殖的场所，导致根分叉下方牙周组织病变，从而使保存修复失败。此外，单纯冠修复后，上后牙颊腭根受力不均，个别患牙还会发生二次折裂的可能。

采用隧道式内固定适应证广、效果比较可靠，受折裂后复位时间长短影响较小。但个别患牙因根管复杂治疗不彻底，出现窦道后需重新治疗；极个别患牙可能存在异物被挤出根分叉，在固定的短期内出现窦道，经扒刮后消失；但尚未见有短期内松动拔除的。个别病例在数年后出现根分叉下方牙周病变，可能与折裂瓣复位不完整、锐利的边缘刺激牙周组织有关。失败的个别病例，折裂均在 3 个月以上保存的，虽然近期效果不错，但在数年后出现松动拔除，这可能与折裂时间长复位不彻底，导致裂隙周围炎症有关。

玻璃离子水门汀未凝固前有较好的流动性，用其作内固定可同时封闭折裂缝，且材料与组织亲和性好，即使部分溢出于冠外，也能与牙周组织良好相处。由于钢丝固定的力居于𬌗面与根尖接近中点的髓室中，能抵抗𬌗力作用于根分叉产生的分力，从而能较好地防止二次折裂，提高固定修复后的效果。但本固定法也有一定的局限性，即只适用于颊腭瓣裂开的上颌磨牙或双根的前磨牙，下颌磨牙近远中瓣裂除非有牙缺隙，否则难以操作，只能采用其他方法保存。

四、下颌磨牙纵折的保存修复

从解剖角度来看，下颌磨牙𬌗面呈明显隆起的颊舌尖，中间为凹陷的窝沟，近远中尖之间又有明显的沟隙，上颌磨牙强大的舌尖产生杵的作用，使下磨牙容易发生舌尖斜折，且多发生在治疗后的无髓牙。少数牙冠也会发生纵折，折裂线多在根分叉中央，使牙冠分为近远中两瓣，保存修复有两种方法可供选择，分述如下。

1. **髓室内固定全冠修复** 适用于折裂时间短者（1 周以内），尤其是活髓牙折，单纯采用全冠固定即可获得良好的效果。其方法步骤如下。①常规去髓术或根管治疗，并将开髓道近远中径

加长，深度达髓底上方；②剪一段 1.2mm 钢丝，表面磨粗糙，置开髓道近远中向试合；③片切邻间隙并预备邻面，使间隙加大便于两瓣分开冲洗；④用器械撑开裂隙，过氧化氢溶液与生理盐水交替冲洗裂隙 2~3 次，清水冲洗后隔湿、吹干；⑤调玻璃离子水门汀封闭裂缝及开髓洞，放入钢丝压向近髓底，并用根尖钳将两瓣夹紧；⑥玻璃离子水门汀完全凝固后常规备牙、取印模；⑦冠制作

后完成戴牙的各个步骤。

2. 分冠术全冠修复　对折裂时间较长，裂隙难以获得类骨样愈合的，单纯采用冠固定可能效果不佳，采用分冠术后全冠修复，可以较好地解决这一问题，在分冠后 2~4 周，间隙处牙龈生长再备牙取印模（图 26-18），具体方法请参照第 18 章。

除上述方法外，个别有缺牙间隙的也可以采用隧道式固定（图 26-19）。

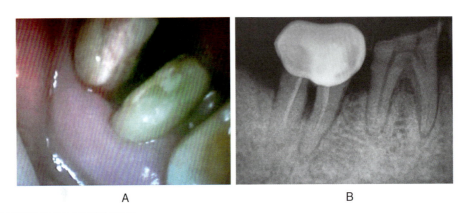

图 26-18　下磨牙纵折分冠术固定实例
A.47 纵折分瓣术并牙体预备后。B. 术后 5 年复查 X 线片。54 岁，男性，因右下磨牙咬合痛 10 余天就诊。检查：47 冠折，根管已治疗，经采用分冠术后烤瓷全冠修复，术后咀嚼功能良好，已跟踪随访 13 年

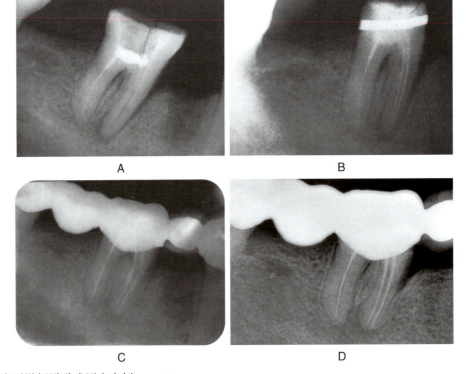

图 26-19　下磨牙纵折隧道式固定实例
A.46 冠纵折。B. 隧道式固定并备牙。C. 金-瓷桥修复后。D. 修复后 9 年复查片。44 岁男性。45、47 缺失，原锤造冠桥修复十余年。近月余咬合痛，拆除发现 46 冠纵折。采用隧道式固定后金-瓷冠桥修复。术后 9 年复查各项指标正常，本例已跟踪随访 14 年

五、后牙根折的治疗

后牙根折多发生于创伤𬌗或有牙周病的患牙，就诊时大都有明显的松动，牙周组织吸收破坏严重，因此，能保存治疗的病例较少。

对多根的磨牙，如牙周情况尚好，可考虑做截根术（上颌磨牙）或半切术（下颌磨牙），并可结合做牙周翻瓣术，以彻底清除牙石及肉芽组织，余留的牙根再做去髓术或根管治疗。待拔牙创愈合后余留残冠与邻牙做类似固定桥修复；截根术的患牙如仍有松动，或咀嚼功能较差，亦可采用与邻牙联冠修复，使咀嚼功能得以完全恢复（图 26-20）。

对根尖隐裂的患牙，在根管治疗后填入MTA，观察半年至 1 年，如无症状，X 线片或锥形束 CT 检查根尖周无病变即可。亦可试用氢氧化钙做较长时间的封药治疗，每 4~8 周更换一次，观察 1 年左右，如 X 线片复查折裂线消失或模糊，根尖周稀疏影改善或消失，患牙松动度改善，再用氧化锌丁香油酚加牙胶尖行永久性根充。治疗前应分析根裂的原因，如有过高接触点或陡峭牙尖应予调磨，以彻底消除创伤𬌗，保证治疗效果。

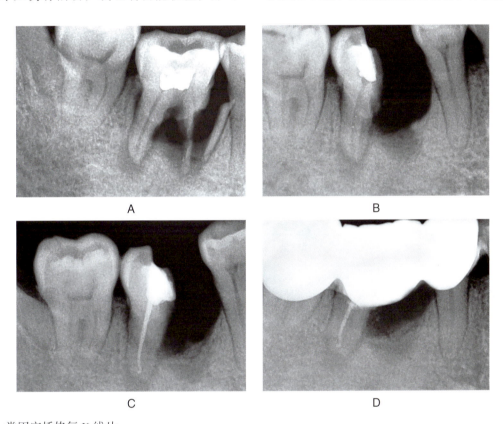

A
B
C
D

图 26-20　类固定桥修复 X 线片
A.46 近中根折。B. 近中根截除术后。C. 远中根治疗后。D. 类固定桥修复。66 岁男性。46 近中根折分冠术拔除。47 松动Ⅰ度，因 46 远中根的近中侧牙槽骨吸收较多，故行 45-47 固定桥修复。本例术后 17 个月随访，咀嚼功能良好

（陈乃焰　汪晓华）

参考文献

[1] 上海第二医学院 . 口腔颌面外科学 . 北京 : 人民卫生出版社 , 1980

[2] 邱蔚六 . 口腔颌面外科理论与实践 . 北京 : 人民卫生出版社 , 1998

[3] 张军 . 脱位牙治疗的新观点 . 国外医学口腔医学分册 , 1999, 26(1):38-40

[4] 江卫民 . 脱位牙及其处理原则 . 牙体牙髓牙周病学杂志 , 2000, 10(3):184-187

[5] 马琦摘 . 400 颗脱位恒切牙再植与牙周韧带愈合的相关因素 . 国外医学口腔医学分册 ,1996, 23(4):240

[6] 秦满 . 年轻恒牙再植术与延迟再植 . 中华口腔医学杂志 ,

2013, 48(6):321-324

[7] 陈洁，吴南，葛立宏.影响再植牙预后的相关因素分析.现代口腔医学杂志，2004,18(2):169-171

[8] 徐君伍，邢惠周，郭天文.后牙纵折的研究.中华口腔科杂志，1980,15(2):74-78

[9] 骆小平，袁宁，石玉娟，等，隐裂牙综合征全瓷冠修复十年的临床观察，中华口腔科杂志，2016,51(10):583-586

[10] 王孜，樊明文，范兵，等.外科牵引治疗冠根折的临床研究.口腔医学研究，2004,20(2):180-182

[11] 张光诚.牙科医源性牙折.国外医学口腔医学分册，1990,17(1):35-37

[12] 曹采方，王满恩.牙根裂.中华口腔科杂志，1981,16(4):235-237

[13] 金光盛，吴求亮.牙根折裂的临床及 X 线分期初探.口腔医学，1988,8(1):13-15

[14] 王嘉德.牙隐裂.国外医学口腔医学分册，1983,10(3):149-152

[15] 王嘉德，周书敏.创伤合致磨牙根横折.华西口腔医学杂志，1991,9(3):217-218

[16] 高志荣.恒牙外伤性根折.国外医学口腔医学分册，1987,14(5):210-213

[17] 胡允诚.牙根垂直拉出的修复处理.国外医学口腔医学分册，1983,10(2): 120-121

[18] 王嘉德，黄若男.牙根裂临床分析及治疗的初步探讨.华西口腔医学杂志，1984,2(4):223

[19] 王光涛，肖明荣，苏振艺，等.恒前牙根中部以下根折复位后的临床治疗.牙体牙髓牙周病学杂志，2004,14(5):277-279

[20] 温国江.根折临床研究概况.牙体牙髓牙周病学杂志，2004,14(5):294-296

[21] 陈全，张晓锥形束 CT 诊断后牙牙根纵折的临床研究.中华口腔医学杂志，2014,49(9):513-516

[22] 欧阳翔英.有助于残根修复的牙冠延长术.中华口腔医学杂志，2004,39(3):205-207

[23] 秦稼楠，陆宇森，曹德菁.后牙冠根纵折 274 例的临床分析.上海口腔医学，2003,12(4):307-309

[24] 孙敦方，王益骏，胡闻奇.纵折后牙的保存方法与疗效.上海口腔医学，2004,13(5),452-454

[25] 盛迪，丁谦文，张昕.上中切牙根中水平折断序列治疗的疗效分析.中华口腔医学杂志，2013,48:(12)721-725

[26] 黎远皋.牙根纵折的临床观察及病因分析.口腔医学，2006,(1):39-40

[27] 秦满.年轻恒牙再植术与延迟再植.中华口腔医学杂志，2013,48(6)321-324

[28] 秦满.国际牙外伤学会牙外伤治疗指南 (2020 版) 解读.中华口腔医学杂志，2021,56(9):833-839

[29] 王翠，贾学婷，胡文杰，等.改良牙冠延长术后长期临床疗效评价及其影响因素分析.中华口腔医学杂志，2017,52(3):182-187

[30] Bourguignon C, Cohenca N, Lauridsen E, et al.International Association of Dental Traumatology guidelines for the management of traumatic dental injuries: 1. Fractures and luxations. Dent Traumatol, 2020, 36(4):314-330

[31] Ashraf F Fouad, Paul V Abbott, Georgios, et al.International Association of Dental Traumatology guidelines for the management of traumatic dental injuries: 2. Avulsion of permanent teeth. Dent Traumatol, 2020, 36(4): 331-342.

[32] Day PF, Flores MT, O'Connell AC, et al.International Association of Dental Traumatology guidelines for the management of traumatic dental injuries: 3. Injuries in the primary dentition.Dent Traumatol, 2020, 36(4):343-359

[33] J A Yates. Root fractures in permanent teeth: a clinical review. Int Endod J, 1992, 25(3):150-157

[34] I B Bender, J B Freedland. Clinical considerations in the diagnosis and treatment of intra-alveolar root fractures. J Am Dent Assoc, 1983, 107(4):595-600

[35] J A Sorensen, J T Martinoff.Intracoronal reinforcement and coronal coverage: a study of endodontically treated teeth. J Prosthet Dent, 1984, Jun, 51(6):780-784.

第27章

去髓术与根管治疗术术后的转归

去髓术与根管治疗术是牙髓病及根尖周病治疗的主要方法，临床上如病例选择合适，操作精细无误，则成功率较高，国内外文献报道成功率为74%~97%。成功率的差异主要在于病例的选择、治疗中的技术水平及疗效评定标准不一；使用不同根管预备方法（常规或大锥度扩大）、不同的药物治疗及不同的根充剂充填，对疗效的影响则是次要的因素。

了解去髓术与根管治疗后的组织变化及转归，有助于对治疗失败病例的重新治疗。同时也能够对治疗中、治疗后出现的症状加以正确的认识和合理的处置，临床医生应不断总结经验和吸取教训，以提高治疗水平，使更多的患牙得以保存。

第1节 治疗后的组织变化

一、牙髓摘除术术后的组织变化

牙髓摘除术后，大多数牙髓在根尖狭窄处断裂，断面组织渗血形成血块，在最初数天内，断面及根尖周组织可产生炎症反应，白细胞聚集并渗出血管，吞噬和清除坏死组织。此后，血块在成纤维细胞的参与下转变为肉芽组织，并进一步机化为纤维性瘢痕组织、然后再逐渐钙化，根尖孔则由成牙骨质细胞沉积形成牙骨质而封闭，这是去髓术成功的组织学改变。

但是，并不是所有去髓术患牙都能发生上述组织变化，患者年龄、牙髓感染程度、根管解剖、拔髓方法及使用药物等因素都会影响转归，有些拔髓不彻底或侧副管中遗留部分残髓的患牙，在去髓术后还可能出现以下几种组织改变。

1. 残髓呈慢性炎症状态 感染的残髓拔除不干净，使用的治疗药物亦未达到杀菌消毒的目的，残髓则呈慢性炎症的组织学变化，在治疗后的若干时间可出现残髓炎的症状。

2. 残髓呈干性坏死 如根管较细的病例，在使用酚醛类药物治疗后，残髓可呈木乃伊状坏死，长期遗留在根管中，对根尖周组织无刺激性，根尖周组织亦无明显的炎症改变。

3. 残髓坏死成为腐质 感染较重的残髓，如使用的药物未能达到杀菌消毒的目的，残髓则逐渐坏死，变成腐质遗留在根管的近根尖处，成为导致急慢性根尖周炎的感染源。

二、根管治疗后的组织变化

根管治疗的对象是各型急慢性根尖周炎的患牙，根尖周组织在术前的状况不同，术后的组织变化亦不同。

急性根尖周炎的患牙，根尖周骨组织无明显破坏，一旦根管内的感染源得以清除，根尖周的炎症便逐渐消失，组织也逐渐恢复正常。

慢性根尖周炎的患牙，根尖周骨组织都有不同程度的破坏，病变区为肉芽组织、脓液或囊液。在根管治疗完成后，原有的感染源被清除；脓液或囊液在治疗时经根管引流而逐渐消失；成纤维细胞及血管内皮细胞逐渐长入，形成肉芽组织；然后再转化成新的骨组织。其愈合过程如下。

1. 新生的肉芽组织富含血管，经过若干时期后成纤维细胞逐渐增多，并分化出成骨细胞，血管则逐渐减少并退缩。

2. 成骨细胞变成骨细胞并产生基质，钙盐逐渐沉积形成新的骨组织。

3. 从健康牙槽骨的骨髓腔中长出血管，血管壁细胞的一部分融合分化为破骨细胞，将已钙化的部分骨质溶解吸收，另一部分血管壁细胞分化为成骨细胞使骨小梁重新形成。

根尖周骨组织的修复自破坏区的边缘开始，逐渐向根尖方向形成，并最终与根尖牙骨质靠拢。而牙骨质与牙槽骨之间是否有新的牙周膜形成，学术界尚有争议。

骨组织的修复时间依病变大小及患者的年龄等情况而定，一般需要数月至数年时间。根充成功的病例，X线追踪观察可见根尖周稀疏影逐渐缩小直至消失。但有的病例则遗留有新月形的尖周稀疏影，并长期存在，临床上无症状，组织学检查证明为纤维性瘢痕组织。造成这种情况的原因可能是根尖遗留有无法清除吸收的异物或超填的根充材料等。

慢性根尖周炎的患牙，根尖牙骨质多有不同程度的破坏，在感染源清除后尖周炎症逐渐消失，成牙骨质细胞亦可逐渐沉积，形成牙骨质修复缺损。但如感染严重，牙本质小管中充满难以清除的腐质及毒素，导致根尖牙骨质严重吸收，这种情况则难以再生修复。

三、根骨粘连的组织改变

去髓术及根管治疗术后的组织改变，还同术中使用的根管消毒剂及根管充填剂有关。例如，许多年轻患牙在去髓术或根管治疗后，可出现根骨粘连的改变，患牙根尖乃至整个牙根被增生的牙槽骨包绕，其间牙周膜消失，牙骨质与牙槽骨紧密相连，以至于拔牙时没有间隙可供牙挺插入，这种现象可能同化学药物对根尖周长期而轻微的刺激有关。根骨粘连的另一个现象是牙骨质增生，慢性根尖周炎根尖牙骨质可有不同程度的吸收缺损，在感染源清除后，根尖周炎症逐渐消失，成牙骨质细胞亦可沉积，形成牙骨质以修复缺损，但过度的增生可使根尖变的膨大。这种现象不但发生在根管治疗后的牙，还可发生在长期封酚醛类药物的牙（图27-1）。

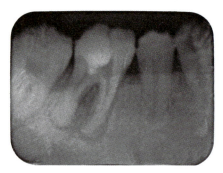

图 27-1　根尖牙骨质增生肥大

根骨粘连的结果可以使原有松动的牙齿变得牢固，这对某些治疗前有松动度的牙是有益的。例如，中晚期牙周病患牙牙槽骨吸收较多，牙齿松动度较大，经过根管治疗后即可变得牢固。但是，根骨粘连也会对患牙造成不利因素，无松动度失去缓冲能力，也会增加牙折的机会。因为，牙齿在失去牙周膜的缓冲后应力增加，在强大的𬌗力作用下使残冠易折，尤其是牙周组织已退缩，牙颈部暴露，且缺损又在牙颈部的患牙更易发生折断。

第2节　牙髓病与根尖周病的疗效评定

观察牙髓病及根尖周病治疗效果，是对临床工作成绩的总结，即验证治疗方法所产生的结果。通过追踪观察才能不断地总结经验教训，使治疗技术得到不断的提高。

一、疗效评定方法

牙髓病与根尖周病治疗效果有近期与远期之分，近期效果可因原发病种类及就诊时的症状不同，治疗后观察指标也不可能相同，故较难统一评定标准。但近期疗效可归纳观察两方面的问题：一是对有症状及检查阳性体征的患牙，在治疗后观察症状加重、减轻乃至消失的时间与程度；二是对无症状及检查无阳性体征的患牙，在治疗后观察其是否出现症状及阳性体征，程度如何，持续多长时间等。

近期疗效的优劣对远期疗效不一定有影响。例如，急性牙髓炎经去髓术后疼痛立即消失，为近期良好的疗效，但远期疗效如何仍难以肯定，只能经过较长时间的观察才能得出结论。为了更好地减轻患者痛苦，需要在治疗工作中对近期疗效加以认真总结。例如，对急性牙髓炎、急性根尖周炎治疗后自发痛的消失情况，采用不同的方法可出现不同的结果；对术前无症状的各型慢性根尖周炎，近期疗效应包括如何减少诊疗间的炎症反应率及反应程度等。

远期疗效是指患牙在治疗后 2 年以上时间，经临床观察及 X 线片复查对比得出的结论。

二、近期疗效评定内容

近期疗效指患牙在治疗后 1 个月以内的效果，主要检验采用的治疗方法是否达到消除症状，无症状的死髓牙是否在诊疗间出现症状，患牙的咀嚼功能是否得到恢复。

1.患者自觉症状　包括治疗后有无自发痛、激发痛、咬合痛或咬合不适、肿胀溢脓以及咀嚼功能是否恢复等。激发痛主要针对术前为急性或慢性牙髓炎病例，激发痛应包括冷、热、酸、甜饮食及空气流动的刺激因素。

2.临床检查结果　结果包括修复体是否松脱、缺损；患牙松动度是否恢复或改善；有无叩痛或叩诊不适、窦道是否消失等。其中窦道应排除邻牙或邻近的其他牙齿所致，包括下阻生智齿冠周炎产生的远距离窦道，以及邻近其他组织器官慢性炎症产生的窦道。叩诊不适应排除食物嵌塞导致的龈乳头炎、急性创伤等。

三、远期疗效评定标准

远期疗效指牙髓病与根尖周病治疗 2 年之后，经过各项检查评定治疗效果。牙髓病与根尖周病远期疗效评定标准不同，将影响疗效中成功与失败的概率。根据国内史俊南提出的评定标准，慢性根尖周病分为成功、进步、无变化和失败 4 种结果。急性根尖周炎及各种牙髓病变因无骨质破坏，亦可仅取成功及失败两项标准。

1.成功　患牙无自觉症状，咀嚼功能良好；检查无叩痛，无窦道或原有窦道已闭合，无牙周袋及溢脓。X 线片显示根尖周硬骨板完整、膜腔正常，无稀疏区或原有稀疏区已消失；或显著缩小呈新月形，且周围骨质致密。多根牙根侧或根分叉处骨质无稀疏区，或原有稀疏区已消失。牙

根未发育完全者现已发育完全，或虽未发育完全，但根尖端已有钙化物封闭。

2.进步　X 线片显示原有根尖周稀疏影已显著缩小，其余情况与成功相同。

3.无变化　X 线片显示原有根尖周膜腔增宽，硬骨板破损或稀疏区既未缩小也未扩大；或牙根仍未发育完全，与术前片对比无变化，其余情况与成功相同。

4.失败　患牙出现自觉症状，咀嚼功能不良；有叩痛或叩诊不适；出现窦道或原有窦道未闭合；有深牙周袋；X 线片显示根尖周有稀疏区或原有稀疏区已扩大；牙根仍未发育完全且有其他不良征象。

按疗效归纳，成功和进步两项属于有效，而无变化及失败属无效。

在成功的病例中，上述各项缺一不可；但在失败的项目中，若出现一项即可成立。

对牙体修复中出现的继发性龋、修复体破裂或脱落、牙冠折断等，经重新修复能恢复功能者不影响疗效评定；若无法重新修复则归于失败。

第 3 节
治疗失败原因分析

治疗失败是指治疗后原有病变未能治愈，甚至进一步发展。本节阐述治疗失败的原因包括治疗中症状未能消失及病变未能痊愈而放弃治疗者。

去髓术与根管治疗是牙髓病与根尖周病治疗的主要方法，临床上如诊断正确，病例选择适当，操作精细无误，则成功率较高。但由于受各种因素的影响，在治疗中仍有少数病例效果欠佳乃至失败。如有的经多次根管换药渗出液未能消失（脓性或血性）；有的经治疗后观察较长时间松动度仍未改善，或咀嚼功能未能恢复；有的窦道口经治疗后仍有脓液溢出。在完成治疗后较长时间，有的出现前述症状无变化或失败的征象，即治疗无效的结果。

正确分析其原因，可以为放弃治疗或重新治疗提供可靠的依据。

常见的治疗失败原因有根管内、根管外及牙体缺损修复不当等原因，分述如下。

一、根管内因素所致治疗失败

去髓术与根管治疗都是为了去除根管内的病原刺激物，消灭根管内的致病菌及其代谢产物，最终使根尖孔封闭，或促进根尖周组织恢复正常，消除症状或防止出现症状，并达到恢复患牙功能的目的。去髓术与根管治疗的各步骤，都是为了达到上述目的而设立的，在大多数情况下，某一步骤达不到要求，可以通过其他步骤相互补偿，仍能使治疗获得良好的效果。但由于各种复杂因素的影响，仍有部分病例归于失败。常见的导致治疗失败的根管内因素有以下几种。

（一）治疗操作中的失误

治疗操作中的失误是牙髓病与根尖周病治疗失败的主观原因，也是治疗失败的最主要原因，主要表现在以下几个方面。

1. 病原刺激物清除不彻底 去髓术时若炎症的牙髓组织未去尽，尤其是近根尖处的残髓遗留，治疗完成后，虽然在短时间内无症状，但在患者机体抵抗力低下时细菌就会生长繁殖，出现残髓炎甚至发展成根尖周炎；死髓牙根管中的腐质清除不彻底，又未获得有效杀菌药物的治疗，日后不但不能使根尖周炎症消失，且原有病灶还会继续发展。

病原刺激物清除不彻底主要有以下几种原因：①根管长度测量或估计不准确，使去髓或清腐未达根尖狭窄处；②对复杂的根管只注意长度，不重视不规则形态根管壁腐质的清理，X线片看似充填完好，实则不然；③细小弯曲根管未清理扩大到位，又未使用有效的药物封药治疗；④根管形态复杂，如 Veine 分类Ⅳ型或树枝状结构的侧支根管，器械则难以企及，有炎症的残髓遗留或腐质存在，亦未采取有效的封药，导致根尖周病变的感染源难以消灭。

2. 根管遗漏 常发生在根管数目不稳定的牙位。如上颌第一、二磨牙近中颊根双根管，下颌第一、二磨牙远中双根管，上颌第一、二前磨牙双根管甚至3根管，下颌前牙及前磨牙双根管等。将上述患牙作为单根管处理，就会遗漏另一根管。遗漏的根管如果近根尖与另一根管汇合，不一定会影响治疗效果，如果是并列的两个根尖孔，就肯定会影响治疗效果。

多根牙去髓术遗漏某一根管未去髓，近期患牙不一定有自觉症状，但远期可能出现以下几种转归：①残髓呈无菌坏死，长期无症状，也不会发生根尖周病变；②产生根尖周慢性炎症，但较轻微，无明显临床症状；③出现明显的残髓炎或根尖周炎症状。

根管治疗遗漏根管则达不到治疗的目的。因此，对可能存在多根管的患牙，应反复探查根管口，并根据扩大针伸入根管后的位置及方向，判断是否有多根管的可能，以避免遗漏根管导致治疗失败。

3. 根管欠填或超填 无论是去髓术或根管治疗，良好的根管充填是适填。但是，只要根管中的感染源清除彻底并经过有效的药物消毒，允许少量欠填或超填（0.5~1.0mm）。在欠填方面，去髓术与根管治疗有不同的预后，去髓术由于根尖狭窄处有残髓遗留，如果没有细菌存在，根尖就会封闭而不影响疗效；根管治疗则不同，根尖周组织急慢性炎症组织中可能存在致病菌，根管如果欠填过多，带有细菌的液体从根尖孔回流积聚，欠填的空管可继续成为细菌滋生的场所，并成为感染源使根尖周病变难以愈合。此外，桩核冠修复桩道预备不慎将牙胶尖带出，如未发现未做重新充填，遗留的空管日后就可能成为细菌的滋生场所。

对根管横径与牙胶尖不吻合的 C 形管或不规则管腔，如未行侧压充填，根充糊剂又未能充盈，预留的无效腔也会成为细菌生长繁殖的场所，尤其是冠部充填不严密者，易导致冠向微渗漏二次感染，X 线片看似充填到位，但管腔横径并未充填严密，尤其是近根尖处充填不严密，易使带有细菌的根尖周病灶组织液回流。在这一方面，热牙胶充填是最好的解决办法。

4. 根管壁侧穿 常见于细小弯曲或下段严重钙化的根管强行扩大，亦可见于修复时桩钉桩道预备不当造成。手持扩大针做根管清理或扩大，较少出现侧穿现象，除非是用大号扩大针做强行扩大。采用机用扩大针或桩冠修复时进行桩道制备，如操作不慎较易侧穿。根管侧穿如未进行有效的修补，经过一段时间后，患牙就会出现深牙周袋及松动等状况。

（二）根管系统解剖因素

牙齿的根管系统比较复杂，采用常规方法治

疗，对根管形态变异及侧副根管中感染物难以彻底清除，这些感染物日后将成为细菌生长繁殖的场所。如 Vertucci 分类 Ⅲ、Ⅴ、Ⅶ型根管都仅有一个根管口，常规方法很难将分叉以下根管中的牙髓或腐质全部清除，日后就有可能成为治疗失败的原因。过度弯曲畸形或有髓石、异物阻塞的根管，都会给治疗带来较大的难度，也会使治疗效果受到一定的影响。此外，除上前牙外，其余牙齿的根管数目变异较大，在无法直视的开髓洞，有时也难免会遗漏变异的根管，这也是导致治疗失败的一个重要原因。

除配备根管显微镜外，对复杂的根管系统靠临床检查难以发现，有的即使发现，器械也难以发挥清除感染源的作用，唯一的办法是通过加强封药来解决。因此，对可能存在复杂根管系统的后牙，需要增加封药次数或使用杀菌消毒作用强的药物封药，以消灭器械难以清除的感染源。

二、根管外因素所致治疗失败

临床上有的病例虽经规范的根管治疗，但临床症状未能改善，有的经过多次封药仍有脓血液等渗出；有的久治叩痛仍不消失；还有的窦道口溢脓虽经多次封药仍无改善等，因而未能达到根管充填的基本要求。

和田甫等将治疗 5 次以上症状未能改善的称为难治性病例，并将根管扩大困难及隔湿困难的病例亦列入。笔者认为，真正的难治性病例只有前者；因为后者可通过其他方法加以补偿或克服。例如，根管扩大困难可以通过增加封药次数，或封入具有渗透性强并有杀菌解毒作用的药物治疗，仍可获得良好的效果；而隔湿困难则可使用吸唾器、橡皮障或四手工作法克服。

根管内因素治疗失败，查清原因后重新治疗大都可以治愈。根管外因素所致未能治愈或治疗后失败，除部分病例配合根管外科可以治愈外，大多数病例重新实施根管治疗也难以奏效，形成真正的难治性根尖周炎。

常见的根管外因素未能治愈的原因有下列几种情况。

1. 根尖吸收 严重的慢性根尖周脓肿可引起根尖吸收，X 线片上可见牙根较正常牙短。治疗时因根尖狭窄处消失，扩大针深入到根尖处无明

显的阻力感；根管冲洗后渗出液不易吸干，经多次封药渗出液亦未能消失；拔除患牙可见根尖呈不规则缺损，有的则呈尖锐的残尖（图 27-2）。

2. 牙骨质坏死吸收 牙髓坏疽未及时治疗，腐质中的细菌及其代谢产物渗入牙根中的牙本质小管，导致牙骨质坏死吸收（图 27-3）。临床检查可见患牙松动明显，有深牙周袋；X 线可见几乎环绕牙根的骨质破坏影像。骨质坏死多伴有根尖吸收或根面外吸收，拔除后可见牙根呈黑褐色且表面粗糙，有的在根面某一部位有缺损，此种情况若未摄 X 片观察，盲目治疗难以成功。

3. 根尖结石样钙化物附着 极少数根尖周脓肿病例因根尖长期浸泡在脓液中产生结石样钙化物附着（图 27-4）。临床上根管换药久不奏效，窦道口溢脓不消。X 线片难以显示附着的钙化物，需在牙根切除或拔除患牙后才能确诊。

4. 牙根折裂 去髓术及根管治疗后牙根折裂，临床表现有多种形式，如牙根横折、根尖裂或根尖纵折等。根折时间长且断裂片移位，在 X 线片上容易发现；单纯的根裂在 X 线片上有时较难发现，尤其是已行根管充填的牙，根折早期根尖周

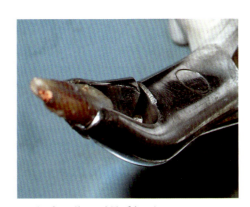

图 27-2 根尖吸收、牙骨质坏死

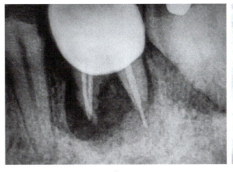 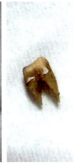

A   B

图 27-3 根尖牙骨质坏死
A. 牙根外吸收 X 线片。B. 拔除后所见

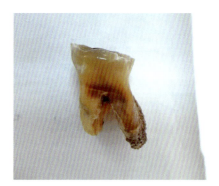

图 27-4　根尖牙结石样钙化物附着

没有改变，后期可见环绕整个牙根的稀疏影（图 27-5）。有的根裂可能术前就已存在，因未拍 X 线片而未能发现；有的虽已拍片，但因投照角度失误或阅片经验不足而漏诊。牙根折裂的诊断详细请参阅第 26 章。

5. 牙周及根尖周因素　由牙周病导致的逆行感染，采用去髓术或根管治疗，由于骨质破坏修复需较长时间，在短期内难见明显效果；部分病例可因牙周破坏严重或退行性牙槽骨吸收难以恢复，使治疗归于失败，尤其是年老体弱患者。

由龋等原因所致的牙髓病及根尖周病，如某一骨壁破坏缺损过大，其预后往往较差。常见于下第三磨牙倾斜或水平阻生，导致第二磨牙远中骨壁缺损，在拔除第三磨牙治疗第二磨牙牙髓病时，有的松动度难以改善，咀嚼功能亦较差，尤其是呈锥形的合抱根或融合根效果更差。牙周病患牙拔除后近缺隙侧的牙齿，有的也可因缺隙侧骨质严重吸收而松动，根管治疗亦难奏效。

较大的脓肿或囊肿，单纯采用根管治疗也可能使部分病例归于失败。

6. 根尖周异物　个别有根管治疗中断史的病例在转诊经另一医生治疗时，术者如疏忽大意，可导致棉捻、纸尖或其他材料捅出根尖孔，滞留的材料成为异物刺激根尖周组织，也可使病变难以治愈，多见于根尖孔较粗的年轻患牙或根尖吸收的患牙。

蘸普通药液的棉捻或纸尖在 X 线片上难以显影，只有在根尖切除或拔除患牙后才能确诊，蘸有碘仿等 X 线阻射药物的棉捻在 X 线片上可显影（图 27-6）。

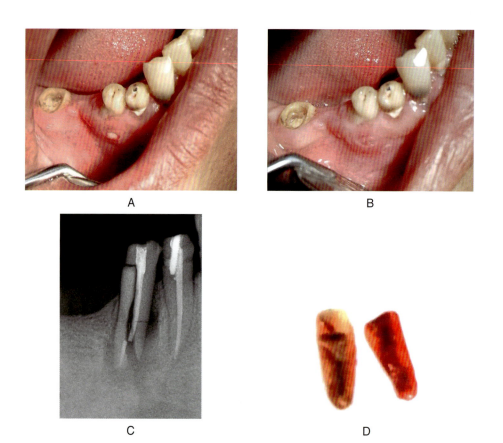

A

B

C

D

图 27-5　根充后根裂较长时间的表现
A. 窦道口溢脓。B. 擦去后所见。C. 45X 线片。D. 拔除后牙根裂片。本例为典型的根裂所致脓性针眼状窦口

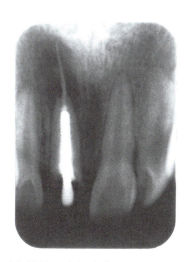

图 27-6　碘仿棉捻压出根尖孔

三、牙体修复不当导致治疗失败

去髓术及根管治疗后的无髓牙，如对缺损的牙体修复不当，除了直接影响咀嚼功能外，还可导致微渗漏冠向二次感染，成为治疗失败的原因之一。

窝洞或根管充填不严密，组织液渗入其间称渗漏，根据组织液进入根管的方向分为冠渗漏（coronal leakage）与根尖渗漏（apical leakage）。去髓术或根管治疗后，由于某些原因使修复体与洞壁之间产生缝隙，含有细菌及食物碎屑的唾液通过充填不严密的缝隙，进入未封闭的根尖孔再次感染根尖周组织，导致根尖周炎或使原有炎症加重，这种情况称冠向微渗漏二次感染。

有学者认为：冠渗漏对去髓术及根管治疗造成的影响比根尖渗漏更重要。这是因为：冠渗漏进入的是带有大量细菌的唾液，而根尖渗漏除了根尖周仍有含细菌的病灶外，正常的组织液渗入不一定会导致细菌繁殖。此外，微渗漏因细菌存在于缺少氧气的环境，有利于厌氧菌的生长繁殖，因而容易导致治疗失败。

产生冠向微渗漏的主要原因有以下几种。

（一）充填体与洞壁不密合

充填体与洞壁不密合主要有以下几种原因。

1. **隔湿不彻底或窝洞未吹干**　在根管充填后粘接剂衬底时，如窝洞未吹干，或使用的棉卷未能彻底隔开唾液，充填时唾液进入窝洞未发现，均可影响充填体与洞壁的密合。此外，近龈缘的窝洞容易受龈液或血液的影响，同样会影响充填

体与洞壁的密合，时间久了还可能发生继发性龋，加大冠向微渗漏二次感染的可能。

2. **洞壁玷污层清除不彻底**　根管充填后，有的洞壁可能存在牙本质碎屑或根管充填剂，若不采用酒精擦洗或用钻头磨除，同样会影响充填体与洞壁的结合，日后可产生微渗漏。

3. **充填材料体积收缩或充填不密合**　各种树脂、银汞合金、玻璃离子水门汀等材料，凝固后可出现体积收缩或材料颗粒粗形成微缝隙。如果作为无髓牙缺损充填材料直接充填，而不使用磷酸锌水门汀垫底，或虽使用但调制过稠，流动性及粘接性差亦可产生小缝隙，这些都有可能产生微渗漏，从而成为冠向二次感染的原因之一。各种材料如在洞壁处充填不密合，也会有微缝隙，尤其是邻面龈壁有时欠填不易发现，这不但会直接造成微渗漏，日后还可能成为继发性龋的突破口。

（二）继发性龋

继发性龋多发生在原有洞壁上的软化牙本质未彻底去除，尤其是邻面龈壁洞缘部分不易去除彻底的情况下。各种原因造成的充填体与洞壁不密合，日后也容易产生继发性龋，例如：邻面龈壁容易受龈液或血液的影响，导致充填不密合，在这方面银汞合金要比其他材料好一些，其原因不但是凝固时受唾液影响小，且具有一定的防龋性能。因此，有人认为颈部窝洞充填或作为核心，采用银汞合金比其他材料好。此外，洞缘与充填体不平导致菌斑形成，也会产生继发性龋。

继发性龋除造成微渗漏外，还会造成牙冠折断、修复体松脱等问题。

（三）牙冠折裂

采用充填体修复牙体缺损，部分病例可导致牙冠折裂，拾力较大的磨牙或上颌前磨牙常见。折断的方式以纵折或纵斜折居多，少数为牙颈部横折。

牙折是造成去髓术或根管治疗失败的主要原因之一，所占比例较高。导致牙折的原因除了无髓牙失水变脆之外，还与以下因素有关：①发育沟深或拾力大、拾关系紧密；②牙尖斜度大未做改形处理；③缺损大或洞形特殊，本需要行冠修复而采用充填修复；④常用患牙咬硬物。此外，牙折还同修复体的性能有关，如银汞合金充填有

体积膨胀问题，若在操作时失误更易产生膨胀，就成为冠折的间接原因。

牙冠横折还可见于金属或烤瓷全冠修复病例，主要原因是近颈部严重缺损，形成抗力的薄弱区，修复时若未采取桩钉等增强抗力装置，修复后则容易折断，尤其是剪切力较大的上前牙。

邻面颈部龋去龋不彻底，也是造成牙冠横断的原因之一，本就脆弱的残冠，如再发生继发龋就更易折断。

牙冠折断后如能及时修复，一般不会导致根尖周感染，如修复不及时，部分病例亦可产生冠向微渗漏二次感染。有学者认为，根管充填物暴露 1~3 个月以上应重新进行根管治疗，否则有存在细菌感染的可能。

四、其他因素所致的失败

根管治疗后的患牙虽然可以较好的恢复功能，但毕竟有其特殊性，不能像健康牙一样行使各种功能，除了前述的咬硬物易导致牙冠折断外，有的还可能导致根折。

常见的治疗后根折除了患者殆力及牙根本身的因素外，还有根管过度扩大、根管充填过紧、牙胶尖产生膨胀作用、冠或桩核冠修复桩钉设计不当等原因。

综上所述，去髓术及根管治疗失败有根管内、根管外及牙体修复不当等方面的原因。根管内及牙体修复不当的治疗失败，可通过去除根充物或其他方法重新治疗；根管外原因则需要根管外科手术等配合治疗，经重新治疗后，大多数病例仍可获得成功，只有少数患牙归于失败需要拔除。

（陈乃焰）

参考文献

[1] 吴奇光.口腔组织病理学.3 版.北京：人民卫生出版社，1998
[2] 史俊南.牙髓治疗临床疗效的评定.临床口腔医学杂志，1985, 1(1):49-53
[3] 刁玉全.关于根管治疗难治病例的临床探讨.国外医学口腔医学分册，1986, 13(2):80-82
[4] 宋亚玲.冠渗漏研究概况.国外医学口腔医学分册，2001, 28(5):297-299
[5] 王素文.根管充填程度对疗效的影响——附 222 例分析.中华口腔医学杂志，1982, 17(1):33-35
[6] 张建成.根管治疗失败牙再治疗疗效分析.口腔医学杂志，2002, 22(3):155-156
[7] 葛久禹，陈霞，张军，等.根管治疗牙最终被拔除的原因分析.口腔医学纵横，2000, 16(2):139-141
[8] 马茹苓.根管治疗中器械折断的处理及临床分析.现代口腔医学杂志，1991, 5(4):218-219
[9] 徐琼，凌均棨，王红，等.牙髓治疗失败的原因分析.牙体牙髓牙周病学杂志，2005, 15(8):447-450
[10] 吴民凯，梁宇红.根管治疗的疗效及思考.中华口腔医学杂志，2014, 49(5):257-262
[11] 黄定明，周学东.迁延不愈性牙髓及根尖周病的诊治策略.中华口腔医学杂志，2015, 50(6):325-329
[12] 朱亚萍.根管治疗术远期疗效的影响因素.牙体牙髓牙周病学杂志，2005, 15(11):638-640
[13] 樊明文，根管治疗的技术要点及失败原因与对策.中华口腔医学杂志，2016, 51:(8):451-454
[14] Elisabetta Cotti，Elia Schirru，Elio Acquas，et al. An overview on biologic medications and their possible role in apical periodontitis. J Endod, 2014, 40(12):1902-1911

第28章

乳牙牙髓病与根尖周病的治疗

乳牙是幼儿及儿童时期的咀嚼工具，并有辅助发音及协调面部表情等功能；此外，乳牙还有促进颌骨生长发育，引导恒牙正常萌出等作用。但是，由于乳牙钙化程度低等原因，龋病的发病率较恒牙高，并发的牙髓病与根尖周病也较多。幼儿及儿童时期自控能力差，一旦发病，常会给家长带来很大的麻烦及心理负担，也影响家长的工作、学习及生活。因此，做好乳牙龋、牙髓病与根尖周病的诊疗，是牙病临床中的重要组成部分，也是牙髓病与根尖周病研究中的一个重要课题。

第1节
乳牙的解剖生理特点

乳牙从出生后的6~8个月开始萌出，2岁左右长齐，形成乳牙列，是人生的第一副牙齿。6岁之后，恒牙相继萌出，乳牙逐渐脱落，至12岁左右全部脱落，其位置被新生的恒牙所取代。6~12岁期间，牙列中乳、恒牙共存，因而又称为混合牙列期。

乳牙在许多方面有与恒牙相同的解剖结构及生理功能，但在某些方面又有与恒牙不同之处。为做好乳牙牙髓病与根尖周病的诊疗工作，需要了解相关的解剖生理特点。

一、乳牙牙体解剖特点

1. 体积较恒牙小 除第一乳磨牙形态与恒牙差别较大（类似恒牙的前磨牙）外，其余乳牙外形基本上与恒牙相同，但体积较同名恒牙小得多。

2. 钙化程度低 乳牙的牙釉质较恒牙薄，且钙化程度低。因而容易患龋、波及范围广、发展快，易并发牙髓病与根尖周病。如不及时治疗，很快便成为残冠残根。

3. 牙根数目较恒定 乳牙的前牙均为单根；上颌乳磨牙均为三根，颊侧2个，腭侧1个；下颌磨牙均为双根，近、远中各一。

4. 冠根比例较恒牙大 乳牙的牙根明显长于牙冠，冠根比例较恒牙大，且牙根较恒牙细。磨牙的根分叉较恒牙大，呈"八"字形分布（图28-1）。

5. 牙颈部缩窄明显 乳牙的牙颈部较恒牙缩窄明显，邻𬌗面深龋离髓腔近，窝洞预备易露髓，在治疗牙髓病开髓时若方法不当，比恒牙更容易造成髓室旁穿。

6. 颜色较恒牙白 乳牙的颜色为乳白色，恒牙则大都呈淡黄色。

二、乳牙髓腔解剖特点

1. 髓腔较粗大 乳牙的生长发育时间相对较短，继发性牙本质形成也较少，而髓腔及根管在发育完成至脱落期间变化较小。而髓腔及根管相对较粗大，有利于牙髓病治疗时的操作。

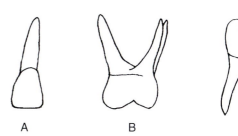

图 28-1 乳牙形态特征
A. 上中切牙。B. 上磨牙。C. 下磨牙

2. 髓角高　乳牙的牙体硬组织层较薄，其髓室形态虽与牙冠外形一致，但髓角较恒牙高，尤其是磨牙近中的髓角更高，在治疗深龋时易穿髓，治疗不当也容易发生牙髓病。上述特点也使邻面洞多层充填较困难（盖髓或衬底）。

3. 根尖形成快　乳牙的根尖形成较恒牙快，一般在1年至1年半时间内完成，此后有2~5年的稳定期。稳定期过后，由于恒牙的萌出使乳牙根尖开始出现生理性吸收，根尖孔变的粗大，根管壁菲薄，直至牙根残缺不全，甚至完全消失，拔除后可见类似断根状。

4. 根管数目变异较大　乳牙牙根数目虽较恒定，但同恒牙一样，某些牙根管的数目变异较大。例如：上颌乳磨牙一般为3个根管，颊侧2个，腭侧1个，但少数也有4个根管，即近中颊根双根管；下颌第一乳磨牙远中常有2个根管，近中1个，此点与恒牙相反；下颌第二乳磨牙4个根管发生率亦较高，即近、远中各2个；下颌乳前牙偶可有双根管，即唇、舌侧各1个。

三、乳牙的功能与生理特点

（一）乳牙的功能

乳牙作为幼儿及儿童时期的牙列，具有以下几个方面的功能。

1. 咀嚼功能　乳牙担负着幼儿及儿童时期的咀嚼功能。乳牙龋坏或早失，患儿的咀嚼功能下降，严重者将影响消化功能，从而影响儿童的生长发育，尤其是磨牙的龋坏影响最大。故应重视乳牙龋的早期治疗，以避免成为残冠残根及发生牙髓病。

2. 辅助发音　在乳牙尚未完全长齐及其后乳牙的龋坏缺失，都会影响幼儿或儿童发音的准确性，尤其是某些需要牙齿配合的音韵。

3. 协助面部表情　乳前牙的存在对面部的表情有协助作用，虽然儿童时期对牙齿美观的要求不如成年人重要，但若乳前牙缺损或缺失，也同样会影响面容美观，尤其对某些情感表达与面部失去协调作用。

4. 促进颌面部发育　良好的咀嚼功能及正常的发音，对促进颌面部肌肉和骨骼的发育有一定的作用。乳牙严重缺损或早失，咀嚼功能差，也会影响颌骨及颜面部肌肉的生长发育，颌骨发育

不良又可导致恒牙列的拥挤错位。

5. 诱导恒牙萌出及建𬌗　乳牙的存在可诱导继承恒牙的正常萌出，并建立正常的𬌗关系。乳牙早失，可使先萌出的恒牙移位，后萌出的恒牙可因位置不足而形成各种形式的错𬌗畸形。因此，应尽可能的治疗和修复龋坏的乳牙，使之能维持到退换时期，以引导恒牙的正常萌出及建立正常的恒牙𬌗。某些原因导致乳牙滞留，也会影响恒牙的萌出，或者造成恒牙错位畸形。

（二）乳牙的生理特点

乳牙的生理功能在许多方面与恒牙不同，分述如下。

1. 钙化程度差、龋患率高　据有关资料显示：我国城乡人群恒牙龋患率分别为40.5%与29.7%，而乳牙则分别为79.55%与58.48%。乳牙不但患龋率高，且涉及的牙面多、发展快。由于钙化程度差，如不及时治疗，患牙可在不长的时间里完全龋坏。

2. 存在时间短　乳牙从萌出到被恒牙替代脱落，仅存在5~10年时间，且在替换前1~2年根尖就已出现明显的生理性吸收，根尖孔破坏、牙齿松动，在此期间发生牙髓病或根尖周病治疗较困难。

3. 牙髓血管丰富　乳牙牙髓组织中细胞成分多，纤维成分少，血管丰富，这虽然对抵御感染有利，但在发生急性炎症时也加重反应程度，使髓腔内压力增高，牙髓容易坏死，感染也容易向根尖周组织扩散。

4. 乳磨牙髓底薄副根管多　这一特点在发生根尖周炎症时可出现与恒牙不同的结果，如急性牙槽脓肿易向牙周排出，类似成人的牙周脓肿；慢性根尖周炎时，根分叉下的根间骨隔吸收破坏比根尖周明显，因而，X线表现多为根分叉下的稀疏影。

5. 后期牙颌不协调　儿童时期由于颌骨的生长发育，大多数乳牙列可出现较大的牙间隙，容易发生食物嵌塞，并易致龋，也使邻𬌗面洞充填困难。

6. 乳牙牙冠相对短小　牙冠短小使口底及口腔前庭较浅，治疗时如用棉卷隔湿较困难，且幼儿及儿童期唾液多，如无吸唾设备，有时会给治疗造成困难。

（三）乳牙与恒牙胚的关系

乳牙与恒牙胚关系密切，恒牙胚位于乳牙根尖的下方，乳牙的根尖周组织感染，有的可影响恒牙发育，使恒牙出现釉质矿化不良或形态异常，但有人认为：恒牙牙冠已形成 2/3 以上者，乳牙的尖周病将不会影响恒牙发育。

乳牙是引导恒牙正常萌出的重要因素，乳牙早脱易造成恒牙错位。虽然乳牙下方有恒前磨牙及前牙的牙胚，但乳牙过早缺失，可使初萌的恒第一磨牙前移，前磨牙因位置不足而错位，尤其是第二乳磨牙早失影响最大。

第 2 节
儿童就诊心理特点及对策

儿童（包括幼儿）在牙髓病与根尖周病诊疗过程中，绝大多数存在恐惧心理，尤其是初诊，许多儿童是在监护人（父母或亲属）诱导甚至是强制情况下就诊的。在接触到医院的陌生环境，看到穿白大褂的医护人员，各种奇形怪状的医疗设备和器械，以及刺鼻的药味等，更加重了恐惧心理和反抗行为。因此，在诊疗前应根据患儿的心理特点及家长的愿望，采取诱导劝说等相应的措施，才能做好儿童牙髓病与根尖周病的诊疗工作。

一、儿童就诊前的心理及对策

虽然绝大多数儿童在就诊前都表现为恐惧心理，但不同年龄的儿童有着不同的表现。例如，年龄较小的儿童虽然对诊疗高度恐惧且易哭闹，但对监护人及医护人员的诱导劝说也容易接受；年龄大一些的学龄期儿童，恐惧心理可能不如幼儿严重。但是，一旦产生不配合行为，诱导劝说则较难，监护人的恐吓、打骂亦无济于事。

不同性别的儿童，就诊时的心理状态及表现亦不同。虽然女性儿童对疼痛刺激较敏感，但有的在诊疗中则比男性儿童更容易配合，只要对治疗原理予以解释清楚，就更容易接受治疗方案。

患儿就诊前的症状不同，就诊心理亦不同。例如，有的患儿虽然恐惧心理严重，但因受牙齿疼痛的折磨，对治疗也有一定的迫切性。因此，其必然存在着矛盾的心理，即配合诊疗不知道有

多痛苦，不配合诊疗疼痛难以消除。对此类患儿需要予以适当诱导，创造宽松的就诊气氛，使患儿的紧张情绪缓解，才能使不配合转为配合或勉强配合。又如，某些慢性根尖周炎牙根外露使软组织创伤，在拔除时如患儿不配合，可告知"如不拔除会穿透唇颊组织，面部出现一个洞洞很难看"。这种显然是欺骗加威胁的劝导，但对爱美观而又不明病理的患儿容易产生效果。

诊疗器械对某些患儿的心理影响也是很明显的。如检查时使用尖锐的探针；去龋备洞或开髓时使用的手机及钻头；拔髓及清腐用的各种器械等，都有可能加重患儿的恐惧感。在使用上述器械前可向患儿作适当的形象解释。例如："你的牙痛是因为虫子钻进牙齿引起的，探针是用来钩虫子的。""虫子钩不到才用针（扩大针）把它捅死"等，使患儿能够相信使用的器械及举动是为了他（她）好。在钻牙前为使患儿配合，可用开动手机让牙钻在接近指甲上的位置上空钻；先在自己指甲上试，让患儿半信半疑后，再放在患儿指甲上方。但应用左手固定好，使患儿相信钻头转动只是空气和水在流动，并不会造成牙齿损伤或疼痛。上述形象解释及示范动作对低龄幼儿效果较好，对学龄期儿童可能无效。

对低龄患儿还可让监护人抱着坐在诊椅上，这样既可使患儿的依赖心理得到满足，又可减少恐惧感，同时也便于医护人员的操作。此外，还能及时有效的阻止某些妨碍诊疗的举动，如操作时疼痛导致哭闹挣扎等。

对学龄期儿童恐惧心理的消除，主要在于理性的解释或允诺。例如：对钻磨导致疼痛后不配合，可允诺为"再磨三五秒钟就不磨了，只要你坚持一下就过去了"，或"你在心里数一、二、三、四、五即坚持过去"，"钻开后就可保证不会再痛"等。

有的患儿在诊疗时出现疼痛想哭但又不好意思哭，这时可鼓励其放声哭而不要强忍，这样反而会使紧张心理得到缓解，更能继续配合诊疗。

有的儿童对老师的话胜过家长，尤其是幼儿期，在不大愿意配合时可先采用鼓励的方法，如："某某很勇敢，报告老师给你加上一朵小红花""老师会号召大家向你学习"等。也可

以采用相反的方法，如："不治疗明天会肿起来，就变丑了"等。

胆怯的低龄儿童对威严的家长或医生容易产生敬畏心理，一旦被家长训斥即能勉强的配合诊疗；对医生提出的"不张口就要打针"可能感到害怕，因而也会勉强接受诊疗。而对于顽皮的儿童，尤其是学龄儿童，训斥或威胁不但起不到作用，可能还会产生逆反心理。

对久劝无效的情况下，亦可告诉家长先让患儿休息候诊，让其他患者先就诊，在休息时由家长继续做动员工作，同时在其他患者诊疗时也可起到示范作用。对5岁以上儿童如不配合，也可不让家长椅旁陪诊，以减少患儿不正当的依赖心理。但为了防止患儿因惧怕治疗而做出不切实际的病史描述，可先向家长了解病史，后再让家长暂时离开诊室。

患儿哭闹挣扎等不合作行为，不但会影响诊疗效果，有的若不注意防范还可造成组织损伤，器械误吞误咽等不良后果，对此必须要有足够的思想准备。强行治疗不但难以取得良好的效果及容易发生事故过错，而且会对患儿造成精神上的创伤，同时还会给家长造成痛苦不安的心理承受。因此，强制性治疗首先必须是症状严重，具有较大的必要性时才实施。例如，牙槽脓肿的切开、急性牙髓炎的开髓减压、急性根尖周炎的开髓引流等。其次是必须取得家长同意，且需在安全可靠的前提下进行，在患儿勉强张口后，需要用锋利的车针或刀片，以敏捷的动作快速完成操作性治疗。

二、陪诊家长的责任及要求

家长是患儿的监护人，在陪伴患儿就诊时具有提供患儿病史，保护患儿安全，接受治疗方案，协助医护人员做好患儿诊疗工作，接受医嘱及交费取药等责任，分述如下。

1. 提供病史 对拒绝诊疗的患儿，尤其是幼儿，不可能为临床医生提供真实的病史，这种情况下只能依靠陪诊家长。应向家长了解患儿的发病时间、症状、有无就诊、服药、效果如何等方面问题；并了解患儿既往史及有无药物过敏史。对非直系亲属陪伴，若无法全面了解者，必要时应向陪伴者了解清楚后再就诊。对于隐瞒重要既往史者，一旦出现问题应由陪诊家长负责。

对某些症状出现的时间及程度，亦可采用家长与患儿相结合的方法加以了解。

2. 保护患儿安全 陪诊家长应时刻保护患儿就诊的安全，如在候诊时应防止患儿好奇四处走动，避免触摸医疗仪器设备，以防止触电事故；并应防止患儿惧怕诊疗而走失。在就诊时应做好思想动员、安慰等工作，尽量采取表扬鼓励的方法，对不配合者应耐心诱导说服，尽量避免用打骂训斥的方法逼迫患儿就诊，以免影响诊室的气氛及影响他人诊疗；更应避免采用暴力对待患儿，以免患儿身心受到损害。

3. 接受治疗方案 在对患儿做出诊疗决定后，可将治疗目的、方法、需要的时间及费用等征求陪诊家长的意见，一切治疗方案都必须在家长同意后方可实行。

4. 协助医护人员做好诊疗工作 对诊疗不合作的儿童除了需要陪诊家长做好诱导说服工作之外，有时还需要陪诊家长协助制止患儿的某些不良举动；提供某些必要的服务，如帮助患儿递水漱口、擦嘴等；对有恐惧心理的学龄前儿童，必要时可让家长怀抱就诊，使患儿能在痛苦的状态下感受到亲情的温暖，以提高诊疗的信心，更好地配合医护人员完成诊疗工作。

5. 接受医嘱及缴费取药 对患儿的所有医嘱均应向陪诊家长交代，尤其是低龄儿童。例如，各种治疗后的注意事项，疗效的观察，药物的服用方法，复诊时间等。此外，陪诊家长还需完成医药费用的缴纳及取药等工作。

三、接诊医生的诊疗技巧

对儿童牙病的接诊，除了患儿及家长的良好配合，接诊医生的素质是至关重要的。不但要有良好医德和极大的耐心，还要有良好的诊疗技巧，才能应对各种患儿的各种疾患。下面介绍几点临床小经验供同行参考。

1. 龋病治疗 有的患儿存在多颗牙不同程度的龋洞，为了使患儿能全程配合，应本着先易后难的方法处理，即先钻磨不会疼痛的浅龋并充填，再处理钻磨会酸痛的中、深龋，这样较容易取得患儿的信任，使患儿能更容易接受治疗。

2. 急性牙髓炎开髓减压 急性牙髓炎是造成

患儿较大痛苦的疾病，一般多见于 5 岁以上的幼儿或学龄儿童，以乳磨牙多发。此时患儿多处于叛逆期，既渴望能解除痛苦，又惧怕疼痛。对麻醉镇痛开髓减压往往不易接受，这种情况下只能采用诱导开髓，即使用锐利的车针，以"挖虫"为名接触龋洞，突然启动电源下钻，在患儿有痛感时髓腔已通，溢出炎性血液即可。

对极度不配合的患儿，也可在吹干窝洞后，用小棉球蘸 CP 轻轻置放窝洞中，也能起到镇痛作用。

3. 慢性根尖周炎根尖外露的拔除　部分乳上前牙慢性根尖周炎未及时治疗，根尖外露致上唇创伤，在拔除时如患儿不配合，可在碘酊消毒后，用牙挺放在根尖内侧，快速向唇侧施力使中间的牙龈撕裂，患牙即可脱落，这样就不会导致患儿因局麻而拒绝拔除，此法疼痛程度和局麻相差无几（图 28-2）。但是，如根尖外露不多，中间的牙龈较宽，则不适用本方法拔除。

4. 乳前牙松动的拔除　乳恒牙替换期，上恒牙往往在唇、颊侧萌出，下前牙在舌侧萌出，许多家长担心会引起错𬌗，要求拔除乳牙比较强烈，患儿又不易配合。这种情况不能按常规处理，可徒手（戴手套）诱导检查，对松动明显的乳牙，用拇指向唇侧扣动即可脱落，这样就能避免拿器械造成患儿不配合。

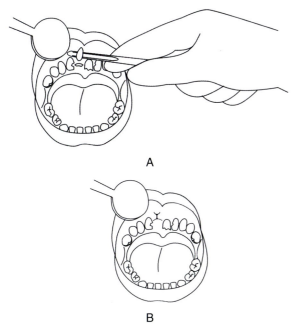

A

B

图 28-2　乳牙根尖外露的剔除
A.上前牙慢性根尖周炎根尖外露，用牙挺快速剔除。B.剔除术后

第 3 节
乳牙牙髓病与根尖周病的临床表现与诊断

乳牙牙髓病与根尖周病存在着一些与恒牙不同的特点，除了龋病、医源性及外伤构成牙髓感染途径外，乳牙不存在其他感染途径。因此，在诊断时应将注意力集中在有龋、充填物及外伤史的牙齿上。

一、乳牙牙髓病与根尖周病特点

乳牙牙髓病的临床表现基本上同恒牙，极个别错位痛也会发生在口唇或其他颌面部组织，应重视检查相关牙列情况。但由于乳牙牙体、牙周解剖生理上的某些特点，在牙髓病与根尖周病的临床表现上也有某些与恒牙不同的特点，分述如下。

1. 感染途径较单一　乳牙牙髓炎的感染途径绝大多数是龋病，少数为医源性及外伤，如深龋使用充填材料不当，慢性牙髓炎或牙髓坏死误诊等；前牙外伤根尖周血运障碍可引起牙髓坏死。乳牙不存在重度磨损、畸形尖（窝）、楔状缺损、隐裂、根裂及牙周病等感染途径导致的牙髓病与根尖周病。

2. 容易通过牙本质小管感染　乳牙体积小，牙本质层相对较薄，深龋容易导致牙髓感染。深龋在未出现症状时若治疗不当，亦较容易导致牙髓病变，主要原因有：①治疗时患儿不易配合，窝洞制备时去龋不彻底，残留龋蚀组织中的细菌在无氧状态下更容易感染；②对窝洞深度判断失误，将近髓的深龋采用有刺激性材料充填；③不适当地使用酚类药物做窝洞消毒；④使用低速手机时不注意间断钻磨，产热过高导致牙髓损害等。上述医源性原因可造成牙髓炎症、坏死乃至根尖周炎等病变。

3. 乳牙牙髓病病程短而发展快　乳牙牙髓遭受细菌感染发生炎症，大部分可在短时间内出现坏死。因此，乳牙就诊时多为急性牙髓炎（含慢性牙髓炎急性发作）；慢性牙髓炎就诊者较少。由于乳牙血运丰富，多根牙冠髓及某一根髓坏死，有的甚至已发展成为慢性根尖周炎，但另一根髓可能仍存活，此种现象并不罕见。乳牙根尖周炎

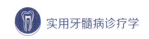

早期就诊亦较少，就诊时多为牙槽脓肿，这可能同早期症状较轻未引起重视有关，也可能同炎症发展快有关。

4.机体反应敏感 儿童时期对感染反应敏感，牙髓病一旦发展成急性根尖周炎，常伴有畏冷、发热、白细胞总数及中性粒细胞升高等毒血症状；局部淋巴结肿大并压痛等亦较恒牙常见。在替牙期出现上述症状亦容易与恒牙萌出的症状混淆。因此，应认真检查鉴别，避免误诊。

5.慢性根尖周炎容易形成窦道及牙根外露 乳牙慢性根尖周炎容易形成窦道，无窦道型较少。乳牙慢性根尖周炎也容易发生根尖处牙槽骨吸收，根尖外露直至移位。根尖外露以上颌乳前牙多见，其次是下颌乳磨牙，有的则合并唇颊黏膜创伤，患儿常为此而就诊。

6.乳磨牙感染易从牙周扩散 乳磨牙髓室底侧支根管多，加上牙周组织疏松，急性根尖周炎一旦形成脓肿，很容易从牙周扩散，形成牙龈脓肿。表现为近龈缘处疱状肿胀，与成年人的牙周脓肿相似。如为慢性根尖周炎急性发作，则多表现为疱状肿胀的窦道口。出现在龈颊沟的黏膜下脓肿相对较少；而脓肿一旦从根尖处骨壁穿破，很容易形成颌面部肌肉间隙感染，这可能同儿童唇颊沟较浅有关。

二、乳牙牙髓病及根尖周病的检查与诊断要点

由于多数儿童有恐惧心理，对探诊及叩诊都较敏感，可能会将不痛的说成痛，将不大痛的说成很痛，这种夸大其词的诉说会给牙髓病的诊断造成困难。因此，在诊断牙髓病时需要更加认真细致的检查，尤其是多个牙有深龋的情况下，应特别注意鉴别诊断。应结合病史、探诊、冷热诊及叩诊等检查结果，综合判断牙髓所处状态，以作出正确的诊断。必要时应重复检查，以防止误诊漏诊。

在探诊时应避免探针进入穿髓孔导致患儿剧痛，否则将很难取得患儿配合，给下一步的治疗造成困难。

已行充填的患牙如出现症状，就诊时牙髓多已坏死或部分坏死，甚至是根尖周炎。患牙一般都有不同程度的叩痛，故应先行叩诊检查。如能排除其他牙病变，则可进一步去除充填物，再探明牙髓所处状态。

乳牙有牙髓急慢性病变很容易出现松动，对初步确定患牙有一定帮助。但应注意患牙是否处于临近退换期，必要时可拍摄 X 线片帮助诊断。

乳牙慢性根尖周炎以慢性根尖脓肿为多，且多为有窦道型，根尖周肉芽肿、根尖周囊肿罕见。除了需了解恒牙发育情况及乳牙根吸收情况外，应尽量少摄或不摄 X 线片，以减少诊疗程序及 X 线对患儿健康的影响。

有报道认为，一次锥形束 CT 的辐射量相当于拍 4 次曲面断层 X 线片，除了个别需了解埋伏牙的情况外，儿童治疗牙髓及根尖周病应尽可能不做此项检查。

第4节
乳牙牙髓病与根尖周病的治疗

乳牙牙髓病与根尖周病的治疗方法大体上与恒牙相同，但由于乳牙具有许多与恒牙不同的生理特点。因此，在治疗方法上也有与恒牙不同之处，分述如下。

一、深龋的治疗

深龋是指龋蚀破坏到牙本质深层，且已接近髓腔，虽然牙髓组织未感染，但临床上大都有可复性牙髓炎（牙髓充血）的检查结果。即冷热刺激痛，刺激移去后疼痛立即消失，患牙无叩痛。

在诊断深龋时要排除牙髓有不可逆病变的可能，尽量避免对有病变的牙髓作深龋治疗。由于乳牙牙本质层薄，钙化程度差；又因其多为急性龋，反应性牙本质形成少，在深龋的情况下细菌很容易通过牙本质小管进入牙髓，加上某些低龄患儿对病情叙述不准确，对检查结果也难以表达。因此，对牙髓所处状态较难判断。在活髓情况下，判断牙髓是否存在不可复性炎症，可在去除软化牙本质后检查有无露髓孔，对可疑露髓孔，除了探查有明显疼痛外，还可用小棉球蘸压，观察棉球上是否有血性渗出液，但邻𬌗面洞应注意排除龈缘出血。对冷热刺激无反应除了要观察有无露髓孔外，还应注意检查是否有叩痛及松动，牙髓坏死大都有叩痛。感染一旦波及根尖周，患牙则

有不同程度的松动，但在近替牙期应注意与牙根生理性吸收鉴别。

乳牙深龋在治疗时还应注意以下几个问题。

1. 适当去龋备洞以保护牙髓　深龋在去龋备洞时，既要将龋蚀组织基本去尽，又要避免伤及牙髓。对洞底软化牙本质应去除干净，以防止残留的细菌在充填后感染牙髓。对较大的窝洞，最好采用小挖匙去除软龋，既可防止不慎穿髓，又可避免钻磨引起患儿的恐惧。深龋洞底去龋应避免使用倒锥形钻或裂钻，以防止牙髓损伤。

对深龋洞底的制备应本着基本去除龋蚀组织的原则，而不必强调底平壁直的洞形，以保留更多的牙体组织，需要做固位形者可在衬底层充填后再制备。尽可能保留龋蚀形成的凹形洞底，这也是防止损伤牙髓的重要举措。

乳牙使用年限较短，对接近替牙期的磨牙，不需过分强调去除薄壁弱尖，对充填后可能造成折裂的牙尖可适当降低，尤其是无咀嚼功能的辅助尖更应降低，可以避免充填后折断。

2. 避免使用渗透性药物消毒　对窝洞预备后是否再用药物消毒，目前还存在着争议，由于大部分牙科消毒药物均存在渗透性强、容易损害牙髓的特点，因而一些学者不主张用。药物消毒窝洞的目的，是为了防止残留细菌通过牙本质小管感染牙髓，无渗透作用的药物则起不到杀菌作用。因此，目前大都主张直接用具有抑菌或杀菌作用的氢氧化钙或氧化锌丁香油酚做间接盖髓术，既可抑杀细菌，又可保护牙髓。光固化氢氧化钙在光照后难以释出钙离子，因而只能起到保护牙髓作用，没有抑杀细菌的作用。

3. 合理选择充填材料　乳牙窝洞采用哪一种永久性修复材料修复，应根据患儿的年龄、牙位及缺损大小等因素加以选择。例如，年龄较小者，患牙的替换需要较长的时间，应尽量选用硬度高的嵌体、银汞合金等材料修复，前牙则选用复合树脂修复。对接近替牙期的乳牙，则可酌情选用玻璃离子或磷酸锌水门汀修复。上述材料修复均需用刺激性小的衬底料衬底，对不便衬底的后牙邻面洞，亦可先用氧化锌丁香油酚充填，数周后换磷酸锌或玻璃离子水门汀。观察数月，如无症状再换用银汞合金或复合树脂修复。这种修复方法旨在使牙髓腔内反应性牙本质形成，以免直接

用银汞合金或复合树脂充填容易导致牙髓坏死。有的洞形也可用光固化型氢氧化钙直接衬底，学龄儿童也可以用玻璃离子水门汀作为永久充填，充填良好使用数年不成问题。对大面积缺损或多个牙缺损的修复，应尽量不用银汞合金，以避免汞对患儿身体健康的影响。

4. 某些情况下可积极去髓　对接近替牙期的乳牙保留活髓并不重要。凡是有明显冷热刺激痛或不便充填的龋洞，也可考虑采用失活法去髓，这样既可减轻患儿痛苦又可取得良好的配合。因为，封失活剂前只需钻磨近洞缘的部分龋蚀，洞底仅用挖匙去除软龋即可，这样患儿酸痛感较小，较容易配合。对离替牙期较长时间的患牙，如洞型不利于充填修复（固定作用差）也可选择去髓，如前牙Ⅳ类洞，后牙𬌗面大面积缺损或严重的邻𬌗面缺损等。因为乳牙采用冠修复较难接受，也无此必要；采用去髓术后利用髓腔固位效果好，充填修复也容易，且可以一次完成治疗及修复。

二、乳牙急症的处理方法

急性牙髓炎（含慢性牙髓炎急性发作）和急性根尖周炎是造成儿童较大痛苦且较常见的牙科急症。患儿常因疼痛而寝食不宁，家长也会因此而焦急不安，对工作、学习、生活都会造成影响。因此，如何根据患儿及患牙的不同情况，做好乳牙牙髓病急症的处理，具有十分重要的意义。

（一）乳牙急症的处理原则

乳牙有某些与恒牙不同的特点，在急症处理上也有与恒牙的不同之处，乳牙急症处理的原则是：①及时彻底的解除患儿痛苦；②根据患牙存留时间选择治疗方法。

急性牙髓炎是造成患儿最痛苦的牙髓病，若不及时治疗，除了患牙继续疼痛外，病情发展的结果是牙髓坏死，并进一步发展成为根尖周炎。因感染程度不同，其后果也难以预测。因此，应尽快开髓减压，引出炎性渗出液，以阻断病情的发展。

急性根尖周炎，尤其是化脓性根尖周炎，除了造成患儿痛苦及影响咀嚼功能外，严重者还可并发全身中毒症状，如畏冷、发热、全身不适、食欲减退等。及时开髓引流及合理的应用药物，以及脓肿切开等都是当务之急。应认真细致地完

成每一个治疗步骤，及时解除患儿痛苦，恢复健康。

不同年龄、不同牙位的乳牙，其存留的时间亦不同。因此，在选择治疗方法时应根据不同情况而定。就治疗效果及就诊次数而言，拔除患牙是最快捷而又最有效的方法之一，只要不是严重感染，没有全身系统疾病等禁忌证的情况下均可施行。因此，在接近替牙期或虽离替牙期较长时间，但患牙已严重缺损，治疗修复有较大困难者，亦可选择拔牙。虽然某些乳牙过早缺失可能导致恒牙错位，但这种情况较少见。临床观察表明：早失容易导致恒牙错位的主要是第二乳磨牙，因其靠近非继承的第一恒磨牙，早失容易使第一恒磨牙向近中移位，可造成前磨牙拥挤错位。但如第二前磨牙牙胚已形成至一定程度，即使缺失也不容易前移。其他乳牙虽然早失，但其下方的牙胚与颌骨同时发育，至一定时间萌出，并不会造成错𬌗，除非是有遗传因素存在。

对于担负主要咀嚼功能且对错𬌗有一定影响的第二乳磨牙，在第一恒磨牙未萌出之前发生的急性炎症，则应尽可能治疗修复，以免影响患儿的咀嚼功能及恒牙的正常萌出。

（二）乳牙急症的处理方法

1. 开髓减压 无论是急性牙髓炎或急性根尖周炎，都存在着髓腔内牙髓组织或根尖周组织压力增高导致疼痛的因素。揭除髓顶，引出炎性渗出物，是治疗急性牙髓炎或急性根尖周炎最快捷有效的方法。但也存在着患儿不合作，不肯张口甚至哭闹挣扎等问题。因此，医生除了对患牙要有准确的诊断和对缺损状况有基本的了解外，还要耐心做好患儿的动员工作，并具备有一定的解剖知识和熟练的开髓技术，在取得患儿合作或勉强合作时，以快捷的动作完成开髓操作。

临床实践证明：对诊疗有恐惧心理的儿童同样惧怕注射。因此，除少数学龄儿童能接受麻醉镇痛开髓外，多数患儿不容易接受麻醉，只能在患儿不知情的状态下开髓，待有疼痛反应时开髓工作已告完成。

对急性牙髓炎如能采用麻醉法，应做彻底的去髓术及FC处理，髓室放置小棉球，暂封观察2~3d后再根据情况做根管充填。如在没有麻醉情况下开髓，可在吸去窝洞中液体后，用小棉球蘸

CP液轻轻置放窝洞中，待急性期过后再酌情予以失活、去髓术或其他治疗。

对急性根尖周炎的患牙，根管中的腐质及渗出液带有大量细菌、毒素及致炎物质，在开髓贯通根管后应尽可能清除干净，以免继续对根尖周组织造成刺激。可先滴入过氧化氢溶液，使用拔髓针或扩大针清除腐质并贯通根管，引出炎性渗出液，再使用根管冲洗液反复清洗，最后将液体吸尽，窝洞中置放小棉球，以防止食物残渣掉入。

洁净无菌的根管，可以为炎症的消退和根尖周组织愈合创造良好的环境。因此，对症状较轻者，可在清腐并吸干液体后，封入刺激性小的消毒药物，亦可立即充填根管。这样既可减少患儿的就诊次数，又可促进炎症消退，加快患牙的康复。

2. 调𬌗处理 对松动明显的患牙，在开髓引流的基础上，应常规调𬌗，以消除咬合痛，从而消除对根尖周组织的刺激，对患牙的康复有一定的帮助作用。

3. 脓肿切开 骨膜下或黏膜下脓肿形成，可予以切开排脓，以减轻患儿痛苦，减少合并症的可能。在脓肿切开前应与陪伴的家长商定，取得家长配合。所用器械，尤其是手术刀，最好不要让患儿看到，可用纱布等遮盖，以减轻患儿的紧张心理，避免不合作行为。切口应与唇颊沟平行，刀尖先垂直进入，直至抵达骨面后再酌情扩大。动作宜快捷准确，术中要严防患儿不配合的各种举动，以避免口腔颌面部其他软组织损伤。

除深的肌肉间隙感染外，一般的脓肿切开不需放置引流条，只要将脓液排除干净即可。因为，儿童根尖区黏膜下层较少，脓腔距黏膜表面较浅，且儿童的愈合能力强，在脓液排除后很快即可愈合。

对较深的脓肿亦可仅用注射器穿刺抽脓，而不再做脓肿切开。但所用针头应粗些，以便顺利的抽出脓液。此法可减轻患儿及家长的恐惧感，尤其适用于骨膜下脓肿。

对近龈缘处的小脓肿，在消毒黏膜后仅用探针挑破排脓即可。

4. 药物的使用 急性牙髓炎或症状较轻的根尖周炎，一般不需全身给药治疗，尽可能依靠自身的免疫力，以避免药物毒副作用影响患儿健康。

对症状较重的急性化脓性根尖周炎，尤其是伴有全身中毒症状或颌面部肌肉间隙感染者，则应以药物治疗为主。在开髓引流或脓肿切开的基础上，可口服、肌注或静滴抗生素。使用的原则及具体方法详见第 14 章及第 29 章。

对不能配合开髓减压者，可予以芬必得，吲哚美辛等镇痛药物。

5. 物理疗法　儿童的颌面部血管丰富，抵抗力强，但也容易使感染扩散。因此，在急性牙槽脓肿合并间隙感染时，早期可配合使用冷敷、超短波等治疗；在炎症消退期，如出现组织硬块状，亦可用热敷促进消散。

三、乳牙牙髓的失活

儿童对麻醉注射大都不合作。因此，无论是行去髓术或干髓术，封药失活都还是比较容易接受的。但急性牙髓炎可先开髓引流，采用丁香油或樟脑酚液棉球置窝洞安抚，待急性期过后再封失活剂。

儿童的髓室底薄，侧支根管多，且牙髓血运丰富，失活时应选用毒性低的失活剂。亚砷酸因作用迅速而无自限性，容易进入根尖周组织产生化学性根尖周炎，严重者还会使牙周组织坏死，因而不能用作乳牙失活。多聚甲醛毒性低，且有较强的杀菌能力，用于乳牙失活较为安全，失活效果亦较可靠。

放置失活剂前应将窝洞中的龋蚀组织去净，尤其是近洞缘处的软化牙本质应去除彻底，以防止药物渗漏，保证失活效果。对固位差的窝洞可做适当的修整，如在侧壁上钻磨小凹洞，防止暂封剂脱落。放置失活剂时应严格隔湿，尤其对邻面近颈部窝洞应注意龈液或血液的影响，并注意勿将失活剂沾染在洞壁上。为防止封药后疼痛，亦可用一小棉球置放失活剂上方，以缓冲来自牙髓的渗出液产生压力。暂封剂应选择受唾液影响小、密封性能较好的氧化锌丁香油酚，封药后应检查暂封物是否有早接触，以防止暂封物破裂或松脱。封药 7d 后去除暂封物，再行去髓术或干髓术。

四、乳牙牙髓切断术

牙髓切断术有活髓切断及失活后切断两种方法，前者是在局麻下将冠髓去除，保留根髓，用药物调成糊剂覆盖断面，使其存活并发挥功能，故属于活髓治疗；后者是用失活剂将牙髓失活后去除冠髓，用药物覆盖保留根髓使其脱水干燥，成为无菌干化组织固定在根管中，故又称其为干髓术，为死髓治疗。

牙髓切断术因操作简便，容易被患儿所接受。因此，对根管复杂的乳磨牙可酌情采用。有关活髓保存的切髓术及干髓术的问题已在第 9、12 章中叙述，不再赘述。本节重点讨论乳牙的 FC 切髓术。

（一）FC 切髓术的机理

一些学者研究表明：使用饱和的 FC 棉球置放牙髓断面，在数分钟内可使牙髓发生纤维性变和嗜酸性变；FC 作用 7~14d，牙髓组织部分被固定；60 天至 1 年后牙髓出现纤维化而完全被固定。但也有研究认为：FC 切髓术后部分病例可出现慢性炎症的病理改变，甚至还有出现牙髓变性、肉芽组织形成、根管内吸收导致乳牙早脱等问题。还有的认为，FC 固定的自体组织可引起免疫反应，甚至会吸收进入身体的其他组织。

Stephen Cohen 等认为 FC 切髓术仍然是首选的治疗方法，其疗效优于氢氧化钙，因而被全球大多数儿童牙医学系和执业儿科牙医所青睐。治疗中使用的量小，对身体健康并不会造成影响，局部对组织的损伤是可逆的。当然，随着药物材料的发展，使用生物材料保存活髓是更好的举措。

（二）FC 切髓术操作方法

1. 取 1 份 FC 原液，3 份甘油，1 份蒸馏水配成 1 : 5 稀释液备用。

2. 常规麻醉、去龋、开髓、揭除髓顶，用锐利挖匙或球钻切除冠髓，并将近根管口的部分根髓去除。

3. 用生理盐水冲洗髓室，吸干后用小棉球压迫止血。

4. 用蘸 FC 液的小棉球敷在根髓断面，5min 后去除。

5. 用稀释液调氧化锌，挑少量敷于根髓断面上，生理盐水棉球轻轻推压平整，待干固后磷酸锌水门汀垫底，永久性材料修复缺损。

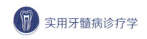

（三）注意事项

1. FC 切髓术仅适用于局限性牙髓炎。但因牙髓难以行组织学检查，对病变的范围、难以准确判定。因此，只能根据患牙有外伤缺损露髓或深龋露髓探痛敏感，但无自发性疼痛，无明显叩痛等情况，分析判断牙髓可能处于轻度慢性炎症状态，有自发性疼痛的急性牙髓炎一般不用本方法。

2. FC 切髓术仅适用于离替牙期较长时间的乳牙。对于接近替牙期，X 线显示恒牙胚上方无牙槽骨覆盖或牙根吸收超过 1/3 者不宜采用。

3. 切髓术中如出血较多，说明根髓已有炎症，且有波及根尖周组织的可能；如术中牙髓未见出血，说明已发生变性坏死的可能。上述情况均应改为去髓术治疗，勉强做切髓术难以保证良好的疗效。

4. 切髓时应严格无菌操作，严格隔离唾液，最好应使用橡皮障，冲洗时使用吸唾器，以防止切髓时污染断面，导致牙髓炎症影响疗效。

五、乳牙去髓术及根管治疗

乳牙去髓术与根管治疗的方法步骤基本上与恒牙相同。但是，乳牙在解剖及生理上的某些特点，因而又有一些与恒牙不同之处。

（一）开髓

乳前牙牙体缺损的修复，所用材料的颜色要求不如恒牙严格。因此，可根据龋洞的位置选择开髓点，如前牙邻面龋可向舌侧扩展；亦可向唇侧扩展，只要有利于充填体固位及操作方便即可。

乳磨牙髓室顶距髓室底较近，开髓时应注意落空感小的特点，避免钻磨过度损伤髓室底。邻龉面洞应根据乳牙根分叉大、治疗器械容易操作等特点，健侧牙体钻磨不需与髓壁形成直线，从而减少对牙体的破坏程度，以免治疗后容易产生冠折。

探查根管时也应注意根分叉大的特点，注意区分器械进入根管或是髓室旁穿、根管侧穿等操作失误。无法肯定者可带针拍 X 线片，以及时修正错误。

对不配合或勉强配合治疗的患儿，开髓时应高度警惕，严防患儿因疼痛不适而突然挣扎，或动手推开手机等不良举动，以免造成软组织损伤。

（二）拔髓与清腐

尽可能用拔髓针将根髓完整的拔出，如采用扩大针捻碎，应注意不能太细，避免超出根尖孔。尤其是根尖已吸收的患牙，扩大针向根尖方向深入没有阻力感，凭手感确定根管长度较难，准确的根管工作长度要靠 X 线摄片。但由于乳磨牙根分叉大，X 线片测量工作长度亦可有误差。因此，有学者提出：应在 X 线片测量的基础上减去 2~3mm，即为根管的工作长度。多根牙最准确的工作长度确定是带针摄片，可观察扩大针末端与根尖的距离，以决定扩大针深入或后退的长度，最终决定根管工作长度，使治疗达到精确的程度。

儿童的口腔相对较小，龉间距离也较低，在后牙拔髓及清腐时，如使用常规扩大针操作不便，可将旧扩大针适当磨短，以便操作。在使用扩大针探查根管时，应采取安全措施，如使用安全链或粗缝合线拴在手柄上，以防止扩大针滑脱导致误咽误吸。尤其是哭闹的低龄患儿，更应提高警惕，因为，哭闹时会出现突然的过度换气或头部位置改变，此时若扩大针滑脱最容易被吸入咽喉，导致误咽误吸。

乳牙感染根管中腐质的清理方法基本上同恒牙。乳牙根管较粗直，只需要将腐质清理干净即可，而不必过分强调扩大根管。清理根管时可用过氧化氢溶液与生理盐水交替冲洗。对于内容物有高度腐臭的根管，亦可封 FC 杀菌消毒。但应使用较干的棉球或棉捻，避免过多造成根尖周组织的刺激。对无明显腐臭的根管，应尽量使用无刺激性的氢氧化钙、樟脑酚液、木榴油等药。

（三）根管充填

乳牙根管充填的原理与恒牙相同，但又有某些与恒牙不同的特点。

1. 为防止根管充填后影响恒牙替换，乳牙的根管充填尽量不使用牙胶尖及其他不能吸收的根充剂，以防乳牙滞留。但目前尚无能与根尖同步吸收的根充剂，只能选用具有抗菌消毒作用的制剂，如维他根充糊剂、氢氧化钙、碘仿制剂、抗生素糊剂等。亦可选用抗生素粉剂加肾上腺皮质激素，用生理盐水或麻醉剂调和后按上述方法导入根管。抗生素糊剂的优点是无刺激性，在短期内有较强的杀菌消炎作用。可选用抗菌谱广的大环内酯类抗生素加抗厌氧菌类的药物，对于容易产生过敏反应的抗生素应禁用。

2. 为了使根管充填完满，最好使用注射式输送法，如维他根充糊剂及器具；亦可用扩大针挑根充剂逐渐压向根尖，直至充塞完满为止。

3. 对临近替牙期的后牙，在治疗至根管内无渗出液时，亦可仅用一滴 FC 调干尸剂置根管口及髓室中。这种类似空管疗法的治疗，可保持根管内无菌至乳牙退换。

4. 根管充填后擦去多余的根充剂，磷酸锌水门汀垫底，根据牙位及替牙期选择不同的材料充填。

六、近替牙期患牙的处理

近替牙期的乳牙大都存在着根尖吸收，牙齿有轻度松动。对有牙髓或根尖周病，应根据患儿年龄及患牙的替换期，决定是否有治疗价值，并与家长充分沟通，告知替换牙的时间，避免某些不必要的治疗。如患牙有急性牙髓炎或根尖周炎症状，也只需应急处理即可，不需做常规的去髓术或根管治疗，以免造成不必要的麻烦和浪费。

（陈乃焰）

参考文献

[1] 史俊南. 现代口腔内科学. 北京：高等教育出版社，2000

[2] 皮昕. 口腔解剖生理学. 3 版. 北京：人民卫生出版社，1999

[3] 王颀，张广水. 浅谈口腔临床诊疗中儿童行为控制. 牙体牙髓牙周病学杂志，1995, 5(13):175

[4] 吴友农. 牙科畏惧症. 牙体牙髓牙周病学杂志，1997, 7(3):119

[5] 杨富生，樊淑梅，方军. 600 名儿童牙科诊疗中恐惧原因调查分析. 牙体牙髓牙周病学杂志，1997, 7(1):60

[6] 刘荣森，李颖超，张贤华，等. 临床牙髓病学. 9 版. 北京：人民军医出版社，2014

第29章

牙髓病与根尖周病治疗的常用药物

现代医学是医疗技术与药物应用的有机结合，牙髓病与根尖周病的治疗也是一样，虽然大都是利用各种人工操作进行治疗，但也离不开各种药物的配合使用，两者联合使用使治疗能达到良好的效果。在某些情况下，药物则发挥着治疗的主要作用。

药物能起到治疗疾病的作用，但也能产生对机体的不良反应（adverse drug reaction），甚至还可能对机体造成伤害。必须认识到，大部分药物都有治疗作用和不良反应的双重性。因此，临床医生不但要掌握药物的性能和作用机制，还要对药物的毒副作用以及可能出现的问题进行深入了解，这样才能避免用药的盲目性和随意性，尽可能做到"有的放矢，立竿见影"。

第1节
牙髓病与根尖周病治疗用药的基本常识

牙髓病与根尖周病治疗虽然用药种类与数量均较少，但如果缺乏对药物使用的基本常识，盲目和随意用药，轻则治疗无效且造成不必要的浪费，重则对患者机体造成伤害，极个别还可能危及患者的生命。

一、药物的作用机制

药物通过口服、肌内注射、静脉注射、皮肤黏膜吸收等方式进入机体，并通过血液循环分布到全身各组织、器官而发挥作用，药物通过影响机体某些组织、器官的功能，或影响某些侵入机体的微生物代谢机能，达到治疗疾病的目的。例如，腹部空腔脏器的疼痛是由这些脏器中的平滑肌痉挛所致，阿托品用于腹部空腔脏器的止痛，是通过解除这些脏器平滑肌痉挛，从而达到止痛的作用；而抗生素治疗各种炎症，则是通过影响细菌的代谢机能，达到抑制细菌的繁殖或杀灭细菌的作用。

牙髓与根尖周病治疗用药，主要是围绕着消炎和镇痛两个方面，除部分根管用药外，许多药物都是通过各种途径分布到全身组织器官，达到治疗局部的炎症。因此，需要注意某些药物可能会产生的副作用，尤其是患者有某些系统性疾病可能造成的影响。某些具有渗透作用的药物，即使只是封在窝洞或根管中，会通过渗透作用进入根尖周组织，再通过血液循环分布到全身，尤其是用于孕妇时，可能会对胎儿造成影响。对此，必须要有足够的认识。

二、药物的体内过程

1. 吸收　药物通过静脉注射、肌内注射、口服及皮肤黏膜吸收等方式进入人体。各种用药方式不同，在体内发挥作用的时间也不同。口服药物是通过胃肠道吸收入血，用在皮肤与黏膜是药物被吸收进入组织后再入血；肌内注射药物进入组织后吸收入血；静脉注射则直接进入血液循环，然后分布到全身各组织器官发挥作用。除静脉注射外，其他途径给药会受一些因素的影响而不能全部发挥作用。例如，口服药物吸收的量受药物本身的性质及胃肠道功能、局部血流量等因素的影响，胃肠道有炎症时，口服药物吸收的量就会减少，一部分药物未被吸收则随粪便或尿液排出。有些药物肌内注射量较大难以完全吸收，如青霉素肌内注射吸收较慢，多次注射有的吸收不全。静脉注射能使药物直接进入血液循环，且能达到最快、最完整的药效。

口腔组织血运丰富，注射的药物很快进入血液循环，除局部发生作用外，某些药物会对系统性疾病产生作用，尤其是误注入静脉，如含肾上腺素浓度高的麻药，会产生心跳加快、血压升高、晕厥等不良反应。单纯利多卡因注入血管，会出现抑制心脏传导系统、血压降低等症状及体征。

2. **分布**　药物吸收入血随血液循环分布到全身各组织器官。由于药物对特殊组织的亲和性不同，因而分布也不均匀。例如，碘易浓集于甲状腺，汞、砷等金属类药物在肝肾的浓度较高。正是这种分布不均或有亲和性，才会造成某些药物对治疗无关器官的损害。如治疗感染性疾病用的氨基糖苷类抗生素，如使用不当，有的可造成药物性耳聋或肾损害等。

一些药物在血浆中与蛋白结合，以大分子的形式存在，不易进入无蛋白的组织。如青霉素在血浆中与蛋白结合，故不易进入血脑屏障；而磺胺嘧啶钠很少与蛋白结合，容易进入血脑屏障，因而成为治疗脑膜炎的首选药物。

在牙病治疗中，药物放置在根管内消毒，有的与直接接触的部位产生作用；有的则通过蒸发或渗透的作用杀菌。例如，FC 只需放置在根管口或髓室，通过甲醛的蒸发作用，就能起到整个根管系统的杀菌作用；而其他药物则需接触到细菌才能杀灭，未接触的部位则不起作用。药物如接触具有一定血运能力的残髓，或直接与根尖周组织接触，即可被根尖周组织吸收。此外，有的药物具有较强的渗透性，虽未与残髓或根尖周组织接触，但仍可通过根管中的液体，渗入到根尖周组织并分布到全身。有人曾做过试验，在动物的牙齿中封入 FC，7d 后杀死动物，在其心、肝、肾等器官中可检测到 FC 的成分。但是否会造成上述器官损害尚无定论，故仍应高度重视。

3. **代谢**　大多数药物在体内是通过氧化、还原、分解、结合等方式进行代谢。代谢的结果使药物灭活（失效），或转化为其他物质排出体外，有的也可被其他生理代谢所利用。例如，一些无机化学的药物，代谢的主要场所在肝脏。因此，当患者肝脏功能不全时，药物蓄积容易引起中毒；而一些药物在肝脏代谢过程中可造成肝细胞的损害，尤其是肝功能不全或用量过大时为甚。例如，口腔抗感染常用的甲硝唑和四环素合用，如过量可造成肝功能损害。

许多药物的代谢是血液中的酶类参与的，如肾上腺素，是由血液中的儿茶酚氧位甲基转移酶和单胺氧化酶代谢灭活的。含肾上腺素的麻药误注入血管，患者出现心慌、心跳加快，2~3min 后即可恢复正常，这就是上述两种酶作用的结果。

药物代谢快慢决定其在血浆中的浓度，药物在血浆中的浓度从最高值下降一半所需的时间称"半衰期"。各种药物根据半衰期决定每天的给药次数；而每次给药剂量是根据血浆中药物的有效浓度而定。各种药物每天使用的次数和剂量，都是经过科学试验得出的结论。因此，在使用时需要按规定严格执行，否则，可能会造成无效或加重毒副作用的后果。

三、药物的毒副作用及不良反应

药物可以治疗疾病，但许多药物还有可能对机体造成毒副作用及不良反应。轻则给患者带来不适感及痛苦，重则造成某些器官的损害，极个别甚至还会危及生命，如口腔局麻剂肾上腺素浓度过高会引起心血管疾病恶化，某些药物引起的过敏性休克等。牙髓与根尖周病治疗虽用药较少，但仍应提高警惕，以保证用药安全。

1. **副作用**　副作用指在治疗剂量时，患者某些器官出现与治疗无关的异常反应。例如，口腔注射含肾上腺素局麻剂出现的心慌、心悸；口服甲硝唑、替硝唑出现的恶心呕吐、头昏；口服奥硝唑出现全身无力；口服四环素、红霉素对胃黏膜的刺激作用等，这些都是药物副作用产生的结果。

对治疗必须要用的药物，除了可选用副作用较小的以外，还可配用一些能解除副作用的药物，或改变给药方法，以避免或减轻其所引起的某些症状。例如，在选用红霉素或甲硝唑时配给维生素 B_6，并在饭后服药，可减轻胃肠道反应。对于某些反应较重或有胃病史不能口服，可改用同类副作用轻的药物，必要时亦可改为静脉滴注，以减轻反应并确保治疗所需。

2.毒性作用 毒性作用系指应用药物后引起机体某一组织器官的严重损害。例如，使用氨基糖苷类药物所致的耳毒性、肾毒性；应用某些药物造成肝细胞损伤（肝功能检查谷丙转氨酶显著升高）。牙髓病治疗使用的各种失活剂就是利用其毒性使牙髓失活，如使用方法不当，其毒性作用不但使牙髓失活，还可造成牙周组织化学性炎症乃至坏死（砷剂），甚至还可随血液进入全身组织器官。因此，对某些人群使用应慎重，如孕妇及幼儿等。

3.二重感染 二重感染指长期使用大剂量抗生素，造成机体菌群失调。即抗生素将机体中正常存在的某些有益的细菌一并杀灭，从而使某些对该抗生素不敏感的致病菌生长繁殖，并产生相关的疾病。如伪膜性肠炎、白色念珠菌性口炎（鹅口疮）等。

4.致畸作用 指药物用于孕妇可引起婴儿先天性畸形，尤其是妊娠3个月以内者最为严重。因此，妊娠早、中期应尽量避免使用化学药物，但如病情已达非用不可的时候，应权衡利弊，酌情选用。某些药物在幼儿使用，亦可影响某些器官的发育。如四环素在婴幼儿使用可致黄齿症，严重者可使牙齿发育钙化不全，颜色呈黑褐色，故又称"四环素"牙。我国在20世纪70年代中后期，四环素在临床的广泛应用，曾造成此时期幼儿人群中发生严重的四环素牙，在80年代之后才得以认识与纠正。

5.致癌作用 长期服用一些药物可致某些组织器官的细胞过度增殖，形成肿瘤。已证实的致癌药物有己烯雌酚、氮芥、环磷酰胺、非那西汀等。上述药物有的已淘汰，且与牙病治疗无关。但有些药物中还含有非那西汀，如索米痛片，阿尼利定、APC等，这些药均不能长期大量服用。

治疗牙髓与根尖周病的FC，有报道动物试验除可致过敏外，还会引起细胞分裂增强，有致癌的可能，许多国家已不提倡用于根管封药。但FC在牙病治疗中有其他药物不可替代的作用，如何发挥其治疗作用，减少副作用，需要临床医生掌握正确的使用方法和更进一步的研究。

6.过敏反应 过敏反应为病理性免疫反应，虽极少发生，但对患者危害大。药物的过敏反应原因在于患者的过敏体质与某些药物的特性，与药物用量多少无关。因此，在使用一些容易致敏的药物之前，应注意询问患者的过敏史，对容易产生严重过敏症状的药物，使用前应做皮肤试验。牙病治疗有多种药物易引发过敏反应，如抗生素中的青霉素、头孢菌素、链霉素、庆大霉素、卡那霉素、四环素等；麻醉药中的丁卡因、普鲁卡因、利多卡因、必兰和斯康杜尼等；根管充填剂中的氧化锌丁香油酚等；根管消毒剂中的FC、碘制剂等。

过敏反应有迟缓型和速发型两种。迟缓型过敏反应表现为：患者在用药后若干时间出现皮疹、瘙痒不适、血管神经性水肿等症状。速发型则在短时间内出现血压下降、呼吸脉搏加快、颜面苍白、四肢冰冷等过敏性休克症状，抢救不当或不及时可危及患者生命。

过敏反应的发生率虽较少，但仍应引起临床医生的高度重视。

第2节
抗生素类药物

抗生素是从微生物培养液中提取的，或用合成、半合成法制造，具有抑制或杀灭病原微生物的作用。此外，有的抗生素还有抗肿瘤及其他作用。

根据抗生素的抗菌谱及化学特性，常用的抗生素可分为青霉素类、头孢菌素类、氨基糖苷类、大环内脂类、抗霉菌类及其他抗菌药物。本节重点介绍治疗牙髓病与根尖周病常用的抗生素。

一、使用抗生素应注意的问题

（一）抗生素使用指征

牙病治疗中使用抗生素较少，只有在根尖周组织发生较重的急性炎症，或感染扩散至颅颌面部等情况下才使用，尤其是并发全身中毒症状者。此外，中、重度牙周炎的治疗，有的也需要使用抗生素配合治疗。

对于较轻的炎症，主要是通过开髓清腐消除感染源；并通过机体内在的免疫力，抵御细菌的感染，一般在数天之后炎症即可消除。但对于免疫功能低下或缺陷者，或合并有其他感染性、消耗性疾病，以及体力衰弱者应酌情使用抗生素。

如风湿性心脏病、未控制的糖尿病、艾滋病等。对于有上述患者，使用抗生素有的是为了防止原发病加重或复发，有的是预防感染，同时也有利于牙病的治疗。此外，对处于危险三角区的上、下颌前牙，感染虽不严重，亦可酌情使用抗生素。

（二）抗生素的选择与联合用药

口腔内有多达 350 多个菌属，其中大多数为厌氧菌或兼性厌氧菌，只有小部分为需氧菌。

唐安尧等报告 45 例感染根管细菌分离情况，结果厌氧菌株有 159 株，占 66.5%；需氧菌 80 株，占 33.5%。他对 45 例感染根管进行细菌分类，其中需氧菌与厌氧菌单独感染的各 3 例，占 6.67%；而需氧菌与厌氧菌混合感染的有 39 例，高达 86.7%。在分离的 239 株细菌中，若以革兰氏染色分类，阳性有 131 株，占 54.81%；阴性有 108 株，占 45.19%。因此，在治疗牙髓病与根尖周病使用抗生素时，应选用抗厌氧菌与抗需氧菌的药物联合组成方剂，以杀灭混合感染的细菌。在选用抗需氧菌抗生素时，应考虑到革兰氏阳性菌和阴性菌同时感染的可能，故需要选择一种广谱的抗生素，或选择具有抗革兰氏阳性菌与抗革兰氏阴性菌的两种抗生素联合使用，才能达到良好的治疗效果。

将两种以上抗生素联合使用，应根据抗生素的抗菌谱和可能感染的细菌种类综合考虑，在条件允许时应做细菌培养及药敏试验（重症）。联合用药的结果除了有协同作用外，如选药不当还可能产生无关、累加或拮抗（antibiosis）作用，尤其是拮抗将会影响治疗延误病情。此外，有的抗生素针剂放在同一瓶液体或同一注射器中混合使用，除了会降低抗生素的效价外，还可能产生化学反应，出现混浊或沉淀等结果，属配伍禁忌，应予重视。

不同类型的抗生素，其作用范围亦不同。因此，在选择抗生素时应注意抗生素的作用机制，才能合理用药。就抗菌谱而言，青霉素类、头孢类抗生素主要抗革兰氏阳性菌及抗少数革兰氏阴性菌；氨基糖苷类、氯霉素类主要抗革兰氏阴性菌及少数革兰氏阳性菌；四环素类、大环内酯类为广谱抗生素，既可抗革兰氏阳性菌，又能抗革兰氏阴性菌；而多黏菌素则仅对部分革兰氏阴性菌有效。

一般认为，两种杀菌性抗生素联合常有协同作用，两种抑菌性抗生素联合常呈累加作用；杀菌性与抑菌性抗生素联合，可能产生协同作用；也可能产生拮抗作用。

此外，某些抗生素在酸碱性环境中可产生不同的效果。例如，氨苄西林、庆大霉素在酸性环境中均会降低效价。维生素 C 属酸性药物，有研究认为，庆大霉素与维生素 C 合用，可使前者在 2h 内损失效价 50%。因此，上述两种抗生素均不能与维生素 C 合用，更不能在同一个液体瓶中混合使用。

（三）抗生素的耐药性与正确使用

使用抗生素主要是预防感染或抗感染，前者主要针对某些复杂或较长时间的手术，或某些特殊患者小手术的预防感染，如风湿性心脏病、免疫机能低下、未完全控制的糖尿病患者等。上述患者进行牙髓或根尖周病治疗，需要在手术前使用抗生素预防感染，后者主要是针对各种感染性炎症的治疗。就牙髓病及根尖周病治疗来说，重要的是发现和消除感染源，利用机体的免疫能力抗感染，抗生素只能在炎症较重时配合治疗。因此，要根据不同的病情、不同的体质、不同的牙位，酌情选择抗生素的品种及用量。

就某些抗生素的功能和作用来说，有用于一线和二线的区分，一线的为青霉素类，二线的为头孢类，一般感染应先用一线的，只有一线的效果不好才选择二线的，如果一开始就选择二线的，一旦产生耐药性，就再无药物可选。而经常生病使用某种抗生素的患者，可能对抗生素产生耐药作用，用常规剂量难有良好效果，需要加大剂量或换用不同品种的抗生素才能有效。

根据感染细菌的种类不同，抗生素的使用也要根据其抗菌谱选择。例如，化脓性感染多为革兰氏阳性球菌所致，要选择主要是抗球菌的青霉素类、头孢霉素类药或林可霉素；非化脓性的感染或预防用药则只需要大环内脂类即可。口腔内的细菌主要为厌氧菌，上述抗生素均要与硝基咪唑类药联合使用。

二、抗生素使用过程的变更问题

对口腔颌面部感染的急重症患者，在使用抗生素的同时应做药物敏感试验，以确定感染细菌的种属，以及对某种抗生素敏感或耐药。由于药敏需要一定的时间，无法满足急重症治疗的需要。临床上在使用某一组抗生素未奏效，需要更换新的品种时，应先查清并分析疗效不佳的原因。例如：①是否细菌耐药或抗生素组合不当；②剂量不足或给药途径不当；③根管治疗中遗漏根管或根管外原因；④原发病灶处理不当，如牙槽内是否有异物或死骨未清除干净；⑤重症者还应考虑是否有水电解质紊乱或酸碱平衡失调，以及患者体质衰弱、营养状况不良等。

三、常用抗生素的种类及作用

口腔颌面部感染及根尖周病治疗常用的抗生素有：青霉素类、头孢菌素类、大环内脂类、氨基糖苷类、其他抗生素及硝基咪唑类抗厌氧菌药等。

（一）青霉素类抗生素

常用的有青霉素G钾（penicillinum G kailicum）、青霉素钠（penicillinum natricnm）、氨苄西林（ampicillinum）、氯唑西林（cloxacillinum）、阿莫西林（amoxicillinum）、羧苄西林（carbenicillinum natricum）等。

青霉素类抗生素具有以下特点。

1. 对人体无毒性作用 青霉素类抗生素为青霉菌等分泌物中分离提取或半合成的，对人体无毒性作用，因而对所有人群均无禁忌，尤其是对孕妇、婴幼儿及肝肾功能不全者使用较安全。青霉素类抗生素用量机动范围大，从每天几十万单位到几百万单位不等，有的感染严重甚至用上千万单位。

2. 对大多数革兰氏阳性菌有杀菌或抑菌作用 如链球菌、肺炎双球菌、葡萄球菌等。对脑膜炎球菌、淋球菌等革兰阴性菌亦有效。此外，对某些厌氧的放线菌、气性坏死杆菌及某些螺旋体亦有效。但氨苄西林、羧苄西林对革兰氏阳性菌作用较弱，而对某些革兰氏阴性菌作用较强。对耐青霉素金黄色葡萄球菌引起的严重感染，氯唑西林效果较好。此外，氯唑西林、氨苄西林、羧苄西林有耐酸的特点，故在必要时亦可口服。

3. 对化脓性感染效果好 青霉素类抗生素多用于伴有全身中毒症状的化脓性根尖周炎、颌面部化脓性感染、急性颌骨骨髓炎、败血症及颅内感染等。可与抗厌氧菌的甲硝唑或替硝唑合用，必要时亦可与抗革兰氏阴性菌的氨基糖苷类抗生素联合应用。对急性化脓性根尖周炎，首选为青霉素，可采用肌注或静滴；对重症或耐青霉素的金葡球菌感染者可酌情选用氯唑西林或氨氯青霉素。

4. 对过敏性体质患者有致敏的可能 青霉素致敏虽较少见，但其严重程度为各种抗生素之首。产生的症状亦较多样，包括皮疹、药物热、血管神经性水肿、血清病型反应（面部潮红、气喘、呼吸困难、荨麻疹）、过敏性休克等。其中以过敏性休克最严重，抢救不当或不及时会造成患者死亡。过敏反应与药物剂量大小无关，有的即使做过敏试验，也有假阴性，或在做过敏试验时出现过敏性休克。

各种青霉素在使用前均应进行皮试，过去应用超过一周时间或换用不同批号，也应做皮试，有药物过敏史者禁用。

过敏性休克的症状及处理方法请参阅第21章。

临床上除了重症应用上述青霉素类抗生素静滴外，轻度化脓性炎症口服阿莫西林即可。

（二）头孢菌素类抗生素

头孢菌素类抗生素对革兰氏阳性菌作用较强，如金黄色葡萄球菌及耐青霉素金黄色葡萄球菌、溶血性链球菌、肺炎双球菌、白喉杆菌等都有抗菌作用。对革兰氏阴性的大肠杆菌、肺炎杆菌等亦有效。在牙病的治疗上基本同青霉素。

头孢菌素类抗生素品种较多，但目前临床使用较多的是头孢氨苄（cefalexinum）、头孢唑啉钠（cefazolin sodium）、头孢拉定（cefradine），上述均为第一代产品。第二代头孢菌素为头孢呋辛钠（cefuroxime sodium），第三代头孢菌素为头孢噻肟钠（cefotaxime sodium）。头孢唑啉钠、头孢呋辛钠、头孢噻肟为注射剂，头孢氨苄及头孢拉定为胶囊或片剂，可口服。

头孢菌素类抗生素副作用小，但少数可出现转氨酶升高、尿素氮升高、蛋白尿、白细胞及血小板减少、药疹或药物热等，口服偶见胃肠道反应。此外，先锋Ⅳ与青霉素有部分交叉过敏，应予重视。

临床上对较轻的化脓性根尖周炎，为防止感

染加重或扩散，可选用先锋Ⅳ或先锋Ⅵ口服，与硝基咪唑类药合用，对重症者可选用先锋Ⅴ、头孢呋辛钠、头孢噻肟钠静滴。

（三）氨基糖苷类

此类抗生素常用的有庆大霉素（gentamicin）、阿米卡星（amikacin）、妥布霉素（tobramycin）、卡那霉素（kanamycin）及链霉素（streptomycin）等。

氨基糖苷类主要是以抗革兰氏阴性菌为主的抗生素，有的兼有抗革兰氏阳性菌，但作用较弱。链霉素与卡那霉素的突出作用在于抗结核杆菌，这是其他抗生素类所无法替代的作用。但在过去也常用于治疗呼吸道感染，与抗革兰氏阳性菌抗生素合用。庆大霉素为广谱抗生素，对耐青霉素的金黄色葡萄球菌、变形杆菌、绿脓杆菌、大肠杆菌等均有效。氨基糖苷类抗生素被广泛应用于呼吸道、消化道、泌尿道等感染的治疗；对口腔化脓性感染过去也有使用，多与青霉素类合用，现多被抗厌氧菌类药物所取代。

氨基糖苷类抗生素对第八对颅神经（听神经）及肾脏有一定的损害，尤其在患者脱水、肾功能减退及使用强利尿剂时为著。因此，对孕妇、婴幼儿使用应慎重，对有上述情况时如必须应用则应调整剂量。庆大霉素及阿米卡星在静脉滴注时最好分 2~3 次给药，以减少毒性，卡那霉素及链霉素仅供肌注。

氨基糖甙类抗生素存在单向性耐药，即卡那霉素、链霉素、庆大霉素、妥布霉素可以按出品先后顺序更换而不能颠倒。例如，链霉素无效可以更换庆大霉素，而不能更换卡那霉素，否则效果更差，在使用时应予注意。

由于硝基咪唑类药有较好的抗革兰氏阴性菌的作用，故在临床上现已较少使用氨基糖苷类抗生素。但对个别重症患者，经药敏试验证实有效的仍可选用。

（四）大环内酯类

此类抗生素常用的有红霉素（erythromycin）、乙酰螺旋霉素（acetylspiramycin）、交沙霉素（josamycin）、麦迪霉素（medercin）、罗红霉素（roxithromycin）、克拉霉素（clarithromycin）、阿奇霉素（azithromycin）等。

大环内酯类抗生素的特点是抗菌谱广，但抗菌作用较弱，对革兰氏阳性菌及革兰氏阴性菌均有抑制作用，但对革兰氏阳性菌的作用较强；对分歧杆菌、放线菌等厌氧菌有抑制作用；对立克次体、某些螺旋体、病毒、阿米巴原虫、滴虫等亦有一定的抑制作用；对青霉素产生耐药的菌株，此类抗生素亦可能敏感。

较常用于口腔非化脓性炎症治疗及预防用药，如冠周炎、牙周炎、急性根尖周炎浆液期；对预防及治疗根管治疗期间的炎症反应亦可使用。但此类药物仅有抑菌作用，故一般用于轻中度感染，化脓性及重症者应使用其他抗生素，并与抗厌菌药合用。

红霉素对胃有一定的刺激性，与甲硝唑合用应配以维生素 B_6，可减轻胃肠道反应。对于有胃病史者可选用乙酰螺旋霉素或麦迪霉素。此外，红霉素与甲硝唑都需要通过肝脏代谢，在服药期间应避免饮酒，以防加重肝脏的负担，有肝功能不全者禁用。

大环内酯类抗生素片剂也可用于根管内封药，与硝基咪唑类药及糖皮质激素等混合碾粉使用。

此类抗生素除红霉素有针剂外，其余均为片剂。

（五）其他抗生素

除上述药物外，治疗口腔病时可选择的抗生素还有林可霉素（lincomycinum）、万古霉素（vancomycinum）、多西环素（doxycyline）、四环素（tetracyclinum）等。

林可霉素及万古霉素的抗菌作用与青霉素或红霉素相近，对革兰氏阳性菌作用较强；此外，还有抗厌氧菌作用；不需皮试，可替代青霉素或头孢类抗生素；肌注或静滴均可。

四环素为广谱抗生素，20 世纪 70 年代末在我国使用较普遍，现病菌多耐药，且口服对胃肠道刺激性大；8 岁以前儿童使用可致四环素牙，现已较少使用。可用多西环素（强力霉素）代替，后者抗菌作用更强。

万古霉素的抗菌谱近似青霉素，但对于耐青霉素的金葡球菌、肺炎球菌亦有效，一般为静滴给药，亦可口服（治疗肠道感染）。

各种抗生素的剂型、剂量及用法（表 29-1）。

表 29-1　常用抗生素剂型、剂量及用法

品名	剂型	含量	用法
青霉素 G 钾	粉针剂	每支 20 万 U（0.125g）、40 万 U（0.25g）、80 万（0.5g）	肌注：成人 40 万~80 万 U，每日 2 次 静滴：成人 400 万~1000 万 U，加入生理盐水或 5%GNS，每毫升含 1 万 U
青霉素钠	粉针剂	每瓶含 40 万 U（0.24g）、80万 U（0.48g）100万U（0.6g）	肌注：成人 40 万~80 万 U，每日 2 次 静滴：成人 400 万~1000 万 U，加入生理盐水或 5%GNS，每毫升含 1 万 U
氨苄西林	片剂 粉针剂	每片 0.25g 每支 0.25g、0.5g	成人：0.25g~1.0g 每 6 小时 1 次，静滴每日 3~4g；儿童每日 50~150mg/kg，分 3~4 次给药
阿莫西林（羟氨苄青霉素）	胶囊 干糖浆	每粒 0.25g 每包 125mg	口服：成人每日 1~4g，分 3~4 次服，儿童每日量：50~100mL/kg，分 3~4 次
头孢氨苄（先锋霉素Ⅳ）	胶囊	每粒 0.125g、每粒 0.25g	口服：成人 0.25g~0.5g 每日 4 次 儿童每日 25~50mg/kg，分 3~4 次给药
头孢唑啉钠（先锋霉素Ⅴ）	粉针剂	每瓶 0.2g、0.5g	成人：每日 3~4g，儿童：50~100mL/kg，分 3~4 次静脉滴注（加入 5%GNS），每日不超过 10g
头孢拉定（先锋霉素Ⅵ）	胶囊 粉针剂	每粒 0.25g 每瓶 0.25g、0.5g、1.0g	口服：成人 2~4g，分 4 次服 静滴：3~4g，每日不超过 8g
头孢呋辛钠	粉针剂	每瓶 0.25g、0.5g、0.75g、1.0g、1.5g	成人：3~4g，儿童：30~100mL/kg，分 3~4 次肌注或静滴
头孢噻肟钠	粉针剂	每支 0.5g、1.0g、2.0g	成人：3~4g，分 2 次肌注或静滴，儿童：50~100mL/kg，分 2~4 次给药
林可霉素（洁霉素）	片剂 针剂	每片 0.25g 每支 0.6g	成人：口服 1.5~2g，分 3 次，儿童：30~60mg。肌注 0.6~1.8g 分 2 次，静滴 1.2~1.8g
庆大霉素	针剂	4 万 U（1mL）、8 万 U（2mL）	成人：8 万 U，每日 2~3 次肌注或静滴（溶于 100mL 液体），儿童：2~4 mL/kg
阿米卡星（丁胺卡那霉素）	粉针剂	每支 200mg	成人：每日 200~400mg，分 2 次肌注；儿童：4~8mg/kg，分 2 次肌注或静滴

GNS: 葡萄糖盐水注射液

（六）抗厌氧菌药

统称为硝基咪唑类药，此类药有甲硝唑（metronidazolum）、替硝唑（tinidazdc）、奥硝唑（ornidazole）等。甲硝唑亦名甲硝乙基唑、灭滴灵、灭滴唑，有较强的杀灭滴虫的功能；过去主要用于妇科治疗滴虫感染，也用于治疗阿米巴痢疾与阿米巴肝脓疡等。

Shinn（1962）在治疗妇科疾病时发现其对牙周炎症有良效，后经试验证实其对厌氧菌及某些革兰氏阴性菌有杀灭作用，因而广泛应用于口腔，消化道及泌尿生殖系统感染的治疗。

硝基咪唑类药是口腔炎症性疾病治疗的首选抗菌药物，可与其他抗生素联合使用。

1. 甲硝唑　为第一代硝基咪唑类药，其有效抑菌成分是肠霉菌素（enteromycin）和偶氮霉素（azomycin），对绝大多数厌氧菌有杀灭作用，且厌氧菌对其不产生抗药性。

甲硝唑口服后由肠道迅速吸收，2~3h 后可达到有效血浓度，半衰期为 6~12h，能分布到全身各组织器官及体液中，且可透过血脑屏障进入脑脊液中。约 20% 原药经肾脏排出，少量可经皮肤及粪便排出。

甲硝唑的不良反应有恶心、呕吐、食欲不振等；少数还可出现头昏、头痛、失眠、皮疹及白

细胞减少等副作用；偶见膀胱炎、排尿困难、肢体麻木等症，停药后可恢复正常。故对有胃病史者可改用替硝唑、奥硝唑或改用注射液静脉给药。甲硝唑对人体的毒副作用小，使用较安全，但对妊娠 3 个月内的患者应禁用（可致胎儿畸形）；对粒细胞减少症、心瓣膜缺损及修补术后的患者亦应禁用。

甲硝唑可降低患者对酒精的耐受性。因此，在服药期间应避免饮酒。此外，甲硝唑与苯妥英钠合用可因抑制酶而使后者作用增强。

甲硝唑有片剂及针剂两种剂型，片剂：每片 200mg，成人口服每次 400mg，每日 3 次，饭后服用。针剂每瓶 100mL、250mL，含甲硝唑 500mg，供静脉滴注，可根据病情需要每日 1~2 次。

2. 替硝唑　作用与甲硝唑近似，但对胃肠道刺激性较小，半衰期长，每日仅需服一次即可达到治疗浓度。但部分患者口服后亦有头昏及全身不适等症状，其他注意事项基本上同甲硝唑。

替硝唑亦有片剂及针剂两种剂型，片剂：每片 500mg，成人每次 1.0g，口服每日 1 次，首次加倍。针剂：100mL，含替硝唑 400mg，供静脉滴注，每日 800~1600 mg。

3. 奥硝唑　为硝基咪唑类新药，其血浆半衰期为 14h，作用与甲硝唑、替硝唑同。片剂 250mg，成人每次 500mg，每 12 小时 1 次；儿童每次 10mg/kg，每 12 小时 1 次。奥硝唑禁用于脑和脊髓病变的患者，癫痫及各种器官硬化症患者亦禁用。此外，对肝损伤患者服药间隔时间须延长至每 24 小时 1 次，但每次剂量相同。

替硝唑和奥硝唑虽然副作用较甲硝唑小，但部分患者口服后亦有头昏及全身无力等症状，尤以中老年女性为甚。

第 3 节
糖皮质激素与镇痛药

一、糖皮质激素

人体肾上腺皮质分泌两种激素，即醛固酮（treonism）与糖皮质激素。糖皮质激素因结构与胆固醇相似，故又称皮质类固醇，其主要作用是调节糖和蛋白质的代谢，促进蛋白质分解并合成糖原，因此又称为糖皮质激素（简称皮质激素）。

人工合成的皮质激素有多种，口腔科常用的有泼尼松（prednisonum），又称强的松或去氢可的松；氟美松（dexamethasone）又名地塞米松；氢化可的松（hydrocortisone）又名可的索或皮质醇。

（一）糖皮质激素的性能及作用

糖皮质激素类药物在临床各科应用广泛，其具有以下性能及作用。

1. 抗炎作用　抑制炎症受损细胞释放"炎症促进因子"，减轻充血并降低毛细血管通透性，因而减少渗出；抑制炎症细胞浸润，减轻炎症反应。但对感染性炎症的病原菌无抑制作用，因此，在抗感染中需与抗生素联合使用。

2. 抗过敏作用　皮质激素有免疫抑制作用，能减少血管活性物质的合成和释放，如组织胺、5-羟色胺等，因而可减轻过敏反应的症状，如充血、水肿、渗出、皮疹等，但不能消除过敏原。

3. 抗毒素作用　能增强机体对某些细菌产生内毒素的耐受性，减轻细胞损伤，改善症状。

4. 抗休克作用　能增强小动脉壁对去甲肾上腺素等血管收缩药的敏感性，增强心肌收缩，从而使血压升高，微循环得到改善。

5. 其他作用　糖皮质激素有较强的退热作用，但需在诊断明确的基础上使用。糖皮质激素能增加肝糖原合成并使血糖升高，抑制结缔组织增生，因而减少瘢痕组织形成；同时也使受损组织修复延迟，影响伤口愈合。此外，长期使用还可使胸腺、淋巴结、脾内淋巴结萎缩，亦可使肾上腺皮质功能减退，甚至萎缩。

（二）皮质激素在口腔及牙病治疗中的应用

1. 严重颅颌面部感染　牙源性海绵窦血栓性静脉炎多伴有严重的中毒症状，可利用皮质激素的抗炎、抗毒素、抗休克的药理作用，与抗生素联合使用可增强抗感染能力，改善症状，且对高热可起降温作用，治疗或预防感染性休克的发生。对伴有全身中毒症状的急性化脓性根尖周炎或颌面部肌肉间隙感染亦可应用；但对于无全身中毒症状或已形成的化脓性感染的治疗，则主要采取切开引流及抗生素治疗即可。

2. 急性根尖周炎　急性根尖周炎根据病原菌的毒力及机体免疫反应程度不同，临床上有轻重不同的症状。在浆液期或骨膜下脓肿前期症状差别较大，即疼痛与全身中毒症状不同。疼痛剧烈且伴有较重的畏冷发热，提示感染严重，此时如适当使用糖皮质激素，对减轻症状有较大的作用。但皮质激素对病原菌无抑制作用，且由于其对免疫机能的抑制，可降低机体防御能力。因此，应在有效足量的抗生素配合下使用糖皮质激素。

对于无窦道慢性根尖周炎治疗期间出现的炎症反应也可使用。例如，治疗期间患者出现较剧烈的疼痛，提示感染较重，在开放根管的同时予以抗生素与皮质激素，并配合使用镇痛剂，可以较快地使症状缓解乃至消失。一般口服给药即可，重症者亦可静脉滴注。

3. 预防根尖周炎症反应 国外有报道用皮质激素预防根管治疗期间炎症反应。笔者认为，只要临床上操作精细，根管内用药合理，治疗期间炎症反应较少，即使发生也较轻。因此，普遍采用预防性给药并无必要，除非是个别患者有特殊原因。例如，某些需要在短期内完成治疗并修复的病例，使用短程（2d）小剂量地塞米松与抗菌药物合用，以确保诊疗间不发生炎症反应，使下一步的修复不受影响。

4. 牙病治疗药物过敏 牙病治疗用药较少，且大都是非致敏药物。但对极少数具有过敏体质的患者仍难避免，严重的有使用局麻药导致的过敏性休克；以及根管内用药所致的过敏症状。在治疗上，皮质激素可作为辅助药物配合使用。

5. 根管治疗及根尖诱导成形术用药 在根尖诱导成形术的前期，为减轻根尖周炎症的渗出，可使用抗生素加皮质激素作为根管中封药，因其无刺激性，对保护上皮根鞘及牙乳头有一定的意义。

6. 预防手术后反应性水肿 口腔某些部位较大的手术会出现反应性水肿，如多颗种植牙、创伤较大的阻生智齿拔除等，术后会出现周围组织反应性水肿，为避免或减轻水肿，可使用短程少量的地塞米松（2~3 天的量），可与抗生素合用。但应避免使用太长时间，以免影响伤口愈合。

但是，地塞米松与抗生素混合作为根管封药，地塞米松需与根尖周组织接触才能发挥作用。因此，患牙应根尖孔粗大且有渗出液，否则就不符合药理。因为，抗生素与根管中的细菌接触可以

起到杀菌作用，而地塞米松在根管中则难以发挥作用。

（三）皮质激素的使用方法及注意事项

1. 对没有全身中毒症状的病例可选用口服片剂，如泼尼松 10mg 或地塞米松 1.5mg，每日 3 次，预防或治疗炎症反应一般只需要 2 天量即可。对有胃病史应避免使用泼尼松，以免造成刺激加重胃病。此外，泼尼松在肝脏代谢，肝功能不全者不宜使用。地塞米松对胃无刺激性，对肝功能无影响，故可选用。

2. 皮质激素有影响胎儿发育及致畸的可能，非抢救危重症时孕妇应禁用，尤其是早期妊娠者。

3. 胃十二指肠溃疡、眼角膜溃疡等不宜使用，对高血压、糖尿病等亦应避免使用，但上述疾病经治疗得到控制后，在预防或治疗根尖周炎症反应时，可短程少量使用地塞米松口服（2 天量），对原发病影响不大。口腔各种手术后为预防肿胀可使用 2~3d，但不能久用，以免影响创口愈合。大剂量使用有致胃肠道应激性溃疡的可能，故在抢救危重症时若大剂量使用，应酌情使用甲氰咪胍（tagamet），以防止应激性溃疡（stress ulcer）造成大出血。

4. 糖皮质激素如长期应用可引起其他副作用，亦不能突然停用。但牙病治疗均为短时间使用，故不存在上述问题。

二、牙髓病与根尖周病镇痛药物

在牙髓病与根尖周病临床治疗中，除了去髓术术前使用麻醉法或失活法镇痛去髓外，对个别患者及个别情况下亦需要适当用镇痛药物治疗。例如，急性根尖周炎骨内扩散或早期骨膜下脓肿，在开髓引流后效果不明显时；根管治疗期间出现的炎症反应等，仍需要辅以一定的镇痛剂。此外，对于急性牙髓炎因故不能即时做去髓术者，亦可给予镇痛药治疗。

常用的镇痛药有以下几种。

（一）强镇痛剂

此类药物镇痛作用强，对于牙髓炎的剧烈疼痛有很好的止痛效果。

1. 盐酸哌替啶（pethidini hydrochloridum）

该药又名度冷丁（dolantin）、唛啶（meperidine）；

地美露（demerol）、利多尔（lydol）。

药理作用：本品为人工合成的强效镇痛药，可作用于全身各组织器官。但作用较吗啡弱，也较短，可持续 2~4h。此外，本品还有镇静及解痉作用，因而常用于腹部空腔脏器痉挛及某些晚期癌症的止痛。牙病治疗上可用于急性化脓性牙髓炎剧痛，因故暂时无法行去髓术，或急性根尖周炎骨膜下脓肿所致剧痛，一般炎症性疼痛不用本品。

不良反应：注射后有的可有欣快感，因而长期使用易成瘾。大剂量可抑制呼吸中枢，并有外周血管扩张作用。常见的不良反应还有头昏、头痛、出汗、口干、恶心呕吐等。

剂型及用法。针剂：每支 50mg（1mL）、100mg（2mL）；片剂：每片 25mg、50mg。口服每次 50~100mg，极量每次 200mg，每日 600mg；肌注：每次 25~100mg。

2. 布桂嗪（bucinnazine） 该药又名强痛定（butylcinnanylpyrazinum）。

药理作用：为人工合成的短效镇痛药。一般在注射后 10min 生效；口服后 10~30min 生效，其作用较哌替啶弱。在牙病应用范围同哌替啶。

不良反应：偶有胃肠道反应及头晕、困倦等神经系统反应，停药后即消失，长期使用有一定的成瘾性。

剂型及用法。片剂：每片 30mg、60mg。针剂：50mg（1mL）、100mg（2mL）。口服每次 30~60mg，每日 3~4 次；皮下注射：每次 50mg

上述两种药物为精神麻醉管理药物，非病情急需不可滥用。

（二）一般镇痛剂

此类药物镇痛作用较弱，但可作为牙髓及根尖周病中度疼痛无条件治疗时应用，或治疗后未获完全止痛病例之用。此类药还有抗炎及解热作用，因而对急性根尖周炎初期较为适用。

1. 布洛芬（ibuprofen） 该药又名异丁苯丙酸（brufen）。

药理作用：抗炎镇痛类药物，镇痛与抗炎作用与阿司匹林相当，并有较好的解热作用。目前较常用的为布洛芬的缓释剂型，又称芬必得（fenbid）。

不良反应：约 1/3 患者口服后有胃肠道反应，可辅以维生素 B_6。

剂型：片剂，每片 0.2g。口服：0.2g，每日 3 次。芬必得口服剂量为 0.3g，每 12 小时 1 次。

2. 吲哚美辛（indomethacin） 该药又名消炎痛（indocin）。

药理作用：消炎痛为人工合成的吲哚衍生物，属强效前列腺素酶抑制剂，还可抑制炎症病灶中粒细胞的移动，减少其释放溶酶体酶。因此，可以减轻炎症反应，具有抗炎镇痛及解热的多种功能。主要用于风湿、类风湿病的治疗，近年来已有报道用于牙周病治疗，也可用于急性根尖周炎早期的消炎止痛。

不良反应：有胃肠道反应及其他副作用，但牙病治疗用量少，饭后口服一般无不良反应。

剂型及用法。片剂：每片 25mg；胶囊：每个 25mg。口服：每次 50mg，每日 3 次。

3. 索米痛片 该药又名去痛片（compound aminopyrine phenacetin tablets），每片含氨基比林 0.15g，非那西汀 0.15g，咖啡因 0.05g，苯巴比妥 0.015。对神经肌肉有一定的止痛功效，常用于头痛及肌肉疼痛，对急性牙髓炎及根尖周炎出现的轻、中度疼痛也有一定的止痛作用。

剂型及用法。片剂：0.5g，口服：每次 1~2 片，6 小时一次或每日 3 次。

此外，牙病治疗可以选用的镇痛药物还有阿司匹林、卡马西平等。

第 4 节
局部麻醉药

口腔局部麻醉包括表面麻醉（黏膜麻醉）、浸润麻醉及传导麻醉（神经干阻滞麻醉）。

口腔中血管丰富，麻药注射后吸收快，因而作用时间较短。为克服上述缺点，常在麻药中加入具有收缩血管作用的肾上腺素，故本节亦将肾上腺素一并列入讨论。

一、盐酸普鲁卡因

（一）药理作用

盐酸普鲁卡因（procaine hydrochloric）又名奴佛卡因（novocaine）。属对氨基甲酸脂类药，为医疗上各科最常用的局部麻醉药。其毒性小、无刺激性，对皮肤、黏膜穿透力弱，因而不适用于表面麻醉，而广泛应用于浸润麻醉、传导麻醉及脊髓麻醉。本品有扩张毛细血管的作用，对需要较长时间麻醉者需加入肾上腺素，以收缩血管，延长麻醉时间，增强麻醉效果，并能通过骨孔渗入到牙槽骨及根尖周组织。

（二）剂型与用法

本品有 0.25%、0.5%、1%、2% 等针剂制品。此外，还有每毫升含 0.025mg（1∶40 000）肾上腺素的 2% 普鲁卡因肾上腺素制剂，过去为口腔科所常用。本品用量每次 0.05g~0.25g，每小时总量不超过 1.5g。

（三）不良反应及注意事项

1. 与磺胺类药物有拮抗作用，使用本品后再使用磺胺类药物无抑菌效果。

2. 用量过大可出现恶心、出汗、颜面潮红、兴奋直至呼吸困难、心率快速、谵妄、惊厥等中毒表现。

3. 偶可发生过敏性休克及迟缓型过敏症状，使用前应注意询问过敏史，对过敏体质者禁用。

二、利多卡因

（一）药理作用

利多卡因（lidocaine）又称赛罗卡因（xylocaine），为酰胺类药，本品对组织渗透性强，麻醉作用比普鲁卡因强 1 倍，维持时间亦长，同为 2% 浓度溶液，其毒性比普鲁卡因大 1 倍，麻醉作用同普鲁卡因。本品还有抗心律失常作用，对室性心律失常效果较好，但维持时间较短。因无蓄积性，可反复使用。

（二）剂型与用法

本品为针剂，每支 0.1g（5mL）、0.2g（10mL）、0.4g（20mL）。用于局部麻醉每次不超过 0.4g，加肾上腺素不超过 0.5g。

（三）不良反应及注意事项

1. 注入静脉可出现头晕、眼睛发黑等症状，但较快消失。

2. 本品在肝脏代谢，肝功能不全者慎用。

3. 本品有抑制浦肯野氏纤维的自动性作用，故禁用于二、三度房室传导阻滞患者；对心力衰竭或有癫痫大发作史者亦应禁用。

4. 偶有发生过敏性休克的报道，使用前应注意询问过敏史，对过敏体质患者亦禁用。

三、阿替卡因

阿替卡因（articaine）其复方制剂又名必兰（primacaine），亦称复方阿替卡因（primacaine adrenaline）。过去市场上销售的多为国外进口产品，近年来已有国产的销售。

（一）药理作用

为酰胺类局麻药，其特点是注射后易于在组织内扩散，用量少、局麻效能强、起效快（起效时间约 4min）、持续时间长（局部浸润时麻醉效果持续约 2.4h），毒性亦比利多卡因低，较少发生过敏反应，适用于浸润麻醉。制剂中含微量肾上腺素（1∶100 000），故不主张用于传导麻醉。

（二）剂型与用法

市售制剂 4% 浓度，每支 1.7mL。一次注射量为每分钟 0.8~1.7mL，成人一日最大剂量 7mg/kg，儿童一日最大剂量 5mg/kg。

（三）不良反应及注意事项

1. 因含有微量亚硫酸盐可引起过敏性反应、支气管痉挛等，近年来国内有报道多例过敏病例，故对过敏体质患者亦禁用。

2. 本品含有微量肾上腺素，如用量过大、注射过快或注入血管，可引起头晕、头痛、心动过速、晕厥等。

3. 用量过大可出现神经质、打呵欠、恐惧、眼球震颤、多语等中枢神经症状。

4. 4 岁以下儿童、严重高血压、严重肝功能不全、心律失常患者、卟啉症（紫质症）及胆碱酶缺乏、甲状腺功能亢进及窄角性青光眼患者禁用。

5. 糖尿病及应用单胺氧化酶抑制剂者慎用。

6. 偶可引起局部血管过度收缩，组织坏死，故应注意用量不可过多

7. 注射速度宜慢，勿注入血管。

四、甲哌卡因

为盐酸甲哌卡因（Mepivacaine hydrochloride）与肾上腺素的复方制剂，由法国赛普敦（SEPTODONT）公司出品，商品名斯康杜尼（scandonest）。

（一）药理作用

盐酸甲哌卡因为新型的氨基类局部麻醉剂，能有效阻滞神经传导，具有见效快、药效持续时间长、较少出现不良反应等特点。其中肾上腺素含量为 1∶100 000，可减缓甲哌卡因的代谢速度，以确保麻醉时间和效果，并在一定程度上减小用量。甲哌卡因吸收后在肝脏中代谢，经肾脏排出体外。

（二）剂型与用法

本品为复方制剂，每支 1.8mL，含盐酸甲哌卡因 36mg，肾上腺素 0.018mg。主要用于浸润麻醉，亦可用于传导麻醉，但应注意回抽以避免注入血管，推药速度每分钟应小于 1mL。

（三）不良反应及注意事项

本品较少有不良反应，因其在肝脏代谢，代谢物主要通过肾脏排除，其毒性对肾功能有影响，故对肝肾功能不全患者应避免使用。此外，本品含有微量肾上腺素，对有严重心血管疾病、严重糖尿病患者、甲亢、孕妇及 4 岁以下幼儿也应避免使用。传导麻醉推药速度每分钟应小于 1mL，对过敏体质患者亦不能使用。

附：肾上腺素

肾上腺素（adrenalinum）又名副肾素（epinephrine）。由牛羊的肾上腺髓质中提取或人工合成的一种生物碱。为儿茶酚胺类（拟肾上腺素）药之一。

（一）药理作用

本品对 α 受体和 β 受体都有激动作用，能使心脏收缩力增强，传导加快，黏膜及内脏小血管收缩，外周阻力增加，血压上升（主要是收缩压上升，舒张压不变甚至下降）。但对冠状动脉和骨骼肌血管则有扩张作用，并能使支气管及胃肠平滑肌松弛，故有抗过敏作用。但心脏收缩力增强及心率加快也使心肌耗氧量增多。

（二）剂型与用法

本品针剂为每毫升含肾上腺素 1mg（1∶1000）。

本品主要用于抢救过敏性休克及其他原因所致心脏骤停。还可用于治疗支气管哮喘、鼻黏膜、牙龈等出血（用浸有本品的纱布湿敷）、荨麻疹、花粉症及血清反应等。与局麻药等合用可起到收缩血管、延长麻醉时间、增强麻醉效果及减少麻药毒性作用的效果。本品在体内可成为交感神经的传导介质（亦称递质），对交感神经有很强的兴奋作用，并由此产生对全身各系统的一系列反应（详见第 21 章）。

口腔临床上常将肾上腺素与利多卡因配用，抽取肾上腺素 0.1mL 加利多卡因 10mL，配比即为 1∶100 000，可根据需要酌情调配，阻滞麻醉应根据不同年龄及身体状况，调配为 1∶150 000~1∶300 000 浓度，使用比较安全（详见第 13 章）。

（三）不良反应及注意事项

1. 人体对肾上腺素具有高度敏感性，尤其是口腔血运丰富吸收快，少量即可引起心血管系统的严重反应。本品与麻醉剂合用浓度过高、用量过大或误入血管可引起心跳加快、血压骤升，有导致晕厥、高血压危象或脑出血的可能。

2. 本品与麻醉药合用，对有高血压、心脏病、糖尿病、甲亢、口服洋地黄药、心脏性哮喘等应慎用，必要时在术前需服用相应的镇静降压药，并降低浓度，上述疾病严重者忌用。

3. 使用本品后有头痛、心悸等副作用，但消失较快。

第 5 节
牙病治疗局部用药

牙髓与根尖周病治疗局部用药，系指用于封存窝洞中或根管冲洗、消毒用药。此类药物大多数都具有细胞毒性，因而不能以其他方式给药。

此类药物在牙髓病与根尖周病治疗中占有重要地位，但有的如使用不当，可造成口腔软组织及根尖周组织的刺激乃至损伤，甚至会进入血液循环分布于全身各组织器官，产生毒副作用及不良反应。了解此类药物的性质与特点，掌握其使用方法，才能更好地发挥治疗牙髓病与根尖周病的作用，减少或避免对机体的毒副作用及不良反应。

一、盖髓剂

盖髓剂系用于年轻恒牙外伤或备洞时意外穿

髓的修补，亦可用于即将露髓的深窝洞修复的衬底，前者称直接盖髓术，后者称间接盖髓术。常用的有以下几种盖髓剂。

（一）氧化锌丁香油酚糊剂（ZOE）

1. 药物成分

粉：氧化锌	150.0g
松香	30.0g
无水硫酸锌	10.0g
麝香草酚	0.5g

液：丁香油酚

2. 作用与用途
本糊剂对牙髓有良好的亲和性，可促进反应性牙本质形成，保护牙髓免受外界各种因素的刺激。本品还具有一定的防腐杀菌作用，用于间接盖髓术不需其他药物消毒窝洞。此外，本品在治疗牙病中还有以下用途：①窝洞暂封剂，可作为封失活剂的良好暂封剂；也可作为根管封药消毒的暂封剂，对牙颈部龋形成的窝洞，用本品作暂封剂受唾液影响小，且密封性能好，能保证药物在根管内充分发挥杀菌消毒作用。②作为根尖诱导成形术的诱导剂，具有一定的杀菌消毒作用，对牙周组织无刺激性，且可塑期长便于操作。③作为根管充填剂，可单独使用，亦可与牙胶尖结合使用。

此外，氧化锌丁香油酚糊剂在口腔科还可作为牙周塞治剂及粘固暂时冠之用。

（二）氢氧化钙（CH）糊剂

1. 药物成分
粉：氢氧化钙粉
液：甲基纤维素液或丙二醇与蒸馏水混合液

2. 作用与用途

（1）诱导牙齿硬组织形成　许多研究证明：CH可诱导组织矿化，其药理作用不是钙离子直接参与，而是pH的升高激活碱性磷酸酶，抑制酸性磷酸酶，中和炎性渗出物的酸性产物，为硬组织的矿化提供良好的微环境。使用CH制剂能诱导牙髓细胞分化成牙本质细胞，促进牙髓形成胶原，在此基础上逐渐钙化成硬组织桥，替代缺损的牙本质。诱导上皮根鞘使根尖继续发育，或诱导马拉塞氏上皮剩余，使未能继续发育的根尖形成钙化物。

CH直接与牙髓组织接触有一定的刺激性，可使牙髓表层发生凝固性坏死，但在下层并不影响牙髓细胞的分化及形成修复性牙本质的作用。

（2）抗菌消毒作用　CH为强碱性（pH 9~12），有抑制细菌生长的作用。有人研究认为，其抗菌机制与OH⁻的释放有关，它可以改变细菌细胞膜上酶的化学结构，从而影响细菌的代谢。对根管中的产黑色素类杆菌、牙龈类杆菌、放线菌、变形链球菌及脆弱类杆菌等均有高效快速的作用；且对革兰氏阴性菌死亡时释放的内毒素有灭活作用。因此，近年来作为去髓术及根管治疗诊间封药已渐趋流行，尤其对根尖孔粗大、渗血较多、牙根炎性吸收等病例尤为适用。但近年来亦有研究认为CH不能完全杀灭细菌，尤其是不能杀灭粪肠球菌，还可能诱发细菌耐药性，影响抗生素杀菌效果。

（3）渗透性治疗作用　一些学者在离体牙实验性研究中发现，CH在封药后可由根管壁牙本质小管渗透，氢氧根（OH⁻）在近牙颈部的扩散比根尖部要快得多，认为同牙本质小管的直径有关。OH⁻及Ca^{2+}渗透进入牙本质小管对杀灭微生物有一定的作用，OH⁻及Ca^{2+}还可渗透进入根尖周组织，抑制破骨细胞的活动，并促进碱性磷酸酶的活性，对炎症性牙根吸收及根尖周病变有治疗作用。

（4）脱敏作用　CH调成糊剂置于暴露的牙本质表面，5min后除去，即可起到脱敏的作用。尤其对冷刺激敏感的病例效果较好，且维持时间较长。

由于CH有以上作用，故而可广泛应用于间接盖髓术、直接盖髓术、牙髓切断术、根尖诱导成形术、根管壁或髓底穿孔的修补等方面，并可作为根管消毒封药。

3. 使用方法
将粉液混合调拌使用。本品对X线无阻射作用，为了便于观察在窝洞或根管中的充填情况，可加入适量的阻射剂，如硫酸钡、碘仿等。CH使用时与局麻药液、生理盐水、甘油、樟脑对氯酚等调拌使用。

（三）钙维他糊剂（Calvital paste）

又名复方氢氧化钙

1. 药物成分

粉：氢氧化钙粉	10.0g
碘仿	2.0g
液：丁卡因	0.2g

苯甲酸钠　　　　　　　0.05g

生理盐水　　　　　　　10mL

2.作用与用途　本品在氢氧化钙基础上增加了碘仿和丁卡因。碘仿有防腐杀菌作用，其杀菌作用虽较弱，但能保持较长时间，且对组织无刺激性，对 X 线阻射，便于观察充填情况。丁卡因具有表面麻醉作用，因而用于直接盖髓有镇痛作用，在控制炎症方面优于单纯的氢氧化钙。

3.使用方法　粉液混合调拌使用。

（四）无机三氧化矿物凝聚体（MTA）

MTA 由粉和液体制剂组成，主要成分为硅酸钙、硅酸二钙、铝酸三钙、铝酸四钙，主要离子成分为钙离子，与牙体组织成分相近，强碱性，调拌后 pH 为 10.2，与氢氧化钙的 pH 相近，X 线阻射。该制剂具有良好的组织相容性、较小的细胞毒性，因而又称为生物材料。

1.作用与用途　MTA 与组织亲和性好，其强碱性有一定的抑菌作用，凝固后形成类似于牙本质桥，可促使牙髓创面形成牙本质桥，使牙髓能健康的存在。临床上广泛应用于根尖诱导成形术、直接盖髓术、牙髓切断术、根尖屏障术、根管壁侧穿修补术及髓底穿通修补术等，有较好的治疗效果。

2.使用方法　目前国内外产品有糊剂注射型及调拌型。MTA 需在潮湿环境下 6h 才能凝固，使用时将糊剂敷在创面上，盖上潮湿小棉球暂封窝洞，24h 后复诊再做进一步处理。

二、失活剂

失活剂是一种对组织细胞具有强烈毒性的药物，有砷剂、多聚甲醛（paraformaldehyde）等。砷剂因有剧毒，对牙髓细胞失活无自限性，容易产生化学性根尖周炎等不良后果，在一些发达国家已遭淘汰。多聚甲醛毒性较低，目前仍在使用。

（一）复方亚砷酸糊剂

1.药物成分　有多种配方，简介如下。

处方 1：三氧化二砷　　　　3.5g

　　　　盐酸可卡因　　　　0.5g

　　　　麝香草酚　　　　　0.5g

　　　　石棉粉　　　　　　0.5g

　　　　碳粉　　　　　　　适量

处方 2：三氧化二砷　　　　4.0g

　　　　盐酸可卡因　　　　0.6g

　　　　羊毛脂　　　　　　0.6g

　　　　胭脂红　　　　　　适量

处方 3：三氧化二砷　　　　4.0g

　　　　盐酸可卡因　　　　1.0g

　　　　麝香草酚　　　　　0.3g

　　　　液化苯酚和胭脂红　适量

2.作用机制　亚砷酸为无味白色粉末，具有强烈的细胞原生质毒素、神经毒素及血管毒素。并有较强的渗透性，可通过牙本质小管渗入到牙髓组织，使牙髓出现毛细血管扩张、血细胞淤积、血栓形成，及至血管壁破裂、循环障碍。亚砷酸的神经毒素可使神经麻痹、纤维弯曲膨胀、髓鞘和轴索破坏分解。三氧化二砷还可使脂肪变性，牙髓组织最终因细胞代谢功能障碍而坏死。

亚砷酸能透过坏死组织继续向深层扩散，因而作用无限制，其作用的深度受药量及封药时间影响较大。

牙髓失活的早期，由于血管扩张使牙髓组织水肿，内压加大，部分患牙可有明显疼痛，个别患牙甚至有较剧烈的疼痛，上述配方中的麻药可起到一定的麻醉作用。配方中的麝香草酚主要起到渗透及消毒作用；石棉或羊毛脂作为赋形之用；胭脂红或炭粉使制剂染色，便于与其他物质区别。

3.注意事项　复方亚砷酸为快速失活剂，封药 48h 即可使牙髓坏死，因渗透性强，对组织的毒性作用没有自限性，封药超过时间可渗入根尖周组织，导致化学性根尖周炎，甚至使牙槽骨坏死。因此，对不能按时复诊、孕妇、根尖未发育完整的恒牙及乳牙禁用本品。严密封药是预防药物渗漏的重要保证，封药前患牙需彻底去龋及吹干窝洞，邻面颈部龋备洞后易出血，应在彻底止血后再封药。

4.使用方法　取米粒大小置于窝洞底，窝洞较大可放置一小棉球，调氧化锌丁香油酚糊剂暂封窝洞，48h 后取出即可去髓。

（二）金属砷

1.药物成分

金属砷　　　　　　　　1.0g

盐酸可卡因　　　　　　1.0g

苯酚（石炭酸）、石棉粉　适量

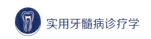

2.作用机制 金属砷为含钴的氧化物砷酸盐，与牙髓组织接触后氧化为亚砷酸，能使牙髓充血、栓塞，从而使牙髓细胞坏死，其作用较缓慢，使用相对比三氧化二砷安全。

3.用法 取适量封于窝洞中，5~7d 后取出即可去髓；乳牙仅需 3~4d。

4.注意事项 由于其作用时能氧化为亚砷酸，故禁忌证同亚砷酸。

（三）多聚甲醛

1.药物成分

多聚甲醛	2.0g
可卡因	1.0g
石棉粉	0.4g
羊毛脂	适量
伊红	适量

2.作用机制 多聚甲醛为甲醛聚合体，能缓慢的释放甲醛，使牙髓血管平滑肌麻痹、小血管扩张、血栓形成，并能使蛋白凝固，最终导致牙髓组织坏死。其作用缓慢，使用安全，对根尖周组织刺激性小，因而适用于乳牙及不能及时复诊的恒牙失活。

3.使用方法 取适量封于窝洞内。恒牙封药时间为 2 周，乳牙为 1 周。

三、干髓剂

1.药物组成 有失活法及麻醉法干髓两种配方，国内外学者更有多种配方组成，举例如下。

（1）失活干髓术处方

多聚甲醛	2.0 g
麝香草酚	0.5 g
丁卡因	0.3g
氧化锌	6.0g
羊毛脂	0.2g

（2）麻醉干髓术处方

多聚甲醛	2.0 g
可卡因	2.0g
麝香草酚	0.5 g
硫酸锌	6.0g
石棉粉末	0.2g
丁香油酚	适量

2.作用机制 高浓度多聚甲醛具有原生质毒性及神经毒性，能引起毛细血管内皮细胞发生损害，平滑肌麻痹，使牙髓血管充血、扩张并出血，牙髓逐渐坏死最终产生脱水干化，并长期保持无菌固定在根管中。多聚甲醛无渗透性，对根尖周组织无明显刺激性。两种配方不同在于麻醉剂的含量，麻醉干髓术因根髓未失活，使用可卡因有较强的麻醉作用，其他药物虽有不同之处，但作用原理基本相同。

四、根管冲洗剂

临床上用于根管冲洗的药物较多，但较理想的冲洗液应具备杀菌、除臭、可溶解根管壁上的坏死组织碎屑，甚至能有一定的软化牙本质的功能，以帮助细小弯曲根管的清理和扩大，且对口腔黏膜无刺激性，无明显的异味等。

（一）过氧化氢溶液（hydrogen peroxide）

过氧化氢溶液又名双氧水（H_2O_2），为无色、无臭味的氧化剂，pH 呈弱酸性，遇组织中的过氧化酶可分解并释放出新生态氧，使排出的液体有气泡。在根管清理前先滴入过氧化氢溶液，可使根管内清理的腐质随气泡溢出，尤其是遇血液、脓液可产生大量气泡，但其杀菌消毒作用弱而短暂。产生的气泡进入组织，可起到轻微的压迫毛细血管的作用，故用于麻醉去髓术后，根管清洗有较弱的止血作用。进入根尖周组织有一定的刺激性，使用不当偶可引起皮下气肿。

（二）次氯酸钠（sodium hypolchlorite）

1.药物成分

漂白粉	2.0%
硼酸	0.4%
碳酸钠	1.4%

2.药物性能 次氯酸钠为白色结晶状粉末，属氧化剂。其性质不稳定，遇光易分解，易溶于水，为强碱性溶液。常用量为 5.25%，亦有学者主张用 0.5%~10% 的含量，但研究认为：低于 5% 浓度杀菌能力减弱，而浓度过高对组织刺激性大。

次氯酸钠水解后生成次氯酸，能氧化原浆蛋白的活性基团，故有较强的杀菌消毒作用。其生成量受环境条件影响较大，如根管内的有机物较多可抑制次氯酸生成，降低其药效；根管内有脓液、血液等存在，可影响其杀菌消毒的能力。此外，其生成还受 pH 及温度的影响，pH 越低次氯酸生成越少，故一般需在 pH 为 7 左右杀菌消毒能力强而稳定，若在酸性条件下杀菌消毒能力虽强但不稳定；碱性条件下虽较稳定但杀菌能力弱。

次氯酸钠还可抑制细菌的某些酶，使细菌代谢失调而死亡。

大多数学者都主张与过氧化氢溶液交替使用，能增强发泡作用，使根管中的有机物碎屑能随发泡被清除。但亦有学者认为"发泡"作用的效果只是理论上的概念，未得到统计学的证实。还有的学者研究认为，这两种药物交替冲洗根管，过氧化氢可能减弱次氯酸钠溶解坏死组织的能力。

（三）氯胺 T 钠

氯胺 T 钠又称氯亚明，含有效氯 12%，常用的为 2%~5% 溶液。

本品为氯化磺酰胺类化合物，呈白色结晶状粉末，易溶于水，稳定性差，暴露在空气中可缓慢释放出氯。

本品为广谱杀菌药物，对细菌繁殖体、芽孢、真菌孢子及病毒均有杀灭作用，药效作用持久，但较弱。无溶解坏死组织作用，对根尖周组织及黏膜无刺激性。

本品不能与过氧化氢合用。

（四）乙二胺四乙酸（EDTA）

药物成分：

乙二胺四乙酸钠	17.0g
5N—氢氧化钠	9.25mL
蒸馏水	100mL

本品可与根管中的钙结合，因而又称钙螯合剂，有轻微的软化牙本质的作用。因此，也称其为根管化学预备药物，常用为 15% 溶液。目前，市场上有进口的凝胶制剂及国产的液状制剂，用于扩大根管有润滑作用。

本品除了能清除有机物外，其抗菌能力与次氯酸钠类似，用于扩大后的根管冲洗最好，有良好的清洁根管壁的作用，是近些年来比较推崇的一种根管冲洗液。

五、根管消毒剂

（一）甲醛甲酚溶液（formcresol，FC）

1. 药物成分

40% 甲醛溶液	10mL
甲酚	10mL
95% 乙醇	5mL

2. 作用机制　FC 中的甲醛成气体挥发，可弥散到根管系统及牙本质小管，因此，有远距离杀菌作用；甲酚具有很强的渗透性，能与蛋白及各种中间产物结合成无毒物质，并能与腐败脂肪产物结合形成肥皂样物质。

FC 用于去髓术后的根管处理，因有凝固蛋白质的作用，可起到腐蚀和固定残髓的作用；对根管中的血细胞有溶解作用，因而能产生较好的止血及清洁根管的效果。此外，FC 对蛋白有凝固作用也能使残髓中的神经纤维麻痹，用于急性牙髓炎去髓后的处理能达到良好的止痛效果。无麻醉状态下 FC 接触牙髓或根尖周组织，有一过性的刺激痛，将 FC 吸净后疼痛即可消失。

FC 用于腐败性牙髓坏死根管的消毒，有很强的杀菌除臭作用，且持续时间较长。

FC 具有原生质毒性作用，其挥发性与渗透性也容易对根尖周组织造成刺激，封药量过多或时间过长，可致化学性根尖周炎，并可通过血液循环扩散到全身各脏器，对细胞有可能造成影响及至损害。此外，有人认为 FC 具有潜在的抗原性，与牙髓及根尖周组织中的蛋白质结合，可引起机体免疫反应，甚至动物实验认为还有致细胞突变的可能。

陈旧的 FC 较新鲜的 FC 对组织刺激性小，但对根管的消毒作用也较差。久置使甲醛挥发，甲酚含量相对增多。因此，FC 应分次装在治疗台的磨口瓶中，每个月更换一次，以保持药物的质量。

3. 使用方法　用于去髓术后根管处理，最好使用饱和棉捻导入根管，数秒钟后取出，并用干棉捻将其吸净。用于感染根管封药，可用蘸 FC 液的棉球置于髓室或用棉捻置于根管上段，但均应用干棉球压至半干状（压两下）再使用。

FC 成分中的甲酚具有渗透功能，封药时应将根管中的液体吸净，以防混合后渗入根尖周组织，导致化学性根尖周炎；对根尖孔发育未全及孕妇应慎用。

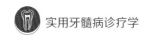

（二）木馏油 （creosote）

1. 药物成分 为酚类衍生混合物，从木馏油中分馏而得，含愈创木酚 60%~90%，故又称愈创木酚（guaiacol）。另有少量甲酚及木馏油酚等成分。

本品为淡黄色液体，有特殊的辛辣味，微溶于水，可溶于酒精。

2. 作用机制 木馏油的杀菌能力较强，在根管消毒药物中仅次于 FC，且对根尖周组织刺激性小，在有脓、血液的环境中仍有杀菌消毒能力。此外，木馏油还有一定的镇痛作用，主要用于感染根管的消毒，尤其对根管清理扩大后，根尖孔已贯通的病例较适用。

3. 使用方法 用棉捻或纸尖蘸药液至半饱和封于根管中。

（三）樟脑苯酚 （camphor phenol，CP）

樟脑苯酚又称樟脑酚液，为微黄液体，有特殊的樟脑辛辣味。

1. 药物成分

樟脑	60.0g
甲酚	30.0g
95% 乙醇	10mL

2. 作用机制 樟脑为广谱杀菌剂，其杀菌能力及渗透性比酚强，但腐蚀性和毒性小，性质稳定，对炎症牙髓有较好的镇痛作用，直接与根尖周组织接触也有一定的止痛效果，对根尖周组织的刺激性比 FC 小。

3. 使用方法 用本品滴于棉捻或纸尖封于预备后的根管中，CP 棉捻还可沾碘仿或氢氧化钙封于根管中，有较好的杀菌消毒作用。用于急性牙髓炎止痛，应将龋洞清洗并擦干后，用小棉球蘸 CP 至饱和，轻轻置入龋洞。急性根尖周炎开髓引流后若疼痛不消失，可将根管内液体吸干后，用细棉捻或纸尖蘸 CP 松弛置于根管中，也有一定的止痛效果。

（四）2% 戊二醛 （glutaraldehyde）

为无色溶液，有微弱的甲醛气味，挥发度较低。

1. 药物成分 25% 戊二醛 8ml，加蒸馏水 100mL 即成。

2. 作用机制 戊二醛有两个醛基，能和有机物形成不可逆的结合，因而具有固定微生物的作用，微生物被固定之后失去代谢能力，因此也就失去活力，对细菌、芽孢、真菌、病毒等均有杀灭作用，因而可广泛应用于各种器械材料的消毒。

戊二醛在根管中对牙本质表面具有一定的软化作用，因而也可作为根管扩大之用。有人亦主张用于根管冲洗，但需配成 1% 浓度，因 2% 戊二醛对软组织具有腐蚀作用，不能与口腔黏膜接触。

2% 戊二醛渗透能力较小，对根尖周组织刺激较轻，但作为根管封药，棉捻蘸戊二醛液亦不能过分饱和，尤其是根尖孔粗大者仍应谨慎使用。

3. 使用方法 用于根管扩大，可在器械进入前滴少许于根管口，然后再做扩大。用于根管消毒的棉捻或纸尖蘸药液，干棉球稍压后封于根管中。

（五）碘仿（iodoformum）

碘仿又名三碘甲烷，为有机碘化合物，呈淡黄色粉末状，有特殊气味，对 X 线阻射。

碘仿能与炎性渗出物中的细菌代谢产物、脂肪等结合，可缓慢分解出游离碘，抑制细菌中的某些酶，从而影响细菌的代谢，起到杀菌消毒作用，并可起到防腐、除臭、收敛等效用。

用 CP 棉捻沾碘仿作为根管封药，也可与氢氧化钙等调成糊剂封药。碘仿可以与砷剂结合成稳定的碘化物，因而对砷性根尖周炎有解毒治疗作用。

碘仿也可用于调配各种根管充填剂、盖髓剂等。因其对 X 线阻射，有利于根充后观察充填情况。但极少数人对碘存在过敏反应，应予重视。

此外，碘仿还可用于拔牙创感染或干槽症的治疗，在冲洗并吸干后用碘仿粉置牙槽窝，再以凡士林纱布或吸收性明胶海绵填塞，有较好的消炎止痛作用。

（六）抗生素糊剂

抗生素因对细胞没有毒性，亦无刺激性，作为根管消毒封药较安全。一般多选择广谱抗生素，与硝基咪唑类药、皮质激素等调拌成糊剂封入根管，与根管壁细菌接触产生杀菌作用。抗生素没有渗透性，需在根管中有渗出液情况下使用。才能对根尖周的细菌起杀灭作用，大多数抗生素半衰期短，封药只能维持数小时至十数小时，久封则失去药效。

六、根管充填剂

根管在去髓或清腐消毒之后，需用材料或药物充填以消灭腔隙，防止组织液回流，防止细菌重新生长繁殖。

根管充填剂种类较多，多为粉剂与液体组成，用时按一定比例调配而成。各种根充剂的主要成分大多是氧化锌粉，液体为具有杀菌、消毒、防腐、收敛等作用的药物组成。为了能使其在 X 线显影，亦可加入碘仿、硫酸钡等制剂。

（一）麝香草酚根管糊剂

市售过去又称为 oxpara 护髓剂，其处方如下。

粉剂：麝香草酚	1.0g
氧化锌	2.0g
液剂：40% 甲醛	1mL
甲酚（三甲酚）	3mL
甘油	1mL

麝香草酚根管糊剂调制后不容易硬固，可将其预先调制好置于密闭的容器中，便于根管充填时使用，避免临时调配的麻烦，且可节约药物。但亦不能调配过多，存放过长时间，否则其中的甲醛成分挥发，会影响治疗效果。

（二）FR 根管糊剂

该药为日本的村上氏研究的配方，其处方组成如下。

粉剂：氢氧化钙	3.0g
氧化锌	2.0g
硫酸钡（显影剂）	3.0g
液剂：愈创木酚、甲醛混合液	4mL
丙二醇	3mL
蓖麻油	1.5mL
无水乙醇	1.5mL

（三）碘仿糊剂

碘仿糊剂亦有各种不同的配方，常用的处方如下。

处方 1

碘仿	3.0g
氧化锌	3.1g
凡士林	3.7g
丁香油	0.2mL

处方 2

碘仿	5.0g
麝香草酚	0.3 g
氧化锌	5.0g
樟脑氯酚合剂 4mL	

（四）iRoot SP（爱汝特）糊剂

由硅酸钙、磷酸二氢钙、氢氧化钙、氧化锆（显影剂）、填料及不含水的增稠剂预混合而成。iRoot SP 糊剂为新型的生物陶瓷根管封闭剂，与组织相容性好，能促进硬组织形成，有较好的抑菌性能，对粪肠球菌及真菌均有作用。充填后凝固缓慢，体质稳定不会收缩，对组织无刺激性，对牙体不会染色。

采用注射式推药，具有良好的流动性，能进入根尖侧支根管或根尖分歧，且 X 线显影良好，是目前国内外最推崇的根管封闭剂之一。临床使用单支牙胶尖即可充填完整，如日后需要重新治疗也易于去除。

该产品为注射型糊剂，使用时将塑料针尖插入根管近根尖 1/3 处，轻轻推药至预设的量（观察注射器刻度），然后退出针头，再用牙胶尖充填。

七、含漱剂

多用于根管外科手术及牙周病刮治术后，可起到一定的杀菌消毒作用，并能保持口腔清洁，对防止继发感染有一定的作用。常用的含漱剂有以下几种。

1. 复方硼砂溶液（lipuor bbracis compositus）该药又称朵贝尔氏液或多贝尔溶液，由硼砂、碳酸氢钠各 1.5g，液化酚 0.3mL，甘油 3.5mL，蒸馏水加至 l00mL 配制而成。

用法：每日数次含漱 2min 左右吐去，再用清水漱口。

2. 复方氯己定含漱液（compoundchlorhexidinegargl）　又称复方洗必泰含漱液，每 500 毫升含葡萄糖酸氯己定 0.6g、甲硝唑 0.1g。含漱时不能吞服，且应避免接触眼睛，孕妇及哺乳期妇女避免使用。

3. 浓替硝唑含漱液　每 200 毫升含替硝唑 0.4g，辅料为甘油、糖精钠、薄荷油、吐温 –20、山梨酸钾、桂花香精等。含漱时用 50mL 温开水加入本品 2mL。孕妇及哺乳期妇女慎用，有硝基咪唑类药物过敏者禁用。

4. 过氧化氢溶液　过氧化氢溶液为根管冲洗液，有较弱的杀菌、止血作用，遇脓液、血液及污物能发泡，在基层作为漱口液价廉易得。但因有麻辣刺激感，可用等量水临时勾兑成 1.5% 溶液使用。

以上含漱剂可根据情况每日 3~5 次，每次含漱 2min 左右吐去，再用清水漱口。

（陈乃焰）

参考文献

[1] 陈新谦，金有豫. 新编药物学.12 版. 北京：人民卫生出版社 :1985

[2] 曾光明主编. 口腔临床药物学. 北京：人民卫生出版社 :2000

[3] 史久成，史俊南. 口腔药物治疗学. 西安：世界图书出版社 :2002

[4] 杨申隆. 灭滴灵在口腔科临床的应用. 国外医学口腔医学分册，1985, 12(1):25–26

[5] 刘天佳. 氢氧化钙及其在口腔内科的应用. 国外医学口腔医学分册，1982, (6):332–338

[6] 韩林林. 关于甲醛甲酚变性的研究. 国外医学口腔医学分册，1982, 9(6):330–332

[7] 郑际烈. 含甲醛类药物治疗牙髓病的临床与实验研究概况. 国外医学参考资料口腔医学分册，1979, (6):145–148

[8] 诸玉. 根管治疗药物的应用及其与免疫学关系. 国外医学口腔医学分册，1983, (10):193–197

[9] 章子奎. 根管消毒药物全身分布的实验研究. 国外医学口腔医学分册，1988, (15):296

[10] 宫旺仪综述. 头孢菌素类药物及其在口腔颌面部感染中的应用. 国外医学口腔医学分册，1988, (15):268~271

[11] 西安博华制药有限公司. 奥硝唑片说明书

[12] MERIGNAC Cedex.FRANCE 复方盐酸阿替卡因注射液使用说明书

[13] 法国赛普敦 (SEPTODONT) 公司. 盐酸甲哌卡因 / 肾上腺素注射液说明书

[14] Albuquerque DV, Kottoor J, Dham S, Velmurugan N, et al. Endodontic management of maxillary permanent first molar with 6 root canals: 3 case reports. Oral Surg Oral Med Oral Pathol Oral Radiol Endod, 2010, 110: e79–83

[15] Al Shaikhly B, Harrel SK, Umorin M, et al. Comparison of a Dental Operating Microscope and High-resolution Videoscope for Endodontic Procedures. J Endod, 2020, 46(5):688–693. doi:10.1016/j.joen.2020.01.013. Epub 2020 Mar 2. PMID: 32139266

[16] Park E, Chehroudi B, Coil JM. Identification of possible factors impacting dental students' ability to locate MB2 canals in maxillary molars. J Dent Educ, 2014, 78(5):789–95. PMID: 24789839

[17] Bonsor SJ. The use of the operating microscope in general dental practice. Part 2: If you can see it, you can treat it! Dent Update, 2015, 42(1):60–2, 65–6. doi: 10.12968/denu.2015.42.1.60. PMID: 26062280

[18] 王小军，徐俊峰，杨春萍. 阿替卡因肾上腺素致过敏性休克 1 例. 药物流病学杂志，2013, 22(8):460

[19] 余磊. 阿替卡因肾上腺素注射液引起过敏反应 1 例. 海峡药学，2012, 24(1):27

[20] 李文梅. 阿替卡因肾上腺素注射液引起过敏反应 1 例. 中国疗养医学，2012, 21(2):170

[21] 余擎. 根管内感染的控制策略. 中华口腔医学杂志，2018, 53(6):381–385

汉英名词对照

A

阿米卡星　amikacin

阿莫西林　amoxicillinum

阿奇霉素　azithromycin

艾滋病　acquired immune deficiency syndrome

氨苄西林　ampicillinum

螯合剂　chelating agent

奥硝唑　ornidazole

B

拔髓针　barbed broach

白磷钙石　whitlockite

败血症　septicemia

扳机点　trigger point

半冠　half crown

必兰　primacaine

边缘嵴　marginal ridge

病灶感染　focal infection

玻璃离子黏固剂　glass ionomer cement, GIC

不可复性牙髓炎　irreversible pulpitis

不良反应　adverse drug reaction

布桂嗪　bucinnazine

布洛芬　ibuprofen

部分脱位　luxation of teeth

C

CM 器械　canal master instrument

残髓炎　retrograde pulpitis

侧向脱位　lateral displacement

侧压充填器　spreader

侧支根管　lateral canal

肠霉素　enteromycin

常规扩大法　routine preparation technique

超声波　ultrasonic wave

超声器械　ultrasonic instrument

车针　burs

衬底　mat bottom

成骨细胞　osteoblast

成纤维细胞　fibroblast

成形片　matrix

成牙本质细胞　odontoblast

触诊　palpation

传出神经　efferent nerve

传导介质　conductive medium

传入神经　afferent nerve，centripetal nerve

创伤　trauma from occlusion

创伤性牙折　tooth fracture of oculusal trauma

垂直根折　vertical root fracture

磁性附着体　magnetic attachment

次氯酸钠　sodium hypochlorite

促进剂　reducer or initiator

错位反应　displacement response

D

大脑皮层　pallium

单胺氧化酶　monoamine oxidase

单面嵌体　simple surface inlay

倒充填术　retrograde filling

倒锥钻　inverted cone bur

地塞米松　dexamethasone

第三期牙本质　tertiary dentin

点彩　stippling

点隙　pit

碘仿　iodoform

碘化砷　arsenic trihalide

电子根管测定仪　electronic canal measuring device

蝶腭神经　sphenopalatine nerve

丁哌卡因　marcaine

丁香油酚　eugenol

定位器　stop

洞衬剂　cavity liner

洞漆　cavity varnish

窦道 sinus tract
多巴胺 dopamine
多面嵌体 polygon surface inlay
多西环素 doxycyline

E

儿茶酚氧位甲基转移酶 catechol-O-methyltra
二氧化锆 zirconium dioxide

F

发光二极管 light-emitting diode，LED
反应性牙本质 reactionary dentin
放射痛 radiating pain
放线菌 actinomyces
肥大细胞 mast cell
粉碎性根折 smashing root fracture
粪肠球菌 enterococcus faecalis
蜂窝组织炎 cellulitis
付肾素 epinephrine
附着龈 attached gingival
复方阿替卡因 primacaine adrenaline
复方氯己定含漱液 compoundchlorhexidinegargl
复方硼砂溶液 liquor boratis compositus
复合树脂 composite resin
复合树脂修复 esthetic resin restoration
副根管 accessory canal
副交感神经 parsympathetic nerve，
覆盖义齿 overdenture

G

G 钻 Gates-Glidden bur
钙化 calcification
钙维他糊剂 Calvital paste
感觉神经 sensory nerve
感染性根尖周炎 infectious periapical periodontitis
干槽症 dry socket
干髓术 mummification of dental pulp
高铜银汞合金 high copper containing silver amalgam
高血压 hypertension
高血压危象 hypertensive crises
根管 root canal
根管冲洗 root canal ingation

根管充填 root filling
根管充填器 plugger
根管锉 file
根管封药 intracanal medicament
根管工作长度 working length of the root canal
根管口 canal orifice
根管口扩大器 root canal orifice enlarge
根管内台肩 ledged canals
根管器械 root canal instruments
根管系统 root canal system
根管显微镜 operating microscope, OM
根管消毒 intracanal medication
根管治疗期间的急症 endodontic interapointment emergencies
根管治疗术 root canal therapy
根尖分歧 divergence of root apex
根尖脓肿 apical abscess
根尖屏障术 apical barrier technigues
根尖切除术 apicoectomy
根尖肉芽肿 periapical granuloma
根尖渗漏 apical leakage
根尖狭窄区 apical constriction
根尖诱导成形术 apexification
根尖周病 periapical disease
根尖周囊肿 periapical cyst
根尖周炎 periapical periodontitis
根尖轴嵴 axial ridge
根髓 root pulp
根折 root fracture
汞齐化 amalgamation
共同就位道 common insert path
佝偻病 rachitis
沟 groove
姑息修复 palliative repair
骨膜下浸润麻醉 infiltration anesthesia
骨膜下脓肿 subperiosteal abscess
骨形成蛋白 bone morphogenetic protein, BMP
固定桥 fixed bridge
固定义齿 fixed prosthesis
固位 retention
固位体 retainer
固位形 retention form

固有口腔 oral cavity proper

冠－根向无压力预备法 Crown-down pressureless technique

冠渗漏 coronal leakage

冠髓 coronal pulp

冠折 crown fracture

管间交通支 connection of inter-root canal

光固化树脂 light fix resin

光固化型 light cure

光化学固化型 light chemical cure or dual cure

光引发剂 photo sensitizer or photoinitiator

国际标准组织 international standard organization, ISO

国际牙科联合会公式记录法 federation dental international system, FDI

过敏反应 allergy

过氧化苯甲酰 benzoyl peroxide, BPO

过氧化氢 hydrogen peroxide

H

H型锉 Hedstroem file

海绵窦 cavernous sinus

氨氖 Nd:YAG

𬌗面 occlusion

𬌗面嵌体 occlusal surface inlay

颌骨骨髓炎 osteomylitis of the jaws

赫特维希 Hertwig

恒牙 permanent teeth

横嵴 transverse ride

红霉素 erythromycin

化学固化树脂 chemistry fix resin

化学固化型 chemical cure

化学性根尖周炎 chemical periapical periodontitis

缓激肽 bradykinin

活化剂 activator

活髓保存治疗 vital pulp therapy

活髓切断术 pulpotomy

J

肌肉间隙感染 muscle clearance of infection

基托 denture base

基牙 abutment

畸形舌侧窝 lingual fossa deformity

畸形中央尖 abnormal central cusp

激光 laser

激光多普勒流量计 laser doppler flowmetry，LDF

激惹 exacerbation

激肽 kinin

急性根尖周炎 acute apical periodontitis

急性化脓性牙髓炎 acute suppurative pulpitis

急性浆液性根尖周炎 acute serous apical periodontitis

急性牙槽脓肿 acute alveolar abscess

急性牙髓炎 acute pulpitis

嵴 ridge

继承牙 successor

继发龋 secondary caries

继发性牙本质 secondary dentin

加箍效应 ferrule effect

夹板 splint

颊侧髓壁 cheek side pulp wall

颊𬌗嵌体 bucco-occlusal inlay

颊面嵌体 buccal surface inlay

颊神经 buccal nerve

颊脂垫 buccal pad

颊脂垫尖 buccal pad tine

甲氰米胍 tagamet

甲醛甲酚 formocresol, FC

甲硝唑 metronidazolum

尖 cusp

间充质细胞 mesenchymal cell

间接盖髓术 indirect pulp capping

间羟胺 aramine

肩领 neck hole

兼性厌氧菌 facultative anaerobic bacteria

浆液性牙髓炎 serous pulpitis

交感神经 sympathetic nerve

交沙霉素 josamycin

胶原蛋白 collagen

拮抗 antibiosis

结缔组织 connective tissue

金刚砂钻 diamond bur

金属砷 metallic arsenic

金属陶瓷水门汀 cermet cement

近中殆嵌体 mesio-occlusal inlay

近中颊根第二根管 the second mesiobuccal canal, MB2

近中髓壁 near inside pulp wall

精密附着体 exactitude attachment

就位道 insertion path

咀嚼 mastication

巨噬细胞 macrophage

聚硅酮 silicone

聚拢度 vergence

聚羧酸锌粘固剂 zinc polycarboxylate cement

菌血症 bacteremia

淋巴细胞 lymphocyte

磷灰石 apatite

磷酸三钙 tricalcium phosphate, TCP

磷酸锌粘固剂 zinc phosphate cement

瘘管 fistula

颅内高压 intrcranial hypertension

露髓 pulp exposure

罗红霉素 roxithromycin

氯胺 T 钠 chloramine

氯仿 chloroform

氯唑西林 cloxacillinum

哌替啶 lydol

K

K 型锉 K-type file

卡环 clasp

卡那霉素 kanamycinum

抗生素 antibiotics

颏神经 mental nerve

可复性牙髓炎 reversible pulpitis

可卡因 cocaine

可摘局部义齿 removable partial overdenture

克拉霉素 clarithromycin

克汀病 congenital hypothyroidism

孔 apical foramen

口镜 odontoscope

口腔前庭 oral vestibule

叩诊 percussion

眶下神经 infraorbital nerve

扩孔钻 reamer

L

蕾状期 bud stage

冷诊法 cold test

利多卡因 lidocaine

链霉素 streptomycin

链球菌 streptococcus

裂 fissure

裂钻 fissure bur

邻殆面嵌体 proximal surface inlay

林可霉素 lincomycinum

临床冠 clinical crown

M

麻醉 anesthesia

马拉瑟 Malassez

麦迪霉素 medemrcin

慢性根尖脓肿 chronic periapical abscess

慢性根尖周炎 chronic periapical periodontitis

慢性牙髓炎 chronic pulpitis

慢性牙髓炎急性发作 exacerbation of chronic pulpitis

帽状期 cap stage

萌出 eruption

弥漫性血管内凝血 disseminated intravascular coagulation

迷走神经 vagus nerve

面深静脉 deep facial vein

面总静脉 common facial vein

木馏油 creosote

N

脑脓肿 brain abscess

内眦静脉 vena angularis

尼可刹米 nikethamide

逆行感染 retrograde infection

逆行性牙髓炎 retrograde pulpitis

黏膜下脓肿 submucous abscess

镊子 forceps

镍钛治疗系统 Self-adjusting files，SAF

脓毒血症 pyemia, sepsis

脓肿 abscess

O

偶氮霉素　azomycin

P

P 物质　substance P
皮肤窦道　cutaneous sinus
平衡力法　balance force instrumentation
泼尼松　prednisonum
破骨细胞　osteoclast
普鲁卡因　procaine
普鲁卡因肾上腺素注射液　injection of procaine
　　adrenaline

Q

齐焦　parfocal
器械分离　separated instrument
前列腺素　prostaglandin
嵌入性脱位　intrusive displacement
嵌体　inlay
羟基磷灰石　hydroxyapatite
切缘　cutting edge
青霉素 G 钾　penicillinum G kailicum
青霉素钠　penicillinum natricnm
氢化可的松　Hydrocortisone
氢氧化钙　calcium hydroxide, CH
庆大霉素　gentamicin
球钻　round bur
龋病　dental caries
全冠　full crown
醛固酮　treonism
颧神经　zygomatic nerve

R

染色试验　stain test
热膨胀系数　thermal expansion coefficient
热诊法　heat test
人造冠　artificial tooth
乳酸杆菌　lactobacillus
乳牙　deciduous teeth
乳牙滞　retained deciduous teeth

软腭　soft palate

S

SAF 镍钛治疗系统　Self-adjusting files，SAF
S 型锉　the S file
索米痛片　compound aminopyrine phenacetin tablets
赛罗卡因　xylocaine（利多卡因）
三叉神经　trigeminal nerve
三叉神经痛　trigeminal neuralgia
三角嵴　triangular ridge
三聚或多聚甲醛　paraformaldehyde
筛状板　cribriform plate
上颌侧切牙　maxillary lateral incisor
上颌第二磨牙　maxillary second molar
上颌第二前磨牙　maxillary second premolar
上颌第三磨牙　maxillary third molar
上颌第一磨牙　maxillary first molar
上颌第一前磨牙　maxillary first premolar
上颌窦　maxillary sinus
上颌尖牙　maxillary canine
上颌结节麻醉　tuberosity anesthesia
上颌神经　maxillary nerve
上颌中切牙　maxillary central incisor
上皮根鞘　epithelial root sheath
上牙槽后神经　posterior superior alveolar nerve
上牙槽前神经　anterior superior alveolar nerve
上牙槽中神经　middle superior alveolar nerve
舌侧髓壁　lingual wall
舌𬌗嵌体　lingo-occlusal inlay
舌隆突　cingulum
舌神经　lingual nerve
神经肽　neuropeptide
神经纤维　nerve fiber
神经支配　innervation
肾上腺素　adrenalinum
生物活性水门汀　bioactive endodontic cements
食物嵌塞　food impaction
视诊　inspection
手持器械　hand instruments
手术显微镜　dental operating microscope
叔胺　tertiary amine
鼠尾状锉　rasp

双面嵌体 double surface inlay
双筒目镜 lenses of eyepiece
水平根折 horizontal root fracture
斯康杜尼 scandonest
死髓牙 nonvital tooth
四环素 tetracyclinum
四环素牙 tetracycline pigmentation teeth
塑胶全冠 plastic full crown
酸蚀 etching
酸蚀剂 etchant
酸蚀术 acid-etch technique
髓角 pulp horn
髓腔 pulp cavity
髓腔内吸收 internal root resorption
髓石 pulp stone
髓室 pulp chamber
髓室底 pulp chamber floor
髓室顶 roof of pulp chamber
梭形杆菌 *fusobacterium*
羧苄西林 carbenicillinum natricum

T

探针 probe.
探诊 exploration
糖尿病 diabetes
糖皮质激素 glucocorticoid
套筒冠义齿 telescope crown denture
替代性吸收 replacement resorption
替硝唑 tinidazdc
童氏纤维 tong's fiber
头孢氨苄 cefalexinum
头孢呋辛钠 cefuroxime sodium
头孢拉定 cefradine
头孢噻肟钠 cefotaxime sodium
头孢唑啉钠 cefazolin sodium
透明牙本质 transparent dentin
透明组织 transparent tissue
突出性脱位 extrusive displacement
托盘 impression tray
妥布霉素 tobramycin

W

5-羟色胺 5-hydroxytryptamine

完全脱位 dislocation of teeth
万古霉素 vancomycinum
微渗漏 microleakage
未分化间充质细胞 undifferentiate mesenchymal cell
问诊 interrogation
窝 fossa
窝洞制备 cavity preparation
无机三氧化矿物凝聚体 mineral trioxide aggregate
无髓牙 pulpless tooth
无痛牙医学 painless dentistry
戊二醛 glutaraldehyde
物镜 obiective lenses

X

X 线检查 radiographic examination
吸附 adsorption
洗髓针 smooth broach
下齿槽神经麻醉 block anesthesia of inferior alveolar nerve
下颌侧切牙 mandibular lateral incisor
下颌第二磨牙 mandibular second molar
下颌第二前磨牙 mandibular second premolar
下颌第三磨牙 mandibular third molar
下颌第一磨牙 mandibular first molar
下颌第一前磨牙 mandibular first premolar
下颌尖牙 mandibular canine
下颌神经 mandibular nerve
下颌中切牙 mandibular central incisor
下牙槽神经 inferior alveolar nerve
显微充填器 microplugger
显微根管锉 micro opener
显微根管治疗 microendodontics
显微口镜 micro mirror
显微器械 microinstruments
显微吸引器 micro aspirator
橡皮障 rubber dam
消毒药物 antiseptic medication
消化链球菌 *peptostreptococcus*
小韦荣球菌 *V.parvla*
楔形缺损 wedge-shaped defect
斜嵴 oblique ridge
斜形根折 oblique root fracture

心绞痛 angina
修复 restoration
修复材料 restorative material
修复性牙本质 reparative dentin
血管抑制性晕厥 vascular inhibitory syncope
血栓性静脉炎 thrombophlebitis
血源性感染 hematogenic infection

Y

牙半切术 tooth hemisection
牙本质 dentin
牙本质基质 dentin matrix
牙本质碎屑 dentin chip
牙本质牙骨质界 dentin-cemental junction
牙本质硬化 dentin sclerosis
牙槽骨 alveolar bone
牙槽间隔 interdental septum
牙槽突 alveolar process
牙齿松动度 tooth mobility
牙挫伤 concussion of the teeth
牙根 root
牙骨质 cementum
牙冠 crown
牙间乳头 interdental papilla
牙胶尖 gutta pecha cone
牙颈部 neck
牙科畏惧症 dental fear
牙科综合诊疗机 dental unit
牙胚 tooth germ
牙髓 dental pulp
牙髓变性 pulp degeneration
牙髓卟啉菌 *porphyromonas endodontalis*
牙髓充血 hyperemia of pulp
牙髓充血 pulp hyperemia
牙髓电活力测试 electric pulp test
牙髓钙化 pulp calcification
牙髓坏疽 pulp gangrene
牙髓坏死 pulp necrosis
牙髓活力 vitality of pulp
牙髓腔内麻醉 intrapulpal analgesia
牙髓塑化疗法 pulp resinifying therapy
牙髓息肉 pulp polypus

牙髓血运重建术 dental pulp revascularization
牙髓摘除术 pulpectomy
牙体预备 oral preparation
牙龈 gums
牙龈卟啉菌 *porphyromonas gingivalis*
牙隐裂 cracked tooth
牙釉质 enamel
牙再植术 replantation of teeth，primary replantation of tooth
牙折 fractures of teeth
牙周袋 periodontal pocket
牙周膜 periodontal membrane
牙周膜炎 Periodontitis
牙周韧带 periodental ligament, PDL
牙周韧带麻醉 periodontal ligament analgesia
牙周牙髓病 periodonto-pulp disease
牙周 – 牙髓联合病变 periodontic endodontic lesion
牙周组织 periodontium
亚砷酸 arsenic trioxide
炎性活髓保存治疗 vital inflamed pulp therapy
炎症 inflammation
炎症介质 mediator of inflammation
炎症性吸收 inflammatory resorption
研磨 grinding
盐酸甲哌卡因 Mepivacaine hydrochloride
盐酸哌替啶 pethidini hydrochloridum
盐酸普鲁卡因 procaine hydrochloric
厌氧菌 anaerobic bacteria
氧化锌丁香油酚糊剂 zinc oxide-eugenol
咬合 occlusion
咬合关系 occluding relation
医源性损伤 iatrogenic injury
乙二胺四乙酸 ethylene diamine tetra-acetic acid
乙酰螺旋霉素 acetylspiramycin
异丁苯丙酸 brufen（布洛芬）
意向再植术 extracted tooth replantation
翼静脉丛 pterygoid venous plexus
翼下颌注射法 pterygo-mandibular injection
银汞合金 silver amalgam
银尖 silver cone
龈袋 gingival pocket
龈沟 gingival sulcus

引发剂 oxidant or initiator

引菌作用 anachoresis

吲哚美辛 indomethacin

印模 imprssion

应答关系 reply relationship

应激性溃疡 stress ulcer

应力 stress

硬度 hardness

游离龈 free gingiva

釉牙本质界 enamel-dentinal junction

釉质粘固剂 bonding agent

愈合 healing

原发性牙本质 primary dentin

远中𬌗嵌体 disio-occlusal inlay

远中髓壁 far inside pulp wall

约诊间痛 inter-appointment pain

Z

粘固剂 enamel cement

樟脑苯酚 camphor phenol

樟脑醌 camphor quinone, CQ

真杆菌 eubacterium

正畸治疗 orthodontic treatment

直接盖髓术 direct pulp capping

直径 diameter

制洞试验 cavity test

治疗计划 treatment planning

治疗盘 tray

治疗失败 treatment failure

致密性骨炎 condensing osteitis

中间普氏菌 prevotella intermedills

钟状期 bell stage

逐步后退法 step back technique

逐步深入法 step down technique

主纤维 principle fiber

桩核冠联合修复体 crown restoration

锥形束 CT cone beam CT

自凝树脂 self-curing acrying resi

自主神经 plantnerve

阻滞麻醉 block anesthesia

组织胺 histamine